肿瘤生物化学与分子生物学

主　编　张春晶　李淑艳　孙晓杰

主　审　丛明宇　张晓杰

编　者　（按姓氏汉语拼音排序）

高　涵　齐齐哈尔医学院

郭红艳　齐齐哈尔医学院

李　林　齐齐哈尔医学院

李淑艳　齐齐哈尔医学院

李文娟　河北大学

刘　颖　齐齐哈尔医学院

齐晓丹　齐齐哈尔医学院

师　岩　齐齐哈尔医学院

孙晓杰　齐齐哈尔医学院

王小龙　齐齐哈尔医学院

王晓霞　北京大学分子医学研究所

吴　琦　齐齐哈尔医学院

徐　晶　齐齐哈尔医学院

衣同辉　齐齐哈尔医学院

于海涛　齐齐哈尔医学院

张春晶　齐齐哈尔医学院

赵正林　齐齐哈尔医学院

科学出版社

北京

内 容 简 介

本书系统阐述了肿瘤学研究领域的相关内容,包括与肿瘤的发生、发展、诊断、治疗密切相关的微环境、遗传学改变、信号转导、细胞周期、细胞凋亡、细胞分化、免疫炎症机制等,重点阐述了肿瘤的癌变和恶性演变机制。同时兼顾近年来出现的一些新的概念和研究方向,介绍了细胞自噬、物质代谢、氧化还原稳态、昼夜节律、非编码 RNA 等肿瘤分子生物学前沿领域的相关知识。

本书力求较全面系统地反映国内外现代肿瘤生物化学与分子生物学的基本原理和最新发展,最大程度地帮助科研工作者更好地将领先技术应用于实践中。适用于医学院校高年级本科生、研究生、与肿瘤学研究相关的教师、临床医师和病理学工作者等参考使用。

图书在版编目(CIP)数据

肿瘤生物化学与分子生物学 / 张春晶,李淑艳,孙晓杰主编. —北京:科学出版社,2017.11

ISBN 978-7-03-053665-5

Ⅰ. ①肿… Ⅱ. ①张… ②李… ③孙… Ⅲ. ①肿瘤学–生物化学 ②肿瘤学–分子生物学 Ⅳ. ①R73

中国版本图书馆 CIP 数据核字(2017)第 138075 号

责任编辑:朱 华 / 责任校对:郭瑞芝
责任印制:徐晓晨 / 封面设计:陈 敬

科 学 出 版 社 出版
北京东黄城根北街 16 号
邮政编码:100717
http://www.sciencep.com

北京建宏印刷有限公司 印刷
科学出版社发行 各地新华书店经销
*
2017 年 11 月第 一 版 开本:787×1092 1/16
2018 年 11 月第三次印刷 印张:24
字数:694 000

定价:188.00 元
(如有印装质量问题,我社负责调换)

前　言

　　肿瘤学研究是世界范围内的研究热点和临床重点，但是很多肿瘤的病因学、发病机制等环节尚未阐明，人类还缺乏更有效的肿瘤诊断和治疗技术。分子生物学理论和技术的不断发展，导致了分子肿瘤学学科的诞生。我们编撰《肿瘤生物化学与分子生物学》的主导思想是对国内外在肿瘤基础研究方面的内容进行更新，并融进近年来的最新进展。

　　本书共 20 章，分别介绍了肿瘤的病因学及发病机制，癌基因，抑癌基因，细胞信号转导与肿瘤，细胞周期与肿瘤，细胞生长、分化与肿瘤，细胞凋亡与肿瘤，细胞自噬与肿瘤，肿瘤侵袭和转移，肿瘤基因治疗，免疫与肿瘤，炎症反应与肿瘤，多药耐药与肿瘤，微环境与肿瘤，离子通道与肿瘤，细胞氧化还原稳态与肿瘤，物质代谢与肿瘤，生物节律与肿瘤时辰治疗，非编码 RNA 与肿瘤及肿瘤生物治疗。

　　本书以生物化学与分子生物学、细胞生物学和遗传学的基本理论、基本知识和基本技术为重点，结合临床常见肿瘤疾病，介绍了肿瘤的一般生物学特点、影响肿瘤发生发展的因素、肿瘤诊断治疗的新方法新技术等，反映了当前肿瘤生物化学与分子生物学基础理论研究的新成就、新进展。

　　本书内容丰富、取材新颖、通俗易懂，读者通过阅读能对肿瘤生物学的基本概念、代谢特点、研究现状及常用检测方法有一个基本了解。为了满足科研工作者和学生的需要，书后附有最新参考文献，便于查阅。本书可供病理学工作者、临床医师和医学生参考，也可作为研究生肿瘤基础理论学习的参考书。

　　在专著编写过程中，我们得到了科学出版社和齐齐哈尔医学院的大力支持，在此表示感谢。

　　由于我们水平有限，书中难免有不足之处，敬请各位专家、老师、专业人士给予批评指正，我们将不胜感激。

张春晶　李淑艳

2017 年 7 月

目　　录

第一章　肿瘤的病因学及发病机制

第一节　环境致癌因素

环境致癌因素是指诸如香烟、膳食成分、环境污染物、药物、辐射和感染原等。一般把环境致癌因素分为化学因素、物理因素和生物因素三大类。人类主要是通过各种生活方式或职业接触暴露于这些致癌因素，多数情况下是暴露于复杂的致癌混合物中。

一、化 学 因 素

大约 80%的人类肿瘤是由化学致癌物所引起，目前已确定有致癌作用的化学物质大约一千多种。对人类的癌症风险而言，香烟中的致癌物是最重要的化学致癌物，其次是燃料、有机合成物、某些食物成分、微生物污染产物或食品制备过程中产生的物质。

（一）化学致癌物的种类

1. 烷化剂　属于直接致癌物，其致癌作用弱，致癌时间长。具有亲电子的特性，易与生物体中大分子的亲核位点反应，导致 DNA 损伤，如甲基甲烷碘酸、化学武器氮芥、抗癌药物环磷酰胺等，常被用为化疗、杀菌剂和灭菌剂等。

2. 多环芳烃化合物　亦称稠环芳烃，是致人类肺癌的一种主要化学因素，其所诱发的几乎都是鳞状细胞癌。稠环芳烃类化合物的代表有苯并芘、苯蒽、二苯蒽、3-甲基胆蒽等，广泛存在于汽车废气、香烟、煤烟及熏制食品中，这些物质在体外相当惰性，但经体内生物转化后，能与 DNA 结合，引起基因突变而致癌。

3. 芳香胺类化合物　包括芳香胺和芳香酰胺两大类。芳香胺类中联苯胺和乙萘胺为膀胱癌强致癌剂，多见于职业性暴露的人群（如印染工人）和吸烟者；而芳香酰胺类化合物 N-2-乙酰氨基可致肝癌、肺癌、大肠癌和乳腺癌等多种肿瘤。致癌物在肝脏经与葡萄糖醛酸结合后进行代谢。

4. 亚硝基化合物　是不需要活化的直接致癌物，几乎能引发各种脏器与组织的肿瘤。此类化合物主要存在于卷烟的烟雾中，亦存在于加入亚硝酸盐作防腐剂的肉类、鱼类及含水分较高而盐分较低的咸菜、酸菜中。宿主对 N-亚硝胺的吸收与患胃癌、食管癌和肝癌的危险度有关，香烟中的亚硝胺可能是致肺癌的主要因素。

5. 氨基偶氮化合物　多见于纺织品、食品和饮料的染料与添加剂等，主要导致肝癌。但其致癌特点是：需长期大剂量才能致癌，且癌发生于远离给药部位的器官如肝和膀胱等。

6. 植物致癌物　黄樟素和千里光是天然植物中的致癌物，前者能诱发肝癌和食管癌，后者能引起肝癌和膀胱癌。蕨类植物和槟榔与食用地区胃癌的高发密切相关。中草药马兜铃、米砂莲、关木通、淮木通中含有的马兜铃酸属于亚硝基化合物，具有强致癌性。近年来越来越多的植物致癌物被发现，大多数植物致癌物有弱到中度的致癌性，包括吡啶、杂环生物碱、呋喃香豆素、多酚化合物、烯链烃基苯等多种化学结构形式。

7. 金属致癌物　砷、铍、铬、镉、镍等金属是人和动物的致癌剂。例如，无机的三价砷化合物导致肺癌和皮肤癌，铍和铍化合物与肺癌发生有关，镉与前列腺癌发生相关，而电池、颜料和制陶工业中使用的镍化合物与肺癌和鼻咽癌发生有关。此外，铅、铁、钴和钨是可能的致癌物或协同致癌物，而微量元素硒、锌、铜、镁、钼起着双向作用，即小剂量抗癌而大剂量致癌。

8. 黄曲霉毒素　某些微生物的代谢产物也具有致癌性，如由谷类、花生、高粱和大米污染的黄曲霉菌，寄生曲菌所产生的黄曲霉毒素具有强致癌性，是人类肝癌的重要病因之一。黄曲霉毒素具有很强的毒性、致突变性和致畸性，其致癌机制主要是代谢活化的黄曲霉毒素能与 DNA 共价结合引起基因突变所致。

（二）化学致癌物的代谢

大多数化学致癌物可形成亲电子的衍生物，在细胞内极易与亲核的细胞大分子如核酸和蛋白质发生相互作用，称为基因毒性致癌物（genotoxic carcinogen）。有一些基因毒性致癌物原本就是亲电子化合物，但大多数需要在细胞内经代谢才能转变成亲电子的衍生物，这个过程称代谢活化（metabolic activation）。需要代谢活化的母体致癌物称前致癌物（procarcinogen），可与细胞大分子结合的亲电子代谢产物为终致癌物（ultimate carcinogen）。

1. 致癌物代谢的酶系统及代谢过程　肝脏中存在大量的使致癌物代谢的酶类，因此致癌物主要是在肝脏进行氧化、还原、水解和结合等反应进行生物转化，化学致癌物在体内的代谢途径见表 1-1。

表 1-1　化学致癌物的主要代谢途径

酶系统	底物	催化的反应	主要作用	同工酶数	可诱导性	多态性
细胞色素 P450	多环芳烃、亚硝胺类、芳香胺类、杂环胺类、黄曲霉毒素、苯并芘	N- 或 C- 氧化反应（还原）	激活、解毒	>40 种	+	+
微粒体黄素单氧化酶	2- 萘胺	N- 或 S- 氧化反应	解毒	5 种	+	+
过氧化物酶类	芳香胺类	氧化反应	激活	多种	+	+
NADPH/P450 还原酶，其他还原酶	芳香胺类	还原反应	激活、解毒	1 种	+	+
N- 乙酰基转移酶	4- 氨基联苯、2- 氨基芴、杂环胺类	N- 或 O- 乙酰化反应	激活、解毒	>2 种	+	+
硫基转移酶	4- 氨基联苯、2- 氨基芴、杂环胺类	O- 硫酸酯化反应	激活、解毒	>2 种	+	+
谷胱甘肽-S-转移酶	氧化致癌物质	谷胱甘肽结合反应	激活、解毒	>10 种	+	+
UDP- 葡萄糖醛酸转移酶	4- 氨基联苯、2- 萘胺、杂环胺类	N- 或 O- 葡萄糖醛酸结合反应	解毒	>10 种	+	+
环氧化物水解酶	多环芳烃类	还原反应	解毒	3 种	+	+

亲电子致癌物可与谷胱甘肽结合转化为易于排泄的产物而解毒，如黄曲霉毒素 B1 由微粒体环氧化物水解酶和由谷胱甘肽-S-转移酶（GST）结合至谷胱甘肽而解毒。许多致癌物的中间代谢物常具有激活和解毒两种作用，由于不同种属、不同个体乃至同一个体不同组织的致癌物活化和解毒水平差异很大，所以一种致癌物对于不同的动物和人可能有不同的致癌性。

大多数致癌物代谢酶具有遗传多态性，这是导致个体间酶活性水平有极大差异的主要原因，也是肿瘤易感性的重要决定因素，如环境致癌物苯并[B (a) P]活化的关键酶 P450 1B1（CYP1B1）就具有 6 种稀有突变和 4 种通用多态性。GST 可结合包括苯并芘在内的最终致癌代谢物，是多环芳烃的解毒途径。GST 有多种同工酶，其底物特异性、组织分布和个体活性均有差异，GSTML/SL 能增加杀虫剂职业暴露所导致的 RCC；*GSTM1* 基因缺失导致 GST-μ 低活性与肺癌的危险度相关；此外，GST 多态性也与人肺组织中多环芳烃-DNA 加合物的增多、姐妹染色体互换的形成及肺微粒体的诱变性等有关。

2. 致癌物的剂量与时间效应　化学致癌物的致癌作用依赖于致癌物的剂量，大剂量致癌物可增加肿瘤发生、缩短潜伏期，肿瘤的产生取决于致癌物的总剂量。无论致癌物的剂量与性质如何，在肿瘤形成前，总有一个最低限度的潜伏期，在细胞恶变以前，细胞存在着多阶段的癌前期变化，因此致癌作用的充分表达需要相当长的时间。例如，在烟草暴露与癌症风险的研究中发现，每天吸烟的数量、年吸烟量及烟的类型等都影响烟草的致癌作用。

此外，致癌物具有组织特异性。例如，NPIP 是大鼠食管癌致癌剂，而与其结构相似的 NPYR 却诱导肝癌而不是食管癌，NPIP 也是可能的人类食管癌致癌物。其原因是大鼠食管微粒体激活 NPIP 而不是 NPYR，而鼠肝脏微粒体能激活 NPIP 和 NPYR。

3. 致癌物的协同和拮抗作用　单独作用时很弱的两个致癌物，在同时或先后给予的情况下会使肿瘤的发生作用明显增强，称为协同致癌作用。化学致癌物不但有协同增强的一面，还有拮抗削减的一面。目前已发现多种化学物质具有抑制化学致癌的作用，而一些弱致癌物和非致癌性稠环芳烃可能通过竞争性抑制起抑癌作用。许多微量营养素和生物活性化合物可通过各种作用机制阻止化学致癌物引起的 DNA 损伤、基因突变和癌形成，目前已知的促癌作用抑制物包括抗炎类固醇、视黄素类、蛋白酶抑制剂、抗氧化剂和花生四烯酸代谢抑制剂等。DNA 加合物是基因致癌物剂量暴露的指示剂，研究发现，其受体内摄入的新鲜蔬菜、水果及抗氧化剂所调节。

（三）化学致癌物的作用机制

1. 致癌物与 DNA 作用　化学致癌物可以是基因毒性的，也可以是非基因毒性的。通常非基因毒性化合物只有大剂量长时间暴露才在实验动物中表现出致癌性，而基因毒性致癌物有较高的化学活性或能被宿主代谢成为活性中间产物，它们可与细胞核或线粒体中的大分子物质及 DNA 结合形成共价化合物而造成 DNA 损伤。基因毒性致癌物造成的 DNA 损伤主要有两种类型：链断裂和致癌物-碱基加合物的形成。动物实验显示，形成 DNA 加合物的能力和诱导产生肿瘤的能力之间存在正相关。

（1）致癌物-DNA 加合物：基因毒性致癌物与 DNA 的反应是特定的，如烷化剂类易与杂环氮原子结合，尤其是鸟嘌呤 N-7；多环芳烃类主要攻击鸟嘌呤环外 N-2；芳香胺类则对鸟嘌呤的 C-8 有很高的亲和性；而亚硝胺主要与鸟嘌呤的 O-6 结合等。许多致癌物-碱基加合物在 DNA 复制过程中可引起碱基错配，尤其能引起碱基修复错误或小的缺失导致错义或无义突变。此外，致癌物与 DNA 反应还可引起染色体断裂和缺失。这些 DNA 结构改变一旦发生在肿瘤相关基因，即可能引起细胞癌变。DNA 加合物是人体暴露致癌物的标志，人体接触环境致癌物后，能在细胞和体液中检出致癌物或其代谢物与 DNA 或血红蛋白共价结合的加合物。靶组织中致癌物-DNA 加合物的含量反映了特定致癌物的暴露水平及 DNA 损伤的程度，是连接致癌物与基因相互作用的重要生物标志物。

（2）DNA 损伤的修复：DNA 修复是对抗基因毒性致癌物的保护性机制，哺乳动物细胞中存在一系列的 DNA 修复机制，可有效修复 DNA 损伤。其中，核苷酸切除修复系统主要对致癌物-碱基加合物或紫外线引起的嘧啶二聚体进行修复，该系统任一基因突变均可造成 DNA 修复缺陷综合征，从而增加人类癌症的发生。而核苷酸错配修复系统可对 DNA 复制后错配的碱基进行修复，此错配修复系统基因突变与人类结肠癌等风险增加密切相关。不同个体、不同组织甚至不同细胞中 DNA 修复酶的活性也不同。DNA 修复系统的遗传性差异决定了个体癌症的易患性，也是化学致癌物具有组织和器官特异性的生物学基础。在非靶组织中形成的致癌物-DNA 加合物通常很快被修复，但在致癌物的靶组织中，特异的致癌物-碱基加合物却常持续存在。

2. 致癌物与癌基因或抑癌基因作用　肿瘤的发生与原癌基因的活化和抑癌基因的失活密切相关。原癌基因活化的机制包括点突变、基因扩增、染色体易位等。化学致癌物可诱发原癌基因突变导致其活化，如二甲基苯并蒽（DMBA）诱发的动物皮肤癌和乳腺癌有 *c-H-Ras* 基因的突变；偶氮甲烷诱发的大鼠结肠肿瘤有 *c-Myc* 和 *c-H-Ras* 的高表达。抑癌基因对细胞增殖起负调控作用，一些物理和化学致癌因素常引起染色体异常，并通过与 DNA 相互作用使抑癌基因失活而致癌，如 *Rb*、*P53*、*Wt1*、*Wt2* 或 *APC* 基因的遗传缺陷者，其特定肿瘤的发生率高且发病年龄早。非家族性结肠癌，大部分癌细胞都有抑癌基因 *APC* 两个等位基因的丢失，而在许多人类癌前病变区常见 *P53* 抑癌基因的突变。

（四）化学因素致癌的评价

目前只有一些由职业、药物、吸烟引起的肿瘤具有令人信服的流行病学资料，而大多数环境致癌物与人类肿瘤的关系尚不确定。DNA 加合物形成是致癌的重要事件，但不是唯一事件，所以它与癌症风险之间的定量关系尚未完全确定，只能用它来推断癌症风险。化学致癌物与多种人类肿瘤的发生相关，但其致癌作用受多种因素的影响，各种遗传和非遗传因素造成了不同个体对环境致癌易患性的不同，掌握化学致癌作用和肿瘤易患性知识对鉴定环境危险因素、高风险个体、指导临床实践、制订肿瘤防治策略具有重要意义。

二、物 理 因 素

物理致癌因素主要有电磁辐射和一些矿物纤维。辐射是已知的环境致突变、致癌因素之一，人和动物受射线作用远期最严重的后果就是肿瘤。虽然地球上的生物普遍暴露并适应于宇宙射线和地球本身放射性的辐射，但核工业和核医学等人为的使用核素却明显增加了电离辐射的强度，而石棉等矿物纤维成为致癌物则是与它们的开采和商业化有关。本节主要讨论电磁辐射与人类癌症的危险度及其可能的作用机制。

（一）电磁辐射致癌的种类

1. 紫外线辐射　根据波长紫外线分为三种类型：UVC（波长 240～290nm）、UVB（波长 290～320nm）和 UVA（波长 320～400nm），其中 UVC 因被大气层吸收不存在于日光中。现代文明生活导致的日光性灼伤与黑色素瘤有关，长期规律地暴露于紫外线与基底或鳞状细胞癌等非黑色素类皮肤癌的发生有关。地球大气层中的臭氧可有效吸收日光中的紫外线，防止紫外线特别是 UVB 辐射到地球。臭氧层每减少 1%，致癌性紫外线辐射就要增加 1.56%；非黑色素瘤皮肤癌发病率相应上升 2.7%。

紫外线辐射导致的 DNA 损伤主要是产生嘧啶二聚体。人体内有一系列的 DNA 损伤修复系统，以修复各种因素引起的 DNA 损伤，紫外线引起的 DNA 损伤主要由核苷酸切除修复系统修复。着色性干皮病患者因 DNA 修复缺陷，导致暴露于阳光的皮肤部位发生肿瘤的风险比正常人高数百倍。用 DNA 修复能力为标志物的皮肤癌和肺癌病例对照分子流行病学研究表明，DNA 修复能力随年龄的增加而降低；DNA 修复能力低下是一般人群和具有家族性皮肤癌病史者（非着色性干皮病）发生皮肤癌的重要危险因素。

2. 电离辐射　是指能量大到足以驱逐原子或分子中的一个或多个轨道电子的辐射，其特征是在局部释放出大量能量，导致化学键断裂。电离辐射可来源于自然，也可来源于人类本身，人类在进化过程中已适应了宇宙射线和地球放射性的本底电离辐射（如土壤、岩石、建筑材料等），但现代人类除了接受本底电离辐射外，还暴露于人为制造或增强的辐射源（如核医学与核工业等）。与电离辐射有关的人类肿瘤包括皮肤癌、乳腺癌、肺癌、甲状腺癌、多发性骨髓瘤、淋巴瘤和白血病等。与其他因素诱发的肿瘤一样，辐射诱发的恶性肿瘤一般在辐射后经过一段潜伏期才能发现，提示电离辐射诱发的肿瘤可能也要经历起始、促进和发展多阶段的漫长过程。

3. 其他辐射　最近发现电力传输中的低频电磁场，可能引发和促进肿瘤生长。但临床诊断中广泛应用的磁共振成像（MRI）却不会导致染色体缺失、突变或肿瘤性转化，动物实验证实，长期暴露于 MRI 检查环境中不会致癌，因而没有证据显示与 MRI 有关的磁场具有致癌危险。

（二）电磁辐射致癌的机制

1. 各组织器官对辐射的敏感性不同　暴露于足够剂量的电离辐射可诱发癌症，所有组织都有辐射致癌的危险，但不同组织的敏感性差异很大，且自然易感性与辐射诱发癌症的敏感性之间无明确关系。例如，甲状腺癌的自然发病率很低，而辐射诱导发病率明显增高；乳腺癌的自然发病率和辐射诱导发病率都很高；大肠癌的自然发病率高而辐射诱导发病率低。

2. 电磁辐射导致基因改变 电离辐射能诱导基因组的不稳定性（包括染色体重排、基因突变、基因扩增、染色体易位或缺失等），导致抑癌基因失活或原癌基因激活，从而影响细胞正常增殖过程的启动程序而导致细胞发生恶性转化。抑癌基因失活需要两个等位基因杂合性丢失（loss of hetorozygosity，LOH），电离辐射可不同程度地诱发碱基突变，通过 LOH 而促发癌症，如在淋巴瘤等多种辐射所致肿瘤中发现抑癌基因 *P53* 的突变。日本广岛和长崎遭受核打击幸存者的肝癌组织标本中，*P53* 突变频率明显高于普通日本人群肝癌的本底水平，而且与辐射强度呈剂量-效应关系。根据致癌的多阶段发展学说，即细胞经过启动、促进和发展三阶段，研究认为，辐射是可以作用于该三阶段的全致癌因子。

（三）影响电磁辐射致癌的因素

辐射致癌可受宿主的年龄、性别和遗传易感性的影响。一般来说，暴露于辐射时的年龄越小，发生肿瘤的风险越大，如儿童期暴露于辐射者，其患甲状腺癌的风险显著增加，而在成年以后暴露于辐射者，这种风险就很小；10 岁前暴露于辐射的女性患乳腺癌的风险显著增加，随着暴露时的年龄增加其风险稳定下降；如果暴露发生在生命的早期，则发生急性白血病、大肠癌、中枢神经系统癌症和皮肤癌的风险都很大；就性别而言，通常女性的敏感性略高于男性。DNA 损伤是辐射远期效应的重要事件，因此 DNA 损伤修复的个体差异可能是影响辐射致癌的遗传易患性因素之一。

由于电磁辐射主要与某些职业性癌症关系密切，因此对于人类肿瘤的总负荷而言，其重要性远小于与生活方式有关的化学致癌因素。然而，作为一类已经被肯定的致癌因素，对其致癌机制及有效防护必须加以了解，而对诸如电磁场和医源性辐射是否致癌等问题尚需大量的实验研究。

三、生 物 因 素

肿瘤发生的生物因素主要指肿瘤病毒，根据所含核酸不同，肿瘤病毒分为 DNA 病毒和 RNA 病毒。病毒所致的癌症大约占人类癌症的 1/7，其中 80% 是由两种 DNA 病毒（乙型肝炎病毒和人类乳头瘤病毒）所引起。目前所知，DNA 病毒的 6 个大家族中有 5 个具有细胞转化的潜能，而在 RNA 病毒家族中被证明有致癌性的仅有反转录病毒一类。

（一）病毒致癌概述

人类 Burkitt 淋巴瘤、肝癌、鼻咽癌、宫颈癌及成人 T 细胞白血病等多种肿瘤的发生均与病毒有关。肿瘤病毒能将其遗传信息 DNA 或 RNA 整合到宿主细胞 DNA 上，通过不同的作用机制使细胞发生恶变。目前已经确认的 RNA 致癌病毒均属于反转录病毒，其致癌性常伴随着病毒复制和感染性颗粒的产生。各种肿瘤病毒致瘤能力差别很大，有些病毒在感染动物数天内即可在所有受染个体中产生肿瘤；而另一些则表现出较长的潜伏期，且致瘤频率很低，致人类肿瘤病毒属于后者。基因组学、蛋白质组学及生物信息学的发展，为确定肿瘤病毒病因及其致癌机制的研究提供了有力手段。

（二）RNA 肿瘤病毒

1. 病毒结构与复制特点 致瘤 RNA 病毒均属于反转录病毒，病毒颗粒中央是 RNA 基因组，由两条相同的正 RNA 链构成，每条 RNA 链的两端各有一段长末端重复序列（long terminal repeat sequence，LTR），其中含有病毒基因组转录所需的启动子和增强子。两个 LTR 之间为病毒蛋白编码序列，包括 *Gag*、*Pol* 和 *Env* 基因，分别编码构成病毒颗粒的结构蛋白和病毒复制所需的部分功能性非结构蛋白如蛋白裂解酶、反转录酶和整合酶。

反转录病毒感染细胞时，首先以其包膜蛋白与宿主细胞膜上的受体结合，经内吞或融合作用进入细胞，之后在反转录酶的作用下，以病毒正链 RNA 为模板合成负链的互补 cDNA。正链 RNA

经 RNase H 水解切除后，该 cDNA 即成为复制模板合成双链 cDNA，此为原病毒（provirus）。随后在整合酶作用下，病毒 RNA 两侧的 LTR 与宿主细胞染色体 DNA 连接，整合至宿主细胞基因组。一旦整合完成即成为宿主的一部分，随宿主基因组的复制而复制。反转录病毒复制特点是：①RNA 基因组在其自身产生的反转录酶作用下，反转录生成 DNA；②病毒基因组以原病毒 cDNA 的形式整合到宿主细胞染色体中，并与宿主细胞基因组一同复制，共同经历突变、修复及重组等过程；③整合后的反转录病毒基因组随细胞分裂而永久性地留在宿主细胞内并持续表达，其表达产物可参与细胞生长和凋亡调控；④反转录病毒基因组插入宿主基因组后，可通过改变细胞周期调控区的结构或其本身的调控序列 LTR 影响宿主细胞基因表达。

2. 反转录病毒致癌的分子机制

（1）具有转导作用的反转录病毒：此类病毒的特征是病毒基因组本身带有癌基因，而宿主细胞基因组中存在着与病毒癌基因结构相似的原癌基因或称细胞癌基因。原癌基因的表达产物包括生长因子、细胞膜受体、转录因子及小 GTP 酶信号转导分子等，与细胞正常增殖、分化、细胞表达调控等过程相关。但在特定条件下，当这些基因的表达和功能状态发生异常时可导致细胞癌变。原癌基因在正常细胞中可能表达极低或不表达，但成为病毒癌基因后则处于病毒 LTR 启动子和增强子的控制之下，表达水平明显上调。由于基因产物在感染细胞内的高剂量存在，使相应的分子通路发生改变，最终导致细胞表型的恶性转化。转导性反转录病毒致癌的特点是不仅在感染动物致瘤，而且可使体外培养的细胞发生转化；其感染细胞后导致转化频率高，在同一感染体系内常有多个细胞被转化，因此产生的肿瘤是多克隆的，这与物理化学因素致癌时观察到的单克隆肿瘤不同。此外，在致癌过程中病毒本身仅作为载体，其作用是将有转化能力的癌基因导入细胞并使其表达，因此如果将具有活性结构的病毒癌基因分离出来，借助其他载体导入细胞同样可使细胞发生恶性转化。

（2）具有顺式激活作用的反转录病毒：此类病毒不携带癌基因，而是通过整合插入到宿主细胞基因组中，激活邻近的细胞原癌基因而导致肿瘤。该类病毒激活癌基因的机制是通过"顺式"作用，即通过 DNA-DNA 相互作用完成对癌基因的激活。反转录病毒顺式激活细胞原癌基因的机制包括病毒启动子和增强子的插入激活、癌基因产物的激活及反转录病毒插入导致的抑癌基因失活等。反转录病毒在抑癌基因中的整合可导致后者失活而引发肿瘤，但这种通过灭活抑癌基因致瘤的情况远少于对癌基因的激活，这是因为抑癌基因的抑癌效应是显性的，即病毒的插入需要同时灭活两个等位基因，而病毒在同一细胞内插入灭活两个等位基因的概率却极低。

（3）人类 T 细胞白血病病毒（HTLV）：是迄今为止确认的唯一致人类肿瘤的反转录病毒。所有的成人 T 细胞白血病（ATL）中均可找到 HTLV-I 的原病毒。与前述两种致瘤病毒相比较，HTLV-I 的致癌机制具有其独特性。首先，HTLV-I 基因组不带有细胞源性的癌基因，同时 ATL 细胞具有单克隆性，即同一患者所有的 ATL 细胞中 HTLV-I 的插入位点是相同的，表明 HTLV-I 致癌是低频率的，其成瘤的过程可能涉及多步骤和多种靶分子的参与。HTLV-I 病毒转化的靶细胞是 $CD4^+T$ 细胞亚群，受染人群发生白血病的概率为 1%，潜伏期为 20～30 年。HTLV-I 不含任何已知的癌基因，其导致 ATL 的机制是通过病毒本身的非结构必需蛋白 Tax 所介导。

（三）DNA 肿瘤病毒

DNA 肿瘤病毒数量较多，除细小病毒科外，几乎所有与人类感染有关的 DNA 病毒科均有致癌病毒成员。DNA 肿瘤病毒的癌基因一般都是病毒复制的必需基因，在宿主细胞中一般没有同源物，这些病毒大都具有建立产毒性感染的潜力，能够造成宿主细胞的裂解死亡。DNA 肿瘤病毒致癌的本质在于使宿主细胞脱离静止状态而进入活跃的细胞周期循环。

1. DNA 肿瘤病毒的分类

（1）人乳头瘤病毒（HPV）：是一种无包膜的小型 DNA 病毒，其基因组是单分子环状双链 DNA。最早发现的与 HPV 感染相关的人类肿瘤是疣（扁平疣、尖锐湿疣等）为代表的良性肿瘤。HPV 与人类上皮性肿瘤，主要是与子宫颈和肛门生殖器区域的鳞状细胞癌密切相关，HPV 感染是宫颈癌（CC）发生的首要启动因素，超过 90%的宫颈癌组织可检出高危型 HPV DNA（HPV16、HPV18、HPV31）。

（2）Epstein-Barr 病毒（EBV）：是第一个被发现的人类肿瘤相关病毒。1964 年，Epstein 和 Barr 从来源于 Burkitt 淋巴瘤（BL）的细胞株中发现 EBV，从而提出 EBV 是一种人类肿瘤病毒。EBV 属于 γ 疱疹病毒亚科的淋巴潜隐病毒属，其基因组长达 184kb，为线性双链 DNA，其基因组编码的多肽种类繁多。EBV 与人类传染性单核细胞增多症（IM）、Burkitt 淋巴瘤、鼻咽癌（NPC）及弥散性多克隆 B 细胞淋巴瘤的发生有病因学关系。近年来研究证明，其与 T 细胞淋巴瘤（TL）、胃癌、霍奇金病（HD）、移植后淋巴组织增生样淋巴瘤（PTLD）和平滑肌肉瘤的发病均相关。

EBV 自然感染相当普遍，据调查 EBV 感染世界人群中超过 90%的个体，并使感染者终生带毒。发展中国家的 EBV 感染大多发生在幼年期，一般不表现临床感染症状；而在发达国家，EBV 则主要表现为青春期和成年期感染，经常引起传染性单核细胞增多症。EBV 的自然感染主要是由口咽分泌物直接传播，其靶细胞主要是 B 淋巴细胞。通常 EBV 感染 B 淋巴细胞后并不复制，而是通过建立潜伏性感染长期留在胞内，这种感染形式是 EBV 与多种肿瘤相关性的基础。尽管有许多证据表明，EBV 与人类肿瘤存在相关性，但 EBV 的分子致病意义及其在肿瘤发生过程中起作用的时相多不明确，仍有待进一步的研究。

（3）乙型肝炎病毒（HBV）：是最早发现与人类肿瘤有病因相关性的病毒之一，是嗜肝病毒科中唯一感染人类的成员。流行病学研究显示，HBV 与肝细胞癌（hepatocyte carcinoma，HCC）的发生密切相关。成熟的 HBV 由核心颗粒和外层包膜构成，核心颗粒的壳的主要成分是 HBV 核心蛋白（C），壳内是病毒基因组及 HBV 聚合酶。HBV 基因组的所有核苷酸均参与编码，其中半数以上通过不同的读码框架编码不同蛋白。HBV 复制区别于其他 DNA 病毒的一个突出特点是含有一个反转录中间步骤。虽然 HBV 慢性感染与 HCC 的相关性已经确立，但 HBV 如何引起 HCC 的机制仍未完全阐明。

2. DNA 肿瘤病毒致癌的分子机制

（1）HPV 致癌的分子机制：HPV 编码 6～8 个早期蛋白（E1～E8）和 2 个晚期蛋白（L1～L2），其中 E6 蛋白和 E7 蛋白是其致癌的关键。体内外实验证实，E6 转化的动物细胞中 P53 半衰期明显缩短，其介导的 DNA 损伤修复作用消失。E7 蛋白能与低磷酸化的 Rb 蛋白结合，减弱 Rb 与 E2F-1 转录因子的结合，导致 E2F-1 从 pRb-E2F-1 复合物中释放，激活有关细胞周期蛋白的表达。此外，E7 还能与细胞周期蛋白 E 直接结合，这些由 E6、E7 作用导致的 P53 和 Rb 功能的丧失，加上 HPVE5 基因产物提高了 MAPK 信号通路的活性，最终导致细胞持续增殖和分化延缓。此外，E6 上调端粒酶的表达，E7 诱导中心体异常复制导致基因组的不稳定性，结合细胞周期抑制因子 P21 和 P27，最终导致细胞周期调控失常。

HPV16 与宫颈癌的病因学关系是人类肿瘤相关病毒研究的典型范例，由于 HPV 的早期癌基因 E6 和 E7 分别通过干扰 P53 和 Rb 影响细胞周期进程和细胞凋亡，以此为依据，目前已经发展出宫颈癌诊断、治疗和预防的多种措施如采用 Pap 涂片诊断和预测宫颈癌的发生，以及采用 HPV 疫苗防治宫颈癌等。然而并非所有的 HPV16 感染均可导致肿瘤，而且 HPV 感染至宫颈癌发生的潜伏期可长达 20 年。体外实验证实，HPV 在致癌时不是单独作用的，尚需病毒的感染量、宿主状态及环境等其他因素的协同。

（2）EBV 致癌的分子机制：①*EBV* 基因表达抗原作用于宿主细胞，诱发细胞恶性转化；②*EBV* 基因组整合入宿主细胞基因组或通过染色体易位、畸变引发肿瘤；③EBV 抗原作用于信号传导系统，干扰了宿主细胞的正常信号传导；④EBV 某些抗原成分具有癌基因活性或具有拮抗抑癌基因的作用，其中 EBV 编码的潜伏性膜蛋白 1（LMP1）导致的 DNA 损伤修复和细胞凋亡的抑制是 EBV

致癌的关键因素。LMP1 可结合肿瘤坏死因子受体相关因子（TNF-receptor associated factor，TRAF）及肿瘤坏死因子受体相关死亡结构域（TNF-receptor associated death domain，TRADD），激活 NF-κB、PI3K 及 Jun 激酶，抑制细胞凋亡，促进细胞增殖、转化。LMP1 通过非 P53 依赖途径阻断上皮细胞损伤 DNA 的修复，导致细胞基因组不稳定，促进肿瘤发生。

鼻咽癌与 EBV 感染相关，在东南亚地区和我国华南地区发生率较高。由于 EBV 感染的人群很广，而鼻咽癌只发生在某些地区，提示 EBV 不是唯一的致癌因素，环境因素和个体遗传易感性可能非常重要。例如，Burkitt 淋巴瘤是一种 B 细胞性的肿瘤，在流行地区所有患者的瘤细胞都携带 EBV 的基因组成分并且出现特异的染色体易位 t（8；14）。EBV 对 B 细胞有很强的亲和性，能使受染的 B 细胞发生多克隆性的增生。在正常的个体这种增生是可以控制的，受染者没有症状或者临床表现为自限性的传染性单核细胞增多症。而在非洲流行区，由于疟疾或其他感染损害了患者的免疫功能，受染 B 细胞仍持续增生。在此基础上如再发生附加的突变，如 t（8；14），则后者使 *c-Myc* 激活，导致进一步的生长控制丧失，并在其他附加基因损伤的影响下，最终导致单克隆性的肿瘤出现。

（3）HBV 致癌的分子机制：包括直接作用和间接作用两种模式。HBV 致癌的直接作用模式包括两方面：①HBV DNA 中各种顺式调控因子对有关细胞基因的调控；②HBV 蛋白对细胞基因表达和细胞蛋白功能的反式激活作用。HBV 编码的正常或变异蛋白可导致细胞基因不稳定并与 HCC 发生、发展密切相关。其中 X 蛋白（HBx）是 HBV 最重要的致病因子之一，AP1、C/EBP、Jun 激酶、CRER 等多种细胞因子可能参与 X 蛋白反式调节，这些细胞因子可与靶基因的 X 反应区（XRE）结合，并进而影响靶基因的功能。X 蛋白可能与细胞因子结合，通过蛋白-蛋白桥作用于 XRE，从而发挥其基因调节功能；也可能通过修饰细胞因子，继而促进其与特异性 DNA 序列的结合，调节靶基因的转录。整合的 HBV DNA 序列能产生 HBxAg、而 HBxAg 又可反式激活多种癌基因如 *c-Myc*、*c-Fos*、*N-Ras* 等，也可激活蛋白激酶 C（PKC），而 PKC 活化又是致癌因子导致细胞恶性转化的主要途径之一。X 基因与肝细胞 DNA 的整合及表达异常和表达后的反式激活作用可能是肝细胞转化致癌的关键，但仍缺乏直接致癌的分子生物学证据。

由于直接作用模式的证据通常不具有普遍性，因而不能充分解释 HBV 相关性 HCC 的发病机制，因此提出了 HBV 间接致癌学说，即 HBV 感染通过一系列宿主因素的参与间接造成 HCC 的发生和发展。当前研究较多的 HBV 间接致癌因素是机体免疫反应，有研究显示，将 HBV 免疫鼠的骨髓和脾细胞移植到表达 HBsAg 的自身骨髓灭活的实验鼠中，受体鼠全部发生 HCC，表明机体针对 HBV 的免疫和炎性反应可能参与甚至主导 HCC 的发病过程。

第二节　遗传致癌因素

绝大多数恶性肿瘤的发生与环境致癌物有关，而与遗传因素关系是很低的，但是遗传因子的改变会影响环境致癌物对人类引发致癌的结果。与肿瘤遗传易感性有关的许多基因本质上都参与了细胞生长、分化的调控，以及 DNA 修复和维持基因的完整稳定，这些是肿瘤遗传的分子基础。大量证据显示肿瘤的发生与遗传有关：①在人群中常可观察到癌家族或某种癌有家族聚集的特征，提示某种癌的显性遗传；②许多遗传性免疫缺陷的个体肿瘤发生率明显升高；③有些罕见的隐性癌基因在纯合状态下导致染色体不稳定。

一、肿瘤的家族聚集性

（一）肿瘤家族聚集现象

1866 年 Borca 发现，在一个家族人群中连续四代发生乳腺癌和胃肠道癌，提出这些肿瘤与遗传有关。除个别单基因遗传的肿瘤外，肿瘤的遗传性并非像一般遗传病那样在家系中代代相传，其子代只是继承了一种肿瘤易感性的遗传。在人群中某些家系具有这种肿瘤易感性的遗传特征，可代代相传，构成了肿瘤家族聚集现象。这种家族性肿瘤具有以下一些特点。①在这些家系中患某种肿瘤的危险性很高，甚至10倍于正常人群。这些家族成员的肿瘤发病年龄显著低于正常人群，而且发病年龄都接近于某一固定值。②对于双侧器官的肿瘤（如乳腺癌、视网膜母细胞瘤等），这些家系成员中发生的肿瘤常为双侧独立的原发性癌。③这些家系中的成员可以患一些很少可能发生的肿瘤，如乳腺癌家系中的男性也可患乳腺癌。④在这类家系中肿瘤易感性的遗传常以常染色体显性遗传方式传递至下代，并具有外显程度同年龄有关的不完全外显的特点。⑤有些家族性癌有其独特的癌前病变，这些病变在一般人群中很少见，如家族性腺瘤性息肉病等。遗传因素在肿瘤的发生中确实起了作用，即使有明确的环境因素，遗传因素在肿瘤发生中也是不能忽视的，这反映出个体之间的遗传差异。

（二）肿瘤家族聚集性的分子基础

正常细胞生长分化的调节是由两类重要的基因即促进生长的基因和抑制生长的基因在动态平衡中实施的，当促进生长的基因通过突变或扩增被激活而过度表达时，它促进了细胞不断生长，这些基因就称为癌基因；另一个抑制细胞生长的基因就称为抑癌基因。抑癌基因在正常染色体上呈纯合状态，而在某些罕见的癌家族成员的染色体上则以杂合体形式存在，其中一个抑癌基因缺失或失活。一旦某种外因如乙型肝炎病毒感染，致使杂合状态的另一抑癌基因缺失或失活，成为抑癌基因缺失的纯合子，即失去了调控癌基因的作用。这种具有杂合状态抑癌基因缺失的个体就具有肿瘤遗传易感性，且能将这种遗传易感性遗传给下一代。每种肿瘤都可能有遗传性与非遗传性，两者在肿瘤细胞水平上的遗传学变化可能是相同的，不同的是遗传性肿瘤患者先天具有一种肿瘤易感性，他们于出生时体内每个细胞都已具有了与该肿瘤发生过程相关的某些遗传变化，如上述的抑癌基因杂合状态，而其他非遗传性肿瘤患者的所有异常都在出生后，在体细胞经过多次突变事件后发生的。基因的突变或其他异常改变与细胞生长分化的调节、细胞间相互作用的调节密切相关。这些突变和异常是在DNA合成和细胞复制中随机发生的，或是细胞受环境致癌物如化学诱变剂、紫外线、电离辐射、致癌病毒等作用的结果。另一方面，这些基因突变或异常也可能由遗传而来。不管这种遗传是以哪些方式来的，都会产生遗传易感性。正常细胞在恶性变化前必须有两次或更多的突变或异常，由正常细胞发展到肿瘤细胞的过程往往需要数年到数十年的时间。

（三）常见的家族遗传性肿瘤

1. 视网膜母细胞瘤（retinoblastoma，Rb）　是婴幼儿时期发病的眼内恶性肿瘤，新生儿的发病率为1/20 000。其中约有40%为遗传性，按常染色体显性遗传，外显率为68%～98%，遗传给子女的概率是50%。有遗传性Rb缺陷的患者，一个突变的Rb基因通常是从亲代的生殖细胞遗传而来，该个体为杂合性，以后通过体细胞突变方式；另一个Rb等位基因发生突变，该突变只发生在视细胞，结果Rb位点就成为纯合性从而发生了肿瘤。研究证明，Rb基因杂合性丢失是该肿瘤发生的关键因素。因此在家系中Rb呈显性遗传，但在基因水平则是隐性纯合的。

2. 神经母细胞瘤（neuroblastoma）　是一种儿童常见的肿瘤。其起源于神经嵴，主要发生在肾上腺髓质，也有位于其他部位者。其发病率约为新生儿的1/10 000，按常染色体显性遗传。80%的患儿于5岁以前发病，35%的患儿于两岁以前发病，15岁以后发病者少见。

3. Wilm瘤　是一种常见的儿童肾脏肿瘤，占儿童肿瘤的15%。1/3的Wilm瘤患者会合并一些遗传性的先天畸形。Wilm瘤的发生与一些遗传因素有关，染色体研究表明，Wilm瘤的11号染色体p13和p15区域有杂合性丢失，肿瘤易感性基因发生异常，直接影响肾脏的发育和肿瘤易感性。说明11p13和11p15这两个区域的遗传性缺失与Wilm瘤的发生密切相关。

4. 家族性结肠息肉病（familial polyposis coli，FPC）　该病有明显的遗传不稳定性，染色体畸变率明显高于正常人群。按常染色体显性遗传，外显率接近100%。发病率是新生儿的1/8000。主要临床特征是结肠上有多发性息肉，可多达1000以上，80%以上的FPC患者会发生结肠癌。遗传学研究证明，结肠癌发生的早期 *K-ras* 被异常激活，结肠癌中 17 和 18 号染色体的特殊区段有不同程度的丢失，5 号染色体上的 *FAP* 基因也有异常。

二、肿瘤的遗传易感性

遗传易感性是指个体遗传变异对环境致癌因素的敏感程度，这种易感性能够代代遗传。由于各种易感基因的功能不同构成了不同的遗传因素，带有不同遗传因素的个体对环境因子的易感性就有所不同。有遗传易感性的个体比不具有遗传易感性的个体其肿瘤发病率高 10～100 倍。决定肿瘤遗传易感性的因素包括细胞代谢酶系统、DNA-染色体不稳定性、免疫缺陷、DNA 修复基因、癌基因和抑癌基因的结构改变及遗传多态性等。

1. 细胞代谢酶系统　体内致癌物代谢酶遗传多态性（genetic polymorphism）与肿瘤易感性密切相关，如细胞色素 *P450* 基因的多态性与肿瘤的易感性有关，P450 II DT 酶的基因（*CYPB2D6*）位于 22 号染色体 q11.2→qter 处，*CYPB2D6* 基因不能产生功能正常的 P450 II DT 酶蛋白是吸烟人群中具有患肺癌高风险的因素之一。另一种 P450 酶称 P450 I AI，其基因（*CYP1P1*）定位于 15 号染色体 q22→qter，它与苯并芘的羟化活性有关。研究证实，*CYPB2D6* 和 *CYP1P1* 基因的异常是通过遗传而来，使吸烟人群对肺癌产生易感性。

2. 染色体不稳定与癌基因激活　染色体的不稳定性使染色体易发生断裂与裂隙。有一种异常的脆性染色体，染色体断裂频率很高，携带这类遗传因素的人群对多种肿瘤有易感性，易发生白血病及其他恶性肿瘤。染色体的脆性部位（fragile site，fra）是一种随机的发生断裂的特殊点，它预示着染色体的不稳定性，可能与肿瘤遗传易感性有关。在已定位的 75 个脆性位点中只有 16 个是可遗传的，35 个已定位的癌基因中有 24 个与脆性位点有关。脆性部位是致癌因子敏感的位置，化学致癌原及辐射都在脆性位点处使染色体发生断裂，染色体缺失和重排也常发生在这些脆性部位上。更重要的是脆性部位可能与癌基因同位或相邻，一旦染色体缺失和重排发生而导致癌基因激活，就可能发生肿瘤。

3. 遗传性免疫缺陷　许多免疫缺陷病都有免疫抑制现象，严重的免疫抑制反应，可能阻碍机体免疫系统去识别和破坏由各种致癌因子诱发的或自发的癌细胞。有遗传性免疫缺陷的反馈功能，不能有效地控制免疫反应的程度，机体失去这种免疫系统的调节功能，就会导致无限制的淋巴样增生和淋巴瘤。免疫系统的监控和防御能力也会降低，对其他非淋巴样肿瘤失去了免疫打击能力，也会增加肿瘤的发生率。在遗传因素导致的免疫缺陷疾病中，遗传因素通过影响致癌因子的代谢，免疫反应的调节，干扰素的分泌或对病毒感染的反应等多方面影响机体对肿瘤的易感性。

4. 单核苷酸多态性　人类基因组计划研究结果证明，不同个体的基因99.9%都是一样的，但在序列上有极小（0.1%）的遗传差异，其中主要是单核苷酸多态（single nucleotide polymorphism，SNP）。SNP 是指特定的核苷酸突变在人群中出现的频率≥1%，而<1%的称为胚系突变（germline mutation）。SNP 存在于整个基因组中，约每 1kb 就有 1 个 SNP，而胚系突变发生在编码区，正是由于这 0.1%的遗传差异赋予人类不同个体特有的遗传表型，一旦胚系突变发生在与肿瘤相关的基因编码区，就有可能使这些肿瘤相关基因产生变异，这种微小的遗传差异就造成一些个体对肿瘤的易感性和对治疗反应的不同敏感性，如 *CYP1A1* 基因单核苷酸多态性增加了肺鳞癌的发病风险。

5. DNA 修复酶缺陷　化学致癌物可使细胞基因突变，但正常的细胞具有 DNA 监控修复系统，保证细胞内基因的正确修复和稳定。一旦这些修复系统有遗传缺陷，则无法修复而导致突变的永久存在，最终导致基因组不稳定，为肿瘤的发生提供了分子基础，所以 DNA 修复能力缺陷或低下是化学致癌的重要机制之一，这些修复基因的多态性与肿瘤易感性是密切相关的。

6. 癌基因和抑癌基因的胚系突变　细胞癌变过程需要经历两次以上的突变，如第一次突变所产生的带有某些遗传缺陷的细胞被保留下来，又接触致癌物质而再次发生突变后，就可能转化成恶性细胞。癌基因、抑癌基因及 DNA 修复基因胚系突变是强烈的肿瘤遗传易感性因素，如染色体 13q14 上两个 *Rb* 等位基因的缺失或失活导致形成遗传性视网膜母细胞瘤。如果某种癌患者的癌旁组织及其健康家系成员外周血的染色体上都出现抑癌基因杂合体，则可以认为该肿瘤在家系水平上为抑癌基因胚系突变遗传。这些基因胚系突变通过孟德尔方式遗传，形成外显度极高的"遗传性癌综合征"，易感基因携带者发生特定肿瘤和其他部位肿瘤的风险比正常人高数十倍至数百倍。现已明确的胚系突变有：*Rb*（视网膜母细胞瘤）、*P53*（Li-Fraumeni）、*APC*（家族性结肠息肉病）、*NF1*（神经纤维瘤病）、*XP*（着色性干皮病）、*ATM*（运动失调性毛细血管扩张症）、*BRCA1*（乳腺-卵巢癌）、*HMLH1*（遗传性非息肉病结肠癌）等。这些源于胚细胞的遗传学改变发生率很低，只在5%～10%的肿瘤患者中出现。

三、环境因素与遗传因素相互作用

环境因素和遗传因素均能导致肿瘤的发生，环境致癌因素与70%～80%的人类肿瘤直接或间接相关，因此环境因素是人类肿瘤的主要危险因素，易感性是决定个体是否发病的主要因素，肿瘤的发生实际上是环境因素作用于具有遗传易感性的个体所致。在相同的环境暴露下，有些人发生肿瘤，有些人则不发生肿瘤，就是因为人群对致癌因子的反应存在个体差异，只有少数人对其易感即具有肿瘤的易感性。目前，一些常见肿瘤如皮肤癌、肺癌、膀胱癌和结直肠癌等通过基因-环境相互作用而发生的机制已经比较明确。

由于环境因素可能通过基因突变的机制来影响肿瘤的发生，因此当发现某些个体携带某种肿瘤的易感基因，而目前尚不能通过改变其肿瘤易感基因的基因型来预防或治疗肿瘤时，就可以根据该肿瘤的发生是遗传与环境因素相互作用的特点，采取相应的环境暴露控制措施，如改变个体的不良嗜好或行为习惯等，同样能达到有效预防肿瘤的目的。基因多态性有着明显的种族与地区差异，我国人口众多，含有大量罕见或常见疾病个体，还有不少特殊暴露场所，对于在疾病中探索遗传-环境的相互作用有着独特的优势。因此，正确地认识遗传与环境的相互作用，在肿瘤易感性基础上评价环境危险因素在肿瘤发生中的地位，对于相关肿瘤的一级预防，阐明环境相关疾病的遗传易感性，通过控制环境、职业和生活方式等暴露因素达到有效预防肿瘤发生等方面具有重要的意义。

第三节　肿瘤发生的多阶段理论与模型

肿瘤的发生和发展都受多种因素作用，表现为多个肿瘤相关基因的变异，由启动、促进和进展等多个阶段所组成的复杂过程。从正常细胞到形成临床上可检测到的肿瘤往往需要经过一个漫长的变异时期，即从个别由遗传因素或致癌因素作用引发的肿瘤相关基因的突变，到多个基因变异，最后转化为恶性表型，必须经历漫长的变异累积过程。

一、多阶段理论

肿瘤的发生与发展过程大致可分启动、促进、进展和转移等几个阶段。化学致癌物诱发细胞癌变就是一个多阶段过程。在这个过程中，细胞逐渐获得如下生物学特征：①失去终末分化；②接触抑制消失、生长不受控制；③对细胞毒物产生抗性；④不进行细胞凋亡；⑤具有侵袭转移性。实验动物化学致癌过程及人类肿瘤（如结肠癌）发生过程中所经历的增生、癌前病变、良性肿瘤、恶性肿瘤、肿瘤转移等一系列序贯性的变化都证实了细胞癌变的多因素多阶段性。

（一）启动阶段

启动阶段是由致癌物造成的一系列基因突变引起的激发阶段，这种基因突变是永久性不可逆的和可遗传的，基因的结构和功能已发生改变，它赋予转化细胞具有恶性生长的潜力。该阶段基因突变主要表现在下述两方面。

1. 体细胞突变 致癌物与 DNA 相互作用引起的体细胞突变（somatic mutation）是启动细胞癌变的最主要原因。致癌物可与 DNA 共价结合形成加合物，加合物的持续存在或错误修复可引起突变。致癌物形成加合物的能力与致癌强度密切相关，而大多数化学致癌物同时具有致突变性质。

2. 癌基因和抑癌基因突变 致癌物引起 DNA 损伤而导致细胞生长失控的直接原因就是癌基因和抑癌基因的突变，功能变异。实验证明，化学致癌物可使癌基因激活、抑癌基因失活，不同类型的致癌物诱发的基因突变谱不同，这与 DNA 加合物的模式密切相关。化学致癌物诱发的实验性肿瘤与人的肿瘤一样，常在调控细胞生长的基因上有点突变。

（二）促进阶段

已被激活的细胞在促癌剂的作用下，促使其基因表达和增殖异常，使克隆不断扩展为可辨别的癌细胞群。这个阶段是漫长的，是癌变的限速步骤，而且初期可能是可逆的。促癌物具有特别强的能力促使细胞增殖和调控细胞生长的基因表达发生显著改变，与致癌物协同作用可显著增加肿瘤的诱发率，加速肿瘤的发生和发展。

（三）进展和转移阶段

经启动和促进的癌细胞群进一步增殖扩展，从局灶性的原位癌逐渐转变成具有侵袭转移性的肿瘤。这个阶段的特征是 DNA 损伤和基因突变更加严重而广泛，有一系列与细胞周期调控、细胞信号传导、血管生成等相关基因异常扩增或高表达及基因剪接等改变。由于癌细胞基因组的不稳定，经启动和促进的癌细胞可能会自发地进入进展阶段，而且这种癌细胞持续暴露于致癌物质包括化学治疗药物可加速这个过程。

二、多阶段模型

体外转化实验和转基因动物模型实验说明，肿瘤的发生与多基因有关，绝大多数情况下，单个癌基因不足以引起细胞转化，癌基因在肿瘤发生过程中具有协同作用。

Vogelstein 提出了结肠癌多阶段模型，证实癌基因与抑癌基因的协同作用是细胞癌变的关键因素。结肠肿瘤的演进是由正常的结肠黏膜上皮增生发展成为良性的腺瘤，再经腺癌发展成转移癌。由于它具有明确的形态学时相，就有可能确定结肠肿瘤发生过程中基因突变发生的顺序。经过大量研究无癌变和有癌变的腺瘤及结肠癌标本中抑癌基因与癌基因的变化，发现腺瘤中有 *Ras* 基因突变和抑癌基因 *APC* 及 *DCC* 的丢失，在结肠癌中有 *Ras* 基因突变及抑癌基因 *APC*、*DCC* 与 *P53* 丢失。因此提出，结肠肿瘤的发生可能是由于抑癌基因 *APC* 的杂合性丢失而引发的，*APC* 的缺失可以发生于生殖细胞或体细胞，从而导致良性肿瘤的发生和增大，其中某一个细胞又发生 *Ras* 癌基因突变而导致进一步的克隆性发展。随后再发生的抑癌基因 *DCC* 和 *P53* 缺失促进了该良性肿瘤发展到恶性肿瘤。从腺瘤到结肠癌的演进过程中还发现有 DNA 损伤修复基因的突变及 DNA 甲基化状态的改变。结论是结肠癌变的过程是一个多基因参与、多阶段发展的过程。除上述结肠癌模型外，Robert Weinberg 还提出了乳腺癌模型，认为乳腺癌的发生经历了细胞端粒酶活性增加、原癌基因 *c-Ras* 活化及抑癌基因 *P53* 突变等步骤，最终导致肿瘤的发生。

癌变的多阶段理论不仅有助于人们认识细胞癌变过程的机制、确定细胞癌变过程的重要分子靶点，还为肿瘤防治如高危人群的筛查、确立诊断和预后指标、预防干预等提供重要依据，并为肿瘤的基因诊断和基因治疗提供新的思路。

（孙晓杰 李 林）

第二章 癌 基 因

第一节 基 础 知 识

一、概 述

癌基因是指能在体外引起细胞转化，在体内诱发肿瘤的基因。而肿瘤的发生是由于细胞的增殖和分化失常所导致的恶性生长现象。在正常情况下，细胞的增殖受多种因素的控制，一旦调控失去平衡就可能造成细胞的异常增殖和持续分裂。大量研究显示，人类肿瘤的分子过程是由特定基因的结构或功能异常所致，这些基因的正常功能是调控细胞的增殖、分化和凋亡。其中对细胞增殖和生长起正调控作用的是癌基因（oncogene，onc），而抑制细胞增殖、促进分化的是抑癌基因（tumor suppressor gene）。当这两种基因中的任何一种发生变化时，都可能引起细胞增殖失控而导致肿瘤的发生。

癌基因是细胞内全部遗传物质的组成部分，人们将这类存在于生物正常细胞基因组中的癌基因称为原癌基因（proto-oncogene，pro-onc）或称为细胞癌基因（cellular-oncogene，c-onc）。正常情况下，这些基因处于静止状态或低表达状态，不但对细胞无害，而且对维持细胞正常功能具有重要的作用；当其受到致癌因素影响并被激活发生异常时，就会引起细胞癌变。

二、癌基因的发现

癌基因最初是在反转录病毒内发现的，1911 年美国病理学家 Peton Rous 将鸡肉瘤组织匀浆后的无细胞滤液皮下注射于健康鸡，结果健康鸡产生新的肿瘤。当时他的发现并未得到人们的普遍接受，几十年后人们在鸡肿瘤细胞抽提物中发现了肿瘤病毒，此即为反转录病毒。此病毒能诱导正常细胞癌变，它所携带的导致细胞发生恶性转化的基因是病毒癌基因 *src*，该病毒被命名为 Rous 肉瘤病毒（Rous sarcoma virus，RSV），1966 年 Rous 因此获得诺贝尔生理学或医学奖。研究发现，在禽 RSV 的核酸中发现一个特殊片段 *src*，能够使细胞发生转化（图 2-1）。后来又研究发现正常细胞中的原癌基因与病毒中的癌基因是同源的，即它们的 DNA 顺序是相对应的。反转录病毒中的癌基因可加前缀 v-，如 *v-src*，正常细胞中与其对应的基因可加前缀 c-，如 *c-src*。而癌基因表达的蛋白则用大写字母表示，如 FOS、MYC、RAS 等。反转录病毒能在宿主细胞中繁殖却不中断细胞分裂，同时产生反转录酶。病毒感染宿主后在宿主细胞内首先以病毒 RNA 作为模板，在反转录酶的催化下合成双链 DNA 前病毒，继而以前病毒的形式在宿主细胞中一代一代进行传递，然后病毒 DNA

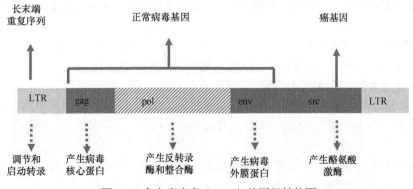

图 2-1 禽肉瘤病毒（RSV）基因组结构图

随机与细胞基因组整合，通过重组或重排，将细胞的原癌基因转导至病毒自身的基因组内，使原来的野生型病毒变成携带有转导基因的病毒，从而获得致癌性质。由此，病毒癌基因（virus oncogene，v-onc）是一类存在于肿瘤病毒（大多数是反转录病毒）中能使靶细胞发生恶性转化的基因。

RSV 基因组由病毒核心抗原基因（*gag*）、反转录酶基因（*pol*）、病毒外壳蛋白基因（*env*）及 *src* 组成，基因组两端各有一段长末端重复序列（LTR），含有与病毒基因组调控有关的增强子和启动子。*src* 是第一个被鉴定的病毒癌基因，该基因编码产物为 60kDa 的酪氨酸蛋白激酶，在 *RSV* 基因组中 *src* 是额外部分，既不编码病毒的结构蛋白，又非病毒复制所必需。进一步研究发现，*v-src* 与宿主细胞的 *c-src* 同源，该基因的序列在大多数真核生物中是保守的，这导致了细胞原癌基因的发现。1976 年，Bishop 和 Varmas 证明 *RSV* 基因组中的 *src* 基因并非反转录病毒所固有，而是来自宿主基因组的 *src* 基因，二人因此获得 1989 年诺贝尔生理学或医学奖。

在 20 世纪 80 年代初期，检测人体细胞癌基因的 DNA 转染法建立。此种方法是将人体肿瘤组织的细胞 DNA 用磷酸化沉淀法转染体外培养的 NIH3T3 小鼠成纤维细胞，若出现转化灶，则将转化灶细胞注入裸鼠体内致癌加以确认；然后以人体基因组特有的 Alu 序列作为探针，通过 Southern 杂交从转化灶细胞和裸鼠瘤细胞的 DNA 中分离出人 DNA 片段，即人癌基因。采用此法和分析人类肿瘤细胞中染色体断裂点处的序列，以及肿瘤细胞中被大量扩增序列等研究方法，已经鉴定出大量的癌基因。据 gene bank 初步统计，截止到 2009 年 2 月已分离到 483 种癌基因。

随后的研究揭示，原癌基因是正常细胞生长发育中不可缺少的功能性基因，只是由于发生了点突变、基因重排、染色体易位、基因扩增等改变导致了癌基因的激活，成为对肿瘤发生发展起重要作用的癌基因。

三、癌基因的分类

癌基因分为两大类，一类是病毒癌基因（virus oncogene，v-onc），即上述反转录病毒中使靶细胞发生恶性转化的基因；另一类是细胞癌基因（cellular-oncogene，c-onc），即存在于生物正常基因组中的癌基因，又称原癌基因（proto-oncogene，pro-onc）。

（一）病毒癌基因

肿瘤病毒是一类能使敏感宿主产生肿瘤或使培养细胞转化成癌细胞的动物病毒，根据其核酸组成分为 DNA 病毒和 RNA 病毒（即反转录病毒）。

（二）细胞癌基因

原癌基因广泛分布于生物界，从单细胞酵母、无脊椎生物到脊椎动物乃至人类的正常细胞都存在着这些基因，而且结构上有很大的同源性，说明这类基因在进化上是高度保守的，且这类基因为生命活动所必需。原癌基因的表达产物对细胞正常生长、繁殖、发育和分化起着精密的调控作用。显然，若基因的结构发生异常或表达失控，必然导致细胞生长增殖和分化异常，使细胞恶变而形成肿瘤。

1. 癌基因特点　根据现有的研究结果，原癌基因的特点可概况如下几点。

（1）广泛存在于生物界中，从酵母到人的细胞普遍存在。

（2）在进化过程中，基因序列呈高度保守性。

（3）其作用是通过原癌基因表达产物蛋白质来体现。它们存在于正常细胞中，不但无害而且对维持机体正常生理功能、调控细胞的生长与分化起到重要作用，是创伤愈合、组织再生及细胞发育等所必需。

（4）在放射线及某些化学物质等因素的作用下，原癌基因一旦被激活，则会发生数量上或结构上的变化，会导致癌性的细胞转化基因。

2. 按表达分类　根据原癌基因表达蛋白的功能和定位，可将常见的癌基因进行分类，按家族类可概括为如下几类。

（1）src 家族：包括 *src*、*abl*、*fgr*、*fes*、*yes*、*fps*、*lck*、*kek*、*fym*、*lyn*、*tkl*，它们都包含相似的基因编码结构，其产物具有酪氨酸磷酸化的蛋白激酶活性，位于胞膜内侧或跨膜分布。

（2）Ras 家族：包括 *H-Ras*、*K-Ras*、*N-Ras*，尽管它们的核苷酸序列相差很大，但所编码的蛋白质都是 P21，位于细胞质膜内侧，P21 与 GTP 结合，具有 GTP 酶活性，并参与 cAMP 的调节。

（3）myc 家族：包括 *c-myc*、*N-myc*、*L-myc*、*fos* 等数种基因，这些基因编码核内 DNA 结合蛋白，具有直接调控其他基因转录的作用。

（4）sis 家族：只有一个 *sis* 基因，其编码的 P28 与人血小板源生长因子（PDGF）结构极其相似，能够刺激间叶组织细胞分裂繁殖。

（5）myb 家族：包括两个基因 *myb* 和 *myb-ets*，编码核蛋白，能与 DNA 结合，为核内的一种转录因子。

（6）erb 家族：表达产物为生长因子受体或细胞骨架蛋白。

综上所述，某些癌基因所表达的蛋白质不一定都具有转化活性，因此不能认为所有的癌基因都有致癌活性。癌基因的命名是不全面的，因此有必要对癌基因的定义加以修正。目前认为广义上的癌基因定义是：凡是能够编码生长因子、生长因子受体和细胞内生长信息传递分子，以及与生长有关的转录调节因子的基因均应属于癌基因。这一定义的修正明显拓宽了最初的癌基因的概括。但基于研究历史的原因，癌基因一词被沿用至今。

3. 按产物分类 根据癌基因表达产物的功能和生物化学特性可将其分为下述几类。

（1）表达生长因子类的癌基因：包括 *sis*、*fgf-5*、*hst*、*int-1* 和 *int-2* 等。

（2）表达生长因子受体类的癌基因：包括 *yes*、*fgr*、*erbB*、*kit*、*met*、*ros*、*fms*、*trk* 等。

（3）表达酪氨酸蛋白激酶（非受体型）类的癌基因：包括 *src*、*fyn*、*syn*、*lyn*、*slk*、*sea*、*lck*、*sck*、*rel* 和 *ret* 等。

（4）表达丝氨酸/苏氨酸蛋白激酶类的癌基因：包括 *cot*、*mos*、*raf* 及 *pim-1* 等。

（5）表达 G 蛋白类的癌基因：包括 *Ras*、*gsp*、*gip* 和 *Bcl-2* 等。

（6）表达细胞质调节因子类的癌基因：包括 *crk*、*dbl* 等。

（7）表达核转录因子类的癌基因：包括 *Myc*、*myb*、*c-jun*、*c-fos*、*rel* 和 *erbA* 等。

4. 人类肿瘤中一些重要的癌基因及其生物学功能见表 2-1。

表 2-1 人类肿瘤中的重要癌基因

癌基因	肿瘤类型	细胞内定位	激活机制	主要生物学功能
TGFA	多种肿瘤	细胞外	过表达	生长因子
FGF1	多种实体瘤	细胞外	过表达	生长因子
WNT1	选择性肿瘤	细胞外	过表达	生长因子
IGF2	多种肿瘤	细胞外	过表达	生长因子
ERBB1	多种肿瘤	细胞膜	过表达、突变	酪氨酸激酶
ERBB2	选择性肿瘤	细胞膜	过表达	酪氨酸激酶
KIT	睾丸癌 胃肠道间质癌	细胞膜	突变	酪氨酸激酶
RET	甲状腺 内分泌癌	细胞膜	突变、插入	酪氨酸激酶
MET	肾癌	细胞膜	突变、过表达	酪氨酸激酶
H-RAS	多种癌	细胞内膜	突变	GTP 结合蛋白
N-RAS	多种癌	细胞内膜	突变	GTP 结合蛋白
K-RAS	多种癌	细胞内膜	突变	GTP 结合蛋白

续表

癌基因	肿瘤类型	细胞内定位	激活机制	主要生物学功能
BRAF	黑色素瘤　大肠癌	细胞内膜、细胞质	突变	酪氨酸激酶
PI3K	选择性癌	细胞内膜、细胞质	过表达	磷脂激酶
MYC	多种癌	细胞核	易位、突变过表达	转录因子
MDM2	实体瘤	细胞核、细胞质	过表达	转录调节因子泛素连接酶
CDK4	选择性癌	细胞核	过表达、突变	调节细胞周期
BCL2	滤泡状淋巴瘤	线粒体	转位、过表达	调节细胞凋亡

四、病毒癌基因与对应细胞癌基因的比较

细胞癌基因是真核结构基因，有内含子，相应的病毒癌基因均无内含子。推测其原因是由于整合在宿主细胞基因组中的前病毒获得细胞癌基因后，在基因表达的 RNA 水平经过 RNA 转录后加工，将内含子切除，因此包装在病毒颗粒 RNA 基因组的 *v-onc* 已无内含子。除此之外，病毒癌基因与相应的细胞癌基因比较，还存在编码序列的点突变或缺失突变，因此表达的蛋白质功能有区别，即病毒癌基因表达的蛋白质有较强的细胞转化活性，而细胞癌基因的表达产物有正性调节细胞增殖的作用。

五、癌基因活化机制

正常情况下，细胞原癌基因处于静止状态，对机体并不构成威胁。相反，它们还具有重要的生理功能，特别是在胚胎发育时期或组织再生的情况下。人类肿瘤原癌基因的激活最初是通过 DNA 介导的转化实验发现的，将人类肿瘤组织或肿瘤细胞 DNA 导入到鼠永生化成纤维细胞系 NIH3T3 中，随后分离有形态学变化并失去接触抑制特性的转化细胞，将转化细胞传代培养后，获得可引起细胞恶性转化作用的人类肿瘤 DNA 序列，此即为活化的细胞原癌基因。原癌基因被激活的方式分为以下四类：原癌基因扩增、基因突变、染色体易位、获得启动子和增强子。其中前三种是人类肿瘤中存在的机制。这些机制导致原癌基因的结构改变或表达上调，从而导致肿瘤的发生。

（一）原癌基因扩增

基因扩增（gene amplification）是指细胞核内染色体的倍数不发生改变，只有某些染色体局部区域中的基因拷贝数增加或表达活性的增强，这种基因扩增的生物学现象在原核和真核生物细胞的重复序列中是相当常见的。由于基因扩增是通过基因组 DNA 的过度复制而发生，因此扩增经常会导致细胞核型发生异常，如形成双微体（double minutes，DM）或均染区（homogenously staining region，HSR）。DM 是典型的没有着丝粒完全游离在细胞中并成对分布的染色质小体，HSR 是指染色体某个节段上出现相对解旋的浅染区，二者都代表大区域的基因组 DNA 扩增，使单个基因的拷贝数增加数百倍。除 DM 和 HSR 以外，染色体的局部扩增还可见到由于有丝分裂时两条染色单体的错误连接而产生的不等性姐妹染色单体互换（unequal sister chromatid exchange，usCE）及独立存在于染色体外的染色质小体（small chromatin bodies，SCB）。通过对 DM 或 HSR 的观察发现，在肿瘤中普遍存在着特异性原癌基因如 *Myc*、*erbB*、*mdm2*、*cdk4* 等的扩增。根据报道，20%～30%的乳腺癌中有 *c-Myc* 的扩增、15%～30%的乳腺癌和卵巢癌中有 *c-erbB* 的扩增。*Ras* 家族成员 *K-Ras* 和 *N-Ras* 在肿瘤中偶尔也有扩增。原癌基因扩增的结果是产生过量的表达蛋白质，导致基因的表达产物增加，从而使细胞具有选择性生长优势，如 *ras* 或 *c-myc*，在某些肿瘤中常表达蛋白质量升高几十甚至上千倍不等。

（二）基因突变

基因突变是通过改变原癌基因编码蛋白质的结构进而激活原癌基因，缺失、插入、碱基置换等

都能激活原癌基因，例如，原癌基因 *erbB*、*Ras*、*Met*、*Ret* 等均可通过基因突变而被激活。但是人类肿瘤中最具特征性的癌基因突变则是在射线或化学致癌剂的作用下，发生单个碱基的替换，即点突变（point mutation），从而改变了表达蛋白的氨基酸组成，造成蛋白质结构发生改变。

点突变经常发生在 *Ras* 癌基因家族（*K-Ras*，*H-Ras*，*N-Ras*），人类肿瘤中主要是 *K-Ras* 基因第 12 位密码子的突变（GGC→GTC），由此导致编码蛋白 P21 第 12 位氨基酸由正常细胞的甘氨酸变为肿瘤细胞的缬氨酸。研究发现，人类肿瘤中大约 30% 的腺癌、50% 的结肠癌及 90% 的胰腺癌都有 *K-Ras* 的点突变，而在甲状腺癌中三种 *Ras* 的点突变均可见到，*N-Ras* 的突变主要发现于造血系统肿瘤如急性骨髓细胞性白血病及骨髓增生异常综合征等。*Ras* 癌基因突变的结果是使 Ras 蛋白信号传导功能持续激活，最终导致细胞的过度增殖和生长失控。

不同的癌基因在不同的情况下可通过不同的途径被激活，其结果可能是：①出现新的表达产物，即原来不表达的基因开始表达，或不该在这个时期表达的基因进行表达；②出现过量的正常表达产物；③出现异常、截短的表达产物。以上异常情况，在肿瘤细胞中可以出现一种或两种以上的组合。

许多研究表明，肿瘤发生是一个多步骤的发展过程，需要多种癌基因协同作用，对结肠癌遗传模型的研究提示，在该肿瘤的发展过程中涉及 6～7 个基因突变，它们分别在结肠癌的不同过程起作用。癌基因的协同作用主要表现在癌基因表达蛋白之间的相互作用上，其中以核内癌基因产物与胞质癌基因产物的协同作用最为典型，核内转录调控蛋白 MYC 极易与胞质膜结合蛋白 RAS 发生协同作用导致细胞转化。

（三）染色体易位

染色体易位在肿瘤组织中屡见不鲜。基因定位研究证明，在染色体易位的过程中发生了某些基因的易位和重排，使原来无活性的原癌基因移至某些强的启动基因或增强子附近而被活化，因而原癌基因表达上调，导致肿瘤的发生。

在血液恶性肿瘤及一些实体瘤中经常发现染色体重排现象，大多数是染色体易位，染色体重排会通过对原癌基因的转录激活及形成融合基因两种方式导致肿瘤的发生。例如，染色体重排使一个原癌基因转移到 T 细胞受体或免疫球蛋白基因附近，结果这个原癌基因的转录就受到 T 细胞受体或免疫球蛋白基因上游调节因子的控制，导致原癌基因表达失调，最终引起细胞恶性转化。

1. 重排导致基因转录的激活　原癌基因转录激活最典型的例子见于 Burkitt 淋巴瘤中 t（8；14）（q24；q32），这种染色体重排将位于 8q24 的 *c-Myc* 基因易位到 14q32，后者是免疫球蛋白重链基因所在的位点，导致 *c-Myc* 的表达受到免疫球蛋白重链基因调节因子的调控，*c-Myc* 被转录激活，过表达产生大量与细胞增殖调控相关的蛋白，导致肿瘤的发生。在 Burkitt 淋巴瘤的不同个体中都有 *c-Myc* 的易位，尽管染色体的断裂点会不同，但都会引起 *c-Myc* 的表达失调从而导致不可控制的细胞增殖。

淋巴瘤和白血病中还可以见到其他原癌基因通过染色体易位导致的活化，如在滤泡性淋巴瘤中可见 18q21 的 *Bcl-2* 基因由于 t（14；18）（q32；q21）易位而被激活，导致 *Bcl-2* 基因过表达，该基因的表达产物能抑制细胞凋亡，导致淋巴细胞增殖和细胞凋亡之间失衡从而导致肿瘤的发生。此外在大细胞淋巴瘤及慢性 T 淋巴细胞白血病中可见到 *Cyclin D1* 基因及 *Tcl-1* 基因的易位激活。

2. 重排导致融合基因的形成　在对慢性粒细胞性白血病（CML）的研究中首次发现了基因融合。CML 中 t（9；22）（q34；q11）的易位导致产生了一个衍生的 22 号染色体 der（22），即费城染色体，基因易位使正常位于 9q34 的 *c-Abl* 基因和 22q11 的 *Bcr* 基因融合在一起，*Bcr-Abl* 融合基因编码一个 210kDa 的融合蛋白，后者具有酪氨酸蛋白激酶活性和异常的细胞内定位，导致异常的髓性克隆增加（图 2-2）。目前在大约 20% 的急性淋巴细胞性白血病中也发现有 t（9；22）的易位。除了 *c-Abl* 基因外，在大细胞淋巴瘤中见到 5q35 上的 *Npm* 基因与 2p23 上的 *Alk* 基因融合，*Alk* 的编码产物是跨膜酪氨酸激酶，*Npm-Alk* 融合基因的产物导致 *Alk* 的酪氨酸蛋白激酶活性被激活，从而导致肿瘤的发生。

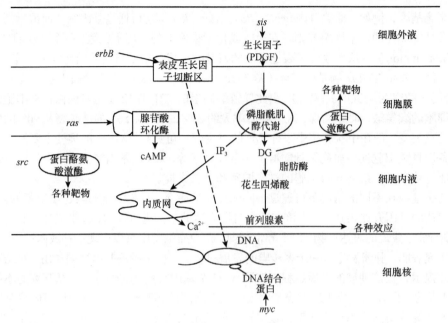

图 2-2　癌基因与生长信息传递

除了在造血系统肿瘤中发现基因易位导致的融合基因的形成,在实体瘤尤其是肉瘤中亦能见到染色体易位,如在黏液性脂肪肉瘤中可见 16p11 的 *Fus* 基因和 12q13 上的 *Chop* 基因融合,在 Ewing 肉瘤中可见 22q12 的 *Ews* 基因与 11q24 的 *Fli-1* 基因融合。这种易位产生的融合基因,其编码产物常常是转录因子,后者通过与靶基因结合对靶基因的转录进行调节。

（四）获得启动子和增强子

当反转录病毒感染细胞后,病毒基因组所携带的长末端重复序列（LTR 内含较强的启动子和增强子）插入到细胞原癌基因的附近或内部,可以启动下游邻近的基因转录并影响临近结构基因的转录,使原癌基因由不表达变为表达或者过度表达,进而导致细胞发生癌变。例如,鸡白细胞增生病毒引起的淋巴瘤,就是因为该病毒 DNA 序列整合到正常宿主细胞的 *c-myc* 基因附近,其 LTR 也同时被整合,形成 *c-myc* 启动子。这个强启动基因可促使 *c-myc* 表达比正常的高 30~100 倍。

不同类型的病毒与人类和动物癌症的发生发展相关。在反转录病毒中,只有 HTLV1 和 HIV 以间接的形式参与人类肿瘤的形成。但在动物中一些反转录病毒能通过两种不同的机制导致肿瘤的发生,根据在实验动物中形成肿瘤的时间差异,将反转录病毒分为急性转化反转录病毒和慢性转化反转录病毒两类。前者在感染后的几天内就可以形成肿瘤,并可将体外培养的细胞转化为恶性表型。后者在易感实验动物中常需要几个月的时间才能引起肿瘤,这种慢性转化反转录病毒不能使体外培养的细胞发生恶性转化。

鸟类白血病病毒（ALV）和 RSV 均属于急性转化反转录病毒,其基因组中的病毒癌基因使其具有快速形成肿瘤和体外有效转化的特征。而慢性反转录病毒不携带癌基因,如鼠乳腺肿瘤病毒（MMTV）是通过插入突变过程诱导肿瘤形成。在感染宿主细胞时,DNA 前病毒整合到宿主基因组内,在少数细胞中前病毒插入原癌基因附近,位于前病毒的 LTR 内的转录调节因子如启动子或增强子会通过顺式作用的方式激活原癌基因,原癌基因的激活导致细胞发生恶性转化,最终导致转化细胞克隆性生长形成肿瘤。慢性反转录病毒的插入突变最初是在鸡的囊性淋巴瘤中得到证实,这些经插入导致突变的原癌基因经常涉及由急性反转录病毒携带的同样癌基因如 *Myc*、*myb* 和 *erbB* 等。这种插入突变常被用作识别新的原癌基因的工具,如原癌基因 *int-1*、*Pim-1* 和 *lck* 等均是通过插入突变的鉴定而发现的。

然而事实上，绝大多数的病毒癌基因并不是简单地从宿主细胞中转移过来的癌基因，而是经过拼接、截短或复杂重排后形成的融合基因。由于病毒癌基因是细胞癌基因的改变型，因而赋予了细胞癌基因不具有的致癌性。另一方面，细胞原癌基因均为单拷贝，正常情况下处于低水平表达或不表达状态。而携带病毒癌基因的病毒感染细胞后可以大量繁殖，其病毒癌基因的拷贝数急剧增加，加上病毒本身具有的强启动子，导致病毒癌基因过量表达，干扰了宿主细胞的正常代谢过程，从而引起宿主细胞发生癌变。

除此之外，原癌基因还可以通过去甲基化而被激活。在真核生物基因表达调控中，DNA 的甲基化起着重要作用。一般认为 DNA 甲基化与基因表达呈反比关系。甲基化程度高，基因表达则下调，而去甲基化可使基因激活表达上调。基因甲基化的位点主要在基因 5′ 侧翼区的 CpG 岛。研究发现，在结肠癌和小细胞肺癌中 c-ras 基因的甲基化程度明显低于邻近正常细胞的 c-ras 水平，提示可能有某些原癌基因因甲基化程度降低而被激活。

六、细胞癌基因的表达产物与功能

目前发现的癌基因编码的蛋白质与细胞生长调控的许多因子有关，这些因子参与细胞的生长、分化、增殖等环节的调控。现将癌基因表达产物按其在细胞信号传递系统中的作用分成以下四类。

1. 细胞外的生长因子 生长因子、激素、神经递质、药物等细胞外信号，作用于细胞膜上的受体系统或直接被传递至细胞内，经过多种蛋白激酶的活化，对转录因子进行磷酸化修饰，会引发一系列基因的转录激活，如 sis 基因正是通过这种途径起作用的。已知 v-sis 基因和人 c-sis 基因编码的 P28 蛋白和血小板源生长因子（PDGF）的 β 链同源，当 sis 基因表达产物与 PDGF 一样形成二聚体后，作用于 PDGF 受体，使细胞膜内的磷脂酰肌醇在相应激酶催化下，生成磷脂酰肌醇-4,5-双磷酸（PIP_2），后者在磷脂酶 C（PLC）的作用下水解生成甘油二酯（DG）和三磷酸肌醇（IP_3），并激活蛋白激酶 C（PKC），使受体细胞发生转化，同时刺激细胞内受体合成（图 2-2）。由此说明 sis 基因和 PDGF 具有相关性，功能也极其相似。另外，c-sis 基因表达蛋白 P28 和 PDGF 一样能促进血管的生长。目前已知与恶性肿瘤发生有关的生长因子有血小板源生长因子（PDGF）、表皮生长因子（EGF）、转化生长因子-2（TGF-2）、成纤维细胞生长因子（FGF）、类胰岛素生长因子 I（IGF I）等。这些因子的过度表达，必然会连续不断地作用于相应的受体细胞，造成大量生长信号的持续输入，进而使细胞增殖失去控制。

2. 跨膜的生长因子受体 能接受细胞外的生长信号并将其传入细胞内（图 2-2）。跨膜生长因子受体有胞质结构区域，具有酪氨酸特异的蛋白激酶活性。许多原癌基因的产物同样具有该酶活性，如 c-src、c-abl 等。另一些癌基因，如 c-mos 和 raf 基因编码的激酶不是在酪氨酸上磷酸化，而是使丝氨酸和苏氨酸残基磷酸化。通过这种磷酸化作用，使其结构发生改变，增加激酶对底物的活性，加速生长信号在胞内的传递。

3. 细胞内信号传导体 生长信号到达胞内后，借助一系列胞内信息传递体系，将接收到的生长信号由胞内传至核内，促进细胞生长。这些传递体系成员多数是原癌基因的产物，或者通过这些基因产物的作用影响第二信使，如 cAMP、甘油二酯（DG）、Ca^{2+}、cGMP 等。作为胞内信息传递体的癌基因产物包括非受体酪氨酸激酶（c-src，c-abl 等）、丝氨酸/苏氨酸激酶（c-ras，c-mas），ras 蛋白（H-ras，K-ras 和 N-ras 等）及磷脂酶（crk 产物）。

4. 核内转录因子 某些癌基因 myc、fos 等表达蛋白位于细胞核内，它们能与靶基因的调控元件结合起转录因子作用，直接调节转录活性（图 2-2）。这些蛋白质一般在细胞受到生长因子刺激时会迅速表达，从而促进细胞的生长与分裂。研究发现，c-fos 是一种即刻早期反应基因（immediate-early gene，IEG），在生长因子、佛波酯、神经递质等作用下，c-fos 能短暂、即刻表达，是传递信息的第三信使。

由此可见，原癌基因具有广泛的生物学功能。所谓原癌基因，不仅与癌瘤有关，实际上它们应该是以调节细胞生长、分化为主要功能的正常基因组成分。除癌瘤外，其他与生长、分化异常相关的疾病，均直接或间接与原癌基因的异常表达有关。

第二节　癌基因与肿瘤

一、*Ras* 基因与肿瘤

Ras 基因在 Harvery 鼠肉瘤病毒（Ha-MSV）和 Kirsten 鼠肉瘤病毒（Ki-MSV）的子代基因中首先被发现，在这种子代病毒中发现含有来源于宿主细胞的基因组的新基因序列，人们将这种宿主细胞基因称为 *Ras* 基因。*Ras* 癌基因参与细胞生长与分化的调控，与多种肿瘤的发生与发展相关。

（一）*Ras* 基因的结构

Ras 基因在进化中相当保守，广泛存在于目前研究的各种真核生物如哺乳类、果蝇、真菌、线虫及酵母中，具有重要的生理功能。

哺乳动物的 *Ras* 基因家族有三个成员，分别是 *H-Ras*、*K-Ras*、*N-Ras*，其中 *K-Ras* 的第四个外显子有 A、B 两种变异体。各种 *Ras* 基因具有相似的结构，均由四个外显子组成，分布于全长约 30kb 的 DNA 上。其编码产物为分子量 21kDa 的蛋白质，故称为 P21 蛋白。现已证实，*H-Ras* 位于人类染色体 11p15.1→p15.3，*K-Ras* 位于染色体 12p1.1→pter，*N-Ras* 位于染色体 1p22→p32，除了 K-Ras 第四个外显子有变异外，每个 *Ras* 基因编码 P21 的序列都平均分配在四个外显子上，而内含子的序列及大小相差很大，因而整个基因也相差很大，如人 *K-Ras* 有 35kb 长，而 *N-Ras* 仅为 3kb 长。

Ras 蛋白为膜结合型的 GTP/GDP 结合蛋白，定位于细胞膜内侧。它由 188 或 189 个氨基酸组成，它的第一个结构域为含有 85 个氨基酸残基的高度保守序列，接下来含有 80 个氨基酸残基的结构域中，Ras 蛋白结构轻微不同，除了 K-Ras 末端 25 个氨基酸由于不同的外显子而分为 A 型和 B 型外，其余 Ras 家族成员最后四个氨基酸均为 Cys186-A-A-X-COOH 序列。Ras 蛋白存在 4 种异构型：H-Ras、N-Ras、K-Ras4A 和 K-Ras4B，它们是 3 种基因的产物，其中 K-Ras4A 和 K-Ras4B 是同一基因不同剪接的结果。这些蛋白的氨基酸序列有 90% 的同源性，尤其前 80 个氨基酸残基具有高度保守性，几乎无种属差异。

（二）Ras 蛋白的功能

正常 Ras 蛋白位于细胞膜的内侧，与软脂酸共价键结合固定于脂质双层膜的内表面，其在功能上与 G 蛋白相似，具有鸟苷酸结合的能力，对 GTP 或 GDP 具有高度亲和力。Ras 蛋白有活化和非活化两种形式，与 GDP 结合为非活化状态，一旦与 GTP 结合就表现为活化状态，自身具有 GTPase 的活性。正常情况下，细胞内的 Ras 蛋白与 GDP 结合处于非活化状态，但当受到信号通路上游某一外界因子的刺激时，Ras 蛋白与 GTP 结合导致其构象发生改变而被活化，活化的 Ras 蛋白与其下游效应分子相互作用，实现细胞生长信息的传递和调节功能。活化的 Ras 蛋白通过自身的 GTPase 作用，催化 GTP 水解而转变为非活化状态。IL-6、IL-8 及趋化因子生长调节癌基因 1（chemokine growth regulated oncogene 1，GRO-1）能上调 Ras 信号。目前尚未发现 Ras 蛋白作用的特异受体或靶细胞。体外实验证实，活化的 Ras 蛋白能使 NIH3T3 细胞发生恶性转化，其活化主要通过突变和插入实现，尤其是以点突变为主，*Ras* 基因突变位点位于三种 *Ras* 基因的第 12、13、59 或 61 位密码子。突变后的 Ras 蛋白常失去了内在的 GTP 酶活性，由于突变常发生在 GTP、GDP 结合位点结构域附近，因此突变还可能改变了 Ras 蛋白对 GDP 和 GTP 的结合能力。目前认为，*Ras* 基因的突变主要降低了 Ras 蛋白自身 GTPase 活性，使其水解 GTP 效率降低，导致 Ras 蛋白持续处于活化状态，引起信号转导的持续效应，导致细胞增殖信号的持续存在，最终使细胞发生恶性转化。

Ras 蛋白在合成后，需要经过两种方式的翻译后修饰，才可定位于细胞膜内侧：①通过 FTase 在 Ras 蛋白羧基端的 CAAX 四肽结构中的 Cys 残基上加上一个类异戊二烯基团法尼基，随后氨基酸 X 残基从 C 端上断裂脱落，法尼基化的 Cys 发生羧甲基化，此修饰使 Ras C 端具有疏水性；②N- 或 H-Ras 的半胱氨酸的 S-酰基化，长链的 S-酰基取代基使 Ras 具有疏水性。有研究表明，Ras 的过表达能增强 VEGF 的表达，提示 Ras 蛋白在血管生成中发挥作用。抑制 Ras 蛋白的活性能抑制依赖 Ras 蛋白的肿瘤细胞增殖，也能干扰血管生成，同时激活 Ras 蛋白还能抑制凋亡。此外，Ras 蛋白过表达还能增加药物和紫外线诱导的凋亡，其机制可能是 Ras 增强了细胞分解过氧化氢的能力从而抑制凋亡。

（三）*Ras* 基因与肿瘤

在对 *H-Ras* 癌基因的研究中发现，一些 *H-Ras* 等位基因只存在于肿瘤中，如 *H-Ras I* 罕见等位基因与乳腺癌、大肠癌、膀胱癌及急性白血病相关。据报道当 *BRCA1* 基因突变携带者含有一个或两个 *H-Ras1* 的罕见等位基因时，其发生卵巢癌的风险比携带常见 *H-Ras1* 等位基因者明显提高，调整其他卵巢癌危险因子后也不能改变携带 *H-Ras1* 等位基因所导致的最大危险率。因此 *H-Ras* 基因增加了肿瘤的易感性因素。

作为原癌基因的 *Ras*，一旦被激活就变成有致癌活性的癌基因。*Ras* 基因激活的方式有三种：基因点突变、基因过表达、基因插入及转位。其中 *Ras* 基因被激活最常见的方式就是基因点突变，多发生在 N 端第 12、13 和 61 位密码子，其中又以第 12 位密码子突变最常见，而且多为 GGT 突变成 GTT。*Ras* 基因激活后，其表达产物 Ras 蛋白发生构型改变，功能也随之改变，与 GDP 的结合能力减弱，和 GTP 结合后不需外界生长信号的刺激便自身活化。此时 Ras 蛋白内在的 GTP 酶活性降低，影响了 GAP 的活性，使 Ras 蛋白和 GTP 解离减少，失去了 GTP 与 GDP 的平衡，活化状态的 Ras 蛋白持续地激活 PLC 产生第二信使，造成细胞不可控制地增殖、恶变。

Ras 基因的突变在多种肿瘤中被检测到，如在膀胱癌细胞系 T24 中发现 *H-RasI* 基因的第一外显子发生点突变，导致其编码多肽的第 12 位氨基酸由甘氨酸转变为缬氨酸，从而产生一个异常的蛋白表达产物。在结肠癌细胞系中也发现了 *H-Ras* 第 12 位密码子的突变，在某些结肠癌病例中还检测到 *K-Ras* 和 *N-Ras* 的突变。此外，在甲状腺瘤中亦发现了三种 *Ras* 的突变，在滤泡状瘤中主要表现为 *N-Ras* 的第 61 位密码子突变，且突变与肿瘤的恶性程度呈正相关。研究发现，在超过 1/3 的人实体瘤中存在着多种原癌基因的突变，如 *Myc*、*Ras* 及 *Myb* 等，而 *Ras* 能与其他原癌基因协同作用，通过稳定 MYC 蛋白促进 *Myc* 活性的累积而影响肿瘤的侵袭和转移。另外还有报道 *Ras* 还能通过提高 *Smad2* 的核积聚而诱导鳞癌细胞迁移。最近报道在突变导致的 *Myc* 和 *Ras* 的过表达和激活的肿瘤中，*Myc* 与 *Ras* 协同作用，内源性 c-Myc-p21（CIP1）途径在 *Ras* 驱动的皮肤肿瘤形成中具有重要作用。

二、*Myc* 基因与肿瘤

（一）c-*Myc* 基因的结构

人类 c-*Myc* 基因是禽类髓细胞病毒 MC-29 的 v-*Myc* 的细胞同源序列，定位于 8q24.12→q24.13，在脆性位点 fra（8）（q24.11）的远端，c-*Myc* 基因全长 5968bp，含有 3 个外显子和 2 个内含子，第一个外显子无编码序列，是转录控制区只起调节作用。只有外显子 2 和 3 与 v-*Myc* 相对应，并且在各种不同动物中具有高度保守性。c-*Myc* 基因的产物是 62kDa 的磷酸化蛋白，定位于细胞核，属于 DNA 结合蛋白。其参与细胞的增殖、分化和凋亡，与多种肿瘤的发生和发展相关。

Myc 蛋白的 N 端 143 个氨基酸区域富含脯氨酸、谷氨酸，为转录激活区；第 320～328 氨基酸含有将胞质中合成的 Myc 蛋白转运至核内的信息，为核定位区；位于 C 端 355～439 氨基酸，形成二聚体的特征性结构，为二聚体形成结构域：包括碱性结构域（B）、螺旋-环-螺旋结构域（HLH）

及亮氨酸拉链区（LZP）。Myc 蛋白属于螺旋-环-螺旋转录因子家族。Myc 蛋白主要通过 C 端的碱性/螺旋-环-螺旋/亮氨酸拉链区与同样含有 bHLH-ZIP 结构的 MAX 蛋白形成异二聚体，能特异地识别其靶基因 DNA 序列中的 CACGTG 核心序列（E-box）并与之结合，使被调节的基因激活或转录增强。一个细胞是分裂增殖还是分化就取决于 Myc 对 E-box 的识别。近年发现的具有类似结构的蛋白 MAD1 和 MAD2 也能和 MAX 蛋白形成异二聚体，竞争 MAX 和 Myc 结合，对 Myc-MAX 异二聚体具有拮抗作用，从而调节 Myc 的功能。Myc 蛋白在胞质合成后，通常与其他蛋白形成寡聚体转移至核内，通过结合特异的 DNA 序列导致靶基因转录的激活或抑制，发挥生理功能的调节和恶性转化的作用。

（二）*c-Myc* 基因的功能

1. *c-Myc* 基因与细胞增殖　*c-Myc* 基因在人细胞中转录产物是 213～215 Kb mRNA，半衰期为 10～15min。在某种程度上，*c-Myc* 基因的转录水平反映着组织、细胞的增殖状态。*c-Myc* 基因不但参与细胞增殖、分化和凋亡等重要功能活动，而且涉及人类肿瘤的形成和演进。研究表明，*c-Myc* 基因对处于静止期的细胞进入分裂期有非常重要的作用。处于静止期细胞的 c-Myc 蛋白表达水平很低，由于促分裂原的刺激，c-Myc 的表达被强烈诱导，注射 Myc 蛋白于细胞质，发现它立刻移至细胞核，同时细胞进入增殖周期。但 Myc 的活性并非细胞生长所必需。正常细胞的增殖受生长促进基因和生长抑制基因的调节，Myc 能激活鸟氨酸脱羧酶等生长促进基因，同时抑制某些生长抑制基因如 *Gas1* 的表达，促进细胞的增殖和转化。此外，Myc 蛋白还抑制铁蛋白 H 的表达，而后者的表达下调是 *c-Myc* 引起细胞转化所必需的。Smad 是 TGF-β 信号通路的特殊信号传感器，研究发现，Myc 蛋白能与 Smad2 和 Smad3 相互作用，Myc 通过与 *p15^INK4B* 基因启动子上的 Sp1-Smad 复合物结合，抑制 *p15^INK4B* 基因的 *Smad/Sp1* 依赖性转录，Myc 促进细胞增殖和肿瘤形成的机制，部分是通过阻断 Smad 的生长抑制功能而实现的。端粒酶是由 RNA 和蛋白质组成的复合物，在增殖和转化的细胞中表达，通过其自身的 RNA 组分逆转录合成端粒 DNA，在维持端粒长度保证染色体的完整性上具有重要的作用，研究发现，Myc 能通过诱导端粒酶的催化亚基 TERT 的表达而直接激活端粒酶。

2. *c-Myc* 基因与细胞凋亡　细胞凋亡是在严格的基因控制下进行的主动的细胞死亡过程。研究发现，c-Myc 蛋白参与诱导细胞凋亡，Myc 活性增加有时会导致细胞的程序化死亡，细胞发生凋亡的速度和对诱导因素的敏感性均依赖于细胞中 Myc 蛋白的含量。但这种保护机制会因另一种癌基因 *Bcl-2* 的存在而遭到破坏，*Bcl-2* 可阻止 Myc 所诱导的细胞凋亡。实验中观察到在凋亡阶段 *c-Myc* 基因处于高表达状态，在使用反义寡核苷酸阻断 *c-Myc* 基因的表达后，细胞凋亡亦受到干扰。肿瘤抑制基因 *P53* 通过与 *Bax* 启动子部位特异性结合位点的结合而激活 *Bax* 的表达，诱导细胞在 DNA 损伤情况下的细胞凋亡。研究发现，Myc 能通过 DNA 结合蛋白 MIZ1 直接与 *P53^Cip1* 的启动子结合，阻断由 *P53* 和其他激活因子引起的 *P53^Cip1* 诱导活化。Myc 不能改变 *P53* 与 *P53^Cip1* 或 Puma 启动子结合的能力，但可以选择性地抑制已结合的 *P53* 激活 *P53^Cip1* 转录的能力。Myc 通过抑制 *P53^Cip1* 的表达而有利于凋亡的开始，因此 *Myc* 在 *P53* 对 DNA 损伤应答形式方面起决定性的作用。一旦 *Myc* 表达失调，会导致 *P53* 介导的 DNA 损伤应答反应受阻，导致带有损伤基因组的细胞进入细胞周期，从而加速了通过基因组不稳定性导致肿瘤的进程。

（三）*c-Myc* 基因与肿瘤

c-Myc 基因的异常主要见于人类造血系统肿瘤中，表现为基因易位、突变、扩增或过表达。*c-Myc* 基因易位最初在 Burkitt 淋巴瘤中发现，后来发现几乎所有的 Burkitt 淋巴瘤都存在 *c-Myc* 基因易位。易位的方式主要有 t（8；14）、t（2；8）和 t（8；22）三种，这些易位分别将原癌基因 *c-Myc* 插入到 14、2、22 号染色体，受控于免疫球蛋白重链和轻链的调控元件，从而导致 *c-Myc* 基因的激活。研究发现，大约 80% 的 Burkitt 淋巴瘤存在 t（8；14）易位，而 t（2；8）或 t（8；22）易位仅见于

10%的 Burkitt 淋巴瘤中。

除了基因易位，在 Burkitt 淋巴瘤和浆细胞瘤中还存在 *c-Myc* 的突变，Burkitt 淋巴瘤中突变常出现在蛋白磷酸化的位点如 Thr58，后者的磷酸化与 *c-Myc* 的降解有关，Thr 突变为丙氨酸导致 c-Myc 蛋白的稳定性增加，从而提高了 *c-Myc* 的表达水平。此外，*c-Myc* 的胚系突变也发现于大多数弥漫性大细胞淋巴瘤中。在一些恶性早幼粒细胞白血病、食管癌、乳腺癌、大肠癌及前列腺癌中均可见到 *c-Myc* 基因的扩增或过表达。乳腺癌中 *c-Myc* 基因的扩增频率为 4%～52%，在 mRNA 和蛋白水平的研究发现，乳腺癌组织 *c-Myc* mRNA 的表达水平高于正常乳腺组织，*c-Myc* 的过表达与淋巴结的转移相关，含有 *c-Myc* 扩增的患者生存率很低。因此 *c-Myc* 的扩增可以作为预测乳腺癌复发和预后的重要标志，对非淋巴结转移的乳腺癌给予辅助治疗。

三、*HER2/Neu* 基因与肿瘤

（一）*HER2/Neu* 基因的结构

1985 年，在神经/胶质母细胞系中发现了癌基因 *Neu*，同时发现了与表皮生长因子受体（EGFR）结构相似的一种细胞表面受体的编码基因，将其命名为 *HER2*，属于酪氨酸蛋白激酶家族成员，后来证实 *HER2*、*Neu* 和随后发现的 *erbB2* 基因相同。

HER2/Neu 基因定位于染色体 17q21.1，基因全长 29 315bp，含 26 个外显子，mRNA 长 4530nt，编码产物为分子量 185kDa 的单链跨膜糖蛋白 P185。P185 蛋白的 N 端为丝氨酸，有一个由 21 个氨基酸组成的信号序列。其胞外配体结合区有 632 个氨基酸，与 EGFR40%同源。胞外区有 8 个潜在的 N 糖基化位点，两个分别由 26 和 22 个半胱氨酸组成的 Cys 富含区。跨膜区由 22 个高度疏水的氨基酸所组成，其中 685 位的丝氨酸在 PKC 介导的信号传导中具有重要作用。C 端细胞质区由 580 个氨基酸组成，富含脯氨酸，与 EGFR 78.4%同源。胞内区还含有 ATP 结合区和酪氨酸蛋白激酶区，其中的自身磷酸化位点分别位于第 1139，1196 和 1248 位酪氨酸残基。

（二）*HER2/Neu* 基因的功能

HER2/Neu 是表皮生长因子受体（EGFR）家族的成员之一，在细胞信号转导中发挥重要的作用，调节细胞的生长、分化和凋亡。*HER2/Neu* 是通过与 EGFR 家族中其他三位成员构成异二聚体间接与配体结合，配体-受体复合物形成后发生同源二聚化或异源二聚化，激活受体本身的酪氨酸蛋白激酶活性，使二聚体的受体彼此磷酸化对方的酪氨酸残基，Tyr 磷酸化的 HER2 成为含磷酸化 Tyr 结合区蛋白的停靠位点。生长因子受体结合蛋白 2（Grb2）是一种连接蛋白，可以把酪氨酸蛋白激酶受体与下游的信号分子相连接，Grb2 结构中含有 SH2 和 SH3 结构域，其中 SH2 能与 EGFR 或 *erbB2* 中磷酸化的酪氨酸残基结合，而 SH3 能与富含脯氨酸的鸟苷酸交换因子 Sos 蛋白结合，后者能激活 RAS，导致 RAS/RAF/MAPK 信号通路活化，从而诱导靶基因转录及细胞增殖。

HER2/Neu 除了介导上述 MAPK 信号通路外，还与另一非依赖 MAPK 的信号通路 P70S6K/P85 有关，该通路与 PI3K 信号通路相关，研究发现，HER2 与 HER3 形成的异源二聚体对 PI3K 信号通路的活化具有重要作用。HER2 是一种非常活跃的酪氨酸蛋白激酶，其活性是正常胚胎发育所必需的。酪氨酸蛋白激酶活性丧失的 *HER2/Neu* 纯合突变鼠，将导致妊娠中期胚胎死亡，同时表现出与 *erbB2* 敲除鼠相同的胚胎缺陷。另外，*HER2/Neu* 与 *erbB4* 形成异源二聚体，与配体 NRG1 作用形成的信号通路对人的正常心室肌细胞发育也是必需的。*HER2/Neu* 基因的突变或过表达都能使其活化成癌基因。

（三）*HER2/Neu* 基因与肿瘤

1. *HER2/Neu* 基因与肿瘤发生 正常情况下 *HER2/Neu* 基因处于非激活状态，在人胚胎发育期开始表达，出生后在极少数正常组织内可检测到微量。当受到致癌因素影响时，由于其结构被激活进而转变成活化状态。研究发现，*HER2/Neu* 基因对引发和维持人类恶性肿瘤的致癌阶段具有显著

意义。在没有肿瘤坏死因子α（TNF-α）刺激的情况下，*HER2/Neu* 的过表达可激活 AKT 及 NF-κB，持续活化的 AKT 和 NF-κB 导致抗凋亡级联反应，使癌细胞产生对 TNF-α 的抗性，降低宿主对肿瘤细胞的免疫能力。对人类肿瘤的研究表明，*HER2/Neu* 基因的突变在人类肿瘤中罕见，25%～30%的乳腺癌患者出现 *HER2/Neu* 基因的扩增或过表达。*HER2/Neu* 基因的过表达增加了基因组的不稳定性，导致肿瘤基因组中的平均突变频率增高。在卵巢癌、肺癌、胃癌、前列腺癌中 *HER2/Neu* 基因都有过表达，并显示出预后不良的指征。

2. HER2/Neu 基因与肿瘤转移　*HER2/Neu* 基因过表达能通过启动多种转移相关机制而增加肿瘤细胞的侵袭转移能力，包括细胞迁移率、体外侵袭力、Ⅳ型胶原酶活性等，也影响某些黏附分子如上皮细胞钙黏素等的合成，从而促进转移。研究发现，*HER2/Neu* 基因能促进基质金属蛋白酶（MMPs）的分泌，通过破坏间质，改变组织结构，随之干扰细胞-细胞和细胞-基质间相互关系，促进肿瘤细胞间的交流并逃逸微环境的调控。*HER2/Neu* 基因过表达可使内皮细胞收缩，细胞间隙增宽，肿瘤细胞易于从内皮细胞间穿越，肿瘤细胞发生移位或转移。*HER2/Neu* 基因过表达的乳腺癌细胞同时伴有 Src 蛋白水平升高及活性增强，但 *Src RNA* 水平没有明显改变，抑制 Src 活性后，可显著减少 *HER2/Neu* 基因过表达的肿瘤细胞的浸润和转移。因此有证据认为 *HER2/Neu* 基因过表达是通过增加 Src 蛋白的合成和减少 Src 蛋白的降解而上调和激活 Src，促进肿瘤细胞的浸润和转移。

研究发现，*HER2/Neu* 基因过表达的癌细胞对化疗药物不敏感。Tsai 等在 20 种非小细胞肺癌细胞系中发现原发化学治疗耐药与 *HER2/Neu* 表达显著相关，还诱导乳腺癌细胞对紫杉醇耐药。由此看来，*HER2/Neu* 基因位于细胞表面，是抗肿瘤免疫治疗的最佳靶点，在细胞恶性转化中发挥至关重要的作用。

四、*c-Jun*、*c-Fos* 基因与肿瘤

在禽肉瘤反转录病毒基因 ASV17 细胞中存在同源基因 *c-Jun*，在鼠 FBJ-骨肉瘤反转录病毒基因 *v-Fos* 细胞中存在同源基因 *c-Fos*。*c-Jun* 基因在细胞内借助其碱性亮氨酸拉链和 *Jun* 家族的其他成员或者 *Fos* 家族成员形成同源二聚体或异源二聚体，组成活化蛋白 1（activator protein 1，AP1），进而发挥生物学作用。

（一）*c-Jun* 和 *c-Fos* 基因的结构

c-Jun 基因定位于染色体 1p32→p31，仅有一个外显子，其基因组 DNA 序列与 cDNA 序列一致。由 331 个氨基酸残基组成编码蛋白，c-Jun 蛋白的分子结构主要有三个功能结构域：delta 结构域、反式激活结构域、DNA 结合与二聚化结构域。除此之外，还含有两个磷酸化区域，一个位于 DNA 结合与二聚化结构域的两个 Try 和两个 Ser 磷酸化位点，常被 GSK-3 和 CK-Ⅱ 激酶磷酸化；另一个在反式激活结构域内 Ser63、Ser73，常由 SAPK/JNKs 激酶磷酸化。这两个位点的磷酸化是 c-Jun 发挥反式激活功能所必需的。SAPK/JNKs 激酶与 c-Jun 蛋白的 delta 结构域有很高的亲和性，一旦 SAPK/JNKs 被激活，将通过磷酸化 Ser63 和 Ser73 激活 *c-Jun*，后者发挥转录激活的功能。DNA 结合与二聚化结构域的功能是结合 DNA 和与 Fos 家族成员或其他 Jun 家族蛋白，这是 AP-1 发挥转录激活作用的关键。

c-Fos 基因定位于染色体 14q23.4，基因组 DNA 长约 3565bp，含有 4 个外显子，编码由 380 个氨基酸组成的核内蛋白。单独的 *c-Jun* 和 *c-Fos* 没有功能，Jun 蛋白家族成员必须形成同二聚体或和 Fos 家族成员形成异二聚体组成 AP1 转录因子，AP1 通过与 TPA 应答元件相互结合，从而对细胞增殖、细胞存活和细胞凋亡等生理过程具有重要的调控作用。

（二）*c-Jun* 和 *c-Fos* 基因的功能

c-Jun 和 *c-Fos* 是细胞的早期反应基因，属即刻早期基因（immediate early genes，IEGS）家族，该基因的表达水平增加及其反式激活作用在细胞增殖及分化中起着关键性的调节作用。不同的

c-Fos 和 c-Jun 蛋白组成的 AP1 转录因子对细胞增殖会产生不同的效应。c-Jun 蛋白对细胞增殖起正调节作用,体外实验发现,c-Jun 蛋白 Ser63 和 Ser73 突变为 Ala 的成纤维细胞表现出明显的细胞增殖缺陷,而 *c-Jun* 缺乏的永生化成纤维细胞在紫外线照射下会经历一个延长的生长停滞期,提示 *c-Jun* 可能是细胞在 DNA 被破坏后重新进入细胞周期所必需的。研究发现,*c-Jun* 能通过激活启动子调节细胞周期 cyclinD1 的表达,通过激活 MAPK 信号通路参与 PC12 细胞的分化。Bcr-Abl 酪氨酸激酶的持续性活化在慢性骨髓细胞性白血病(CML)中具有重要的作用。最近发现,在 CML 细胞 K562 中,Bcr-Abl 蛋白诱导 *c-Jun* 表达上调,而 *c-Jun* 的表达上调与 Bcr-Abl 的转化活性密切相关。*c-Jun* 还能介导抗肿瘤药物诱导的 K562 细胞分化,在细胞增殖和分化中均显示了重要作用。

除了参与细胞增殖和分化,近年来发现,*c-Jun/c-Fos* 还能通过抗细胞凋亡作用保护细胞。*c-Jun* 对细胞凋亡有正负两种调节作用,*c-Jun* 过表达可以诱导交感神经元和成纤维细胞的凋亡,携带 Ser63 和 Ser73 突变为 Ala 的 *c-Jun* 突变蛋白可以拮抗藻氨酸盐诱发的海马和皮质神经元凋亡。然而在一定条件下 *c-Jun* 还具有抗凋亡功能,缺乏 *c-Jun* 的胎成纤维细胞对紫外线辐射的敏感性增加并诱发细胞凋亡,永生化的 *c-Jun* 突变细胞对紫外线辐射的敏感性降低而细胞凋亡减少。UV-C 是 *c-Fos* 的有效诱导剂,缺乏 *c-Fos* 的细胞对 UV-C 的细胞毒高度敏感。最近研究发现,*JNK/c-Fos* 途径的即刻早期诱导能刺激 UV-C 所诱导的 DNA 损伤的修复,具有抗凋亡保护作用。肿瘤坏死因子相关凋亡诱导配体(TRAIL)因其在肿瘤细胞中能诱导细胞凋亡,因此是一个很有希望的抗癌药物,但是一些肿瘤细胞对 TRAIL 所诱导的凋亡产生抗性,c-FLIP(L)对于维持 TRAIL 所诱导的凋亡是必需的,Li 等发现 c-FLIP(L)受 AP1 家族成员蛋白 c-Fos 的转录调控,*c-Fos* 和 *c-Jun* 的二聚化能抑制 c-FLIP(L)的转录。

(三)*c-Jun* 和 *c-Fos* 与肿瘤

在肿瘤细胞中 *c-Jun* 基因经常过表达,多种类型的肿瘤细胞完全癌变需要增强 *c-Jun* 的功能,但至今还未在人类肿瘤细胞中发现活性状态的 *c-Jun* 突变基因,也没有发现 *c-Jun* 基因的扩增和涉及 *c-Jun* 基因染色体易位现象。*c-Jun* 经常和一些激活的癌基因 *Ras*、*src*、*Myc* 等共同表达时才诱导细胞转化,经 *c-Jun* 诱导转化的细胞中许多基因的表达水平发生了明显的改变。尽管在体外实验中观察到 *c-Jun* 基因发生转化,但在 *c-Jun* 过表达的转基因鼠中却不能诱发肿瘤。据报道 *c-Jun* 和 *c-Fos* 协同作用能够诱导骨肉瘤的发生。从调节肿瘤细胞的侵袭性生长、肿瘤血管生成及肿瘤转移等方面来看,*c-Jun* 和 *c-Fos* 组成的 AP1 转录因子发挥至关重要的作用。侵袭性生长和转移的肿瘤细胞的显著形态学改变是上皮间充质转变(epithelial mesenchymal transition, EMT),*c-Jun* 和 *c-Fos* 都可以诱导 EMT,有关 *c-Jun* 和 *c-Fos* 在肿瘤侵袭转移中的作用还需要更深入的研究。

五、*Mdm2* 基因与肿瘤

Mdm2(murine double minute 2)基因为鼠双微体基因,最初是由 Cahilly-Snyder 等在自发肿瘤鼠 Balb/c 3T3 成纤维细胞系(3T3DM)中鉴定出来,在进化过程中相当保守,在人和鼠的许多组织中都有表达。*Mdm2* 既是抑癌基因 *P53* 转录调节的靶基因之一,也是 *P53* 重要的调节因子。目前已在多种人类肿瘤中发现有 *Mdm2* 基因的扩增,并且该基因与恶性肿瘤的浸润、转移和预后均相关。

(一)*Mdm2* 基因的结构

Mdm2 基因定位于人染色体 12q14.3→12q15,基因全长 2372kb,在 3'端和 5'端各有数百个碱基组成的非编码区,起始密码 AUG 从第 311 个核苷酸处开始,编码区全长 1473 个核苷酸,编码产物为 491 个氨基酸的蛋白质。1992 年 Momand 等首次分离和证明了大鼠的 *Mdm2* 基因产物是一种分子质量为 90kDa 的蛋白质,同年 Baraby 等测定的分子质量约 95kDa,故称为 P90 或 P95,该蛋白大部分表达于细胞核中。*Mdm2* 基因表达的调节相当复杂,有不同的 mRNA 剪接形式。*Mdm2*

基因内有两个启动子 p1 和 p2，p1 在结构基因的上游，*P2* 存在于第一个内含子中，由 *P53* 通过结合 *Mdm2* 基因上的 *P53* 结合位点对 *Mdm2* 基因表达进行控制，导致 *Mdm2* 有多种转录产物。在培养细胞中至少存在 *P90*、*P85*、*P76*、*P75*、*P58* 和 *P57* 等 6 种 *Mdm2* 异构体，其中最长的蛋白 P90 含 491 个氨基酸，可见于正常组织和肿瘤组织，其他五种截短的蛋白（Mdm2a-e）只存在于肿瘤组织中，如卵巢、泌尿系统及脑部肿瘤等。这些蛋白均有转化 NIH3T3 细胞的能力，但在体内仅有全长的 *P90*～*P95* 和 *P57* 能与 *P53* 结合，人类 *Mdm2* 通过第 17～125 位氨基酸残基与 *P53* 结合，这种结合在进化过程中相当保守。

Mdm2 蛋白含有四个主要的功能结构域：结构域 I 包括 N 端第 17～125 位氨基酸残基，是 *Mdm2* 与 *P53* 基因相互结合的部位，该部位还能与 P73 和 E2F1 结合；结构域 II 为第 181～185 位氨基酸残基，是核定位和核输出信号序列；结构域 III 为第 221～272 位氨基酸残基，该区域为含有 40% 谷氨酸和精氨酸残基的高度酸性区域，能与核糖体 L5、L11 蛋白及 5SrRNA 结合；结构域 IV 为第 305～322 位氨基酸残基，该区域含有锌指结构，可通过蛋白质-蛋白质相互作用或蛋白质-DNA 相互作用调节基因转录。

（二）*Mdm2* 基因的功能

Mdm2 基因在人和鼠的各种组织中有广泛表达，几乎全部 *Mdm2* 基因均有直接影响细胞生长和增殖的作用。Mdm2 蛋白的主要功能是与 P53 蛋白的酸性活化域结合形成 P53/Mdm2 复合物，抑制野生型 *P53* 介导的转录激活功能。Mdm2 蛋白本身半衰期很短，通过泛素-蛋白酶体途径被降解。研究发现，*Mdm2* 基因敲除的小鼠不能存活，而 *P53* 和 *Mdm2* 都缺失的小鼠则能存活。

此外，Mdm2 蛋白还具有反式激活作用，能通过其酸性激活域和锌指结构直接结合到靶基因启动子上激活靶基因转录；Mdm2 蛋白还能激活转录因子 E2F-1，使 E2F-1 与 *pRb* 分离，解除 *pRb* 的生长阻滞作用，最终使细胞由 G_1 期进入 S 期。

1. *Mdm2-P53* 的相互作用　正常细胞中的野生型 *P53* 与 *Mdm2* 基因相互调节，处于平衡状态，够成一条负反馈通路。*Mdm2* 含有一个 *P53* 基因结合位点，是 *P53* 基因的转录靶点。野生型 *P53* 基因可诱导 *Mdm2* 转录增强，进而导致细胞中 Mdm2 蛋白水平升高。*Mdm2* 能够与 *P53* 结合形成复合物，能将转录活性封闭，抑制其生物学功能。因此，在生理状态下 *P53-Mdm2* 的负反馈调节，一方面可以调节 P53 蛋白活性，另一方面又可以调节 *Mdm2* 基因的表达。此反馈通路使细胞内 *Mdm2-P53* 的比率保持恒定，对维持细胞生长至关重要。当 DNA 受到损伤时，细胞内 P53 的表达水平升高，P53 蛋白可激活 *Mdm2* 基因，使其表达水平提高。

2. 影响 *Mdm2-P53* 相互作用的因素　Mdm2 蛋白与 P53 蛋白的翻译后共价修饰是影响二者相互作用的主要因素。*Mdm2* 的磷酸化可增加其自身的泛素化活性，改变其细胞内定位，与 *P53* 的相互作用也因此受到影响。DNA 损伤或其他应激反应能激活 JNK、ATR、Chk2 和 ATM 等激酶的活性，导致 *P53* 在不同部位的磷酸化修饰，其中 ATM 和 ATR 能催化 *P53* 的 Ser15 磷酸化，而 Chk2 催化 Ser20 的磷酸化，修饰后的 *P53* 不能与 *Mdm2* 结合，导致 *P53* 和 *Mdm2* 的蓄积，*P53* 发挥作用后去磷酸化，之后被蓄积的 *Mdm2* 清除。研究发现，*Mdm2* 在体外也可被细胞周期依赖性激酶抑制剂（CKI）磷酸化而失去结合 *P53* 的能力。

（三）*Mdm2* 基因与肿瘤

Mdm2 基因的改变与多种肿瘤的发生和发展相关，其改变类型主要包括点突变、基因扩增和过表达。1992 年 Oliner 等首次报道 *Mdm2* 基因在人体的一些软组织和骨肉瘤中有扩增，扩增程度从 5～50 倍不等，同时在有高度扩增的肉瘤细胞中检测到高水平的 *Mdm2* 产物 P90 的表达。随后陆续在胃癌、肝癌、乳腺癌、结直肠癌和前列腺癌等多种癌症及肉瘤中检测到 *Mdm2* 基因的过表达，如在前列腺癌中 *Mdm2* 基因过表达的频率为 40.7%，其表达程度与疾病的预后和化疗的敏感性相关。此外在滤泡状淋巴瘤、白血病、肝癌及骨肉瘤中还发现了 *Mdm2* 基因的点突变，这些突变都发生

在高度保守的锌指结构，包括错义突变、无义突变和移码突变。

Mdm2 的过表达和 *P53* 基因突变相似，都可以使 *P53* 基因生物学功能丧失。*Mdm2* 除了能够抑制抑癌基因 *P53* 表达，其本身还有致癌作用。*Mdm2* 在细胞转化过程中起癌基因作用的证据很多。在既有 *Mdm2* 过表达又有 *P53* 基因突变的肿瘤中发现，此类肿瘤分化程度低，恶性程度高，具有较高的侵袭性和转移性，对化疗药物有耐药性，因此患者的预后非常差。而在有些肿瘤中 *Mdm2* 和野生型 *P53* 表达水平都很高，推测可能有其他因子影响 *P53* 与 *Mdm2* 的结合或 *Mdm2* 传导 *P53* 降解信号的能力。

六、*c-Abl* 基因与肿瘤

（一）*c-Abl* 基因的结构与功能

c-Abl 基因属于 *Abl* 家族成员，最初是作为 Abelson 鼠白血病病毒基因在人类细胞的同源基因而引起关注。该基因定位于人染色体 9q34.1，表达产物为 145kDa 的 Abl 蛋白，属于非受体型酪氨酸蛋白激酶。与 Src 酪氨酸蛋白激酶家族相似，含有核定位序列、DNA 结合区、肌动蛋白结合区及一段富含脯氨酸的序列。Abl 蛋白含有三个 Src 同源结构域，其中 SH1 具有酪氨酸激酶活性，SH2 负责与其他蛋白结合，SH3 的缺失或突变能导致 Abl 自身磷酸化或底物磷酸化的增强，从而导致细胞恶性转化。

c-Abl 基因编码的蛋白激酶在增殖细胞的细胞核和细胞质中都存在，在胸腺、脾脏和睾丸等组织中广泛表达。*c-Abl* 基因转录产物经过选择性剪接能形成两种不同的 Abl 蛋白，Abl 蛋白主要靠其 C 端的核定位序列（NLS）定位于细胞核，当其过表达时也可在细胞质中发现。Abl 蛋白的激酶活性能被多种来自细胞外的刺激所激活，参与细胞的增殖、凋亡、迁移和细胞骨架形成等过程。Abl 蛋白对细胞生长主要起抑制作用，细胞核中的 Abl 蛋白还能调控细胞凋亡。细胞核中 *c-Abl* 的活性主要受 Rb 和 DNA 损伤两种因素的调节，Rb 对 *c-Abl* 的活性进行负调控，而 DNA 损伤信号则起正调控的作用，由于 DNA 损伤受 ATM 控制，因此 ATM 能激活 *c-Abl* 的活性。细胞分裂时，cdk1 或 PKC 通过磷酸化 Abl 蛋白 C 端的 DNA 结合结构域而阻止其与 DNA 的结合。*c-Abl* 过表达通过诱导 P21 蛋白的表达同时下调 cdk2 而抑制细胞周期的进程，Abl 对细胞周期的抑制需要其酪氨酸激酶结构域、核定位序列及完整的 SH2 结构域的协同作用。

（二）*c-Abl* 基因与肿瘤

c-Abl 基因主要与人类白血病的发生相关，人类白血病中普遍存在着 *c-Abl* 基因的易位，易位导致了融合蛋白的形成，与人类白血病发生有关的融合基因主要是 *Bcr-Abl* 和 *Tel-Abl*。其中 Bcr-Abl 融合蛋白与慢性髓（粒）细胞性白血病（CML）和部分急性淋巴细胞性白血病（ALL）发生密切相关，该融合蛋白是由 9q34 的 *c-Abl* 原癌基因断裂转座到 22q11 的 *Bcr* 基因形成的融合基因所编码，Bcr-Abl 蛋白具有很高的蛋白酪氨酸激酶活性，在白血病转化过程中发挥着关键性的作用。

研究发现，95% 的 CML 中存在 9 号染色体和 22 号染色体的易位，基因易位导致形成新的衍生染色体 t（9；22）（q34；q11），即费城染色体（Philadelphia chromosome，Ph），Ph 是 CML 的重要标志。在急性淋巴细胞白血病（ALL）、急性髓细胞白血病（AML）及急性混合细胞白血病（HAL）中均可见 Ph 染色体。*Abl* 基因的断裂点发生在 a2 外显子上，根据 *Bcr* 基因断裂点的不同，形成 3 种不同类型的 Bcr-Abl 融合蛋白，即 P190、P210 和 P230，分别代表 190、210 和 230kDa 三种不同分子量的融合蛋白。已经证实 P210 主要见于 CML，而 P190 主要见于部分 ALL。不同的 Bcr-Abl 融合蛋白具有不同的结构域，决定了其功能上的差别，因此这三种不同类型的融合蛋白与不同的白血病有关。

P210 Bcr-Abl 融合蛋白在 CML 患者体内普遍表达，Bcr-Abl 融合蛋白对 CML 的恶性转化具有关键作用。Bcr-Abl 融合蛋白的主要功能包括降低细胞的黏附性、启动细胞内一些信号转导通路及抗凋亡等。与 Abl 蛋白的酪氨酸激酶活性相比，Bcr-Abl 的激酶活性明显增强，主要是其自身磷酸化水平显著提高。Bcr-Abl 蛋白第 177 位的氨基酸残基被磷酸化后，为 *Grb-2* 分子提供了停泊位点，*Grb2* 与 *Sos* 结合并激活 *Ras*，后者激活 *Raf*，进而激活 *MEK*、*ERK*，导致 RAS/MAPK 信号途径或 Jnk/Stat 信号途径被激活，上调细胞核内 *c-Myc*、*Bcl-2* 和 *c-Fos* 等基因的表达。而且，Bcr-Abl 还能激活 *PI3K* 的激酶活性，导致该激酶下游分子 *Akt* 的活化，活化的 *Akt* 通过磷酸化作用激活其下游靶分子 *Bad*，导致 *Bad* 不能与胞质内 *Bcl-xl* 结合，从而抑制细胞凋亡途径。PI3K-Akt 信号通路的活化是 Bcr-Abl 阳性细胞生长和转化所必需的。这些信号途径的异常使骨髓前体细胞发生癌变、增殖异常，分化和凋亡途径受阻，并且降低了这些细胞与骨髓基质的黏附作用，使其被释放到血液循环而进入 CML 的慢性潜伏阶段，最终导致白血病的发生。

七、*Survivin* 基因与肿瘤

Survivin 基因属于凋亡蛋白抑制因子（inhibitors of apoptosis protein，IAP）家族成员，具有高度的组织分布特异性，特异表达于人和鼠的胚胎发育组织及多数人类肿瘤细胞，正常成人除分泌期子宫、胎盘、胸腺和生殖腺组织中存在不同程度的 *Survivin* 基因表达外，多数组织均检测不到 *Survivin* 基因的表达。*Survivin* 参与细胞的生长和分化，在细胞周期和细胞凋亡调控中具有重要的作用。因其在肿瘤组织中的特异性表达，使 *Survivin* 成为具有潜在应用价值的肿瘤标志物，同时又成为肿瘤治疗的新靶点。

（一）*Survivin* 基因的结构

Survivin 是 1997 年 Ambrosini 等用效应细胞蛋白酶受体-1（EPR-1）cDNA 在人类基因组的杂交筛选中分离得到，为哺乳类动物 IAP 家族的新成员。IAP 家族是一类进化中高度保守的凋亡抑制蛋白，IAP 家族一般含有 2~3 个杆状病毒的重复结构（baculovirus IAP repeat，BIR）和羧基末端锌指结构，其中主要是 BIR 结构发挥抗凋亡作用。*Survivin* 基因定位于人染色体 17q25，基因全长 1417 kb，含 4 个外显子和 3 个内含子，*Survivin* 基因的编码产物是 142 个氨基酸组成的蛋白质，分子质量约为 16.5kDa。Survivin 是 IAP 家族中分子质量最小、结构最简单但很独特的蛋白，含有一个 IAP 家族的特征性结构区即杆状病毒重复结构，其中含有对抑制凋亡有重要作用的 Pro33、Trp67 和 Cys84 氨基酸残基，能与 caspase-3 结合并抑制其活性，但其羧基末端缺乏 IAP 家族分子共有的锌指结构，取而代之的是一个长度为 6.5nm，由 40 个氨基酸残基组成的 α 螺旋结构，主要调节 Survivin 的定位分布。

Survivin 结构独特，其蛋白单体通过分子间限制，使锌原子定位在双分子轴上，通过这种对称的相互作用形成同源二聚体结构，并与相关的 C 端 α 螺旋相互作用形成一个伸展表面。两个 *Survivin* 单体的 BIR 结构域间有广泛的接触面，该表面为促进细胞分裂的热点区域。*Survivin* 的前体 mRNA 经选择性剪接可产生野生型 *Survivin*、*Survivin-deltaEx3*、*Survivin-2B* 和 *Survivin-3B* 等几种剪接变构体，不同的剪接变构体具有不同的抑制凋亡作用。其中 *Survivin-deltaEx3* 定位于胞核内，其 C 端 α 螺旋含有双向核定位信号，依赖细胞周期变化发生核内聚集，参与调控细胞周期 G_2/M 期转换；而 *Survivin-3B* 仅含有 BIR 结构，失去了羧基末端的 α 螺旋结构，可能与 G_2/M 期转换无关。目前已经在人类胃癌、结肠癌、骨髓增生异常综合征和急性白血病、细胞中发现 *Survivin-3B* 的表达。

（二）*Survivin* 基因的功能

Survivin 既是细胞增殖的关键性因子，又可影响细胞有丝分裂，为细胞有丝分裂后期所必需，是一种具有双重作用的蛋白质。Survivin 作为细胞分裂过程中染色体的过客蛋白，能够加速细胞向 S 期转变，阻止在 G_1 期滞留，选择性地在 G_2/M 期表达，促进细胞的有丝分裂。Survivin 蛋白的磷酸化是执行细胞质移动的关键因子，其机制可能是细胞生长信号诱导 Survivin 表达，后者竞争性地与 CDK4/Cyclin D1 和 CDK2/CyclinE 结合形成复合体。使得 *P16* 和 *P21* 从相应的 CDKs 的复合体

中释放出来，导致蛋白磷酸化启动细胞有丝分裂，从而增强细胞的增生活性。在有丝分裂过程中，Survivin 通过其羧基末端的 α 螺旋与纺锤体的微管结合，调节有丝分裂微管的稳定性，加速有丝分裂的进程。体外实验证实，Survivin 与微管结合受微管聚合与解聚的动力学调控，具有特异性、饱和性、浓度依赖性和构象依赖性的特点。Survivin 表达缺陷的细胞在有丝分裂过程中形成过量的中心小体、多极纺锤体，导致细胞质不能进行正确的分裂，以致形成多倍体细胞和多核细胞。针对 Survivin 的反义介导途径可减少 Survivin 的表达，干扰 Survivin 与微管的相互作用，导致 Survivin 的凋亡抑制作用减弱甚至消失，同时 caspase-3 的活性及由其所导致的凋亡则增强。

Survivin 的表达与肿瘤细胞的增殖活性呈正相关，在体外用 Survivin 反义寡核苷酸转染 Hela 细胞，会产生大量多倍体细胞和微核子细胞，细胞有丝分裂失败，发生细胞凋亡。而在有丝分裂初期，用抗 Survivin 抗体作用于上述细胞，则染色单体分离异常，出现过早分离或不均匀分离，甚至形成肿瘤细胞。

Survivin 是迄今发现的最强的凋亡抑制因子。最近 Ogura 等为了研究实体瘤细胞的抗辐射机制，构建了两个 Survivin 突变体 T34A 和 D53A，当 T34A 和 D53A 在 NIH3T3、A549 和 HeLa 细胞中过表达时，辐射所诱导的凋亡明显增加。在这两个突变体细胞中，Survivin 和 Smac/DIABLO 结合的亲和力很小，推测肿瘤细胞中辐射所诱导的凋亡是通过 T34A 和 D53A 过表达从而抑制了 Survivin 和 Smac/DIABLO 的相互作用导致。Survivin 通过抑制 P53 的功能阻断细胞凋亡过程。此外，Survivin 还可以通过抑制 Bax、Fas（CD95）途径、线粒体及某些化疗药物诱导的凋亡而获得抗凋亡的功能。最近报道，Survivin 参与了前列腺上皮细胞中 TGF-β 诱导的凋亡，TGF-β 通过对 Smads 2/3、Rb/E2F4、细胞周期抑制元件 CDE 和 CHR 独特的转录抑制机制快速下调 Survivin 的表达，推测 TGF-β/Rb/Survivin 在 TGF-β 从肿瘤抑制基因到肿瘤促进剂转换的过程中可能具有重要作用。

在细胞周期进程中，细胞周期依赖性蛋白激酶（cell cycle depended kinase，CDK）促进细胞周期的进程，P21 通过抑制 CDK 对细胞周期进行负调控。研究发现，Survivin 可与 P21 蛋白结合于中心粒上，减弱 P21 的负性调节，导致细胞周期缩短。Survivin N 端的 BIR 还可与 caspase-3 相互作用从而抑制凋亡；当细胞不需要快速增殖时，Survivin mRNA 表达或 Survivin 蛋白功能受到抑制（如小分子 RNA 干扰，反义寡核苷酸），caspase-3 重新出现在凋亡途径，P21 再次阻挡细胞周期，细胞周期将发生停滞。细胞凋亡与细胞周期在共同的调控分子 Survivin 蛋白的调节下相互紧密配合，适应细胞不同生存状态的需要。

（三）Survivin 与肿瘤

Survivin 除了表达于人及其他哺乳类动物胚胎发育组织、造血干细胞等组织外，研究发现，Survivin 还可表达于大多数肿瘤组织及多种转化细胞。最近报道，Survivin 在小鼠、大鼠和人的肾脏近曲小管有较强的表达，可能对肾脏的病理生理具有重要作用，但其确切的功能尚需更深入的研究。Survivin 在正常组织和肿瘤中表达情况明显不同：肿瘤的 Survivin 启动子活性是正常组织的 10 倍，肿瘤细胞中细胞分裂各期均可见 Survivin 的表达，而正常细胞 Survivin 主要表达于 G_2/M 期，且肿瘤细胞 G_2/M 期 Survivin 表达的上调程度明显高于正常细胞。

1. Survivin 在肿瘤组织中的表达 Survivin 在正常机体内的表达受到严格调节。在人的生长发育中，Survivin 在各种胚胎组织、发育的胎儿组织中表达，而在成人正常分化成熟组织中，除睾丸、胸腺、胎盘外均丧失表达。与此相反，Survivin 在大肠癌、神经母细胞癌、乳腺癌、非小细胞肺癌、成人 T 细胞性白血病、胃癌、肝癌、胰腺癌、子宫内膜癌及宫颈癌等大多数常见肿瘤中均呈高表达，而这些肿瘤的相应正常组织却不表达 Survivin。

美国国立癌症研究所在抗肿瘤药物筛选程序中的 60 个不同肿瘤细胞中，Survivin 在所有肿瘤细胞系中普遍表达，其中在乳腺癌细胞和肺癌细胞中表达最高，在肾癌中表达最低。研究发现，有多种分子事件与肿瘤组织中 Survivin 的高表达相关，如基因所在的 17q25 的异常扩增、基因外显子

CpG 岛的去甲基化及野生型 *P53* 的缺失等。野生型 *P53* 在转录水平抑制 Survivin 的表达，Survivin 能够抑制 *P53* 依赖的凋亡，而 *P53* 依赖的凋亡至少部分与野生型 *P53* 介导的 Survivin 表达缺失有关。Survivin 除了在肿瘤细胞中高表达，在乳腺癌、子宫内膜癌、宫颈癌等肿瘤的癌前病变中也有表达，且随宫颈病变程度的加重，*Survivin* 表达逐渐增强，与宫颈癌淋巴结转移呈正相关。可见 *Survivin* 基因与肿瘤细胞生长失控、肿瘤发生、发展及肿瘤最终形成密切相关。

2. *Survivin* 与肿瘤的预后 *Survivin* 抑制凋亡促进细胞增殖和增加血管形成，其在癌症进程中起着重要的作用。由于在正常组织和恶性组织中表达的巨大差异，其可以作为一个潜在的肿瘤标记物应用，最近报道 Survivin 的微量检测可用于膀胱癌的早期诊断，还能用于肿瘤的预后及肿瘤的各种治疗中。Survivin 高表达的肿瘤患者，其生存期明显缩短，复发率增加并对治疗不敏感，这些与 *Survivin* 的凋亡抑制即维持有丝分裂的双重作用相关，即 Survivin 的高表达有利于肿瘤细胞的存活及生长，并与凋亡指数下降相关。Survivin 的表达与子宫内膜癌的临床分期、病理类型、是否侵及子宫肌层的 1/2、预后及存活率均密切相关。在对乳腺癌的研究中发现，Survivin 低表达患者在无瘤生存期和总体存活时间方面均明显长于 Survivin 高表达患者，提示 Survivin 表达水平是原发性乳腺癌的重要预后因子。有研究对肿瘤组织中 Survivin 各种剪接体含量与患者预后进行分析，结果 Ⅲ、Ⅳ 期结肠癌患者的 Survivin-2B/Survivin 值明显低于 Ⅰ、Ⅱ 期患者，提示 Survivin-2B 表达强弱与肿瘤预后相关。

八、*Bcl-2* 家族与肿瘤

细胞凋亡是基因组维持稳定的重要保护机制之一。细胞凋亡率的减少是肿瘤发生的关键因素。1985 年，Tsujimoto 等从人类滤泡状 B 细胞淋巴瘤中易位染色体 t（14，18）上发现了 *Bcl-2* 基因，在对 Bcl-2 功能的研究中证实了细胞凋亡在肿瘤发生中的作用。到目前为止，已发现 20 余种 Bcl-2 的同源蛋白，称为 *Bcl-2* 家族。*Bcl-2* 家族是凋亡调控的重要分子，在肿瘤中其表达异常能导致肿瘤细胞逃逸凋亡，保持持续的增殖能力。以 *Bcl-2* 家族成员为靶点的肿瘤治疗可以诱导肿瘤细胞凋亡，并增加肿瘤细胞对放化疗的敏感性。

（一）*Bcl-2* 家族的结构与功能

1. *Bcl-2* 家族的结构 *Bcl-2* 属于原癌基因，定位于染色体 18q21.3，基因全长 230kb，有 3 个外显子和 2 个内含子，编码产物为分子量 26kDa 的蛋白。Bcl-2 蛋白广泛分布于从酵母到哺乳动物等各种动物体中，细胞内主要定位于线粒体外膜、内质网膜和核膜等。在细胞接受凋亡刺激后，Bcl-2 蛋白可受到磷酸化和蛋白质水解等修饰调节。Bcl-2 家族蛋白的一个显著特征是具有 Bcl-2 同源结构域，主要有四个保守的结构域，即 BH1、BH2、BH3、BH4 结构域，其中 BH3 结构域是细胞凋亡程序的关键性结构域。研究发现，促凋亡蛋白与抗凋亡蛋白形成二聚体所必需的是 BH3 结构域，并且一般是抗凋亡蛋白的 BH1、BH2、BH3 结构域形成一个伸长的疏水性口袋，而促凋亡蛋白的 BH3 结构域作为一个两性螺旋结构与其结合，抗凋亡蛋白的 BH4 结构域在此过程中可以稳定它们的结合作用，这种结合使 BH3 结构域被覆盖，进而不能发挥其促凋亡的生物学活性。

根据在细胞凋亡调控中的作用，将 *Bcl-2* 基因家族分为两大类：一类是抑制凋亡的基因，主要包括 *Bcl-2*、*Bcl-xL*、*Bcl-w*、*Mcl-1* 和 *Ced-9* 等，另一类是促进凋亡的基因，包括 *Bax*、*Bak*、*Bok*、*Bcl-Xs*、*Bid*、*Bik* 和 *Bal* 等。大多数 Bcl-2 家族蛋白都有一个由疏水性氨基酸构成的羧基末端，它可能决定着 Bcl-2 相关蛋白在细胞内的定位。

2. *Bcl-2* 家族的功能 Bcl-2 蛋白家族是控制线粒体致凋亡因子释放的主要调节因子。正常情况下，多数组织表达少量的 Bcl-2，这对维持组织的自稳状态具有重要的作用。在无死亡信号刺激时，Bcl-2 抗凋亡蛋白一般作为细胞器膜的整合膜蛋白被隔离起来，而促凋亡蛋白则以非活性的形式定位分布于胞质。当细胞受到死亡信号刺激后，促凋亡蛋白在某些蛋白酶的作用下发生构象变化，从胞液中易位到细胞器膜结构尤其是线粒体外膜上，并与膜上和膜内的抗凋亡蛋白发生相互作用，使抗凋亡蛋白丧失对细胞凋亡的抑制活性，引起细胞器功能丧失和各种促凋亡因子的释放，最终导致细胞凋亡。

Bcl-2 蛋白能阻止多种因素介导的凋亡，并能消除由野生型 *P53*、*c-Myc*、*ICE*、*ICH-1* 等介导的凋亡，说明 *Bcl-2* 基因处于凋亡调控的终末部分，其表达状态可决定细胞的生存与死亡。Bcl-2 的抗凋亡机制主要有：①作为抗氧化剂，调节细胞的氧化还原状态，阻断氧化作用对细胞组成成分的破坏；②影响细胞跨膜转运，改变内质网中钙离子的储存和释放，对线粒体凋亡途径的影响是 *Bcl-2* 家族成员实现其凋亡调控的主要途径；③保护 DNA 免受核酸酶损害，抑制 DNA 断裂；④抑制有促凋亡作用的细胞色素 C 从线粒体释放到细胞质，从而通过线粒体途径引发凋亡。研究发现，线粒体功能紊乱出现于几乎所有因素诱导的细胞凋亡，是细胞不可逆死亡的关键性环节。然而 Bcl-2 并不是单独起作用的，*Bcl-2* 通过 BH3 结构域与 Bax 形成异源二聚体，维持促凋亡蛋白在细胞内的定位分布。在发生凋亡过程中 Bcl-2 家族的促凋亡蛋白在凋亡相关基因激活下，易位到线粒体膜上，破坏线粒体完整性，释放线粒体内的促凋亡因子经过细胞信号转导途径逐步放大，最终导致凋亡发生。Bcl-2/Bax 的比值是决定细胞凋亡的关键。突变型 *p53* 能抑制 *Bcl-2* 转录起始还能降低其转录后 mRNA 的稳定性，从而对 Bcl-2 的表达进行负调节。还有人推测 *Bcl-2* 与 *Survivin* 有结构相似的启动子，可能有共同的转录激活机制，从而协同发挥抗凋亡效应。另有研究表明，Bcl-2 的表达与血管生成促进因子 VEGF、bFGF 及 TDD 的表达呈正相关，进而增加肿瘤细胞的生存能力。

（二）*Bcl-2* 家族与肿瘤

肿瘤从本质上来说是一类基因病，其发生和演进涉及多种基因的多种改变，致癌因素以协同或序贯的方式引起细胞的非致死性 DNA 损伤，激活原癌基因，同时凋亡调控基因、细胞周期调控基因及 DNA 修复基因异常使细胞发生转化，出现克隆性增生，经过多阶段演进过程形成具有侵袭性和转移性的恶性肿瘤。

细胞凋亡是由基因控制的细胞主动死亡过程，该过程的紊乱与肿瘤的发生发展密切相关。现已知 *Bcl-2* 家族成员在胃癌、结肠癌、乳腺癌、前列腺癌和膀胱癌等多种肿瘤中均有异常表达，表现为抗凋亡蛋白表达上调和促凋亡蛋白表达下调或失活。动物实验发现，*Bcl-2* 能与 EBV 的 LMP-1 共同作用导致 EBV 相关的上皮细胞肿瘤的形成，除了提高了 c-Myc 的表达外，并没有影响其他癌基因和抑癌基因的表达。在前列腺癌、乳腺癌、结肠癌和黑色素瘤中 Bcl-2 和 Bcl-XL 均有高表达，其中 Bcl-2 蛋白的表达与患者的性别、年龄、肿瘤位置及肿瘤等级等无关，而与肿瘤的阶段有关；而乳腺癌中 Bcl-XL 的表达与肿瘤分级和淋巴结转移均相关。Bcl-2 在众多肿瘤中的异常表达，不但用于评估肿瘤的发生、发展及预后，而且在临床及实验室中，通常可以通过检测 Bcl-2 的表达来评价肿瘤对药物的敏感性。

Bcl-2 家族成员的异常还参与肿瘤的侵袭转移过程。Bcl-2 高表达增加肿瘤细胞的转移潜能，主要表现为转移出现的时间缩短和发生转移的器官数增加，其具体机制目前还不清楚。在头颈部肿瘤患者肿瘤相关血管中 Bcl-2 过表达，研究发现，肿瘤血管中 Bcl-2 表达的增加和患者的转移状态呈正相关。*Bcl-2* 能通过增强肿瘤的血管生成、血管内皮细胞的渗透性及肿瘤细胞的侵袭力等而促进肿瘤的转移。在人肾癌细胞中，*Bcl-2* 的上调能诱导肿瘤对阿霉素（DXR）的抗药性，*Bcl-2* 通过诱导肿瘤中基质金属蛋白酶（MMP）的表达而促进肿瘤的转移。

第三节 癌基因与肿瘤的检测及治疗

一、*Ras* 基 因

由于在多种肿瘤中 *Ras* 基因发生频繁的突变，因此 *Ras* 已经成为肿瘤治疗的靶点，如在非小细胞肺癌中，由于 *K-Ras* 基因的频繁突变，*K-Ras* 信号途径已经成为该肿瘤治疗的靶点。目前许多针

对抑制 *K-Ras* 信号活性不同的方法已经进入临床试验，一些被公认的 *K-Ras* 直接治疗因子试验已经显示了临床活性，然而这些因子中多数具有多个靶点，其临床抗肿瘤作用并非仅仅是由于对 *K-Ras* 的抑制。迄今为止，临床上还没有 *K-Ras* 途径的特异性抑制剂可利用。

通过检测胰腺癌患者突变的 *K-Ras* 基因和癌胚抗原水平发现，这两项指标联合检测在胰腺癌中的准确率达 90%，因此应用联合检测的方法可尽早而准确地诊断肿瘤。唾液腺癌中，*H-Ras* 基因突变率与临床病理指标呈高度正相关，可通过检测基因突变来推测肿瘤所处的阶段和分化的程度，从而对病情和预后进行评估。但由于也有文献报道，*Ras* 基因和临床病理指标及预后没有明显关系。因此，可通过对某瘤敏感的几个癌基因联合检测的方法对预后进行评估。研究表明，体外给予结肠癌细胞 *P21* 反义寡脱氧核苷酸，可提高肿瘤对放疗的敏感性。抗-BPDE 是环境致癌物苯并芘最重要的代谢物，用 shRNA 导致的 *N-Ras* 基因沉默能明显降低其所诱导的细胞转化和肿瘤生成，提示 *N-Ras* 可能成为肿瘤基因治疗的一个靶点。抑制法尼基蛋白转移酶可阻止 Ras 蛋白的法尼基化、裂解和羧甲基化的修饰，Ras 蛋白就失去转化细胞的功能，甚至细胞停止分裂，因此法尼基转移酶（FPT）抑制剂已经成为一类新的抗肿瘤药物。

二、*Myc* 基 因

由于 *c-Myc* 参与正常细胞生长和凋亡的调控，能与细胞中多种信号分子相互作用，其表达异常或突变与肿瘤的发生密切相关。因此目前针对 *c-Myc* 的肿瘤治疗策略正在研究中，越来越多的数据显示 *c-Myc* 很有可能成为 Burkitt 淋巴瘤等恶性肿瘤治疗的靶点。

分子和遗传学数据显示，在大肠癌中 *c-Myc* 基因是 Wnt/TCF 信号通路的重要下游效应分子。在乳腺上皮细胞中，*c-Myc* 能诱导细胞发生深度形态学转化，同时伴随着细胞的非停泊性生长。与大肠癌相反，*c-Myc* 转化的机制部分是通过抑制 *Wnt* 信号通路抑制剂 DKK1 和 SFRP1 而激活 Wnt 通路及内源性 TCF 的活性。值得注意的是在乳腺癌细胞系中 DKK1 和 SFRP1 是被强烈抑制的，它们的再表达抑制了转化表型。Cowling 等提出 *Myc-Wnt* 信号通路是一个很有希望的治疗靶点，在乳腺癌细胞系中 *c-Myc* 和 *Wnt* 信号之间可能存在一个正反馈环。

目前针对 *Myc* 诱导的肿瘤已经建立了一些实验动物模型，如在转基因鼠模型中，观察到 *Myc* 的短暂失活能导致肿瘤的持续性退变，恢复 *Myc* 活性后并未恢复细胞的恶性行为而是诱导细胞凋亡，因此 *Myc* 的短暂失活可能是特定癌症的有效治疗方法。而在另一个携带鼠 *c-Myc* 基因的转基因模型中诱导发生了 T 细胞急性淋巴细胞性白血病。这个模型为确定抑制或增强 *c-Myc* 致癌作用的突变及利用这些突变开发药物和基因筛查等奠定了基础。

三、*HER2/Neu* 基因

（一）抗 *HER2/Neu* 抗体

HER2/Neu 过表达在肿瘤发生发展中的重要作用，使 *HER2/Neu* 成为肿瘤治疗研究的一个理想靶点。特异性抗 *HER2/Neu* 抗体已经表现出选择性地抑制 *HER2/Neu* 过表达的肿瘤生长的作用，美国 FDA 于 1998 年 10 月正式批准一株抗 *HER2/Neu* 人源化抗体曲妥珠单抗（HERCEPTIN）用于转移性乳腺癌的临床治疗。Ⅲ期临床结果证实，曲妥珠单抗 HERceptin 对 *HER2/Neu* 过表达的肿瘤具有良好疗效。临床研究显示，曲妥珠单抗作为一线药物单一治疗具有对 *HER2/Neu* 过表达或扩增的转移性乳腺癌患者有效率达 35%，与化学治疗药物联合应用可以明显提高疗效。目前已有曲妥珠单抗为单一药物或联合其他化学治疗药物成功治疗胰腺癌及转移性子宫内膜癌的报道。

（二）*HER2/Neu* 信号转导抑制剂

HER2/Neu 受体本身具有的酪氨酸激酶活性在信号转导中起了关键作用，其活性升高可加强细胞恶性表型。而小分子酪氨酸激酶抑制剂可以选择性抑制胞内酪氨酸激酶活性，阻断受体自身磷酸化和下游信号通路的激活。此类药物主要是喹唑啉及吡啶嘧啶衍生物，结构与ATP类似，因此对受体酪氨酸激酶区的ATP结合位点产生竞争抑制作用。例如，对抗菌药煊素（emodin）的研究表明，它可以抑制 HER2/Neu 过表达乳腺癌细胞的转化能力和生长速率。而经FDA获准使用的临床化学治疗药物吉非替尼也是通过抑制跨膜受体细胞内的众多酪氨酸激酶自身磷酸化作用治疗肿瘤，主要是针对 HER2/Neu 高表达的非小细胞肺癌。

（三）HER2/Neu 肿瘤疫苗

肿瘤疫苗是生物治疗的重要方法，利用肿瘤抗原进行主动免疫来激发、增强机体对肿瘤的特异性免疫应答，以克服免疫抑制状态，杀伤癌细胞，有效防止其复发与转移。目前与 HER2/Neu 有关的肿瘤疫苗主要有多肽疫苗和核酸疫苗。

实验证实，HER2/Neu 为具有免疫原性的糖蛋白，可被 CTL 和 TH 识别。临床试验显示，HER2/Neu 特异的 T 细胞介导的免疫应答已经成功。用包含有 HER2/Neu 蛋白胞外区的疫苗免疫 HER2/Neu 转基因小鼠后，这些小鼠产生了 HER2/Neu 特异性体液免疫和细胞免疫反应，发生乳腺癌的数量显著少于对照组，受免疫小鼠的生存期明显延长。人体免疫接种主要应用来源于 HER2/Neu（369-377）的多肽疫苗 E75。I期临床实验中，此多肽免疫接种转移性乳腺癌、卵巢癌、结肠癌患者，在患者的外周血中获得了多肽特异性 CTL。体外实验证实当受到再刺激后，该 CTL 可识别并溶解带有该多肽的靶细胞，目前 E75 多肽疫苗已进入临床应用。

核酸疫苗是由编码能引起保护性免疫反应的抗原基因片段和载体构建而成的，包括 DNA 疫苗和 RNA 疫苗，目前研究较多的为 DNA 疫苗。DNA 疫苗就是将表达质粒接种于动物，DNA 可进入宿主细胞内合成外源蛋白并通过 MHC-I 类内源性抗原途径，不断刺激机体产生体液免疫和细胞免疫，诱导许多亚单位疫苗不能诱导的 CTL 效应。最初曾采用全长 HER2/Neu DNA 免疫的乳腺癌小鼠，取得了一定效果。但全长蛋白 ICD 因具酪氨酸激酶活性可能引起细胞转化，现均用改造后的基因作疫苗，如去除 ICD 或将 753 位赖氨酸用丙氨酸替代，这样既消除了 HER2/Neu 蛋白的转化活性又不影响诱导免疫。此类疫苗在应用于人体时，一般用量很大，需要证明其安全性如不引起自身免疫应答、不发生核酸基因整合等，以避免导致细胞转化或遗传等。

随着现代生物技术的发展，生物治疗已经成为继手术、化学治疗和放射治疗后治疗肿瘤的第四大方案了。但由于其起效缓慢，且整个领域仍处于发展初始阶段，其安全性、技术性及伦理问题尚待进一步解决，因而生物治疗目前只是作为肿瘤综合治疗的一部分，它对提高放射治疗、化学治疗的敏感性，减少肿瘤的复发与转移，提高生活质量起着独特的作用。

四、Mdm2 基 因

由于 Mdm2 参与了多种肿瘤的发生发展，因此已成为肿瘤治疗的靶点。而应用抑制剂干扰 Mdm2-P53 的结合，使 P53 发挥转录活性是抗肿瘤的关键。目前已报道的针对 Mdm2-P53 之间相互作用的抑制剂主要是多肽及其类似物，如 Chene 等根据 Mdm2-P53 晶体复合物的结构合成了与 Mdm2 有较高亲和力的八肽，其不需进一步修饰即可进入表达野生型 P53 蛋白的肿瘤细胞，激活肿瘤细胞中 P53 蛋白的活性，导致细胞通过凋亡途径而死亡。对于 Mdm2 扩增和过表达的肿瘤，可以对 Mdm2 基因进行改造，使表达的 Mdm2 蛋白失去与 P53 蛋白结合的功能。如 Dang 等从肿瘤中分离出一种能抑制细胞增殖的 Mdm2 异构体，该异构体蛋白中 N 端与 P53 结合的部分缺失，但 C 端锌指结构完整。此外，还可以用合成分子阻断 Mdm2-P53 相互作用及用反义寡核苷酸抑制 Mdm2 的表达等，Mdm2 的反义寡核苷酸已经显示出在胶质细胞瘤、结肠癌及前列腺癌中的抑瘤作用。

五、c-Abl 基 因

Bcr-Abl 融合基因不仅普遍存在于 CML 中，而且在约 25% 的成人 ALL 及约 5% 的儿童 ALL 中存在。由于 *Bcr-Abl* 基因在正常细胞内不存在，只有在恶性肿瘤细胞中存在，因此针对 *Bcr-Abl* 融合基因的治疗有很强的特异性，同时由于 *Bcr-Abl* 被认为是唯一的 CML 致病机制，因此以 *Bcr-Abl* 为靶点的治疗已经成为白血病治疗的热点。根据 *Bcr-Abl* 设计的治疗方案主要有抑制 *Bcr-Abl* 的激酶活性、反义核酸策略及 RNA 干扰等。

（一）抑制 *Bcr-Abl* 的激酶活性

具有酪氨酸蛋白激酶活性的融合蛋白是导致白血病的根本原因，由于融合蛋白的 SH1 结构域具有酪氨酸激酶活性，因此 SH1 可作为治疗的分子靶点。最初从天然物中筛选的具有潜在拮抗 SH1 作用的化合物包括 isoflavonoid、genistein 和抗生素 HERbimycin A，体外实验发现，用 HERbimycin A 处理的 *Bcr-Abl* 阳性细胞生长被抑制，同时 Bcr-Abl 激酶活性也明显降低，但这些化合物的特异性不够好，而且只在细胞水平发挥作用。后来转向人工合成针对酪氨酸蛋白激酶中 ATP 结合位点的化合物，这种 ATP 结合抑制剂靶向药物的代表是 STI571（商品名 Gleevee™），能够有效地阻断酪氨酸激酶磷酸化，抑制 *Bcr-Abl* 阳性细胞生长及促使其凋亡，自 1998 年开始正式 I 期临床试验，在随后的 II、III 期临床试验中都显示了很好的疗效，目前已成为治疗 CML 的一线药物。STI571 的特异性较高，但对 *c-Kit* 的酪氨酸激酶活性也有抑制作用，因此用在有 *c-Kit* 突变或增生的胃肠道基质肿瘤中也有较好的疗效。但是随着研究的不断深入，人们发现 STI571 不可避免地会产生耐药，耐药的主要原因有 *Bcr-Abl* 突变、扩增和过表达，也有认为是激活了不依赖 *Bcr-Abl* 表达的其他致癌途径。STI571 作为特异的分子靶向药物，耐药性的产生可能比传统的化学治疗药物更快。为了克服 STI571 的抗性问题，人们开始尝试与其他一些治疗白血病的药物联合应用，体外实验证实这种联合用药疗效较好，目前仍在进行临床评价。

（二）反义核酸策略

由于 Bcr-Abl 融合蛋白只在白血病患者中存在，因此在基因水平上阻断其表达，就可使肿瘤细胞无法产生致癌的 Bcr-Abl 融合蛋白，肿瘤细胞会因此而失去无限增殖的能力，因此针对 *Bcr-Abl* 的反义核酸引起了人们的关注。在 SCID 鼠动物模型中观察到，应用 26 个碱基的 *Bcr-Abl* 反义核酸处理后，*Bcr-Abl* mRNA 的表达水平明显降低，鼠的生存期明显延长。但反义核酸存在易被内源性或外源性核酸酶降解等缺点，有学者设计针对 *Bcr-Abl* 的特异性核酶（ribozymes），并已产生肯定的阻断基因表达的效果。但由于核酶本身是 RNA，易受 RNA 酶降解而影响稳定性，并且切割效率低，由于 Bcr-Abl 蛋白本身的半衰期较长，导致核酶的应用效果不明显。此外，如何将核酶成功地导入细胞及能否产生足够的疗效是核酶临床应用中的最大困难。

（三）RNA 干扰技术

RNA 干扰（RNA interference, RNAi）是通过核酸酶将双链 RNA（double stranded RNA, dsRNA）切割成 21～25nt 的小干扰性 RNA，即 siRNA，由此类 siRNA 介导识别并靶向切割同源性靶 mRNA 分子，从而实现高效特异地阻断特定基因的表达。与反义核酸技术相比，RNAi 的优点在于抑制作用强且具有放大效应，表型可达到基因敲除的效果，并且 siRNA 较稳定不被 RNase 降解，因此 RNAi 可作为一种高效、特异、简便、易行的基因治疗手段。已有研究报道，通过化学方法合成针对 *Bcr-Abl* 融合基因长度为 21 个核苷酸的 siRNA，能够明显抑制人类白血病细胞系 K562 中 *Bcr-Abl* 融合基因的表达，导致 *Bcr-Abl* mRNA 和融合蛋白表达水平均下降，而肿瘤细胞的凋亡明显增加。而对于造血干细胞移植后对化疗药物伊马替尼（imatinib）产生抗性的 Ph 染色体阳性的 CML 患者，应用 *Bcr-Abl* siRNA 进行体内治疗，结果发现 *Bcr-Abl* 癌基因的过表达被显著抑制，同时 CML 细胞的凋亡明显增加，而且 siRNA 在人体内的应用并没有产生任何毒副作用。因此人工合成的 siRNA 是安全可行的，*Bcr-Abl* siRNA 在白血病的临床治疗中具有很好的应用前景。

六、*Survivin* 基 因

由于正常组织中很少表达 *Survivin*，但在几乎所有人类常见肿瘤中却呈现高表达，而且 *Survivin* 抑制细胞凋亡的功能在肿瘤发生发展中具有关键性的作用，因此，*Survivin* 基因已经成为肿瘤治疗的新靶点。大量研究发现，*Survivin* 基因表达水平与肿瘤放射治疗与化学治疗敏感程度密切相关，下调肿瘤细胞中 *Survivin* 基因表达能显著提高肿瘤放射治疗与化学治疗的敏感性。

(一) 免疫治疗

Survivin 基因被认为是肿瘤相关抗原，广泛存在于肿瘤组织中，当 Survivin 可溶性重组蛋白被树突状细胞提呈时，Survivin 多肽和主要组织相容性复合体 I 形成的复合物能在体外诱导 CD8 和 CD4 细胞毒性 T 细胞（CTL），从而杀伤肿瘤细胞。在体外实验中已经观察到 *Survivin* 特异的 CTL 对 *Survivin* 表达阳性的乳腺癌、大肠癌和黑色素瘤细胞较强的杀伤作用。利用 *Survivin* 变构体 Survivin-2B 肽疫苗在结直肠癌患者身上进行的 I 期临床试验结果显示，Survivin-2B 肽疫苗是安全的，但单独应用 Survivin-2B 肽尚不足以有明显的临床反应，但如果结合各种佐剂如白细胞介素-2（IL-2）、α-干扰素（IFN-α）等，有可能提高 Survivin-2B 肽疫苗在诱导阶段和效应阶段的免疫反应。目前已将 Survivin-2B 的蛋白菌苗作为辅助治疗进行 II 期临床研究。

(二) 基因治疗

利用小分子拮抗剂也能干扰 *Survivin* 通路，包括反义核酸、核酶、RNAi、显性负效应突变体及小分子有机化合物等。它们所导致的 *Survivin* 表达缺失能特异性地促发肿瘤细胞中 caspase 依赖性的细胞凋亡，并能提高化疗药物敏感性、扰乱有丝分裂进程以抑制细胞增殖。例如，YM155 是一种新的小分子 *Survivin* 抑制剂，能显著抑制人前列腺癌、肺癌、黑色素瘤和非霍奇金淋巴瘤中 *Survivin* 的表达，并诱导细胞凋亡。在体内，单独应用这些拮抗剂或与免疫治疗等其他手段联合均能达到抑制肿瘤的作用。

显性负突变体是肿瘤基因治疗可采用的一种 Survivin 分子拮抗剂。显性负突变体是一种结构发生变化而失去其正常的生物学功能的蛋白质分子，通常与其相应的野生型蛋白进行竞争性的抑制，从而阻断野生型蛋白的生物学功能。研究发现将 *Survivin* 的 BIR 功能域的 84 位半胱氨酸突变成丙氨酸，即 Cys84Ala 突变体，然后将其转染至黑色素瘤细胞，结果出现凋亡指数（AI）增加，同时 G_1 期前的凋亡细胞数量也增加。而用腺病毒载体转染 Cys84Ala 突变体，成功诱导结肠癌细胞的凋亡和有丝分裂的停滞，并在体内抑制了异种移植结肠癌模型的血管生成和肿瘤的生长。另一种显性负突变体是 *Survivin* 的 34 位苏氨酸突变成丙氨酸（Thr34Ala），转染 Thr34Ala 突变体的黑色素瘤细胞发生了凋亡。Thr34 是细胞周期素依赖性蛋白激酶 p34cdc2 的磷酸化位点，该位点的磷酸化是保持 *Survivin* 抗凋亡功能的基础。此外，将突变体转染至乳腺癌细胞，并联合凋亡前体分子 caspase-3 对免疫缺陷鼠乳腺癌模型的肿瘤局部注射，结果肿瘤中增殖细胞显著减少，凋亡细胞增加 2～3 倍，肿瘤生长速度被抑制 40%。

近年来文献报道，采用 siRNA 作用于前列腺癌、宫颈癌、胃癌及肝癌等肿瘤细胞，均能特异性地抑制了 *Survivin* 的表达，导致细胞增殖被明显的抑制，细胞凋亡增加。因此，以 *Survivin* mRNA 为靶点的 RNA 水平的基因沉默已经成为肿瘤基因治疗的一条新途径。例如，靶向 *Survivin* 的 siRNA 可以增加突变型 *P53* 的肺癌细胞对阿霉素的敏感性，且促进细胞凋亡，这表明靶向 *Survivin* 的 siRNA 可能会增加抗癌药物的敏感性，特别是对 *P53* 突变而产生耐药的肿瘤细胞。而对表达 Survivin 的肺癌细胞多药耐药株 H460/cDDP 中用 siRNA 靶向治疗，结果 *Survivin* 的 mRNA 和蛋白表达水平均增高，同时提高了该细胞对化学治疗药物顺铂和紫杉醇的敏感性，化学治疗药物联合 siRNA 治疗后细胞凋亡明显增加。与传统的反义技术相比，RNAi 以其高效、高特异性等优点，展示了其独特的优势及广泛的应用前景。

七、*Bcl-2* 家 族

目前，多数化学治疗药物都是通过诱导细胞凋亡以清除肿瘤细胞的。*Bcl-2* 基因作为重要的凋亡抑制基因，其表达状态在一定程度上影响着肿瘤的发生、发展及多药耐药性的产生，研究表明，*Bcl-2* 已经成为肿瘤治疗研究的新靶点。目前针对 *Bcl-2* 的肿瘤治疗主要有反义寡核苷酸、多肽类、小分子抑制剂及 siRNA 等。

研究发现，用基于 *Bcl-2* 基因的反义寡核苷酸抑制 *Bcl-2* 基因的表达可以恢复胆管癌细胞对化疗药物的敏感性。而靶向 *Bcl-2* 的反义治疗可以较好地恢复骨髓瘤化疗药物的敏感性。以反义 DNA 封闭 *Bcl-2* 基因的表达，可以使 AML 患者骨髓白血病细胞对化疗药物所致细胞凋亡敏感性增加，从而增强化疗药物的治疗效果。血液和实体瘤 *Bcl-2* 的过表达与抗细胞毒治疗的耐药性增加相关，临床上用 *Bcl-2* 反义治疗结合化学治疗能有效地提高肿瘤的治疗效果，最近报道，*Bcl-2* 反义寡核苷酸 G3139 能调节肿瘤细胞的抗辐射性从而提高放射治疗的效果。

鼻咽癌是中国南方常见的恶性肿瘤，其 Bcl-2 过表达，常规治疗方法常不能长期有效。ApoG2 是新发现的 *Bcl-2* 家族蛋白小分子抑制剂，研究发现，其能通过抑制肿瘤细胞中细胞色素 C 的释放及 caspase-9 和 caspase-3 的激活而增强顺铂的抗肿瘤作用，通过下调 CD31 的表达抑制了肿瘤血管形成，动物体内实验发现，ApoG2 能有效地抑制 NPC 细胞在裸鼠中的成瘤作用。WL-276 是另一种 *Bcl-2* 家族蛋白小分子抑制剂，研究发现，WL-276 能有效地诱导耐药的前列腺癌细胞凋亡、抑制细胞生长。仿 BH3 多肽药物在 B 细胞性淋巴瘤鼠的动物模型中能导致肿瘤消退，但由于其分子特异性不明确，能杀死正常细胞，因此在人类肿瘤治疗上可能限制了它的应用。

应用 RNAi 技术抑制肿瘤细胞中一些癌基因的表达和细胞中的血管生长因子，可以抗肿瘤增殖和转移，以达到治疗肿瘤的目的。最近发现，针对 *Bcl-2* 的小干扰 RNA 在 Bcl-2 过表达的肿瘤治疗中显示出很好的应用前景，如 *Bcl-2* 的 siRNA 能下调 Bcl-2 的表达，增加 CF33 细胞凋亡及细胞对阿霉素的敏感性。用人端粒酶逆转录酶（hTERT）启动子建立肿瘤特异的 RNAi 系统，导致 Bcl-2 表达的减低，*Bcl-2* 的抑制虽然没有影响肿瘤细胞的增殖，但却增加了 Hela 细胞对 5-Fu 的化学敏感性。越来越多的证据表明，*Bcl-2* siRNA 在 *Bcl-2* 过表达的肿瘤治疗中具有潜在的治疗应用价值。

（高　涵）

第三章 抑癌基因

第一节 基础知识

一、概　述

抑癌基因（tumor suppressor gene），也称作隐性癌基因（recessive oncogene）、抗癌基因（antioncogene）或肿瘤易感基因，它是一类抑制细胞过度生长、增殖，从而遏制肿瘤形成的基因。对于正常细胞，调控生长的基因（如原癌基因等）和调控抑制生长的基因（如抑癌基因等）的协调表达是调节控制细胞生长的重要分子机制之一。当细胞生长到一定程度时，会自动产生反馈抑制，这时抑制性基因高表达，调控生长的基因则不表达或低表达。前已述及，癌基因激活与过量表达与肿瘤的形成有关。同时，抑癌基因的丢失或失活也可能导致肿瘤发生。

抑癌基因的发现是癌基因研究中的又一重大进展，并将癌基因的细胞分子生物学研究推向更深一步。抑癌基因的研究不仅在探索肿瘤发生发展的细胞分子生物学机制方面具有重要意义，而且癌基因和抑癌基因的研究已成为当今生命科学研究中的热点之一。抑癌基因的生物学功能与癌基因相反，它们是有机体细胞在增殖、分化、凋亡等生命过程中的正负两类调控信号，癌基因的调控属正信号，而抑癌基因属负信号。这两类基因相互制约，维持正负调节信号的相对稳定。

二、抑癌基因的发现

抑癌基因的发现是从细胞杂交实验开始的。当一个肿瘤细胞和一个正常细胞融合为一个杂交细胞，通常不具有肿瘤的表型，甚至由两种不同肿瘤细胞形成的杂交细胞也可呈非肿瘤型。只有当这些正常亲代细胞失去了某些基因后，才会形成肿瘤的子代细胞。由此人们推测，在正常细胞中可能存在一种肿瘤抑制基因，阻止杂交细胞发生肿瘤，当这种基因缺失或变异时，抑瘤功能丧失，导致肿瘤生成。而在两种不同肿瘤细胞杂交融合后，由于它们缺失的抑癌基因不同，在形成的杂交体中，各自缺失的抑癌基因发生交叉互补，所以也不会形成肿瘤。

直到 1968 年，视网膜母细胞瘤（Rb）隐性癌基因 *Rb* 被克隆和完成全顺序测定，抑癌基因的存在才得以证实。Ephrussi 及 Harris 等在 1969 年的实验结果表明，小鼠肿瘤细胞与非恶性细胞融合后就失去了致癌性。在体外培养一段时间后常常又恢复了致癌能力，但这种能力的重新获得常与染色体丢失相关。Stanbridge 等的研究表明，含有父母两套完整染色体的融合体的致癌性被抑制，即使在这种融合体中表达激活的 *Ras* 癌基因，也不能诱导融合体发生恶性转化。但是，当某些特定染色体丢失后，融合体就能重新获得致癌性。从此，科学家们开始了分离鉴定抑癌基因的研究，使得人们对细胞生长调控有了新的认识。Knudson 根据儿童散发型和遗传型视网膜母细胞瘤的遗传学分析，提出著名的肿瘤发生的"两次突变假说"。抑癌基因大多属于一类对细胞增殖产生负调节作用的基因及其产物，其促癌作用一般是在两个等位基因都丢失或失活后才显示出来，故发现和分离都比较困难。从 1971 年 Knudson 提出"两次突变论"，1978 年 Francke 发现 13 号染色体特定部位的缺失，到 1989 年 *Rb* 基因的全部克隆，前后经历了近 20 年时间。抑癌基因的研究起步晚，但发展速度有增无减。由于对抑癌基因编码的产物尚不了解，R.Sager 推测，抗肿瘤基因的产物包括不少抑制细胞生长的物质，其中有抑素（chalone）、生长抑制因子（GIF），细胞 MHC I 抗原（有助于机体免疫系统的有效识别）及基因组中维持其遗传稳定性的基因等。

三、抑癌基因的分类

由于 20 世纪 90 年代实验室技术的发展，特别是基因分离技术的改进，使得抑癌基因研究中面临的障碍得以克服，分离和鉴定工作获得了快速的发展，目前已被克隆的抑癌基因和未被克隆的候选抑癌基因已达几十种，而且新的抑癌基因还在不断出现。目前公认的抑癌基因有 10 余种。必须指出，最初在某种肿瘤中发现的抑癌基因，并不意味其与别的肿瘤无关；恰恰相反，在多种组织来源的肿瘤细胞中常可检测出同一抑癌基因的突变、缺失、重排、表达异常等，这正说明抑癌基因的变异构成某些共同的致癌途径。对部分抑癌基因的结构、功能已做了大量深入的研究，大量的工作仍在研究之中，特别是基因间的相互作用和调节机制，逐步由过去的单一基因研究进入到多基因协同作用研究的阶段。

由于抑癌基因的分离鉴定研究晚于原癌基因，目前已阐明的抑癌基因并不太多，其作用机制还正在被逐步认识。但可以肯定的是，抑癌基因与原癌基因一样，也是一类细胞的正常基因，它除了具有抑癌作用外也必然具有其他的重要生理功能。目前仅对 *Rb* 和 *P53* 这两种抑癌基因的作用机制了解比较充分。

第二节　抑癌基因与肿瘤

大量的细胞遗传学和分子遗传学研究证明，抑癌基因的突变和染色体的丢失在人类肿瘤的发生、治疗与预后中发挥着重要作用。近年来，对抑癌基因的研究，不仅能在分子生物学水平阐明肿瘤的形成机制，而且可为设计抗肿瘤治疗的新方法提供理论依据，相关研究进展迅速，积累了丰富的研究成果，各国科学家为此目标进行的不懈地努力为人类攻克肿瘤奠定了坚实的基础。

一、*Rb* 基因与肿瘤

（一）*Rb* 基因的发现

Rb 基因是最早发现的抑癌基因，最初发现于儿童的视网膜母细胞瘤，因此称为 *Rb* 基因。在正常情况下，视网膜细胞含活性 *Rb* 基因，控制着成视网膜细胞的生长发育及视觉细胞的分化。当 *Rb* 基因一旦丧失功能或先天性缺失，视网膜细胞则出现异常增殖，形成视网膜细胞瘤。*Rb* 基因失活还见于骨肉瘤、小细胞肺癌、乳腺癌等许多肿瘤，说明 *Rb* 基因的抑癌作用具有一定的广泛性。

（二）*Rb* 基因的结构

Rb 基因比较大，定位于人 13 号染色体上（13q14），核苷酸序列分析表明，*Rb* 基因的全长 200kb，约有 27 个外显子，外显子与内含子交界处是保守的 GT-AT 序列，*Rb* 基因长约 4757bp，其末端 PolyA 尾巴上有一保守多聚腺苷化信号，与外显子交界处的序列不同，提示 Rb 蛋白可能含有不同的功能区。*Rb* 基因编码由 928 个氨基酸组成的分子质量为 105～110kDa 的核内磷酸化蛋白 pRb，pRb 蛋白包含了三个主要的结构域：N 端结构域、A/B 口袋结构域（A/B pocket domain）和 C 口袋结构域。A/B 口袋结构域由 A 区（第 379～572 位氨基酸残基）、B 区（第 646～772 位氨基酸残基）及位于 A、B 区之间的间隔区（第 573～645 位氨基酸残基）组成，是 pRb 蛋白与一系列细胞蛋白和病毒蛋白结合所必需的，pRb 通过该"口袋"与多种细胞蛋白结合，通过网络式调节发挥多种功能。肿瘤细胞中存在的 *Rb* 基因的突变多数破坏了 A/B 口袋结构域的完整性。位于 pRb 蛋白 C 端的口袋结构域由第 768～928 位氨基酸残基组成。N 端结构域中也存在蛋白结合位点，可能与 pRb 蛋白的磷酸化修饰有关。pRb 蛋白借助其结构域可与 c-Myc、E2F、Cdc2、CDK2 和 ATF-2 等多种细胞周期调控相关的蛋白结合，pRb 蛋白的生物学功能主要是通过与这类蛋白的结合及相互作用实现的，而 pRb 蛋白与这类蛋白的结合能力又受到 pRb 蛋白自身的磷酸化和非磷酸化修饰的水平调控，当细胞处于 G_0/G_1 期，所有的 pRb 蛋白处于非磷酸化修饰状态，而在 S 期和 G_2 期，大部分的 pRb 蛋

白发生磷酸化修饰，pRb 蛋白的磷酸化状态与细胞增殖分裂密切相关。

（三）Rb 基因的生物学功能

1. Rb 基因在细胞周期中的作用 Rb 蛋白能通过抑制细胞周期 G_1/S 期转变所需基因的转录而将细胞周期阻断在 G_1 期。它是核磷酸蛋白，在对细胞周期的调节中，E2F 转录因子家族是 pRb 蛋白参与细胞周期调控的最主要的作用靶分子，Rb 可抑制 E2F 的活性，其机制是：①Rb 直接与 E2F 的转录激活区结合，抑制 E2F 的转录激活功能；②Rb 与 E2F 形成复合体，共同结合在细胞周期所需基因的启动子部位，抑制基因的转录；③pRb-E2F 二聚体分子还可与组氨酸去乙酰酶（histone deacetylase，HDAC）结合，通过组氨酸去乙酰化修饰改变染色质的结构，抑制多种 E2F 下游基因的转录活化。转录因子 E2F 在细胞周期 G_1 到 S 期的转变中起重要作用。而且，多种细胞周期调节基因和 DNA 复制相关基因如 PCNA、DNA 聚合酶 α 等的活性都受 E2F 的调控，除此之外，负责核苷酸生物合成的胸腺激酶及负责 DNA 修复的 RAD51 等所有复制起始复合物都受 E2F 的转录调节。除 E2F 转录因子外，pRb 蛋白还可与其他转录因子相互作用。多种基因（如 *c-Myc*、*c-fos*、*IGF-2* 和 *TGF-β* 等）的启动子区域存在 Rb 控制元件（Rb control element，RCE），在转录因子 *Sp1/Sp3* 的参与下，pRb 蛋白通过 RCE 激活或抑制下游基因的转录。BRG1 和 hBRM1 蛋白参与调节染色质的结构，这两种蛋白与 pRb 蛋白的相互作用与基因转录活化有关。pRb 蛋白可与酪氨酸激酶 c-abl 结合并相互抑制彼此的蛋白功能。pRb 蛋白的磷酸化修饰导致 c-Abl 的释放，c-Abl 重新获得激酶活性并参与细胞周期调控。

2. Rb 基因参与细胞增殖和分化 Rb 基因不仅在细胞周期调节中起重要作用，而且在细胞分化中也扮演不寻常的角色。pRb 蛋白除了在细胞的终末分化中起作用外，Rb 基因还能除去发育过程某个阶段分化的抑制因子，保证分化的适时进行。2004 年 Zhang 等研究结果显示，pRb 蛋白在处于增殖状态的视网膜母细胞和处于分化状态的杆状感光细胞中表达，而在 Rb 基因敲除的小鼠或通过转基因导致 Rb 基因失活的小鼠中，视网膜母细胞可继续发生分裂，但杆状感光细胞不能分化成熟，提示 Rb 基因在调节细胞增殖和分化进程中发挥了重要功能；大量的研究结果都充分说明，Rb 基因对细胞分化和胚胎发育十分关键。2005 年 Carreira 等研究结果显示，转录因子 MITF（microphthalmia- associated transcription factor）调控了 $P21^{Cip1}$ 基因的表达和 pRb 蛋白的低磷酸化修饰，进而诱导细胞退出增殖周期，并启动了细胞分化进程。

3. Rb 基因抑制细胞凋亡 活性形式的 pRb 蛋白还参与抑制细胞的凋亡进程。pRb 蛋白功能缺失，可诱导 *P53* 依赖性的和非依赖性的凋亡机制的活化。这两种形式的凋亡均得到体内实验的证实，Rb 基因缺失小鼠的中枢神经系统的凋亡是 *P53* 依赖型的；而发生在周围神经系统的凋亡是 *P53* 非依赖性的。所以，今后研究的重要方向是确定 *P53* 依赖和非依赖凋亡的下游靶分子及其各自的作用。在几乎所有的肿瘤中，由于基因突变或蛋白的过度磷酸化，Rb 都处于失活状态。因 Rb 失活释放的自由 E2F1 是启动 *P53* 依赖的细胞凋亡的主要原因;研究资料显示,pRb 蛋白与转录因子 *AP-2* 可直接结合到癌基因 *Bcl-2* 的相同的启动子区域，诱导 *Bcl-2* 基因的高表达，抑制细胞的凋亡，这一 pRb 蛋白的凋亡抑制途径是 *P53* 非依赖性的；pRb 蛋白还可与 MDM2 结合，竞争性抑制 MDM2 介导的 *P53* 泛素化降解过程，而与 MDM2 的结合可抑制 pRb 蛋白的功能，因而 MDM2 在协调 P53 和 pRb 蛋白功能方面发挥了重要作用。有研究显示，细胞 DNA 损伤后，pRb 蛋白不仅诱导细胞周期阻滞，还可通过与复制因子 C（replication factor C，RFC）结合促进细胞的存活。

（四）Rb 基因突变与肿瘤

Rb 基因的突变发生在多种恶性肿瘤中，在这方面研究得最多的肿瘤之一是视网膜母细胞瘤，Rb 基因就是根据这种眼部肿瘤的名字来命名的。该病常见于幼儿，已鉴定有如下两种不同类型。①散发型：可影响任何人，是患病个体一生中所出现的基因改变所导致的疾病。②家族型：患者从父母一方通过遗传而获得缺陷基因复制本，患者的每个细胞中的基因复制本有一个正常，有一个出现缺陷。*Rb* 基因最常发生的胚系或体细胞突变为点突变和小片段的缺失，突变导致新的终止密码子的出现或读码框架的移位，其结果是 pRb 蛋白 A/B 口袋结构域的改变，失去与多种细胞蛋白结合的功能；病毒蛋白通过与 pRb 蛋白进行结合使 E2F 释放恢复转录诱导活性，促进细胞周期调节相关蛋白因子的表达，并同时活化病毒癌基因的转录，导致细胞的恶性转化。这也是致瘤病毒引起正常细胞发生恶性转化的重要分子机制。此外，*Rb* 基因启动子区的高甲基化修饰也会抑制 *Rb* 基因的表达。*Rb* 基因可为一种改变转录因子活性的蛋白质编码。通过与转录因子的相互作用，Rb 蛋白可间接调控基因表达。除了这种功能，Rb 蛋白和与它有密切关系的一些蛋白还有几种其他的功能，Rb 蛋白和与其有密切关系的蛋白参与了细胞分裂过程的调控。虽然 *Rb* 基因是在少见的儿童视网膜母细胞瘤中被发现和鉴定的，但后来发现，*Rb* 基因的失活还与骨肉瘤、软组织肉瘤、小细胞肺癌、乳腺癌、前列腺癌、食管癌、卵巢癌的发生存在密切关系。

二、*P53* 基因与肿瘤

（一）*P53* 基因的结构

人类 *P53* 基因位于染色体 17p13.1，基因全长 16～20kb，由 11 个外显子和 10 个内含子组成，具有转录活化结构域、DNA 结合结构域和寡聚结构域。启动子不含 CAAT 盒、TATA 盒和 GC 盒等常见启动序列。转录产生 2.5kb mRNA，翻译生成的蛋白质由 393 个氨基酸残基组成，分子量为 53kDa，所以称为 *P53* 基因。*P53* 基因有野生型（wild-type *P53*，*wtP53*）和突变型（mutant-type *P53*，*mtP53*）两种，*wtP53* 可参与细胞周期的调控，在维持细胞增长、抑制肿瘤增殖过程中起重要作用，还能抑制 *c-Myc*、*Ras* 基因对细胞的转化，因而被冠以"基因卫士"称号。一旦 *P53* 基因丢失或突变，便具有癌基因的活性，失去对细胞生长的抑制作用，促进细胞转化和过度增殖，导致肿瘤的发生，即可诱发多种癌变。

P53 蛋白是一种由 *P53* 基因编码的与细胞分裂周期相关的核蛋白。主要包括 3 个功能域：①N端功能域，为转录因子行使转录激活作用所必需，序列上又可细分为转录活化域和富含脯氨酸的 SH3 域；②序列中段的 DNA 结合域（DNA binding domain，DBD），能与特定的 DNA 序列结合，*P53* 突变多发于此区域；③C 端功能域，包含核定位信号（NLS）、出核信号（NES）、四聚化结构域（tetramerization domain）和一个调控功能域（regulatory domain），参与 *P53* 细胞内定位、四聚化及对中央 DNA 结合域的调控作用。正常细胞中 P53 蛋白半衰期短（6～20min），含量极微，HDM2/MDM2 作为最主要的 *P53* 负调控分子，通过转录抑制和行使 E3 功能降解 *P53*。同时，HDM2/MDM2 又是 *P53* 的靶基因 *P53*-HDM2/MDM2 所形成的负反馈机制使 *wtP53* 活性在细胞内维持在较低水平。而在癌细胞和转化细胞中 P53 蛋白可高达 100 倍。应用免疫组化检测的 *mtP53* 可作为多种癌的基因标志。*P53* 作为体内信号通路的重要网络节点分子，现已知道超过 150 多种基因受其调控，形成一个精细复杂的 *P53* 调控网络，在维护基因组稳定性中发挥了重要作用。

（二）*P53* 基因的生物学功能

1. *P53* 基因与细胞凋亡　当 DNA 损伤无法修复时，*P53* 重要的作用之一是促进细胞凋亡。*P53* 介导细胞凋亡主要通过两个方面：一方面，*P53* 通过转录激活其他前凋亡基因介导细胞凋亡，如 *Puma*、*Noxa*、*AIP1*、*Bax*、*Apaf1* 等。另一方面，*P53* 在 *Bcl-2* 家族作用下通过对线粒体调控来介导细胞凋亡。另外，*P53* 也能促使氧化应激相关基因表达，表达的产物产生活性氧导致线粒体释放细胞色素 C 及凋亡起始因子，激活 caspase-3 引起细胞凋亡。同时，研究者发现了一种与 *P53* 有关的基因 *Bnip3L*，认为 *P53* 最初抑制肿瘤的方式之一就是开启 *Bnip3L*，而激活的 *Bnip3L* 也能导致细胞的凋亡。

2. *P53* 基因与细胞周期　*P53* 主要作用于细胞周期的 G_1 期、G_2/M 期和 G_0（休眠期细胞）-G_1-Rb 等检测点。P53 蛋白对于细胞周期的作用是间接的，而 *P21* 的表达是引起 G_1 期阻滞的直接原因。

P21 与多种细胞周期蛋白-细胞周期蛋白依赖性激酶（cyclin-cyclin dependent kinase，cyclin-CDK）结合形成三聚体，抑制 G_1 期 cyclin-CDK 复合体的激酶活性，阻止了细胞从 G_1 期进入 S 期，导致 G_1 期阻滞，因此细胞无法合成 DNA。当 DNA 损伤，*P53* 转录激活 *GADD45*，该基因可与 PCNA（增殖细胞抗原）结合，从而抑制 DNA 的合成，阻止细胞进入 S 期；在 *P53* 调控的 G_2 进入 M 期转换机制中，*P53* 对细胞分裂周期基因 2（cell division cycle，cdc2）和细胞周期蛋白 B1（cyclin B1）的抑制使 G_2 期发生阻滞；另外，*P53* 还可通过转录激活 *B99* 基因的表达，引起 G_2 期阻滞。

（三）*P53* 基因与肿瘤

P53 基因是迄今发现的与人类肿瘤关系最为密切的基因，也是人类恶性肿瘤中最常见的突变基因。目前已证实 *P53* 基因的表达在多种肿瘤的发生发展中具有极其重要的意义，几乎在所有恶性肿瘤中都存在 P53 蛋白表达上调的现象，故 P53 蛋白过度表达被认为是多种肿瘤预后不良的征兆，*P53* 参与肿瘤的形成过程，目前已基本达成共识。*P53* 基因异常存在于 50% 以上的人类肿瘤，如人食管癌、结肠癌、直肠癌、乳腺癌、大脑癌、肺癌、腺癌及横纹肌肉瘤、骨肉瘤。*mtP53* 则促进 *P53* 基因的恶性转化，使其由抑癌基因转为原癌基因，与肿瘤的发生密切相关。在 *P53* 基因改变中，突变和缺失是其发生的主要机制，点突变最常见，另外还包括重排、插入、基因融合等。90% 以上的 *P53* 突变累及位于第 102~292 位氨基酸残基之间的序列特异性结合域，导致其蛋白质产物不能直接与重要靶分子相互作用。不同的肿瘤又各自有不同的突变位点，表现为突变的特异性。即使在同一肿瘤不同个体也存在突变的多样性。

突变的 *P53* 基因不仅无抑癌功能还有使细胞恶性转化的活性；*P53* 基因突变还使 *wtP53* 失去功能，从而导致恶性肿瘤的扩散。近年研究表明，某些肿瘤的耐药与 *P53* 突变有关，*P53* 基因的表达影响着肿瘤对放化学治疗的敏感性，*P53* 可通过细胞周期阻滞或促进促凋亡基因 *Bax* 的转录，抑制抑凋亡基因 *Bcl-2* 的转录以增强肿瘤细胞对放射治疗与化学治疗的敏感性。当 *P53* 突变时，其 DNA 复制启动功能随之丧失，伴随着 P53 突变蛋白的蓄积和多耐药基因（MDR）的表达，使肿瘤细胞获得 MDR 表型，产生耐药性，在 *P53* 与化学治疗敏感性研究当中发现，当 *P53* 突变或者 P53 蛋白过度表达时，许多恶性肿瘤细胞对抗癌制剂的敏感性表现为低下状态。表达 *wtP53* 基因的肿瘤细胞对放射有明显反应，且放射能上调野生型 P53 蛋白的表达。在癌症患者的血浆 DNA 中可测到 *P53* 突变，并可作为预后、复发和远处转移的预测指标。

由于 *P53* 基因在凋亡和细胞周期调控中的中心作用，它作为分子标记物，其突变在预后、特异治疗的反应及良性癌前病变恶变潜能等判断方面中有重要的研究价值。*P53* 作为一个重要的抑癌基因，在肿瘤细胞的发生、发展及预后中具有重要作用。

三、*BRCA* 基因与肿瘤

BRCA1（breast cancer susceptillilify gene）基因是世界上第一个被发现的家族性乳腺癌抑癌基因。在分离出 *BRCA1* 一年后，第二个乳腺癌抑癌基因 *BRCA2* 得到鉴定和克隆，使相关研究不断深入。虽然两种蛋白在结构上不同，但在细胞周期进程和 DNA 损伤应激反应中，二者的表达受到共同调节。*BRCA1* 和 *BRCA2* 还有共同的功能，如在 DNA 修复和转录调节中的作用，所有乳腺癌患者 5%~10% 的病例具有明显的遗传倾向，发病年龄相对提前。*BRCA1*、*BRCA2* 基因结构、功能的异常与乳腺癌的发生密切相关。研究表明，*BRCA1* 杂合者终生患乳腺癌及卵巢癌的风险分别高达 84% 及 40%，*BRCA2* 突变的乳腺癌易感性与 *BRCA1* 相似，但卵巢癌的患病风险则较 *BRCA1* 低。乳腺癌及卵巢癌为女性最常见的恶性肿瘤，故其发生发展机制的研究尤为重要。

（一）*BRCA* 基因的结构特点

1.*BRCA1* 基因的结构特点 *BRCA1* 定位于 17q21，含 24 个外显子，基因全长约 100kb，外显子 1 和 4 为非编码序列，外显子 11 是最大的外显子，编码约 60% 的蛋白质，该蛋白中部带有两个核定位信号，NLS1（氨基酸 501 KCKRKRRS07）和 NLS2（607KKNRLRRK 614），能与核转运信号受体的 α 亚单位结合，发挥引导 BRCA1 蛋白进入核内的作用，从而产生其 DNA 损伤修复、转录调节等重要的生物学功能。BRCA1 表达在乳腺及卵巢等几种组织上，编码由 1863 个氨基酸残基构成的蛋白质，其蛋白的 N 端含有一典型的 cys3-his-cys4 的锌指结构，这是转录调节蛋白的特征性结构域，在转录调控中有重要意义，BRCA1 环指结构域的功能没有完全阐明，可能通过直接与DNA 结合或蛋白质-蛋白质间的相互作用介导 DNA 结合而发挥作用，通过 E2F 转录因子的作用及细胞周期蛋白-CDK 复合物的磷酸化作用而参与细胞周期调控、抑制细胞进入增殖周期、阻止分裂、促进终末分化和诱导凋亡，所以认为它是一种重要的细胞周期负调控因子。在 BRCA1 的 C 端含有两个长约 95 个氨基酸残基的高度保守的 BRCT（BRCA1 C-terminus）串联重复，它与蛋白质-蛋白质间的相互作用有关，在许多参与细胞周期检测点 DNA 损伤修复的蛋白 C 端也发现 BRCT，提示BRCA1 也可能具有细胞周期监控和 DNA 损伤修复的作用。

2. BRCA2 基因的结构特点 *BRCA2* 定位于 13q12→q13，有 27 个外显子，编码 3418Da 的大片段蛋白质，表达的组织特异性与 *BRCA1* 相似。BRCA2 蛋白有多个功能区，包括 C 端核定位信号，N 端转录激活区和 8 个 BRC 重复序列，位于 *BRCA2* 中部的 BRC 重复序列区被认为是 RAD51的主要结合区域。*BRCA2* 可能通过 BRC 基序介导蛋白质-蛋白质相互作用，从而在 DNA 修复中发挥功能。

（二）*BRCA* 基因的生物学功能

1. 参与 DNA 损伤修复 BRCA1 也是一种重要的 DNA 损伤应答相关蛋白，它参与了 DNA 损伤修复过程，特别是在此过程中需要泛素的参与。越来越多的证据显示，泛素化修饰在 DNA 损伤应答、转录调节等过程中发挥着重要作用。BRCA1 的 N 端含有一个环（ring）结构域，该结构域可介导 BRCA1 与它的伴侣蛋白 BARD1（BRCA1-associated ring domain protein 1）形成异源二聚体，该二聚体具有 E3 泛素连接酶活性，有效介导 DNA 损伤位点附近部分蛋白质的泛素化。BRCA1/BARD1 的这种泛素连接酶活性对 DNA 损伤修复具有十分重要的作用，DNA 损伤后能否及时修复对于维持细胞的完整性至关重要。

BRCA2 蛋白与 Braf35（BRCA2 相关因子 35）形成的复合物可能在 DNA 损伤修复中起到一定作用。Braf35 能够识别 DNA 损伤部位的特别 DNA 结构，协助 BRCA2 到达损伤部位。在 DNA 双链断裂的刺激下，一个包括 BRCA2 在内的多蛋白复合物能够启动 DNA 修复。双链 DNA 断裂诱导这个复合物通过与 PCNA（增生细胞核抗原）结合来到损伤位点。

在哺乳动物细胞中，染色体 DNA 双链断裂可以通过同源重组修复（homologous recombination，HR）和非同源末端连接（non-homologous end joining，NHEJ）两种途径修复。BRCA1 在 DNA 损伤修复过程中主要表现在它与其他修复蛋白间的相互作用及相关复合体形成。RAD51 是细菌 RecA蛋白的同源蛋白，参与有丝分裂和减数分裂中同源重组和双链 DNA 损伤修复（double-strand break repair，DSBR）。在 S 期 DNA 受损时，高磷酸化的 BRCA1 与 RAD/BRCA2 从核位点共同移至 DNA复制部位，参与 DNA 的修复反应。由于 RAD51 是同源重组中的关键蛋白，因此 BRCA1 与RAD51/BRCA2 复合物能通过 HR 途径共同完成 DNA 修复功能；BRCA1 还与 MRE11/RAD50/NBS1复合物共同定位于 BRCA1 核小体中，在 BRCA1$^{-/-}$ 的 HCC1937 乳腺癌细胞中，这种复合物的形成明显减少，而外源野生型 BRCA1 的表达可使此复合物的形成恢复正常。BRCA1 与 MRE11/RAD50/NBS1 复合物相互作用，共同参与 DNA 双链断裂修复，由于此复合物与 HR 和 NHEJ 都有关，因而推测 BRCA1 参与了这两种双链修复途径；BRCA1 相关的解螺旋酶（BACH1）与 BRCA1的 C 端 BRCT 相互作用是双链 DNA 损伤修复所必需的。BRCT 突变时，BRCA1 和 BRCH1 间相互作用受阻，DNA 损伤修复缺陷，导致乳腺癌和卵巢癌的发生，而 BACH1 编码序列改变导致蛋白质解旋酶活性丧失，也可造成乳腺癌的形成。另外，BRCA1 还参与了 GGR（global genomic repair）

途径，主要是通过 *P53* 非依赖的方式激活核苷酸切除修复（nucleotide excision repair，NER）基因 *XPC*、*ERCC1*、*DDB2* 和 *GADD45* 转录实现的。

2. 参与细胞周期的调控 BRCA1 本身是一个受细胞周期调节的核磷酸蛋白，BRCA1 的表达和磷酸化都受细胞周期时相的调节。BRCA 蛋白可与细胞周期依赖性激酶及细胞周期素 A、D 结合，随细胞周期时相变化，呈现磷酸化和去磷酸化两种状态的互换：在 G_1 晚期和 S 期呈现高度磷酸化状态，在 M 期后转为去磷酸化状态，而磷酸化是 BRCA1 功能被激活的表现形式，因此，BRCA1 可能对细胞周期的正常运转起一定作用。

BRCAl 可以和多种与细胞周期调控相关的蛋白结合，如 Rb、E2F、Cdc2、CDK2、CDK4、CyclinB、CyclinD、CyclinA 等，Rb、E2F 是控制细胞 G_1 期的关键因子，调节多种参与 DNA 合成的基因表达。研究发现，E2F、Rb 能直接或间接激活 BRCAl 启动子的转录。

当 DNA 受损时，BRCA 作为一种负性调控因子，参与细胞周期检查点（cell cycle checkpoint）的调节。细胞周期监测点（G_1/S 期和 G_2/M 期）是维持基因组稳定，保证遗传物质正确传递的关键。当 DNA 受到损伤后，G_1/M 期检查点将细胞阻滞在 G_1 期，使损伤的 DNA 得到修复后再进行复制。G_2/M 期检查点可阻止异常染色体分向两极，传入子代细胞。G_1/S 期，BRCA1 以锌指结构域作为蛋白质-蛋白质相互作用的主要作用域，通过转录因子 E2F 的作用和细胞周期蛋白 CDKS 复合物磷酸化，抑制细胞进入增殖期，阻止细胞分裂，诱发细胞凋亡。BRCA1 也可与 P53 蛋白直接结合，并通过 *P53* 激活 *P21* 的转录，而 *P21* 作为细胞周期抑制因子在 DNA 损伤应激过程中通过抑制 CDK2/CyclinE 的活性，从而引起 G_1 期阻滞。在调控细胞周期检查点的同时，BRCA1 还与 DNA 修复蛋白相互作用，对损伤 DNA 进行修复。

BRCA 的功能正常与否还影响到中心体的复制。中心体复制失调可导致基因组不稳定和细胞恶性转化，许多人类肿瘤都含有异常数目的中心体。近期研究显示，CDK2-CyclinE 是启动中心体复制的重要因子，而 CDK2-CyclinE 不仅同 BRCA1 有直接相互作用，还能使 BRCA1 被磷酸化。在 *P53*、*Gadd45*、*BRCA2* 基因敲除的细胞中也都有异常中心体复制，这些基因或产物与 BRCA1 有相互作用，或是受 *BRCA1* 的转录调节，提示这些蛋白在中心体复制的调节机制中是相互协调作用的。

3. 参与转录调控 研究发现，BRCA1 不能特异性结合 DNA，但 BRCA1 能够与一些转录因子或转录调节因子相互作用，调节下游基因的转录活性，如 *P53*、*c-Myc*、*Ctip*、*Ctbp*、*Statl* 和 *p300* 等。BRCA1 具有转录活化和转录抑制的双重作用。N 端的锌指结构具有 DNA 结合功能，C 端的酸性基团具有反向激活功能，在转录过程中有重要的调控作用。BRCA1 C 端与肿瘤相关的突变既可使 C 端的转录调节活性失活，又可废除 C 端与 RNA 聚合酶的相互作用，这说明 BRCA1 的转录调节功能在肿瘤发生过程中起重要作用。

在 *BRCA1* 第 11 号外显子上及 BRCT 区各有一个 *P53* 的结合位点，结合的 *BRCA1* 可激活 *P53* 对其下游基因的转录活性，而 *P53* 的表达水平增加反过来又抑制 BRCAl 的表达，借此达到稳定自身的作用，形成一个负反馈机制。*BRCA1* 基因敲除的小鼠存活期很短，在胚胎发育的早期即发生大面积组织凋亡，导致死亡。但是，如果在 *BRCA1* 基因敲除的同时去除 *P53* 和 *P21* 基因，小鼠反而可以存活，提示 *BRCA1* 缺失造成的胚胎发育失败可能是通过激活 *P53* 及 *P21* 的生长抑制通路来实现的。*BRCA1* 能直接激活 *P21* 和 Gadd45 的转录，而不依赖于 *P53* 参与。P27 具有与 *P21* 相似的活性，参与细胞的增殖和分化。BRCA1 可以直接激活 *P27* 启动子的转录。*BRCA1* 还可与 *c-Myc* 结合，抑制 *c-Myc* 对端粒酶反转录酶（hTERT）的转录调节。此外，*BRCA1* 还可以参与 14-3-3δ、ER 等基因的转录调节。*BRCA1* 在转录调节中的潜在功能与其在 DNA 修复中的功能是相辅相成的，而且转录功能的丢失与乳腺癌易感性相关。

BRCA2 能与 *BRCA1*、修复蛋白 RAD5l、转录调节子 *P53*、转录共激活因子 P/CAF、有丝分裂监测点激酶 hBuRl 及参与细胞周期进程的 Brat35 等相互作用。当与转录共激活因子 P/CAF 结合后，

BRCA2 显示出相关的组蛋白乙酰转移酶的活性。BRCA2 的过表达能抑制 *P53* 的转录活性，与 RAD51 共表达能增强这种抑制作用。

4. 参与细胞凋亡 *BRCA1* 基因与 *P53* 相似，也参与细胞凋亡和决定细胞命运的信号通路。有报道 BRCA1 可能通过 *P53* 非依赖方式上调 *Gadd45* 基因的表达，激活 c-*Jun* 氨基末端激酶/应激激活性蛋白激酶（c-Jun N-terminal kinase/stress-actived protein kinase，JNK/SAPK）信号转导途径，以及与 FAS-FAS 配体间的相互作用，从而诱导细胞凋亡。另外有研究表明，BRCA1 的磷酸化能调节紫外线诱导的凋亡分子 caspase-3 的激活作用。结合临床研究发现，在 *BRCA1* 突变的乳腺癌细胞中，凋亡抑制基因 *Bcl-2* 表达下调。这些实验结果提示，*BRCA1* 变突有可能会造成细胞凋亡机制缺陷，从而使 *BRCA1* 突变在肿瘤的发生发展过程中起一定作用。

5. 参与中心体复制 细胞在有丝分裂前，复制的中心体分离移动到纺锤体的两极，对染色体的平均分离非常重要。中心体复制的失调能导致染色体的多倍性，最终导致恶性转化的发生。BRCA1 在中心体复制中起负性调节作用，其突变细胞可导致中心体扩增。*BRCA1* 的 11 号外显子区域能够与 γ-tubulin 相互作用，使得 *BRCA1* 能够定位在中心体上。Hsu 等发现 BRCA1 与 γ-微管蛋白的作用区域位于外显子 11 编码的第 504～803 位氨基酸之间，称为 BF3（BRCA1 fragment NO.3）。BF3 与 γ-微管蛋白共同表达于细胞内。另外，*BRCA1* 能够与多种蛋白发生相互作用，其中包括在中心体复制中起作用的 CDK2 和 *P53*。*BRCA1* 还能通过对其下游靶基因的调节而参与中心体复制。*P21* 和 *Gadd45* 都是 *BRCA1* 的下游调节基因，*P21* 的缺失能引起中心粒的过量复制。*Gadd45* 在中心体复制的调节中也起重要作用，大约有 20% 的 *Gadd45*$^{-/-}$MEF 细胞中存在中心体扩增。也有观点认为，*BRCA1* 并不直接调节中心体的复制，*BRCA1* 突变细胞中的中心体扩增可能是细胞周期其他变化的结果。所有这些可能都有待进一步的证实。而且多种因子如 STK15/BTAK、E2F、CDK1/CyclinB 和 SCF（Skp/Culin/F-Box）等已被证明在中心体复制中起重要作用，研究 *BRCA1* 与这些蛋白的关系将有利于进一步阐明 *BRCA1* 在中心体复制中的作用。

6. 其他 除了以上生物学作用之外，*BRCA* 基因还与细胞生长、染色体重构等都有密切的关系，Wang 等通过蛋白质组学分析发现了 Abraxas（ABRA1）蛋白，它直接与 *BRCA1* 和 BRCT 重复序列结合在一起形成 BRCA1-BRCT-ABRA1 复合体，与 RAP80 共同在阻止 DNA 损伤，G_2/M 检测点调控及 DNA 损伤修复过程中起重要作用。Sobhian 等指出，BRCA1-BRCT-RAP80 结合体细胞周期调节，辐射损伤及 DNA 双链修复过程中起重要作用。Joukov 等研究表明，ARD1/BRCA1 复合物在有丝分裂纺锤体形成过程中，对于维持染色体的稳定性及抑制肿瘤生长起重要作用。

（三）*BRCA* 基因与肿瘤

BRCA1 基因和 *BRCA2* 基因的结构包含着高比例的重复 DNA，这在人类基因中是十分罕见的，这种高度重复的 DNA 可导致基因组的不稳定和重排。缺乏 *BRCA* 基因的细胞常出现染色体断裂、严重的非整倍体及中心体扩增。在 DNA 损伤情况下，*BRCA1* 协调多种损伤修复及细胞周期监控通路，共同维持基因组的稳定性。

BRCA 的突变可影响其转录调控及损伤修复功能。多项研究已经证实，基因产物的缺乏与散发性或遗传性恶性肿瘤的发生有关。与迄今所介绍过抑癌基因一样，这两种基因的突变可以是自然发生，也可以是遗传获得。研究发现，在多数遗传性乳腺癌中都存在 *BRCA1* 和 *BRCA2* 基因的突变，这两种基因对遗传性乳腺癌非常重要。*BRCA1* 基因突变与乳腺癌及卵巢癌的发生密切相关，在乳腺癌高发家族中 *BRCA1* 基因突变率为 45%，而在乳腺癌与卵巢癌均为高发的家族中 *BRCA1* 突变率高达 90%；*BRCA2* 的基因突变不只与遗传性乳腺癌有关，*BRCA2* 的基因还能增加患胰腺癌、胃肠癌和前列腺癌的概率。

人们对 *BRCA1* 的认识已从单纯的抑癌基因扩展为参与多种功能调节、维持基因组稳定的重要因子。一旦 *BRCA1* 功能失活，DNA 修复和基因调节则会受到影响，无法阻止损伤 DNA 进入子代细胞，造成遗传物质不稳定，这种不稳定增加了其他癌基因、抑癌基因突变的可能性，从而导致肿瘤的发生。BRCA蛋白也与转录因子和其他转录成分有着相互的作用，以控制其他几种基因的活性。

至今，关于 BRCA 的研究已经取得了较大进展，但是有关 BRCA 的抑癌机制，如何提高基因的检测率及怎样对基因突变携带者进行有效的预防等问题，仍需更加深入地进行研究。

四、PTEN 基因与肿瘤

PTEN 基因又称为 MMAC1（mutated in multiple advanced cancer 1）、TEP1（TGF-Regulated and epithelial cell enriched phosphatase 1），是迄今为止发现的第一个具有磷酸酶活性的抑癌基因。美国有 3 家实验室于 1997 年几乎同时发现该基因，它位于染色体 10q23.3，可作为脂质磷酸酶，负性调控 PI3K/AKT 通路，导致细胞 G_1 期阻滞和细胞凋亡；也可作为蛋白磷酸酯酶抑制 MAPK 信号通路。在多种恶性肿瘤的早期和进展期（如脑肿瘤、乳腺癌、子宫内膜癌、前列腺癌、膀胱癌、甲状腺癌及非小细胞肺癌）中存在着 PTEN 基因不同程度的突变或丢失，是人类肿瘤中突变率最高的基因之一。迄今为止，众多的实验数据表明抑癌基因 PTEN 不仅在诱导细胞周期阻滞（cell cycle arrest）及细胞凋亡中起重要作用，而且在其他一些细胞生理功能，包括调节细胞粘连、迁移和分化中都发挥功能。

（一）PTEN 基因的结构特点

PTEN 基因位于 10 号染色体 q23.3，由 9 个外显子和 8 个内含子组成，全长 200kb。PTEN 基因编码 403 个氨基酸组成的 PTEN 蛋白，分子量约为 47kDa。PTEN 蛋白具有多个结构域，包括氨基端（即 N 端）的磷酸酶结构域，中间与脂质结合的 C2 结构域和一个由 50 个氨基酸组成的羧基端（即 C 端）结构域 3 个部分。N 端的磷酸酶结构域，包括 PTEN 蛋白肽链的第 1~185 位的氨基酸残基，该结构域含有使 PTEN 蛋白具有肿瘤抑制活性的磷酸酶残基序列及与细胞张力蛋白（tensin）、辅助蛋白（auxilin）同源的序列，是 PTEN 蛋白发挥蛋白磷酸酶活性和脂质磷酸酶活性所必需的。第 5 外显子 123~132 位氨基酸残基为蛋白质酪氨酸磷酸酶（protein tyrosine phosphatases，PTP）催化区，其中包含一个酪氨酸和双重特异性磷酸酶中关键的 HCXXGXXTS/T 序列，这是 PTEN 蛋白功能的核心结构。PTEN 的磷酸酶功能区是众多研究的焦点，它对 PTEN 的肿瘤抑制功能非常重要。位于 PTEN 蛋白中部的 C2 结构域包括 PTEN 肽链的第 185~351 位的氨基酸残基，该结构能与膜磷脂结合，有利于 PTEN 蛋白在细胞膜上的有效定位。C2 结构域在体外实验中对磷脂膜具有亲和性，C2 结构域能使 PTEN 与质膜结合，保证 PTEN 的催化区适当地与磷脂酰肌醇三磷酸及其他可能的底物相互作用，C2 结构域的突变能降低 PTEN 与膜结合的能力，还能降低 PTEN 的生长抑制能力。表达 C2 区突变体的细胞比 PTEN 野生型细胞的增殖速度快。而且，突变体不稳定，容易快速降解。PTEN 的 C 端包括肽链余下的 50 个氨基酸，包含两个 PEST（350~375，379~396）序列和一个保守的 PDZ（PSD-95/DLG/ZO-1）结构域，PDZ 结构域是介导蛋白与蛋白相互作用的功能区，PDZ 结构域缺失后，PTEN 抑制 AKT 活性的能力明显下降；PEST 通过影响蛋白的折叠，而影响蛋白的寿命和稳定性。通过对 C 端 50 个氨基酸缺失的 PTEN 蛋白进行分析发现，PTEN 的 C 端对维持蛋白的稳定性是必需的。研究证明，PTEN 磷酸化缺失突变体比野生型 PTEN 更易被蛋白酶降解；而 PTEN 被蛋白激酶 CK2 磷酸化后，有助于 PTEN 蛋白的稳定，不易被蛋白酶降解。此外，最新研究提示，中性内肽酶（NEP）能将 PTEN 聚集到细胞膜上而增加蛋白的稳定性、增强其磷酸酶活性。

（二）PTEN 基因的生物学功能及作用机制

PTEN 蛋白是一种多功能的蛋白质，具有脂质磷酸酶活性，使其底物 3，4，5-三磷酸肌醇（PIP_3）去磷酸化而失活，抑制细胞周期进展和诱导 G_1 期阻滞及细胞凋亡；同时，PTEN 蛋白还具有双特异性磷酸酶活性，通过局灶黏附激酶（focal adhesion kinase，FAK）、接头蛋白 Shc（Scrhomology collagen protein）等底物发挥其调控细胞黏附、迁移、扩散和分化作用，这与 PTEN 介导的 FAK 去磷酸化途径和 PTEN 改变丝裂原活化蛋白激酶（mitogen activatedpro-teinkinase，MAPK）传导途径有关。

1. FAK 去磷酸化途径　PTEN 氨基酸序列与整合素信号转导复合体中的细胞骨架蛋白 tensin 有较高同源性，在锚着点与肌动蛋白结合，并与该位点的复合物（包括 FAK、Shc、Src、酪氨酸激酶 TPK、生长因子受体和整合素）共同参与细胞生长调节、肿瘤的侵袭转移及血管发生。其突变失活常与部分肿瘤的恶性进展有关。FAK 为整合素介导的信号传导途径中重要一分子，与整合素结合后形成骨架复合物，使 FAK 酪氨酸磷酸化而活化后者，导致 FAK 酪氨酸磷酸化水平增高，增强其磷酸激酶活性。FAK 活化后激活与之相关的几种激酶和信号分子，促进细胞的侵袭和转移。而 PTEN 具有磷酸酶活性，能使磷酸化的酪氨酸和丝氨酸/苏氨酸残基磷酸化，可通过使 FAK 去磷酸化，下调 FAK 和 P130（一种 FAK 介导的细胞迁移有关的下游蛋白质）酪氨酸磷酸化水平，抑制 FAK 活性，降低整合素介导的细胞扩散和局部黏附的形成，从而抑制细胞侵袭及转移。但研究也发现，FAK 的过分表达也可以拮抗 PTEN 对细胞浸润转移的抑制，反而促进肿瘤细胞增生。

2. MAPK 途径　PTEN 使接头蛋白 Shc 脱磷酸而抑制生长因子受体结合蛋白激酶 2（growth factor receptor-bound protein kinase 2，Grb2）的募集及其后的 MAPK 级联的激活，MAPK 可激活促细胞分裂素，介导有丝分裂信号向胞核传导，调控细胞生长。因此，PTEN 能对 ERK/MAPK 信号途径起负调节作用，PTEN 酪氨酸磷酸酶功能的丧失可能与 PTEN 失活的肿瘤细胞的浸润表型有关。而且 *PTEN* 基因还能抑制 MAPK 激酶的磷酸化，阻滞细胞生长周期于 G_1 期，抑制了肿瘤细胞生长。PTEN 有选择的抑制 ERK 激活的 MAPK 途径，其主要作用有下列几点：① *PTEN* 基因的表达可以抑制 MAPK 中 ERK 的活化，不受整合素和生长因子的影响；② *PTEN* 基因的表达抑制了 Shc 的磷酸化和 Ras 的活动，而 EGF 受体的磷酸化则不受影响；③通路的下游成分 MEK1 过表达可以拮抗 PTEN 对细胞正常扩散的生物效应；④ PTEN 对 Ras 的抑制作用可以由活性 Ras 的表达来克服。近来研究表明，PTEN 蛋白是在生理状态下蛋白激酶 CK2 的底物，CK2 通过 PTEN 的 Ser（370）、Thr（366）及 Ser（385）等位点使 PTEN 磷酸化失活而不能作用于底物 PI3P，从而调节 PI3K/Akt 途径介导的细胞生长与凋亡。

3. 磷脂酰肌醇-3，4，5-三磷酸（phosphatidylinositol-3，4，5-trisphos-phate，PIP_3）**途径**　PIP_3 是 PTEN 的一重要生理性底物。表皮生长因子、血小板源性生长因子、胰岛素样生长因子等生长因子与细胞表面相应受体结合后，激活细胞内的磷脂酰肌醇 3 激酶（PI3K）而活化 PIP_3，活化的 PIP_3 与丝/苏氨酸激酶（Akt）或蛋白激酶 B（PKB）结合，激活 PKB，后者进一步激活 G_1 细胞周期蛋白依赖性激酶，正性调节细胞周期进程，使细胞从 G_1 期进入 S 期，促进细胞增生。PTEN 编码的蛋白具有脂质磷酸酶的活性，可对抗 PI3K，使 PIP_3 去磷酸化，阻止 PI3K 调控的生长因子信号转导通路，降低 PIP_3 水平而使细胞停止于 G_1 期，从而诱导肿瘤细胞凋亡。Maehama 等首次发现纯化的 PTEN 能使 PIP_3 脱磷酸而转变为 PIP_2，而突变型 PTEN 则引起 PIP_3 的积聚；AKT 在调控细胞生存和凋亡中发挥关键作用，其激活可抑制凋亡信号，如使 β_1-catenin 积聚、GSK_3 磷酸化而失活，使凋亡前蛋白 BAD、caspase-9 磷酸化以抑制 BAD 与 Bcl-xl 的结合，同时上调生存信号，避免细胞凋亡的发生。

（三）*PTEN* 基因与肿瘤

PTEN 基因失活导致其抑癌功能丧失，目前的研究已经发现，基因异常可存在于胶质母细胞瘤、前列腺癌、子宫内膜癌、肾癌、卵巢癌、乳腺癌、肺癌、膀胱癌、甲状腺癌、头颈部鳞状细胞癌、黑色素瘤、淋巴瘤等多种肿瘤，*PTEN* 被认为是继 *P53* 基因后另一改变较为广泛、与肿瘤发生关系密切的抑癌基因。在肿瘤组织中通过等位基因缺失、基因突变和甲基化方式使 *PTEN* 表达减弱或消失，对肿瘤组织的负性调控作用受到抑制，*PTEN* 突变最常发生于外显子 3、5 和 8，且常发生于染

色体 10q 杂合子缺失的肿瘤，包括有错义突变、无义突变和移码突变等类型。错义突变主要集中在第 5、第 6 外显子，无义突变以第 7 外显子最多见。目前对 *PTEN* 与肿瘤发生的关系已有了初步结论，但对其确切的作用机制及作用的信号通路仍在继续研究之中。现在普遍认为 *PTEN* 的抑癌机制为通过对 FAK 的去磷酸化抑制细胞转移及浸润；通过使 PIP_3 去磷酸化，最终达到阻止细胞生长及促进细胞凋亡的目的；通过抑制 MAPK 细胞信号传导途径抑制细胞生长分化，其对肿瘤的负性调控作用主要表现在以下几个方面。

1. 抑制细胞周期 肿瘤发生与细胞周期的调控紊乱有关。细胞能否通过限制点，很大程度上取决于参与细胞周期中信号调控分子的功能状态。较多研究证实，*PTEN* 可参与细胞周期调控，致 G_0/G_1 期阻滞，阻止细胞进入 S 期。*PTEN* 诱导的细胞周期阻滞与它的脱磷酸化能力有关。研究表明，过表达 *PTEN* 能通过抑制 CDK 活性，使 *pRb* 保持去磷酸化结合 E2F 的状态，从而抑制细胞增殖。此外，*PTEN* 还能抑制 AKT，后者磷酸化糖原合成酶 3 而使其失活，活化的 GSK3 磷酸化 cyclinD1 使其降解。*PTEN* 因此抑制 cyclinD1 的积聚，促进细胞周期阻滞，从而诱导细胞凋亡。*PTEN* 具有双磷酸酯酶特性，它激活 PI3K 使 PIP_3 脱磷酸化，阻止 PI3K 调控的生长因子信号转导通路，维持细胞在正常的生长周期中的生长。有报道认为 *PTEN* 可通过从 PIP_3 上去除磷酸基团阻滞 PIP_3 通路，关闭生长信号，从而允许细胞进行自毁。相反，在肿瘤发生的过程中，*PTEN* 基因的突变或丢失可能导致 PIP_3 通路不能正常激活，使本应死亡的变异细胞无节制生长，这提示了 *PTEN* 可以控制细胞的生长和促进细胞凋亡，亦即该基因与细胞生长的负调节有关，当 *PTEN* 突变时将失去对细胞生长的负调节作用，从而可能导致发生肿瘤。Kanamori 等对子宫内膜癌的研究显示，PTEN 蛋白表达丢失组织中 AKT 水平明显升高，两者呈显著负相关。

2. 诱导细胞凋亡 *PTEN* 具有诱导细胞凋亡，使细胞对凋亡刺激敏感性增强的作用。*PTEN* 诱导细胞凋亡与其磷酸酯酶的特性有关。*PTEN* 通过信号转导通路 PI3K/AKT 脱磷酸降低 AKT 水平，AKT 能降低凋亡因子、增强抗凋亡蛋白的活性。活化的 AKT 能磷酸化 BAD，BAD 通过磷酸化 *Bcl-2* 家族而抑制凋亡，过度激活的 AKT 使细胞失去凋亡能力。有研究者通过产生内源性和外源性的过氧化氢失活细胞中 *PTEN* 的氧化性，从而提高 PIP_3 的浓度，PIP_3 激活其下游的信号分子 AKT，活化的 AKT 激活其下游的抗凋亡的信号分子，即从另一侧面证实了 *PTEN* 诱导细胞凋亡的功能。最近研究证实，*PTEN* 还可通过激活 caspase-3 和 caspase-8 诱导细胞凋亡，caspase 抑制剂 Z-VAD-fmk 和 *Bcl-2* 过表达可抑制 *PTEN* 诱导的凋亡。

3. 抑制肿瘤细胞的转移和侵袭 晚期转移癌中经常观察到 *PTEN* 基因的丢失，这可能与 *PTEN* 参与调节细胞的粘连和移动，从而负性调节肿瘤细胞的迁移和浸润有关。研究表明，*PTEN* 通过其脂质磷酸酶活性调节 FAK 和 SHC 的磷酸化来调节细胞与细胞、细胞与细胞外基质的相互作用，从而影响细胞的粘连和迁移等。其中 FAK 与细胞持续性的定向迁移有关，而 SHC 则与细胞的随机迁移有关。此外，Moon 等在血管内皮细胞中证实 *PTEN* 可能通过 NF-κB 及 AP-1 而下调 MMP-9 的表达进而抑制肿瘤的浸润与转移。一些研究者还发现，*PTEN* 通过其脂质磷酸酶的活性下调与 actin 细胞骨架调节有关的两种小 GTP 酶-RAC1 和 CDC42，从而负性调节细胞的活性。

4. 维持免疫系统稳定 免疫系统是机体的重要监护系统，失去免疫系统的稳定将会出现细胞的逃逸，有些细胞偏离正常的生长轨道而表现出恶性生长行为。所有 T 淋巴细胞特异的 *PTEN* 缺陷小鼠在 17 周龄时都发生 $CD4^+$T 细胞淋巴瘤。胸腺阴性选择被破坏，胸腺充满 T 细胞。外周血中 B 细胞与 $CD4^+$T 细胞的数量增多，$CD4^+$ T 细胞自发激活产生大量的自身抗体，T 细胞高度增殖并具有自身反应性，同时外周免疫耐受被破坏。在 B 淋巴细胞特异的 *PTEN* 缺陷的小鼠，B1 淋巴细胞的数量增多，血清自身抗体的分泌增强；脾脏中边缘区的 B2 淋巴细胞（MZB）数量增多，B 细胞拮抗凋亡，而且迁移能力增强，外周血中各种免疫球蛋白的比例失调。因此，*PTEN* 在维护免疫系统的稳定中发挥重要作用。

5. 抑制肿瘤血管 Dickerson 等发现，*PTEN* 的点状突变或者删除 C2 端结构域，可以使血管肉瘤的细胞在小范围内获得生存优势。有研究发现，如果将野生型 *PTEN* 基因导入裸鼠胶质细胞瘤，与对照组相比，其肿瘤体积缩小，血管生成较对照组明显减少，其原因可能是：*PTEN* 缺失能上调血管内皮生长因子（VEGF）介导的血管内皮细胞增殖、迁移，延长主动脉血管出芽的长度和血管生成；*PTEN* 突变后能上调 VEGF 启动子活性，增加 *VEGF* mRNA 的表达；*PTEN* 降低 AKT 的磷酸化的水平，抑制低氧诱导因子（HIF-1）的表达和活性，并降低其稳定性。HIF-1 是重要的调节因子，两者结合后能在转录水平增加 VEGF 的表达。

五、*FHIT* 基因与肿瘤

（一）*FHIT* 基因的结构特点

1996 年 Ohta 等利用外显子捕捉法在人类染色确定了 1 个新的基因。该基因编码的蛋白质与具有组氨酸三联体结构的 HIT（histidine triad）蛋白高度同源，因为该基因跨越脆性位点，故命名为脆性组氨酸三联体（fragile histidine triad，*FHIT*）。*FHIT* 基因定位于染色体 3p14.2，其 cDNA 全长 1095bp，转录产物相应约为 1.1kb 的 mRNA。*FHIT* 基因由 10 个外显子组成，外显子 5～9 组成开放阅读框架（ORF），跨越 t（3；8）易位断裂点和脆性区域 FRA3B，FRA3B 位于 *FHIT* 基因内含子 4、5 之间，在 *FHIT* 外显子 5 的两侧，跨越 200～300kb，是最常见的断裂区域。外显子 5 内含有起始密码蛋氨酸，外显子 6 中含有一个框架内的蛋氨酸密码，通常在外显子 5 缺失的情况下，细胞仍可以用外显子 6 中的蛋氨酸翻译出功能和结构不完全的 Fhit 蛋白；外显子 8 中含有编码 HIT 核心单元的密码，3′端有多聚腺苷酸共有序列和一个 poly A 尾部。起始外显子 1～3 位于 t（3；8）易位断裂处的着丝粒侧，t（3；8）易位可使 *FHIT* 基因表达受到干扰。*FHIT* 基因有以下特点：①在脆性区域端检测有很多 Alu 序列，富含 AT，可能是 DNA 复制起点；②几乎所有的外显子以 AC 序列结束，为通常所见基因剪接受体位点序列；③其内含子＞200kb，其中可能包含有特异的基因序列；④包含 FRA3B 脆性区域，外界致癌因素可能攻击此脆性区域，使 *FHIT* 异常，从而诱导了肿瘤的发生。此外，正常 *FHIT* 基因仅在 4、6、8、10 外显子有一定的多态性，其蛋白表达以肾、脑、睾丸、肝及甲状腺最为丰富，而在乳腺、骨骼肌、肺最少。

FHIT 基因产物 FHIT 蛋白在所有人类组织中均有低水平表达，弥漫分布于胞质或集中分布于核周，FHIT 蛋白具有二腺苷三磷酸（diadenosine tripho sphates，Ap3A）水解酶活性，可水解 ApnA（$n=3\sim6$）为 ADP 和 AMP，Zn^{2+} 可抑制其活性，Mn^{2+} 和 Mg^{2+} 可刺激其活性。FHIT 蛋白由 147 个氨基酸组成，分子量为 16.8kDa，分 a、β 两型，由外显子 5～9 编码产生，外显子 8 编码组氨酸三位体的结构域，认为其改变是影响 FHIT 蛋白功能的关键所在。

（二）*FHIT* 基因的生物学功能

FHIT 基因是第 1 个将脆性位点与肿瘤基因变异联系起来的抑癌基因，该基因有许多分子生物学特性与经典的抑癌基因不同，因此在早期有学者对它是否为抑癌基因提出质疑，但越来越多的研究表明，*FHIT* 基因是 1 个抑癌基因。FHIT 蛋白存在于大多数正常组织中。*FHIT* 基因的作用主要表现在：调控细胞周期、诱导细胞凋亡、维持基因组的稳定和以 *FHIT*-底物复合物为活性形式的作用。*FHIT* 基因及其基因产物的抑癌机制目前研究的还不是很清楚，很可能从如下多条途径发挥肿瘤抑制作用。

1. 调控细胞周期 研究发现，紫外线（UV）诱导的基因表达的改变可能涉及检测点的功能，提示在 UV 照射后基因表达的改变在癌症发生过程中起重要作用。认为 *FHIT* 基因具有细胞凋亡原的作用的研究，大多是用能够使 FHIT 蛋白高水平表达的含腺病毒-*FHIT* 的载体转导癌细胞来进行的。现又有报道用激素诱导的表达系统来研究在人 *FHIT* 缺失的非小细胞肺癌（non-small-cell lung cancer，NSCLC）细胞系（calu-1）中 *FHIT* 基因的置换。结果显示积累足够量的 FHIT 蛋白来使细胞增殖明显减少需要延长诱导时间。细胞周期时相分布分析表明，细胞在 G_0/G_1 期积聚，并伴随 S 期减少，而且发现 $p21^{waf1}$ 的转录上调，说明细胞周期性质的改变。Shi 等用酵母双杂交的方法筛选到了与 FHIT 蛋白相互作用的蛋白，其序列与人泛素结合酶 9（ubiquitin-conjugating enzyme，hUBC9）完全相同，它通过羧基端与 FHIT 蛋白相互作用。已知酵母的泛素结合酶 9 与 S 期及 M 期细胞周期蛋白的降解有关，因而推测 FHIT 蛋白可能通过泛素结合酶来调控细胞周期。

2. 诱导细胞凋亡 Sard 等利用 Tunel 及流式细胞仪发现，在缺乏内源性 FHIT 蛋白表达的肺癌细胞系 H460 中转入 *FHIT* 基因后，细胞的致瘤性逆转，在筛选出的稳定克隆中发现了明显的 DNA 断裂片段。流式细胞技术分析表明，这种 *FHIT* 基因转染细胞有明显的凋亡现象（凋亡率为 44%～47%，而对照 H460 仅为 15%），转染 *FHIT* 基因后，同时发现转染后 H460 细胞的 BAK 和 $p21^{waf1}$ 表达上调，Bak 蛋白表达水平比对照组增加了 2 倍，而 P53 无变化。其他学者的工作也支持 Sard 等的观点，同时他们也指出 *FHIT* 诱导的凋亡很可能是 P53 非依赖性的，BAK 及 $p21^{waf1}$ 可能参与了 *FHIT* 的功能。Ottey 等用一对 *FHIT* 阴性和 *FHIT* 阳性人肿瘤细胞克隆及从 *FHIT* $^{-/-}$ 和 *FHIT* $^{+/+}$ 小鼠建立的正常细胞系研究 *FHIT* 基因的功能。他们检测了细胞周期动力学和细胞存活性的差别，发现用丝裂霉素 C 或 UV 处理后，大部分 *FHIT* 阴性人肿瘤细胞比配对的 *FHIT* 阳性细胞存活率高，用克隆形成实验测定 *FHIT* 缺失细胞的存活率在高剂量 UV 下大约高 10 倍多；在用丝裂霉素 C 处理后 18h，*FHIT* 阳性细胞死亡数比 *FHIT* 阴性细胞多 6 倍；在用 UV 处理后 18h，*FHIT* 阳性细胞死亡数比 *FHIT* 阴性细胞多 3.5 倍；用鼠 *FHIT* $^{-/-}$ 细胞也获得了类似的结果。

FHIT 基因的表达在大多数癌症中降低，Ishii 等发现在肺癌、食管癌、胰腺癌及子宫颈癌中通过 *FHIT* 表达病毒置换 *FHIT* 可诱导肿瘤细胞凋亡。Ishii 等对 *FHIT* 与凋亡因子的研究提示，*FHIT* 诱导的凋亡需要启动 caspases-8 和 caspases-9，另外还需要 Bid 的激活，其激活顺序为 FHIT→caspases-8→caspases-9→Bid→PARP，即 FHIT 同时参与了凋亡的线粒体和 caspases-8 两条途径。所以 *FHIT* 主要是通过诱导凋亡和细胞周期俘获而抑制肿瘤细胞的增殖。随着 *FHIF* 凋亡途径研究的不断深入，将会不断发现新的接头分子或信号分子，为设计新药及临床治疗提供分子基础。

3. 维持基因组稳定 对 DNA 损伤的应答，真核细胞激活一系列的监督系统来干扰细胞周期进程以便有时间进行修复。这些监督系统被称为检测点，包括 G_1 检测点（G_1/S 期）、S 检测点（S 期）和 G_2 检测点（G_2/M 期）。目前普遍认为检测点激活促进 DNA 修复，然而过激活的检测点途径或过表达的修复蛋白可以导致细胞对多种 DNA 损伤诱导剂产生抗性，所以它们都不能对基因组的完整性有帮助，反而导致基因组的不稳定性。有研究报道，DNA 损伤后伴随过激活 ATR 途径（ataxia telangiectasia mutated and Rad3-related protein kinase）的 *FHIT* $^{-/-}$ 细胞表现出更高的基因突变率。

已有报道，缺失或减少 *FHIT* 基因表达与癌症的更进一步发展相关。缺失 *FHIT* 导致体外及体内遗传的不稳定性：在体外导致基因突变，在体内产生癌。在 *FHIT* $^{-/-}$ 细胞中过激活的检测点应答是这种细胞抗多种 DNA 损伤诱导剂的主要原因。最近研究表明，P53 的稳定性需要 FHIT，这是因为 FHIT 与 MDM2 可以相互作用，表明在 P53 调节的细胞凋亡中 FHIT 是缺失的。这些结果提示 *FHIT* 是影响细胞对 DNA 损伤应答的一种多功能蛋白质，同时 *FHIT* 在遗传稳定性方面起重要作用。

虽然 ATR 对维持 *FHIT* 基因定位的脆性位点的稳定性是关键的，但没有 *FHIT* 的细胞在离子照射后显示过激活的 ATR 途径，表现出更高的基因突变率，这提示过激活的 ATR 途径促进具有突变的细胞的存活。保持适当的检测点激活及适当的 DNA 修复基因的表达水平对基因组的稳定性是重要的。*FHIT* 对预防检测点的过激活以及修复基因的过表达可能是一种调节器，因而可以维持基因组的稳定性。

4. FHIT-底物复合物作用 大量研究分析表明了突变型 *FHIT* 的生化特性，认为 *FHIT* 是通过 FHIT-底物复合物产生抑癌作用的，FHIT 蛋白可与其底物结合形成 FHIT-底物复合物，后者可能是一种信号物质产生抑癌作用。FHIT-Ap3A 复合物可能是 FHIT 蛋白的活性形式之一，该复合物被认

为是 *FHIT* 的天然信号形式，但发挥它的抗肿瘤活性的方式仍然不清楚。

5. 其他 除上述生物学作用外，研究发现，*FHIT* 还有其他重要的作用，如 FHIT 蛋白存在与微管蛋白结合的位点，可阻止细胞有丝分裂过程，抑制细胞过度增殖，从而发挥抑癌功能；FHIT 蛋白能作用于 mRNA 帽类似物，影响重要基因 mRNA 翻译。去帽功能的丧失可能使肿瘤发生的可能性增高等。

（三）*FHIT* 基因与肿瘤

受外界因素的影响，*FHIT* 基因结构及表达易发生异常，其在肿瘤组织中的表达形式主要有基因缺失、插入、重排、甲基化及微卫星异常等。

FHIT 基因与传统的抑癌基因 *P53* 和 *Rb* 基因在肿瘤作用中均属于表现为丧失功能的抑癌基因，但 *FHIT* 基因在肿瘤组织中的异常表达主要表现为：等位基因杂合性缺失、基因部分丢失、基因插入或重排及存在相应外显子的纯合性缺失，且以一个或数个外显子的丢失为主，其中以外显子 5 异常为主，另外还发现有其他表现形式，如不同长度的片断嵌入或缺失、外显子跳跃等，但与其他传统抑癌基因 *P53* 和 *Rb* 不同的是极少发生点突变。

FHIT 蛋白表达的下调或完全缺失很常见，现已确切证明，DNA 甲基化是肿瘤抑制基因失活的重要途径，*FHIT* 基因启动子甲基化是其基因失活的重要机制之一。甲基化改变并不涉及 DNA 序列的改变，位于 5′端启动子区域的 CpG 岛发生甲基化导致转录失活，使抑癌基因不能表达，从而导致肿瘤的发生。Noguchi 等用甲基化特异性 PCR 法测定 105 个食管癌组织标本中 *FHIT* 基因 CpG 岛甲基化，同时用免疫组化染色测定其 FHIT 蛋白表达，结果发现，*FHIT* 启动子区 CpG 岛甲基化率达 69.4%，CpG 岛甲基化与 FHIT 蛋白表达缺失密切相关。Kuroki 等证实了以上的观点并发现 *FHIT* 基因异常甲基化与杂合子缺失（LOH）密切相关。

现有资料表明，微卫星可能与基因重排变异、基因表达调控、维持基因组稳定等多种生命活动有关，微卫星异常势必会造成细胞生命活动的紊乱，从而诱发肿瘤。另外，微卫星异常是错配修复的标志，微卫星异常可能使癌基因、抑癌基因及一些对细胞生长起调控作用的基因的复制错误得不到修复，从而使细胞生长失控而诱发肿瘤。Cai 等使用 21 个多态标记物揭示了 27%（13/48）胃癌病例表现出微卫星不稳定性（microsatellite instability，MSI），其中 10 例发生在 *FHIT* 基因内，说明 *FHIT* 基因的异常表达与微卫星不稳定有关。

大量研究表明，*FHIT* 基因异常与多种肿瘤的发生发展关系非常密切，尤其在和环境致癌因素密切相关的肿瘤，如胃癌、肺癌、食管癌、宫颈癌、肝癌等病变。*FHIT* 基因在其他肿瘤如乳腺癌、喉咽癌、结肠癌等方面亦证实异常表达、缺失，目前已证实，*FHIT* 在约 60 %人类肿瘤中有失活现象（不同的肿瘤类型其失活概率为 20%～100%），*FHIT* 基因的改变在人类癌症中是非常普遍的事件。

六、*ATM* 基因与肿瘤

（一）*ATM* 基因的结构特点

毛细血管扩张性共济失调综合征（ataxia-telangiectsia，AT）是一种较罕见的遗传病，研究证实，AT 患者与基因携带者存在对辐射引起的 DNA 双链断裂修复的缺陷，而出现基因组的不稳定性，表现为对辐射的高度敏感和肿瘤易发性。毛细血管扩张性共济失调突变基因（ataxia telang-iectasia-mutated gene，*ATM* 基因）是导致其发生的唯一一致病基因，是迄今为止发现的最大人类基因之一。*ATM* 基因全长约 150kb，定位于人染色体 11q22→q23，编码序列 12kb，共有 66 个外显子，外显子长度 243～634bp，第 4 外显子为第一个编码外显子，其中 1a 和 1b 为选择性剪切位点，在不同的转录中起作用。该基因的 5′和 3′端各有 1 个非翻译区（untranslated regions，UTRs）有很强的可变性，其开放阅读框（ORF）有 9168 个核苷酸，编码一个由 3056 个氨基酸残基组成的分子量约 350kDa 的蛋白质，称 ATM 蛋白。该蛋白是一种磷酸化的核蛋白，属于磷脂酰肌醇 3-激酶（PI3K）家族成员，这个家族包括 ATR、MEE1、Tell 和 RAD53，这些蛋白质为 DNA 损伤信号传导和启动细胞周期调控点所必需。该家族具有丝氨酸/苏氨酸激酶活性，可以自身调节磷酸肌醇激酶活性，还参与 MAPK 信号转导途径。上述 ATM 相关激酶有一个很重要的特征是其 C 端附近均有一个功能域，其结构与 PI3K 功能域的催化反应功能域相似。ATM 蛋白通过磷酸化不同细胞周期的不同靶蛋白来调控细胞周期关卡，在 DNA 损伤识别信号传导及修复、凋亡、染色体稳定性方面具有重要作用。

（二）ATM 基因的生物学功能

1. 激活细胞周期检查点 ATM 蛋白是一个重要的细胞周期检查点，在修复 DNA 时发挥重要作用。DNA 损伤后可以通过激活细胞周期检查点，延缓细胞周期进程，从而在 S 期 DNA 复制或染色体有丝分裂前修复受损 DNA。ATM 能检测 DNA 损伤或其他不正常的 DNA 结构，启动细胞 DNA 损伤反应信号，从而引起细胞的多种反应，如细胞周期阻滞、受损 DNA 的修复或细胞凋亡等。其信号通路有两条：一条是激活 Chk1（checkpoint kinase），Chk1 引起 CDC25 的 Ser216 磷酸化，通过抑制 CDC25 的活性抑制 M 期 CDK 的活性，使细胞周期中断；另一条是激活 Chk2 使抑癌基因 P53 被磷酸化而激活。同时，ATM 使原癌基因 Mdm2 磷酸化，使 Mdm2 无法与 P53 蛋白结合成复合物，然后 P53 作为转录因子，导致 P21 的表达，P21 抑制 G_1/S 期 CDK 的活性，从而使细胞周期阻断。细胞周期检查点可在 G_1/S 期、S 期和 G_2/M 期被激活，P53 的 15 位丝氨酸被 ATM 磷酸化致其活化而激活 G_1/S 期检查点；ATM 磷酸化 Nibrin 而活化 Nbs1/Nibrin 与 Merl1/RAD50 形成的复合物，激活 S 期检查点，G_2/M 期检查点的活化则主要与 Chk2 其 N 端 68 位苏氨酸的磷酸化有关。

2. 调控细胞凋亡 AT 中幼稚的细胞有凋亡损伤，对有 ATM（ATM 在小鼠的同源蛋白）缺陷小鼠的研究证实，ATM 在放射线辐射引起的细胞死亡中可促进凋亡，且在发育中的中枢神经系统表现得特别明显。敲除 ATM 的小鼠模型表现对放射线辐射引起凋亡的抵抗，与 P53 缺陷的小鼠相似，证实在发育中的中枢神经系统通过 ATM 和 P53 的信号传导是细胞死亡的重要决定因素。DNA 损伤后，AT 细胞缺乏 ATM 使凋亡被抑制，受损的细胞停留在中枢神经系统，继之由于基因组的损伤出现功能不全，最终导致神经系统的退行性变。

3. 调控 DNA 损伤的修复 内外环境因素如射线等可引起 DNA 链断裂、碱基改变、DNA 交联及整个或部分高级结构的变化，从而影响其生物学功能。DNA 受损时，ATM 蛋白将被激活并磷酸化多种蛋白，并通过以下几种参与 DNA 损伤修复：ATM 可使 BRCA1 的多个位点磷酸化；ATM 其后的靶 Chk2 也可在 BRCA1 与其分离后，磷酸化其 988 位的 Ser 而激活 BRCA1；通过使与 BRCA1 结合并抑制其功能的 CtBP 作用蛋白（CtBP interacting protein，CtIP）的磷酸化，使其从 BRCA1 释放并使后者活化；ATM 经其后方的靶 c-Abl 调整 RAD51 的活性。ATM 通过激活与 DNA 修复相关的 BRCA1 和 RAD51 调控 DNA 损伤的修复。此外，ATM 蛋白在 DNA 双链损伤引起的细胞周期阻滞、细胞凋亡及 DNA 修复的信号级联转导通路中都起到关键性的作用。

（三）ATM 基因与肿瘤

1. ATM 基因突变易患肿瘤 癌基因的形成与基因稳定性正常控制的失调有关，对 DNA 的损伤监视和修复保证了基因的稳定性。ATM 蛋白通过调整细胞周期的进程保持基因的稳定，对维持染色体的稳定性起到重要作用。ATM 缺陷或 AT 杂合子的细胞，ATM 蛋白功能和结构发生改变，致使对 DNA 损伤的监视作用减弱、细胞周期检测点和 DNA 损伤修复异常、凋亡敏感性增加、染色体不稳定及辐射敏感，未经修复的 DNA 损伤和突变的积聚很容易随细胞分裂而传入子代细胞，最终导致肿瘤的发生。因此，AT 患者及携带者癌症发生率明显高于正常人。到目前为止，在 AT 患者中已发现了许多种突变，突变形式有错义突变、无义突变、剪切位点突变、同义突变等，其中仅 1%的突变相同，绝大多数为复合性杂合突变。ATM 基因突变位点可见于整个 ATM 基因，无突变热点，其中大多数突变会造成 ATM 基因的截短或大片段缺失，从而导致 ATM 蛋白的失活。ATM 缺乏引起的肿瘤易感性增加可能是由于细胞周期检测点和 DNA 修复 2 个过程均有缺陷的联合作用所致，在 DNA 损伤修复通路中，ATM 通过细胞周期捕获和激活 DNA 修复的相关基因而起作用。对引起 DNA 双股链断裂的因素，AT 细胞的敏感度较正常细胞高 3～4 倍，其部分原因可能就是因为外界因素引起 DNA 损伤后，由于修复功能不全，而有较多持续存在的 DNA 双链断裂。

2. AT 患者易发生淋巴样恶性肿瘤　在正常淋巴细胞的发育过程中，B 细胞和 T 细胞分别要经过 Ig 重链基因及 TCR 基因的重排，以形成 IgA、IgE、IgG 和 α/βTCR 重链。此重排现象主要发生于细胞周期关卡，当淋巴细胞发生基因重排时，DNA 双链发生断裂，此时细胞将激活细胞周期关卡而使细胞停止于某一细胞周期从而进行基因重排，并对受损 DNA 进行修复，使淋巴细胞顺利完成基因重排。而当 ATM 发生突变时，细胞则丧失细胞周期关卡和 DNA 受损后修复功能，当 TCR 和 IgH 重排重组未完成时，细胞即匆匆通过 G_2/M 关卡直接进入分裂期，从而产生许多游离的 DNA 末端，这些游离末端易造成异常基因重组和染色体易位，最终造成淋巴细胞的癌变。在白种人和非洲裔的美国人中，AT 患者发生淋巴系肿瘤的频率为正常人群的 250～750 倍；而发生白血病的频率比正常人群高 70 倍。绝大部分 ATM 基因的改变引起的癌症属于淋巴样恶性肿瘤，包括 B 细胞、T 细胞、慢性淋巴瘤（NHL）和其他一些类型白血病，T 细胞幼淋巴细胞性白血病和 B 细胞性慢性淋巴细胞性白血病常伴有 ATM 的突变，这些突变绝大多数发生在 PI3K 功能域，缺乏 PI3K 功能域的突变 ATM 多肽可能被过度表达，增加了正常细胞的基因不稳定性，故癌基因发生倾向和肿瘤发生危险因素均较高。淋巴系统肿瘤常有 ATM 基因所在的染色体 11q22→q23 区域的缺失。在淋巴系白血病中，还发现 P53 基因可以不通过本身的突变，而是通过其上游调节基因 ATM 的突变致功能丧失。说明 ATM 基因突变可作为 P53 蛋白失功能的一个替代途径。AT 淋巴细胞核的基因重排也会激发其凋亡，从而使正在进行免疫球蛋白同型转换和 TCR 重组的淋巴细胞发生凋亡。这也能解释为什么 AT 患者常发生免疫缺陷，表现为免疫球蛋白选择性缺失和 T 细胞 α/β TCR 缺乏。

3. ATM 基因改变易患非淋巴样恶性肿瘤　ATM 基因作为抑癌基因在癌症的发病机制中起到重要作用，因为在一些上皮样恶性肿瘤如乳腺癌，卵巢癌和宫颈癌中，ATM 基因所在的 11q23.1 的杂合性缺失率极高。而许多与细胞周期检测点有关的基因突变所引起的疾病均有肿瘤易感性，有文献报道，ATM 是继 BRAC1/2 之后与乳腺癌有较高相关性的基因。乳腺癌相关基因的蛋白产物 BRCA1、BRCA2 及与其相关的 RDA51 蛋白均与细胞周期检查点功能有关。ATM 直接参与乳腺癌基因 BRCA1 和 BRCA2 的调控，同时发现 ATM 蛋白某些氨基酸变化与乳腺癌发病特异性相关。ATM 突变等位基因细胞内 P53 的磷酸化和稳定性均降低，造成 G_1/S 期检测点和 DNA 损伤诱导的 BRCA1 磷酸化缺陷。有学者对 25 例实体瘤细胞系作了 ATM 突变分析，结果表明，ATM 在结肠癌的发病机理中起一定作用，且其内含子的突变会间接影响 ATM 的功能和蛋白表达。而对于 ATM 在髓性白血病中发病机制中的作用，有关研究还很少见到报道，其是否在非淋巴细胞白血病的发病中起作用还有待于进一步研究。

七、APC 基因与肿瘤

（一）APC 基因的结构特点

APC 基因克隆自腺瘤性多发性息肉病（adenomatous polyposis coli，APC），位于染色体 5q21。其 cDNA 克隆系列分析显示为一 8535bp 生成的开放阅读框架，共有 21 个外显子，第 15 外显子最大，为 6571bp，占该基因编码区的 75%以上该阅读架 5′端含有一个甲硫氨酸密码子，其上游 9bp 处有一框内终止密码子，3′端有数个框内终止密码子。密码子第 1286～1513 号之间的 10%左右的编码区集中了约 65%体细胞的突变，被称为"突变密集区"（mutation cluster region，MCR），MCR

位于第 15 外显子内。

APC 基因编码一个 2843 个氨基酸组成的蛋白，即 APC 蛋白，分子量为 300kDa，存在于多种表皮细胞中，是胞质蛋白。APC 蛋白有多个功能区，分别与不同的蛋白相互作用，参与不同的功能调节。在 APC 蛋白的 N 端，有一系列能介导蛋白与蛋白相互作用的螺旋-螺旋（coiled-coil）结构。APC 蛋白的寡聚区不仅介导 APC 蛋白的同源二聚体的形成，还能介导突变蛋白与野生型蛋白形成混合寡聚体。中间部分包含七价重复（heptad repeat）、Arm 重复（Armadillo repeat）、磷酸化位点和 β-catenin 结合部位。APC 蛋白 C 端包含可降解 β-catenin 的部位和结合细胞骨架微管的部位。C 端大约 200 个氨基酸区段富含精氨酸、赖氨酸和脯氨酸，是结合微管蛋白细胞骨架的位点。表皮细胞的体外瞬时表达实验显示，APC 的这个区段不仅能与微管及 tubulin 结合蛋白 EB1 相互作用，还能介导 tubulin 聚合。与结肠癌相关的 APC 突变体都表现出这一区段的缺失。

此外，还包含有抑癌基因的位点。APC 蛋白通过与不同蛋白（EB1、HDLG 和 PTP-BL）的结合在细胞周期进程和细胞生长调控中起作用。Kinzler 等研究表明，APC 蛋白与 M3 毒蕈样乙酰胆碱样受体（mAchR）有同源序列，Bourne 认为该序列跟正常 APC 蛋白抑制细胞过度增殖有关。另外，APC 蛋白既有核输出信号，又有核输入信号，说明 APC 是一个穿梭在胞质和胞核的重要信号蛋白。

（二）APC 基因的生物学功能

1. APC 基因与 Wnt 信号通路 APC 基因是一个抑癌基因，调节细胞生长和自身稳定，在许多组织中均有表达。它直接参与了 Wnt 的信号传导途径，Wnt 信号通路是决定细胞命运，在细胞增殖、分化、发育及肿瘤发生等方面起重要作用的通路。当 Wnt 信号不存在时，糖原合成酶激酶 3β（GSK-3β）可磷酸化 APC 和 β-catenin，Axin 能与 APC 结合促进这一作用。β-catenin 被磷酸化后便成为蛋白酶体的靶物，从而导致 β-catenin 的降解。蛋白酶体介导的 β-catenin 的降解有赖于 APC 蛋白与 β-catenin 的直接相互作用。而 Wnt 信号通过激活其受体 frizzled，导致 disheveled 蛋白的磷酸化，抑制 GSK-3β 的活性。因此，Wnt 信号能够导致 β-catenin 的累积，β-catenin 从胞质转移至核内，与 HMB 家族中的 Tcf/Lef 转录因子结合并形成 β-catenin-Tcf/Lef 转录因子复合体，后者可调节包括 c-myc 基因在内的靶基因转录，促进细胞增殖。这种 β-catenin 与 c-Myc 活化的联系为肠上皮细胞 APC 丢失如何导致细胞恶变提供了一种模式，即失活的 APC 不能使 β-catenin 的降解，导致游离 β-catenin 浓集，从而使 Tcf/Lef 激活引起如 c-myc 基因异常转录最终产生癌变。当 APC 不存在时或下调 β-catenin 的功能区突变缺失后，Wnt 的靶基因如癌基因 c-myc 等被激活，这是 APC 突变导致细胞不正常增殖和结肠息肉的最初机制。

2. APC 基因与细胞增殖 细胞癌变通常与细胞增殖增强和（或）细胞凋亡减弱有关，APC 抑制细胞增殖已被多组 Heinert 等报道，APC 能够通过调节 β-catenin/TCF 而将细胞阻滞在 G_1 期，进而抑制细胞增殖，而癌基因 c-Myc 和细胞周期调节子 cyclinDl 是 β-catenin/TCF 复合物的两个直接靶基因，二者都能通过影响 pRB 的活性而参与细胞周期 G_1 到 S 期的转换。Hteinez 等还证明，APC 能通过抑制 pRB 的磷酸化，降低 cyclinDl 的水平。APC 具有多个细胞周期素依赖性激酶（CDK）的共同位点，本身也是这些酶的作用底物。培养的组织细胞 APC 过表达可致细胞周期受阻，突变型 APC 的这一作用减弱，CDK 的过表达可使其阻碍作用消除。Heinen 等将野生型 APC 导入突变型 APC 细胞以观察 APC 对细胞周期的影响，发现大多数结肠肿瘤因 APC 突变失去了对 G_1/S 进程的控制作用。因在不同细胞周期细胞的 APC 磷酸化并无差别，所以 APC 与 CDK 介导的细胞周期调节的关系尚不清楚。有初步证据显示与 β-catenin 结合并介导其降解的 APC 结构区参与细胞凋亡的调节，因此可以推测 APC 对细胞凋亡起间接调节作用。

3. APC 基因与细胞迁移和细胞黏附 在体外 APC 蛋白可与微管结合引起微管装配。研究发现，APC 可能参与调节微管的功能。体外培养细胞中高表达时，APC 能够与微管结合，由于 APC 与微管束末端有共定位，因此，APC 有可能通过稳定膜突出部位的微管末端的生长而调节细胞的迁移。膜的突出在细胞迁移中起重要作用，一般认为微管能够稳定这些细胞过程。Nathke 等进一步研究发现，在培养的肾细胞中，内源性 APC 定位在浆膜的称为"puncta"的特殊结构中，常靠近迁移细胞膜的突出边缘，微管束常终止在 puncta 结构。对迁移性细胞 MDCK 的研究发现，在这些细胞中，β-catenin 虽能与 APC 结合，但只有小部分野生型 β-catenin 与 APC 共定位在微管结合的 puncta 结构内，而 N 端缺失的 β-catenin 突变体却能强烈地与 APC 共定位在微管结合的 puncta 结构中。在家族性结肠腺瘤息肉病（FAP）患者，APC 突变通常引起包含微管结合位点的 C 端区缺失，这种突变的 APC 蛋白不能与微管结合而影响微管的稳定，就可能破坏肠黏膜上皮细胞的迁移，使他们在增殖性环境中的停留时间延长，增加他们与出现在肠腔中毒物接触的时间，接受异常的增殖信号引起息肉的异常增生。而与肠腔中毒物接触的时间增加可导致突变积累而发生变异，在最后阶段 β-catenin 池中游离 β-catenin 不断增加，突变 APC 不能对其进行调节，以致 Tcf/Lef 激活转录引起恶变；含 APC 的细胞中发现 β-catenin 的去降解形式（non-degradable form）存在，能产生这种 β-catenin 的细胞不能正常迁移。因而推测去降解的 β-catenin 与 APC 结合形成稳定的复合体可减弱 APC 与微管的相互作用，抑制稳定的细胞突出形成。但 β-catenin 是否调节 APC 与微管的相互作用尚有待于体外进一步分析证实。

4. APC 基因与染色体稳定性　遗传不稳定是肿瘤的基本特性之一，研究发现，在 APC 缺失的小鼠细胞中有两种类型的染色体异常：染色体数量的异常及染色体断裂和重组导致的结构异常。细胞化学研究发现，APC 定位在中期染色体的着丝粒上。这可能是 APC 与 EB1 结合的结果，EB1 是 EB/RP 家族成员之一，与有丝分裂纺锤体的细胞骨架微管有关，在细胞周期纺锤体的形成中起重要作用。在酵母中，EB1 的突变能导致间期微管组织和纺锤体组织的缺陷。APC 与 EB1 的结合可能是 APC 参与有丝分裂纺锤体作用的途径之一。APC 在有丝分裂中有双重作用：一是保证有丝分裂纺锤体正确地连到有丝分裂染色体的着丝点部位；二是通过与 tubulin 和中心体的相互作用调节中心体的复制。APC 突变细胞可形成大量与着丝点无效结合的有丝分裂纺锤体，这些细胞含有异常数目的染色体。据此认为，APC 可能在基因组的稳定中发挥作用。另外，APC 缺失突变的细胞中有超数量的中心体，使得细胞内有多极纺锤体，向多个方向拉动着丝粒，最终导致染色体的断裂。

（三）APC 基因与肿瘤

对于 APC 基因在结、直肠癌发生中的作用研究较多，将近 80% 的结、直肠癌有 APC 基因突变，目前普遍认为家族性腺瘤性息肉病（FAP）的发生与 APC 基因突变有着直接关系。APC 突变主要形式有点突变和移码突变，点突变大多数为 C→T 的转变，且大部分集中在 CpG 和 CpA 位点上。APC 基因突变的位置主要集中在第 15 外显子的 5′ 端，大部分 APC 基因突变属于可产生截短蛋白的移码突变（68%）或无义突变（30%），主要分布在编码序列区前 1/2；胚系突变散布于基因的 5′ 端，以 1061 和 1309 为相对热点，而体细胞突变则相对集中于 1286～1513 之间的"突变密集区"（MCR），以 1309 和 1450 为相对热点。当 APC 基因突变发生于 1250～1464 密码子间时，结、直肠息肉发生概率较高，且因结直肠癌而致的死亡也较早。几乎所有 APC 基因突变都会造成终止密码子形成，导致蛋白翻译的提前终止，从而使其作为肿瘤抑制基因的作用失活。APC 基因 3′ 末端极少发生突变。APC 基因在结肠癌的发生中起到主要的启动和促进作用。对于肿瘤的发生，单独 APC 基因突变只起到起始作用，APC 突变的小腺瘤不会发展成大的腺瘤和具侵袭性的癌症。APC 基因的失活及由此激活的 Wnt 信号都能诱导染色体不稳定（CIN），加速从腺瘤到肿瘤的进程。APC 基因的遗传性突变造成的结肠癌只占所有结肠癌的 0.5%，大多数偶发性结肠癌中是 APC 基因的体细胞突变，体细胞突变的性质和位置与遗传性突变类似。据报道，不管大小和组织病理学特征，70%～75% 的结肠癌肿瘤中发生 APC 等位基因的体细胞突变。结、直肠癌为恶性肿瘤的研究提供了一个理想的模型，而 APC 基因被认为是结肠上皮增殖中唯一的看门基因，APC 基因突变是结肠腺瘤癌变的早期分子事件，在正常黏膜组织向癌组织转化过程中起关键作用，是一个重要的抑癌基因。但 *APC* 基因突变在生化水平的功能改变、*APC* 基因如何发挥看门作用还不十分清楚，特别是肿瘤形成的早期阶段许多细节上的问题尚未阐明。

因此，正确认识 *APC* 基因的作用、其突变所产生的影响及准确检测 *APC* 基因的突变、更加深入研究 *APC* 基因的结构和功能的关系、作用机制及其与其他相关基因的相互作用，将有益于进一步从分子水平研究肿瘤的发病机制。

第三节　抑癌基因与肿瘤的检测及治疗

一、*Rb* 基因

最近研究表明，在前列腺上皮细胞中，Rb/E2F4 及细胞周期抑制元件 CDE 等参与的转录抑制机制快速下调 *Survivin* 的表达，从而控制肿瘤的进程及肿瘤细胞对化学治疗的抗性。Kinkade 等用 RRD-251 进行动物体内实验，结果 *Rb* 功能正常的肿瘤生长被抑制，伴随着血管生成的抑制、增殖的抑制、*Rb* 磷酸化水平的降低及 Rb/Raf-1 的抑制。因此选择性的与 Rb/Raf-1 相互作用为靶点是发展新的化疗药物的一个方向，对以 *Rb* 基因为代表的抑癌基因开展深入的功能研究是平行于"肿瘤基因组"的一大研究领域，也是整个"后基因组计划"的重要组成部分。它的贡献不仅在于认识肿瘤本身，更是分子生物学领域的重要研究内容。

二、*P53* 基因

近年来，有关 *P53* 基因与肿瘤基因治疗成为研究的焦点。目前采用最多的使用腺病毒作为载体，将正常的野生型 *P53* 基因导入肿瘤细胞替代突变的 *P53* 基因。大量的研究表明，腺病毒介导的 *P53* 基因转染后，能有效地控制肿瘤细胞生长或引起凋亡。将外源 *wtP53* 基因导入 *P53* 功能失活的肺癌细胞，可以对其进行遗传修饰，抑制其恶性增殖从而产生治疗效应，但不会影响正常细胞的生长。腺病毒可以感染的宿主细胞范围很宽，其介导的 *P53* 基因治疗已广泛开展，包括肺癌、膀胱癌、乳腺癌、结肠癌、卵巢癌、前列腺癌等。同时非病毒载体脂质体也被认为是一种极具潜力的治疗载体。此外，还有利用基因枪将外源 *P53* 基因介导入癌细胞，发挥其抑癌功能，抑制转染细胞的恶性生长。基因枪技术（gene gun technology）又称微粒轰击技术，是将外源质粒 DNA 包裹在直径为 $1 \sim 5\mu m$ 的金颗粒或钨粉中，利用高压氦气作为动力，对靶细胞进行轰击，使其穿透细胞壁，将目的基因导入，从而达到基因转染效果的方法。

在众多肿瘤抑癌基因里，目前只有对 *P53* 的认识较为深入，只有 *P53* 基因的替代治疗已经进入临床试验阶段。β-淀粉样前体蛋白（APP）的表达在 Alzheimer 病中起着重要的作用，最近发现在成神经瘤细胞中 *P53* 调节 APP 基因的表达，外源性 *P53* 的瞬时过表达及内源性 *P53* 的激活均能导致细胞内 APP 水平的降低，研究发现，*P53* 抑制 APP 启动子活性，而显性负效应 *P53* 突变体的表达能增加 APP 启动子的转录活性。Humar 等的研究提出抗突变型 *P53* 的 DNA 疫苗能诱导特异的适应性免疫应答反应，能抗肿瘤的生长及转移灶的形成，因此具有抗肿瘤的活性。随着分子遗传学研究的不断深入和飞速发展，对 *P53* 抑癌机制和肿瘤基因治疗的研究必将取得新的突破，为人类攻克癌症开拓更为广阔的前景。

三、*PTEN* 基因

PTEN 基因作为第一个具有磷酸酶活性的抑癌基因，因其独特的作用途径而备受关注，其与肿瘤的发生、发展及预后密切相关。Mutter 等检测了 132 例子宫内膜组织，包括正常增生期、复合型增生和子宫内膜癌（EIN），其 PTEN 蛋白失表达率分别为 42%、56% 和 63%，提示 PTEN 蛋白表达可以作为检测子宫内膜癌前病变的一种方法，为其早期诊断提供一个参考指标。已有许多学者就

PTEN 基因转染对肿瘤生长的抑制作用进行了广泛研究。目前已将 *PTEN* 基因转染神经胶质瘤、卵巢癌、子宫内膜癌、甲状腺癌和乳腺癌细胞株，显示出不同的抑癌效应，有的仅为周期阻滞或凋亡，有的则为周期阻滞和凋亡兼而有之。总之，*PTEN* 在国内外的肿瘤基础研究中已成为研究热点，但迄今为止，尚无人体组织中应用 *PTEN* 为靶基因的治疗研究报告，这些均有待于进一步深入研究。目前已经证明，*PTEN* 基因转染确实可抑制某些肿瘤生长，展现了对有 *PTEN* 突变的肿瘤以 *PTEN* 为靶标的基因治疗的良好前景。

四、*FHIT* 基因

随着对 *FHIT* 基因的生理功能及其失活而导致细胞生长、分化及侵袭等生物学行为改变机制的深入了解，学者们对 *FHIT* 基因用做基因治疗工具的价值进行了探讨。目前，虽然 *FHIT* 基因作为抑癌基因在多种肿瘤的研究中已被证实，如 Ishii 等将携带 *FHIT* 基因的病毒载体转导入食管癌细胞系，结果显示 *FHIT* 基因载体转导后能抑制食管癌细胞的生长；国外应用 DNA 甲基化转移酶（DNMTs）抑制剂的研究结果显示，通过重新激活靶基因来发挥一定的抗肿瘤作用。这些研究表明，利用 *FHIT* 基因的转导很可能对临床上癌症的治疗有益。*FHIT* 基因的缺失是肿瘤发生的一个重要因素，且与肿瘤的病理分期、淋巴转移等相关，但也有少数研究出现了不同的结论。所以进一步研究 *FHIT* 基因在肿瘤发生中的作用及其与肿瘤病理的相关性，有助于设计新的药物和有效的治疗方法。

由于在肿瘤组织与正常组织中 *FHIT* 基因的甲基化程度不同，可以通过 *FHIT* 基因超甲基化分析来区分肿瘤与正常组织，因此 *FHIT* 基因可以作为检测癌症的生物标志物，*FHIT* 基因的检测在不同恶性肿瘤的诊断、治疗、预后判断具有临床意义，围绕 *FHIT* 基因的各种基因检测、干预方法有望在肿瘤的诊疗中发挥作用，不仅能对有 *FHIT* 基因异常的肿瘤进行治疗，还能治疗有 *FHIT* 基因异常的癌前病变，从而找到一种有效的预防一些常见肿瘤的方法。这些对肿瘤的发生发展、预后及治疗无疑具有重要的临床意义和广阔的应用前景。可以相信，彻底阐明 *FHIT* 基因的分子作用机制，可以为探索恶性肿瘤的发生、发展机制提供新的思路，也将为恶性肿瘤的基因治疗提供新的策略。

五、*ATM* 基因

ATM 基因已被认为是细胞对 DNA 损伤反应的中枢调控因子，*ATM* 基因激酶抑制剂能中断 *ATM* 依赖性检测点通路，从而提高肿瘤细胞放射敏感性，应用 ATM 激酶抑制剂可以增加其放射敏感性的目的。对 *ATM* 基因的研究，将有助于揭示肿瘤的发生机制，解决肿瘤放疗的辐射抗性，增加放射敏感性，提高肿瘤治疗效果，特别是放疗增敏剂有着广阔的临床应用前景。

电离辐射的重要靶分子是 DNA。在射线作用下，DNA 碱基的损伤或脱落改变了遗传密码，引起基因点突变，经转录和翻译后形成功能异常的蛋白质和酶，并可引起细胞突变或癌变。DNA 结构的辐射损伤在细胞的致突变、致癌机制中起着重要作用，DNA 损伤和修复的规律在肿瘤治疗方面具有重要的应用价值。在细胞受到放射线照射后，可引起 ATM 激酶的活性改变，从而导致多种下游蛋白的磷酸化。从而降低 DNA 修复的程度，提示 DNA 修复缺陷是 ATM 细胞放射敏感性增加的原因。如果有选择地加重肿瘤细胞的 DNA 损伤，抑制其修复，可以增强其放疗的效果，即达到放疗增敏的目的。

除 DNA 外，细胞膜（特别是核膜）也是射线作用的主要靶点，其辐射效应是引起细胞一系列生理生化变化的关键。*ATM* 基因被证实具有明确的辐射保护作用，通过去除 *ATM* 基因及其抗保护作用可提高放射敏感性。在放射线辐照后其 DNA 双链断裂的再结合减慢，引起放射敏感性的增加，如果能抑制 *ATM* 基因功能，调控 DNA 损伤修复及细胞周期变化，即可达到有效地辐射增敏作用。ATM 蛋白激酶的活性改变引起 DNA 修复进程的中断是导致放射高敏感性的重要原因。ATM 激酶阻滞剂能有效地提高肿瘤细胞的放射敏感性，一些小分子抑制剂可抑制 *ATM* 中的放射敏感性相关酶的活性，导致细胞循环检测点缺失，从而提高肿瘤细胞的放射敏感性。咖啡因、沃特曼宁类药物和小分子抑制剂甲基黄嘌呤等作为放射治疗增敏剂可发挥作用，都与选择性抑制 *ATM* 蛋白活性有关，UCN-01 具有抑制 Chk1 激酶的活性，作用于 *ATM* 下游的 DNA 损伤检测点通路，从而达到增敏作用。

虽然目前国内尚少见对 *ATM* 与肿瘤关系的系统研究，亦无对我国 *ATM* 家族的系统调查报道。但 *ATM* 基因在细胞周期中的调控作用及 *ATM* 与肿瘤发生的关系已引起人们对其的极大兴趣，*ATM* 基因转染肿瘤细胞以增加其细胞放射敏感性的实验证实，采用 *ATM* 的基因治疗策略可能使某些肿瘤的放射治疗取得突破性的进展。对其的深入研究也将揭示 *ATM* 基因与肿瘤发生的关系，为肿瘤的防治提供全新的视点与思路。

（高　涵）

第四章　细胞信号转导与肿瘤

　　细胞信号转导（cell signal transduction，CST）是多细胞生物适应环境、调节代谢生命活动的最基本且极其重要的方式，内外环境与细胞、细胞与细胞之间的细胞通信是生物体存活、生长、分化及执行正常功能的需要。细胞间信号转导的过程是细胞外信息分子通过与靶细胞膜上或细胞内的受体结合，将胞外信号转变为胞内信号，经过一系列的级联反应，从而使细胞对外界信号做出相应应答。细胞信号转导通路的阐明及癌基因和抑癌基因的发现，显著促进和完善了人们对肿瘤发生机制的认识。

　　肿瘤的发生在于来自细胞内外多种信号（生长因子、细胞因子、激素等），引发细胞的失控生长增殖，以上信号分子作为配体与受体结合后，会通过不同的途径将信号传递，最终到达细胞核参与靶基因转录的调节，实际上大部分癌基因和抑癌基因的产物都是细胞信号转导系统的组成成分，在细胞恶变过程中，常伴随着多个原癌基因的突变，其结果是导致细胞信号转导的异常，最终导致肿瘤的发生。研究 CST 通路及与肿瘤相关的 CST 对更进一步揭示肿瘤的本质和肿瘤的分子靶向治疗等方面均具有重要意义。

第一节　基　础　知　识

一、细胞信号转导意义及其特点

　　对内部和外部刺激的反应能力是活细胞的关键所在，细胞信号转导又称细胞通信（cell communication），简言之即细胞感受、传递内外环境刺激信号，调节细胞反应、产生生物效应的生物过程。当信号通路彼此相互作用时，它们形成生命系统中复杂的、相互联系的信息交流网络系统，其允许细胞应答被协调，在分子水平上，这样的反应包括基因的转录或翻译的改变、蛋白质的翻译和构象改变以及它们的位置的改变，既可对靶细胞形态结构、生存状态等方面产生影响，又可共同对机体的新陈代谢、生长发育、基因表达进行调节，维持内、外环境的稳定，生物体的物质和能量代谢要适应外界环境的变化。人类等多细胞生物的各器官、组织和细胞常要相互影响和协调，不断进行信息交流，从而将各种物质浓度严格控制在一定的范围内，也将细胞代谢率控制在完成生物学功能所需的最适水平。细胞信号转导相关理论指出，机体除物质和能量代谢的分子途径和网络之外，还存在对二者进行调控的信息流或细胞通信网络，这不仅加深了对生、长、病、老等生命现象的理解，也对肿瘤、肢端肥大症和巨人症、重症肌无力、帕金森病等多种疾病的分子机制进行更深入的阐述。

　　动态演进（连续性）、开放性、网络化及其效应的复杂性是细胞信号转导体系的最主要的特征：细胞信号转导体系与物质和能量交换相互联系和影响，因此该连续变化的生物学过程所构成的复杂生物网络系统具有其"开放性"特点，此外信号转导途径具有级联放大效应（信号增益），使得一个信号分子可以产生涉及数百至数百万分子的响应，原初的信号在经过级联传递过程后，可以引起生物体内十分明显的生物效应和变化，使生命活动受到严格调控；系统对刺激产生的生物效应通常是复杂多样的，并且它不与信号的强度成比例，有时很少的信号可能导致明显的效应，而有时较多信号刺激只能产生微弱效应；信号转导是随时间演进的动态过程，而传导途径之间的"网络化"连接实现了整个机体完成复杂的生物学行为调控，例如，每个神经元本身服从几个简单的规则（每个神经元在动作电位方面的活动可以由两个状态表示：开或关），而其大量的互动，能够产生或调控记忆、学习、想象力或创造力等复杂的行为。

二、细胞信号传递的方式

（一）接触依赖型通讯

信息传递依赖细胞间的直接接触,通过锚着于胞膜上的信号分子与相邻靶细胞表面受体接触相互识别结合,例如,膜抗原提呈分子被免疫细胞识别等生命活动依赖此种细胞间的相互识别及黏合,该种通讯方式对受精卵形成、胚胎分化等发育过程具有重要意义（图4-1A）。

（二）间隙连接通讯

间隙连接型细胞间通讯的特点是信号转导的细胞之间的接触通过一些特殊通道如缝隙连接、胞间连丝等进行（而非质膜表面分子间相互结合、识别）,该通讯方式参与细胞功能调节,在动作电位传导、代谢调节、细胞增殖、胚胎发育、炎症和组织修复等生理病理过程中起重要作用（图4-1B）。

（三）化学信号分子介导的信号通讯

是细胞间通讯的最主要的方式,指相隔一定距离的细胞之间,通过分泌化学信号分子进行的细胞跨膜信号转导,化学信号产生后通过体液、血液等传输后到达靶细胞,完成细胞间通讯,此类信号通讯又可分为以下几类:

1. 内分泌型通讯　信号分子为激素（性激素、胰岛素、甲状腺素、肾上腺素等）,由特殊分化的内分泌细胞分泌,通过血液循环到达靶细胞,作用距离最远,大多数作用时间较长（图4-1C）。

2. 旁分泌型通讯　化学信号（生长因子、前列腺素等局部化学介质）由体内某些普通细胞分泌,不进入血液循环进行运输,而是通过体液扩散作用到达附近的靶细胞,一般作用时间较短（图4-1D）。

3. 自分泌型通讯　细胞间信息物质（如细胞因子等）释放至周围后,能对同种细胞或分泌细胞自我起调节作用,称自分泌型通讯（图4-1E）。

4. 突触型通讯　神经递质（乙酰胆碱、去甲肾上腺素等）以此种方式进行细胞间信息传递,突触分泌信号由神经元细胞释放至突触间隙,到达下一个神经元细胞,信息传递迅速,作用时间短（图4-1F）。

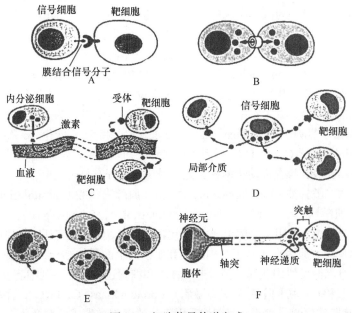

图4-1　细胞信号传递方式

三、细胞信号转导途径基本组成

细胞信号转导途径是由相互作用的对象构成的,如图4-2所示,细胞通信和信号转导的大体过

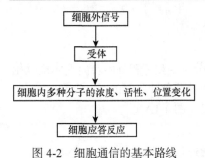

图 4-2 细胞通信的基本路线

程为特定细胞释放信息物质→信息物质到达靶细胞，信息物质与受体特异性结合→启动细胞内信使系统即多种分子的浓度、活性、位置变化→靶细胞应答产生生物学效应。

（一）信号分子

当内外环境改变时，生物细胞既要迅速对刺激做出适应性反应，又要适可而止，因此作为整个转导途径的有效信号，信号分子一般具有分子量较小、易于移动、特异、高效、产生和灭活速度快及发挥作用具有复杂性和时效性等主要特点。信号分子分类如下所示。

1. 细胞外信息分子（第一信使） 信号分子的化学结构不同，有蛋白质或多肽、胆碱类、核苷酸、气体分子、单胺类、胆固醇衍生物等，根据其溶解性不同，通常将细胞外信息分子分为以下几种：①亲水性信号分子即水溶性信号分子，如生物活性肽、神经递质、趋化因子、细胞因子等，由于无法透过细胞膜的脂质双分子层，只能与靶细胞表面受体结合，再经一系列转导机制，引起靶细胞的应答；②亲脂性信号分子即脂溶性信号分子，主要代表有类固醇激素、前列腺素、维生素 A、D 等，此类信号分子疏水性强，故可穿过细胞膜屏障而与细胞质/核内受体特异性辨认、结合，进而调控基因表达；而 NO、CO、H_2S 等气体分子在 20 世纪 80 年代后期被证实也可作为重要的信号分子和效应分子，在生理浓度下参与体内众多的生命活动。

2. 细胞内信息分子 细胞内信息分子负责在细胞内传递和转换细胞调控信息，第二信使（second messengers）最早由美国学者 F.W.Sutherland 于 1965 年提出，在外源信号的影响下第二信使的浓度或分布（主要是浓度）快速发生改变，进而在细胞内继续转导信号，作为第二信使的小分子在胞内有确定的靶分子（可以是多个），阻断其变化则可使细胞对第一信使的反应受到抑制，另外第二信使通常不位于能量代谢途径的中心，常见的第二信使有下述几种：

（1）环核苷酸如 cAMP、cGMP，现已证实多种多肽激素能引起机体的生理反应都是通过在信号转导过程中影响了 cAMP 的浓度实现的，cAMP 的产生和灭活分别由腺苷酸环化酶（adenylyl cyclase，AC）和磷酸二酯酶（phosphodiesterase，PDE）催化，其作用是将下游的靶蛋白包括蛋白质激酶 A（protein kinase A，PKA）、Epac（一种 cAMP 激活的交换蛋白）、环核苷酸门控离子通道（cyclic nucleotidse gated ion channels，CNGC）及 cAMP 应答元件结合蛋白质（cAMP response element binding protein，CREB）磷酸化，从而实现对糖原代谢、神经突触传递、基因表达等生命活动的调控；cGMP 在动物、微生物中广泛存在，其浓度 cAMP 低，为 $10^{-14} \sim 10^{-13}$mmol/l，cGMP 的产生和灭活分别由鸟苷酸环化酶（guanylate cyclase，GC）和 PDE 催化，cGMP 水平增高可激活蛋白激酶 G（protein kinase G，PKG），后者可使多种底物磷酸化，影响血小板活性、平滑肌收缩等生理功能，此外，cGMP 与脊椎动物的视觉光信号传递过程有关。

（2）脂类衍生物二酰甘油（diacylglycerol，DAG）、肌醇三磷酸（inositol triphosphate，IP3）是由胞膜上的磷脂酰肌醇 4,5-双磷酸（phosphatidylinositol 4,5-biphosphate，PIP2）在磷脂酶 C（phospholipase C，PLC）的作用下分解形成的两个第二信使，体外研究证实，外加 IP3 可使分离出的肌纤维发生收缩反应，原因在于其可与内质网和肌浆网上的受体结合，使钙库中 Ca^{2+} 释放，胞内 Ca^{2+} 浓度升高，继而激发肌肉收缩，神经递质释放和细胞迁移等一系列细胞反应，而 DAG 的作用是在磷脂酰丝氨酸和 Ca^{2+} 协同下激活蛋白激酶 C（protein kinase C，PKC），后者使膜蛋白和其他靶蛋白 Ser/Thr 残基磷酸化调节代谢亦可调控基因表达致细胞增生或核型变化。

（3）无机离子如 Ca^{2+} 的分布及移动是其行使信使功能的基础，钙库（肌浆网与内质网）内 Ca^{2+} 通过配体门控的 Ca^{2+} 通道（如 IP3 受体 Ca^{2+} 通道、ryanodine 受体 Ca^{2+} 通道）释放，磷脂酶、钙调磷酸酶、钙调素、膜联蛋白、Ca^{2+} 依赖 ATP 酶、Ca^{2+} 依赖蛋白激酶等均为该信使的靶分子。

N-脂酰鞘氨醇即神经酰胺（ceramide，Cer）/鞘氨醇（sphingosine）及其衍生物、气体分子等也可作为重要的信号组分参与了多种细胞生命活动过程，包括血管松弛、衰老和凋亡，炎性反应等。

（4）第三信使是转导细胞核内外信息的物质，其本质是能和靶序列结合的核蛋白，对基因表达进行调节；除第二信使和第三信使外，一些酶、调节蛋白、G蛋白等均可作为信号转导分子参与信息的传递和转换。

（二）受体

受体（receptor）是细胞膜上或细胞内能识别、结合外源信号，并触发靶细胞产生特异的生理效应的化学分子，其本质是蛋白质，少数为糖脂，作用是识别外源信号分子（配体），并转换配体信号，使之成为细胞内分子可识别的信息，传递至其他分子引起细胞应答，根据受体的所在部位不同，主要分为下述两类。

1. 膜受体

（1）G蛋白偶联受体：G蛋白即鸟苷酸结合蛋白（guanine nucleotide-binding protein），是具有GTP水解酶活性的信号转导蛋白，G蛋白偶联受体（G protein coupled receptors，GPCR）与配体结合后可与该类蛋白偶联，以此命名。GPCR其分子由300～400个氨基酸残基组成：N端在胞外，由30～50个氨基酸组成，常有一些糖基化修饰，是GPCR与配体结合的区域；疏水跨膜区有7个α螺旋结构（每个20～25个氨基酸），故该受体又称7-跨膜α螺旋受体，各α螺旋之间由数目不等的氨基酸形成的环状结构连接（胞内i1、i2、i3环、胞外侧e1、e2和e3环），其中偶联G蛋白的部位是胞内i2和i3环；C端在胞内，其半Cys可被棕榈酰化，当配体与GPCR结合后，后者构象发生变化，与G蛋白结合传导信号（图4-3）。

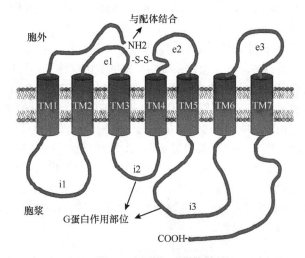

图4-3　G蛋白偶联受体结构

G蛋白属于GTPase超家族，位于细胞质膜内侧，由α（分子量42kDa）、β（分子量约36kDa）、γ（分子量8～11kDa）三个不同的亚基组成，α亚基具有结合、水解GTP的能力，该亚基具有与受体、β和γ亚基、GDP/GTP结合部位及与其下游靶分子相互作用的部位；β和γ亚基形成二聚体，近年来研究发现，除与α亚基形成复合体外，该复合体可以作为一个功能单位参与信号转导，与α亚基同样起重要作用，根据β和γ亚基不同G蛋白分为Gs、Gi、Gt、G12/13等，它们下游信号分子和引发的效应各有不同。

G蛋白处于α、β、γ三聚体状态为非活化状态，亚基解离而活化此时α亚基与GDP结合，当该蛋白与GPCR偶联后，G蛋白α亚基构象改变，与GDP的亲和力下降，与GTP结合，此时α亚基与β和γ亚基分离，G蛋白活化，G蛋白活化后即可影响其下游效应分子，改变细胞内第二信使的浓度，产生生物学效应。α 亚基具有内在 GTP 酶活性，将 GTP 水解为 GDP 后亚基恢复最初构象，重新与 β 和 γ 亚基复合体结合形成三聚体，G 蛋白的这种有活性和无活性状态的转变过程重复进行构成了 G 蛋白循环（G protein cycle）。

在胞质中还存在另一类 G 蛋白，由一条与前述异源三聚体 G 蛋白 α 亚基同源多肽链组成，也具有鸟苷酸的结合位点和 GTP 酶活性，但分子量小于前者（如 Ras 家族成员），因此又称小 G 蛋白。

（2）离子通道型受体：又称配体门控通道（ligand-gated channel），该类受体大多由多亚基组成，存在于神经、肌肉等可兴奋细胞，本身即可接受信号又是离子通道，当其与配体结合后可发生变构，通道开放或关闭而引发或切断阴阳离子流动，导致细胞膜电位改变，其跨膜信号转导无须中间步骤，反应快，一般只需几毫秒，其信号分子为神经递质。

（3）单跨膜 α-螺旋受体：此类受体蛋白只有一个跨膜 α-螺旋结构，胞外为配体结合区域，单跨膜 α-螺旋受体包括以下两种：①酪氨酸蛋白激酶（protein tyrosine kinase，PTK）型受体或受体型 PTK，又称受体酪氨酸蛋白激酶（receptor tyrosine kinase，RTK），是本身就具有 PTK 活性的跨膜蛋白，如胰岛素受体、表皮生长因子受体等，胞内为 PTK 活性区，配体与受体结合后一方面受体本身磷酸化，另一方面也可催化底物蛋白的 Tyr 磷酸化，继而引发级联反应，调节细胞生长分化癌变等生理病理活动，目前已知含有 SH2（Src homology domain 2）和 SH3 结构域的酪氨酸蛋白磷酸酶、PI3K 等信号蛋白和膜联蛋白等结构蛋白都是 RTK 的下游靶蛋白；②非酪氨酸蛋白激酶受体型，此类受体本身没有酶的活性，当与配体结合后，可与酪氨酸蛋白激酶偶联而表现出酶活性，与 RTK 相同的是，此类受体与配体结合后发生寡聚化是偶联 PTK 活性的前提条件。

（4）其他受体：除 RTK 外，鸟苷酸环化酶受体、蛋白 Ser/Thr 激酶受体、蛋白酪氨酸磷酸酶受体（protein tyrosine phosphatase receptor delta，PTPR）等酶偶联受体、Toll 样受体（toll-like receptors，TLR）、整合蛋白等在信号转导过程中起重要作用，在此不一一赘述。

2. 细胞内受体 细胞内受体如核受体和细胞质受体，是位于其各自区域内的可溶性蛋白质，主要介导亲脂性信号分子的信号传递，免疫系统的某些细胞内受体是细胞质受体，如 NOD 样受体（NOD-like receptors，NLR）存在于一些真核细胞的细胞质中，通过 TLR 类似的富含亮氨酸的重复序列（leucine-rich repeat，LRR）与配体相互作用；类固醇激素睾酮和孕酮及维生素 A、D 的衍生物等是核受体的典型配体，配体必须通过被动扩散通过质膜启动信号转导。核受体具有包含锌指的 DNA 结合域（锌指通过与 DNA 磷酸骨架稳定结合，此结构域保守性最强）、配体结合域和转录激活域，类固醇受体、视黄酸受体均为核受体。在与受体结合时，配体通过核膜进入细胞核，改变基因表达，活化的核受体附着到受体特异性激素反应元件（hormone response element，HRE）DNA 序列上，后者位于由激素-受体复合物激活的基因的启动子区域，由于它们使基因转录能够进行，因此又将之称为基因表达的"电感器"。

第二节　常见细胞信号转导通路与肿瘤

细胞内有许多信号转导通路，交织成一个复杂而有序的细胞信号转导网络系统，一旦细胞信号转导系统的有序性被打乱，某些信号转导途径就会出现异常。很多疾病归因于信号转导途径的失调，细胞中刺激（生长因子）、抑制（细胞间接触）、允许（细胞-基质相互作用）三种基本决定细胞生长的信号整合改变将导致细胞行为的改变，信号转导的异常能引起细胞过度增殖、浸润与转移、血管形成及凋亡的抑制等。研究发现，大部分人类肿瘤都伴随着信号转导途径的异常，因此这些信号转导途径中的关键分子已经成为肿瘤治疗的靶点，研究肿瘤细胞信号转导机制，选择性地阻断肿瘤细胞自分泌或旁分泌信号转导途径，破坏其自控性生长调节机制，越来越引起人们的关注。目前，针对肿瘤细胞中信号转导途径的异常而设计的抗癌药，有的已经进入临床研究阶段，有的已经进入市场，正在肿瘤的临床治疗中发挥着积极的作用。

一、PI3K/Akt 信号通路与肿瘤

磷脂酰肌醇 3-激酶（PI3K）家族参与多种信号通路，调节细胞的增殖、分化、存活和迁移等主要功能，在广泛的人类肿瘤中发现该信号通路失调，其与肿瘤发生发展的相关性和以该通路为靶点的肿瘤治疗策略近年来备受瞩目。

（一）PI3K 的分子结构

PI3K 家族研究最广泛的是Ⅰ型 PI3K，该酶能被细胞表面受体所激活，主要产物是 3，4-二磷酸磷脂酰肌醇[PI（3，4）P2]和 3，4，5-三磷酸磷脂酰肌醇[PI（3，4，5）P3]。现已明确哺乳动物细胞中的Ⅰ型 PI3K 中ⅠA 亚型参与肿瘤的发生发展过程，其能被多种细胞外刺激所激活，参与细胞周期、细胞生长、运动、黏附及存活等生命活动。ⅠA 型 PI3K 由 p110 催化亚基和一个调节亚基组成，催化亚基含有 N 端 p85 结合结构域、Ras 结合结构域、C2 结构域和激酶结构域；而调节亚单位有两个 Src 同源结构域（SH2）和位于两个 SH2 结构域之间的 iSH2 结构域，SH2 负责结合受体蛋白特异的磷酸化酪氨酸残基，iSH2 负责结合催化亚基 p110。

（二）PI3K/Akt 信号通路的激活

PI3K 信号途径在各种细胞应答中扮演着关键的角色，PI3K 具有类脂激酶和蛋白激酶的双重活性，正常情况下，PI3K 激活方式有两种：一是与具有磷酸化酪氨酸残基的 GFR 或连接蛋白等相互作用，引起二聚体的构象改变而激活，或者通过其催化亚基 P110 直接与 Ras 结合方式活化，其活化后进而在质膜上产生类脂产物第二信使 IP3 和 PIP2 将胞外信号传至胞内，与胞内的靶蛋白结合并将其激活。细胞内的 Akt/PKB 和 PDKl 具有 PH 结构域，IP3 可与这两种信号蛋白 PH 结构域结合，促使 PKB 蛋白的 Ser308 被 PDKl 磷酸化而活化，另外，PDK2 也可磷酸化 PKB 使其激活，磷酸化的位点是 Ser473，PKB 活化后进一步磷酸化其下游效应分子，使其活性增加或者抑制，最终对细胞的增殖分化、凋亡、存活和迁移等生命活动进行调节（图 4-4）。哺乳动物基因组编码三种不同的 PKB 基因（αβγ；Akt1，Akt2，Akt3），每一个都是介入治疗疾病的有效靶点。

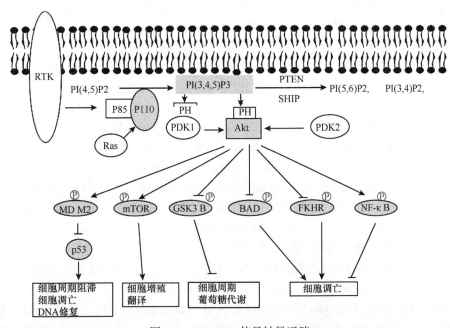

图 4-4 PI3K-Akt 信号转导通路

（三）PI3K/Akt 信号通路与肿瘤发生

PI3K 的活性与乳腺癌、肝癌、甲状腺癌和卵巢癌等多种人类肿瘤的发生相关（表 4-1）。有研

究证实，在人类肿瘤中，PI3K/Akt 信号通路中某些关键分子的编码基因的 DNA 发生结构变化，如在卵巢癌、大肠癌中发现有 PI3K 调节亚基的编码基因发生突变或碱基缺失所导致 PI3K 的异常激活；NF-κB、PI3K、Akt 持续活化及表达量增高、p85α 基因的突变、p110 和 Akt2 编码基因突变或扩增等现象分别在非小细胞肺癌、乳腺癌、前列腺腺癌、胰腺癌、肠癌等多种肿瘤中发现。

表 4-1　人类肿瘤中 PI3K 的异常

肿瘤类型	改变类型
卵巢癌	PTEN 的等位基因不平衡和基因突变，Akt1 激酶活性的升高，Akt2 扩增和过表达，PI3Kp110α 扩增，PI3Kp85α 突变
乳腺癌	PTEN 等位基因的杂合性丢失，Akt1 激酶活性的升高，Akt2 扩增和过表达，PI3K 和 Akt2 过激活，RSK 扩增和过表达
消化道癌	PTEN 转录异常，PI3Kp85α 突变，Akt2 扩增和过度激活
淋巴瘤	PTEN 突变，PI3Kp85α 突变
肺癌	PTEN 失活，Akt 过激活
甲状腺癌	PTEN 突变，Akt 过表达和过激活
子宫内膜癌、肝细胞癌、黑色素瘤、肾细胞癌	PTEN 突变或 PTEN 沉默

抑癌基因 PTEN 是继 P53 后另一个较为广泛地与肿瘤发生关系密切的基因，其编码的蛋白具有脂质磷酸酶的活性，可对抗 PI3K，使 PIP3 去磷酸化，阻止 PI3K 调控的生长因子信号转导通路，使细胞停止于 G_1 期，从而诱导肿瘤细胞凋亡。

细胞凋亡是控制过度增殖的一种正常细胞功能，癌细胞具有多种抑制凋亡的机制。Akt 作为 PI3K 下游的关键分子，作用于抗凋亡通路，通过对其下游的靶蛋白进行磷酸化而发挥其抗凋亡的作用，如 Akt 能通过磷酸化 Bcl-2 家组成员 BAD 和蛋白水解酶 caspase-9、使转录因子 Forkhead 家族成员 FKHR 磷酸化，抑制 FKHR 的核转位及其靶点 BIM 和 FAS 配体的激活、磷酸化激活 κB 激酶（IKK）导致 NF-κB 的抑制剂 IkB 的降解，使 NF-κB 核转位激活其靶基因、磷酸化 P53 结合蛋白 MDM2，使之与 P53 结合而增加 P53 蛋白的降解等多种机制影响细胞凋亡和周期进程。

周期蛋白依赖性蛋白激酶（cyclin-dependent protein kinases，CDK）复合物和 CDK 抑制剂（CDIs）二者相互协调，执行调节细胞周期功能，GSK3β 可通过磷酸化作用促进泛素介导的 Cyclin D1 的降解，而后者的水平对细胞周期 G_1/S 的转换至关重要。Akt 可直接磷酸化抑制 GSK3β 的激酶活性继而阻止 Cyclin D1 的降解；P27Kip1 和 P21Cip1 为 CDK 抑制剂（CKIs），Akt 对二者的表达具有负调节作用，另一方面还可通过影响 P21Cip1 的磷酸化和与增殖细胞核抗原（PCNA）结合而调节其活性，磷酸化 P27Kip1 的 Thr157，使其滞留于胞液中，从而抑制由其导致的细胞周期阻滞。哺乳动物雷帕霉素靶蛋白（mammalian target of rapamycin，mTOR）是一种 Ser/Tyr 蛋白激酶，也是 Akt 的直接靶点，在肿瘤中 PI3K/Akt 通路可能不是导致 mTOR 激活的唯一途径，而且细胞的生长还可能通过 PDK1 与 mTOR 的下游分子 RSK 的直接联系而不依赖于 PI3K/Akt 信号通路的调节。

（四）PI3K/Akt 信号通路与肿瘤的侵袭和转移

1. PI3K/Akt 信号通路与肿瘤细胞迁移黏附　肿瘤细胞的迁移和黏附在肿瘤侵袭转移中起着重要的作用，PI3K/Akt 信号通路参与了细胞黏附、运动和侵袭等生命活动，如 PI3K 的活化和 PTEN 的降低使 PIP3 异常累积，激活 Rho 家族部分成员的 GTPase 活性，导致肌动蛋白 Actin 聚集从而促进细胞迁移；PI3K 能传递整合素尤其是整合素 α2β1、α6β4 和 αvβ3 所介导的侵袭信号，PI3K 介导前列腺癌中整合素 αvβ3 驱动的侵袭，而在鳞癌细胞系中 Akt 的持续性表达能诱导上皮间充质转变（epithelial mesenchymal transition，EMT），赋予了组织侵袭和转移所需的运动性。

2. PI3K/Akt 信号通路与肿瘤血管生成　肿瘤血管生成是肿瘤发生转移的必要条件，血管内皮生长因子（VEGF）介导的内皮信号传递、肿瘤坏死因子（TNF）诱导的内皮细胞迁移、血小板衍生生长因子（PDGF）影响基质金属蛋白酶（MMPs）和环氧化酶-2（COX-2）的表达，进而刺激内皮细胞迁移和血管生成等均可通过 PI3K/Akt 信号转导途径实现，可见 PI3K/Akt 信号通路参与了多种因子所介导的肿瘤血管生成过程。

3. PI3K/Akt 信号通路与细胞外基质降解　尿激酶型纤维蛋白酶原活性因子（uPA）是一个丝氨酸蛋白水解酶，它能引起细胞外基质和基膜的重塑而促进肿瘤转移。uPA 水平的增加与肿瘤细胞的侵袭特性密切相关，近年来发现，PI3K 在促进 uPA 介导的多种肿瘤细胞侵袭中起着重要的作用，已经证实 uPA 是 NF-κB 的靶基因，推测 PI3K/Akt 途径的活化导致 NF-κB 的上调，后者作用于其靶基因 uPA 导致肿瘤的转移。

二、MAPK 信号通路与肿瘤

（一）丝裂原活化蛋白激酶的分类

丝裂原活化蛋白激酶 MAPKs 是众多的蛋白激酶中与细胞生长关系最为密切的一种，属于 Ser/Thr 蛋白激酶，激素、生长因子、神经递质等多种因素都可刺激其活化，当该酶 Ser/Trp 和 Thr 残基被磷酸化时被激活并迅速从胞质转运至胞核中影响靶基因表达，调节细胞的生长和分化等功能，哺乳动物细胞 MAPK 亚族主要有以下几种。

1. 细胞外信号调节激酶（the extracellular signal-regulated kinase，ERKs）　包括 ERK1 和 ERK2，病毒感染、细胞因子等许多不同的刺激因子均可激活 ERK1/2，导致 ERK/MAPK 信号通路的活化，癌基因 Ras 持续激活该信号通路，因此 ERK 激酶的活性成为抗肿瘤药物研究的靶点。

2. c-Jun N 端激酶（c-Jun NH2-terminal kinases，JNK）　即 JNK 激酶也叫应激激活蛋白激酶（stress-activated protein kinase，SAPK），包括 JNK1～JNK3 三种，与肿瘤的发生和发展密切相关，在调节细胞凋亡中发挥重要的作用。

3. P38 激酶　包括 α、β、γ 和 δ，其中 P38α 是目前了解最清楚的一种激酶，其在大多数细胞中都表达，与人类哮喘和自身免疫性疾病等有关。

（二）MAPK 信号通路的激活

MAPK 系统以级联放大的方式传递信号，这种级联激活是多种信号通路的中心，其基本过程为细胞外刺激通过一定机制使 MAPK 激酶激酶（MAPKKK）激活，后者继续激活 MAPK 激酶（MAPKK），进而以双位点磷酸化方式激活 MAPK，经过三级级联活化后的 MAPK，使其下游底物磷酸化，如转录因子、蛋白激酶等，最终对细胞的生长、分化、增殖、凋亡、迁移和黏附等生命过程起到调控作用。在哺乳动物中，MAPK 信号转导有多种途径，其生物学效应各不相同，图 4-5 列举了细胞中三条比较重要的 MAPK 信号通路，近年来，MAPK 在肿瘤发生发展中的作用越来越受重视，以 MAPK 信号通路为靶点的抗肿瘤药物研究也备受关注。

（三）MAPK 信号通路与肿瘤发生

文献报道，在结肠癌，前列腺癌，乳腺癌，肺癌等人类恶性肿瘤细胞中，都发现有 MAPK 系统异常，提示 MAPK 信号途径在细胞癌变过程中发挥重要作用，该途径信号转导基本过程为细胞外刺激信号（如生长因子等）与膜受体特异性结合→TPK 活化→形成受体-Grb2-SOS 复合物→Ras 蛋白活化→活化 Raf-1→磷酸化 MEK1/MEK2（MAPK/ERKK）→激活 MEKs→激活 ERKs→胞质蛋白、转录因子磷酸化→相关基因表达→细胞增殖、生长等生物学效应，整条信号通路的任一信号分子改变都可能影响该信号通路的调控功能，不同的致癌因素可通过不同的 MAPK 信号通路环节诱导细胞癌变。

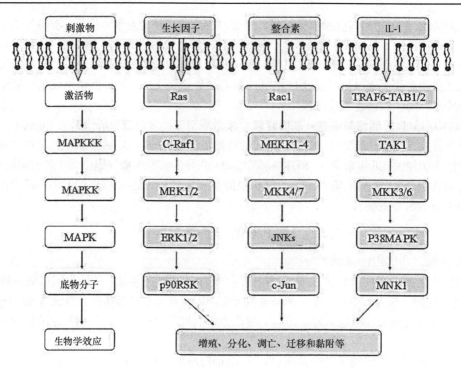

图 4-5　三条主要的 MAPK 信号通路

有研究发现，ERKs 可磷酸化该通路的上游蛋白，对该通路进行自身的负反馈调节，也可磷酸化胞内的细胞骨架成分，参与细胞骨架的重分布及细胞形态的调节。RTK-Ras-Raf-MEK-ERK 和 PI3K 信号途径在许多方面相互作用，Ras 是该途径启动的关键，它能激活 PI3K，后者能够激活 Raf，Raf 是 RTK-Ras-Raf-MEK-ERK 信号转导通路重要成员之一，可受多种因素的调节，例如 Src 蛋白 C、蛋白激酶等可磷酸化 Raf 对其正调节，而 PKB 是 Raf 的负调节因子。

（四）MAPK 信号通路与肿瘤侵袭和转移

侵袭和转移是恶性肿瘤细胞的重要特征，研究发现，在肿瘤生长和侵袭转移过程中起重要作用的生长因子很多都是通过 MAPK 信号通路发挥作用的。近年来，大量文献报道 MAPK 信号通路与肿瘤的侵袭和转移密切相关，MAPK 对肿瘤细胞增殖和侵袭转移的影响主要表现为 MAPK 信号通路调节肿瘤细胞的生长、增殖和凋亡，MAPK 对细胞生长具有正性和负性的双重调节，而高活化的 MAPK 促进细胞增殖的基因表达最终促进肿瘤的进展；MAPK 介导肿瘤细胞的黏附和运动，经各种生长因子或细胞因子刺激而活化的 MAPK 信号能导致细胞迁移运动能力的增加，而抑制 MAPK 的活性能够有效抑制细胞的运动和迁移；MAPK 与肿瘤血管生成相关，EGF 诱导血管生成调节因子 bEGF 就是通过 MEK/ERK 和 P38MAPK 信号通路介导的；MAPK 参与细胞外基质的降解，基质金属蛋白酶（MMP）和尿激酶型纤溶酶原激活物（uPA）等蛋白酶类是细胞侵袭转移所必需的，研究发现，P38MAPK 通路在多种细胞外刺激诱导的 MMP 表达中发挥重要的调节作用。目前，具有抑制肿瘤的浸润和转移作用的一些基质金属蛋白酶抑制剂及血管内皮生长因子受体酪氨酸激酶抑制剂都是通过抑制 ERK/MAPK 信号通路发挥作用的。

三、Wnt 信号通路与肿瘤

人 Wnt 基因定位于染色体 12q13，Wnt 基因调控的重要信号转导系统即为 Wnt 信号通路。Wnt 信号通路是调控细胞生长、发育和分化的细胞内关键信号通路，正常情况下参与胚胎发育过程，在进化上非常保守。近年来研究发现一些原癌基因和细胞周期调控因子基因也是该通路激活的靶基因，Wnt 信号通路的异常激活可以促进这些基因表达进而引起细胞增殖、分化失控，最终导致肿瘤的发生。目前在多种人类肿瘤中不仅观察到 Wnt 信号通路关键分子的异常改变，而且该通路与肿瘤的侵袭和转移也存在密切的相关性。

（一）Wnt 信号不同转导途径

Wnt 信号通路有下述四个主要分支。

1. 平面细胞极性通路（the planar cell polarity pathway），该通路参与 JNK 的激活及细胞骨架的重排，其主要作用是对胚胎发育进行调控。

2. Ca^{2+}依赖性 Wnt 通路，由 Wnt5α 和 Wnt11 激活，可使磷脂酶 C（PLC）和蛋白激酶 C（PKC）活化，该通路能拮抗经典的 Wnt 信号通路。本节主要介绍与肿瘤密切相关的经典 Wnt 信号通路。

3. 调节纺锤体的方向和非对称细胞分裂的胞内通路。

4. 经典 Wnt 信号通路，该通路通过 β 连环蛋白（β-catenin）在核中累积而激活靶基因表达，其在胚胎发育和肿瘤中的功能阐述最为深入，一般提到 Wnt 信号通路主要指的是该条通路，其主要成分包括：卷曲蛋白（Frizzled，Fzd 或 Frz），分泌型糖蛋白 Wnt 的膜受体，与 G 蛋白偶联型受体类似，跨膜 7 次，其胞外 N 端有富含 Cys 的结构域（cysteine rich domain，CRD），是结合 Wnt 的部位；Dishevelled（Dsh 或 Dvl），在胞质中接受上游信号，具有稳定胞质中游离的 β-catenin 作用，后者进入胞核与 TCF/LEF 家族的转录因子结合后开启下游靶基因的转录；糖原合成酶激酶 3β（glycogen synthase kinase 3β，GSK-3β），是一种 Ser/Thr 蛋白激酶，在没有 Wnt 信号时，GSK-3β 能使 β-catenin 磷酸化，继而后者可泛素化被蛋白酶体降解；酪蛋白激酶 1（casein kinase 1，CK1）可将 β-catenin Ser45 磷酸化；支架蛋白 Axin，具有多个蛋白相互作用，与 APC、GSK3β、CK1 等形成 β-catenin 降解复合物；T 细胞因子（T cell factor，TCF）/淋巴增强因子（lymphoid enhancing factor，LEF）是具有双向调节功能的转录因子，与 β-catenin 结合时促进下游靶基因转录。

（二）Wnt 信号通路的激活

Wnt 是一种细胞间分泌蛋白，正常胚胎发育中，Wnt 蛋白与受体 Frizzled 结合后，通过 Dsh（disheveled）使 GSK-3β 功能受抑制，因此胞质内 β-catenin 不被其磷酸化，避免被依赖泛素的蛋白酶体水解系统降解即 β-catenin 的降解被中断，细胞内游离的 β-catenin 含量增多，后者进入细胞核与转录因子 TCF/LEF 结合，并形成 β-catenin-TCF/LEF 转录复合体，并在一系列辅助因子的协同下，激活相关靶基因如 c-Myc、CyclinD1、过氧化物酶体增殖激活受体 δ（PPAR-δ）、MMPs 等，发挥调控胚胎发育及细胞的增殖、生长、分化和凋亡等功能（图 4-6）。

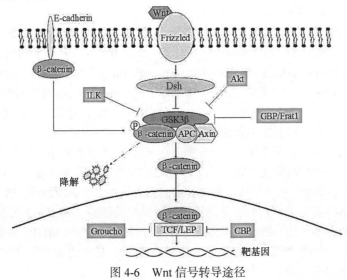

图 4-6　Wnt 信号转导途径

正常成熟细胞中没有 Wnt 信号，Wnt 信号通路呈关闭状态，除结合细胞膜上的钙黏蛋白（E-cadherin）外，β-catenin 可与 APC 蛋白、GSK-3β 及 Axin 结合形成复合体，β-catenin 被 GSK-3β 磷酸化进而降解，故此胞质内游离 β-catenin 水平极低，不能进入细胞核调控相应基因的表达。

各种原因引起 Wnt 信号通路的异常激活时，常使细胞发生灾难性变化，最关键的是变异 β-catenin 蛋白累积并进入细胞核，使细胞发生异常增生和分化，导致肿瘤的产生，c-Myc 基因可能是核内受异常信号转导途径调控的最重要的癌基因之一。

（三）Wnt 信号通路与肿瘤发生

Wnt 信号通路的异常激活，可引起生长发育缺陷，并参与肿瘤的发生，导致 Wnt 信号通路异常激活的关键环节是 β-catenin 和 APC-Axin-GSK-3β 复合体。近年来，学者认为原钙黏蛋白 10（PCDH10）作为一种新型的 Wnt 信号通路的调控元件在子宫内膜样癌（EEC）发生发展中起到不可忽视的作用，其参与的 Wnt 信号通路可能是寻找抗肿瘤药物的一个新的靶点。

1. β-catenin 与肿瘤发生 作为 Wnt 信号通路的正性调节因素，β-catenin 在胞质内的累积能加速其与下游效应分子 TCF/LEF 的作用，蛋白表达异常和编码基因 CTNNB1 的突变是 β-catenin 在细胞中的主要异常表现，前列腺癌、胃癌、胰腺癌、肺癌、乳腺癌、结直肠癌等多种人类恶性肿瘤都发现有 β-catenin 蛋白异常表达，可见于其异常的亚细胞定位和积聚与细胞恶性转化、增殖密切相关。β-catenin 影响肿瘤发生的机制可能为：①β-catenin 突变后与 APC 结合下降，导致胞质内游离的 β-catenin 水平升高。②β-catenin 突变使 GSK-3β 磷酸化位点受阻，导致 β-catenin 降解障碍。③β-catenin/TCF/LEF 复合体被激活，上调靶基因的转录从而促进肿瘤发生。Wnt 信号通路调节转录的靶基因包括 PPAR、c-Myc、c-Myb、CyclinD1、c-Jun、Cox-2、WISP、MMP-7、Fra-1、EPHB2 及 NBL4 等。由于它们在细胞增殖及癌变过程中起重要作用，当过度表达时将影响细胞的增殖、分化，促进肿瘤的发生。

2. APC-Axin-GSK-3β 复合体与肿瘤发生 APC-Axin-GSK-3β 复合体中任何一个成分的改变（如抑癌基因 APC 和轴蛋白 Axin 基因的截短突变、GSK-3β 的功能抑制等）均可导致 β-catenin 的泛素化及降解障碍，从而使 Wnt 途径处于激活状态，如 Axin2 的多态性与乳腺癌风险密切相关，在乳腺癌患者中 Axin2 的表达水平显著增加。在人类肿瘤细胞中，虽尚没有 GSK-3β 自身的突变的相关报道，但有研究者指出，GSK-3β 是某些肿瘤耐药的一个关键的调节因素；在多种肿瘤的和白血病细胞中发现 APC 表达异常，有学者认为 APC 可以作为急性髓细胞白血病（acute myelocytic leukemia，AML）检测和预后的分子标志物。

（四）Wnt 信号通路与肿瘤的侵袭和转移

肿瘤细胞的运动性和侵袭性与细胞间黏附降低、细膜和基质的降解及肿瘤细胞局部生长能力的增强有关。E-cadherin 是上皮细胞间黏附的重要分子，也是肿瘤侵袭转移抑制因子，正常情况下，E-cadherin 胞内区与 β-catenin 相连，形成 β-catenin/E-cadherin 复合体，维持上皮细胞极性、稳定性，但在表皮生长因子（EGF）、肝细胞生长因子（HGF）、c-erbB2 及 src 癌基因等诱导下，β-catenin 酪氨酸磷酸化异常，这将影响 β-catenin/E-cadherin 复合体的稳定，导致细胞连接密度降低而松散，失去接触抑制功能，在肿瘤的发展中表现为侵袭和转移。

血管生成是肿瘤转移的必要条件，环氧化酶-2（COX-2）在肿瘤中表达增加并影响肿瘤的血管生成。体外研究发现，APC 的突变可极大提高 COX-2 的活性，说明 Wnt/β-catenin 信号还可通过调节 COX-2 的表达促进肿瘤的血管生成，促进肿瘤的侵袭转移。在肿瘤的侵袭转移过程中，MMPs 是细胞外基质（ECM）重建或降解、去除细胞迁移屏障的关键酶。MMPs 对原发性肿瘤和继发性肿瘤的生长都有促进调节作用，肿瘤侵袭转移的潜能与肿瘤组织产生 MMPs 的能力存在密切的正相关性，研究表明，MMP 也是 Wnt 信号通路的靶基因，其作为肿瘤侵袭转移的促进因子与 Wnt/β-catenin 信号通路密切相关。

四、JAK/STAT 信号转导途径

Janus 激酶/信号转导与转录激活子（The Janus kinase/ signal transducer and activator of tran-scriptions，JAK/STAT）信号通路是近年来在研究干扰素对细胞的作用机制时发现的一条由细胞因子刺激的信号转导通路，与细胞的增殖、分化、凋亡及免疫调节等许多重要的生物学过程密切相关，近年来对其研究十分活跃。

（一）组成与结构

1. 酪氨酸激酶相关受体 某些激素和细胞因子的受体本身没有激酶活性，但胞内段具有酪氨酸激酶 JAK 的结合位点，受体与配体结合后，通过与之相结合的 JAK 的活化来磷酸化各种靶蛋白的酪氨酸残基，从而将细胞外信号进一步传递，该类分为 I 型和 II 型受体家族两大类，以 I 型受体较多，其胞外段有 4 个 Cys 残基和一个与细胞因子结合有关的 WSXWSJ 序列，胞内段的有富含 Pro 的序列（PRM），该序列对信号传递有决定性作用。

2. JAK（Janus 激酶）：是一种非受体型蛋白酪氨酸激酶，分子量 120~140kDa，该酶有 JAK1、JAK2、JAK3 和 Tyk2 四个家族成员，除广泛 JAK3 外均分布于多种组织细胞，对与其相结合的细胞因子受体磷酸化和含特定 SH2 结构域的信号分子都有磷酸化作用，它们在结构上有 7 个无跨膜 JAK 同源结构域（JAK homology domain，JH），位于羧基末端的 JH1，具有激酶催化功能，JH2 不具有直接的催化活性，但与激酶功能相关，氨基末端的 JH3H7 可能参与 JAK 及其他信号蛋白分子的结合。

3. STAT 是 JAK 的直接底物，能将信号直接传递到核内，包括 STAT1~STAT4、STAT6 和 STAT5a、STAT5b 共 7 个成员，在信号转导和转录激活上发挥了关键性的作用，STAT 蛋白在结构上可分为以下几个功能区段：N-端结构域、DNA 结合域（DNA-binding domains，DBD）、螺旋-螺旋结构域、SH2 结构域、酪氨酸激活域及 C-端的转录激活结构域（transcriptional activation domains，TAD），其中，SH2 结构域是一个高度保守的结构域，也是和功能上最重要的区段，决定细胞因子与 STAT 结合的特异性，不同亚型 STAT 的 C 端转录激活结构域差异较大，因此不同类型的细胞因子激活下游不同亚型的 STAT。

（二）JAK/STAT 信号转导途径的激活

可迅速地激活和失活是 JAK/STAT 信号通路的主要特征之一，在该信号途径中，配体与受体的结合可使受体吸引非受体型酪氨酸激酶 JAK，进而使 JAK 相互接近并通过交互的酪氨酸磷酸化而活化，进而催化受体本身的酪氨酸磷酸化并结合 STAT，后者通过 SH2 结构域与受体结合并在 JAK 的作用下实现其磷酸化活化，然后 STAT 迅速形成同二聚体或异二聚体并入核，与相应的靶基因启动子结合而激活相应的基因转录和表达。

STAT 作为转录因子在没有特异性的刺激时定位于胞质内，当细胞受到刺激时转运至核内，此过程与 STAT 的二聚化及其丝氨酸的状态有关，激活的 STAT 一般识别 $TTN_{4-6}AA$ 目的序列（GAS 样序列）后，目的基因的转录效率可以迅速提高，激活的 STAT 迅速地在细胞核内聚集，在几个小时内，失活的 STAT 又重新回到细胞质为激活下一轮信号通路做准备。细胞因子信号转导抑制蛋白（suppressors of cytokine signaling，SOCS）、活化 STAT 蛋白抑制因子（protein inhibitors of activated stats，PIAS）、蛋白酪氨酸磷酸酶（protein tyrosine phosphatases，PTPs）是 JAK/STAT 途径的主要的三个负调节因子。

（三）JAK/STAT 信号转导途径与肿瘤

STAT 的激活是短暂而且受严格调控的，在直肠癌、乳腺癌、骨髓瘤、血液肿瘤等多种人类的肿瘤中都发现 STAT 分子如 STAT3、STAT1 的持续激活，后者对细胞的生长、凋亡及细胞周期的调控都起着重要的影响，其主要通过以下机制对肿瘤发生发展产生影响。

1. 对细胞生长和凋亡的影响   STAT3 具有促进细胞生长和抗凋亡作用,已有实验证实,STAT3 是细胞生长和增殖分化的正调节信号,STAT3 可诱导 Bcl-2 的过表达,抑制细胞凋亡,也可以非依赖 Bcl-2 途径抑制细胞凋亡,后者是通过其对一种生长因子(IGF-1)的抑制剂 IGFBP-5 的下调而实现的。

2. 对细胞周期的影响   实验证实,STAT3 的激活在细胞周期调控中是必需的,缺乏 STAT3 的激活,细胞不能从 G_1 期进入 S 期,STAT3 还可以上调细胞周期素 D_2 和 D_3,下调 P21、P27 等一系列细胞周期相关蛋白实现对细胞周期进行调控,而 STAT1 可以抑制周期素依赖蛋白激酶活性,使细胞停滞在 G_0/G_1 期,此外,*c-Myc*、*Pim* 在是细胞生长和细胞周期中调控基因,STAT 可以通过对二者的共同激活,发挥对细胞周期的调控作用。

3. 激酶 JAK 对整个信号通路激活起着关键作用,已经在人体白血病细胞中发现了很多 JAK 基因的点突变,其中的一些点突变造成激酶 JAK 持续激活 STAT 蛋白表达,从而通过各种途径促进细胞增殖、抑制肿瘤细胞的凋亡。

(四)JAK/STAT 信号通路与肿瘤的侵袭和转移

肿瘤的发生发展与机体免疫功能关系密切,免疫抑制和耐受可使肿瘤细胞逃脱机体的免疫监视,促进肿瘤发生、侵袭和转移。有研究显示,STAT 特别是 STAT3 的活化增强了肿瘤细胞的免疫逃逸能力,除肿瘤细胞本身能够分泌一些因子抑制机体的免疫应答外,同时 STAT3 可抑制 TNF-a、NO 等炎症介质的释放,帮助肿瘤细胞逃避 T 细胞的杀伤作用,也可抑制 IL-2 等细胞因子的释放,促进 DC 分化成熟、参与其异常分化,使 T 细胞免疫识别障碍,从而使肿瘤细胞获得免疫耐受,总之,无论在肿瘤细胞还是在免疫细胞,STAT3 活化可增强肿瘤的免疫逃逸的能力。

MMP 在基底膜和细胞外基质的降解和肿瘤细胞浸润与转移过程中至关重要,STAT3 可上调 MMP-2 的表达;在膀胱癌细胞系中,STAT3 在 EGF 诱导 MMP-1 和 MMP-10 的表达中起决定性的作用,并通过和 c-Jun 相互作用极大提高 MMP-1 转录活性,此外,STAT3 可破坏 E-钙黏着蛋白/β-catenin 复合物,使后者的 Tyr 磷酸化并从细胞膜释放,从而使细胞间黏附能力下降,促进肿瘤细胞从原发灶脱离出而转移。

VEGF 是目前发现刺激肿瘤血管生长最重要且直接的因子,在肿瘤的血管形成、浸润和转移中起重要的作用,研究显示,持续激活 STAT3 能诱导 VEGF 的表达,抑制 VEGF 调控关键因素 HIF1-a 降解,导致肿瘤新生血管形成;另有研究表明,STAT3 还能促进碱性成纤维细胞生长因子(b-FGF)的转录,且在血管内皮细胞的增殖及微血管的形成中是必需的,提示 STAT3 可能是促进肿瘤新生血管形成的关键因素之一。

第三节   细胞信号转导研究常用实验方法

一、基因表达或转录活性检测

(一)反转录聚合酶链反应

聚合酶链反应(polymerase chain reaction,PCR)是一种基因的体外扩增技术,似于 DNA 的天然复制过程,反应以 dNTP 为原料,在模板 DNA 的指导下,由 TaqDNA 聚合酶催化扩增特异的 DNA 片段,反应过程需要引物、Mg^{2+} 和缓冲液等要素,其基本反应步骤包括:变性,加热至 95℃,使模板 DNA 双链解离成为单链;退火(复性),温度降至 Tm−5℃左右,引物与模板 DNA 的互补序列特异性结合;延伸,72℃温度下 TaqDNA 聚合酶催化 DNA 新链合成,以上反应步骤循环 20～30 次,几小时可扩增目的基因几百万倍,反转录聚合酶链反应(RT-PCR)是经典 PCR 与反转录相结合的技术,先以 RNA(总 RNA、mRNA 或转录的 RNA 产物等)为模板合成 cDNA,再以后者为模板,扩增合成目的基因,该技术广泛用于检测细胞中基因表达水平。

（二）实时荧光定量 PCR（quantitative real-time PCR）

Real-time PCR 同样也是经典 PCR 技术的发展和改良，该技术在 PCR 体系中加入特异性的荧光探针，后者为两端分别标记荧光报告基团和荧光淬灭基团的寡核苷酸，淬灭基团可吸收报告基团发射的荧光信号，PCR 扩增时，Taq 酶的 5′端—3′端外切酶活性将探针酶切降解，使二者分离，报告基团发射的荧光信号无法再被淬灭基团吸收，且荧光信号的强度与 PCR 产物量呈正比，因此可通过检测荧光信号，对 PCR 进程进行实时检测。Real-time PCR 技术真正实现了基因的绝对定量检测，且具有重复性好、灵敏度高、特异性强等优点，随着生物芯片技术和荧光探针定量技术的结合，该技术在医学检测及其他各个领域中的应用前景将更加广阔。

（三）RNA 印迹法

核酸分子杂交技术将核酸分子杂交现象、探针技术和印迹技术相结合，在克隆基因筛选、特定基因序列的定性、定量检测方面应用极为广泛，根据其检测对象不同，该技术分为 Southern Blotting 和 Northern Blotting 等，Northern Blotting 即 RNA 印迹法，用于 RNA 的检测，实验中首先要分离提取 RNA 样本，并对样本进行琼脂糖凝胶电泳，将电泳后的 RNA 片段转移到固相支持物上，与液相中序列已知的探针进行分子杂交，对未特异结合的探针洗脱后，利用放射自显影等技术对杂交进行检测和分析，虽然该技术在实验时容易出现 RNA 的降解，实验用品需要经去 RNA 酶处理，但由于其特异性较高，实验结果假阳性少，因此 Northern Blotting 常和基因芯片技术结合用于基因表达分析。

（四）原位杂交技术

原位杂交（in situ hybridization，ISH）简单地说就是在染色体、细胞或组织切片进行的核酸分子杂交，并对样品进行核酸特异性检测，其基本原理与 Southern Blotting 和 Northern Blotting 等相似，不同之处在于除具有序列已知的、能与特定片段互补结合的为探针且该探针必须用放射性核素等标记物进行标记这两个必要条件外，还需要组织、细胞或染色体的固定，其应用的领域也远超出 DNA 原位杂交和检测，杂交结果经放射自显影或非放射检测体系，在组织、细胞、间期核及染色体上对核酸进行定位和相对定量，是有效的分子病理学技术。

ISH 主要分为以下几类：基因组原位杂交（genomic in situ hybridization，GISH），主要是利用物种之间 DNA 同源性的差异，用另一物种的基因组 DNA 以适当的浓度作封阻，在靶染色体上进行原位杂交；荧光原位杂交技术（fluorescence in situ hybridization，FISH），利用荧光标记的核酸片段为探针，与细胞内相应的靶 DNA 分子或 RNA 分子杂交直接检测或通过免疫荧光系统检测，可对待测 DNA 或 RNA 进行定性、定量或相对定位分析。

近年来，在 FISH 基础上发展起来多色荧光原位杂交（multiplex-FISH，M-FISH）、比较基因组原位杂交（comparative genomic hybridization，CGH）、三维荧光原位杂交（three dimensional FISH，3D-FISH）、量子点-荧光原位杂交技术（QD-FISH）、微流控芯片-荧光原位杂交技术等，将常规的原位杂交技术与 PCR 技术的有机结合，即先通过 PCR 对靶核酸序列在染色体上或组织细胞内进行原位扩增，然后通过原位杂交技术进行检测，从而对靶核酸序列进行定性、定位和定量分析。

二、蛋白表达水平和细胞内定位研究

（一）十二烷基硫酸钠-聚丙烯酰胺凝胶电泳

十二烷基硫酸钠-聚丙烯酰胺凝胶电泳（SDS-Polyacrylamide gel electrophoresis，SDS-PAGE）是目前最常用的分离蛋白质的电泳技术，电泳所用的凝胶由上层浓缩胶（pH 6.7）和下层分离胶（pH 8.9）组成，电泳缓冲液使用的 Tris-甘氨酸缓冲系统，在浓缩胶中，pH 环境呈弱酸性，Cl⁻几乎全部解离，Gly 解离很少，其在电场的作用下，两者之间形成稳定的、导电性较低的区带，蛋白质解离程度位于两者之间，因此蛋白质分子聚集在两者之间，浓缩为一狭窄的区带；样品进入分离胶后，由于凝胶中 pH 改变，Gly 可全部解离，泳动速率加快，直接紧随 Cl⁻之后，因此高电压梯度消失，同时由于分离胶孔径的缩小，在电场的作用下，蛋白分子根据其固有的带电性和分子大小进行分离。

此外，SDS-PAGE 将阴离子去污剂 SDS 加入到聚丙烯酰胺凝胶系统中，SDS 可与蛋白质样品结合形成 SDS-蛋白质复合物，由于 SDS 带有大量负荷，因此复合物中蛋白质所带的微量电荷可忽略，即加入 SDS 后而降低和消除了蛋白质分子之间的电荷差异，电泳时蛋白质分子的迁移速度取决于分子量大小，在一定范围内蛋白质的迁移率和分子量的对数呈线性关系，SDS-PAGE 电泳时不同分子量大小的蛋白质可选择不同浓度的聚丙烯酰胺凝胶，见表 4-2。

表 4-2　SDS-PAGE 凝胶的有效分离范围

浓度（%）	5	7.5	10	12.5	15
最佳分离范围（KD）	60～212	30～120	18～75	15～60	15～435

SDS-PAGE 是许多研究领域的重要的分析技术，在信号转导的研究中，常结合其他实验方法用于蛋白质纯度分析、浓度测定、免疫沉淀蛋白的鉴定、显示小分子多肽、免疫印迹、蛋白质修饰的鉴定等等。

（二）蛋白质印迹

蛋白质印迹（western blotting，WB）又称免疫印迹（immuno blotting），该技术前半部分即 SDS-PAGE，在 SDS-PAGE 结束后经转膜过程将蛋白质电泳条带转移到固相膜（常用硝酸纤维素薄膜即 NC 膜或 PVDF 膜）上，以目标蛋白质为抗原，用一抗与之特异性结合，继而用酶或放射性核素标记的二抗结合一抗，将未结合物质进行洗脱后，经过底物显色或放射自显影检测结果，Western blotting 是蛋白质分析的常规技术，广泛用于信号转导途径关键因子表达的蛋白的定性和半定量分析。

（三）免疫荧光技术

免疫荧光技术（immunofluorescence technique）利用荧光素与特异抗原/抗体或蛋白质结合制备分子探针，然后与样本抗体/抗原或配体结合，用一定波长的光激发荧光复合物可产生荧光，利用荧光显微镜可以观察荧光所在的细胞或组织，以此对抗原进行定性、定位检测，此外，流式细胞免疫荧光技术（flow cytometry，FCM）借助于荧光染料可从单细胞水平进行胞内蛋白质和核酸的定量研究，目前多色荧光分析是流式细胞技术发展的，也可用多参数流式细胞术对胞内多种分子进行检测。

（四）免疫组织化学

免疫组织化学（immunohistochemistry，IHC）先将组织或细胞中的某种化学物质提取出来，以此作为抗原或半抗原，再以其抗体去探测组织或细胞中的同类的抗原物质，并借助组织化学方法显示抗原抗体结合物，以其达到对组织或细胞中的未知抗原进行定性、定位或定量的研究。

（五）绿色荧光蛋白融合技术

绿色荧光蛋白（green fluorescent protein，GFP），最早在维多利亚多管发光水母 Aequorea victoria 中发现，是由 238 个氨基酸组成的蛋白质，其序列中的第 65～67 位氨基酸为 Ser-Tyr-Gly 残基自发地形成荧光发色团，GFP 因其稳定、无毒、发出荧光不需其他辅酶等特点，在生物实验室普遍使用，在信号转导及其他领域研究中，常作为分子标记和报告基因，即利用其独特的发光机制，结合 DNA 重组技术，将目的基因与 GFP 编码基因融合，转染合适的细胞表达 GFP 融合蛋白，目的蛋白质保持其原有的活性，GFP 的发光也不受影响，借助荧光显微镜便可对标记的蛋白质位置、运动、活性等进行细胞内直接检测和观察，如在活细胞中观察信号转导相关蛋白质的定位及运动，GFP-融合蛋白技术可追踪融合蛋白表达的水平和时空特性，除用于特定蛋白的标记定位外，GFP 亦用于各种细胞器的标记，这一技术将有助于药物筛选、疫苗的研制、构建生物传感器及肿瘤发病机制的生物学研究等。

三、磷酸化蛋白质研究方法

磷酸化是蛋白质共价修饰最主要的方式，相关酶和蛋白质因子的磷酸化和去磷酸化也是信号转导过程中的重要反应，对很多生命活动都会产生影响。识别、检测磷酸化修饰蛋白质，从整体上观察组织、细胞中蛋白质磷酸化修饰状态及其变化是蛋白质组学研究的关键技术之一，其主要研究方法有下述几种。

（一）^{32}P 放射性标记法

该方法是检测蛋白质磷酸化的经典方法，在细胞培养时用无磷培养基和放射性同位素 ^{32}P 的标记磷酸盐共同孵育，使后者则转移到相应的反应蛋白上，通过凝胶电泳分离，放射自显影来检测磷酸化蛋白质，该方法操作简单，适用于单个蛋白磷酸化检测，只能在细胞中应用，存在放射性，因此应用受到局限。

（二）激酶活性测定

该实验多在体外测定，很多信号转导过程涉及多种激酶如 PTK、PKA、PKC 等的活化，因而对其活性测定是信号转导研究中的重要指标，根据激酶可以催化蛋白质的磷酸化的特点，外源加入 32γ-ATP 共同孵育，通过显色、放射性或荧光检测测定反应放射活性进而评估特定样品酶的活性，目前，激酶活性测定有商品化试剂盒，操作更为简单。

（三）质谱分析

质谱技术可以测定蛋白质的分子量、肽链氨基酸排序及多肽或二硫键数目及其位置，因此在通过反相高效液相色谱（reversed-phase high performance liquid chromatography，RP-HPLC）、固定金属亲和色谱（immobilized metal affinity chromatography，IMAC）、凝胶电泳、双相磷酸多肽谱图、免疫沉淀等方法进行磷酸化蛋白和肽段的富集的基础上可运用质谱技术识别、鉴定磷酸化多肽、实时定量确定磷酸化位点，常用的方法有基质辅助激光解析飞行时间质谱（matrix-assisted laser desorption/ionisation time-of-flight mass spectrometry，MALDI-TOF-MS）和电喷雾电离质谱（electrospray ionization mass spectrometry）等。

（四）流式细胞技术

流式细胞技术如 PhosFlow 可从单细胞水平研究信号转导，荧光标记的单细胞悬液为检测样品，分析平均荧光强度，可检测细胞内的磷酸化蛋白质相对浓度，该方法具有快速、灵敏的优点，且细胞内的磷酸化可进行多参数分析，同时所需细胞数量少，可检测传统方法无法检测的微量细胞群，无须纯化细胞，可分析不同细胞亚群的信号转导网络，从多层次探索信号转导机制。

（五）液相蛋白芯片技术

液相蛋白芯片技术与液相基因芯片技术同为多指标同步分析（flexible multi-analyte profiling，xMAP）液相芯片，反应体系主要包括微球、蛋白探针、待测样品和报告分子，该技术是将乳胶微球包被、荧光编码及液相分子杂交相结合，以聚苯乙烯微球悬浮于液相中，根据具体研究目的将微球标定不同的特定探针，对同一样品中多个不同的分子同时进行检测，该技术简单、快速、高通量、样本需要量少，同时定量分析同一样本中多个磷酸化蛋白，最多可达几十种蛋白同时检测，可用于多元化分析，广泛应用于蛋白或核酸等生物大分子功能的大规模检测。

四、蛋白质相互作用研究

（一）酵母双杂交

酵母双杂交（two-hybrid）系统常用于蛋白之间的相互作用或鉴定蛋白相互作用区域、筛选未知蛋白、蛋白的功能等研究。真核细胞的转录激活因子上存在 DNA 结合结构域和转录激活结构域，前者可辨认结合启动子（promotor）上特异 DNA 序列，后者指导 RNA 聚合酶进行转录，当 DNA-BD 和 AD 分开时不能激活转录，而二者在同一个复合体内时，基因转录才能正常进行，酵母转录因子 GAL4 或

LexA 转录激活因子同样具有这一特性，实验时分别用 GAL4 转录激活因子的 DNA-BD 和 AD 的编码序列构建表达载体，继而将已知蛋白的编码基因克隆至 DNA-BD 载体作为"诱饵-Bait"，另一个已知或未知的蛋白的编码基因或片段克隆至 AD 载体，将两个杂交体共转化（co-transform）酵母细胞中，如果这两个目的蛋白能够互相作用，则 AD 和 BD 才能形成有活性的转录因子，构建到酵母基因组中的"报告基因（reporter gene）"可被激活，反之则两者之间没有相互作用。根据研究需要，酵母双杂交发展了单杂交、三杂交和反向杂交等系统，且该系统趋于微量化、阵列化，已扩展至对蛋白质的鉴定。

（二）染色质免疫共沉淀技术

染色质免疫共沉淀技术（chromatin immunoprecipitation，ChIP）也称结合位点分析法，是研究基因表达调控过程中 DNA 与蛋白质相互作用的重要方法，即可对反式作用因子与 DNA 作用元件的动态作用进行检测，也可研究组蛋白的共价修饰与基因表达的关系，常用于转录调控分析、药物开发研究、DNA 损失与凋亡分析等方面研究。

ChIP 基本原理是在活细胞状态下，利用识别特定蛋白的抗体捕获与之相互作用的核酸（目标蛋白是能够与核酸结合的转录因子、调控元件等），固定蛋白与核酸的结合物，再通过超声或酶解将染色质切断为一定长度范围内的片段，然后通过免疫学方法收集目标蛋白-核酸复合物，纯化核酸，根据需要通过对目的片断的纯化与检测，从而获得蛋白质与 DNA 相互作用的信息，近年来，ChIP 得到不断的发展和完善，在基因表达调控研究中发挥越来越重要的作用，例如，与微阵列技术结合，用于特定反式因子靶基因的高通量筛选；RNA-CHIP 用于研究 RNA 在基因表达调控中的作用，是深入分析肿瘤、心血管疾病等的有效工具。

（三）凝胶电泳迁移率改变分析

凝胶电泳迁移率改变分析（electrophoretic mobility shift assay，EMSA）又称凝胶阻滞实验，是一种研究 DNA 与特异性蛋白的交互作用的技术，目前，该技术研究对象已不局限与 DNA，也可用于特定的 RNA 序列及其结合蛋白的相互作用和定性、定量和即时检验分析研究，该实验的基本流程为将标记过的寡核苷酸探针与核蛋白共同孵育，转录因子具有 DNA 结合活性，因此可以与探针结合，蛋白质-DNA 复合物分子量远大于自由探针，因此电泳时移动速度比游离 DNA 慢，因而形成后滞带，凝胶的成像分别检测游离 DNA 和蛋白质-DNA 复合物的位置，EMSA 具有其本身的不足，因此研究者们对其进行改进或开发，或与其他方法结合联合验证，如 EMSA 和荧光各向异性（FA）结合研究 DNA 结合 FOXA1 和 FOXA1-DNA 的配体干扰的性质。

（四）荧光共振能量转移

随着绿色荧光蛋白（GFP）技术的发展，荧光共振能量转移（fluorescence resonance energy transfer，FRET）成为检测活体中生物大分子 nm 级距离的有力工具，广泛应用于生物大分子相互作用、免疫分析等方面。当两个携带不同荧光基团的相互间距离为 1～10 nm，且两个基团吸收光谱有重叠时，在入射光激发下，通过偶极-偶极耦合作用，其中一个荧光基团（供体）的能量以非辐射方式传递另一个荧光基团即受体分子，在此过程中，供体分子因衰变到基态，荧光信号淬灭，而受体分子荧光信号将激活或增强。FRET 的供受体对即 FRET 探针主要分为：有绿色荧光蛋白（GFP）、红色荧光蛋白（RFP）、有机荧光染料、镧系染料[钐（Sm）、铕（Eu）、铽（Tb）]和量子点等。能量转移发生在远大于碰撞半径的距离上，且效率与介质的黏度变化无关，是共振能量转移的两个重要标准，如果发生 FRET，则检测系统可以快速高效地捕获荧光信号，分辨出供体-受体的平均距离，并能显示出二者的相互作用，该方法适用于活细胞和固定细胞的各类分子，灵敏度和分辨率高，可在活体细胞中实时动态监测，是对生物大分子之间相互作用定性、定量检测的一种有效方法。

（郭红艳）

第五章 细胞周期与肿瘤

细胞周期和细胞凋亡控制着生物体最基本的生命活动——细胞分裂、增殖、分化和死亡，维持着机体自身的稳定。尽管用分子生物学手段发现癌基因和抑癌基因与多种肿瘤的发生和发展密切相关，但几乎所有的肿瘤都有一个共同特征，即细胞周期调控机制的破坏，导致细胞的失控性生长。调控细胞周期的核心因子就是细胞周期蛋白依赖性激酶，它与不同的细胞周期蛋白形成多种复合物，作用于细胞周期的不同时相，决定着细胞周期的进程。而近几年来陆续发现的多种细胞周期蛋白依赖性激酶抑制蛋白，更加深了对肿瘤发生机制的了解。细胞周期调控机制的序幕已经拉开，科学家们正在从不同的角度研究细胞周期与癌基因、抑癌基因、生长因子及细胞增殖分化的关系，相信通过努力，我们最终能找到控制细胞周期的神奇"开关"，在肿瘤治疗中也可利用细胞周期的原理对症下药。

第一节 基 础 知 识

一、细 胞 周 期

细胞周期（cell cycle）是细胞生命活动的基本过程，指细胞从一次有丝分裂结束开始至下一次有丝分裂完成所经历的全过程。生命是从一代向下一代传递的连续过程，因此是一个不断更新、不断从头开始的过程。细胞的生命开始于产生它的母细胞的分裂，结束于它的子细胞的形成，或是细胞的自身死亡。通常将子细胞形成作为一次细胞分裂结束的标志，在这一过程中，细胞遗传物质复制，细胞各种组分加倍，然后平均分配到两个子细胞中。DNA 合成和细胞分裂是细胞周期的两个主要事件。在进化过程中，细胞发展并建立了一系列的调控机制，以确保细胞周期严格有序地交替和各时相依次有序变更。

细胞周期分为间期与分裂期两个阶段。间期又分为三期，即 DNA 合成前期（G_1 期）、DNA 合成期（S 期）与 DNA 合成后期（G_2 期）；M 期为有丝分裂期，又分为前期、中期、后期、末期。细胞周期的时间因细胞类型不同而有所差异，区别只在 G_1 期，其他各期时间都是固定的。典型的细胞周期为 G_1 期 12h、S 期 6h、G_2 期 6h、M 期 0.5h。在丝裂原的刺激下细胞首先退出静止态——G_0 期（暂时离开细胞周期，停止细胞分裂，去执行一定生物学功能的细胞所处的时期），于 G_1 早期进入细胞周期，G_1 晚期通过限制点。细胞通过限制点后不再对胞外丝裂原发生反应，依次完成 4 个时相，最终形成 2 个子细胞，子细胞退出细胞周期进入静止态。需要时在适宜丝裂原的作用下再进入下一个细胞周期，此过程周而复始实现细胞的增殖。有观点认为，细胞周期内有两个阶段最为重要：G_1 期到 S 期和 G_2 期到 M 期，细胞在 G_1/S 与 G_2/M 两个过渡期各有一个监测点，分别制止 G_1 期受损的 DNA 进入 S 期进行复制和 G_2 期受损的 DNA 进入 M 期进行有丝分裂，从而中止细胞周期。这两个阶段正处在复杂活跃的分子水平变化的时期，容易受环境条件的影响，如果能够人为地进行调控，将对深入了解生物的生长发育和控制肿瘤生长等有重要意义。有一些细胞暂时脱离细胞周期，不进行增殖，但在生长因子或其他细胞外增殖信号的刺激下可以重返细胞周期，这种细胞称为 G_0 期细胞。例如，人类皮下组织中的成纤维细胞通常停留在 G_0 期，在机体受到创伤刺激时，血小板释放的血小板衍生生长因子（PDGF）对其具有诱导和刺激的作用，导致创伤附近的成纤维细胞重返 G_1 期，参与完成组织的创伤修复。

二、细胞周期调控

高等真核生物在长期进化过程中逐渐形成了多层次的细胞周期调控机制,细胞周期的调控可分为外源和内源性调控,外源性调控主要是细胞因子及其他外界刺激引起;内源性调控主要由细胞周期蛋白(Cyclin)、细胞周期依赖性激酶(cyclin-dependent kinase,CDK)、细胞周期依赖性激酶抑制剂(cyclin-dependent kinase inhibitor,CDKI),3 大类分子组成 Cyclin-CDK-CDKI 网络来实现调控。这些基因被称为细胞周期基因(cell division cycle gene,cdc),其中 CDK 是调控网络的核心,Cyclin 对 CDK 具有正调控作用,CDKI 对 CDK 具有负调控作用,三者共同构成了细胞周期调控的分子基础(图 5-1)。

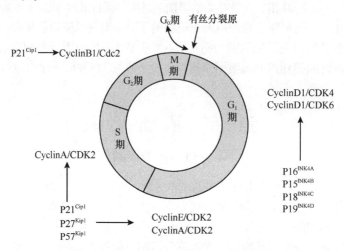

图 5-1　细胞周期与细胞周期调控示意图

细胞周期进程的实现依赖于细胞周期的内源性调控,主要是通过磷酸化和去磷酸化为基础的 Cyclin-CDK-CDKI 途径实现的,CDK 活性的表达和调控是其核心机制。CDK 为丝氨酸和苏氨酸激酶,在细胞周期内的特定时间激活,通过对相应底物的磷酸化驱动着细胞完成细胞周期。CDK 的激活依赖于 Cyclin,不同来源的 Cyclin 都含有一个包括 100~150 个氨基酸残基的同源序列,即 Cyclin 盒。Cyclin 盒与 CDK 结合形成活性复合物(Cyclin/CDK),可对底物蛋白的 Ser/Thr 残基磷酸化,Cyclin 和 CDK 分别作为此活性复合物的催化亚基和调节亚基,对细胞周期的启动及各时相的转换进行驱动。未结合的 Cyclin 和 CDK 单体均无活性。目前已经发现了多种不同的 Cyclin/CDK 复合物,Cyclin/CDK 对其底物蛋白磷酸化后启动细胞内一系列基因的表达,并引发细胞核、细胞骨架及 DNA 结构的整体改变,从而使遗传信息得以复制,细胞分裂正常进行。Cyclin 的表达具有典型的周期性和时相特异性,每一种 Cyclin 在细胞周期中的某一特定时相表达,控制该时相的进展及向下一个时相转换,细胞内外各种信号传导途径(详见"细胞信号与肿瘤"章节)通过激活转录因子,转录因子与靶基因的作用及各转录因子的相互作用等诸多因素,通过影响 Cyclin 的细胞水平作用于相应的 CDK,对细胞周期进行调控。CDKI 是 CDK 的抑制剂,可阻止细胞通过限制点,具有抑癌基因的活性,与抑癌基因 *P53* 不同,CDKI 的作用方式是直接与 CDK 或 Cyclin/CDK 复合物结合,调节细胞周期进程。

三、肿瘤细胞周期调控失常

肿瘤发生的本质是细胞周期调节失控,引起细胞分化的缺乏和细胞生长的失控,导致细胞呈自主的、无限制的增殖。肿瘤细胞周期调控的失常主要表现为细胞周期监控机制失常和细胞周期驱动机制失常两方面。

细胞基因组完整性的改变是肿瘤发生的物质基础，而细胞周期的监控机制是细胞基因组完整性的重要保证。细胞中 DNA、纺锤体及纺锤体极在细胞周期的 DNA 复制和染色体分离过程中均受到监测点的精密控制。一旦这些监控机制被破坏将导致基因组的不稳定性增加，这是所有癌前细胞和癌细胞的本质特征。在肿瘤细胞中存在着细胞周期信号转导分子的异常，如作为正调控因子的细胞周期蛋白 D1、D2、E 等由于发生基因扩增或点突变导致 CDKs 活性的改变，负调控因子 P53、Rb、P16、P21、P27 等丧失功能，均可使肿瘤细胞周期失控，不能有效地监控 DNA 合成的完整性，同时由于 DNA 损伤修复机制的失常导致细胞失去复制的忠实性，在致癌物的作用下，突变基因不断累积以致破坏了细胞周期驱动机制（cell cycle engine），细胞进入失控性生长阶段，导致肿瘤的形成。有人将细胞周期驱动机制形象地比作汽车引擎，Cyclin 和 CDK 为驱动其运行的"油门"，而 CDKI 为抑制其运行的"刹车"，只有二者协调平衡细胞周期才能正常运转。肿瘤细胞中细胞周期驱动机制的破坏最常见的是由 Rb、P53 和 CDKI 的功能失常所致的"刹车"失灵，其中 Rb 和 P53 属于间接"刹车"，而 CDKI 由于能直接与 CDK/Cyclin 复合物结合而抑制其激活，故属于直接"刹车"。最早发现的 CDKI 是 P21^{Cip1}，抑癌基因 *P53* 就是通过促进 *P21^{Cip1}* 表达增强而间接抑制细胞周期的进程。而 P16 能特异性抑制 CDK4/Cyclin D 的蛋白激酶活性，由于 CDK4/Cyclin D 的底物是 Rb，结果导致 Rb 的磷酸化受阻从而抑制细胞周期 G_1/S 的转换。

由于肿瘤中存在着细胞周期调控的失常，因此调控细胞周期及其监测点已经成为治疗肿瘤的手段，研究发现阻断细胞周期分子的信号转导可促进抗癌药物诱导的细胞凋亡，这对提高抗癌药物的疗效及开发新的抗肿瘤药物具有重要的意义。实际上目前临床应用的肿瘤化疗药物多数均是细胞周期的抑制剂。对细胞周期分子机制的研究，不仅使我们能深刻认识这一重要生命活动的本质，还可能通过针对性的设计和筛选，开发出更专一、更有效的治疗药物及治疗方法，深入的研究也将使相关疾病的基因诊断和基因治疗成为可能。

第二节 细胞周期调控因子

一、细胞周期蛋白

细胞周期受多种因子调节，它们相互作用形成级联调控网络，其核心因子是 Cdc2/CDK1 激酶。Cdc2 与细胞周期蛋白（Cyclin）结合才具有激酶的活性，称为细胞周期蛋白依赖性激酶（cyclin-dependent kinase，CDK），因此 Cdc2 又被称为 CDK1，Cdc2 的表达在整个细胞周期中是恒定的，其活性受 Cyclin 的调节，激活的 CDK1 可将靶蛋白磷酸化而产生相应的生理效应。Cyclin 是一个相对分子量 50 000 的蛋白质大家族，Cyclin 分子在结构上存在一定差异，但都含有一个由 100 多个氨基酸组成的高度保守的细胞周期蛋白盒（cyclin box）序列，介导细胞周期蛋白与 CDK 结合。人类 Cyclin 的 N 端还含有一个由 9 个氨基酸组成的裂解盒（destruction box），在有丝分裂期 Cyclin 经泛素途径降解中发挥作用。G_1 期周期蛋白分子不含裂解盒，但在 C 端含有一个富含脯氨酸、谷氨酸、天冬氨酸、丝氨酸和苏氨酸残基的 PEST 序列，推测与该类蛋白的更新有关。各种 Cyclin 的含量在细胞周期呈周期性变化，与在整个细胞周期中表达相对恒定、相应的 CDK 结合，形成复合物并激活其活性，对细胞内特定底物进行磷酸化后，通过泛素依赖性的蛋白酶水解途径降解失活。现已发现的高等真核生物细胞周期蛋白有 Cyclin A～Cyclin H、Cyclin K、Cyclin T 和 Cyclin M 等，其中 Cyclin A 和 Cyclin B 主要在 G_2/M 期发挥作用，诱导细胞分裂，而 Cyclin C、Cyclin D、Cyclin E 主要在 G_1 期和 G_1/S 期交界处发挥作用，启动细胞周期并促进 DNA 合成。

（一）Cyclin A

哺乳动物的 A 型 Cyclin 包括 Cyclin A1（胚胎特异型）和 Cyclin A2（体细胞型），通常认为 Cyclin A1 只表达于减数分裂和非常早期的胚胎，而 Cyclin A2 在体细胞中都可以见到。目前对 Cyclin

A1 了解得比较清楚。*Cyclin A1* 基因全长 13kb，定位于染色体 13q12.3→q13，含有 9 个外显子，编码分子量为 65kDa 的蛋白。Cyclin A1 蛋白在 DNA 合成开始前出现，并逐渐增加直到有丝分裂前期，在有丝分裂中期经泛素途径降解。Cyclin A1 能与 CDK2 形成复合物，具有蛋白激酶活性，在 G_1/S 期转换中达到高峰，为细胞进入 S 期所必需。Cyclin A1 也与 Cdc2 形成复合物，其活性在 G_2/M 期转换中达到高峰，为细胞进入 M 期所必需。Sp1 家族成员参与 Cyclin A1 的组织和细胞周期特异性表达。

Cyclin A2 基因有 C 端和 N 端，C 端介导 Cyclin A2 与其依赖性激酶的相互结合；而在 N 端有一"裂解盒"，通过泛素连接酶的作用，Cyclin A2 发生泛素化，而蛋白酶体将其降解。Cyclin A2 主要参与调节细胞 DNA 的合成、复制、细胞的分裂和检测修复 DNA 的突变等。Cyclin A2 对细胞周期的影响，可能是其导致肿瘤发生的重要原因之一。而何种作用于细胞周期蛋白，是正常细胞恶变的靶点，还需要进一步去研究。

目前已经在几种白血病细胞系及血液肿瘤中发现 Cyclin A1 的过表达，提示其可能在血细胞生成和髓系白血病形成中起重要作用。而 Cyclin A2 在乳腺癌、肺癌、肝细胞癌、结直肠癌、食管癌、白血病及肾细胞癌等多种恶性肿瘤中有高表达的情况出现。

（二）Cyclin B

哺乳动物中存在两种 B 型 Cyclin，即 Cyclin B1 和 Cyclin B2，分别定位于染色体 5q12 和 15q21.3。*Cyclin B1* 基因全长 11 407bp，含有 9 个外显子，mRNA 全长 2 101nt，其蛋白产物与 Cdc2 一起形成有丝分裂促进因子（motosis promoting factor，MPF），此基因主要在细胞分裂的 G_2/M 期表达，是 G_2/M 期检查点的监督机制。研究表明，*Cyclin B1* 的蛋白表达水平及亚细胞定位随细胞周期进程变化，Cyclin B1 的积累和 MPF 的活化是有丝分裂起始及顺序进行所必需的，而 Cyclin B1 的降解及 MPF 的失活又是有丝分裂退出必不可少的条件。Cyclin B1 的合成、降解及亚细胞定位调节在有丝分裂调控过程中起重要作用，并参与细胞周期检测点调控，维持基因组稳定性。*Cyclin B1* 的 mRNA 表达在细胞周期中受转录水平调节，细胞周期不同阶段有不同的转录因子和转录调节蛋白结合于其启动子区。*Cyclin B1* 过表达能促进 G_2/M 期转换，甚至导致细胞增生失控及恶性转化；过表达转录因子 c-Myb 能够刺激 *Cyclin B1* 表达，进而促进 G_2/M 期转换；用 RNA 干扰的方法抑制 Cyclin B1 表达，结果造成 G_2/M 期阻滞，细胞生长被抑制，并诱导细胞凋亡。据报道，在结、直肠癌中，芹黄素、灰黄霉素等药物能诱导细胞凋亡均是作用于 Cyclin B1/Cdc2，使 G_2/M 期延迟，细胞生长抑制。而在肝细胞肝癌中，*Cyclin B1/Cdc2* 的过表达则预示着肿瘤的复发。目前在多种人类肿瘤组织中均发现 *Cyclin B1* 表达异常，并发现 Cyclin B1 的异常表达与肿瘤的侵袭、转移及预后均相关。

Cyclin B2 定位于细胞的高尔基体，细胞周期 G_2/M 期的重要调节因子，目前已经发现，Cyclin B2 在肺癌、乳腺肿瘤发生、发展过程中有重要作用。Cyclin B2 与 Cdc2 结合形成 MPF，这一复合物对于细胞进行有丝分裂是关键的，双极纺锤体形成过程中是不可缺少的。

（三）Cyclin C

Cyclin C 基因是 1991 年 Lew 等从人和果蝇的 cDNA 文库中分离出来的，*Cyclin C* 基因定位于染色体 6q21，含有 12 个外显子，长度约 16kb，其 cDNA 核苷酸序列长约 2.2kb，编码含 303 个氨基酸的蛋白。不同种属的 Cyclin C 蛋白在一级结构上具有高度保守性，其氨基酸序列 72% 完全一致。Cyclin C 蛋白主要在 G_1 期发挥作用，哺乳动物中 Cyclin C 主要与 CDK8 结合形成 Cyclin C/CDK8 复合物，二者是 RNA 聚合酶 II 全酶的组成元件，它们作为蛋白激酶使 RNA 聚合酶 II 中最大亚基的 C 端发生磷酸化，以阻断转录起始复合物的形成。此外，Cyclin C/CDK8 还能通过作用于转录因子 TF II H 的 Cyclin H/CDK7 亚基而调节转录。

目前已经在某些急性淋巴细胞白血病和前列腺癌等肿瘤中发现 *Cyclin C* 基因的缺失，推测其可能是一个抑癌基因。但 *Cyclin C* 在各不同肿瘤中的表达并不一致，提示其功能的复杂性，在其他肿瘤中是抑癌还是癌基因，目前尚无定论。

（四）Cyclin D

Cyclin D 首先在酵母菌中被发现，它能激活 CDK6，驱动细胞通过 START。人 Cyclin D 家族包括 Cyclin D1、Cyclin D2 和 Cyclin D3 三个亚型，具有组织特异性，分别定位于染色体 11q13、12p13 和 6p53，三种基因的编码产物蛋白在编码区和 Cyclin 盒结构区分别有 57% 和 78% 的同源性，其 N 端有 Leu-X-Cys-X-Glu 序列，是 pRB 及 pRB 相关蛋白结合的部位。Cyclin D 是细胞周期运行的起始因子，又是生长因子的感受器。通常，处于 G_0 期的细胞在生长因子和生长因子受体的作用下，通过 G 蛋白 Ras、有丝分裂原激活蛋白激酶等信号传导途径使 Cyclin D 在 CDK G_1 早期表达上调，Cyclin D 与细胞中存在的 CDK4 和 CDK6 结合形成复合物，通过 Cyclin D/CDK4/CDK6 通路调控细胞越过 G_1 期限制点。Cyclin D 在正常细胞调控和癌变过程中均发挥重要作用，其过表达可激活 CDK4 和 CDK6 的活性，缩短细胞周期 G_1 期，在一定程度上降低了细胞增殖对有丝分裂原的依赖，造成细胞周期调节失控和细胞异常增殖，导致肿瘤的发生。

在 Cyclin D 的 3 个亚型中，对 Cyclin D1 的研究最多。*Cyclin D1* 有 5 个外显子，长约 15 kb，与其他 Cyclins 相比，Cyclin D1 的 N-末端缺少一个"裂解盒"片段，因此是最小的 Cyclin。Cyclin D1 半衰期很短，只有 25 min。Cyclin D1 主要分布在细胞核和胞质中，在有生长因子的情况下，Cyclin D1 在细胞周期中首先被合成，于 G_1 中期达到高峰，调节细胞周期从 G_1 向 S 期的转换。Cyclin D1 合成后与 CDK4 或 CDK6 结合，形成 Cyclin D1/CDK4 或 Cyclin D1/CDK6 复合物激活 CDK，该复合物通过磷酸化其下游关键底物 RB，使之释放出结合的转录因子 E2F，促进 DNA 转录，使细胞跨过 G_1/S 期检查点，促进细胞增殖。在细胞周期进程中，Cyclin D1 呈周期性变化，其表达受生长因子诱导，最早出现在 G_1 中期，在 G_1 向 S 期转换时含量最高；外来有丝分裂原刺激持续存在时，Cyclin D1 可以在整个细胞周期进程中持续存在；外来有丝分裂原去除后 Cyclin D1 合成停止，细胞退出分裂周期。正常组织中 Cyclin D1 不表达或表达较低，而肿瘤组织中常有 *Cyclin D1* 基因的扩增、重排及突变，导致蛋白表达产物增多，这是多种肿瘤发生的一个重要因素。

（五）Cyclin E

Cyclin E 是 1991 年美国两个蛋白基因研究组在筛选人 cDNA 文库时发现。*Cyclin E* 基因包括 *Cyclin E1* 和 *Cyclin E2*，*Cyclin E1* 基因长约 12kb，定位于染色体 19q13.1，*Cyclin E2* 基因长约 15kb，定位于染色体 8q22.1，这两种基因均可以经过选择性剪接而产生不同的蛋白产物。*Cyclin E* 的蛋白表达依赖于 Rb 蛋白。Cyclin E 主要在 G_1 中期上升，G_1 晚期或 S 早期达到高峰，然后迅速下降，因此 Cyclin E 主要在 G_1 晚期发挥作用，是细胞从 G_1 期向 S 期转换的主要限速因素之一。在 Cyclin D 作用下，Cyclin E 在 G_1 中期开始合成，并在 G_1 中、后期或 S 早期达到高峰，Cyclin E 的合成受 E2F 和 Myc 共同激活。当 Cyclin D 与 CDK4/CDK6 结合后，使 Rb 蛋白磷酸化，释放转录因子 E2F，诱导 Cyclin E 和 CDK2 的表达，并形成对 Rb 蛋白磷酸化的阳性反馈回路，使 Rb 进一步磷酸化，细胞越过 G_1/S 转折点。细胞进入 S 期后，Cyclin E 迅速被降解，CDK2 转而与 Cyclin A 结合，在下一个时相发挥生物学功能。Cyclin E 可与 CDK2 或 CDK3 结合，Cyclin E 作为 CDK2 的调节亚基，与 CDK2 结合形成丝氨酸/苏氨酸蛋白激酶全酶。Cyclin E/ CDK2 参与 G_1 期和 S 期 pRb 的磷酸化过程，能促进细胞由 G_1 期进入 S 期，使 G_1 期缩短，减少细胞对生长因子的需要量，对 DNA 复制的启动十分重要。

Cyclin E 有促进细胞转化作用，目前已有大量的研究证明，Cyclin E 与肿瘤发生发展有着紧密的联系。Cyclin E 的持续高表达导致细胞周期的异常是多种肿瘤发生发展的一个重要原因。Cyclin E 过表达将缩短细胞周期 G_1 期进程，导致细胞提前进入 S 期，干扰 DNA 和中心体复制及分裂，导致染色体不稳定，并可能出现染色体不均等分裂和非整倍体等核型异常，进而引起细胞的转化和肿瘤的形成。

（六）其他细胞周期蛋白

除了上述的细胞周期蛋白外，已经发现的细胞周期蛋白还有 Cyclin F、Cyclin G、Cyclin H、Cyclin K、Cyclin T 和 Cyclin M 等。它们的结构均符合细胞周期蛋白的特点，但这些细胞周期蛋白的功能及其与肿瘤的关系大多还在研究中。

Cyclin F 基因定位于染色体 16p13.3，基因长度约 29kb，编码 786 个氨基酸的蛋白。Cyclin F 蛋白结构中因含有 40 个氨基酸的 F-box 模体，故属于 F-box 家族成员，其在细胞周期中表达水平的变化与 Cyclin A 和 Cyclin B 相似，通过非依赖于泛素介导的蛋白酶体途径降解。Cyclin G 是较晚发现的细胞周期蛋白，Cyclin G_1 和 Cyclin G_2 两个成员，两者在 cDNA 和氨基酸顺序上非常相似，可分别被抑癌基因 *P53* 和 VHL 蛋白诱导表达。*Cyclin G* 基因有 6 个外显子，在第一内含子中有 *P53* 蛋白的结合位点。*Cyclin G* 主要在 S 期和 G_2/M 期表达，研究发现，Cyclin G 可通过活化 *Mdm2* 基因负反馈抑制 *P53* 基因，促进细胞增殖，同时还可参与细胞 DNA 损伤后 G_2/M 期阻滞和 *P53* 诱导的细胞凋亡。目前已经在人类大肠癌、前列腺癌、乳腺癌及脑星形细胞瘤中发现 Cyclin G 蛋白的过表达。Cyclin H 由 323 个氨基酸组成，分子量为 37kDa，与 Cyclin C 有明显同源性，主要与 CDK7 共同构成 CAK，作为转录因子 TFⅡH 的亚基之一参与转录调控。与 Cyclin C 和 Cyclin H 一样，Cyclin K 也参与 RNA 聚合酶Ⅱ活性的调节。而 Cyclin T 是 Cyclin C 相关蛋白，能特异性的与 HIV 的 Tat 蛋白作用，另外 Cyclin T 能与 CDK9 形成复合物参与组成 RNA 聚合酶Ⅱ的转录延长因子，在基因转录调控中发挥作用。

二、细胞周期依赖性激酶

细胞周期依赖性激酶（CDKs）是一类依赖 Cyclins 的蛋白激酶，单细胞真核生物中的 CDK 通常只有一种，而多细胞真核生物中，参与细胞周期的 CDK 有 7 个成员，即 CDK1～CDK7，它们在 DNA 序列上有一定的同源性，均为分子量 30～40kDa 的 Ser/Thr 蛋白激酶。人类细胞中已经发现了 13 个 CDK 成员，但是只有特定的几个亚型的 Cyclin/CDK 复合物直接参与细胞周期的调控，包括 3 个分裂间期 CDK（CDK2、CDK4、CDK6），1 个分裂期 CDK（CDK1）。CDK 可以和 Cyclin 结合形成异二聚体，其中 CDK 为催化亚基，Cyclins 为调节亚基，单独的 CDK 分子无蛋白激酶的活性，不同的 Cyclin/CDK 复合物，通过 CDK 活性，催化不同的底物蛋白进行磷酸化，而实现对细胞周期不同时相的推进和转化作用。CDK 对底物蛋白磷酸化的激酶活性由四种高度保守的生化机制控制：①CDK 与 Cyclin 调节亚基结合后其活性被激活，Cyclin 在细胞周期进程中周期性地被合成和降解；②CDK 蛋白活性在 Thr 残基上被其他蛋白激酶磷酸化而激活；③CDK 蛋白在 Thr 和 Tyr 残基上被其他蛋白磷酸化，其活性被抑制；④CDK 蛋白与抑制性亚单位 CDKI 结合后其活性被抑制。因此 CDK 为达到激活的目的，其蛋白必须得到合适的磷酸化，必须与 Cyclin 形成复合物，且其复合物中不能有 CDKI 的存在。

通常 CDK 的活化是通过与周期蛋白 Cyclin 结合，但也有例外，如 CDK3 不与任何周期蛋白结合，CDK5 可以与没有周期蛋白结构的一种 CDK 调节亚基 *P53* 结合而被活化。有的 CDK 分子并不直接参与细胞周期调控，而具有调节细胞分化和诱导细胞凋亡的功能，如 CDK5 在介导神经胶质瘤细胞分化和凋亡中具有一定作用。不同的 Cyclin 在细胞周期的不同阶段与不同的 CDK 结合，从而激活 CDK 分子。活化的 CDK 通过对不同底物蛋白的磷酸化而发挥其调节细胞周期进程等作用。CDK 的下游底物主要是 Rb 家族蛋白成员包括 pRb、P107 和 P130。一种 CDK 可以结合一种以上的 Cyclin，如 CDK2 可以与 Cyclin D、Cyclin E 和 Cyclin A 中的任何一种结合；两种 CDK 可以与同一 Cyclin 结合，如 CDK1 和 CDK2 均可以结合 Cyclin A。

（一）CDK1

CDK1 由细胞分裂周期（cell division cycle，Cdc）基因 2 编码，因此又称 Cdc2 激酶，蛋白分子量为 34kDa，属于 Ser/Thr 蛋白激酶家族。Cdc2 激酶在 PSTAIR 区有一段保守的 16 肽，在 Cdc2 激酶与细胞周期蛋白结合中具有重要作用。其氨基端第 14 个氨基酸(Thr14)、第 15 个氨基酸(Tyr15) 及第 161 个氨基酸（Thr161）的磷酸化或去磷酸化与其活性密切相关。CDK1 与细胞周期蛋白 B（Cyclin B）结合形成 CDK1/Cyclin B 复合物，称有丝分裂促进因子（MPF），在细胞周期调控中促进细胞周期从 G_2 期进入 M 期。CDK1 的过表达或激酶活性异常可提高细胞增殖存活能力，促进细胞恶性转化，导致细胞恶性增殖形成肿瘤。

CDK1 通过与调节亚基——细胞周期蛋白结合而被激活。CDK1 的激活依赖于分裂期 Cyclin B 的积累，Cyclin B 合成开始与 S 期，在向 G_2/M 期过渡中逐渐合成增多，并与 CDK1 结合形成无活性的 MPF 复合物（pre-MPF）。无活性的原因是 CDK1 的负调节因子 Myt1 和 Wee1 将 CDK1 的 Thr14 和 Tyr15 磷酸化所致。这种机制保证了 CDK/Cyclin 能够不断积累，然后在需要的时候释放，起到储存的作用。而 Cdc25 是正调节因子，在有丝分裂早期，Myt1 和 Wee1 磷酸化所导致的激酶活性抑制可通过 Cdc25 磷酸酶对 Thr14 和 Tyr15 两个位点的去磷酸化而解除。激活的 CDK1 还可以抑制它的抑制因子 Wee1 的活性，从而形成一个反馈环。另外，CDK1 的激活还需要 Thr161 的磷酸化，它是在 CDK 活化激酶（CDK activating kinase，CAK）的作用下完成的。Tyr15、Thr14 去磷酸化和 Thr161 磷酸化，最终使 CDK1 的激活，活化的 CDK1/Cyclin 通过磷酸化作用激活其下游庞大的酶系统，进而指导染色质浓缩、核膜崩解和有丝分裂所需的微管重排及细胞骨架成分的重构，这些变化促使细胞从 G_2 期进入 M 期。当分裂进行到中后期交界处时，通过后期促进因子 APC 使 Cyclin B 通过泛素介导的途径被降解，CDK1 由于 Thr161 去磷酸化而失去激酶活性，从而使 MPF 的活性大幅度下降，于是细胞走出 M 期，并可使分裂的 2 个子细胞彼此分开。可见 CDK1 在细胞周期的调控中起决定性的作用。

Cdc25 磷酸酶是一种双特异性酪氨酸激酶，哺乳动物细胞中 Cdc25 家族成员有 A、B 和 C 三种，但三种磷酸酶所激活的 Cyclin/CDK 复合物是不同的。Cdc25A 对于有效地促进细胞进入 S 期是必需的，其作用对象是 Cyclin A/CDK2 和 Cyclin E/CDK2。Cdc25A 表达量的增加可促进 G_1/S 期和 G_2/M 期监测点之间的转换。Cdc25B 和 Cdc25C 在控制进入 M 期和 G_2/M 期检验点具有重要的作用。然而，Cdc25B 在 G_2/M 期检验点早期阶段似乎具有更突出的作用，而 Cdc25C 控制 G_2/M 期检验点的后期阶段。

（二）CDK2

CDK2 基因定位于 12q13，cDNA 全长 897bp，编码 298 个氨基酸的苏氨酸激酶，可分别与 Cyclin E、Cyclin A 和 Cyclin D 结合，在 G_1/S 期、S 期和 G_2 期均发挥作用。CDK2 是启动 DNA 复制的关键激酶，也是 G_2 期运行的必要因子。研究表明，细胞由 G_1 期进入 S 期需要 Cyclin E 和 CDK2 的共同参与，当细胞进入 S 期后，Cyclin E 降解，CDK2 转而与 Cyclin A 结合，推进细胞由 S 期越过限制点进入 G_2。CDK2 是 G_1 期向 S 期转变的主要限速因子，其过表达能加速 S 期进程，使细胞过度增殖。

Cyclin E 与 CDK2 结合进而激活 CDK2，Cyclin E/CDK2 复合物进一步对其底物蛋白 pRb、P107、Cdc6 及定位于 AT 位点的核蛋白 P220（NPAT）磷酸化，使 DNA 合成得以进行，细胞由 G_1 期进入 S 期。Cyclin E/CDK2 推动细胞进入 S 期后，其 G_1/S 期的使命即完成，随后通过 Skp2-SCF 介导的泛素化作用而被蛋白酶体降解。Cyclin A 在 G_1/S 时相转换和 S 期中也能与 CDK2 结合形成 Cyclin A/CDK2 复合物，同样激活 CDK2 的激酶活性，CDK2/Cyclin A 复合物在细胞周期的 S 期具有活性。Cyclin A 从 G_1 晚期开始表达出现，经 S 期到 G_2 期，蛋白水平达到峰值，在有丝分裂中期前经泛素介导的途径降解。

　　细胞中 CDK2 激酶的活性主要受周期蛋白抑制蛋白/激酶抑制蛋白（Cip/Kip）家族成员 P21、P27 和 P57 的负调控，这些抑制因子通过结合 Cyclin E/CDK2 使其失去激酶活性。正常情况下，Wee1/Mik1 通过磷酸化 Thr14 和 Tyr15 位点而对 CDK2 起抑制作用，要想激活 CDK2，其 CDK2-Thr160 位点必须磷酸化，而 Thr14/Tyr15 必须被去磷酸化。研究发现 Cdc25A 磷酸酶能脱去这两个位点的磷酸基团而激活 CDK2，是 CDK2 激酶的正性调节因素。

（三）CDK4 和 CDK6

　　CDK4 基因定位于 12q13-14，编码产物分子量为 33kDa 的蛋白。*CDK6* 基因定位于 7q21→q22，编码产物为分子量 38kDa 的蛋白，二者结构功能相似，是细胞周期 G_1 期的关键分子。可与 Cyclin D 结合，形成 Cyclin D/CDK4 和 Cyclin D/CDK6 复合物激酶，该激酶磷酸化其下游底物 pRb、p107、p130 蛋白使其部分失活，促使与 pRb 结合的下游转录因子 E2F 释放出来，E2F 因子通过与 Cyclin E 基因结合调节 Cyclin E 合成，进而通过 Cyclin E/CDK2 使细胞越过 G_1 期监测点进入 S 期。

　　CDK4 在 Thr14 和 Tyr15 位点的磷酸化对其激酶活性具有很强的抑制作用，而 CDK4-Thr161 位点的磷酸化对其活性具有激活作用，此磷酸化由 CAK 激酶完成，该酶由催化亚基 CDK7 和调节亚基 Cyclin H 组成。CDK4 和 CDK6 的激酶活性可被 CDKIs 的 INK4 家族进行负调节，INK4 家族的蛋白分子是一组分子量为 15～20kDa 的小蛋白，包括 P15、P16、P18、P19 等，其中 *P16* 已经被确认为抑癌基因。研究发现，P16 可以和 Cyclin D 蛋白竞争与 CDK4 和 CDK6 结合，并抑制二者的激酶活性。P16 也能抑制 CAK 对 CDK4 和 CDK6 在 Thr161 位点的磷酸化反应。细胞周期 G_1/S 期监测点是对细胞增殖进行调控的一个关键，由 Cyclin D /CDK/CDKI/Rb 组成的调节系统来调控，此调节系统中的任何一个环节发生异常，均可导致细胞异常增殖，甚至癌变。

（四）其他 CDKs

　　CDK3 是近年来新发现的 CDK，与 CDK2 相似也能与 Cyclin E 或 Cyclin A 结合形成复合物，在 G_1/S 时相转换点发挥作用。CDK5 主要存在于脑内，由 292 个氨基酸残基组成，分子量为 33kDa，与人的 Cdc2 和 CDK2 同源性分别为 58% 和 62%，尽管该酶与 Cdc 激酶有高度同源性，也可以与 Cyclin D1、Cyclin D2 结合，但结合后没有激酶活性，与 Cdc 也没有关系，主要参与神经系统发育。CDK7 能与 Cyclin H 相互作用，结合形成的活性复合物称之为 CDK 活化激酶，后者能使细胞周期调控中所有主要的 CDK 周期蛋白底物磷酸化而被激活，这种 CDK 活化激酶引起的某一种 CDK 周期蛋白底物的磷酸化，与周期蛋白的时相起伏相平行，还与另一个蛋白 MAT1 相互作用。根据体外重建实验推测，MAT1 可能是一个装配因子，促进 CDK7 和周期蛋白 H 相互作用的稳定性。细胞周期阻滞及凋亡程度与 CDK7 蛋白水平程度有一定的相关性。

三、细胞周期依赖性激酶抑制剂

　　细胞周期依赖性激酶抑制剂（cell-dependent kinase inhibitor，CDKIs）是 CDK 的抑制剂，可直接与 CDK 或 Cyclin/CDK 复合物结合，阻止细胞周期进程。根据 CDKI 结构和作用的 CDK，分为 INK4（inhibitor of CDK4）和 CIP/KIP 两大家族。INK4 家族，又称 P16 家族，包括 P15、P16、P18、P19，它们同 CDK4 和 CDK6 结合，能够特异性抑制 CDK4/Cyclin D、CDK6/Cyclin D 的活性。CIP/KIP 家族，又称 P21 家族，包括 P21、P27、P57 等，能广泛抑制 Cyclin/CDK 的作用。

（一）INK4 家族

　　INK4 家族的蛋白分子量为 15～20kDa，含有重复保守的 ankyrin 特异性模序，负责蛋白与蛋白之间的相互作用。第一个被发现和研究的 INK4 蛋白是 P16，也称为 INK4A，*P16* 基因定位于染色体 9p21，P16 蛋白可与 Cyclin D 蛋白竞争与 CDK4 和 CDK6 结合，并抑制二者的激酶活性。P16 还能抑制 CAK 对 CDK4 和 CDK6 在 Thr161 位点的磷酸化反应。目前已经确认 *P16* 基因属于抑癌基因家族成员，特异性抑制 CDK4 的活性从而影响细胞周期调控。*P16* 基因位点有两个重叠的基因，每个基因都由各自的启动子调节其转录，同一段 DNA 序列，一个启动子转录 P16 转录子，另一个启动子转录 $P19^{ARF}$（小鼠细胞中）和 $P14^{ARF}$（人细胞中），由于两个转录子的开放阅读框不同，因此两个蛋白的氨基酸序列完全不相关。研究发现，$P19^{ARF}$ 蛋白可与 Mdm2 蛋白直接结合，抑制 Mdm2 对 P53 蛋白的降解功能，从而间接增强和激活 P53 的活性。P15 也称 INK4B，基因定位于染色体 9p21，其氨基酸序列与 P16 高度同源，P15 对生长因子 TGF-β 格外敏感，经 TGF-β 处理后的人上皮角质化细胞中 P15 的表达水平可提高 30 多倍。

INK4 家族的另两个成员 P18 和 P19 分别称为 INK4C 和 INK4D。p18 是近年来发现的肿瘤抑制基因，该基因定位于染色体 1p32，其编码的蛋白质含有 168 个氨基酸，分子量为 18kDa。在蛋白结构上，有超过 150 个氨基酸区域（约 38%）与 *P16* 基因相同，超过 129 个氨基酸区域（约 42%）与 *P15* 基因相同。P18 蛋白可特异地与 CDK（主要是 CDK4/CDK6）形成复合物并抑制其活性，作为细胞生长的负性调节剂使细胞周期停滞于 G_1 期，*P18* 在 G_2/M 期受 Cdc2 激酶的磷酸化调节，研究发现 *P18* 高表达可诱导 B 淋巴细胞的细胞周期停滞。*P19* 基因定位于染色体 19p13.2，在蛋白结构上与 P18 相似，P19 的高表达能抑制 NIH3T3 细胞中 CDK4/Cyclin D1 激酶的活性，引起细胞周期 G_1 时相的生长停滞。但无论是 P19 还是 P16 蛋白，其抑制细胞周期的功能均依赖于细胞中 pRb 活性蛋白的存在。

（二）Cip/Kip 家族

Cip/Kip 家族与 Cyclin E/CDK2、Cyclin A/CDK2 和 Cyclin B/CDK1 复合物结合能防止细胞进入 S 期，而与 Cyclin D/CDK4 和 Cyclin D/CDK6 复合物结合时则显示刺激效应。Cip/Kip 家族与 Cyclin D/CDK4 和 Cyclin D/CDK6 的结合能防止他们与 Cyclin E/CDK2 和 Cyclin A/CDK2 的结合，这样促进了这些激酶完成细胞周期 G_1 期和启动 DNA 合成的作用。CDKI/pRb 途径极其重要，CDKI 对抑制细胞无限生长是必需的，是细胞周期控制的重要环节，也是阻止细胞进入分裂周期的关键。

1. P21^{Cip1} P21 是 1993 发现并克隆的 Cip/Kip 家族蛋白成员，*P21^{Cip1}* 基因定位于人染色体 6p21.2，其基因全长 85kb，含有 3 个外显子，第 1 外显子不编码，编码区 98% 位于第 2 外显子，其 cDNA 长约 2.1kb。该基因上游 2.4kb 和 8kb 处各有一个 P53 蛋白特殊序列结合位点，上游 1～2kb 核苷酸处有肌源性转录因子（myogenic D，MyoD）结合区，上游 50～104bp 核苷酸处有 Sp1 结合区。*P21^{Cip1}* 基因编码的蛋白产物为 164 个氨基酸组成的分子量为 21kDa 的核蛋白。

P21 能与 Cyclin 和 CDK 结合，从而使 Cyclin/CDK 复合物的激酶活性丧失。P21 可与几乎每一个 Cyclin/CDK 复合物结合，广泛地抑制各种 Cyclin/CDK 复合物，如 Cyclin D1/CDK4、Cyclin E/CDK2 和 Cyclin A/CDK2，但对 Cyclin B 相关复合物的抑制活性较弱。P21 抑制 CDK2 的机制主要是防止 CDK2-Thr160 位点被 CAK 磷酸化。研究发现，Cip/Kip 家族 CDK 抑制蛋白还是激活 CDK4 或 CDK6 活性必不可少的激活因子，因此有人提出 Cip/Kip 家族蛋白还可作为适配器（Adapter）蛋白发挥功能，帮助 CDK/Cyclin 复合物的装配并帮助复合物进入核内。P21 抑制 Cyclin D1/CDK4 和 Cyclin E/CDK2 的活性，使 Rb 蛋白不能发生磷酸化，E2F 不能释放，从而使细胞周期停滞在 G_1 期，DNA 复制受到抑制，从而使受损的细胞有充分的时间修复。研究发现，CDK 和 Cyclin 蛋白上均有 P21 的结合位点，P21 对 CDK 的抑制常需要多个 P21 的结合，结合了多个 P21 蛋白的 CDK/Cyclin 复合物才能失去其激酶的催化活性。但最近在对 CDK2/Cyclin/P21 复合物进行分析时发现，单个 P21 蛋白就可以完全抑制 CDK 的功能，而且在完全饱和的 CDK2/Cyclin/P21 复合物中稳定结合的 P21 蛋白分子只有一个。

P21 是 Cyclin/CDK 抑制性蛋白的同时还是抑癌基因 *P53* 的下游调节基因，P21 启动子序列上有 P53 蛋白的结合位点，其蛋白表达可受 P53 的调节。在 P53 功能缺陷的细胞中，DNA 损伤不能通过 P53 信号诱导 P21 的表达，结果不能诱发 G_1 期细胞周期阻滞，DNA 损伤不能及时修复，其最终结果会导致基因组不稳定性增加，细胞发生恶性转化。*P21^{Cip1}* 基因的羧基末端能与 PCNA 结合，使 PCNA 不能与 DNA 聚合酶形成复合物从而抑制 DNA 的合成。PCNA 在 G_1 期开始增加，S 期含量最高，G_2 期开始下降，M 期含量最低。因此 DNA 损伤发生的时期不同，P21 蛋白作用的机制也不同。如果 DNA 的损伤发生在 S 期之前，P21 蛋白主要通过与 CDK/Cyclin 结合并抑制其功能使细胞周期停滞于 G_1 期；而如果 DNA 损伤发生在 S 期，P21 蛋白主要是通过与 PCNA 的结合来抑制 DNA 的合成。

目前已经在人类肿瘤中至少已经发现 3 个 $P21^{Cip1}$ 基因的多态性位点，该基因的多态性及阳性表达与肿瘤的关系因不同类型的肿瘤而异。如在乳腺癌中，$P21^{Cip1}$ 的缺失与淋巴结转移及预后等均有关。

2. P27^{Kip1}　$P27^{Kip1}$ 基因定位于染色体 12p12→p13.1，含有两个外显子，编码一个 198 个氨基酸残基的核蛋白，分子量为 27kDa。P27 蛋白 N 端序列与 p21 蛋白具有 42% 的同源性，与 $P57$ 有 47% 的同源性。这一区域的第 27～43、60～69 位氨基酸残基分别为 Cyclin 和 CDK 的结合区，介导 CDK 激酶活性的抑制。虽然 P27 能广泛抑制各种 Cyclin 和 CDK 的活性，但主要抑制 G_1 期 Cyclin E/CDK2 和 Cyclin A/CDK2 激酶复合物，使下游分子 pRb 的磷酸化受阻，结果不能释放转录因子 E2F，导致与细胞周期进程相关的靶基因转录不能进行，细胞发生 G_1 期阻滞。对 Cyclin A/CDK2/P27 复合物的晶体结构分析显示，P27 蛋白能同时结合 Cyclin A 和 CDK2，复合物中 P27 的蛋白量决定着该激酶的活性。$P27^{Kip1}$ 基因缺失的小鼠表现出生长速度加快、多器官细胞增生、垂体肿瘤和雌性不育等多种不正常表型。

细胞周期中，P27 蛋白水平在静止期细胞最高，受到促有丝分裂原刺激后开始下降，当 DNA 合成达到最高点时，P27 蛋白降到最低水平，随着细胞周期的完成，P27 开始重新聚积，细胞重新进入静止状态。P27 表达的调节主要在蛋白水平上进行，其通过泛素介导的降解可能是调节 P27 蛋白水平最重要的机制。P27 蛋白本身是 Cyclin E/CDK2 激酶的磷酸化底物，其 P27-Thr187 位点可被 Cyclin E/CDK2 磷酸化，此位点磷酸化后将导致 P27 蛋白的泛素化反应，最终被蛋白酶体降解。P27 蛋白与 CDK2 和 Cyclin A 或 Cyclin E 形成三聚体，一方面抑制了 CDK2 的激酶活性，另一方面 P27 又被 CDK2 磷酸化导致 P27 的降解。研究发现，泛素介导的蛋白降解并非 P27 蛋白降解的唯一途径，在细胞凋亡过程中，P27 的 C 端可被 caspase-3 和 caspase-7 裂解。另外，CDK2 也不是对 P27 磷酸化的唯一激酶，研究发现，P27 还能被 MAPK 激酶磷酸化，磷酸化后的 P27 失去了结合并抑制 CDK2 的能力。

由于 P27 可通过抑制 CDK2 的活性而抑制细胞生长，因此 P27^{Kip1} 被认为是一个潜在的肿瘤抑制蛋白。与 $P21^{Cip1}$ 基因一样，$P27^{Kip1}$ 基因在恶性肿瘤中很少发生突变，且与任何遗传性肿瘤无关。大多数正常组织细胞中有 P27 的高表达，但在多种人类肿瘤细胞中通常只能检测到极低水平的 P27 蛋白，$P27^{Kip1}$ 的低表达或基因缺失与肿瘤细胞的恶性程度和患者的高死亡率密切相关。

3. P57^{Kip2}　$P57^{Kip2}$ 是近年来发现的 Kip/Cip 家族成员，定位于染色体 11p15.5，编码一个含有 343 个氨基酸的蛋白，分子量为 57kDa。P57 蛋白与 P21 和 P27 部分同源，包含 N 端结构域、富含脯氨酸的结构域和 C 端结构域。其中，脯氨酸结构域含有一些 PAPA 重复序列（脯氨酸-丙氨酸残基组成），可以介导特异的蛋白-蛋白相互作用，从而实现 $P57$ 基因的功能。P57 是 G_1 期一些 Cyclin/CDK 复合物的抑制剂，其不受 P53 蛋白的调节，P57 蛋白的过表达使细胞周期发生 G_1 期阻滞。$P57$ 基因缺陷的小鼠细胞增殖和分化均异常，其很多表型与一种有多种缺陷的遗传性疾病 Beckwith-Wiedemann 综合征患者极为相似，患者细胞中有 $P57^{Kip2}$ 基因的易位，细胞过度增殖且易发肿瘤。$P57^{Kip2}$ 是一个候选抑瘤基因，具有广谱 CDKI 的作用，其与 Cyclin/CDK 复合物结合后，广泛抑制 G_1 期和 S 期复合物 Cyclin E/CDK2、Cyclin A/CDK2 和 Cyclin D/CDK2 等磷酸化激酶的活性，参与 G_1 晚期限制点的调控，阻止细胞增殖。$P21$、$P27$、$P18$ 等 CDKI 基因没有基因印迹现象，即在胚胎和成熟个体的组织细胞中两个等位基因都可以表达，但 $P57^{Kip2}$ 基因有基因印迹特点，在正常情况下，$P57^{Kip2}$基因是父源基因印记，母源基因表达。研究发现，人类肿瘤中存在$P57^{Kip2}$基因印记缺失和杂合性缺失，其杂合性缺失与结肠癌、肝癌和卵巢癌等肿瘤发生有关。由于$P57^{Kip2}$研究起步较晚，其分子生物学行为和在肿瘤发生中的作用仍在探索之中。

第三节 细胞周期监测点

细胞周期监测点（cell cycle checkpoint）是指控制细胞增殖周期中的限速位点，在细胞 DNA 复制和有丝分裂前负责确定 DNA 合成的完整性，当 DNA 损伤时阻断细胞周期，提供足够的时间去修复损伤的 DNA。细胞周期监测点可分为依赖性控制和 DNA 损伤应答两种类型。依赖性控制的细胞周期监测点包括：①有丝分裂完成依赖性 DNA 合成的启动监测点；②DNA 合成完成依赖性有丝分裂的启动监测点；③中期分裂完成依赖性后期有丝分裂的启动监测点。所谓依赖性控制是指细胞周期进程严格按照时间先后顺序发生，细胞只能在完成第一个进程后才能进入下一个，如果 DNA 复制尚未完成就进入有丝分裂将会产生遗传不全的细胞分化；当没有完成有丝分裂中期就进入后期会导致染色体不等性分离；当没有完成有丝分裂就进入 DNA 合成期，将产生遗传的多倍性和重叠性。本节主要讨论 DNA 损伤应答的细胞周期监测点，主要包括：①G_1/S 期监测点，其作用是阻断或延缓细胞从 G_1 期进入 S 期；②S 期监测点，其作用是放慢 S 期 DNA 复制子的启动率；③G_2/M 期监测点，其作用是延缓 G_2 期细胞进入有丝分裂；④有丝分裂期监测点，其作用是确保染色体分离准确无误。

细胞周期监测点中的成分主要包括 DNA 损伤感应蛋白、信号传导蛋白及效应蛋白等。Rad9-Rad1-Hus1 复合物及 Rad17-RFC（replication factor C，RFC）复合物等损伤感应蛋白将 DNA 损伤信号传递给 ATM、ATR、Chk1、Chk2 等信号传导蛋白，后者进一步通过磷酸化作用调节 Cdc25、Wee1、P53、CDKs 等效应蛋白的活性，最终引起细胞周期阻滞、细胞凋亡等生物学效应。细胞周期监测点机制在进化上相当保守，监测点功能的缺陷将导致基因组不稳定，出现基因突变、扩增、易位甚至形成多倍体等，从而增加发育异常、遗传性综合征甚至恶性肿瘤的可能性。

ATM 与 ATR 是 DNA 损伤应答机制中的两个关键分子。ATM 主要应答电离辐射（ionization radiation，IR）导致的 DNA 双链断裂，ATR 则主要在复制损伤或 UV 等导致的 DNA 损伤后被激活。ATM 基因是运动失调性毛细血管扩张症的致病基因，属于抑癌基因，其编码产物在结构上属于 PI3K 家族成员，功能上起蛋白激酶的作用。人类中大约有 1%的人是 ATM 缺失的杂合子，并表现出对电离辐射极度敏感和诱发癌症的高度危险性。ATM 在细胞应答 IR 的过程中起重要作用，它和 ATR、DNA-PK（DNA-dependent kinase）一起感知 IR 所导致的 DNA 损伤，通过磷酸化作用激活其下游的 Ser/Thr 激酶 Chk1 和 Chk2，进而触发一系列的蛋白激酶级联反应，在 DNA 损伤后的细胞周期阻滞、细胞凋亡及 DNA 的同源修复中起重要作用。Chk1 主要存在于 S 和 G_2 期，对复制过程停止导致的 DNA 损伤产生应答，并且在正常细胞周期的维持中起重要作用。对于胚胎干细胞来说，Chk1 的完全缺失是致死的，部分功能的缺失可影响 IR 引起的 G_2/M 期阻滞。对多种包括肿瘤细胞在内的 Chk1 敲除细胞的研究表明，Chk1 在 DNA 损伤所致的 G_2 期和 S 期阻滞中起到重要作用。在没有外源性 DNA 损伤因素的情况下，Chk1 缺失可导致细胞染色体排列紊乱及动粒功能异常，继而通过激活纺锤体监测点引起有丝分裂终止。Chk2 可在整个细胞周期中表达，但一般只在 DNA 双链断裂时才被上游蛋白 ATM 激活。Chk2 可通过激活 $BRCA1$ 基因及促进 BRCA2 表达参与同源重组、碱基剪切修复等 DNA 修复过程；还可通过磷酸化 Cdc25A/C 抑制 CDK 活性，在 IR 等因素作用下引起 G_1/S 期和 G_2/M 期阻滞。

监测点控制的异常对不同细胞周期阶段及不同的 DNA 损伤可以造成不同的后果，例如，G_1/S 期对具有间隙的 DNA 链及不足的核苷酸库极为敏感，如果 G_1/S 期监测点缺陷，这种具有间隙的 DNA 链经过 S 期 DNA 复制后就会产生双链 DNA 断裂。双链 DNA 断裂末端由于核酸外切酶的作用容易产生缺失，同时断裂末端容易产生基因扩增和染色体重组。G_2 期 DNA 损伤监测点的缺陷，会使具有双链断裂的 DNA 在后来的有丝分裂中造成染色体的丢失。G_1 期 DNA 单链断裂及核苷酸的错误掺入经过 S 期复制后可产生双链断裂及突变的发生，这些均增加了基因组的不稳定性，使细胞容易产生恶变。

一、G_1/S 期监测点

在细胞周期的 G_1 期有一个称为限制点的时相点即 R 点，在 R 点之前的 G_1 期，细胞周期进程需要外界生长力量如有丝分裂刺激因子来推动，而一旦细胞越过 R 点就意味着细胞的生长不再需要生长因子等外界推动力，细胞自身在 R 点区域就会蓄积力量推动细胞周期进入后面的时相。研究发现，Rb-E2F 信号通路及 *Myc* 原癌基因是推动细胞生长的主要动力。

（一）G_1 期 Cyclin/CDK 复合物

细胞周期通过 R 点需要 Cyclin D/CDK4/CDK6 复合物来推动。有丝分裂刺激信号首先引发 Cyclin D 的合成和 P27 蛋白的降解，从而开启细胞周期进程。CDK 可对底物蛋白如 pRb 家族蛋白、P53、E2F、Cdc25A 及 P27^{Kip1} 等的 Ser/Thr 残基进行磷酸化，激活或抑制底物蛋白的活性。不同类型的 Cyclin/CDK 复合物在 G_1 期的不同时相可对 pRb 蛋白磷酸化，从 G_1 早期到中期，主要是 Cyclin D/CDK4 和 Cyclin D/CDK6 复合物激酶负责对 pRb 蛋白的磷酸化，其激酶活性受 P16^{INK4A} 等 CDKIs 负调控。而在 G_1 晚期，主要由 Cyclin E/CDK2 和 Cyclin A/CDK2 复合物参与 pRb 的磷酸化反应，Cyclin E/CDK2 是调控 G_1/S 时相转换的关键因素。研究发现，在 G_1 中期到晚期，CDK2 和 CDK3 的活性迅速升高，在接近 G_1/S 转换点时活性水平达到峰值，二者均可与 Cyclin E 和 Cyclin A 形成复合物，其激酶活性均能被 P21^{Cip1} 和 P27^{Kip1} 等 CDKIs 所抑制。

（二）Rb-E2F 通路

Rb 家族有 pRb、P107 和 P130 三个成员，都是细胞周期调控的重要蛋白。pRb 和 P130 均为抑癌基因。pRb 是一个分子量为 105～110kDa 的核内磷酸化蛋白，其分子结构中的多个 Ser/Thr 位点可被 Cyclin/CDK 激酶复合物磷酸化。低磷酸化的 pRb 蛋白可与转录因子 E2F 蛋白结合，将组蛋白脱乙酰基酶招募到 E2F 蛋白所调控的基因启动子序列上，导致组蛋白核心成分脱乙酰基化，其结果是染色质结构更加紧密，从而阻止转录调控元件复合物与启动子序列的结合，最终被 E2F 调控的基因转录也随之关闭。被 E2F 调控的基因大多数是细胞周期进入 S 期和 DNA 复制所必需的，如 PCNA、Cyclin D1、Cyclin A、α-DNA 聚合酶、P21、CDK2 和 Cdc2 等，因此细胞阻滞在 G_1 期。pRb 蛋白的磷酸化状态决定着 E2F 的活性状态，在 G_0 期的静止细胞和 G_1 早期的细胞中，pRb 蛋白处于低磷酸化状态，这时 pRb 蛋白是有活性的。然而，在 G_1 中晚期阶段，pRb 蛋白被 CDKs 磷酸化，导致 E2F 释放出来，其抑制细胞生长的作用也随之消失，直到 M 期结束 pRb 被磷酸酶脱去磷酸基团，重新变为低磷酸化状态才又表现出其抑制功能。除了上述在 G_1 期的作用，pRb 蛋白对 S 期的中心体复制及 G_2/M 期的有丝分裂调节蛋白均发挥作用（图 5-2）。

研究发现，与细胞周期 G_1/S 期调控相关的基因如 Cyclin D1、Cyclin E 及 Cdc25A 等是原癌基因 *c-Myc* 的下游靶基因，Myc 蛋白与 E2F 联合激活 Cyclin E 的表达，后者再激活 CDK2 的激酶活性，最后 CDK2 启动 DNA 复制。短暂性的抑制内源性 *Myc* 基因的表达将引起与 pRb 功能无关的细胞周期 G_1 期阻滞。而 *Myc* 基因表达被抑制后，用有丝分裂促进剂刺激细胞仍可使细胞进入 S 期。根据以上事实，有人提出细胞内至少存在 pRb-E2F 和 Myc 介导的两条调控 G_1/S 时相转换的信号通路，CDK2/Cyclin E 是这两条通路的交汇点。抑制这两条通路中的任何一条只能延迟但不能完全阻止细胞进入 S 期，但如果同时抑制这两条通路，再多的生长因子也不能使细胞进入 S 期启动 DNA 的合成。如果细胞中除去 E2F 或 Myc 中任何一个的活性，细胞虽可进入 S 期，但仍然不能进入有丝分裂期，提示细胞分裂周期的顺利完成需要这两个蛋白分子自始至终的参与。

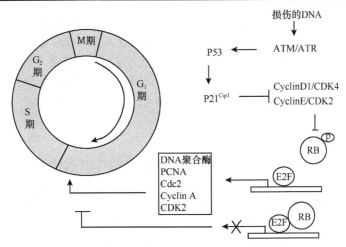

图 5-2 细胞周期 G_1/S 期监测点

（三）G_1/S 期监测点调控

当细胞中的 DNA 受到损伤时，细胞周期进程就会停滞，同时进行 DNA 损伤的修复，以避免基因突变的危害。细胞周期监测点就是监测基因组完整性和复制状态的信号传导途径，其抑制细胞周期进入 S 期的能力与抑癌基因 *P53* 的功能密切相关。研究发现，在 G_1/S 期检查点具有两波连续的应答反应，即不依赖 P53 的快速应答途径和 P53/P21 级联信号途径。

细胞在 UV 或 IR 辐射引起 DNA 损伤之后，经 ATM/ATR 激活 Chk1 和 Chk2，Chk1 和 Chk2 是两种结构不同但功能相关的丝氨酸/苏氨酸激酶。作为细胞周期监测点中两种重要的信号传导分子，Chk1 和 Chk2 的功能主要是将 DNA 损伤或周期阻滞信号从 ATM/ATR 激酶通过磷酸化形式传递给下游的底物，发挥相应的生物学效应，如通过使 Cdc25A 蛋白 Ser123 残基磷酸化，导致 Cdc25A 蛋白通过泛素介导的途径降解，通过对 CDK2 蛋白磷酸化而抑制 CDK2 的激酶活性等，最终引起细胞周期阻滞。这个早期应答反应短暂而快速，通常在 DNA 损伤后 20~30 分钟内就可抑制 CDK2 的活性，持续时间可达几小时。主要目的是减缓细胞周期进程的速度，使细胞有时间完成损伤 DNA 的修复。第二次应答反应是通过 P53/P21 信号途径完成的，P53 蛋白是转录激活因子，DNA 损伤后最早被激活的是 ATM 和 ATR，后者通过对 Ser15 的磷酸化作用而激活 P53，导致 P53 蛋白的稳定性增加。稳定而激活的 P53 蛋白可影响许多基因的转录表达，如 CDK 抑制性蛋白 p21，其结果是造成细胞周期的彻底停滞。这条途径通常更适合那些因 DNA 损伤严重而需要永久性的阻止细胞周期进程的细胞，最终结果是使这些细胞在没有修复之前退出细胞周期或诱导细胞凋亡。

ATM/ATR-Chk1/Chk2-Cdc25A-CDK2 途径能解释不依赖于 P53 的 G_1 期监测点的快速启动，而 ATM 或 ATR 对 P53 蛋白及 P53 蛋白的负调节因子 Mdm2 的磷酸化，可干扰 P53 蛋白的出核过程，有助于 P53 的激活。虽然 Cdc25A 和 P53 途径的初始信号传导过程有相同之处，但它们对 CDK2 活性的影响在时间顺序上却有差异。

最近 Tvegard 等报道了调节 G_1/S 期转换的一个新的监测点机制，裂殖酵母细胞在 G_1 期经紫外线照射导致染色质与复制起始因子的结合延迟，同时导致进入 S 期的瞬间延迟。细胞周期的延迟完全依赖于营养状况的感受器 Gcn2 激酶，伴随着翻译起始因子 eIF2alpha 的磷酸化及翻译的抑制。然而，DNA 复制所需要的因子在 G_1 期的特异合成并没有因紫外线的照射而减少，电离辐射后细胞周期的延迟代表了一个新的没有被激活的监测点作用机制。

二、S 期监测点

DNA 的复制在细胞周期 S 期进行，为了保证遗传信息的精确复制及基因组的稳定性，需要 S

期监测系统的严格控制。当细胞中 DNA 复制没有完成或 DNA 受到损伤时，监测点控制机制可通过抑制有丝分裂激酶 CDK2 的活性防止细胞进入 M 期，直到完成 DNA 复制过程或损伤的 DNA 得到正确的修复之后才启动 M 期。参与 DNA 复制启动过程的 CDK 激酶，主要是 G_1/S 时相转换时所用的 CDK 和 Cyclin，如 Cyclin E/CDK2。DNA 的复制过程是由 CDKs 激酶与 S 期和 M 期的 Cyclin 分阶段调节的。在哺乳动物细胞中，S 期的触发过程需要依赖 CDK2、CDK4 和 CDK6，而 M 期的启动则需要 CDK1（Cdc2）。

（一）DDK 激酶在 S 期监测点中的作用

DDK（Dbf4 dependent kinase）蛋白激酶是由催化亚单位 Cdc7 和调节亚单位 Dbf4 所组成，属于 Ser/Thr 蛋白激酶。Cdc7/Dbf4 激酶活性在细胞周期中呈周期性变化，在 G_1/S 时相转换时达到峰值。研究发现，Cdc7 蛋白在整个细胞周期中几乎保持恒定水平，Cdc7 突变对 DNA 损伤非常敏感，推测其参与 DNA 损伤应答过程。但 Dbf4 在有丝分裂晚期和 G_1 早期之间可被 APC 复合物降解，在 G_1/S 时相时又累积增多。Cdc7 和 Dbf4 可与染色质相互作用，表明 Cdc7/Dbf4 与 DNA 的活性具有相关性。Cdc7/Dbf4 对 DNA 复制叉的启动及维持基因组的完整性方面具有重要作用。MCM2-7（mini-chromosome maintenance）是 Cdc7/Dbf4 的下游靶蛋白，可以被 Cdc7/Dbf4 磷酸化激活，活化的 MCM 复合物具有解螺旋酶活性，是 DNA 复制所必需的。此外，DNA 聚合酶 α、Cdc45、ORC4 等在体外也可以被 Cdc7/Dbf4 磷酸化。Cdc7/Dbf4 可能是在 DNA 复制时复制叉受阻后再重新激活的过程发挥作用，其另一个作用可能是在 S 期监测中充当靶分子，有关 Cdc7/Dbf4 激酶的功能目前仍在研究中。

（二）ATM/ATR 激酶在 S 期监测点中的作用

近年来，对各种细胞的广泛研究发现了 DNA 损伤和复制监测点信号途径，该途径可被多种损伤形式和复制阻断剂所激活。在人类该信号传导主要涉及 ATM/ATR 和 Chk1/Chk2 两类蛋白激酶，DNA-PK 家族激酶在结合 DNA 末端后可被激活。其中，ATM 可识别损伤 DNA 或受阻的 DNA 复制叉，并启动监测点信号。ATM 在信号途径中处于核心地位，而其他成员在复合物中充当调节亚单位的作用。

前已述及 ATM/ATR 是对 DNA 损伤进行应答的一种蛋白，属于 Ser/Thr 蛋白激酶家族。ATM 和 ATR 功能上有重叠，在体内有许多共同的磷酸化底物，二者的特异性通过应答不同的 DNA 损伤而表现出来。ATM 主要负责对离子辐射所造成的 DNA 链断裂的损伤应答，其作用与细胞周期关系不大，而 ATR 参与各种与 ATM 不相关的监测点应答反应。Chk1 是 ATR 的下游效应蛋白，其结构中有四个 ATR 磷酸化的特异性序列，这些位点的磷酸化对 Chk1 激活复制起始点、阻止细胞周期进入不成熟的有丝分裂至关重要。研究发现，ATR 基因突变后，即使 DNA 复制受阻，也可以造成不成熟的有丝分裂现象。在哺乳细胞复制监测点途径中，Chk1 的靶蛋白可能是 P53 和 Cdc25，体外实验证实，Chk1 可对 Cdc25 蛋白的 Ser216 位点磷酸化并抑制其磷酸酶活性，同时也能对 P53 蛋白磷酸化。尽管 P53/P21 对 DNA 损伤后的 G_1 期细胞周期停滞至关重要，但目前尚没有证据表明 P53/P21 也参与了 S 期监测点的调控。

三、G_2/M 期监测点

细胞周期监测点是细胞的一种存活机制，它监测细胞周期进程中存在的 DNA 损伤，通过一定的信号途径调节 Cyclin/CDK 活性，使细胞阻滞在细胞周期转换点，为细胞提供时间进行损伤修复，以确保细胞周期事件的顺序性和忠实性，从而维持基因组的稳定。G_2/M 期监测点参与有丝分裂起始和退出的调控，有丝分裂的启动是由 Cyclin 和 Cdc2 激酶所控制的，其调控的最终靶点是 Cyclin B1/Cdc2，Cyclin B1/Cdc2 活性的调控是有丝分裂调控的关键点。

（一）Cyclin B1/Cdc2 活性的调节

Cdc2 与其调节亚单位 Cyclin B1 的结合是其激酶活性激活的关键，Cyclin B1/Cdc2 被激活后，有丝分裂被启动，其活性从有丝分裂前期维持到中期之前，进入后期之后，由于 Cyclin B1 的降解其激酶活性丧失。Cyclin B1/Cdc2 活性主要受其催化亚单位 Cdc2 磷酸化/去磷酸化调控及其调节亚单位 Cyclin B1 的合成、亚细胞定位及降解调控。在 G_1 期，Cyclin B1 蛋白水平极低，S 期、G_2 期表达水平逐渐升高，并与 Cdc2 形成 MPF 激酶复合物，此时 MPF 主要定位于中心体，且由于其催化亚单位 Cdc2 被 Wee1 和 Myt1 激酶磷酸化而处于失活状态。到了 G_2 晚期，Cyclin B1 蛋白水平达到峰值，同时其 N 端发生磷酸化，促使 MPF 快速转移入核，在 Cdc25C 的作用下使 Cdc2 去磷酸化从而解除其活性的抑制导致 Cyclin B1/Cdc2 活化。活化的 Cyclin B1/Cdc2 通过对核纤层蛋白、组蛋白和微管蛋白等有丝分裂相关蛋白的磷酸化作用，最终导致核膜崩解、染色体凝集、有丝分裂微管形成，细胞进入有丝分裂期。有丝分裂中期末，Cyclin B1 迅速降解消失，Cyclin B1/Cdc2 失活，染色单体分离，细胞退出有丝分裂，进入下一个周期。

（二）G_2/M 期监测点调控

研究发现，Cdc2 蛋白上的 Tyr15 是 G_2 期 DNA 损伤监测点的主要靶点，该抑制性磷酸化位点如果不脱去磷酸，Cyclin B1/Cdc2 复合物就不能被激活。

细胞在受到 DNA 损伤后，可以激活 ATM/ATR 激酶，一方面 ATM/ATR 激活其下游的蛋白激酶 Chk1 和 Chk2，其中 Chk1 可对 Cdc25C 蛋白的 Ser216 位点磷酸化，从而使 Cdc25C 与 14-3-3 蛋白结合，其结果是使 Cdc25C 磷酸酶失去了对 Cdc2-Tyr15 位点去磷酸化的功能，因此 Chk1 所致的 Cdc25C 磷酸化是 G_2/M 检查点引起细胞周期阻滞于 G_2 期的主要介导者。研究发现，间期的 Cdc25C 位于胞质中，仅在有丝分裂前才进入核内，该蛋白的核定位序列为一段 58 个氨基酸的序列，该序列还介导 Cdc25C 与 14-3-3 蛋白的结合，但 Cdc25C 只有在该序列的 Ser216 被磷酸化后才能与 14-3-3 蛋白结合。另一方面，ATM/ATR 可以激活 P53 蛋白，P53 通过调节其下游基因 *P21*、*Gadd45*、*14-3-3σ* 等的表达参与 G_2/M 检查点调控，诱导 G_2/M 期阻滞。其中，Gadd45 通过与 Cdc2 蛋白直接结合导致 Cyclin B1/Cdc2 复合物的解离，从而抑制 Cdc2 激酶的活性；P21 能促进 Cyclin B1 的核转位，同时还能抑制 CAK 对 Cdc2 的激活；而 14-3-3σ 通过与 Cdc25C 结合使后者滞留于胞质，使 Cdc25 不能在核内激活 Cyclin B1/Cdc2，由于 Cyclin B1/Cdc2 的活化受阻导致细胞发生 G_2/M 期阻滞。DNA 损伤的 G_2/M 期监测点调控见图 5-3。

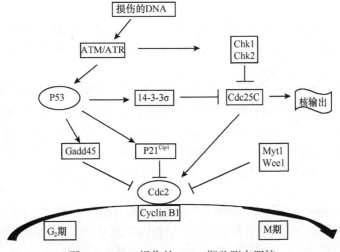

图 5-3 DNA 损伤的 G_2/M 期监测点调控

四、有丝分裂期监测点

有丝分裂期主要完成的事件是姐妹染色体的分离及胞质的分裂，复制后染色体的正常分离需要有丝分裂期各步骤的正常完成，包括纺锤体的正确组装，染色体通过动粒与纺锤体两极的正确相连，染色体在赤道板上的排列等。实验证实细胞在有丝分裂中期到后期的转换过程中存在着纺锤体装配监测点，该监测点主要作用是防止染色体分离过程中发生错误，确保染色体分离准确无误，保证在上述事件正确完成的情况下起始后期，完成有丝分裂的过程。

从 S 期到有丝分裂中期，两条姊妹染色体之间结合了许多联会蛋白（Cohesin），后者组成蛋白复合体使姊妹染色体紧密结合在一起形成整条染色体。在后期爆发时，联会蛋白复合体中的 Sccl 亚单位将被分离酶降解，大部分联会蛋白通过依赖 Plk 的机制去除，因此对分离酶的活性调控是染色体分离的中心事件。实际上，在后期触发之前，分离酶的活性被分离酶抑制蛋白的结合而抑制，只有分离酶降解之后分离酶抑制蛋白才能被激活，从而降解姊妹染色体之间的联会蛋白复合体，在双极微管的反向拉动作用下，姊妹染色体同步分离有丝分裂进入后期。

（一）APC 对分离酶活性的调节

对抑制性蛋白的降解是推动有丝分裂进程的重要事件，研究发现这些降解是由 APC/C（Anaphase-promoting complex/Cyclosome）复合物参与完成的。APC 是由 11 个亚单位组成的高分子量蛋白，是 Cyclin B 和分离酶抑制蛋白的特异性连接酶。在有丝分裂后期爆发时，APC 复合物通过泛素介导的蛋白酶降解途径通过对分离酶抑制蛋白的降解而释放出分离酶。但 APC 必须先与 Cdc20、Cdh1 或其他相关蛋白激活因子结合形成复合体（如 APC/Cdc20、APC/Cdh1）后才能表现出充分的降解活性，因为 Cdc20 和 Cdh1 能够结合 APC 的底物，通过招募底物蛋白到 APC 上激活 APC 的泛素化反应。实际上，Cdc20 和 Cdh1 是 APC/C 的正性调节因子，二者通过参与 APC 蛋白的磷酸化导致 APC 活性的激活。APC/Cdc20 除了负责降解分离酶抑制蛋白外还能降解 Cyclin B，但 Cyclin B 作为 APC/Cdc20 的底物只能被部分的降解，其完全降解则发生在有丝分裂末期，同样由 APC 介导。最近发现了一个 APC 的抑制性蛋白 Emi1，其缺失后由于有丝分裂所需的细胞周期蛋白不能累积导致细胞不能进入有丝分裂期。研究发现，Emi1 可与游离的 Cdc20 结合从而阻断 Cdc20 与 APC 复合物的结合。有关 APC/Cdc20 活性的调节机制仍在研究中。

APC/Cdc20 通过降解分离酶抑制蛋白解除了其对分离酶活性的抑制作用，实际上对分离酶活性的调节并非只有上述这一条途径。研究发现，Cdc2 也能调节分离酶的活性，Cdc2 能通过对分离酶的磷酸化而抑制其降解活性，从而阻止姊妹染色体的过早分离，这种磷酸化单独就可以抑制分离酶的活性。综上所述，APC 控制分离酶的活性至少有两种机制：①通过部分降解 Cyclin B 而降低 Cdc2 的活性，从而解除对分离酶的抑制作用；②通过对分离酶抑制蛋白的降解而释放出分离酶。

（二）纺锤体装配监测点调控

有丝分裂从分裂中期到后期需要一个负责蛋白降解的复合物即有丝分裂后期促进复合物 APC 来推动。APC/C 与 Cdc20 形成复合物，其活性在有丝分裂中期被完全激活，通过降解分离酶的抑制性蛋白分离酶抑制蛋白，以及部分降解 Cyclin B1 降低 Cdc2 的活性，最终激活分离酶。分离酶被激活后，通过降解联会复合体启动染色体分离过程。纺锤体监测点就是负责调控染色体的正确分离，而其作用的本质是通过纺锤体微管与染色体动粒之间的附着性结合调控 APC/C-Cdc20 的降解活性。

微管与动粒的附着性结合是一个纺锤体微管正性末端对染色体动粒的寻找和捕获过程。有丝分裂后期的启动取决于是否所有染色体都被纺锤体微管以双极附着的方式捕获，那些缺少微管附着结合和附着不稳定的动粒会释放出抑制后期触发的信号，使细胞周期停止在中期，从而赢得足够时间让剩余的染色体动粒与纺锤体微管附着，并使所有染色体排列在中期板上。一旦最后一个染色体与纺锤体微管稳定附着以后，动粒就会停止释放抑制信号。在监测点的控制下使所有的姊妹染色体同时同步发生分离，细胞进入有丝分裂后期。

1. 纺锤体装配监测点蛋白　在出芽型酵母中通过遗传筛选而得到了纺锤体监测点的 7 种蛋白成分，包括 Mad1-Mad3、Bub1-Bub3 和 Mps1。这些蛋白是纺锤体监测点的核心成分，在有丝分裂时主要集中在动粒上。这些蛋白具有很强的保守性，从酵母到人类都能发现这些基因，这些基因缺损后将会削弱该监测点的功能。其中，Mad3、Bub1 和 Mps1 是蛋白激酶，尤其 Mps1 为纺锤体极体复制所必需。Mad1 和 Mad2 形成紧密复合物，而 Mad2、Mad3、Bub3 和 Cdc20 形成另一个复合物。除 Bub2 外，在哺乳动物细胞中这些基因的同源物均已经被发现，哺乳动物细胞中 Mad3 的同等相似蛋白因其 C 端有细微的差别被称为 BubR1。这些基因和蛋白具有高度保守性，在纺锤体监测点的调控中具有重要作用。哺乳动物细胞中，BubR1 和 Bub1 是蛋白激酶，它们在有丝分裂期被激活并被作用于该监测点上，Bub1 结合 Bub3 并对后者进行磷酸化，Mps1 蛋白激酶能对 Mad1 磷酸化，而 Mad1 蛋白对 Bub1 和 Bub3 具有调节作用。Mps1 的过表达能激活纺锤体装配监测点导致细胞停止在有丝分裂中期。

2. Mad2 和 BubR1 的作用　为了确保染色体的精确分离，在每一对姐妹染色体的两个动粒与纺锤体微管正确地附着结合之前，纺锤体监测点将组织细胞周期进入后期。目前调节有丝分裂进程的分子机制已基本清楚，对 APC/Cdc20 活性的抑制机制是该监测点的核心，现已明确监测点成分蛋白 Mad2 和 BubR1（Mad3）起了最关键的作用，体外实验已经证实 Mad2 和 BubR1 能抑制 APC/Cdc20 的活性，APC/Cdc20 被抑制后，Securin 蛋白被 APC/Cdc20 的降解受阻，从而延迟了姐妹染色单体的分离和后期的启动。

从对酵母的研究得知，纺锤体监测点所针对的靶蛋白只是 APC 复合物中的 Cdc20。Cdc20 是 APC 识别底物所必需的蛋白分子，它与 APC 结合后可将 Securin 和 Cyclin B 等底物分子置于 APC 的降解之下，因此 Cdc20 在 APC 和底物之间实际上是起到连接蛋白的作用。Mad2 蛋白可与 Cdc20 蛋白结合，使 Cdc20 失去功能从而抑制 APC 的活性。除了 Mad2 蛋白，BubR1 激酶也能结合并抑制 APC 复合物，而且体外结构显示其对 APC 复合物的潜在抑制作用比 Mad2 蛋白还要显著。BubR1 可与 Cdc20 及 APC/C 的蛋白组分如 Cdc16、Cdc27 等直接结合，从而阻止 APC 与 Cdc20 的结合。尽管在体外 Mad2 和 BubR1 能独立的起抑制 APC 复合物的作用，但在体内它们还需彼此协同作用形成有丝分裂监测点复合物（mitotic checkpoint complex，MCC）才有抑制活性，即 BubR1/Bub3/Mad2/Cdc20。研究发现，从 Hela 细胞分离出来的 MCC 对 APC/C 的抑制作用比体外重组的 Mad2 更有效。MCC 以两种模式与 APC/C 结合形成激活监测点的信号：①是以未结合微管的着丝粒为模板形成 MCC 直接与 APC/C 结合；②是监测点蛋白结合到未结合微管的着丝粒上先对 APC/C 进行修饰，进而有利于其与 MCC 的结合。

纺锤体监测点对于细胞的正常分裂是必需的，可确保染色体准确无误地均等分离到每一个子代细胞中，纺锤体监测点的遗传缺陷将在有丝分裂和减数分裂时相导致染色体丢失，从而成为异倍体和胚胎发育缺陷的原因之一。而染色体重排和异倍体是肿瘤细胞的重要标志，因此推测纺锤体监测点的损伤和缺陷与肿瘤的发生具有相关性。目前已经在一些肿瘤细胞中发现了监测点基因的沉默突变，在结肠癌细胞中检测到 *Bub1* 基因的突变，其细胞表现出染色体不稳定性特征。此外在乳腺癌细胞中也发现了 *Bub1* 和 *BubR1* 基因的突变。

第四节　细胞周期调控与肿瘤

一、细胞周期调控因子与肿瘤

CDK 是细胞周期调控的核心分子，与 Cyclins 和 CDKI 相互协调并与细胞监测点的信号传导通路形成复杂的网络，影响细胞周期进程。以 CDK 为中心的细胞周期调控网络任何环节的异常，都将引起细胞周期异常，最终导致肿瘤的发生。这一领域已成为细胞生物学和肿瘤生物学研究的热点。

（一）细胞周期蛋白与肿瘤

1. Cyclin A 属 S 期和 M 期的周期蛋白，其高表达与细胞增殖失控和肿瘤发生有关。Cyclin A2 在 G_1 晚期出现，可分别与 CDK2 和 CDK1 结合，Cyclin A2 在 S 期能促进 DNA 合成，促进细胞越过 G_2/M 期转换点进入 M 期。Cyclin A1 与 Cyclin A2 序列有 48 %同源性，在人类睾丸和某些组织细胞中高表达，在小鼠胚胎细胞中表达，实验性阻断其表达可导致精子生成障碍。在许多组织中，Cyclin A1 和 Cyclin A2 基因表达并不同步，说明两者的功能不能相互替代。目前还未将 Cyclin A 确定为原癌基因，但许多研究表明，肿瘤组织中 Cyclin A1 的表达显著高于非肿瘤组织。Cyclin A1 过表达与白血病的发生密切相关，在非小细胞肺癌、原发性肝癌中 Cyclin A1 的表达水平亦显著高于正常组织。

2. Cyclin B 基因组不稳定性是大多数肿瘤共有的特点，各种因素引起的 DNA 损伤可能因检测点失控没有及时修复就进入有丝分裂期，导致基因组不稳定性，从而引发肿瘤的发生和发展。MPF 活性是有丝分裂精确调控的关键点，Cyclin B1 主要在细胞分裂的 G_2/M 期表达，通过调节 MPF 的活性调节有丝分裂的起始和退出。Cyclin B1 合成、降解及亚细胞定位的异常将导致 MPF 活性调节异常，从而导致细胞周期调控异常，进而导致细胞增生异常、凋亡调节异常及基因组不稳定性，最终导致肿瘤的发生。已发现在肾细胞癌、非小细胞肺癌、头颈鳞癌和胃癌等多种人类肿瘤组织中存在 Cyclin B1 的高表达，并且其表达与肿瘤的临床病理分型、侵袭和转移、辅助治疗敏感性及预后等密切相关。另有研究报道，人类食管癌细胞中 Cyclin B1 的过表达能通过促进上皮间充质转换（EMT）诱导肿瘤细胞的侵袭性生长和转移，而用 siRNA 抑制 Cyclin B1 表达后 ESCC 细胞肺转移的能力也同时被抑制。

鉴于 Cyclin B1 与肿瘤发生发展的密切相关性，其 MPF 磷酸化调节机制存在缺陷，许多研究者从不同角度靶向该分子，通过抑制 MPF 功能，使细胞难以越过 G_2/M 期监测点进入有丝分裂进行抗肿瘤治疗，以探求靶向 Cyclin B1 抗肿瘤治疗的可行性。目前针对 Cyclin B1 的靶向治疗方法主要有：①反义技术或 siRNA，通过阻断 Cyclin B1 活性增强因子的表达以降低这些因子对 Cyclin B1 的激活作用；②小分子抑制剂，如植物化合物（中药）、化疗药物、组蛋白去乙酰化酶抑制剂等；③抗肿瘤免疫治疗，诱导患者产生肿瘤特异性 CTL 反应的 Cyclin B1 抗原肽片断，将该片段重组克隆后用于诱发机体产生特异的抗肿瘤免疫反应。实验证实，用 siRNA 抑制 Cyclin B1 的表达可以诱导细胞凋亡及 G_2/M 期阻滞，同时抑制细胞生长，增强细胞对化疗药物的敏感性，并抑制裸鼠成瘤。最近报道，Cyclin B1 反义 cDNA 的表达能显著抑制大肠癌细胞的增殖及在裸鼠中的致瘤性，同时发生细胞周期 G_1 期阻滞，提示 Cyclin B1 在肿瘤细胞增殖、存活及侵袭过程中起重要作用。

Cyclin B1 作为肿瘤标志物及肿瘤治疗靶点的研究将有助于肿瘤的早期诊断和预后。虽然目前直接靶向 Cyclin B1 的临床研究尚处于起步阶段，有关临床治疗方面的研究还不成熟，但如果能够更进一步地解决抗 Cyclin B1 药物的肿瘤组织靶向问题，降低其潜在的毒副作用，相信随着对 Cyclin B1 与肿瘤关系研究的不断深入，靶向 Cyclin B1 的抗肿瘤研究将有更广阔的临床应用前景。

3. Cyclin D 主要参与 G_1 期限制点的调节。*Cyclin D1* 基因结构异常常见于鳞癌和腺癌，主要表现为基因扩增、染色体重排及基因多态性等。其中，*Cyclin D1* 基因扩增是最常见的一种形式，如在头颈鳞癌中其扩增频率为 7%～62%，且 Cyclin D1 蛋白过表达频率与扩增频率一致；在乳腺癌中其扩增频率为 4%～3%，而且 Cyclin D1 过表达的病例为 35%～81%，远高于基因扩增的频率，Cyclin D1 的过表达和扩增是众多恶性肿瘤细胞的共有特征。*Cyclin D1* 基因异常的另一种形式是染色体易位，这在 MCL 中表现尤为突出，MCL 中 *Cyclin D1* 基因断裂点发生染色体易位 t（11；14）（q13；q32），使免疫球蛋白重链的增强子序列转移到 *Cyclin D1* 基因位点，导致 Cyclin D1 蛋白合成与表达上调，这在其他血液系统肿瘤中很少见，故 Cyclin D1 的检测成为 MCL 的一项特异性诊断指标。*CyclinD1* 基因多态性与肿瘤的发展和预后也密切相关，研究发现，*CyclinD1* 基因第 4 外显子最后一个碱基存在 G 或 A 单核苷酸多态性（A870G），可产生 a 和 b 两种不同转录本，转录子 a 可等量来源于 *Cyclin D1A870*、*G870* 等位基因，而转录子 b 则主要来自 *A870* 等位基因。不同的转录本可影响肿瘤的发展和预后，如在头颈鳞癌中，AA 基因型使肿瘤发生频率增加 3 倍以上，而 AG 基因型却没有任何意义。除了 A870G 之外，G1722C 多态性也可以独立于 A870G，对肿瘤的发生及分化具有重要意义。最近报道，*Cyclin D1* 的过表达和 P16 表达的下调与人类喉癌细胞的淋巴结转移密切相关。虽然 Cyclin D1 在多种肿瘤中均有表达异常，但其与肿瘤的预后相关性目前还存在争议，尚不能作为肿瘤预后的独立分子标志。

4. Cyclin E　表达始于 G_1 中期，峰值位于 G_1/S 期交界处，Cyclin E 的合成受 E2F 和 Myc 共同激活，当 Cyclin D 与 CDK4/CDK6 结合后，使 Rb 蛋白磷酸化，释放转录因子 E2F，诱导 *Cyclin E* 和 *CDK2* 的表达，并形成对 Rb 蛋白磷酸化的阳性反馈回路，使 Rb 进一步磷酸化，细胞越过 G_1/S 期转折点。当细胞进入 S 期，Cyclin E 水平急剧下降，CDK2 转而与 Cyclin A 结合，在下一个时相发挥生物学功能。Cyclin E 控制细胞进入 S 期与否，常被视为 S 期的标记物。*Cyclin E* 异常表达是乳腺癌发生的早期事件，在肺癌、乳腺癌、卵巢癌、结肠癌、食道癌、胃癌、膀胱癌及白血病等多种人类肿瘤中均检测到 *Cyclin E* 的过表达，与肿瘤细胞侵袭能力强、易转移、恶性度高等特性密切相关。大量研究表明，*Cyclin E* 的过表达或基因扩增在多种人类肿瘤中存在，且不受细胞周期调节而持续存在，近年来其在肿瘤中的癌基因角色越来越被学者们认同，在临床上逐渐被作为一种病理诊断和预后的独立或联合指标之一。但最近有文献报道，胃癌中 *Cyclin E* 的表达与患者的预后没有关系，而 *pRb* 和 *P21* 的表达与患者的预后相关，但 *Cyclin E* 的过表达却是乳腺癌存活率的独立预后因子，其表达失常与乳腺癌的预后相关，因此 Cyclin E 与肿瘤预后的关系可能因不同的肿瘤类型而异。

（二）细胞周期依赖性激酶与肿瘤

很多人类肿瘤中存在 CDK 表达异常，其中与肿瘤发生密切相关的主要有 CDK1、CDK2、CDK4 和 CDK6，它们在肿瘤细胞中常有扩增和过表达的现象。CDK 在不同部位和组织的肿瘤表达各不相同，且 CDK 的表达与肿瘤转移和预后的关系也不相同。

CDK1 主要参与细胞周期 G_2/M 期的调控，在 G_2 后期 CDK1 与 Cyclin B1 结合形成 CDK1/Cyclin B1 复合物，称有丝分裂促进因子（MPF），通过催化作用可使细胞进入和走出 M 期，催化时还受包括 Cdc25 在内的激酶和磷酸酶的调节。CDK1 的过表达可使细胞周期进程发生紊乱，以致细胞不能正常生长、分化，甚至导致细胞恶性增殖形成肿瘤。大量证据表明，M 期细胞周期蛋白与肿瘤的关系非常密切，其中 CDK1/Cyclin B1 磷酸化调节机制的缺陷与细胞分化障碍有关，而细胞分化障碍是肿瘤发生、发展的基本表型，对胶质瘤来说尤其如此。CDK1 的过表达可见于胰腺癌、肝癌、大肠癌、食管癌、前列腺癌、乳腺癌等多种人类肿瘤，并与肿瘤的分级、分期、增殖、浸润、转移和复发等明显相关。

CDK2、CDK4 和 CDK6 主要参与细胞周期 G_1/S 期转换，CDK2 在 G_1/S 期、S 期和 G_2 期可分别与 Cyclin E、Cyclin A 和 Cyclin D 结合发挥作用，它是启动 DNA 复制的关键激酶，也是 G_2 期运行的必要条件。研究表明，细胞由 G_1 期进入 S 期需要 Cyclin E 及 CDK2 的共同参与，当细胞进入 S 期后，Cyclin E 降解，CDK2 转而与 Cyclin A 结合，推进细胞由 S 期越过限制点进入 G_2 期。在肿瘤组织中常有 *CDK* 的过表达，如在胃癌、乳腺癌、淋巴瘤、儿童髓母细胞瘤和头颈鳞癌中可见 *CDK4* 基因的扩增、突变或高表达。当肿瘤细胞被诱导分化时，*CDK4* 表达下调，其活性及稳定性也随之降低。在膀胱癌、胃癌、乳腺癌及子宫内膜癌中还检测到 *CDK2* 的异常表达和较高的活性，研究发现，*CDK2* 基因突变引起的自身过度活化及 *CDK/Cyclin E* 协同异常表达，也与肿瘤发生密切相关。近年来发现一些基因与 CDK2 密切相关，能改变 CDK2 的活性或影响其向细胞核转运，如 *DOC1* 基因的表达产物 P12（CDK2-AP1）是 CDK2 的分子伴侣，能与 CDK2 结合抑制 CDK2 的活性，在一些肿瘤组织中 P12 含量降低，而 CDK2 活性显著增加。

对 CDK 的研究不仅对认识肿瘤发病机制有重要意义，而且在肿瘤诊断、预后判断及肿瘤治疗方面具有重要的价值。目前很多肿瘤治疗的药物可以通过作用于 CDK 而表现出抗肿瘤的作用。研究表明，CDK6 是乳腺癌表皮生长因子的重要调控因子，如果能把乳腺癌肿瘤中的 CDK6 蛋白保持在较高的水平，就可以阻止乳腺癌细胞的分裂增殖。另外，也可将 CDK6 作为诊断工具，通过测定细胞内的 CDK6 水平确定细胞是否发生恶变，因此，CDK6 可以作为肿瘤诊断标记物和抗肿瘤药物作用的分子靶点。Retzer-Lidl 等用 CDK4 抑制剂可以使胰腺癌细胞停滞于 G_1 期，导致胰腺癌细胞增殖的抑制，因此靶向 CDK 的小分子抑制剂具有临床应用前景，目前 CDK 抑制剂 Flavopiridol 和 UCN201 已经应用于临床。

（三）细胞周期依赖性激酶抑制剂与肿瘤

1. INK4 家族　INK4 家族蛋白成员 P16 能特异性抑制 CDK4 的活性，从而调节细胞周期进程。*P16* 基因突变、缺失或甲基化可使其失去抑癌功能，与多种肿瘤的发生相关，如宫颈癌中 *P16* 基因 CPG 岛甲基化是该基因失活的主要机制，而且是宫颈癌发生的早发事件。研究表明，75%的肿瘤细胞系有 *P16* 基因的纯合性缺失或突变，*P16* 基因在肺癌、肝癌、胰腺癌、卵巢癌、乳腺癌等多种人类肿瘤中呈低表达状态。而 *P16* 的高甲基化改变是细胞癌变的一个重要特征，目前已经在宫颈癌、肺癌及结肠癌中检测到 *P16* 的高甲基化改变。最近报道，胃肠道间质瘤中 *P16* 的表达是患者的复发和转移的高风险因素。*P16* 缺失伴随着 Cyclin D1 过表达在肿瘤中普遍共同存在，这种异常使肿瘤细胞获得更大的生长优势，有证据显示，*P16* 在抑癌方面的重要性甚至超过了 *P53* 和 *Rb* 基因。

最近在多形性胶质瘤细胞中检测到 *P18* 的缺失，细胞出现类似衰老的细胞周期 G_1 期停滞。在胰腺内分泌瘤中检测到三种 *P18* 基因的多态性，表明 *P18* 的异常也与肿瘤的发生相关。*P19* 的功能失活也能导致肿瘤的发生，常见于皮肤癌、肺癌、神经胶质瘤、白血病和黑色素瘤等，作为抑癌基因，*P19* 功能失活的机制主要包括基因的甲基化、缺失和突变。

2. Cip/Kip 家族　P21 几乎能抑制所有的 CDK-Cyclin 复合体，*P21* 的诱导表达可阻滞细胞进入 S 期，作为 P53 诱导的靶基因可能是 *P53* 基因活性调节的中介体，可通过 PCNA 阻止 DNA 复制。在乳腺癌中 *P21* 的失表达与淋巴结转移、术后生存期短有关。抑癌基因 *P27* 是一个广谱 CKI，有阻断细胞通过 G_1/S 期转换的作用。P27 能诱导凋亡，参与细胞分化，*P27* 敲除小鼠的甲状腺、视网膜、肾上腺、垂体、性腺等器官增生，并有肿瘤的发生，表明 P27 具有促进细胞分化、抑制细胞增殖的作用。大多数正常组织细胞中有 *P27* 的高表达，但在乳腺癌、结肠癌、胃癌、食管癌、肺癌及前列腺癌中 *P27* 呈低表达或基因缺失，最近在散发型胰腺内分泌瘤中检测到一种新的 *P27* 基因的多态，*P27* 表达下调与肿瘤的形成和预后均相关。而 *P57* 杂合性缺失与结肠癌、肝癌和卵巢癌等肿瘤发生有关。在膀胱癌发生中 *P57* 的表达下调同时伴随着 *P27* 的表达下调，但在卵巢癌的研究中发现，P16 和 P57 均不能作为该肿瘤的预后标志物。

miR-221 和 miR-222 是两个高同源性的 miRNA，在很多人类肿瘤中其表达上调，研究发现，它们致癌作用的靶点是 *P27*。最近文献报道，*P57* 也是 miR-221 的靶点，肝癌细胞转染 miR-221 后 *P27* 和 *P57* 的表达下调，而转染抗 miR-221 后 *P27* 和 *P57* 表达上调。miR-221 的作用机制是其能与 P57 mRNA 的 3′ UTR 直接作用控制 P27 和 P57 这两种 CDKI 的表达，miR-221 的上调能通过增加 S 期细胞的数量促进 HCC 细胞生长。在对临床病例检测中发现，71%的肝癌中 MiR-221 上调，77%的病例中 P27 和 P57 蛋白下调，表明在肝癌的发病中 MiR-221 与 P27 和 P57 有相关性。

二、细胞周期监测点与肿瘤

（一）细胞周期监测点与肿瘤发生

肿瘤的发生是一个多因素多步骤的过程，需要体细胞长期多次的遗传打击和损伤的逐步累积。肿瘤细胞的典型特征是基因组不稳定性和细胞周期监测点的破坏。监测点机制的失控是细胞得以转化和肿瘤发生必不可少的遗传改变事件。细胞周期监测点的主要作用是在 DNA 复制和有丝分裂前确定 DNA 合成的完整性，精确调节细胞周期的进行。当细胞 DNA 发生损伤时，细胞周期监测点及时启动周期延迟或阻滞，根据损伤程度进一步激活 DNA 修复过程或引起细胞衰老、凋亡等，从而及时修复损伤的 DNA 或清除有害的异常细胞。DNA 双链断裂（double strand breaks，DSB）是最严重的一种 DNA 损伤，*Ras*、*Myc*、*Cyclin E*、*Mos*、*Cdc25A* 及 *E2F1* 等癌基因的激活均能导致细胞 DSB，并诱导 DNA 损伤的应答，由此造成细胞内反复发生的 DNA 损伤与修复最终将导致肿瘤的发生。对于正常细胞来说，DSB 可激活 ATM-Chk2-P53 通路使细胞凋亡或衰老，防止恶性细胞生成。在肿瘤细胞中，促进细胞周期进程但失去调控的正向调节基因主要有 *Cyclin D1*、*Cyclin E*、*CDK4* 等，而负性调节基因主要是 *P53* 和 *Rb* 等。此外 Bub1、P27、P53 家族蛋白、ATM、BRCA1、Chk2 等监测点基因在肿瘤中也存在失活现象。

　　推动 G_1/S 时相转换的 Rb 和 Myc 信号通路是肿瘤发生过程中常见的破坏靶点，该通路中的很多基因本身就是癌基因或抑癌基因。在肿瘤细胞中缺陷频率最高的是抑癌基因 *P53* 的缺失或突变，即使 *P53* 没有突变也可能 *P53* 的下游基因 *Mdm2* 突变，*P53* 基因的突变在家族中可代代相传。如 Li-Fraumeni 综合征肿瘤易感家族中，其个体细胞带有 *P53* 基因突变，但也有一些个体细胞中不带 *P53* 突变，但这些个体细胞中却存在 *P53* 上游基因 *Chk2* 的突变。另外在人类肿瘤肺癌、乳腺癌及头颈肿瘤中检测到 G_1/S 期监测点蛋白 Cdc25A 的过表达，而 CDK2 的调节亚单位 Cyclin E 的扩增或过表达也发现于多种人类肿瘤中。研究发现，膀胱癌、肺癌、乳腺癌等多种肿瘤细胞在转化早期发生 ATM、ATR、Chk2、P53 等信号通路激活，以延迟或阻止细胞的进一步恶变。而细胞恶变后 ATM、Chk、P53、P53 结合蛋白等细胞周期监测点蛋白的活性均有不同程度的降低或表达异常。这表明细胞周期监测点的异常或缺陷与肿瘤细胞增殖活跃、染色体不稳定性增加及细胞恶变密切相关，对细胞周期监测点调控机制的研究将有助于人们利用肿瘤细胞固有的 DNA 损伤应答缺陷，更有针对性地选择细胞周期监测点分子作为肿瘤治疗靶点进行肿瘤治疗。

　　（二）靶向细胞周期监测点的肿瘤治疗

　　ATM 与 ATR 是 DNA 损伤应答机制中的两个关键分子，在应答 IR 或 UV 等导致的 DNA 损伤后被激活，ATM 被激活后，帮助复制蛋白 A（replication protein A，RPA）包裹 ssDNA，激活 ATR，进而活化 Chk1。这种由双链 DNA 断裂引起的依赖 ATM 的 ATR 活化机制只发生于 S 期和 G_2 期，并需在 CDK 激酶作用下完成。抑制 ATM 活性可提高肿瘤细胞对 DNA 双链断裂的敏感性，细胞中 ATM 和 NF-κB 的缺乏能增加 IR 辐射诱导 DNA 双链断裂的敏感性，因此二者的相互联系可以作为肿瘤治疗的一个新靶点。ATM 的抑制剂主要有咖啡因和 KU55933，其中 KU55933 因能够有选择性并且瞬时抑制细胞中 ATM 激酶的活性而被称为"分子开关"，目前这类小分子抑制剂正在进行临床前研究，这类药物的应用前景主要取决于当它们与 IR 或化学治疗药联用时对正常组织的毒性。

　　由于 Chk1/2 在 S、G_2 及 M 期停滞中的重要作用，以及肿瘤细胞中普遍存在 *P53* 突变导致的 G_1 期阻滞缺陷，有关 Chk 抑制剂增加肿瘤细胞对 DNA 损伤剂敏感性的研究受到广泛关注。Chk1 抑制剂主要与引起同源重组修复 DNA 损伤剂联合应用，而 Chk2 可与引起非同源末端连接的损伤剂联合应用。目前针对 Chk1 的抑制剂包括 CEP-3891、UCN201、尿素和吲哚酮等。UCN201（7-Hydroxystaurosporine）是一种研究较多的小分子 Chk 抑制剂，可通过抑制 Chk1 等激酶活性，抑制 S 期和 G_2 期监测点。这些抑制剂可通过保护 Cdc25A 等作用提高多种 DNA 损伤因素对肿瘤细胞的敏感性，如 UCN201 可显著增强 *P53* 突变细胞对顺铂、喜树碱及阿糖胞苷等抗肿瘤药物的敏感性。通过对重组人 Chk2 进行高通量筛选，也发现了一系列对 Chk2 有选择性抑制作用的化合物，其中一种对人 T 细胞具有剂量依赖的射线保护作用，这一结果进一步证实了 Chk2 抑制剂可保护或减少正常细胞受到基因毒性物质的损伤。XL844 是目前惟一进入临床研究阶段的 Chk2 小分子抑制剂，与吉西他滨合用可抑制肿瘤细胞周期阻滞、加剧 DNA 损伤、抑制 DNA 修复并最终导致细胞凋亡。DNA-PK 是 Chk1/2

的上游分子，与 ATM 和 ATR 一起感知 IR 所导致的 DNA 损伤。Wortmannin 和 NU7026 是 DNA-PK 的抑制剂，在对慢性淋巴细胞白血病的研究中发现，NU7026 通过抑制 DNA-PK 从而抑制了抗肿瘤药物苯丁酸氮芥所诱导的 DNA 双链断裂的损伤修复，从而增强了苯丁酸氮芥的细胞毒作用。

随着对细胞周期监测点和 DNA 修复机制研究的深入，以其关键分子为靶点的肿瘤治疗策略越来越体现出其优势。针对细胞周期监测点的小分子抑制剂利用了肿瘤在周期信号传导和 DNA 修复中的缺陷，直接作用于 DNA 损伤监测与修复机制，将可修复的 DNA 损害转变为致命的复制损伤，因而具有选择性杀伤肿瘤细胞的作用；由于正常细胞具有 DNA 损伤修复通路之间的交叉，因而可以避免细胞周期监测点抑制剂阻断一条通路后对正常细胞的影响；肿瘤往往在癌前期就发生 DNA 损伤修复通路的异常，因此 DNA 损伤修复抑制剂具有应用于治疗癌前病变的前景，如应用于家族遗传性和肿瘤遗传易感性患者的预防等。

第五节　细胞周期研究的实验方法

越来越多的研究证明，肿瘤是一类细胞周期性疾病，所以细胞周期分析在细胞生物学、肿瘤医学等领域越发显得重要。对于细胞增殖的细胞周期分析，就是对细胞内周期性变化的物质进行检测，以达到对细胞增殖进行监控的目的。细胞周期分析大致可分为以下几个历史阶段：①显微镜下的活细胞形态周期性变化分析；②细胞内 DNA 同位素标记并逐渐与流式细胞仪结合的 DNA 含量分析；③通过流式细胞仪对细胞周期中合成的蛋白质进行细胞周期分析。

一、初级的细胞周期分析方法

细胞周期的分析始于显微镜下对活细胞的观察，发现细胞是通过有丝分裂而进行增殖的，从而将细胞周期分成了间期和有丝分裂期，在显微镜下可以看到间期的细胞体积增大和有丝分裂期的细胞染色体凝聚，除此之外对细胞内其他变化知之很少。此阶段从细胞形态学上对细胞周期进行了分析。通过显微镜进行的细胞周期分析是极为粗略的，直到发现染色体中的 DNA 携带有遗传信息时，才对间期有了一定的了解。在细胞间期一个很短时间内通过在细胞培养液中掺入同位素标记的核苷，发现只在有 DNA 合成的细胞里才有被标记上同位素的核苷，从而检测到了染色体的复制，由此把间期分为 3 个期：G_1 期、S 期、G_2 期。但是这两种方法因耗材、效率低下、粗糙而无法大规模地进行应用。

二、传统的细胞周期分析方法

1969 年，van dilla 第一次在流式细胞仪上显示了 DNA 含量直方图，从此利用流式细胞仪进行 DNA 含量分析成为细胞周期分析中应用最广泛的方法。这种方法最大的优点就是不需对细胞进行同步化。这种 DNA 含量的分析法固然简单，但对于今天的细胞周期研究，却显得过于粗略，因为它只能分辨出处于细胞周期中的 3 个细胞群体，G_0/G_1 期、S 期、G_2/M 期细胞。随着时代的发展，对细胞周期的分析也提出了更高、更多的要求，有学者于 1983 年根据 BrdUrd（胸腺嘧啶脱氧核苷的类似物），发明了 BrdUrd 与 DNA 同步分析细胞增殖周期的方法。BrdUrd 掺入之前需要将 DNA 双链打开变成两个单链的核酸，这时 BrdUrd 才暴露出来能够被抗 BrdUrd 单抗识别，实现了对 S 期的分析。后来，又相继出现了能对 S 期进行更为详细分期的 PCNA/DNA 流式细胞术及由表达于 G_1 期、S 期、G_2 期及 M 期，但不表达于 G_0 期细胞的 Ki-67 抗原发展而来的 Ki-67/DNA 多参数流式细胞术分析方法，但作为细胞周期占时最长的 G_0/G_1 期，无法对其进行更详细的分析，且 Ki-67/DNA 多参数流式细胞术生物学基础不明，限制了它的进一步发展。Darzynkiewicz 等率先采用吖啶橙（AO）法进行细胞周期分析，AO 既能结合 DNA，又能结合 RNA，因此可对细胞中的 DNA 和 RNA 同时进行分析，从而实现了对 G_0、G_1、S、G_2 及 M 期的分析，但由于 AO 法不易掌握、同时试剂的高酸性容易造成流式细胞仪样品管堵塞，限制了 AO 法的应用和发展。

三、细胞周期调控的分子机制研究

肿瘤研究中最具突破性的进展是确立了调控细胞周期进程的分子机制。这一机制涉及 Cyclins、CDK、CDKI 三种类型分子。细胞周期蛋白分别在细胞周期的不同时期程序性合成和降解，同时作为调节亚基对 CDK 活性进行调节，CDK 的活性还受磷酸化状态的影响。CDKI 能结合 CDK-Cyclin 复合物并抑制其活性，CDKI 失活的异常，使细胞无限增殖。肿瘤和癌症的主要原因是细胞周期失调后导致的细胞无限制增殖。从分子水平看，则是由于基因突变致使细胞周期的促进因子不恰当的活化和（或）抑制因子失活，造成细胞周期调节失控的结果。

20 世纪对细胞周期研究从宏观到微观进步巨大。虽然对细胞周期的研究已经取得了大量的成就，细胞甚至在分子层次对生命活动都有了很具体的了解，对生命活动整体的行为却很难给出系统、圆满的解释。有关细胞周期的生命科学还停留在实验科学的阶段，没有形成一套完整的理论来描述生物体如何在整体上实现其功能行为。尽管对一个复杂的细胞周期系统来说，研究基因、蛋白质及其由它们构成的周期网络和调控网络是非常重要的，且它将是我们研究细胞周期的基础，但仅仅这些尚不能充分揭示一个生物系统的全部信息。这种研究结果只限于解释细胞周期系统的微观或局部现象，并不能解释细胞周期系统整体整合功能的来源，不能充分揭示一个细胞周期系统的信息，且忽略了系统中各个层面的交互、支持、整合等作用，限制了生物学研究的发展。因此，传统的分析还原的研究方法受到质疑。在此背景下，开始慢慢从数学模型的角度研究细胞周期。从数学模型角度对细胞周期研究逐步成为还原论方法的补充。

四、常用细胞周期测定实验

细胞周期测定可以用于：①作为生物相容性评价指标；②用于研究细胞凋亡；③作为选择细胞的依据。

（一）细胞计数法

体外培养细胞生长、分裂繁殖的能力，可用分裂指数来表示。它与生长曲线有一定的联系，如随着分裂指数的不断提高，细胞也就进入了指数生长期。分裂指数指细胞群体中分裂细胞所占的百分比，它是测定细胞周期的一个重要指标，也是不同实验研究选择细胞的重要依据。

（二）BrdU 渗入法

BrdU（5-溴脱氧尿嘧啶核苷）加入培养基后，可作为细胞 DNA 复制的原料，经过两个细胞周期后，细胞中两条单链均含 BrdU 的 DNA 将占 1/2，反映在染色体上应表现为一条单体浅染，如经历了三个周期，则染色体中约一半为两条单体均浅染，另一半为一深一浅。细胞如果仅经历了一个周期，则两条单体均深染。计分裂相中各期比例，就可算出细胞周期的值。

（三）流式细胞仪测定法

流式细胞仪的工作原理是将待测细胞放入样品管中，在气体的压力下进入充满鞘液的流动室。在鞘液的约束下细胞排成单列由流动室的喷嘴喷出，形成细胞柱。通过对流动液体中排列成单列的细胞进行逐个检测，得到该细胞的光散射和荧光指标，分析出其体积、内部结构、DNA、RNA、蛋白质、抗原等物理及化学特征。

细胞内的 DNA 含量随细胞周期进程发生周期性变化，如 G_0/G_1 期的 DNA 含量为 2C，而 G_2 期的 DNA 含量是 4C。利用 PI 标记的方法，通过流式细胞仪对细胞内 DNA 的相对含量进行测定，可分析细胞周期各时相的百分比。

（吴 琦）

第六章　细胞生长、分化与肿瘤

细胞的生长、分化是人类生命活动最基本的活动，细胞的生长、分化在机体内受到某些机制的调控，从而使各项生命活动精确和有序地进行。目前对于肿瘤防治、组织损伤修复、器官移植及遗传性疾病等的研究，都直接涉及细胞的生长、分化问题，尽管可以通过分子生物学手段发现癌基因和抑癌基因与多种肿瘤的发生和发展密切相关，但是几乎所有肿瘤都有一个共同特点，即细胞损伤，导致细胞生长、分化失控，这一直驱动着科学家们围绕着医学细胞生物学和医学实践领域进行了大量研究工作，取得了令人瞩目的成绩。

第一节　基 础 知 识

生命得以不断地繁衍、延续，最重要的就是依靠细胞的生长和分化。细胞分裂增加细胞数目使个体得到生长，补充衰老死亡的细胞，修复损伤组织；细胞分化增加细胞种类，细胞形态特化、功能专一化，机体产生了不同的组织、器官和系统的分工。

一、细胞生长的基础知识

细胞的生长，主要是指大多数的组织器官通过不断的细胞分裂以增加细胞数量和增大体积的方式来生长，而细胞分化完成后并不是所有的细胞都有生长的过程，例如，神经元是通过细胞体积增大的方式生长的，尤其是轴突随着生长发育要不断地伸长。细胞通过细胞分裂实现增殖，是生命延续的基本特征和根本保证。随着生物的不断进化，细胞分裂也逐渐由简单到复杂并完善。现将生物界 4 种分裂方式，即裂殖、无丝分裂、有丝分裂和减数分裂过程及主要特点分别介绍。

1. 裂殖（fission）　原核生物的繁殖方式，由于原核细胞没有复杂的细胞器，遗传物质为裸露的 DNA 分子，其分裂过程简单而迅速。附着于质膜上的 DNA 分子，完成复制后，两个 DNA 分子随着附着点之间质膜的生长而延长，在细胞中间形成横隔随后分裂成两个细胞。

2. 无丝分裂（amitosis）　又称直接分裂，最早在鸡胚胎红细胞中发现的一种细胞核和细胞质直接分裂的方式，没有组装染色体和形成纺锤体的过程，无核膜、核仁的消失与重建，其过程简单、快速、耗能少。处于间期的细胞核大致被等分成两部分，因此不能完全保证两个细胞获得与亲代细胞相同的遗传物质。

3. 有丝分裂（mitosis）　又称间接分裂，动物细胞有丝分裂最早是 1879 年由 Flemming 在红细胞和蝾螈的上皮细胞中发现的，是真核细胞的主要增殖方式，包括核分裂（karyokinesis）和胞质分裂（cytokinesis）两个过程，首先核分裂，之后为胞质分裂。在有丝分裂过程中细胞核的形态逐渐发生变化，在此期间会有专门执行细胞分裂的临时性细胞器出现，称有丝分裂器（mitotic apparatus）或有丝分裂装置，具备完善的分裂程序，精确地将已复制好的两套遗传物质平均分给 2 个子细胞，同时诱导细胞质分裂，保证遗传的连续性与稳定性。

4. 减数分裂（meiosis）　又称成熟分裂（maturation division），1883 年 Van Beneden 在动物细胞中发现有性生殖个体在生殖细胞形成过程中所发生的一种特殊的细胞分裂方式，包括两次连续的分裂，而 DNA 只复制一次，因此 1 个二倍体的母细胞形成 4 个单倍体（n）的子细胞，染色体数目只有原来母细胞的 1/2，称为配子（gamete）。所以精卵细胞受精后，受精卵的染色体数又恢复原来的二倍体数目（2n）。这样经过染色体数目减半形成的两性生殖细胞经过受精产生的子代个体，保证了与亲代同等数目的染色体，使世代间的遗传物质在数量上达到稳定。

二、细胞分化的基础知识

对于多细胞生物来说是由多种不同类型细胞组成的有机体,而这些细胞都来源于同一个受精卵通过细胞分裂、分化衍生而来。分化的结果是使个体形成不同的组织、器官乃至系统,这种来源于同一个受精卵产生的在形态结构、生化组成和功能上存在稳定性差异的不同细胞类群的过程称为细胞分化(cell differentiation)。

(一)细胞分化的基本概念

1. 细胞分化的潜能　在一定条件下受精卵具有分化发育成为完整个体的能力,称为细胞全能性(cell totipotency)。全能性细胞具有完整的基因组,可以表达基因库中任何基因,分化形成该个体任何种类细胞。生殖细胞,尤其是卵细胞是潜在的全能性细胞,可以进行孤雌生殖(female parthenogenesis)。例如,哺乳动物和人类桑葚胚期的 8-细胞以前的卵裂球及受精卵细胞均具有全能性。在胚胎发育至三胚层的原肠胚后,由于细胞所处的微环境和空间位置关系发生了变动,细胞的分化潜能受到限制,此时仍能分化形成多种类型的细胞,但各胚层的细胞只倾向于发育为本层的组织器官,成为多能细胞(pluripotent cell)。经过器官发生,各种组织细胞的命运最终被确定,呈单能(unipotency)化。在胚胎发育过程中,逐渐由"全能"到"多能",最后成为稳定性"单能"的趋势,是细胞分化的普遍规律。

2. 细胞分化的决定　细胞分化具有严格的方向性,在胚胎三胚层期,在细胞之间出现可识别的形态和功能差异之前,细胞就已经具备按特定方向分化形成一定表型细胞的能力,这种细胞的发育选择,叫作细胞决定(cell determination)。该过程使细胞潜能逐渐受限,细胞决定可视为细胞分化方向的确定,细胞分化的决定性内因是细胞中某些遗传基因的永久性关闭和某些基因的开放,这也是有关分化基因选择性表达前的过渡阶段,具有高度的遗传稳定性。基因的作用对分化的方向有着决定的意义,但细胞质及细胞外的某些因素也对其有重要的影响。例如,两栖类胚胎,如果将原肠胚早期预定发育为表皮的细胞(供体),移植到另一个胚胎(受体)预定发育为脑组织区域,供体表皮细胞在受体胚胎中将发育成脑组织,但是在原肠胚晚期阶段移植时仍将发育成表皮。这表明,在两栖类的早、晚期原肠胚之间的某个时期已经开始了细胞决定,一旦决定之后,即使外界因素不复存在,仍然按照已经决定的命运进行分化。

目前,细胞决定的机制还不完全清楚。普遍认为,在胚胎发育过程中细胞的不对称分裂及细胞的相互作用可能是细胞决定的分子基础。细胞不对称分裂是指作为转录因子含有 mRNA 的核酸蛋白颗粒(RNP),在细胞质中的分布是不均等的。当细胞分裂时,这些决定因素被不均匀地分配到子细胞中,结果造成两种子细胞命运的差别。例如,高等脊椎动物卵中的生殖质(germ plasm),在卵裂开始时就不均等地分到不同的卵裂球中,结果有生殖质的卵裂球将来发育成原生质细胞,无生殖质的卵裂球则发育成体细胞。另外,细胞间的相互作用也说明,一种细胞的命运可以由相邻细胞来决定,如囊胚中的内细胞团可以分化为胚胎,而在外表面的滋养层则只能分化为胎膜成分。可以认为细胞的不对称分裂及细胞间的相互作用构成了细胞决定信号,这些信号左右了细胞中某些基因的永久性关闭和某些基因的开放。

3. 细胞分化的影响因素

(1)细胞内因素

1)卵细胞质对细胞分化的影响:细胞有丝分裂产生子细胞,每个子细胞都能得到相同的基因组,受精卵的后代细胞具有相同的遗传物质,但为什么会出现细胞分化?细胞的后代为什么存在结构和功能的差异?经过许多学者的研究得知,从亲代的子母细胞开始,细胞质或表面区域的细胞质组分同样是有差异的。受精卵在数次的卵裂过程中,胞质中经历了数次重新改组,分配到不同子细胞中,这种细胞质不均匀性的分配对胚胎在其发育过程中有很大影响,在一定程度上决定了细胞的早期分化。例如,有些海鞘卵的不同区域有不同的色素,受精后这些区域分别分配到不同的后代细胞中，它们将发育成为特定的组织。受精卵的黄色细胞质区（富含线粒体）将分化成中胚层，透明区分化成外胚层，灰色区分化成内胚层。蛙受精卵细胞质的赤道部分含有色素的灰色新月区（grey crescent region），是受精时精子进入卵细胞引起表层细胞质流动而形成的。它在早期发育过程中起重要作用，能控制胚孔背唇的形成，对脊索中胚层和神经板的决定核分化起着关键作用。正如德国的动物学家 August Weismann 等指出，一些动物胚胎中不同种类的细胞来源于受精卵的不同部分。卵细胞质对细胞分化影响的最好例证就是细胞核移植实验。如我国著名科学家童第周等曾将黑斑蛙（kana nigromaculata）红细胞的核移入去核的黑斑蛙卵中，结果该卵发育为正常的蝌蚪。1997 年 3 月英国爱丁堡罗斯林研究所威尔莫特、肯贝尔等，成功地将一只绵羊乳腺细胞核移植入去核的绵羊卵细胞中，经体外培育成胚胎后，再植入另一母羊子宫，培育出克隆羊"多莉"。这些实验表明，已高度分化的细胞，其细胞核在卵细胞质的决定作用下也能发育成一个正常的个体。进一步说明了细胞质的某些物质能决定细胞的分化方向，同时说明从两栖类到哺乳类动物，无性繁殖均是可能的。

2）细胞核对细胞分化的影响：在细胞分化过程中，细胞核起着最重要的作用。首先，生物任何性状的出现都是由遗传物质决定的，而遗传物质位于细胞核内；其次，从胚胎全能细胞到多能细胞再到单能细胞及分化细胞之所以能合成特异蛋白质，都是由于细胞核内的基因选择性表达的结果；最后，细胞质对细胞分化的决定作用是要通过调控细胞核的基因表达来实现的。各组织中细胞的形态、结构、功能都有很大差异，但在细胞核中仍然保留着生物体的全部基因，而且机体的基因型也不会改变。实验证实，在完全没有核的情况下，卵裂不会发生，也看不到细胞分化的现象，并且在早期便死亡。例如，在蝾螈受精卵第一次卵裂前将卵结扎，使结扎一侧胞质有核，而另一侧无核，结果有核一侧进行卵裂，无核一侧不进行卵裂，该实验表明细胞核在细胞生命活动中的主导作用。

3）核质的相互作用对细胞分化的影响：虽然受精卵细胞质对细胞的分化方向具有一定的决定作用，但在细胞的分化过程中，细胞核与细胞质始终是相互依赖，二者缺一不可的。细胞质提供了细胞通过氧化磷酸化及无氧酵解所产生的大部分能量，另外核糖体上还几乎完成细胞全部蛋白质的合成，细胞核则提供特异的 mRNA 及其他核酸分子（如 rRNA 和 tRNA）的合成模板。一方面核内的基因控制着细胞质中物质的代谢活动，另一方面细胞质对基因的表达也起着调控作用。

（2）细胞外因素

1）环境因素对细胞分化的影响：细胞分化的过程是多种因素共同作用的结果。在真核细胞中，主要受细胞微环境的影响。例如，鸡胚间细胞既可分化为肌细胞，又可分化为软骨细胞。辅酶 I 含量决定其分化方向，若含量高，分化为肌细胞；若含量低则分化为软骨细胞。此外还有温度、光线等因素，如豚鼠孕期为 68 天，如果在妊娠 18～28 天给母鼠增高温度 3～4℃/h，胎鼠的脑重即减轻 10%。另外，畸胎瘤（teratoma）就是在异常环境下形成的一种畸胎，即动物的卵细胞可以未经过排卵就被激活，在卵巢中异位发育，这时细胞的增殖和分化失控，已分化的毛发、牙、骨、腺上皮等和未分化的干细胞杂乱聚集成无组织的肿块，称畸胎瘤。畸胎瘤的产生表明环境影响早期胚胎细胞核的决定分化。

2）细胞的相互作用对细胞分化的影响：在胚胎的早期发育中，细胞的命运由细胞的位置和细胞间的接触来决定。现在发现，细胞间的相互作用，对细胞分化有着重要的影响。

A. 胚胎诱导：在胚胎发育过程中，一部分细胞对附近的另一部分细胞产生影响并决定其分化方向的作用称为胚胎诱导（embryonic induction）。对其他细胞诱导作用的细胞称为诱导者（inductor）或组织者；被诱导发生分化的细胞称为反应细胞。诱导分化现象在动物胚胎发育过程中普遍存在，一般发生在内胚胎层和中胚胎层或外胚胎层和中胚层之间，从诱导的层次上看，可分为初级诱导、次级诱导和三级诱导。例如，用两栖类动物所做的实验表明，外胚层形成神经组织时便受到位于其下方的中胚层的诱导。Spemann 曾把一种灰色蝾螈早期原肠胚的胚孔背唇（来源于中胚层）移植到另一种黑色蝾螈早期原肠胚的囊胚腔内。结果宿主胚胎形成两套神经系统，甚至能形成两个完整的胚胎。

目前已明确，人体的许多器官，如肾、皮肤、甲状腺、胸腺等的形成，都需要相应中胚层间叶细胞的诱导。细胞间的诱导机制至今尚不清楚，但一些实验证明，诱导作用是由于细胞的代谢物运到被诱导细胞周围或进入细胞内引起定向的细胞分化。这些诱导物质可能是大分子蛋白质、核酸，也可能是一些小分子物质，如胞嘧啶核苷酸、苯丙氨酸等。

B. 分化抑制：细胞间的相互作用除了有诱导作用外，还有相互抑制分化的作用。在胚胎发育过程中，已分化的细胞抑制邻近细胞进行相同分化而产生的负反馈调节作用，称为分化抑制。例如，将一个正在发育的蛙胚胎放入一个含有一块成体脑组织的培养液中，则蛙胚不能产生正常的脑，这表明已分化的组织细胞可以产生某些物质，这种物质能抑制邻近细胞同样的分化，以避免产生相同器官的发生，具有这种作用的物质称为抑素。抑素具有组织特异性，并不属于同一基因家族，成员之间通常无同源性。由此可见，细胞质间的分化抑制作用对于胚胎发育有重要的影响。

C. 细胞数量效应：如小鼠胚胎胰腺原基在体外进行组织培养时，可发育成具有功能的胰腺组织，但如果把胰腺原基切成8小块分别培养，则都不能形成胰腺组织，如果再把分开的小块合起来，又可形成胰腺组织，可见细胞数量对诱导组织形成是必要的。

D. 细胞外基质对细胞分化的影响：细胞外基质在胚胎发育和细胞分化中具有十分重要的作用。如干细胞在IV型胶原和层粘连蛋白上演变为上皮细胞，在I型胶原和纤维粘连蛋白上形成成纤维细胞，在II型胶原及软骨纤维粘连蛋白上发育为软骨细胞，可见胶原对干细胞的定向分化有诱导作用。在发育与创伤组织中，透明质酸合成旺盛，能促进细胞的增殖和迁移，阻止细胞的分化，一旦细胞增殖够数则透明质酸被水解，取而代之的是硫酸皮肤素、硫酸软骨素等其他形式的氨基聚糖。

E. 激素对细胞分化的影响：胚胎发育早期，细胞的有序分化是在正常环境中由卵细胞质的分化决定和胚胎细胞间的诱导作用下进行的。在发育的晚期，激素对细胞分化起一定的调节作用。在个体发育中，随着发育的复杂化和体积的增大，需要对远距离的细胞分化进行调控。激素是承担远距离细胞分化调控的重要媒介物质，它将特定的分化信息传递给靶细胞，使其朝一定的方向进行分化。如卵巢产生的雌激素，能促进女性第二性征的发育，睾丸产生的雄激素可刺激男性第二性征的发育。小分子的非极性醇类激素如雌激素、甲状腺素是通过简单扩散进入靶细胞，在细胞质内激素与相应细胞内受体分子结合形成激素-受体复合物，复合物被激活后进入细胞核内，在一定位点上与染色质结合，而激活特定的基因并产生特定的 mRNA，合成特定的蛋白质。水溶性的蛋白类激素如胰岛素、生长激素等由于相对分子质量大，不溶于脂，不能透过细胞膜，故作为第一信使与靶细胞的相应膜受体结合，刺激细胞产生第二信使（cAMP 和 cGMP）调节细胞内蛋白质的激酶系统，从而作用于核内遗传物质的特定部位，产生特定的蛋白质。

4. 细胞的转分化 细胞分化是指在胚胎发育过程中细胞原有高度可塑性的潜能逐渐减少和消失的过程，在一般情况下已经分化为某种特异、稳定性的细胞不能再逆转为未分化状态，或者成为其他类型的分化细胞。然而在某些条件下，已分化的细胞也不稳定，其基因也可发生可逆性变动，而又回到未分化状态，这种变化过程称为去分化（dedifferentiation）。

目前，还尚未发现高等动物细胞完全去分化而成为全能性细胞，但部分去分化的例子较多，如肿瘤细胞。此外，在高度分化的动物细胞中还可见一种现象，即从一种类型分化细胞转变为另一种类型的分化细胞，称为分化（transdifferentiation），例如，水母横纹肌细胞经转分化可形成神经细胞、平滑肌细胞、上皮细胞，甚至可形成刺细胞（cnidocyst），分化程度低的神经干细胞也可形成骨髓细胞和淋巴样细胞。

5. 细胞的再生 一般再生（regeneration）是指生物体缺失一部分后发生重建的过程，如幼体蟾蜍肢体切除后，伤口部分细胞凋亡，多数细胞（包括皮肤、肌肉、软骨和其他结缔组织细胞）经去分化形成间充质和纤维细胞样的细胞团——再生芽基（regeneration blaste-ma），芽基细胞再分化形成有序排列的从肱骨直至指骨的完整肢体，这一过程由同源异型基因表达模式所调控。生物界普遍存在再生现象，但广义的再生可包括分子水平、细胞水平、组织与器官水平及整体水平的再生。

再生现象又从另一个侧面反映了细胞的全能性。DNA 的复制有利于重新编程和获得新的分化状态。当然，在再生过程中，有些细胞并不涉及分化，如干细胞只是从 G_0 期进入细胞周期。此外，再生过程也不能完全排除储备的多能干细胞的参与。不同的多细胞有机体，其再生能力有明显的差异，一般来说，植物比动物再生能力强，低等动物比高等动物再生能力强。人和其他高等动物只有组织水平（除肝脏外）的再生能力。再生能力通常随个体年龄增大而下降。

（二）细胞分化的特点

1. 稳定性　细胞分化最显著的特点是分化的稳定性，分化状态一旦确定，在正常生理条件下既不能逆转也不能互变，分化细胞特性始终保持不变，尤其是高等动物。例如，神经细胞可在整个生命过程中保持这种稳定状态不再分裂。离体培养的细胞其分化状态能保持若干世代，如黑色素细胞在体外培养三十多代后仍能合成黑色素颗粒；再如，一个离体培养的上皮细胞，始终保持为上皮细胞而不会变成其他类型的细胞。经大量胚胎移植实验证实，细胞分化一旦被某种因素诱导"决定"其分化途径后，即使诱导分化的因素不再存在，分化仍能持续进行。如果将一组幼稚的、未分化的胚胎细胞移植到另一个胚胎未来的头区，这些细胞将成为头的一部分，如果这些细胞被移植到背部，它们就变成背肌的一部分。但是，如果移植已分化的细胞，这些细胞却不会变成移植区的一个组成部分，而是倾向于保持其原本的特性。

2. 可逆性　细胞分化是一个相对稳定持久的过程，不会自发的逆转，但在一定条件下，高度分化的细胞可以重新分裂而回到胚胎细胞状态，这种现象叫作去分化或称脱分化，也称细胞分化的可逆性。对于脊椎动物细胞来说，已分化的细胞不能再生成完整的个体，甚至哺乳动物成体不能再生被切除的肢体。但是，正常分化的细胞在射线、药物、毒物等因素的作用下可转化为癌细胞；用溴脱氧尿苷处理正在分化的细胞可使之停止分化；若处理已分化的细胞也可使一些细胞去分化；人的皮肤基底层细胞在离体培养时，在缺乏维生素 A 的条件下转化为角细胞，在富含维生素 A 的条件下则分化为分泌黏液的黏膜上皮细胞或具有纤毛的上皮细胞。无论动物还是植物，细胞分化的稳定性是普遍的，去分化和再分化是有条件的。其条件是：①细胞核须处于有利于细胞去分化和再分化的特定环境。②去分化和再分化只发生于具有增殖能力的组织细胞中，这样的细胞在分裂产生子细胞时，在去分化因素作用下，抑制正常分化基因的表达，转向新的分化途径。③分化能力的转变必须具备相应的遗传物质基础。例如，红细胞是无核细胞，由于缺少遗传物质，故不可能再转化成为其他细胞。

3. 全能性　细胞的全能性是指在一定条件下，细胞表达其全部遗传信息，并进而发育成完整的充分分化机体的能力。Wilmut 等的克隆羊实验验证了动物胚胎的生长、分化和发育过程并不对基因组（除了免疫球蛋白和 T-细胞受体基因外）造成不可逆转的修饰。在发育过程中，已分化的体细胞核中仍具有与受精卵相同的核等价性或基因组连续性，即已分化了的体细胞在适当条件下可以重新编程，发育成新的个体。

4. 分化细胞来自共同的母细胞——受精卵，而后形成各层次的干细胞　这一点同细胞分裂相似，但细胞分化形成的子细胞在形态、结构上发生差异，这是由于基因的选择性表达造成的。

5. 时间和空间上的分化　一个细胞在不同的发育阶段，可以有不同的形态和功能，这是时间上的分化。同源细胞一旦分化，由于各种细胞所处的空间位置不同，其环境也不一样，出现形态上的差异和功能上的分工，产生不同的细胞类型称为空间上的分化。单细胞生物只有时间上的分化，而多细胞生物既有时间上的分化又有空间上的分化。

6. 普遍性　细胞分化是一种普遍存在的生命现象，在整个个体发育中均有细胞分化活动。

（三）细胞分化与基因表达

1. 基因选择性表达 人们早期推测细胞分化是由于细胞在发育过程中遗传物质的选择性丢失所致。现代分子生物学的实验证实，细胞分化是由于基因选择性表达各自特有专一的蛋白质导致细胞在形态、结构与功能上的差异。不同类型的细胞在发育过程中表达一套特异的基因，其产物不仅决定细胞的形态结构，而且执行各自的生理功能。如胰岛细胞合成胰岛素，鸡的输卵管细胞合成卵清蛋白，成熟红细胞合成 β 珠蛋白，这些细胞都是在个体发育过程中逐渐产生的。用编码上述三种蛋白的基因分别作探针，对三种细胞中提取的总 DNA 的限制性酶切片段进行 Southern 杂交试验，结果显示上述三种细胞的基因组 DNA 中均存在胰岛素、卵清蛋白和 β 珠蛋白基因；然后，用同样的三种基因片段作探针，对上述三种细胞中提取的总 RNA 进行 Northern 杂交试验，结果表明仅在胰岛细胞中表达胰岛素 mRNA，输卵管细胞质中表达卵清蛋白 mRNA，而成熟红细胞中表达 β 珠蛋白和 mRNA。

2. 奢侈基因和管家基因 在个体发育的整个过程中，每个个体都保持着全套的基因组。但是，已分化的细胞却有各自特异性质的蛋白质，这是由于基因选择性表达的结果。当然，细胞中的基因并不都与细胞分化有关，基因按其与细胞分化的关系可以分为两类。一类是奢侈基因（luxury gene），它是与各种分子细胞的特殊形状直接相关的基因，丧失这类基因对细胞的生存并无直接影响。它编码奢侈蛋白（luxury protein），如表皮细胞的角蛋白（keratin）、红细胞的血红蛋白（hemoglobin）、肌细胞的肌动蛋白（actin）和肌球蛋白（myosin）、眼晶状体的晶体蛋白（crystallin）等。奢侈基因只在特定分化细胞中表达，多受时间的限制。另一类是管家基因（house-keeping gene），该基因编码管家蛋白（house-keeping protein），它是维持细胞最低限度功能所不可缺少的基因，对细胞分化一般只起协助作用。如编码与细胞分裂和能量代谢有关的基因及一些不编码蛋白质却参与蛋白质合成的 rRNA 和 tRNA 的基因、核糖体蛋白、膜蛋白、糖酵解酶、线粒体蛋白等。管家基因在各类细胞中均可以不受时间的限制进行表达。

3. 细胞分化的基因调控 细胞分化的基因调控可以发生在转录、翻译及蛋白质形成后活性修饰等不同水平，其中转录因子（transcrption factor）介导的转录水平调控是最重要的。一个转录因子是否影响特定基因的活动取决于许多因素，除了基因的调控区是否含有该转录因子的结合位点之外，转录因子的转录活性还受转录因子调节蛋白的严格制约。

（1）组织特异性转录调节因子与细胞特异性基因表达：在个体发育或细胞分化期间被激活的基因，通常有复杂的调控区域（control region），包括启动子区和其他能调节基因表达的 DNA 位点，这些区域含有转录调节因子（转录因子和转录因子调节蛋白）的结合位点，在调控区上不同转录调节因子的相互作用决定了基因是否被激活。

通过基因调控区的替代实验可以证明调控区在组织特异性基因表达过程中的重要性。例如，只有在小鼠胰腺中才能合成弹性蛋白酶（elastase），而生长激素仅在垂体中才能被合成。将分离的鼠弹性蛋白酶基因的调控区与人生长激素基因的编码区重组，把重组的 DNA 注射到鼠受精卵的细胞核（使重组 DNA 整合到鼠基因组）中，在由该受精卵发育而来的鼠胚胎胰腺中可以检测到人生长激素，这表明人生长激素基因是在鼠弹性蛋白酶启动子的调控下表达的。

与细胞分化调控区相互作用的转录调节因子，可以分为两类，一类是通用转录调节因子，指为大量基因转录所必需并在许多细胞类型中都存在的因子；另一类是特定转录调节因子，是为了特定基因或一系列组织特异性基因表达所需要、并在一个或很少几种细胞的组织细胞中存在的特异性调节因子。一般情况下，细胞特异性基因表达是由于仅存于那种类型细胞中的组织细胞特异性调节因子间的相互作用，并与基因调控区正确结合所致。有关组织细胞特异性转录调节因子一直是研究的热点，但目前在这方面所获得较大价值的资料不多。

以红细胞分化为例来说明细胞特异性基因的表达调控特点。红细胞分化的主要特征是合成大量能够运输氧的蛋白质——血红蛋白,这其中包括两套不同的珠蛋白基因的协作调控。脊椎动物的血红蛋白是由两个完全相同的 α-珠蛋白链和两个完全相同的 β-珠蛋白链组成的四聚体。α-珠蛋白和 β-珠蛋白基因属于不同的多基因家族,分别定位于不同的染色体上,每个家族都由一个基因簇构成。在哺乳动物中,每个家族的不同成员在发育的各个时期被表达,因此,在胚胎、胎儿和成体中分别生成不同的血红蛋白。人 β-珠蛋白基因簇包括 5 个基因 ε、$^G\gamma$、$^A\gamma$、δ 和 β,这些基因在发育的不同时期表达:ε 基因在早期胚胎的卵黄囊中表达;γ 基因在胎肝中表达;δ 和 β 基因在成人骨髓红细胞前体细胞中表达。所有这些基因编码的蛋白质产物都与由 α-珠蛋白复合体基因编码的珠蛋白结合,从而在发育的三个时期中分别形成不同生理特性的血红蛋白。

β-珠蛋白基因家族表达的调控区比较复杂,其基因簇中每个基因的有效表达,除受到各自基因 5′端上游启动子和调控位点及基因下游(3′端)增强子的控制之外,还受到远离 β-珠蛋白基因簇上游的基因座控制区(locus control region,LCR)的严格制约。LCR 位于 β-珠蛋白基因簇上游,距离 ε 基因的 5′端约 10 000bp 以上。研究发现,LCR 可使任何与它相连的 β-家族基因呈高水平表达,即使 β-珠蛋白基因本身距离 LCR 约 50 000bp,LCR 也能指导转基因鼠中整个 β-珠蛋白基因簇的顺序表达。人们已经在 α-珠蛋白基因簇上游发现了类似的调控区。珠蛋白 LCR 是迄今为止被发现的控制基因组织特异性表达最具有特色的决定因素。

最初 LCR 是通过 DNase Ⅰ 消化实验鉴定的,它是仅存于红细胞中并对 DNase Ⅰ 敏感的区域。对 DNase Ⅰ 敏感意味着在该区域的染色体没有被紧密包裹,转录因子易于接近 DNA。那么,在红细胞中是什么物质活化了 LCR?LCR 如何控制基因的表达?在 LCR 区域中含有分别为 300 个碱基对左右的 4 个"核心"控制区,其中每个区都具有与少数几个特异性转录因子的结合位点,如转录因子 NF-E2 和在红细胞中高水平表达的 GATA-1。LCR 的其余位点则与通用转录因子结合。正是由红细胞中特定转录因子的存在和正确结合,决定了珠蛋白基因是否被打开。

β-珠蛋白基因是 β-类珠蛋白基因复合体的一部分,其调控区中有些位点可以和一些转录因子结合,如血红细胞相对特异性转录因子 GATA-1,以及其他一些组织非特异性转录因子,如 NF$_1$ 和 CP$_1$。位于整个 β-珠蛋白基因簇上游的 LCR 是额外的调控区,它对于 β-珠蛋白基因的高水平表达和发育过程中的调控是必需的。

在 β-珠蛋白家族基因的表达上,在发育的过程中,依次有不同珠蛋白基因的打开和关闭。研究表明,这与 LCR 有关。关于珠蛋白基因开关的调控机制,最具吸引力的假说是与连续的珠蛋白基因启动子结合的蛋白质同 LCR 结合蛋白质的相互作用,决定了某种珠蛋白基因的表达。有研究者认为,LCR 区和珠蛋白基因启动子之间的 DNA 呈环状,因此,结合到 LCR 上的蛋白质能够与结合到珠蛋白基因启动子上的蛋白质相互作用。例如,在胚胎的卵黄囊细胞中,LCR 将与 ε 基因的启动子相互作用,在胎肝中则与两个 γ 启动子相互作用,最后在骨髓来源的红细胞中与 β-基因启动子相互作用。

(2)DNA 甲基化与调控细胞分化基因:在甲基转移酶催化下,DNA 分子中的胞嘧啶可转变成 5-甲基胞嘧啶,这种甲基化(methylation)常见于富含 CG 二核苷酸的 CpG 岛。甲基化是脊椎动物基因组的重要特征之一,它可以通过 DNA 复制直接遗传给子代 DNA。哺乳动物的基因组中 70%～80%的 CpG 位点是甲基化的。甲基化位点主要集中在非染色质区,其余则散在基因组中,研究结果表明,DNA 的甲基化位点阻碍了转录因子的结合,甲基化程度越高,DNA 转录活性越低,而持续表达的管家基因多处于非甲基化状态。在研究过程中观察到,5-氮杂脱氧胞苷掺入法可降低培养细胞 DNA 的甲基化水平,去甲基化可以使钝化的 X 染色体基因重新活化。

甲基化作用与基因组印记(genomic imprinting)有关。哺乳动物细胞是二倍体,含有一套来自父方的基因和一套来自母方的基因,在某些情况下,一个基因的表达与其来源有关,这种现象被称为基因组印记。可见,在个体发育过程中,当某些基因的功能完成之后,甲基化可能有助于这些基因的关闭。

（3）细胞分化主导基因与特定细胞系的发育：在细胞分化进程中基因活化的其中一种方式是基因产物可以作为转录因子起正调节蛋白作用。维持一系列细胞分化基因的活动只需要激活基因表达的起始事件，即特异地参与某一种特定发育途径的起始基因，该基因一旦被打开，就会维持在活化状态，表现为能充分诱导细胞沿着某一个信号途径传导，从而导致一个特定细胞系的发育。具有这种正调节作用的起始基因，称为细胞分化主导基因（master control gene）。例如，哺乳动物的 myoD 基因就是肌肉细胞分化的主导基因，myoD 基因的表达将引起某一级联反应，导致肌肉细胞的分化。有关细胞分化主导基因的研究，一直是细胞生物学和发育生物学研究的热点和前沿内容之一，但迄今为止，在绝大多数分化类型细胞中尚未找到细胞分化的主导基因。

三、干细胞及其分化

干细胞（stem cell）是一种具有复制能力，可以分化形成各种组织的早期未分化细胞，医学上称之为"万能细胞"。它具有自我更新、增殖并进一步分化成为成熟细胞的能力。可用于衍生各种人体细胞、组织甚至器官，在修补体内坏损细胞及器官移植方面，有极为可观的发展前景。

个体发育从受精卵开始，受精卵通过不同的增殖分化途径，形成由不同特征细胞组成的功能各异的组织和器官。即使在动物个体之后，机体的组织仍然保持自体稳定性，即在特定组织中细胞的死亡和细胞的增生保持动态的平衡。干细胞存在于有机体的整个生命过程中，根据其发育阶段，干细胞可以分为胚胎干细胞（embryonic stem cell）和成体干细胞（adult stem cell）。胚胎干细胞的增殖和分化是个体发育的基础，而成体干细胞的进一步分化则是成年个体机体组织细胞损伤修复和再生的保证。近年来哺乳动物胚胎干细胞的成功分离极大地促进了人们对干细胞的认识，干细胞的研究已成为生物医学研究的热点领域之一。

（一）干细胞的概念

干细胞的概念一直在不断地被修改，目前大多数生物学家和医学家都认为干细胞是一类具有自我更新与增殖分化能力的细胞，可以产生表现型与基因型和自己完全相同的子细胞，同时还能分化为祖细胞。从干细胞到成熟细胞有许多分化阶段，最原始的干细胞是全能性的，具有自我更新和分化为任何类型组织的能力，也就是可以分化成人体各种细胞的细胞，这些分化出的细胞构成人体的各种组织和器官，最终发育成一个完整的人。

干细胞分裂方式比较特别，一类为对称分裂（symmetry division），指当干细胞分裂时，两个子代细胞都是干细胞或都是分化细胞；另一类为不对称分裂（asymmetry division）指分裂产生一个子代干细胞和一个子代分化细胞。对无脊椎动物而言，不对称分裂是干细胞维持自身数目恒定的方式。而干细胞的最基本特征是干细胞可以在生物个体生命区间中自我更新（self renewing）并维持其自身数目恒定。在细胞动力学方面的研究表明，干细胞通常分裂较慢，这也是干细胞分裂的另一个特征。目前认为干细胞的观摩增殖有利于干细胞对特定的外界信号做出反应，以决定进行增殖还是进入特定的分化程序；缓慢增殖还可以监控基因发生突变的危险，使干细胞有更多的时间发现和校正复制错误。

通常把已确定分化方向的干细胞叫多能干细胞（pluripotent stem cell），这些细胞又分为外层细胞和内层细胞，外层细胞会继续发育形成胚胎和其他对发育过程至关重要的组织。内层细胞将会发育成个体所有的器官。尽管内细胞团可以分化形成人体所有类型的细胞，但他们并不能发育成个体。多能干细胞经过进一步分化，成为专能干细胞，专能干细胞只能分化成某一种类型的细胞，如神经干细胞专门分化成各类神经细胞；造血干细胞（hematopoietic stem cell，HSC）则分化为红细胞、白细胞等各类血细胞。持续停留在某种组织中的干细胞被称为组织特异性干细胞，如造血干细胞及近年来发现的神经干细胞（neuronal stem cell，NSC）、肌肉干细胞、表皮层干细胞等都属于此类。

随着机体的发育，干细胞逐渐分化为特定型并行使特定功能，很多成人组织受到外伤、老化、疾病等的损伤时，这些细胞就增殖分化，产生新的组织来代替它们，以保持机体的稳定平衡。

（二）造血干细胞的分化

造血干细胞是血液系统中的成体干细胞，是一个异质性的群体，具有长期自我更新能力和分化成各类成熟血细胞的潜能，又称多能造血干细胞（multipotential hematopoietic stem cell）。目前认为，造血干细胞在一定微环境和某些因素的调节下，可以增殖分化为多能淋巴细胞（pluripotential lymphoid stem cell），可进一步分化、发育成功能性淋巴细胞；也可以分化为多能髓性造血干细胞（pluripotential myeloid stem cell，PMSC），该细胞首先发育成粒细胞巨噬细胞系、红细胞系、巨核细胞系等造血祖细胞（hematopoietic progenitor），然后再进一步分化为白细胞、红细胞和血小板。

造血干细胞来源于人受精卵发育的第二周末的卵黄囊血岛，当胚胎发育至6～7周时造血干细胞经血流进入胚肝，所以胎儿的肝脏成为3～7个月胎儿的造血器官。出生以后造血干细胞主要存在于红骨髓，其次是脾脏和淋巴结。目前对造血干细胞的形态仍无定论，大多数学者认为造血干细胞的形态结构类似于小淋巴细胞，胞质内有许多游离核糖体和少量线粒体，无其他细胞器。

一般条件下造血干细胞处于休止状态（G_0期），在一定条件下才能反复分裂并大量增殖。在增殖过程中，造血干细胞始终保持恒定数量；在不同因素作用下，可以分化成不同类型的定向干细胞。目前认为，在红细胞生成素的作用下造血干细胞可生成原红细胞定向干细胞；在粒细胞生成素的作用下生成粒系巨噬定向干细胞；在血小板生成素的作用下生成原巨核细胞定向干细胞等。定向干细胞再分别在不同细胞系促进因子作用下，分别分化为形态可以辨认的各种类型的幼稚血细胞，直至发育成为各种成熟的血细胞。可根据其分化程度的不同干细胞而分成不同的辈分。不同辈分的干细胞处于不同的分化阶段。造血干细胞至少有产生12种类型血细胞的潜能，是辈分较高的干细胞，而其他定向干细胞是辈分较低或最低的干细胞。辈分高的多能干细胞是分化程度较低的细胞，而辈分低的定向干细胞是分化程度较高的干细胞。大量研究证明，所有血细胞都是由多能造血干细胞分化而来。多能造血干细胞和定向干细胞共同组成造血干细胞系，以维持体内血细胞的数量。

实验研究证明，多数再生障碍性贫血患者，骨髓造血干细胞的含量明显低于正常水平。白血病也是干细胞水平的癌变。此外，真性红细胞增多症、骨髓纤维化症等都被认为是多能造血干细胞异常所致。

四、免疫细胞及其分化

免疫细胞（immunocyte）是指参与机体免疫应答或与免疫应答有关细胞的统称，包括淋巴细胞、单核细胞、巨噬细胞、粒细胞、肥大细胞、辅佐细胞等。在免疫应答过程中起核心作用的是淋巴细胞。淋巴细胞又包括局域特异识别功能的T细胞和B细胞及不具有特异识别功能的K细胞和NK细胞等。

（一）T细胞和B细胞及其分化

人体T细胞和B细胞都来源于骨髓多能干细胞（胚胎期则来源于卵黄囊和肝）。

1. T细胞及其分化　在骨髓中，多能造血干细胞的淋巴干细胞分化为前T细胞和前B细胞。前T细胞（又称胸腺淋巴干细胞）随血液循环进入胸腺，在上皮网状细胞分泌的各种胸腺激素及巨噬细胞分泌的血细胞介素的协同作用下，诱导前T细胞分化形成较小而且成熟的具有不同抗原的胸腺依赖性淋巴细胞（thymus dependent lymphocyte），简称为T细胞。根据人类白细胞分化抗原的分化群（clustor of differentiation，CD）的存在与否可以把T细胞分为CD_4和CD_8两大亚群。CD_4T细胞又可分为：诱导性T细胞，可影响辅助性T细胞和抑制性T细胞的成熟；辅助性T细胞，能影响B细胞产生抗体。CD_8T细胞又可分为毒性T细胞（对靶细胞有杀伤作用）和抑制性T细胞（能影响B细胞产生抗体）。最后成熟的T细胞（即CD_4T、CD_8T）可随血流进入周围淋巴器官。

2. B 细胞及其分化　人类 B 细胞是由骨髓中的前 B 细胞（又称骨髓淋巴干细胞）增殖分化而成的，因此称 B 细胞为骨髓依赖性淋巴细胞（bone marrow dependent lymphocyte）。根据 B 细胞产生抗体时是否需要 T 细胞的辅助可把 B 细胞分为不依赖 T 细胞的 B 细胞（B_1 细胞）和依赖 T 细胞的 B 细胞（B_2 细胞）。B 细胞亦可按产生免疫球蛋白的类别分为五类：B_ν、B_γ、B_α、B_δ、B_ε。成熟的 B 细胞（B_1、B_2）随血液循环进入周围淋巴器官或组织。

前 T 细胞和前 B 细胞在分化为 T 细胞和 B 细胞的进程中，在处于不同分化阶段时，细胞表面层出现不同的抗原。周围淋巴器官是接受抗原刺激产生免疫应答的场所，此时，淋巴细胞的增殖和分化是依赖于抗原的刺激作用。T 细胞和 B 细胞在未受抗原刺激之前处于静息态，称为处女型 T 细胞和 B 细胞（virgin T or B cell）。当某种抗原侵入机体时，首先被巨噬细胞吞噬处理，随后传递给 T 细胞、B 细胞。一般是在辅助性 T 细胞的协助下，T 细胞或 B 细胞识别抗原后被激活，开始母细胞化，经过增殖、分化形成大量的效应细胞（effector cell）。效应细胞具有该抗原的受体，并能对相应抗原发生免疫应答。T 细胞增殖分化形成的效应细胞在免疫应答中既可直接杀伤靶细胞，也可分泌肽类淋巴因子作用于靶细胞，如对靶细胞的杀伤作用、促进巨噬细胞的吞噬作用等。B 细胞增殖分化形成的效应细胞称为浆细胞，浆细胞能产生和分泌免疫球蛋白分子（即抗体），是人体内唯一能产生抗体的细胞。T 细胞、B 细胞在受抗原刺激增殖分化的过程中，也分化出一部分记忆性 T 细胞、B 细胞。它们不再分化，转入静息态，当同种抗原再次侵入机体时，便迅速分裂、增殖，发生再次免疫应答。在周围淋巴器官中，T 细胞、B 细胞在抗原刺激后发生免疫应答，由于抗原的千差万别，导致效应细胞和记忆细胞的千差万别。

（二）其他淋巴细胞及免疫细胞的分化

除 T 细胞、B 细胞以外，还有一部分淋巴细胞不具备或兼有 T 和 B 两种细胞的表面标志（表面受体和表面抗原）。缺乏这两种细胞表面标志的淋巴细胞称为裸细胞（null cell，N 细胞）；而兼备这两种标志的淋巴细胞称为双重标志细胞（double cell，D 细胞）。这些淋巴细胞，也是由骨髓中的淋巴干细胞增殖分化而来。大多数学者认为，自然杀伤细胞（NK 细胞）、杀伤细胞（K 细胞）、淋巴因子活化的杀伤细胞（LAK 细胞）都属于 N 细胞。

骨髓多能干细胞增殖分化产生的单核吞噬细胞、粒细胞等均有免疫作用。这些细胞分别执行各自的免疫功能，它们之间既有分工又有合作，共同承担保护机体健康的重任。

第二节　细胞生长、分化与肿瘤发生

细胞生长、分化的研究一直是细胞生物学和医学实践中基础理论问题。细胞增殖的调控、受精卵所产生的同源细胞是如何转变成功能结构和三维空间组成上高度复杂的胚胎等一系列问题，是许多生命科学家付出毕生精力而至今尚未解决的问题。因此，研究细胞分化的机制对于了解个体发育、基因表达与调控及肿瘤的发生与防治、器官移植与再生等都有着极其重要的意义。

一、细胞生长与肿瘤

肿瘤是有机体局部器官组织的细胞异常增殖而形成的赘生物。细胞周期与肿瘤发生关系的研究将为肿瘤的临床诊断和治疗奠定理论基础。肿瘤的迅速增殖并非由于细胞周期时间缩短，而是由三个细胞动力学参数决定：细胞群体增殖比值、细胞周期时间、细胞死亡、丢失率。肿瘤与正常的组织一样，具有三种类型的细胞群体：①增殖细胞群（A）：与肿瘤生长直接相关，是肿瘤中处于连续增殖的细胞群，该群细胞对药物高度敏感，是化疗药物最早攻击的细胞群；②暂不增加细胞群（B）：该群体细胞处于 G_0 期或延长了的 G_1 期，但保持着增殖能力，在一定条件下细胞进入增殖状态，成为肿瘤复发的根源；③不再增殖细胞群（C）：这群细胞完全丧失了增殖能力，不再参与细胞周期，而是经一定的分化而衰老、死亡。肿瘤增长速率取决于三种细胞群的比例，即细胞群体增殖比值（growth fraction，GF），也成为生长分数。其定义为：肿瘤细胞群体中处于增殖状态细胞的百分比。可用以下公式表示：GF=A/（A+B+C）。

B、C 两群细胞越少，GF 值则越大，肿瘤生长越快；反之，B、C 值越大，肿瘤生长越慢。因此，GF 值的高低反映了肿瘤恶性程度的高低。

随着细胞增殖周期机理研究的迅速发展，各种不同抗癌药物用于抗肿瘤的治疗。根据抗癌药物与增殖周期的关系，可把药物分为下述三类。

（1）非周期特异性药物：该类药物对任何状态的细胞都具有杀伤作用，如氮芥、撕裂霉素等对 DNA 有很强的结合能力，改变和破坏 DNA 分子结构，导致细胞死亡。该药的缺点是对正常细胞和肿瘤细胞无选择性，具有明显的毒副作用。

（2）周期特异性药物：此类药物只作用于增殖状态的细胞，而对静止期细胞（G_0）不发生作用，如放线菌 D 等，通过抑制 RNA 的合成，使增殖过程所需的酶和蛋白质合成受到破坏，从而阻断肿瘤细胞的增殖。

（3）周期阶段性药物：此类药物只作用于细胞周期的某一特定时相，而对细胞周期的其他时相没有影响，如秋水仙素、长春新碱破坏纺锤体微管的形成，从而使细胞阻断于有丝分裂期。DNA 前体类似物，如阿糖胞苷、羟基脲等直接抑制 DNA 合成，将细胞阻断于 G_1/S 期交界处。

二、细胞分化与肿瘤

在个体正常发育过程中，细胞有控制地进行有丝分裂增殖，有秩序地发生分化，执行特定的功能。但是，有时某些细胞由于受到某种因素的作用（致癌因子）而发生转化（transformation），不再进行终末分化，而变成了不受调节的恶性增殖细胞，这种细胞被称为癌细胞。癌细胞虽然具有胚胎细胞的某些属性，但却不再发生正常的分化和衰亡。因此可把癌细胞看成是分化程序异常的细胞。

正常细胞一旦恶变，它们的许多生物学行为，包括形态、功能、代谢和增殖都发生了非常显著变化。一般认为癌细胞是由正常细胞去分化的结果，它除了仍具有来源细胞的某些特性（如上皮细胞仍可合成角蛋白）外，主要表现为低分化和高增殖力的特性。分化程度低或未分化的肿瘤细胞缺乏正常细胞的功能。

正常机体细胞或处于生长与分裂，或处于静止状态，执行其特定的生理功能（如肝细胞和神经细胞）。在成体的一些组织中，含有新生细胞的增殖，衰老细胞的死亡，在动态平衡中维持组织与器官的稳定，这是一种严格受控的过程。但癌细胞失去控制，成为"不死"的永生细胞。在体外培养实验中，这种不受控制的增殖特性表现为细胞丧失接触抑制能力。正常细胞在培养瓶中贴壁生长汇合成单层后即停止生长，癌细胞则不同，其分裂和增殖并不因细胞相互接触而终止，在体外培养时可堆聚成立体细胞群。故癌细胞接触对癌细胞的增殖无抑制作用。肿瘤细胞或转化细胞的生长对生长因子或血清的依赖性降低，甚至在缺乏生长因子或低血清（2%）状态下也可生长、分裂，这可能是由于肿瘤细胞本身能合成、分泌自身生长所需的生长因子。人类正常细胞在体外培养传代一般不能超过 50～60 次，而恶性肿瘤细胞则可以无限传代成为"永生性"（immortality）的细胞系，如 HeLa 细胞。

绝大多数恶性肿瘤细胞呈单克隆形式生长，即肿瘤中的全部细胞来源于同一个恶变细胞。据统计，目前人类肿瘤的 90%以上是上皮源性的，这是因为上皮包含许多分裂中的干细胞，易于受到致癌因素的侵袭，发生突变，转换为癌细胞。

癌细胞与其同源正常组织相比，细胞间的黏着性降低，故癌细胞在体内容易分散和转移。癌细胞的纤连蛋白显著减少或缺失，钙黏着蛋白（cadherin）合成发生障碍，从而破坏了细胞与基质之间和细胞与细胞之间的黏着，因此癌细胞具有易于浸润组织和转移的属性。

在一定条件下，恶性细胞有可能分化为正常的细胞。虽然在临床上已发现有肿瘤自愈现象，但癌细胞是否可以逆转为正常细胞是医学特别关注的一个问题。目前已发现可以在实验条件下使畸胎瘤肿瘤转化为正常细胞，同时实验证明有些肿瘤细胞可以被某些药物（如维 A 酸、二甲基亚砜、环流亚甲基双乙酰胺等）诱导分化，失去恶性表型特征。例如，全反式维 A 酸（retinoic acid）和小剂量砒霜（As$_2$O$_3$）已经被应用于治疗早幼粒细胞性白血病，发现可以诱导分化受阻的幼稚粒细胞分化成熟，其效果明显优于放射治疗和化学治疗，同时也避免杀伤正常分裂细胞的副作用。许多研究证明，癌细胞的诱导分化是可能的，但是，要解决癌细胞的逆转问题还需要对细胞分化及其调控的详细机制及分化和恶性变的关系做大量更深入的研究工作。相信会有更多的肿瘤可通过诱导分化得到治疗。

第三节 诱导分化与肿瘤治疗

一、肿瘤的诱导分化和治疗

分化是基因按一定时空秩序，有选择地被激活或抑制。恶性肿瘤细胞起源于一些未知分化或微分化的干细胞，常对正常分化的调节机制缺乏反应。肿瘤组织中，肿瘤干细胞占优势，但也按比例存在部分分化的细胞，甚至是完全分化的子代细胞。恶性肿瘤细胞在体内外分化诱导剂作用下，可以向正常或接近正常细胞方向分化逆转。如何诱导肿瘤细胞分化逆转，将是探索肿瘤治疗的热点领域。

在基因控制下，复杂的多细胞生物通过胚胎细胞分化为各种具有特殊功能的细胞，并进一步形成组织和器官。若基因表达失控，则可能出现分化障碍，导致肿瘤发生。反之也可以诱导未分化或微分化的肿瘤细胞，使其分化成熟而达到治疗肿瘤的目的。

（一）发育、分化相关基因或转录因子

1. 原癌基因 与细胞分裂生长有关，在某些组织、某个特定的发育阶段参与细胞分化。例如：①神经组织发育分化过程中有 *src*、*ras*、*WNT-1/INT-1* 参与；②红细胞分化与 *C-erbA*、*C-myc* 有关；③C-KIT 编码干细胞因子（SCF）受体，参与造血干细胞生长、分化；④C-MPL 编码血小板生长因子（TPO）受体，与巨核细胞系和红细胞系发育分化相关；⑤C-FMS 编码粒细胞克隆刺激因子（M-CSF）受体，促进粒-单核细胞分化；⑥C-MYB 在胎儿肝脏造血过程中起重要作用。如果这些基因在发育分化过程中不按一定秩序或出现异位表达，则可能阻碍发育分化过程，导致肿瘤发生。

2. 其他发育、分化相关基因 包括：①抑癌基因，如 *P53*；②凋亡相关基因 *Bcl-2*；③激素受体，如维 A 酸受体；④白细胞介素，如 IL-3 等，也影响相关细胞分化。

3. 转录因子 包括编码碱性"螺旋-环-螺旋"结构、同源框结构、半胱氨酸富集、锌指结构、REL 结构的蛋白质及甲状腺素、类固醇激素受体等，这些转录因子受累常引起白血病的发生。

（二）诱导分化剂

临床上应用较多的诱导分化剂大致有以下 10 类。①极性化合物：包括二甲基亚砜（DMSO）、二甲基甲酰胺（DMF）、甲基甲酰胺（NMF）、六亚甲基双乙酰胺（HMBA）等。②佛波酯（TPA）。③维生素 D$_3$ 及其衍生物。④cAMP 及其衍生物。⑤细胞因子：包括 G-CSF、GM-CSF、IFN、β 转化生长因子（TGF-β）、肿瘤坏死因子（TNF）、IL（IL-1β、IL-2、IL-6）、B 细胞分化因子（BCDF）和胸腺素 β$_4$。⑥芳香族脂肪酸：包括桂皮酸、苯丁酸及其衍生物等。⑦抗肿瘤药物：包括 MTX、DDP、Ara-C、三尖杉酯碱、抗肿瘤抗生素、地塞米松等。⑧重要提取物及其复合制剂：包括姜黄素、23-羟基桦木酸、龙力胶囊、榄香烯乳（主要含 β-榄香烯）、去甲二氢愈创木酸（NDGA）、参一胶囊（人参皂苷 Rg3）、人参总皂苷（TSPG）、绞股蓝总皂苷（GP）和三七总皂苷（PNS）、SPS 等。⑨维 A 类化合物：第一代如 ATRA、13-顺维 A 酸、9-顺维 A 酸、维胺酸、维胺脂；第二代如芳香类维 A 酸衍生物，如阿维 A 酯；第三代如查尔酮酸衍生物化合物（R9158）、R8923、YS904012。

⑩其他类：包括 5-氮杂-2-脱氧胞核苷（ADC）、蛋白磷酸化合物（银毛酸）、星形孢菌素、乳香酸、三氧化二砷等。

（三）肿瘤的诱导分化治疗

随着时间的推移和研究的深入，发现了越来越多对肿瘤具有诱导分化作用的药物。临床或实验研究较多的诱导分化剂包括下述几种。

1. 小剂量阿糖胞苷（Ara-C） HL-60 细胞小剂量 Ara-C 诱导作用后，细胞形态逐渐出现分化或凋亡的特征，既有向单核，也有向粒细胞分化；小剂量 Ara-C 随作用时间的延长，其细胞凋亡或细胞毒性作用可能更为明显，将成为临床治疗急性非淋巴细胞性白血病（ANLL）最安全可靠的手段之一。1983～1985 年，法国 Castaigne 等报道 84 例老人急性非淋巴细胞白血病的研究结果显示，患者平均年龄 72 岁，分为两组，A 组 45 例，用强化柔红霉素及 Ara-C 治疗，作为对照组；B 组 39 例，用小剂量 Ara-C，$10mg/m^2$ 皮下注射，12 小时 1 次，21 天为 1 周期。结果显示，B 组的完全缓解率（CR）为 33%，而 A 组为 55%，但早期死亡率分别为 B 组 5%，A 组 30%。小剂量 Ara-C 引起细胞毒作用，但主要是诱导细胞分化。其疗效与常规剂量无大差别，甚至低些，因此不是理想的诱导分化剂。

2. 干扰素 体外实验证明，干扰素（interferon，IFN）除了有抗病毒作用外，尚有抑制肿瘤生长，促进 NK 细胞活性的作用，并参与许多细胞的分化过程。抗肿瘤作用的机制是 IFN 通过其受体诱导 $2'5'$寡腺苷酸（2-5A）合成酶，促进主要组织相容性（MHC）抗原的表达，而后者与细胞分裂分化有关；促进细胞分化，抑制 c-myc 基因，使细胞停留在细胞的 G_1/G_0 周期；上调 c-fos 原癌基因的表达，抑制依赖 B 细胞生长因子的增殖。IFN-α 除用于病毒感染外，已经广泛用于治疗多种血液肿瘤和实体瘤。

（1）多毛细胞白血病：Sigaux 等报告，51 例多毛细胞白血病（HCL）用 IFN-α 治疗 7～12 个月，23 例获 CR（45.1%），PR19 例（37.2%）。另外一组 71 例 HCL 用 IFN-α 治疗的患者，中位生存时间达 79 个月。研究结果表明，HCL 细胞表面有 IFN-α 受体。IFN-α 已成为治疗 HCL 的首选药物。IFN-α 具体用法为 $2×10^6U/m^2$，每周 3 次，直至奏效后改为间断给药维持。

（2）慢性粒细胞白血病：Morra 等总结 71 例早期慢性期慢性粒细胞白血病（CML）患者使用 IFN-α 的情况，其用量为（2～5）×$10^6U/m^2$，每周 3 次，有效后改为 $2×10^6U/m^2$，1 次/日，58%血象恢复，48%Ph 阳性率中位数从 100%下降至 66%，其中一例完全消失。随访 5 年，总的急变率为 52.1%。2001 年 ASCO 会议，德国 Hehlmann 综合报道，对 1377 例 CML 患者用 IFN 治疗，低危人群 3、5、10 年生存率分别为 95%、75%、40%；高危人群分别为 75%～80%、50%、10%；而使用骨髓移植治疗组分别为 55%～75%、50%～75%、55%～66%，提示 IFN 治疗 CML 患者 3 年生存率优于骨髓移植组，5 年生存率两者相同，10 年生存率比骨髓移植组差，说明 CML 的 IFN-α 治疗和骨髓移植各有长处。IFN-α 治疗宜早，疗程足够长。

（3）对多发性骨髓瘤、淋巴瘤、黑色素瘤、肾癌、结肠癌、皮肤鳞癌等也有一定疗效。其他细胞因子，包括 IL-1β、IL-2、IL-6，B 细胞分化因子（BCDF）和胸腺素 β4 均可诱导各种淋巴细胞样白血病细胞系和淋巴细胞白血病患者的白血病细胞向成熟淋巴细胞分化。胸腺素 β4 可诱导人类 T 细胞系 Molt4 细胞分化，减低主要表达于 T 淋巴母细胞表面的 T 细胞系特异性抗原的表达，增加羊红细胞玫瑰花环的形成，并能增加其 OKT11A 和 OKT8 的表达，这些提示 Molt4 细胞在胸腺素 β4 的作用下，发生分化并进入胸腺依赖细胞成熟过程的早期阶段。虽然干扰素类可诱导 B 淋巴细胞白血病患者的白血病细胞向浆细胞样细胞分化，但某些 B 淋巴细胞亚群在 IFN 的作用下则产生增殖反应。IL-1，尤其是 IL-1β 也可诱导 B 淋巴细胞白血病细胞发生浆细胞样分化。来源于大颗粒型淋巴细胞白血病患者的白血病细胞有很弱的自然杀伤（NK）活性，但当应用抗 CD3 单克隆抗体或 IL-2 处理后，NK 活性明显增强，同时细胞的生长受到抑制。IL-2 单独应用，或与 IL-6、IFN-α 联合应用也可诱导 B 细胞白血病患者细胞的分化。此外，研究还显示，TNF-α 和 TGF 对白血病细胞有抑制生长和（或）诱导细胞分化的作用。人肾癌细胞及黑色素瘤对化学治疗及放射治疗不敏感，但应用 IFN 及 IL-2 的生物疗法却可奏效。肾癌细胞也易受可分泌性诱导因子 TNF-α、TNF-β 诱导使细胞凋亡。

3. 1, 25-(OH)$_2$D$_3$　对体外培养的几乎所有类型的肿瘤细胞有抑制或促进分化的作用，并且能够抑制、杀灭或预防体内多种肿瘤。Gross 等用 1, 25-(OH)$_2$D$_3$ 治疗复发性前列腺癌，明显抑制肿瘤转移。高钙血症为其剂量限制性毒性，影响其抗肿瘤作用的发生。因此，维生素 D 结构类似物应运而生，目的是减轻高钙血症，提高疗效，EB1089 即为其中代表物之一。作用机制有以下几个方面：①诱导肿瘤细胞周期阻滞及促进肿瘤细胞分化，主要集中在 G$_0$/G$_1$。②对生长因子和癌基因的影响：上调胰岛素生长因子（IGF）结合蛋白的表达，降低 IGF 的活性，增加转化生长因子-β（TGF-β）的产生，抑制肿瘤细胞生长；同时阻断胰岛素、胰岛素样生长因子-1 及上皮生长因子对乳腺癌的有丝分裂作用，而且可以下调 c-fos、c-myc 等癌基因产生抑癌作用。③抑制端粒酶活性：抑制端粒酶反转录酶 hTERT 的 mRNA 表达，明显降低端粒酶活性，影响肿瘤细胞生命周期。④抑制肿瘤转移、侵袭及血管生成。⑤维生素 D 受体（VDR）在介导抗肿瘤效应中的作用：VDR 属于类固醇受体家族，能够与其自身、甲状腺素受体（TR）及维 A 酸受体形成二聚体。维生素 D-VDR 复合物作为转录因子，作用于其靶基因启动区中的特异性 DNA 序列（维生素 D 反应元件，VDRE），从而激活或抑制基因转录。⑥与维 A 酸产生协同作用的原因：维 A 酸明显增加维生素 D 受体，从而表现为 RA 和 1, 25-(OH)$_2$D$_3$ 发生协同作用。⑦1, 25-(OH)$_2$D$_3$ 作用的非基因途径：通过调节电压敏感性钙通道而引起生物效应。

4. cAMP 及其衍生物　多位学者研究表明，cAMP 可有效地诱导白血病细胞成熟、分化，恢复细胞正常或接近正常的表型和功能。同样，提高细胞内的 cAMP 水平也能促进白血病细胞成熟分化。魏虎来等研究 cAMP 对人白血病多药耐药 K562/ADM 细胞的诱导分化作用，提示该细胞经过 0.25～2.00mmol/L cAMP 处理后，cAMP 呈时间和浓度依赖性地抑制 K562/ADM 的增殖，K562/ADM 细胞保留了分化成熟的潜能，可被 cAMP 诱导向正常细胞分化，但在诱导分化过程中，化学诱导剂可诱导耐药细胞发生 P-gp 的应激性表达增强而可能阻抑后续的化学治疗，或对诱导剂产生耐受性。

5. 桂皮酸　属于芳香族脂肪酸，是中药桂皮中的主要成分，用于制作香剂和调味品已有很久的历史，也是植物生长激素，能够调节细胞的生长和分化。桂皮酸的化学名称为 β-苯基丙烯酸或 3-苯基丙烯酸，是丙烯酸 β 位氢由苯环取代生成的。在人体内由苯丙氨酸在苯丙氨酸裂解酶脱氨基作用下生成，经 β-氧化作用或生成苯甲酸，并与甘氨酸结合生成马尿酸，经尿液排出体外。实验证明，苯甲酸、马尿酸对正常细胞或肿瘤细胞均没有抑制增殖和细胞毒性作用，无抗肿瘤特性。CINN 可以用来合成芳香族脂肪酸衍生物如香豆酸、咖啡酸、阿魏酸等，它们具有抗肿瘤和化学预防的特性。CINN 通过激活过氧化酶增殖剂受体（PPAR）、抑制 Ras 蛋白的异戊烯化及胆固醇的合成、降低肿瘤细胞侵袭力和转移来达到抗肿瘤目的。

1995 年 Liu 等用 CINN 处理黑色素瘤细胞，发现 CINN 具有抑制肿瘤增殖，诱导其分化成熟，降低肿瘤细胞侵袭力和转移的作用，表现在黑色素含量升高，细胞分化成熟，Ⅳ型胶原酶表达下降，且研究发现 CINN 能够抑制成胶质瘤细胞、前列腺癌细胞的增殖，诱导其分化成熟。Cem 等用桂皮酸处理结肠癌细胞（Caco2）发现桂皮酸抑制 Caco2 细胞 DNA 合成，抑制编码 c-myc 和转铁蛋白受体的生长相关基因的转录，阻止生长因子诱导有丝分裂发生，抑制 c-raf 分裂激活蛋白激酶活性。桂皮酸及其衍生物具有广泛的生物活性如抗真菌、病毒、细菌及解热、抗突变等功能。实验证实，桂皮酸对人肝癌细胞（BEL7402）及肺腺癌细胞（A549），HL-60 细胞具有抑制增殖和诱导分化作用。朱文渊等发现维 A 酸和桂皮酸均可以诱导 HL-60 细胞分化，但维 A 酸强于桂皮酸，两者联合有协同作用。

6. 维 A 类化合物 维 A 类（维生素 A）化合物是维生素 A 的一大类化合物的总称，它包括维生素 A 的天然物及人工合成的衍生物。维生素 A 即为视黄醇，进入机体后转变为视黄醛，再经氧化变成维生素 A 酸，简称维 A 酸。视黄醇参与生殖功能，与精子生成有关；维 A 酸主要与细胞分化、动物生长及全身功能维持有关，对恶性与正常细胞的分化诱导和生长抑制起重要作用。

维 A 类目前主要用于白血病及骨髓增生异常综合征的治疗，还可以通过维 A 酸受体，主要为 RARα，对胃癌、黑色素瘤、淋巴瘤、胶质瘤、肝癌、神经母细胞瘤、皮肤基底癌、肺癌、乳腺癌、前列腺癌、膀胱癌、头颈癌、骨肉瘤等实体瘤有一定的预防和治疗作用，而且可以治疗癌前病变，如外阴白斑、口腔黏膜白斑病等。

（1）外阴白斑与口腔黏膜白斑病：13-cisRA 2mg/（kg·d）口服，共 3 个月；或者 13-cisRA 1.5mg/kg，连续服用 1～3 天，随后给予小剂量 13-cisRA 0.5mg/（kg·d），共 9 个月。早期疗效为 54%。是否长期服用小剂量 13-cisRA 仍在临床探索中。

（2）晚期鳞状细胞癌：Lippman 报道 28 例晚期鳞状细胞癌患者用 13-cisRA 联合 IFN 治疗，13-cisRA 以 1mg/（kg·d）口服；IFN-α2a 3×10^6U/d 皮下注射。结果显示：CR 6 例，68%的患者对治疗有反应。

（3）子宫颈癌：治疗 32 例，方法为 13-cisRA 1mg/（kg·d）口服，IFN-α2a 3×10^6U/d 皮下注射。结果显示，CR 6 例，68%的患者对治疗有反应。

（4）实体瘤：Jonathan 报道 22 例患者，包括非小细胞肺癌患者 8 例，乳腺癌患者 5 例，结直肠癌患者 3 例，头颈癌、皮肤癌、卵巢癌患者各 2 例，9-cisRA 20mg/（m^2·d），共 4 周。结果提示，68%患者有反应，3 例乳腺癌经过 6 周治疗后病情稳定。

（5）原发性肝癌：有作者对 66 例原发性肝癌患者进行了临床观察，维 A 酸（ATRA）10mg 3 次/日服用一个月后肿瘤缩小达 50%以上（PR）者占 10.6%，微小反应（MR）和病情稳定（SD）者占 78.8%，40%患者 AFP 下降，提示 ATRA 对原发性肝癌有一定疗效，但不及对 APL 的效果。

9-顺式维 A 酸（9-cisRA）体外诱导分化神经母细胞瘤细胞而无明显凋亡诱导作用。单独应用于脑胶质瘤时，即使将剂量加大到其药理可达浓度的 10 倍（10^{-5}mol/L），也未能诱导细胞发生明显凋亡，而较小剂量的 9-cisRA 和 IFN-γ 联用时，却能诱使大量的胶质瘤细胞发生凋亡，提示协同诱导分化新方案与单药诱导分化相比，具有明显的优越性，脑胶质瘤协同诱导分化过程也可有凋亡机制的参与。Westarp 等在常规综合治疗的同时加用 ATRA，完成治疗的 8 例胶质瘤患者中有 4 例有效，其中 3 例的 CT 影响还出现了瘤内钙化。然而 ATRA 的临床 Ⅱ 期试验结果却不如预期的理想，肿瘤放疗组（RTOG91-13）报道应用 ATRA 治疗 25 例复发胶质瘤，仅有 3 例经 MRI 或 CT 证实确有肿瘤减小，3 例病情不变，有 19 例病情恶化。其他分化诱导剂目前还没有或很少应用于脑胶质瘤临床试验。

实验研究提示，联合 ATRA（2.5mg/kg）、1, 25-（OH）$_2$D$_3$（0.5μg/kg）及 IFN-α（5×10^3U/kg）作用于 HeLa 或 SKV-e2 肿瘤细胞，疗效优于任两者联用，具体机制不详。一般认为 IFN-α 能诱导 RAR 受体表达增强，而维 A 酸受体 RAR 与维生素 D$_3$ 受体同属于核受体超家族成员。

二、维 A 酸诱导分化治疗急性早幼粒细胞白血病

急性早幼粒细胞白血病（acute promyelocytic leukemia, APL），简称 APL。其中，急性粒细胞性白血病（AML），简称 M3。其一般临床表现为贫血、发热、出血，特别容易发生弥散性血管内凝血（DIC）。临床上多用以柔红霉素为主的化学治疗，疗效与其化学治疗剂量相关。但大剂量化学治疗可造成严重骨髓抑制而导致致死性感染和出血；老年患者较难耐受强化学治疗；柔红霉素等蒽环类药物价格昂贵，促进了诱导分化疗法治疗本病的研究。

（一）ATRA 诱导缓解疗法

1. 两种剂量给药方法 大剂量 ATRA 为 45～60mg/（$m^2 \cdot d$），小剂量 ATRA 为 20mg/（$m^2 \cdot d$），均为 3 次口服，连续服用 30～40 天，直至完全缓解，少数需要延长疗程至 60～90 天。

小剂量 ATRA 的效果与大剂量相同，完全缓解率分别为 92% 和 90%，无差异，达到完全缓解的时间相仿，且小剂量组白细胞高峰值小于常规剂量组；头痛、皮肤干燥等副反应，前者低于后者。在一般情况下，尤其是老年患者，ATRA 的剂量以 20mg/（$m^2 \cdot d$）为宜。

2. ATRA 治疗 APL 过程中副反应及防治方法 治疗过程中常见副反应包括：①口唇及皮肤干燥，为 ATRA 治疗过程中最常见的副反应，发生率可高达 75%～90%，用甘油或温生理盐水可使症状改善。②头痛，有 25%～40% 患者出现，多见于儿童，可能与 ATRA 引起的血管通透性增高有关，减少 ATRA 剂量及使用高渗葡萄糖、甘露醇、地塞米松可使之缓解。③骨关节痛，发生率 15%～30%，多于白细胞升高时发生，非甾体类抗炎药可缓解疼痛，白细胞升高者需加用羟基脲或联合化学治疗，如肉红霉素和阿糖胞苷方案等。④其他，如肝功能受损、血脂升高亦有发生，可加强保肝处理。

维 A 酸治疗过程中会出现维 A 酸综合征（RAS），这是较特有且严重的并发症，因为其常发生在白细胞明显或极度增高阶段，又称白细胞增多综合征。其发生率国外高达 25%～45%，国内多数在 7%～10% 左右，表现为发热、胸闷、呼吸困难、水潴留伴水肿、胸腔或心包积液、高血压，少数肾功能衰竭，患者常因为呼吸窘迫、缺氧、呼吸功能衰竭而死亡。故 RAS 是 ATRA 治疗 APL 过程中极为严重的并发症，若不及时和有效地处理，常是引起患者死亡的重要原因。其发生机制与下列因素有关：①白细胞升高；②白血病细胞的 CD54/ICAM-1 表达水平增高；③细胞因子，如 G-CSF、IF-1b、IL-6、IL-8、TNF-α 升高；④CD13 表达等。其防治要点为：①合用化疗或细胞抑制药：外周血白细胞治疗前不超过 50×10^9/L，单用 ATRA；若超过 50×10^9/L，则加用化学治疗，如三尖杉酯碱（2～4）mg/d，共 3～7 天，或 HU（1～2）g/d，共 3 天，Ara-C 200mg/ m^2，共 7 天，联用后 RAS 发生率明显降低。②肾上腺皮质激素的应用：发生 RAS 时应注射大剂量肾上腺皮质激素，地塞米松 10mg，静脉注射，联用 3～5 天；在 ATRA 治疗时，若白细胞升至 10×10^9/L 时加用泼尼松，口服 75mg 直至白细胞降至 10×10^9/L 以下。

（二）ATRA 诱导缓解后治疗

ATRA 诱导缓解后须立即改用化学治疗巩固维持，否则多数患者短期内（6～12 个月）复发，这是因为诱导分化治疗并不能铲除白血病细胞克隆，加用化学治疗的目的是将残留白血病细胞减少到最低水平。

巩固化学治疗可采用 DA 方案 3 个周期后，再用集中化学治疗药物轮换维持，或于 ATRA 完全缓解后，强化学治疗、ATRA、MTX+6-MP 顺序各用 1 个月。

（三）ATRA 治疗 APL 过程中复发病例处理

复发病例多数对 ATRA 不再起反应，只有 5.3% 取得第 2 次 CR，加用化疗也只有 20% 达等 2 次 CR。

目前治疗 APL 对 ATRA 耐药而复发患者，可合并使用 IFN，因为其能够部分逆转 ATRA 的耐药性，或者应用 As_2O_3 与高三尖杉酯碱（HHT）。ATRA 诱导分化，As_2O_3 诱导凋亡，两者无交叉耐药性，如何合理结合才可以使 APL 的完全缓解率进一步提高，有待进一步研究。

（吴 琦 郭红艳）

第七章　细胞凋亡与肿瘤

第一节　基础知识

细胞凋亡（apoptosis）是细胞的一种基本生物学现象，是指为维持内环境稳定，由基因控制的、细胞自主的有序的死亡。在生物体的进化、内环境的稳定及多个系统的发育中起着重要的作用，通常称之为细胞生理性死亡或细胞正常死亡。与细胞坏死（necrosis）不同，细胞凋亡并不是病理条件下自体损伤的一种现象，而是为更好地适应生存环境而主动争取的一种死亡过程，涉及一系列基因的激活、表达及调控的作用（表7-1）。1972年Kerr、Wyllie及Currie三位科学家首次用细胞凋亡描述一种异于细胞坏死的、其过程被严密控制的细胞死亡机制，宣告了对细胞凋亡的真正探索的开始，在此之前，关于胚胎发育生物学、免疫系统的研究都为这一概念的提出奠定了基础。

表 7-1　细胞凋亡和细胞坏死的区别

项目	细胞凋亡	细胞坏死
诱因	生理或病理性	病理性变化或剧烈损伤
范围	单个散在细胞	大片组织或成群细胞
细胞膜	保持完整，一直到形成凋亡小体	破损
染色质	致密、固缩、边集或中集	稀疏、分散、呈絮状
形态变化	胞膜和细胞器相对完整，细胞皱缩，核固缩	细胞肿胀、细胞结构全面溶解、破坏
凋亡小体	有，被邻近细胞或巨噬细胞吞噬	无，细胞自溶，残余碎片被巨噬细胞吞噬
基因组DNA	DNA呈片断化，有控降解，电泳图谱呈梯状	随机降解，电泳图谱呈弥漫条带
蛋白质合成	有	无
调节过程	受基因调控	被动进行
炎症反应	无，不释放细胞内容物	有，释放内容物

细胞凋亡是极其复杂的生物学过程，可以划分为诱导期、效应期和执行期。诱导期是指凋亡诱导因素作用于细胞后，细胞通过复杂信号转导途径将信号传入胞内，由细胞决定生存或死亡；效应期决定死亡的细胞按预定程序启动凋亡，激活凋亡所需的各种酶类及降解相关物质，形成凋亡小体；执行期则是被激活的水解酶切割细胞内底物并引起细胞形态学改变，细胞最后裂解的过程。从凋亡信号转导到凋亡执行的各个阶段都有负调控因子存在，以形成完整的反馈环路，使凋亡过程受到精确严密的调控。参与细胞凋亡的基因通常具有多种生物学功能，如 *P53* 基因不仅引起细胞凋亡，而且参与细胞的周期调控、分化和DNA损伤修复等多种过程。

细胞凋亡具有独特的生物化学过程和细胞形态学变化，凋亡细胞的主要特征是：①染色质聚集、浓缩，胞质凝缩，最后核断裂，细胞通过出芽的方式形成许多凋亡小体；②凋亡小体内有结构完整的细胞器，还有凝缩的染色体，可被邻近细胞吞噬消化，因始终有膜封闭，没有内容物释放，故不会引起炎症；③核酸内切酶活化，导致染色质DNA在核小体连接部位断裂，形成约200bp整数倍的核酸片段；④凋亡通常是生理性变化，而细胞坏死是病理性变化，上述全过程需时约数分钟至数小时不等。

众所周知，细胞是生命有机体的结构和功能单位，组成人体的细胞更是数以亿计。在人体的新陈代谢过程中，每天都有大量的新细胞产生，同时也有大量的细胞死亡，这种新陈代谢过程中的细胞凋亡过程，不仅不会对机体产生危害，相反却有助于维持机体内环境的稳定，保证机体内的新陈代谢的顺利进行。例如，在人体的代谢过程中，每天大约有 5×10^{11} 的血细胞通过凋亡而被清除，同时在人的造血器官，如骨髓中则产生相应数量的血细胞补充到血液中。另外，细胞凋亡对生命有机体还有保护作用，通过这种保护机制，机体内的一些受伤的或潜在受伤的细胞通过细胞凋亡途径而被清除，从而保证整个机体的正常代谢。例如，一些受病毒感染的细胞就是通过凋亡途径而被清除的，这样就可避免产生新的病毒颗粒，同时能够抑制病毒通过宿主途径而广泛传播。总结起来，细胞凋亡的生物学意义主要在于：①细胞死亡与增殖保持动态平衡，维持细胞群体数量的自身稳定；②清除无功能的、有害的、不正常的和错位的细胞；③维持正常发育和免疫系统的克隆选择，塑造机体的某些部分，去除不需要的结构。

细胞凋亡是一切生物胚胎发育和人类生长过程中细胞清除的正常途径。这一过程的紊乱将导致发育异常，并给人类造成许多严重的疾病。现在已经明确：细胞凋亡在肿瘤发生、肿瘤治疗、胚胎发育、免疫反应、神经系统发育、组织细胞代谢等过程中起重要作用。目前，细胞凋亡研究已成为当代生命科学最热门的领域之一，取得的进展拓宽并丰富了人们对生命现象的认识。2002 年 10 月英国人悉尼·布雷诺尔、美国人罗伯特·霍维茨和英国人约翰·苏尔斯顿因在器官发育的遗传调控和细胞程序性死亡方面的研究，获诺贝尔生理与医学奖。

第二节　细胞凋亡的信号传导

因为凋亡在生理学及病理学上的重要性，过去 30 年来，它引起了人们极大的兴趣。虽然多年的研究结果揭示出凋亡是由十分复杂的信号传导通路所调控的，但是调控凋亡的具体机理仍然不十分清楚。

一、细胞凋亡的主要信号途径

根据起始因子和进行途径不同，可将细胞凋亡分为受体依赖性和非受体依赖性两种形式。细胞凋亡的几种信号传导途径并不是各自孤立起作用的，而是相辅相成、互相影响的一个庞大的调控系统。

（一）细胞凋亡的受体依赖性途径

受体依赖性凋亡（receptor mediated apoptosis pathway）是指细胞通过细胞膜表面的受体接收周围环境传来的生长信号，维持正常的生长和分裂，一旦细胞失去与环境之间的信息交流或者内部发生重大损伤，细胞将进入凋亡程序。细胞凋亡的死亡受体途径是一条主要的细胞凋亡调控途径。迄今发现的受体亚型多是肿瘤坏死因子（tumor necrosis factor，TNF）/神经生长因子（nerve growth factor，NGF）受体超家族的一部分。这个超家族的特点是在细胞外有 2~5 个富含半胱氨酸的重复序列，死亡受体含有 1 个细胞内的死亡域，这对凋亡的信号传导是必需的。至今已知有 6 个亚型成员：TNF-R1（CD120）、CD95（APO/Fas）、DR3（APO-3、LARD、TRAMP 和 WSL1）、TRAIL-R1（APO-2/DR4）、TRAIL-R2（DR5，KILLER 和 TRICK2）及 DR6，其中 Fas 是最受关注和比较清楚的死亡受体。Fas 基因编码产物为分子量 45kDa 的跨膜蛋白，分布于胸腺细胞、激活的 T 和 B 淋巴细胞、巨噬细胞、肝、脾、肺、心、脑、肠、睾丸和卵巢细胞等，Fas 由 325 个氨基酸组成，具有三个富含半胱氨酸的胞外区和一个称为死亡结构域（death domain，DD）的胞内区。一旦和配体 FasL（Fas ligand）结合，即可通过 Fas 分子启动致死性信号转导，最终引起细胞一系列特征性变化，使细胞死亡。研究表明，Fas 介导细胞凋亡的调控途径是 Fas 与 FasL 结合后形成三聚体，并使细胞内的三个 DD 相聚，从而为胞质中另一种带有相同死亡结构域的蛋白-Fas 相关死亡结构域（Fas-associated death domain，FADD）提供了高亲和力的位点。FADD 是死亡信号转录中的一个连接蛋白，它由两部分组成：C 端的死亡域（DD）和 N 端的死亡效应结构域（death effector domain，DED）部分，FADD 通过 C 端 DD 与 Fas、FasL 形成三聚体的胞内 DD，两者相连。这个过程可以

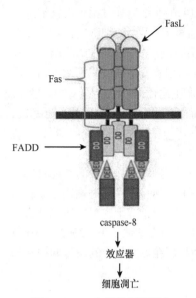

FasL

Fas

FADD

caspase-8

效应器

↓

细胞凋亡

图 7-1　Fas 介导的细胞凋亡

激活 FADD，使 FADD 的 N 端 DED 随即与无活性的半胱氨酸蛋白酶 8（caspase-8）酶原发生同嗜性交联，使 caspase-8 前体集聚、断裂和激活，产生有活性的 caspase-8，从而激发一系列下游的 caspase 级联反应（图 7-1）。活化 caspase-8 通过两个平行级联刺激细胞凋亡：①直接切割和活化 caspase-3；②切割 Bid（一种仅含有 BH3 结构域的 Bcl-2 家族蛋白），截短型 Bid（ tBid ）移位至线粒体引起膜间质凋亡蛋白的释放，诱导细胞色素 C 释放，从而活化 caspase-9 和 caspase-3，作为酶原而被激活，引起一系列的级联反应，导致细胞凋亡。此过程若有 ICE 抑制物（CrmA）及凋亡抑制蛋白的存在可抑制凋亡发生。对 Fas 应答的细胞中，一类细胞（type I）含有足够的 caspase-8 可被死亡受体活化从而导致细胞凋亡，在这类细胞中高表达 Bcl-2 并不能抑制 Fas 诱导的细胞凋亡；在另一类细胞（type II）如肝细胞中，Fas 受体介导的 caspase-8 活化不能达到高的水平。因此这类细胞中的凋亡信号需要借助凋亡的线粒体途径来放大，而 Bid 是将凋亡信号从 caspase-8 向线粒体传递的信使。

Fas/FasL 系统在免疫系统中具有重要的作用，其一是参与免疫调节，活化成熟的外周 T 细胞，主要通过 Fas/FasL 系统介导的细胞凋亡清除与自身抗原有交叉反应的克隆和由自身抗原激活的细胞克隆，以限制 T 细胞克隆的无限增殖，防止对自身组织的损伤，即产生外周免疫耐受。淋巴细胞凋亡异常导致的免疫耐受失控，是自身免疫性疾病的主要病因。其二是细胞毒 T 细胞（CTL）可以通过 FasL 诱导靶细胞凋亡，但是，某些肿瘤细胞也可以通过这一途径诱导淋巴细胞凋亡，从而逃脱免疫监控。

TNF 诱导的细胞凋亡途径与此类似。TNF 相关凋亡的诱导配体（TNFRI）/TNFα 交联后，通过死亡功能结构域的同型相互作用诱导死亡结构域簇集，TNFRI 死亡结构域通过分子 TNFRI 相关死亡蛋白（TRADD）与 FADD 结合，激活 caspase-8，引起触发细胞死亡的级联反应，启动凋亡的发生并阻断抗凋亡信号的传导。TNF 激活 TNF 受体可使细胞内 ROS 明显增加，Gotoh 等发现 TNF-α 可引起胞内凋亡信号调控激酶 1（ASK1）的活化和细胞凋亡。可以认为，TNF-α 诱导凋亡的过程中 ASK1 的活化是由 ROS 介导的。

TRAIL 信号转导通路：TRAIL 又称 Apo-2L，其生物学效应是通过与细胞膜上的相应受体结合而产生的。TRAILR 先通过胞外区与 TRAIL 结合并活化后常形成寡聚体（多为三聚体），这种寡聚体可使细胞质内的死亡功能区彼此靠近、聚集，进而诱使胞质内的 caspase 级联式反应发生。TRAILR 通过 FADD 传递信号的可能机制是被激活的 TRAILR 通过死亡结构域之间的相互识别作用与 FADD 结合，FADD 再通过它的 MORT 结构域 MACH/FLICE（ caspase-8 ）结合，从而激活 caspase-8 的 ICE/CED3 蛋白活性，后者再激活其他的 ICE/CED3 蛋白酶，启动 caspase 级联反应，作用于底物发生凋亡。另一方面，活化 NF-κB 和诱导存活基因（IAP）的一种接头蛋白复合物（包括 RIP）可抑制细胞凋亡。通过 Apo-2L 诱导细胞凋亡需要 caspase 激活，但是否需要接头蛋白参与尚不清楚。

（二）非受体依赖性凋亡

1. 细胞凋亡的线粒体途径　非受体依赖的凋亡途径（non-receptor mediated apoptosis pathway）主要是通过线粒体介导的。线粒体是真核细胞的重要细胞器，是动物细胞生成 ATP 的主要地点。在动物细胞中，线粒体通路是最普遍的凋亡机制，线粒体被认为是处于凋亡的中心位置，是凋亡过程的重要场所和各种死亡刺激的感受器。细胞凋亡与线粒体的结构与功能有着密切的关系，线粒体功能障碍在细胞凋亡发生机制中起关键作用。近年来发现线粒体跨膜电位与线粒体通透性改变在细胞凋亡过程中起重要作用。细胞凋亡的早期，线粒体会发生两个主要变化：一方面，线粒体外膜变得对蛋白质具有较高的通透性，以便可溶性的膜间蛋白可以从线粒体释放出来；另一方面，线粒体内膜的跨膜电位降低。线粒体改变引起细胞凋亡已知有三种机制：①电子传递、氧化磷酸化和 ATP 产生的破坏；②释放激发 caspase 家族的蛋白，如细胞色素 c（cytochrome c，Cyt c）；③改变细胞氧化还原潜能。能促进线粒体功能障碍的因素很多，细胞内外的促凋亡信号如 DNA 损伤、生长因子去除、组织缺氧及大部分化疗药物通常可诱导细胞质内 Bcl-2 族促凋亡蛋白，如 Bax 的激活，这些凋亡调节因子转移到线粒体并诱导线粒体膜间质凋亡蛋白 Cyt c、Smac/DABLO（second mitochondria-derived activatorof caspase）、凋亡诱导因子（apoptosis inducing factor，AIF）和核酸内切酶 G（endonuclease G，Endo G）等的释放，其中关键性分子是 Cyt c。Cyt c 从线粒体释放是细胞凋亡的关键步骤，释放到细胞质的 Cyt c 在 dATP 存在的条件下能与凋亡酶启动因子（apoptotic protease activating factor-1，Apaf-1）结合形成多聚体，并使 Apaf-1 激活，活化的 Apaf-1 可结合 caspase-9 前体形成凋亡小体，caspase-9 被活化，激活的 caspase-9 能召集并激活其他的 caspase 如 caspase-3 等，进而引发 caspase 级联反应，导致静息状态的核酸内切酶激活，最终引起 DNA 断裂而发生细胞凋亡。由于各 caspase 可相互激活，所以 caspase 蛋白酶级联反应是导致细胞凋亡结构改变的主要环节。多数凋亡刺激因子通过线粒体激活细胞凋亡途经，有人认为受体介导的凋亡途经也有 Cyt c 从线粒体的释放（图 7-2）。

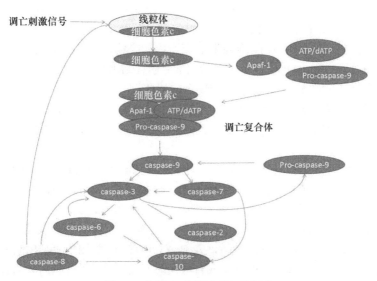

图 7-2 细胞色素释放引起的凋亡

2. 内质网信号通路 内质网相关细胞凋亡是不同于受体介导或线粒体介导 DNA 损伤的另一种新的细胞凋亡途径。这一信号传导通路包括非折叠蛋白反应和钙离子起始信号等机制，内质网稳态被破坏可特异性激活 caspase-12，caspase-12 主要位于内质网膜的胞质侧，可裂解激活 caspase-3 等下游效应蛋白酶，最终导致细胞凋亡。

内质网与细胞凋亡相联系表现在两个方面：一是内质网对 Ca^{2+} 的调控，二是内质网应激反应。内质网是细胞内最重要的蛋白质合成折叠的场所，同时也是细胞内 Ca^{2+} 的主要储存库。内质网腔内还包含有凋亡蛋白（如 caspase-12、Bap31 和 Bcl-2）。Ca^{2+} 作为一个主要的细胞内信使，参与调控许多细胞和组织的生理活动，当遇到相应刺激时，细胞会通过许多途径瞬间提高胞内局部或全部的 Ca^{2+} 浓度，相对高浓度的 Ca^{2+} 在激活胞质中的钙依赖性蛋白酶的同时，也可以作用于线粒体，影响其通透性的改变，而促进凋亡。位于内质网上的抑凋亡蛋白 Bcl-2 则可以调节内质网腔中的游

离 Ca^{2+} 浓度，使胞质中的 Ca^{2+} 维持在合适的中等浓度水平，从而起到抑制凋亡的作用。此外，内质网内错误折叠蛋白质聚集会导致内质网分子伴侣基因表达激活，当未折叠蛋白质过度聚集变成有毒性时就会触发细胞凋亡，信号主要通过 caspase-12 下传。Bap31 可能通过 Ca^{2+} 介导内质网和线粒体前凋亡信号交流，从而聚集 caspase-12 和钙联结蛋白 calnexin。

二、细胞凋亡的调控

自然界从低等生物到哺乳动物，乃至人体细胞均存在细胞凋亡，在细胞的正常发育过程中约有半数细胞通过凋亡途径被清除。细胞凋亡是一个涉及一系列基因的激活表达和调控、有众多细胞膜受体和胞质蛋白参与细胞主动自杀过程，其触发因素多种多样，在胚胎发育、新旧细胞更替、免疫反应终止、肿瘤发生和自发抑制及许多免疫性、神经退行性疾病和衰老等方面均发挥重要作用，是保证个体正常发育成熟和维持正常生理过程所必须。因此，细胞凋亡的调控机制一直是细胞生命活动研究中最为活跃的领域。近年来，人们对细胞凋亡的机制进行了大量的研究，以细胞凋亡为理论依据的新学说不断涌现，对凋亡分子和基因水平调控机制全面而深入的研究阐明其发生及其调控机制，将推动免疫学、发育生物学及肿瘤学等相关学科的发展，对相关疾病的治疗展示光明的前景。

（一）细胞凋亡调节分子

1. caspases 家族 是近年来发现的一组存在与胞质中结构上相关的半胱氨酸天冬氨酸酶，即半胱氨酸天冬氨酸特异性蛋白酶（cysteinyl aspartate-specific proteinases）家族，与线虫促使细胞凋亡的 CED-3 蛋白和哺乳动物白细胞介素-1β 转换酶（interleukin-1β-con-verting enzyme，ICE）有很高的同源性。这类蛋白酶活性存在于活性中心半胱氨酸的巯基，而且都具有在天冬氨酸之后剪切蛋白特性，它们能切割胞内的多种蛋白，如细胞骨架蛋白、信号分子等，激活细胞内 DNA 酶等。细胞凋亡最典型的特征是 caspase 的激活，这些蛋白酶是引起细胞凋亡的关键酶，一旦被信号途径激活，能将细胞内的蛋白质降解，使细胞不可逆地走向死亡。它们均有以下特点：①酶活性依赖于半胱氨酸残基的亲核性；②总是在天冬氨酸之后切断底物，所以命名为 caspase，又称之为凋亡酶；③都是由两大、两小亚基组成的异四聚体，大、小亚基由同一基因编码，前体被切割后产生两个活性亚基。

目前发现的 caspase 至少有 14 种（表 7-2），分为两个亚族（subgroup）：ICE 亚族结构与 ICE 类似，参与炎症反应，称为炎症组，包括 caspase-1、caspase-4、caspase-5、caspase-13；CED-3 家族与线虫 CED-3 类似，与凋亡信号相关，参与细胞凋亡，称为凋亡组，包括 caspase-2、caspase-3、caspase-6、caspase-7、caspase-8、caspase-9、caspase-10。后者又分为两类：一类为执行者（executioner 或 effector），如 caspase-3、caspase-6、caspase-7，它们可直接降解胞内的结构蛋白和功能蛋白，引起凋亡，但不能通过自催化（autocatalytic）或自剪接的方式激活；另一类为启动者（initiator），如 caspase-8、caspase 9，收到信号后，能通过自剪接而激活，然后引起 caspase 级联反应，如 caspase-8 可依次激活 caspase-3、caspase-6、caspase-7（图 7-3）。

表 7-2　caspase 家族

序号	原名	功能	底物特异性
caspase-1	ICE	起始凋亡/炎症反应	WEHD
caspase-2	ICH-1、Nedd2	起始凋亡反应	DEXD
caspase-3	CPP32、Yama、apopain	执行凋亡反应	DEXD
caspase-4	ICErel-Ⅱ、ICH-2、TX	起始凋亡/炎症反应	WEHD
caspase-5	ICErel-Ⅲ、TY	起始凋亡/炎症反应	WEHD
caspase-6	Mch2	执行凋亡反应	（I/L/V）EXD
caspase-7	Mch3、ICE-LAP3、CMH-1	执行凋亡反应	DEXD

续表

序号	原名	功能	底物特异性
caspase-8	FLICE、MACH、Mch5	起始凋亡反应	（I/L/V）EXD
caspase-9	ICE-LAP6、Mch6、Apaf-3	起始凋亡反应	（I/L/V）EXD
caspase-10	Mch4、FLICE-2	起始凋亡反应	
caspase-11	ICH-3	起始凋亡/炎症反应	
caspase-12		起始凋亡反应	
caspase-13	ERICE		
caspase-14	MICE（Mini-ICE）		

注：W. 色氨酸；E. 谷氨酸；H. 组氨酸；D. 天冬氨酸；I. 异亮氨酸；L. 亮氨酸；V. 缬氨酸；X. 任何氨基酸

正常情况下，所有 caspase 都是以无活性的前体（pro-caspase）存在，均含有 QACXG（X 为 R、Q 或 G）五肽序列活性中心。pro-caspase 都含有一个原结构域（prodomain）和 P20、P10 两个亚基。原结构域序列长短不一，其存在对 caspase 活性有抑制作用，有人认为原结构域的长短与其在 caspase 激活酶链中的位置有关。pro-caspase 经一系列的水解后，分开大小亚基并去除原结构域。大小亚基结合形成异二聚体（P20/P10），两个异二聚体再进一步聚合形成具有蛋白水解酶活性的四聚体（P20/P10）。caspase 激活后引起细胞凋亡，根据其激活方式和在凋亡中作用不同可将 caspase 划分为起始酶和效应酶。起始酶的原结构域较长，而且具有介导蛋白质间相互作用结构域：caspase-8、caspase-10 中含有两个死亡受体结构域 DED，而 caspase-1、caspase-2、caspase-4、caspase-5、caspase-9、caspase-11、caspase-12 含有 caspase 激活和募集结构域 CARD（caspase recruitment domain），起始酶可以通过 DED 或 CARD 与其他蛋白质作用后被激活；而效应酶 caspase-3、caspase-6、caspase-7 的原结构域较短，被认为是 caspase 的下游分子，只能被起始 caspase 激活，然后切割细胞内的蛋白质底物。

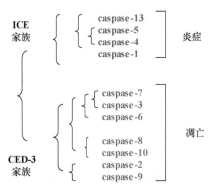

图 7-3　ICE 和 CED-3 家族成员

caspase 家族广泛存在于人体的各个组织当中，但是各个成员分布与表达都有其特异性。例如，caspase-1 在子宫和胎盘中几乎不表达，而 caspase-4 有较高的表达水平。脑中有大量的 caspase-3，少量的 caspase-7 存在，其他成员则难以测出。caspase 各成员常存在于同一细胞的细胞质当中，有很少一部分存在于细胞核当中，其具体作用情况还需进一步研究。

凋亡可以通过不同的因素介导而起始，但大多通过 caspase 级联反应进行信号转导，使凋亡最终得以实施，因此，caspase 被称为凋亡的核心。caspase 区别于其他蛋白酶的最大特点是其对底物的切割严格地在天冬氨酸之后，不同 caspase 对天冬氨酸之前的 3 个氨基酸有不同的选择性，构成了 caspase 对底物切割的特异性。

在 caspase 激活酶链中，上游的 caspase-8、caspase-9、caspase-10 与调控蛋白如 FADD 和（或）Apaf 等相互作用，形成复合体。这些复合物的形成促使 caspase 自动催化裂解，在天冬氨酸残基后的肽键特异切断，形成活性分子。被激活的上游 caspase 能进一步激活下游的效应分子（effector enzymes）如 caspase-3、caspase-6、caspase-7 等。caspase 被激活后能特异切割细胞内多种底物，这些特异性底物包括下述 4 类。①信号分子如 MEKK1、Raf-1 和 Akt 等。②细胞凋亡调控蛋白如 Bcl-2、Apaf-1 和 ICAD 等。ICAD 的切割导致有活性的 DFF 释放并转移至细胞核，切割 DNA，形成核小体，这是凋亡细胞特有的 DNA 阶梯（DNA ladder）片段形成的主要原因。③细胞周期调控蛋白如成视网膜细胞瘤蛋白（retinoblastoma protein，Rb）、cyclin E 等都能被切割。④结构分子如 actin、 fodrin、gelsolin、lamin 和细胞内重要的酶如 DNA 修复相关酶多腺苷二磷酸核糖聚合酶[poly（ADP-ribose）polymerase，PARP]等。

细胞内许多蛋白因子可抑制 caspase 的活化。凋亡抑制蛋白(inhibitors of apoptosis proteins,IAP)家族是目前已知的哺乳类细胞内源的 caspase 抑制剂。IAP 最初自杆状病毒中发现,它能抑制病毒感染引起的宿主细胞反应,神经元凋亡蛋白（NIAP）是第一个显示和病毒 IAP 同源的基因,到目前为止,已鉴定出 8 个 IAPs 家族成员（XIAP/MIHA、c-IAP-1、c-IAP-2、NIAP、ILP-2、ML-IAP/Livin、apollon、survivin),它们都能够在培养细胞中表现出显著的抗凋亡能力,能够对抗各种凋亡诱导因素,如 TNF,Bcl-2 家族的促凋亡分子,细胞色素 C 及化疗药物等。其中,XIAP 的抗凋亡能力最强。XIAP,c-IAP-l 和 c-IAP-2 直接能够结合活化的 caspase-3,caspase-7 和 caspase-9,并抑制其酶活性,但不能抑制 caspase-1、caspase-6、caspase-8 和 caspase-10。IAP 抑制凋亡的分子结构基础之一是所有的 IAP 家族成员至少包含 1~3 个不同的锌指结构,称为 BIR 结构域（ baculo virus IAP repeat),BIR 结构域是 IAP 实现抑制凋亡活性所必需的,其中 X-IAP、c-IAP1、c-IAP2 则包含 3 个功能区（BIR1、BIR2 和 BIR3）。X-IAP 的 IR2 结构是一个有效的 caspase-3 的抑制体,X-IAP 的 BIR3 结构是活性 caspase-9 的主要靶点。IAP 通过 BIR 功能区与 caspase 结合,caspase 被抑制,细胞凋亡被阻滞。IAP 通过保守的 BIR 结构域与 caspases 结合,抑制其活性,可直接参与抑制凋亡。此外,IAP 也包括一个 RING 指状结构是泛素的结合位点,RING 结构域可能介导某些特异的蛋白-蛋白相互作用,是促使 lAP 及与 lAP 结合的 caspase 经泛素化途径降解的信号;在 c-IAPI 和 c-IAP2 中,与 RING 结构域相邻还有一个 CARD 结构域。这样,c-IAP-l 和 c-IAP-2 就能够通过 CARD 竞争性结合死亡受体的效应结构域（DED）抑制 caspase 酶原与之结合,从而起到抑制 caspases 活化的效果。后来发现的 ARC 也是 caspase 的抑制剂,这种蛋白仅含有 CARD 结构域。人细胞中的 FLIP 也可通过间接抑制 caspase 的活化参与细胞凋亡。FLIP 是发现于 r-疱疹病毒中的 v-FILPs 的同源物,和 v-FILPs 一样,均含有 2 个 DED 结构域,可与 FADD 发生相互作用,从而阻止 caspase-8 和 caspase-10 与连接器蛋白的结合和活化。Survivin 含有 1 个 BIR 结构是一个独特的细胞凋亡抑制蛋白。它在正常成人组织不表达,仅仅选择性地在大多数肿瘤细胞表达,它的表达水平和肿瘤患者的五年生存率呈正相关。

综合起来,IAP 可能通过竞争性结合 DED、直接抑制 caspase 的激活或可能通过促进 caspases 的降解来抑制凋亡信号的传递。

2. Bcl-2 家族蛋白分子 在细胞凋亡调控机制方面,Bcl-2 是迄今研究得最深入、广泛的凋亡调控基因之一。Bcl-2 是 B 细胞淋巴瘤/白血病-2(B-cell lymphoma/leukemia-2)的缩写,最早由 Tsujimoto 等在 1984 年从滤泡性 B 细胞淋巴瘤中分离出来,由染色体 [t (14;18)(q32;q21)] 易位而激活,属于一类新的癌基因家族成员,是调节细胞凋亡的主要基因。

迄今为止发现的 Bcl-2 家族同源蛋白不少于 25 种,如 Bcl-2、Bcl-xl、Bcl-xs、Bax、Mcl-1、Bad、Bim、LMW5-HL 和 BHRF-1 等。这一家族表达的蛋白质多主要包含两大结构域,即位于羧基端的跨膜结构域(transmembrane region,TM)和数量不等（1~4 个）的 Bcl-2 同源结构域（ Bcl-2 homology domain,BH),BH 在介导成员之间的二聚体化过程中起重要作用,Bcl-2 成员之间的二聚体化是成员之间功能实现或功能调节的重要形式。

根据功能和结构特点的不同,可将 Bcl-2 基因家族（图 7-4）分为两类:抗凋亡蛋白和促凋亡蛋白,它们主要是通过影响线粒体渗透性抑制释放而发挥作用。抗凋亡蛋白家族,如 Bcl-2、Bcl-xl、Bcl-w、Mcl-1,它们至少含有 BH1、BH2 两种结构域;促凋亡的蛋白家族,促凋亡成员又分为两类:含多个同源区域 BH 的成员,如 Bax、Bak、Bcl-xs、Mtd,它们含有 BH1、BH2、BH3 结构域,但不含 BH4。其中 *Bad* 是主要的促凋亡基因之一,研究发现,*Bad* 可通过细胞信号转导通路及与天冬氨酸特异的 caspase 家族成员作用而促进细胞凋亡;仅含 BH3 同源区域（ BH3 only proteins ）

的成员，包括 Bik、Bid、Bad、Bim、Bmf 等，基因剔除研究表明，单 BH3 结构域蛋白是执行细胞凋亡功能必不可少的，但它们如何调节线粒体 Cyt c 释放等促凋亡因子的生化机制仍不清楚。到目前为止已经接受单 BH3 结构域蛋白作为死亡感受器在这条通路的上游起作用。

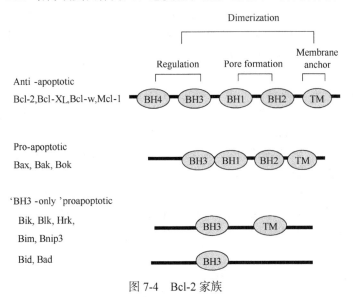

图 7-4　Bcl-2 家族

如果说 caspase 是家族相当于死亡事件的执行者，那么 Bcl-2 家族的蛋白质则为死亡的决策者，Bcl-2 家族蛋白在细胞凋亡调控中的作用十分关键，这类分子被称为细胞凋亡调节检测点（apoptosjs check-point）蛋白，它们在细胞凋亡的信号整合和调节中起关键作用。具体地讲，几乎所有的凋亡信号，包括"死亡受体"、caspase 都能够激活 Bcl-2 家族中的促凋亡分子，从而调节细胞凋亡进程。Bcl-2 家族蛋白通过转录水平的调控及转录后调控来发挥作用，但转录调控不是其发挥作用的主流形式，各种转录后调控，如磷酸化-去磷酸化修饰、二聚体的形成、蛋白质剪切、降解及 Bcl-2 成员在亚细胞水平的易位更为重要，这些过程能有效精确地调节内外源性凋亡信号通路。

在发生凋亡过程中，Bcl-2 家族的促凋亡蛋白在凋亡相关因子激活下，易位到线粒体膜上，破坏线粒体完整性，释放线粒体内的促凋亡因子，经过细胞信号转导途径逐步放大，最终导致凋亡发生。如 Bad 蛋白的转录后调控主要是磷酸化修饰和二聚体形成，另外，其促凋亡作用与 BH3 区域密不可分，它作为细胞死亡最早诱导者诱导细胞凋亡。生理状态下，Bad 有磷酸化和去磷酸化两种形式。磷酸化的 Bad 与 14-3-3 蛋白结合成复合物，稳定存在于胞质中发挥抗凋亡效应；接收凋亡信号刺激后，钙调磷酸酶等诱导 Bad 去磷酸化，去磷酸化的游离 Bad 通过易位和一系列细胞活动促进凋亡的发生。据报道 Bad 蛋白主要有三个磷酸化部位，分别在 Ser112、Ser136 和 Ser155，而 Ser170 也是一个磷酸化部位，诱导此部位磷酸化的激酶还未确定，但此处磷酸化也产生对抗凋亡的效应。线粒体相关蛋白激酶（mitochondria-associated protein kinase，PKA）、P21 激活的蛋白激酶（P21 activated kinase1，PAK1）及 Ras-丝裂原激活的蛋白激酶（Ras-mitogen activated protein kinase，RSK）可诱导 Ser112 磷酸化；PAK1 或 ATP 依赖的酪氨酸激酶 AKT 诱导 Ser136 磷酸化；RSK 或 PKA 诱导 Ser155 磷酸化。研究显示，在体外至少有 PKA、Akt/PKB、PKC、Raf1 四种激酶能使 Bad 磷酸化，但这些激酶中只有 PKA、Akt/PKB 能使 Bad 中与 14-3-3 蛋白结合相关的 Ser112 或 Ser136 磷酸化。Akt 是一个丝/苏氨酸激酶，位于磷脂酰肌醇 3 激酶（PI3K）的下游，为许多促细胞生存信号蛋白所激活，激活的 Akt 使 Bad 中的 Ser136 磷酸化，导致 14-3-3 蛋白与 Bad 的结合并抑制 Bad 所诱导的细胞凋亡。

　　Bcl-2 成员之间易于形成同源或异源二聚体，这种二聚体反应调节细胞死亡和存活信号的平衡状态，是决定细胞存亡的关键。在一个特定的哺乳动物细胞，每个成员是否存在及其浓度决定了占优势的二聚体的类别，最终决定了细胞的命运。Bcl-2、Bax、Bcl-xs 三者形成一个凋亡调控系统：当 Bax 同源二聚体形成，便诱导细胞凋亡；随着 Bcl-2 蛋白表达量上升，较多的 Bax 二聚体分开，与 Bcl-2 形成比 Bax-Bax 更稳定的 Bax/Bcl-2 异源二聚体，从而"中和"了 Bax-Bax 诱导凋亡的作用，细胞内 Bcl-2 与 Bax 的比例调节了凋亡的发生；而当 Bcl-xs 存在时，优先与 Bcl-2 形成异源二聚体，而使游离的 Bax 得以形成同源二聚体而启动凋亡通路。Bcl-2 通过与 Bax 结合抑制凋亡并促进细胞存活，Bcl-xs 通过与 Bcl-2 的结合置换 Bax，启动凋亡。这一模式很可能是 Bcl-2 家族蛋白作用于凋亡过程的基本模式。Bad 蛋白的促凋亡作用还可依靠其与 Bcl-xl 和 Bcl-2 在线粒体外膜处的结合来完成。Bad 可以说是 Bcl-2/Bax 和 Bcl-xl/Bax 异源二聚体的负调控基因，Bcl-xl 与 Bax 形成异源二聚体，阻断后者的促凋亡活性，去磷酸化的 Bad 与 Bax 竞争，依靠自身的强结合力，以浓度依赖性方式替换 Bcl/Bax、Bcl-xl/Bax 二聚体中的 Bax，从而释放游离的 Bax。Bax 游离后成为二聚体，当一细胞系所有细胞中的 Bax 同源二聚体含量>80%，在相应的信号诱导作用下，细胞就出现凋亡，这表明 Bad 通过调节 Bax 同源二聚体与异源二聚体的比值介导凋亡。与此类似，当一细胞系所有细胞中的 Bcl-2/Bax，Bcl-xl/Bax 异源二聚体的含量≥50%时，则细胞耐受凋亡。

　　BH3 区是 Bad 蛋白重要的功能区，Bad 与 Bcl-2 家族蛋白结合必需此结构域，在细胞凋亡刺激物存在时会出现 BH3 表达增多或翻译后修饰的现象，此时 BH3 蛋白结合 Bcl-2 和 Bcl-xl，使其对抗 Bax 和 Bak 的作用减弱，促使凋亡发生。

　　Bcl-2、Bcl-xl 等细胞凋亡负调因子在许多类型的细胞受到外界刺激时生理功能是阻遏细胞凋亡，延长细胞寿命。它们主要定位在核膜的胞质面、内质网及线粒体外膜上，其疏水性 C 端定位于细胞内膜系统上，而 N 端朝向细胞质，与膜的结合对于其发挥功能是极其重要的。基因转染实验显示 Bcl-2 高表达广泛抑制大多数刺激剂诱导的细胞凋亡。例如，Bcl-2 高表达显著延长 IL-3 依赖的前 B 细胞系在无 IL-3 环境中的生存，并维持细胞在 G_0 期，而在一些白血病中 Bcl-2 呈过度表达。

　　Bcl-2 基因作为广义的抗凋亡基因备受关注，并有长寿基因之称。其调节细胞凋亡的确切机制尚未阐明，一般认为是多种途径的共同作用，可能与以下几方面有关：①细胞内 Ca^{2+} 浓度的升高是细胞凋亡的始动因素，Bcl-2 定位于内质网膜中，可影响细胞跨膜转运，改变钙离子分布，Bcl-2 高表达可抑制内质网管释放 Ca^{2+}，使依赖 Ca^{2+} 的核酸内切酶活性降低，因此，Bcl-2 通过直接或间接地影响内质网内 Ca^{2+} 的释放，从而阻断细胞凋亡；②有学者认为 Bcl-2 通过抗氧化剂或抑制氧自由基的产生而发挥其抑制细胞凋亡的功能，Bcl-2 可以调节细胞氧化还原状态，阻断氧化作用对细胞组成成分的破坏，保护脂质膜及提高细胞的 GSH 水平，但以后研究发现 Bcl-2 过表达可阻止 Cyt c 从线粒体释放，改变了与 Cyt c 依赖激活 caspase 途径相伴的氧化还原信号，减少活性氧簇的生成，同时阻止线粒体膜电位的下降、抑制细胞凋亡。这进一步证实活性氧簇有抗氧化作用，但本身对活性氧簇产生并无影响。目前，Bcl-2 的抗氧化作用已是研究热点。③Bcl-2 家族蛋白的相互作用，Bcl-2 和 Bax 既可以以同源二聚体形式存在，也可以形成异源二聚体。Bcl-2、Bax 和 Bcl-x 三者形成了一个凋亡调控系统：当 Bax 同源二聚体形成，诱导细胞凋亡；随着 Bcl-2 蛋白表达量上升，越来越多的 Bax 二聚体分开，与 Bcl-2 形成比 Bax-Bax 更稳定的 Bax-Bcl-2 异源二聚体，从而减弱了 Bax-Bax 诱导细胞凋亡的作用，即 Bcl-2 与 Bax 的比例调节了凋亡的发生；而当 Bcl-xs 存在时，优先与 Bcl-2 形成异源二聚体，而使游离的 Bax 得以形成同源二聚体诱导凋亡。这一模型也许可以解释为什么 Bcl-2 表达并不一定抑制细胞凋亡作用。④Bcl-2 在核转运中可能起某些作用，近期研究表明，Bcl-2 可改变 *P53* 和 CDC2 及 CDK2 细胞周期调节蛋白的核-胞质转运。此外，研究证明，

Bcl-2 可能通过控制细胞信号转导途径、影响线粒体通透性转换孔（PTP）开放等机制阻止细胞凋亡。Bcl-2 可通过多种途径抑制细胞凋亡，但在某些情况下，Bcl-2 并不能抑制细胞产生凋亡，Bcl-2 不能防止补体、TC、肿瘤坏死因子，H_2O_2 等介导的细胞凋亡。

3. 其他凋亡调节分子

（1）Ca^{2+}和 NO：细胞钙信号和 NO 是与细胞凋亡关系比较密切的信号分子。线粒体也是细胞内一种 Ca^{2+} 库，线粒体吸收 Ca^{2+} 主要有两个功能，其一是信息功能，Ca^{2+} 是可兴奋细胞中的一个特殊第二信使；其二是 Ca^{2+} 库功能，使各种细胞将胞内自由 Ca^{2+} 浓度控制和维护在生理范围以内，它保护细胞免受过量 Ca^{2+} 的长时间刺激。当细胞受到过量刺激使细胞内的 Ca^{2+} 持续数秒大于 400nM 时，线粒体开始大量吸收 Ca^{2+}。随着胞质内 Ca^{2+} 下降，线粒体内 Ca^{2+} 又被释放出来，线粒体吸取 Ca^{2+} 是有限度的，过量地吸取 Ca^{2+} 可导致线粒体重开放，泄漏出线粒体内的大量物质，包括细胞色素 c 等，细胞发生凋亡。神经和其他细胞的凋亡和坏死的最终公共途径就在此。钙与细胞凋亡的关系比较复杂。一般的观点认为，细胞内钙水平异常升高是有害的，可能是诱导凋亡的因素之一。另一些情况下又可能抑制细胞凋亡。研究表明，Bcl-2 及其家族蛋白可能调节细胞内 Ca^{2+} 平衡，从而调节细胞凋亡；在内质网应激相关的细胞凋亡中，Ca^{2+} 可能作为重要的信号分子介导内质网凋亡信号向线粒体的传导。

NO 是以 L-精氨酸为底物，在一氧化氮合成酶（NOS）的催化下形成的，也是一种有重要生理功能的信使分子，既溶于水，又溶于脂，具有非常活跃的化学性质，参与多种生命过程。许多实验证明，NO 调控凋亡的作用与 Ca^{2+} 有类似的情况，也是一种两面性的调控分子，NO 对各种组织器官的多种细胞可促使细胞凋亡，也可抑制细胞凋亡。较为肯定的是 NO 能诱导巨噬细胞和 T 淋巴细胞凋亡。低水平的 NO 可能是促生长、抗凋亡的信号；而高水平的 NO 一般会导致线粒体和其他生物大分子的损伤而激活凋亡信号。人体内有三种形式的 NOS 存在，分别为神经型一氧化氮合酶（nNOS）、内皮型一氧化氮合酶（eNOS）和诱导型一氧化氮合酶（iNOS）。由于 nNOS、eNOS 都是钙依赖性的，因此，钙信号也可能参与调控 NO 介导的细胞凋亡途径。

（2）凋亡抑制蛋白（IAPs, inhibitors of apoptosis protien）：为一组具有抑制凋亡作用的蛋白质。Survivin 是新近发现的该基因家族的最小成员，也是迄今发现最强的凋亡抑制因子，在凋亡和细胞周期的基因调控中发挥重要的作用，Survivin 日益受到重视。由于一身兼有抑制线粒体途径细胞凋亡和参与细胞有丝分裂的双重作用，并且还具有独特的肿瘤特异性，survivin 是一个受 P53 调控的下游基因。研究认为，Survivin 是细胞凋亡与细胞周期检查点之间的界面分子（interface），survivin 可能主要通过直接抑制凋亡终末效应器 caspase-3 和 caspase-7 的活性，阻断各种刺激诱导的细胞凋亡或与细胞周期蛋白激酶 CDK4、Cdc2 等相互作用，阻断凋亡信号转导通路两条途径来抑制细胞凋亡。

（3）Fas：又称作 APO-1/CD95，Fas 是糖基化的跨膜蛋白，一种细胞表面受体，属 TNF 受体家族。Fas 基因编码产物为分子量 45kDa 的跨膜蛋白，分布于胸腺细胞、激活的 T 和 B 淋巴细胞、巨噬细胞及肝、脾、肺、心、脑、肠、睾丸和卵巢细胞等。Fas 配体（Fas ligand，FasL）是肿瘤坏死因子家族的细胞表面分子，Fas 蛋白与 FasL 结合后，会激活 caspase，导致靶细胞走向凋亡。

（4）P53：P53 是一种抑癌基因，是人类多种恶性肿瘤中突变频率最高的抑癌基因。其生物学功能是在 G 期监视 DNA 的完整性。如有损伤，则抑制细胞增殖，直到 DNA 修复完成，如果 DNA 不能被修复，则诱导其凋亡。P53 基因还可与多种癌基因和生长因子协同作用，调节细胞的凋亡，P53 调节的靶基因包括 Bax 等促凋亡因子，可以通过 Fas、Bax、Myc 等因子引发凋亡。P53 能够促进 Fas 基因的表达和 Fas 蛋白向细胞膜转移，从而激活 Fas 依赖的凋亡途径；自由基引发的凋亡也与 P53 有关。最新的研究表明，P53 在凋亡过程中能转移至线粒体，它本身具有类 BH3 凋亡功能域，直接与 Bcl-xl 相互作用，参与细胞凋亡。

另外，其他基因 *c-myc*、*jun*、*fos*、*myb*、*asy*、*Rb* 等基因都与细胞凋亡有关，在这里不做详细叙述。E2F6 是新近确证的 E2F 转录因子家族成员，研究表明，它能抑制受 E2F 调控的基因，因此在细胞周期调控中起着重要作用。在 E2F6 可通过调控 BRCA1 抑制紫外损伤诱导细胞凋亡的基础上，最新研究进一步证明了 E2F6 可通过调节转录因子 E2F1 抑制低氧诱导的细胞凋亡，研究发现不仅揭示了 E2F6 对细胞凋亡负性调控的新作用和新机制，并有可能为治疗与低氧关联的疾病提供有效的分子靶点。

（二）线粒体与细胞凋亡

线粒体是真核细胞的重要细胞器，不仅是动物细胞生成 ATP 的主要地点，保证真核细胞代谢的能量需要，而且还是细胞凋亡途径中起关键作用细胞器。尽管细胞凋亡不依赖细胞的氧化磷酸化，也无须线粒体 DNA 参与，但研究表明，受体介导的细胞凋亡大多也需要线粒体参与。可以说，线粒体是细胞凋亡的调控中心。这很可能是真核细胞长期进化的结果。

目前研究表明，线粒体至少可以通过下述相互关联的机制调控细胞凋亡，即电子传递和能量代谢的破坏：释放 Cyt c 至胞质，导致电子传递链中断，氧化磷酸化减弱，ATP 水平下降，细胞内自由基水平上升；能够释放许多促凋亡因子，如 Cyt c、Smac/DIABLO、凋亡诱导因子（AIF）及核酸内切酶 G 等至细胞质中，激活 caspase 蛋白家族分子，活化下游凋亡信号，随后引起典型的凋亡变化；线粒体膜的通透性和完整性受到破坏，引起细胞电化学氧化还原状态改变。

1. 释放 Cyt c　Cyt c 释放是线粒体凋亡途径的标志事件，Cyt c 是线粒体电子传递链中的一个成员，位于线粒体内外膜的膜间隙中，它可以在呼吸链复合酶Ⅲ（细胞色素还原酶）和Ⅳ（细胞色素氧化酶）之间传递电子。Cyt c 缺乏时，电子传递链被阻断。

凋亡过程中 Cyt c 的释放是线粒体外膜通透性增高的结果。具体机制目前有两种不同的假说，但尚无定论。一种假说认为是 Bcl-2 家族蛋白形成通道，调控 Cyt c 释放。Bcl-2 家族蛋白 Bax 和 Bak 等在 Cyt c 释放中的作用是不可忽视的，有证据表明，促凋亡蛋白 Bax 可以在线粒体膜上形成多聚体并形成大通道使 Cyt c 等促凋亡物质从线粒体内外膜之间释放。也有人提出 Bax 和 Bak 等正常情况下能与抑凋亡蛋白分子 Bcl-2/Bcl-xL/Mcl-1 相互结合。而仅含 BH3 结构域的 Bcl-2 家族促凋亡蛋白 tBid、Bim 等能与 Bcl-2/Bcl-xL/Mcl-1 相作用使 Bax/Bak 等从抑凋亡蛋白游离，进而形成多聚体促使线粒体膜通透，导致 Cyt c 释放。而 Shimizu 等认为 Bax 或 Bak 与 VDAC 结合后可以调节线粒体的膜电位并导致 Cyt c 从 Bax/Bak 和 VDAC 共同形成的大通道释放，该小组应用电生理方法检测记录到了这样一个大通道的存在。但以后的研究也证实 Bax 和 Bak 对线粒体细胞色素释放不是绝对必需的。此外，也有研究报道 Bid/tBid 形成的通道有可能参与 Bid/tBid 诱导的线粒体释放 Cyt c 的过程。此线粒体凋亡途径类似于细菌毒素的杀伤方式，都是破坏细胞膜或细胞器膜等通透性屏障，引起细胞器肿胀而死亡。线粒体凋亡途径应该是一种古老的死亡程序，真核细胞保留了原核祖先的杀伤性武器，用来杀死无用的和有害的细胞，至少在脊椎动物中是如此。

另一种假说是线粒体外膜蛋白聚合形成膜通透性转运孔（permeability transition pore，PTP）复合体，导致外膜非特异性断裂。很多资料表明，PTP 是一个由多个蛋白质构成的复合体，位于线粒体内外膜之间的接触点上，这是一个介于线粒体基质、线粒体膜间隙和细胞质之间的位置，与这样的一个简要位置相适应，PTP 可以被认为是一个重要的凋亡调节成分，它能敏感地接受各种凋亡信号，并决定细胞是否凋亡。关于 PTP 孔道在细胞凋亡中的作用，目前还有争论，因为体内实验中还没有发现有孔道存在的直接证据。PTP 孔道有开放与关闭两种构象，PTP 孔道开放导致线粒体释放许多细胞凋亡诱导因子 AIF、Cyt c 等，从而启动了死亡途径，而 PTP 孔道关闭能防止细胞凋亡。那么 PTP 的开关是如何被调节的呢？目前，有两个模型对这个问题进行了解释：外膜破裂模型认为 PTP 的开放使线粒体的膜间隙与线粒体基质中的离子重新分配,因此使跨内膜的 H^+ 离子浓度消失,并导致呼吸链解偶联。由于线粒体基质是高渗性的,PTP 的开放水和溶质进入基质使线粒体溶胀,最终导致外膜破裂,引起内外膜间的促凋亡蛋白质释放到细胞质中并激活下游的凋亡反应;另一个是外膜通道模型,该模型认为,PTP 在线粒体外膜可以形成足够大的通道,使 Cyt c 等促凋亡物质能从外膜释放。这些物质再激活下游 caspases 和核酸内切酶,水解细胞中有重要功能的蛋白质,引发典型的凋亡表现。关于 PTP 的确切组成目前尚不完全清楚。但已有的证据证明,此复合体横跨线粒体内外膜,其中包括细胞质的蛋白(己糖激酶)、外膜蛋白(电压门控通道 VDAC)、内膜蛋白(腺苷酸转运蛋白 ANT)、线粒体基质蛋白(cyclophilil D)等组分。

一旦 Cyt c 从线粒体释放至细胞质中,将导致两方面的后果:ATP 合成减少及完全氧化造成的超氧阴离子过度生成,而超氧阴离子是诱导凋亡的重要因素。在细胞凋亡发生时,一部分 Cyt c 会泄漏出来,进入细胞质,引发 caspase 的级联激活。Cyt c 的释放是脊椎动物细胞凋亡的常见特征。目前认为,Cyt c 激活细胞凋亡信号的过程可能是这样的:①释放到细胞质中的 Cyt c 先结合细胞质中的蛋白 Apaf-1,形成 Cytc-Apaf-1 复合体。Apaf-1 具有结合 dATP/ATP 的位点,但自由的 Apaf-1 只有微弱的结合能力,结合 Cytc 的复合体明显增加了结合 dATP/ATP 的能力;②以上三者的结合引发三者复合体自身寡聚化,形成凋亡小体;③寡聚化导致 Apaf-1 分子中的 CARD 结构域充分暴露,通过 CARD 募集 caspase-9 酶原加入凋亡小体,并由此促进 caspase-9 酶原的相互切割而实现 caspase-9 的自激活,激活了的 caspase-9 再级联激活 caspase-3 等下游 caspase,后者切割细胞结构蛋白,完成细胞凋亡过程。一系列的生物化学及基因敲除实验证实了上述观点,敲除了 Apaf-1,caspase-9 或 caspase-3 的细胞能够抵抗诸如紫外线和某些化疗药物的刺激而不会激活 caspase。敲除 Cyt c 的细胞也显示了类似的抗凋亡能力。

2. 其他凋亡效应因子的释放

(1)释放 Smac/DIABLO:除了 Cyt c 外,在细胞凋亡过程中,Smac/DIABLO(second mitochondria-derived of caspase/direct IAP binding protein with a low isoelectric points)几乎和 Cyt c 同时自线粒体释放到细胞质。人类的 Smac 基因全长 1.5kb,位于 12 号染色体长臂,由 7 个外显子组成。Smac DNA 编码 239 个氨基酸,分子质量 27×10^3,其氨基末端 55 个氨基酸残基为线粒体靶序列(mitochondrial targeting sequence,MTS),转运到线粒体后 MTS 被剪切掉,最终生成含有 184 个氨基酸残基的成熟 Smac 蛋白,以二聚体的形式存在于线粒体的膜间隙,只有在诱导凋亡因子的作用下才会释放进入细胞质。全长的 Smac 没有任何活性,只有成熟的 Smac 才具有凋亡活性,所以 Smac 线粒体内靶信号序列的切除是其获得凋亡功能所必需的。

Smac 作为 IAP 的抑制物,可以有效抑制 IAP 对 caspases 的抑制,从而使得 caspases 级联激活能够有效快速地进行,凋亡也因此进行的迅速而完全。Smac 与 IAP 结合所发挥的促凋亡机制以 IAP 和 Smac 的分子结构为基础。成熟 Smac N 端的 Ala-Val-Pro-Ile 序列称为凋亡抑制蛋白结合模体,是 Smac 发挥其功能的分子基础,它能够特异结合 IAP 分子中的 BIR 结构域并且亲和力强,形成稳定的复合物。由此竞争 caspase 与 IAP 的结合,从而可以解除 IAP 对 caspase 的抑制。XIAP 的 BIR3 结构域是其结合并抑制活化的 caspase-9 的结构域;而 BIR2 结构域是其结合并抑制 caspase-3 和 caspase-7 的结构域。因此,Smac 能够在 caspase 级联反应时多层次,多位点地抑制 IAP,从而能够更有效地促进 caspase 激活,加速线粒体介导的细胞凋亡进程。

此外,研究发现,Smac 还具有其他机制来调节 IAP,Smac 可以增强 IAP 泛素连接酶活性而降解 IAP 蛋白的含量,从而提高 Smac 的相对浓度,促进细胞凋亡。另外还发现 Smac 可以借助其他分子的作用而不会自身泛素化,这有利于其功能的发挥。

(2)释放凋亡诱导因子(AIF):AIF 位于线粒体内外膜间隙,分子量为 57kDa,普遍存在于哺乳细胞中,并呈现高度保守性,在细胞凋亡发生时,AIF 以某种未知的途径从线粒体转移到细胞核中,刺激不依赖 ATP 结构域式的 DNA 降解和染色体凝集。基因敲除试验表明,AIF 不仅阻止细胞凋亡的正常过程发生,而且也抑制缺乏维生素 K 或血清缺乏诱导的胚胎干细胞凋亡,这个过程可以不依赖于任何 caspase 和 AIF 本身的氧化还原酶活性就能够完成,AIF 在细胞凋亡调控中的具体作用目前尚不清楚,可能与 caspase 非依赖的细胞凋亡有关,而且它的作用可能需要其他因素的参与。

(3)释放核酸内切酶 G(Endo G):Li 等自 caspase-8 活化的 Bid 处理的鼠线粒体中分离得到一种 30kDa 的已知核酸酶,即 Endo G。除 CAD 之外,细胞中参与调控细胞凋亡的还有不依赖于 caspase 的 Endo G,原先认为 Endo 是负责调控线粒体 DNA 复制、修复的核酸酶,后来发现它真正的作用是降解凋亡细胞的染色体 DNA。Endo G 在细胞质内合成,后转至线粒体,当受到凋亡诱导信号刺激时,自线粒体释放至胞质,即能诱导核小体 DNA 降解,这条途径无须 caspase 的参与。此外自线虫中识别到 caspase-3 基因与 Endo G 呈明显的序列和生物化学特点相似性,提示自线虫到哺乳动物细胞 Endo G 在细胞凋亡中的作用是高度保守的,都保持了类似的机制,这也说明 Endo G 在细胞凋亡中的重要性。Endo G 和 AIF 的存在提供了一条不依赖于 caspase 的凋亡途径。这条凋亡途径可能在调控细胞凋亡的过程中与 caspase 途径平行进行,共同介导细胞抵达死亡的终点。

3. 自由基损伤　线粒体是细胞氧自由基产生中心,很多研究工作都表明线粒体生成的活性氧与许多细胞过程和功能相关,如 mtDNA 氧化损伤与细胞衰老、基因表达,细胞凋亡的信号转导与疾病的发生都有密切关系。在细胞凋亡过程中,线粒体 Cyt c 释放和线粒体的损伤会导致自由基的大量产生。近年来的研究证实活性氧(reactive oxygen species, ROS)可以作为信号分子,在细胞凋亡和增殖过程中传递信号 ROS 是需氧生物利用氧气代谢的过程中产生的一类含有氧的物质,但比氧气的性质更活泼。它包括超氧阴离子和质子化超氧阴离子、过氧化氢(H_2O_2)、羟自由基($\cdot HO$)、脂氧自由基、过氧自由基和单线态氧等,环境不利因素、损伤、辐射、化疗药物、兴奋性氨基酸、死亡配体等各种促凋亡信号都引起细胞内源性或外源性 ROS 升高或氧化还原平衡改变,这可能作为信号触发凋亡信号转导途径。当凋亡启动后,ROS 进一步升高可能加速凋亡过程。目前发现细胞凋亡存在三条途径:线粒体通路、内质网通路和死亡受体通路,均与 ROS 密切相关,它通过耗竭还原型谷胱甘肽(GSH)或还原型辅酶Ⅱ(NADPH)可以使线粒体通透性转运孔道 PTP 开放和 Cyt c 的释放。抗凋亡的 Bcl-2 通过抑制 ROS 升高和(或)抑制 ROS 引起的脂质过氧化起作用,Bcl-2 过度表达可以降低细胞内的 ROS 水平,其作用位点既是 ROS 产生的部位,也是 ROS 作用的部位。Bax 是 Bcl-2 家族中促凋亡的成员,在刺激信号作用下 ROS 升高并上调 Bax 的表达;ROS 和 Ca^{2+} 都可诱发 PTP 开放,PTP 开放一方面使 ROS 大量升高,另一方面也使线粒体通透性增大导致 Ca^{2+} 的释放;而胞质 Ca^{2+} 的大量升高作为第二信使,启动多条信号转导途径,亦会使 ROS 升高。

(三)细胞内氧化还原与细胞凋亡的调节

细胞内存在着复杂的氧化-还原平衡,它对细胞的正常代谢功能、细胞增殖、分化和凋亡的调控起着重要的作用。细胞被暴露于内外环境的各种应激条件中,对于需氧有机生物体来说,氧自由基的暴露是连续的不可避免的。ROS 具有很强的生物活性,很容易与生物大分子反应,直接损害或者通过一系列过氧化链式反应而引起广泛的生物结构的破坏。为了减少有氧代谢过程中 ROS 对细胞的损害,细胞内有一系列有效的抗氧化防御机制,包括清除 ROS 的 SOD、过氧化氢酶(CAT)、谷胱甘肽过氧化物酶($GSHP_X$)、硫氧还原蛋白(thioredoxin)等和阻断过氧化链式反应的生育酚、胡萝卜素和抗坏血酸等。通常细胞处于氧化与抗氧化平衡中而维持着正常的功能。一旦氧化与抗氧化作用失衡,细胞的功能将会受到影响,细胞凋亡可能就是这种失衡的结局之一。

在氧化还原缓冲体系中,硫氧还蛋白(Thioredoxin, Trx)及相关的氧化还原酶系(多为硒蛋白）在对抗氧化应激效应中扮演着重要的角色，其中 Trx 还在细胞的生长和凋亡过程中起着重要的调控作用。Trx 及其相关的 Trx 还原酶能显著抑制细胞的凋亡，但它们调节细胞凋亡的分子机制尚不完全明了。最近的研究表明，Trx 也是细胞凋亡过程中信号转导通路中的一个重要调节分子。凋亡信号调节激酶 1（ASK1）的天然抑制分子是 Trx，Trx 与 ASK1 的结合依赖于 Trx 的氧化还原状态，而 ASK1 在 TNF-α 诱导的凋亡中亦起关键作用。另外，Trx 也能调节 caspase-3 的活性，抑制细胞的凋亡。在研究 As_2O_3 对肿瘤细胞凋亡的诱导作用时，发现肿瘤细胞的氧化还原状态发生了明显的变化，Trx 的表达和在细胞内的分布也发生了变化，而目前 As_2O_3 对肿瘤细胞的致凋亡效应的作用机制及信号转导通路尚不完全清楚，Trx 或许参与调节了 As_2O_3，诱导的细胞凋亡过程，这将为肿瘤耐药性和肿瘤药物治疗提供新的认识和思路。

（四）凋亡物质释放的反馈调节

线粒体跨膜通透性通道的形成及线粒体溶胀解体导致大量 Cyt c、Apaf-1、AIF 等促凋亡因子释放，这些因子会激活相应的 caspase，caspase 又激活能够与线粒体相互作用的 Bid、Bax 等分子，进一步引发更多的线粒体释放促凋亡因子，形成凋亡信号的正反馈。线粒体在这里成为细胞凋亡信号的放大器，是"凋亡环路"（death cycle）的中心。

总之，细胞凋亡的调节是非常复杂的，参与的分子也非常多，还有很多不为所知的机制需要进一步的探索。

第三节　细胞凋亡与肿瘤的发生、发展和治疗

细胞凋亡是一切生物正常胚胎发生过程和人类发育过程中细胞清除的正常途径。这一过程的紊乱将导致发育异常，并给人类造成许多严重的疾病。许多证据表明，肿瘤的发生与细胞凋亡的调节紊乱有密切关系。肿瘤的发生是多种因素相互作用导致正常细胞恶变的结果，导致肿瘤发生因素有很多，如外源性因素化学、物理、致瘤性病毒和真菌素等，内源性因素则包括机体的免疫状态、遗传因素、激素水平、DNA 损伤、原癌基因的激活和抑癌基因的失活等。归根到底，导致肿瘤发生的核心因素是基因调控的失常，典型表现是肿瘤细胞增殖和死亡速度之比的失衡，其中非常重要的一点便是细胞凋亡的抑制。细胞凋亡参与了癌症的起始过程，并对癌症的发生起负调控作用。癌前期细胞对细胞凋亡更为敏感，更易被清除，这是机体自我保护功能的表现。近年对肿瘤发生机制仅涉及肿瘤细胞的失控性增殖，而且与细胞凋亡的调节平衡有关。目前对细胞凋亡与肿瘤发生的研究多为体外或动物实验阶段。

一、细胞凋亡与肿瘤的发生

在癌症研究中，人们一直在试图阐明癌细胞是如何接受异常增殖信号而使其无限增殖的，近年来，人们越来越认识到，很多肿瘤的发生不仅由于细胞增殖速度很高，而且与细胞死亡速度有关。细胞凋亡参与了癌症的起始过程，并对癌的发生起负调控作用，如果细胞凋亡受抑，打破了正常组织中增殖与凋亡的平衡调节，结果细胞死亡率下降，此时如果机体不能重新恢复这种平衡，则细胞数目不断增加，即表现出生长优势，这是肿瘤形成的一个重要基础，癌前病灶中细胞凋亡率比周围正常组织高出约 8 倍，提示由于恶性转化的细胞分裂周期短，必须通过细胞凋亡机制及时清除老化细胞。细胞凋亡抑制剂可能成为肿瘤促进剂或对肿瘤的发生有促进的功能。因此，人们从影响细胞凋亡的角度去进一步认识癌基因在肿瘤发生中的作用，也就是说细胞凋亡与肿瘤的发生关系密切。

细胞凋亡是一种主动的由基因介导的细胞自杀现象。是一个级联式基因表达结果，同时受许多因素的调控，在肿瘤等许多疾病的病理生理过程中，都存在导致细胞基因表达调控失常的因素，调控失常致使细胞凋亡发生或抑制成为许多严重疾病发病机制中的重要环节之一。根据细胞凋亡的调

控机制与细胞凋亡的相关基因分为两大类即为促凋亡基因和抗凋亡基因,当细胞促凋亡基因活性受抑制和(或)抗凋亡基因被激活,则该细胞不能凋亡而长期存活,加上肿瘤抑制基因活性受抑制,则造成肿瘤形成。经目前研究普遍认为与肿瘤发生发展有关的基因有 Bcl-2、p53、c-myc 等。

二、细胞凋亡与肿瘤的转移

转移是肿瘤最重要的恶性表型之一,是一个在时间和空间上高度复杂有序的过程。它包括瘤细胞主动迁移脱离原发灶,侵入间质和基底膜进入血液/淋巴循环,逃逸宿主免疫反应,锚定于远隔脏器内的血管/淋巴管管壁,再和该处内皮细胞和(或)基底膜相互作用,移入该脏器增殖形成转移瘤。

越来越多的证据显示细胞凋亡与肿瘤转移存在相关性,如 Bcl-2 转染促进甲状腺癌细胞株生长,在体外侵袭实验中,该细胞株化学趋化性及侵袭能力均加强,对凋亡刺激的反应也下降,但细胞因子/生长因子,甲状腺特异性转录产物及一些影响肿瘤侵袭基因的表达并未改变,说明 Bcl-2 仅通过抑制对凋亡刺激的反应及加强增殖,以增加甲状腺癌的恶性表型。Akinori 的研究显示,Bcl-2 和 BAG-1 过度表达强烈促进黑色素瘤 BI6-BL6 细胞的实验性肺转移,说明 Bcl-2 和 BAG-1 通过延长不利环境下细胞生存,而增强黑色素瘤转移能力。通过对不同进展期的胃癌进行研究发现,细胞凋亡高度受抑的胃癌进展快,容易发生转移。

在对一系列增殖性状相同但转移能力不同的细胞系的研究中发现,多种不同胞外凋亡信号刺激下,高转移细胞显示出比低转移细胞更强的抵抗凋亡的能力。肿瘤转移的最终完成有赖于到达远隔器官的极少数肿瘤细胞能够进行细胞积累形成转移瘤,而肿瘤细胞的积累取决于肿瘤细胞增殖和凋亡失衡并向有利于细胞积聚的方向倾斜。此外,细胞凋亡与肿瘤免疫逃逸、肿瘤细胞黏附于内皮细胞等都有密切的关系。

三、以细胞凋亡相关分子为靶点的肿瘤治疗

20 世纪 80 年代以来,人们逐渐认识到,肿瘤的发生不仅是细胞增殖和分化异常的结果,同时也是凋亡异常的结果导致过度增生的结果,细胞凋亡异常在许多人类恶性肿瘤的发生、发展中起着重要的作用,科学家们希望通过探讨细胞凋亡机制,了解细胞凋亡与肿瘤细胞死亡的关系,在恶性肿瘤治疗学中取得新的突破。这为肿瘤发生、发展和治疗的研究提供了新思路,因此,以选择性地诱导肿瘤细胞凋亡为目标的理论和技术已经成为治疗恶性肿瘤的主要策略之一。

不论是肿瘤放射治疗、化学治疗还是免疫治疗甚至靶向癌基因的生物治疗,实际上都是通过诱导凋亡的机制杀死肿瘤细胞。传统的化学治疗是利用毒性的化学药物或电离辐射杀死正快速生长的恶性细胞,但这些治疗方法缺少选择性,常在杀死恶性细胞的同时正常细胞也受到损伤,给肿瘤患者带来了严重副作用。研究细胞凋亡机制的目的之一就是利用分子生物学手段在详尽了解某种特定肿瘤中细胞凋亡通路受阻之后,有针对性设计特异性的化疗药物,以诱导和促进细胞凋亡的发生,提高肿瘤治疗的特异性和敏感性,达到有效治疗肿瘤的目的。

（一）以 IAP 为靶点的肿瘤治疗

对各种治疗手段诱导的细胞凋亡产生抵抗能力是各种肿瘤细胞一个共有的特征。肿瘤细胞内高表达 IAP（inhibitor of apoptosis protein）是其获得凋亡抗性的原因之一。IAP 是一组结构性相关的蛋白家族,是最重要也是最直接的 caspase 抑制剂,它主要通过结合并抑制细胞内凋亡执行分子 caspase 蛋白家族而抑制细胞凋亡。针对 IAP 分子为靶点如何提高肿瘤细胞的凋亡敏感性,是肿瘤生物学家们共同关心的研究方向。干涉 IAP 分子的表达或功能已被作为肿瘤传统治疗方法（化学治疗和放射治疗）的辅助治疗方法来研究。

肿瘤细胞高表达 IAP 分子是肿瘤细胞抵抗各种治疗手段诱导的凋亡优势所在。不同的肿瘤细胞内高表达的 IAP 不尽相同,如 CIAP-1 在非小细胞肺癌中高表达,CIAP-l、CIAP-2 在前列腺癌细

胞中高表达，XIAP 在非小细胞肺癌患者癌细胞中高表达。了解特定肿瘤细胞内表达的 IAP 分子及其对肿瘤细胞治疗敏感性带来的影响，可以有针对性地设计相应的策略抑制其表达，使更有效地用于特定肿瘤的治疗。IAP 分子成为肿瘤治疗的新的有效靶点有以下几个优势：①在肿瘤细胞内高表达，而在正常细胞内低表达或不表达；②细胞凋亡信号通路中的关键调节分子；③IAP 分子在维持肿瘤细胞存活并使肿瘤细胞抵抗各种治疗手段诱导凋亡中起到了关键作用。作为 IAP 家族的新成员 Livin 和 Survivin 在多种肿瘤组织中高表达，如子宫颈癌、非小细胞肺癌、结肠癌、乳腺癌、食道癌、黑色素瘤和膀胱癌，但在正常细胞特别是高分化的成人组织中不或少表达。且最近的研究证实 Livin 和 Survivin 在肺癌，乳腺癌等中表达无明显相关性，表明其可能具有不同的作用机制。研究还表明，Survivin 表达水平的高低与肿瘤细胞对放化疗的敏感性密切相关。因此也成为肿瘤最有效的标记之一。Survivin 除具有凋亡抑制作用外，还有干扰细胞周期、促进细胞增殖和分裂、参与血管生成作用；目前 Livin、Survivin 等的靶向肿瘤治疗正成为研究的热点。近期研究结果表明，在 YM155 致敏的非小细胞肺癌细胞的体内和体外实验中，Survivin 基因是一个有效的抗癌治疗的靶点。YM155 至少一部分抑制了 DNA 的修复和凋亡的增强从而降低了 Survivin 的表达。对 YM155 的靶向治疗和放射治疗联合治疗可以有效地抑制非小细胞癌的发展，是临床治疗中有潜力的抗癌策略。Livin/ML-IAP 的过度表达在肾细胞癌中可以作为治疗的靶点，对该靶点的治疗可以增加肾癌细胞凋亡的敏感性从而帮助治疗。

抑制 IAP 在肿瘤细胞内的表达水平可以从核酸水平和蛋白水平上考虑，在核酸水平上利用反义 RNA、核酶或 RNA 干涉技术等抑制 IAP 在肿瘤细胞内的表达、促进肿瘤细胞凋亡及提高对放射治疗和化学治疗的敏感性；而在蛋白水平上，近年 IAP 结合蛋白的发现无疑提供了新的治疗手段。近年通过干涉 IAP 分子的表达或功能正被作为肿瘤传统治疗方法（化学治疗和放射治疗）的辅助治疗方法来研究。另外，IAP 分子也可作为免疫介导破坏肿瘤的靶点。

（二）凋亡促进因子 Smac/DIABLO

Smac/DIABLO 是近几年才被发现并逐渐被重视的一种新的凋亡促进因子，其前体存在于正常细胞线粒体，在凋亡信号刺激下线粒体膜通透性增加，与 Cyt c 一同被释放到细胞质，经修饰形成成熟的 Smac，然后与 caspase 竞争结合 BIR 区域，解除 IAP 的抑制作用，激活 caspase，即通过与 IAP 蛋白家族的结合进而解除 IAP 对凋亡的抑制作用而间接促进凋亡。在非小细胞肺癌 H460 细胞中，SmacN7 肽可阻断 XIAP 与 caspase-9 的结合，诱导细胞凋亡。在适量表达 XIAP 的正常肺成纤维细胞中，Smac 对 caspase 的活性无显著影响。结果提示 Smac 对 IAP 过度表达的肿瘤细胞有显著的诱导凋亡作用，但不促进正常细胞的凋亡，说明 Smac 对肿瘤细胞的作用具有特异性。但最新有试验结果证明 Smac/DIABLO 和非小细胞肺癌无关的相关报道。很多研究证明，Smac 对肿瘤的治疗有重要意义，Smac/DIABLO 增强化疗药物和放射治疗诱导的细胞凋亡效果，并且促使 TRAIL 敏感型乳腺癌细胞的生长，从而推测 Smac/DIABLO 也许导致细胞信号通路的改变。因此 Smac/DIABLO 可以被列为新的靶向治疗的靶点之一。

（三）P53 基因

P53 基因是一种与肿瘤发生发展密切相关的抑癌基因，参与细胞生长、分化及死亡的调控，被认为是基因组的守卫，对 DNA 的损伤应答的调控起着重要作用。目前有越来越多的实验证明 P53 在细胞凋亡中起重要的作用，也是在细胞凋亡领域研究较早取得成就最多的因子之一。现在可以肯定 P53 在肿瘤化疗诱导癌细胞凋亡过程中是必不可少的一种抑癌基因。

有学者认为，P53 基因是细胞生长过程中的分子感受器，检测细胞内 DNA 的状态，如 DNA 受损，而 P53 基因表达水平增加则可终止增殖，使受损细胞获得 DNA 修复时间；如果 DNA 受损严重，无法修复，则 P53 蛋白持续增高，引起凋亡。相反，若 P53 发生突变，突变的 P53 蛋白不能制止细胞增殖和细胞凋亡，含有受损或错配 DNA 的细胞不能消除，可成为生长失控的癌细胞前身。当抗癌药引起细胞 DNA 损伤时，野生型 *P53*（*wtP53*）能调控细胞周期 G_0/G_1 和 G_2/M 期，使细胞周期停滞以确保 DNA 修复或引起凋亡，防止损伤基因复制和隔离受损基因，而突变型 *P53*（*mP53*）则无此作用，所以，含有 *wtP53* 的癌细胞对化学治疗较含有 *mP53* 的癌细胞对化学治疗敏感，而且凋亡中激活下游靶基因比后者更高效。大量的体内外研究证实，导入 *wtP53* 基因确实可以抑制肿瘤细胞的生长，诱导其出现凋亡；把 *P53* 基因导入人类前列腺癌 PC-3 细胞中，导致肿瘤细胞形态改变，细胞生长速度下降，裸鼠致瘤性消失。将 *P53* 基因导入肝癌、口腔癌、肺癌、头颈部肿瘤及乳腺癌等肿瘤细胞，同样发现类似的结果。但对于不同的细胞类型，*P53* 基因的抑制作用各不相同。*P53* 基因可与多种癌基因和生长因子如 *c-myc*、*Bcl-2*、TGF-β、IL-3 等相互作用共同参与肿瘤细胞凋亡。第一个 *P53* 基因治疗药物已在我国批准上市，展示了基因治疗的前景。

（四）*Bcl-2* 基因家族

Bcl-2 基因被认为是细胞凋亡途径中最早为人们所认识的蛋白分子。*Bcl-2* 基因作为重要的凋亡抑制基因，在细胞凋亡的过程中处于调控机制的终末部分，在维持细胞生理性分化、发育和细胞数量的动态平衡中具有重要作用，其表达状态在一定程度上影响着肿瘤的发生、发展及多种耐药性的产生，现已知 Bcl-2 蛋白在众多肿瘤中如胃癌，结肠癌，前列腺癌，膀胱癌中均有异常表达。Bcl-2 不但用于评估肿瘤的发生、发展及预后，而且在临床及实验室中，往往通过检测 Bcl-2 的表达来评价肿瘤对药物的敏感性。对其的研究已表明它可作为抗肿瘤药物作用的新靶点和发展其小分子抑制的可行性。这些途径包括基于 Bcl-2 的反义治疗、小肽抑制剂、小分子抑制剂及反义寡核苷酸抑制剂等。前面已经谈到，内源性凋亡途径重要的一个环节其实就是线粒体的功能异常，而现在认为，它能被 *Bcl-2* 家族调控，Bax 同二聚化或 Bax 和 Bak 的异二聚化促进了 Cyt c 释放及其后的 caspase 级联激活反应和凋亡的进行。而 Bcl-2，Bcl-xl 则能抑制 Cyt c 的释放，所以促进和抑制凋亡两种力量对比决定了凋亡进行与否，这成为今后增加抗癌药物敏感性的一个重要靶点。

（五）Fas/FasL 在肿瘤治疗中的应用

Fas 是一种主要存在于免疫细胞膜表面的受体，FasL 表达于活化的 T 淋巴细胞及 NK 细胞。凋亡诱导因子 FasL 等结合相应的受体 Fas，与其他含有死亡功能区的信号转导分子结合，介导一系列连锁反应导致细胞凋亡。正常情况下，这一途径调节机体的免疫系统，使之维持正常状态。目前有研究表明，某些肿瘤细胞出现 Fas 抗原的表达，当用抗 Fas 单抗给予治疗时，抗 Fas 单抗就会模拟 FasL 配基的作用，结合肿瘤细胞表面的 Fas，导致肿瘤细胞的凋亡。但是，由于正常的 T 淋巴细胞、B 淋巴细胞、胸腺细胞等都有较高水平的 Fas 抗原表达，当使用抗 Fas 单抗治疗肿瘤时，同样也可损害这些正常细胞，造成严重的毒副作用。因此，如何增加抗 Fas 单抗对肿瘤细胞的靶向是利用这一途径进行抗肿瘤研究的关键。另外，近期研究表明，GAS 在结肠直肠癌的细胞凋亡中扮演重要角色，GAS 将会成为结肠直肠癌的有用治疗靶点之一，其机制也许和 Fas/FasL 的失控表达有关。Zielińska 等的实验结果显示，Fas/FasL 系统在自发的黑色素瘤细胞中不扮演任何重要的角色，但是这个实验也许说明 FasL 的表达也许导致免疫逃逸。

（六）*ING4* 基因

ING4 属于肿瘤生长抑制因子家族。于 2000 年首次从人垂体组织中提取获得，该家族被认为是 *P53* 基因活动所必需的一个蛋白家族。近年研究证实：NF-κB 是人体一种重要的转录因子，调控包括 IL-8 在内的多种基因的转录和表达，参与人体对免疫应答、细胞寿命调节、血管生成及肿瘤的发生与转移等多个环节。而 IL-8 可通过诱导内皮细胞的趋化与增生来介导肿瘤组织的新生血管化。Shi 等对活体内 U87MG 胶质瘤细胞系血管的生成研究表明，ING4 可以与 NF-κB 的 p65 亚基发生结合，从而抑制 NF-κB 转录活性，引起 IL-8 表达水平下降，导致肿瘤血管生成减少。但也有研究表明，ING4 可通过抑制低氧诱导因子（HIF）的活性，减少 IL-8 的表达，抑制肿瘤血管的生成。近年来的研究证实，ING4 能通过上调 *P53* 的转录活性，打乱正常的细胞周期进程，使细胞生长停滞，促进细胞凋亡。如 Shiseki 等利用 RKO 细胞系进行研究发现，ING4 的表达能够减少处于 S 期的细胞，上调 G_1/S 与 G_2/M 期的细胞群落，抑制 RKO 细胞系集落的形成，促进 RKO 细胞的凋亡；此外，ING4 的表达能够提高肿瘤细胞对 DNA 损伤因子的化学敏感性；ING4 可与 liprin 蛋白相互作用，抑制细胞的伸展移行，从而对肿瘤的侵袭转移起抑制作用。裸鼠肺癌细胞 A549 的试验中，瘤内注射 ING4 并使其表达后导致了肿瘤细胞血管的减少。也有研究表明，ING4 是黑色素瘤、骨髓瘤生长和发生的一个重要相关因素。因此，ING4 在人类癌症治疗中也许会成为一个有效靶点。

目前 ING4 的研究只是刚刚起步，现有的成果还处于起始阶段，ING4 诱导染色体改建的分子机制、细胞质剪接变体的具体作用及 ING 家族与 HIF 家族的关系等许多相关问题尚不清楚。因此，进一步研究 ING4 的抗肿瘤机制，为认识肿瘤的发生、发展过程，以及为未来的肿瘤基因治疗提供新的思路和线索。

(七) 其他

多年来对肿瘤的治疗进行了大量的研究试验，并取得相应的进展。如研究发现通过抑制剂或者基因敲除的方法抑制类胰岛素生长因子受体（IGF-1R）的活性可以抑制翻译起始因子复合物 eIF4F 的活性，从而抑制 P53 和 Mdm2 mRNA 的翻译和蛋白表达。因此抑制 IGF-1R 活性破坏了 P53-Mdm2 负反馈通路，进而使得 P53 不再响应 DNA 损伤，并导致 P53 诱导的细胞凋亡减少，肿瘤细胞异常激活 IGF-1R 信号通路，使得细胞具有异常增殖的能力；同时也使得细胞对凋亡刺激更加敏感，这表明 IGF-1R 通过翻译调控 P53-Mdm2 负反馈通路参与 P53 介导的凋亡，揭示了 IGF-1R 在凋亡调控中的新功能，提示 IGF-1R 在肿瘤发生中可能有更为复杂的作用。因此，这项工作提示 IGF-1R 不仅可以通过促进细胞增殖来诱导肿瘤发生，还可以使处于肿瘤起源早期的细胞群体可以更快地筛选出抗凋亡的肿瘤细胞。同时，这项工作也对试图通过抑制 IGF-1R 活性来治疗肿瘤的策略提出了警告。

第四节　细胞凋亡研究的实验方法

细胞死亡根据其性质、起源及生物学意义区分为凋亡和坏死两种不同类型。凋亡普遍存在于生命界，在生物个体和生存中起着非常重要的作用。它是细胞在一定生理条件下一系列顺序发生事件的组合，是细胞遵循一定规律自己结束生命的自主控制过程。细胞凋亡具有可鉴别的形态学和生物化学特征。

在形态上可见凋亡细胞与周围细胞脱离接触，细胞变圆，细胞膜向内皱缩、胞质浓缩、内质网扩张、细胞核固缩破裂呈团块状或新月状分布、内质网和细胞膜进一步融合将细胞分成多个完整包裹的凋亡小体，凋亡小体最后被吞噬细胞吞噬消化。在凋亡过程中细胞内容物并不释放到细胞外，不会影响其他细胞，因而不引起炎症反应。

在生物化学上，多数细胞凋亡的过程中，内源性核酸内切酶活化，活性增加。核 DNA 随机地在核小体的连接部位被酶切断，降解为 180~200bp 或其整倍数的各种片断。如果对核 DNA 进行琼脂糖电泳，可显示以 180~200bp 为基数的 DNA 梯状带纹（ladder）的特征。

相比之下，坏死是细胞处于剧烈损伤条件下发生的细胞死亡。细胞在坏死早期即丧失质膜完整性，各种细胞器膨胀，进而质膜崩解释放出其中的内容物，引起炎症反应，坏死过程中细胞核 DNA 虽也降解，但由于存在各种长度不等的 DNA 片断，不能形成梯状带纹，而呈弥散状。

一些温和的损伤刺激及一些抗肿瘤药物可诱导细胞凋亡，通常这些因素在诱导凋亡的同时，也可产生细胞坏死，这取决于损伤的剧烈程度和细胞本身对刺激的敏感程度。

细胞凋亡的检测可以应用于：①用于肿瘤细胞和组织在内的不同种类病理标本研究；②应用于

临床诊疗、新药研制、生物制品开发、肿瘤放射治疗和化学治疗及从促凋亡角度探索肿瘤的基因治疗；③对相关疾病的早期发现、放射治疗和化学治疗的疗效评价具有举足轻重的地位。

一、细胞凋亡的形态学检测

根据凋亡细胞固有的形态特征，使用合适的显微镜检测凋亡细胞形态变化。

（一）光学显微镜和倒置显微镜

未染色细胞：凋亡细胞的体积变小、变形，细胞膜完整但出现发泡现象，细胞凋亡晚期可见凋亡小体。贴壁细胞出现皱缩、变圆、脱落。

染色细胞：常用姬姆萨染色、瑞氏染色等。凋亡细胞的染色质浓缩、边缘化，核膜裂解、染色质分割成块状和凋亡小体等典型的凋亡形态。

（二）荧光显微镜和共聚焦激光扫描显微镜

一般以细胞核染色质的形态学改变为指标来评判细胞凋亡的进展情况。常用的 DNA 特异性染料有：HO 33342（Hoechst 33342），HO 33258（Hoechst 33258），DAPI。三种种染料与 DNA 的结合是非嵌入式的，主要结合在 DNA 的 A-T 碱基区。紫外光激发时发射明亮的蓝色荧光。

二、细胞凋亡的生物化学检测

（一）荧光探针双标记法

主要用于人早幼粒白血病 HL-60 细胞凋亡检测，三尖杉酯碱（HT）在体外诱导培养的 HL-60 细胞发生凋亡，同时也有少数细胞发生坏死。用 Hoechst33342 和碘化丙啶（propidium iodide，PI）对细胞进行双重染色，可以区别凋亡、坏死及正常细胞。三尖杉酯碱是我国自行研制的一种对急性粒细胞白血病，急性单核细胞白血病等有良好疗效的抗肿瘤药物，可诱导 HL-60 细胞凋亡，并表现出典型的凋亡特征。细胞膜是一选择性的生物膜，一般的生物染料如 PI 等不能穿过质膜。当细胞坏死时，质膜不完整，PI 就进入细胞内部，它可嵌入到 DNA 或 RNA 中，使坏死细胞着色，凋亡细胞和活细胞不着色。而一些活细胞染料由于为亲脂性物质，可跨膜进入活细胞，因而可进行活细胞染色。Hoechst33342 是一种活性荧光染料且毒性较弱，它是双苯并咪唑的一种衍生物。与 DNA 特异结合（主要结合于 A-T 碱基区），显示凋亡细胞和活细胞，凡是看到有凋亡小体的细胞都是凋亡细胞。荧光显微镜下观察细胞时，由于荧光易碎灭，观察时要尽量快。

（二）DNA ladder 法

发生细胞凋亡时，内源性核酸酶被激活，染色体 DNA 链在核小体之间被切割，形成 180～200bp 或其整数倍的 DNA 片段，将这些 DNA 片段抽提出来进行电泳，可得到 DNA ladder。最小的条带为 180～200 bp，其他的条带为其整倍数大小。坏死细胞则出现弥散的电泳条带，无清晰可见的条带。正常细胞 DNA 基因条带因分子量大，迁移距离短，故停留在加样孔附近。

（三）Annexin V/PI 双染色法

细胞凋亡早期改变发生在细胞膜表面，目前早期识别仍有困难。这些细胞膜表面的改变之一是磷脂酰丝氨酸（PS）从细胞膜内转移到细胞膜外，使 PS 暴露在细胞膜外表面。PS 是一种带负电荷的磷脂，正常主要存在于细胞膜的内面，在细胞发生凋亡时细胞膜上的这种磷脂分布的不对称性被破坏而使 PS 暴露在细胞膜外。

膜联蛋白（Annexin）V 是一种 Ca^{2+} 依赖的磷脂结合蛋白，最初发现是一种具有很强的抗凝血特性的血管蛋白，Annexin V 具有易于结合到磷脂类如 PS 的特性。对 PS 有高度的亲和性。因此，该蛋白可充当一敏感的探针检测暴露在细胞膜表面的 PS。

PS 转移到细胞膜外不是凋亡所独特的，也可发生在细胞坏死中。两种细胞死亡方式间的差别是在凋亡的初始阶段细胞膜是完好的，而细胞坏死在其早期阶段细胞膜的完整性就破坏了。因此，可以建立一种用 Annexin V 结合在细胞膜表面作为凋亡的指示并结合一种染料排除试验以检测细胞膜的完整性的检测方法。

结果判断：凋亡细胞对所有用于细胞活性鉴定的染料如 PI 有抗染性，坏死细胞则不能。细胞膜有损伤的细胞的 DNA 可被 PI 着染产生红色荧光，而细胞膜保持完好的细胞则不会有红色荧光产生。因此，在细胞凋亡的早期 PI 不会着染而没有红色荧光信号。正常活细胞与此相似。在双变量流式细胞仪的散点图上，左下象限显示活细胞，为（FITC−/PI−）；右上象限是非活细胞，即坏死细胞，为（FITC+/PI+）；而右下象限为凋亡细胞，显现（FITC+/PI−）。

（四）caspase-3 活性检测法

caspase 家族在介导细胞凋亡的过程中起着非常重要的作用，其中 caspase-3 为关键的执行分子，它在凋亡信号传导的许多途径中发挥功能。caspase-3 正常以酶原（32kDa）的形式存在于胞质中，在凋亡的早期阶段，它被激活，活化的 caspase-3 由两个大亚基（17kDa）和两个小亚基（12kDa）组成，裂解相应的胞浆胞核底物，最终导致细胞凋亡。但在细胞凋亡的晚期和死亡细胞，caspase-3 的活性明显下降。

（五）其他方法

研究细胞凋亡的实验方法很多，除上述介绍的方法，常用的还有磷脂酰丝氨酸外翻分析（Annexin V 法）、TUNEL 法等。

（吴　琦）

第八章　细胞自噬与肿瘤

第一节　基础知识

一、细胞自噬概论

（一）细胞自噬的定义

细胞自噬（autophagy），英文名词是由比利时的生物化学和细胞生物学家 Christian De Duve 在 1963 年溶酶体国际会议上首先提出，来描述细胞内由包裹胞质内组分送入溶酶体的这一过程。细胞自噬是真核生物中进化保守的对细胞内物质进行周转的重要过程。该过程中一些损坏的蛋白或细胞器被双层膜结构的自噬小泡包裹后，送入溶酶体（动物）或液泡（酵母和植物）中进行降解，产生能量和小分子，如氨基酸等供细胞再次循环利用的过程。

（二）细胞自噬的分类

在生物进化中，细胞自噬是一种保守的过程，从酵母到植物细胞再到哺乳动物，都存在这样的过程，并且其中的很多调节因子在多个生物种中都能找到其同源体。细胞自噬主要有三种形式：巨自噬（macroautophagy）、微自噬（microautophagy）和分子伴侣介导的自噬（chaperone-mediated autophagy，CMA）。巨自噬是指细胞质中的物质通过形成小泡的方式转运到溶酶体中的过程，用于降解细胞内老化的或者损坏的细胞器和蛋白质。其特征是有独特的双层膜结构——自噬体形成，自噬体包被胞质成分，如蛋白质聚集体，损伤或者衰老的线粒体、过氧化物酶体等，最终与溶酶体融合。微自噬是指溶酶体内陷，直接将细胞物质内吞进入溶酶体并降解的过程，没有独立的双层膜自噬体形成。而分子伴侣介导的细胞自噬则是指细胞中可溶性的蛋白质直接通过分子伴侣而进入到溶酶体中被降解的过程。如果不加以特殊说明，通常所说的"细胞自噬"或者"自噬"是指巨自噬。

（三）细胞自噬的生理功能

细胞自噬具有一些重要生物功能：①自噬是对外源性刺激（包括营养缺乏、氧化应激、感染等）的适应性反应，通过降解蛋白质和细胞器，获得维持生存所必需的氨基酸、脂肪酸和核酸等营养物质，参与物质能量循环；②细胞自噬负责细胞的自我净化，通过降解和重复利用细胞内老旧蛋白质和细胞器如线粒体和过氧化物酶体等，维持细胞内环境稳定和代谢平衡；③自噬既可以作为一种防御机制清除胞质内受损的细胞器和大分子物质，保护受损的细胞，同时它作为一种细胞死亡程序诱导细胞主动性死亡（Ⅱ型程序性死亡）；④细胞自噬在生物体生长发育、细胞分化及对环境应激的应答方面极为关键，在防治某些疾病如肿瘤、神经退行性疾病、抵抗病原微生物的感染和延缓衰老、延长寿命等方面都发挥重要作用。

（四）细胞自噬的形成过程

在生理条件下，细胞只存在着少量以维持细胞稳态的自噬作用。当受到细胞内外刺激因素诱导时，经细胞信号通路的转导，诱导细胞形成大量自噬。如营养缺乏、低氧、一些小分子化合物和激素等都可以诱导细胞发生自噬。

自噬形成过程即当细胞受到上述细胞内外刺激因素诱导后，通过信号通路转导，细胞中的一种前自噬结构 PAS（pre-autophagosomal structure），逐渐形成具有双层膜结构的物质，称为隔离膜（isolation membrane 或 phagophore）。这种结构不断延伸，将细胞质一部分及细胞器包裹形成一种封闭的双层膜结构，称为自噬体（autophagosome）。自噬体将通过两种方式与溶酶体融合。一种是自噬体的外层膜先与内体（endosome）融合，然后再与溶酶体融合形成自噬溶酶体。另一种方式是直接与溶酶体融合形成自噬溶酶体,从形成双层膜结构到与溶酶体融合形成自噬溶酶体的整个过程称为自体吞噬泡(autophagic vacuole)。当形成自噬溶酶体后,溶酶体中存在许多酶类物质,这些酶可将自噬体包裹的蛋白质及细胞器等内容物降解成氨基酸或多肽等物质供细胞进行重复利用。自噬溶酶体也会在 Clathrin、Kif5b、Dynamin 等膜相关蛋白质帮助下产生细管状结构,通过自噬性溶酶体再生形成新的溶酶体。自噬的具体过程如下(图 8-1)。

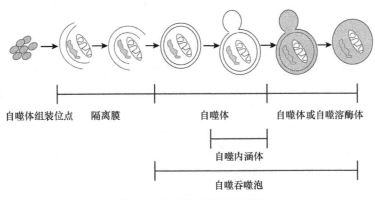

图 8-1 自噬形成的基本过程

1. 自噬的诱导 细胞在接受饥饿、某些激素等自噬诱导信号后,在被降解物的周围开始形成脂质体样小的双膜结构,然后不断向两边延伸,形成呈扁平状类似自噬前体的结构,被称为隔离膜,是自噬发生的标志之一。ULK1(unc-51-like kinase 1)蛋白激酶复合物和 Vps34-Beclin 1 class Ⅲ PI3K[class Ⅲ phosphatidylinositol(Ptd Ins)3-kinase]复合体调节自噬的起始。Atg8 和 Atg13-FIP200 (focal adhesion kinase family interacting protein of 200 kD)参与 ULK1 复合体形成,目前研究发现,GSK3(glycogen synthase kinase-3)激酶活性增高会激活乙酰转移酶 TIP60(HIV-1-Tat interactive protein),从而导致蛋白 ULK1 的乙酰化水平增强进而启动细胞自噬。

2. 自噬体的形成和延伸 隔离膜不断延伸,将要被降解的胞质成分,如受损细胞器及营养成分揽入膜内,然后形成密闭的球状结构,称为自噬体,是自噬形成的标志之一。其分子机制为①自噬体形成:Atg6-Atg14-Vps34-Vps15 复合体的形成。②自噬体的延伸:依赖 2 个泛素样蛋白结合系统的协作,即 Atg12-Atg5-Atg16 复合物 LC3-Ⅱ-PE 泛素样蛋白系统。前者在自噬体形成后脱离至胞质,而后者一直存在于自噬体各阶段。Atg9-Atg2-Atg18 复合物也参与调节前自噬体结构的 PAS 的延伸。

3. 自噬溶酶体的形成 自噬体与溶酶体融合形成自噬溶酶体(autolysosome),这一过程通过细胞骨架微管网络系统的传输来实现。其分子机制研究刚开始,主要涉及溶酶体相关膜蛋白(lysosome-associated membrane protein)LAMP1、LAMP2、小 GTP 酶 Rab7 等。其中 UVRAG 可与 Beclin 1、Class Ⅲ PI3K 形成螯合物,调节自噬。

4. 自噬体内容物的降解 在融合期间自噬体内膜被溶酶体酶降解,自噬体中的成分被降解,产物被送到胞质中,供细胞重新利用,而残渣被排出细胞外或滞留在胞质中。在此起重要作用的有 Atg15 和 Atg22。Atg15 通过多囊泡小体途径向小囊泡转运,这种蛋白质发挥与脂肪酶类似的作用。Atg22 是一种囊泡内膜蛋白,和 Atg15 相比,其只对自噬体降解起作用。

(五)细胞自噬形成的分子机制

自噬的整个过程中,时刻都受到不同的自噬相关蛋白的调控。自噬相关蛋白由自噬基因(autophagy-related gene,Atg)编码,迄今已有 34 个被成功克隆。这些自噬基因在酵母和哺乳动物中有很好的保守性,是自噬发生必不可少的分子。几乎任何一种自噬基因的缺失或突变都会导致自噬不能发生或者发生异常。随着人们对自噬更加深入的研究,自噬基因及其同源物的功能也被逐渐揭示。关于自噬的分子机制,大约有 18 个自噬核心基因编码蛋白质的功能已经研究得比较清楚。概括为以下几个部分:①Atg1/ULK1 复合体,包括 Atg1、Atg13、Atg11、Atg17、Atg29 和 Atg31,于自噬的开始过程中发挥重要作用;②Atg9 的囊泡和 Atg2-Atg18 复合体,Atg9 囊泡可在双层膜和胞质中循环,依赖 Atg17 或 Atg11 复合体定位到 PAS,依赖 Atg2-Atg18 复合体离开 PAS;③ PI3K 激酶复合体,包括 Vps34、Vps15、Atg6/Beclin1、Atg14 和 Atg38,可与膜结合,催化脂分子 PI 转换为 PI3P,从而招募与 PI3P 结合的蛋白;④两套类泛素化体系,Atg8/LC3、Atg4、Atg3、Atg7 和 Atg12、Atg7、Atg5、Atg10、Atg16。可能发挥识别底物,在双层膜延伸中维持曲度等作用,还有待于进一步研究。

1. Atg1/ULK1 蛋白激酶复合体 Atg1/ULK1 的激酶复合体在酵母和高等哺乳动物细胞都有类似的作用。Atg1 蛋白复合体的核心组成是 Atg1 和 Atg13,其中 Atg13 的去磷酸化可以诱导细胞自噬的发生。而很多自噬上游信号的激酶可以调控 Atg1 复合体的磷酸化,如 Tor(target of rapamycin)激酶复合体、AMPK(AMP-activated protein kinase)、PKA(protein kinase A)等激酶都可磷酸化 Atg1 和 Atg13,相关位点先后被报道。在营养丰富的环境中,Tor 复合体使 Atg13 处于高度磷酸化状态,在饥饿或者其他的外界压力刺激下,Tor 激酶失活,Atg13 发生去磷酸化与 Atg1 发生结合,从而激活 Atg1 的激酶活性,使 Atg1 形成二聚体并且发生自身的磷酸化。最近一些新的研究表明,不论 Atg13 的磷酸化水平如何,Atg13 都与 Atg1 存在一些结合,但是当自噬发生,Atg13 的去磷酸化使其与 Atg1 的结合明显增强,并且与 PAS 结构的支架 Atg17-Atg31-Atg29 复合体结合,共同组成 PAS,并招募其他 Atg 蛋白。

Atg1 是第一个在酵母中被成功克隆的自噬基因,编码一种丝氨酸/苏氨酸蛋白激酶,与其哺乳动物中同源蛋白 ULK1 一样,是自噬泡形成所必需的一种蛋白质。Atg1 蛋白的底物一直不能确定,目前有一系列研究报道了 Atg1 的不同底物,如 2014 年,Papinski 等报道了 Atg1 可以磷酸化 Atg9,磷酸化的 Atg9 对于招募 Atg8 和双层膜的扩展是必需的。

高等哺乳动物细胞中的激酶 Atg1 的同源蛋白是 ULK1/2。ULK1/2 与 ATG13(与酵母的 Atg13 同源)、FIP200(与 Atg17 同源)和 ATG101(在酵母中无同源物)构成 ULK1/2 激酶复合体,与酵母中的该复合体不同的是 ULK1/2、ATG13 和 FIP200 之间是稳定的结合,不受饥饿刺激与否的影响。而且 MTORC 与 ATG13 存在结合。值得一提的是,细胞在耐受糖饥饿时,MTORC 失活离开 ULK1/2-ATG13 复合物,而 AMPK 激酶会被激活,结合并磷酸化 ULK1/2,激活的 ULK1/2 会磷酸化 ATG13、AMBRA1 及 Beclin1。ULK1/2 的磷酸化对 VPS34 激酶复合体的组成和活性也有重要影响。

2. Atg9/mAtg9 Atg9 是迄今发现的唯一一个编码跨膜蛋白的 *Atg* 基因,Atg9 蛋白在进化中非常保守,有六个跨膜域,位于胞质中的 N 端和 C 端,可能通过影响膜泡运输对自噬发生起调控作用。Atg9 位于一些细小的单层膜囊泡上,这些囊泡在胞质中定位于特定区域,可看作是 Atg9 位于胞质中的存储库。在酵母中,Atg9 循环于 PAS(定位于酵母中靠近液泡的一个位置,可能是一个隔离膜组装的结构,在自噬时许多 Atg 蛋白会被募集到 PAS)和线粒体或与线粒体联系的膜泡之间。Atg9 囊泡融合之后形成孤膜,该融合过程需要酵母 Rab 蛋白 Ybp1 和 Gef 复合物等相关蛋白的协助,在自噬体组装位点与线粒体、内质网、高尔基体之间穿梭,起"膜载体"作用参与自噬体的形成。Atg9 囊泡定位在 PAS 或者自噬前体上需要 Atg17、Atg11 及 Atg23 和 Atg27 的协助,离开需要 Atg1(ULK1/2)复合体的激活和 Atg2-Atg18(哺乳动物中的 WIPI2)复合体,其具体机制有待进一步研究。有观点认为 Atg9 囊泡为自噬体双层膜的形成提供了起始的膜或蛋白质组分。营养物质缺乏时,Atg9 与 Atg23、Atg27 结合,将它们运输至 PAS;或在 Atg1 和 Atg13 的帮助下与 Atg2、Atg18 结合将其反向运输到 PAS 以外的细胞质区域。在哺乳动物中,特异性沉默 *mAtg9* 基因能抑制自噬泡的形成和蛋白质的降解,阻碍自噬的发生。营养物质充足时,mAtg9 定位于反面高尔基体（trans-Golgi network，TGN）和晚期内体（late endosome）上，可能对两者之间的物质循环发挥运输功能；而当细胞饥饿时，mAtg9 的定位依赖于 ULK1 和 PI3K 的活性，从反面高尔基体转移到晚期内体和自噬泡上，与小 GTP 酶蛋白 Rab7、LC3 发生部分共定位，提示 mAtg9 可能作为一个膜蛋白介导自噬相关蛋白或自噬泡膜的运输。

Atg2-Atg18 复合物是由 Atg9/mAtg9·Atg2 和 Atg18/VMP1 组成，Atg9 与 VMP1 均是跨膜蛋白质，在哺乳动物中的类似物是 mAtg9/Atg9L1。Atg9·Atg2-Atg18 复合物在自噬形成过程中发挥重要作用，主要功能是为自噬形成递送膜结构。在酵母中自噬时 Atg2-Atg18 复合物对结合 Atg8 和调节由吞噬泡相似位点 PAS 重回收的 Atg9 具有作用。在果蝇中，Atg8a 的形成需要 Atg9 和 Atg18 的参与。Ref（2）P/p62 可调节选择性自噬降解泛素化蛋白质。跨膜蛋白 Atg9 的聚集不受 Atg7、Atg8a 和 Atg2 复合物上 σP[Ref（2）P/p62]聚集的影响，未聚合的 Atg9 被认为是细胞中的 Ref（2）P 缺乏 Atg18 或者 Vps34 脂酶功能，而 Atg1 复合物的 FIP200 亚基是必需的，同时 Atg18 与 Atg9 和 Ref（2）P 相互作用将会增加自噬时 Atg18 促进泛素化蛋白质复合物的选择性降解。

3. PI3K 激酶复合体 PI3K 复合体 I 的组分包括 Vps15、Atg6（Beclin1）、Vps34、Atg14 和 Atg38。该复合体定位在 PAS 结构或者哺乳动物细胞的自噬前体上，可以结合膜组分，并将脂分子中的磷脂酰肌醇（phosphatidylinositol，PI）转化成 PI3P。PI3P 可招募膜结合蛋白 Atg18 到双层膜上。酵母中蛋白组分中的 Vps15、Atg6（Beclin1）、Vps34 也可同 Vps38 而不是 Atg14 结合构成 PI3K 复合体 II，其不参与自噬体的形成。哺乳动物细胞中有相似的 PI3K 复合体 I，但是其 PI3K 复合体 II 由 UVRAG 取代 Atg14，参与了内吞作用和自噬。

Vps34 是哺乳动物中的第 III 类 PI3K。在 Vps34 复合物中，Vps34 因结合 Vps15 而被激活，并进一步结合 Beclin1 形成 Vps34-Vps15-Beclin1 复合体。自噬发生时，Vps34-Vps15-Beclin 和多种自噬相关蛋白结合，传递自噬信号促进自噬发生。例如，与 Atg14 结合形成 Atg14-Vps34-Vps15-Beclin1 复合物参与自噬泡的形成；与胚胎神经发育相关分子 Ambra1 结合促进 Beclin1 诱导自噬的能力；与 UVRAG（UV irradiation resistance-associated gene）结合形成 UVRAG-Vps34-Vps15-Beclin1 在自噬泡成熟和运输中起作用。Rubicon 与 UVRAG-Vps34-Vps15-Beclin1 复合物结合后负调节其功能。Bif-1 通过与 UVRAG 和 Beclin1 结合正调控其对自噬泡形成的功能。Vps34/PI3K-Beclin1 复合物促进产生磷脂酰肌醇-3-磷酸（PI3P），PI3P 可以组装一些含有 PX 和 FYVE 结构域的蛋白质到早期自噬泡产生的位置，如 DFCP1（double FYVE-containing protein 1）和 WIPI 家族蛋白（WD-repeat domain protein interacting with phosphoinositides），促使自噬前体的形成。线虫中 epg-3、epg-4 基因突变可造成 DFCP-1 标记的结构和自噬前体增多、自噬泡增大。EGP-3 蛋白可能通过调节 PI3P 的水平控制自噬前体的产生，而 EGP-4 在更早的阶段，可能在内质网膜形成初生的自噬前体过程中起作用。目前，Vps34 复合物和 mTOR 的关系及 Vps34 的激酶活性如何被调控依然不清楚。部分研究表明，Vps34 可以介导饥饿信号对 mTOR 的抑制。在果蝇中，Vps34 的活性依赖于 TOR-Atg1 信号通路，提示 Vps34 受 TOR 调控在自噬泡形成中发挥作用。Vps34 的活性也可以被某些膜结合蛋白（如 Rab5）激活，调控 Vps34 复合物组装到自噬泡形成部位。此外，Rab5 还可以和 Vps34 复合物结合，帮助 Vps34 组装到内吞小泡上，这个过程可能用来产生 PI3P，利于内吞小泡的形成。Atg6/Beclin1-Vps34-III 型 PI3K 酶复合物的亚单位组成随其功能的改变而改变。Atg6/Beclin1-Vps34 复合物是 III 型 PI3K 酶的中心复合物。在酵母菌中，Atg14-Vps34-Vps15-Atg16 复合物在自噬过程中必不可少，而 Vps38-Vps34-Vps15-Atg6 复合物是空泡蛋白分类所必需的。在哺乳动物中，III 型 PI3K 复合物至少有三种类型与自噬相关。Atg14-Vps34-Vps15-Beclin1 复合物是自噬体形成所必需的 UVRAG/Vps38-Vps34-Vps15-Beclin1 复合物可促进自噬体成熟及内吞作用。相反，Rubicon-UVRAG/Vps38-Vps34-Vps15-Beclin1 复合物抑制自噬体的成熟及细胞内吞作用。一种具有 WD40 结构域（可激活 Beclin1 调控自噬）的 Ambra1 蛋白质可调控自噬并且对胚胎起到至关重要的作用。在感觉神经细胞中，非依赖于 Vps34 的自噬体形成和自噬作为一种非典型自噬通路被证明。

4. Atg12 和 Atg8/LC3 结合系统　自噬发生过程中有两组类泛素化修饰过程，分别发生在 Atg5-Atg12-Atg16 连接系统和 Atg8/LC3 连接系统中，用于隔离膜的延长和自噬泡的形成。Atg12 和 Atg8/LC3 结合系统存在着紧密联系（图 8-2）。Atg8 和 Atg12 都是类泛素化的蛋白，Atg8 可与脂分子磷脂酰乙醇胺（phosphatidyl ethanolamine，PE），Atg12 可同 Atg5 发生共价结合。在经典系统中，泛素作为前体被合成，然后被特殊的蛋白酶体（proteasome）剪切暴露 C 端的甘氨酸残基。进而被 E1 酶活化，活化的泛素被转移到 E2 酶上并形成复合物。一种 E3 连接酶识别目标蛋白并将泛素从 E2 酶转移到具有赖氨酸残基的靶蛋白上。与泛素化途径中存在的 E1-E2-E3 激活和连接酶类似，Atg12 的 C 端也有甘氨酸残基，E1 样酶为 Atg7，E2 样酶为 Atg3、Atg10，但到目前为止还没有发现 E3 样酶。在 Atg5-Atg12-Atg16 连接系统中，Atg12 的 C 端 186 甘氨酸残基与 Atg7 的 507 半胱氨酸结合激活 Atg12，然后 Atg12 被转移到 Atg10，最终与 Atg5 的第 149 位亮氨酸结合并形成复合物。首先由类 E1 泛素活化酶 Atg7 活化，与 Atg7 的 Cys507 形成高能硫酯键；然后 Atg12 被传递给类 E2 泛素转移酶 Atg10，与 Atg10 的 Cys133 形成硫酯键；最后，Atg12 被传递到 Atg5，与 Atg5 的 Lys149 共价结合形成 Atg12-Atg5 复合物。细胞中 Atg12 蛋白一旦合成就会立即结合 Atg5，以 Atg12-Atg5 复合物的形式存在。Atg12-Atg5 复合物又进一步与 Atg16 结合形成 Atg12-Atg5-Atg16 复合物，该复合体进一步与自噬体的双层膜结合，帮助 Atg8 定位在双层膜上并控制双层膜的大小和曲度。与 Atg16 结合后将促进暴露位于 Atg5 上的膜结合位点，从而有助于复合物与膜结合。Atg16 含有一个螺旋卷曲结构易于形成低聚物，使得其能把更多的 Atg12-Atg5 连接起来形成巨大复合物。哺乳动物中 Atg16L 蛋白 C 端还含有一个 WD 氨基酸重复的结构域，使得 Atg16L 更利于蛋白质间的相互作用，有时甚至能使其形成约 800 kDa 的 Atg5-Atg12-Atg16 复合物，从而可能为参与自噬泡形成的蛋白质提供相互作用的平台。自噬发生时，此复合物定位于隔离膜上，参与 LC3-Ⅱ 的形成过程，从而促进自噬泡膜的延长。

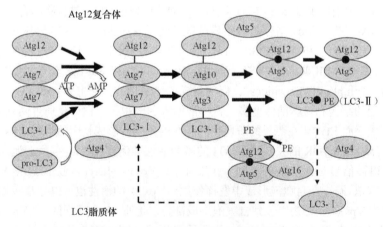

图 8-2　Atg12 和 Atg8/LC3 结合系统

同样，Atg8/LC3 连接系统也是一种泛素样结合系统，并且 Atg8 的结构也与泛素相似。同时，Atg10 为 Atg8/LC3 连接系统的 E1 样酶，Atg3 为系统的 E2 样酶。还有报道称，Atg12-Atg5-Atg16 为 Atg8/LC3 连接系统的 E3 样酶。早期合成的 Atg8 是无活性的，当其被一种蛋白酶 Atg4 剪切而在 C 端暴露出甘氨酸后，才形成成熟的 Atg8，此时，Atg8 游离分布于细胞质中，称之为 Atg8/LC3-Ⅰ。成熟的 Atg8 被 E1 样酶 Atg10、E2 样酶 Atg3 及 E3 样酶 Atg12-Atg5-Atg16 连接系统所介导，最终，Atg8/LC3 的 C 端甘氨酸与 PE 的特殊氨基酸位点结合形成 Atg8/LC3-PE 复合物，并称为

Atg8/LC3-Ⅱ。Atg8/LC3-Ⅱ可与自噬体膜结合，并分布在双层膜结构上。最终，位于自噬体膜外的LC3可以被 Atg4 剪切下来，形成 Atg8-I 游离于细胞质中而被循环利用。内膜上的 LC3 则会在自噬体与溶酶体融合形成自噬溶酶体后，被溶酶体内的蛋白酶水解。正是由于 Atg8/LC3 具有两种存在形式，并且与自噬体密切相关，所以，Atg8/LC3 成为检测自噬形成的最重要的标志物之一。通常可以通过免疫荧光观察 LC3 的分布及通过 Western blot 检测蛋白质 LC3-Ⅰ/LC3-Ⅱ的比值来判定是否发生自噬。Atg8/LC3 连接系统对自噬体的成熟阶段起着非常重要的作用。除此之外，近年有报道称，Atg8/LC3 连接系统与自噬的选择性降解作用联系密切。以前认为，介导蛋白质降解的途径分为两种：一种是蛋白酶体降解；另一种则是自噬降解。蛋白酶体降解是一种"精细"的蛋白质降解方式，其可以选择性地降解细胞内某一特定蛋白质；而自噬则被认为是"粗犷"的蛋白质降解方式，它不能区分所要降解的蛋白质，只要自噬诱导因素诱导发生自噬，自噬体便会无选择地包裹细胞内蛋白质或细胞器等进行降解。但这种观点近年来受到质疑，原因是有越来越多的报道证明，自噬具有选择降解的能力。例如，选择性降解蛋白质、内质网、线粒体、细菌及病毒等。Atg8 连接系统参与了这种选择性自噬，这种选择性自噬除了 Atg8 外，还依赖于一类具有泛素结合结构域的自噬受体，这些受体包括 P62/SQSTM1、Nbr1 和 ALFY，它们可以介导自噬底物与 Atg8/LC3-Ⅱ结合。

二、细胞自噬的信号转导

细胞自噬是近年来生命科学领域的一个研究热点，细胞自噬是细胞通过一系列复杂的过程将自身组分或者外来入侵者消化的一个过程。细胞自噬是维持细胞稳态和抵抗逆境的一个重要机制，细胞自噬与多种疾病有密切的关系，如癌症的发生与发展、神经退行性疾病、免疫系统疾病、衰老等。细胞自噬的水平必须受到多条信号通路严格的调控（图 8-3），合理调节细胞自噬的水平对于这些疾病的治疗有重要的意义。

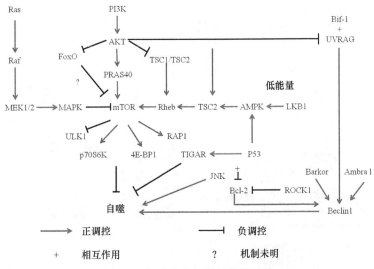

图 8-3 细胞自噬相关的信号通路

（一）细胞自噬的 Wnt 信号途径

Wnt 信号转导通路在正常个体发育过程和肿瘤发生中都具有重要作用，该信号转导途径由一系列癌基因和抑癌基因编码的蛋白质组成，各种蛋白质之间彼此联系、相互制约，在细胞增殖、分化、运动、黏附及机体发育等过程中起着重要调节作用。Wnt 信号通路在胚胎发育过程中如体轴的形成和神经系统模式形成及在人类疾病如癌症中发挥了重要的功能。*Wnt* 基因编码的 Wnt 蛋白是一类分泌型蛋白分子，Wnt 蛋白通过作用于其膜上的相应受体来向下传递信号，其通路调控的紊乱导致包括肿瘤在内的多种疾病的发生。

Wnt 信号通路包括经典和非经典两大信号转导通路（图 8-4）。经典通路即 Wnt/β-catenin 通路，在 Wnt 信号存在的情况下，β-catenin 由 GSK3β、APC、Axin 等形成的降解复合体上释放，在细胞核内积累以激活相应的靶基因。非经典通路包括 Wnt/PCP 通路和 Wnt/Ca^{2+}通路：前者通过 Rho A 和 JNK 来调控细胞骨架的重排，其主要作用是对胚胎发育的阶段性调控；Wnt4、5A 和 Wnt11 能够启始 Wnt/Ca^{2+}通路，升高 Ca^{2+}浓度，抑制 activin-A 诱导的形态运动，但不影响中胚层的诱导。

Wnt 信号转导通路是调控胚胎形成和神经发育的重要信号通路。其中，该通路中的关键分子 Dvl 蛋白能够正向调控 Wnt 信号通路的活性，目前已知在哺乳动物中有三个 Dvl 同源蛋白，分别为 Dvl 1、Dvl 2、Dvl 3，它们均在调控 Wnt 途径的活性中起重要作用。pVHL 是一肿瘤抑制因子，能够调控很多信号的活性，pVHL 和转录调控、细胞周期调控、细胞间信号转导、细胞外纤维连接蛋白形成及血管形成等与肿瘤发生发展密切相关的过程有关。研究发现，当有 Wnt 配体刺激细胞时，Dvl 蛋白能够与 Wnt 信号通路的膜受体 Frizzled 蛋白在膜表面相互作用，促进另一受体 LRP6 和 Frizzled 在膜上的富集，启动 Wnt 信号在细胞内的传递。在饥饿导致自噬发生的情况下，自噬可以通过促进 Dishevelled（Dsh/Dvl）的降解从而抑制 Wnt 信号的活性。Dvl2 首先被 pVHL-E3 复合体泛素化。在这一过程中，pVHL 蛋白发挥重要的作用，它是具有类似 Skp1-Cdc53-F-box 样结构的 E3 连接酶复合体成员之一。pVHL 能够与 Dvl 的 DEP 结构域直接结合，体内及体外泛素化实验均证明 pVHL-E3 复合体可泛素化 Dvl。沉默 pVHL 能够恢复自噬引起的 Dvl 蛋白水平的降低，但并不影响 Dvl 的转录水平。泛素化结合蛋白 p62 能够识别并结合被 pVHL 泛素化了的 Dvl，沉默 pVHL 能够使 p62 与 Dvl 的结合大大减弱。泛素化了的 Dvl2 能够被 p62 识别并结合，同时，p62 还能够介导泛素化的 Dvl 2 形成大的聚集体。之后，Dvl2 形成的这些多聚体又通过 p62 和 LC3 的直接相互作用，最终选择性进入自噬体中通过溶酶体途径降解。

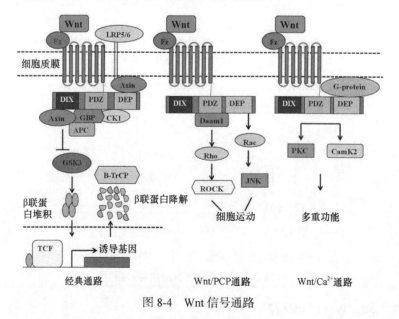

图 8-4　Wnt 信号通路

（二）细胞自噬的 STAT 信号途径

信号转导与转录活化因子（signal transducers and activators of transcription，STAT）有 7 个成员：STAT1、STAT2、STAT3、STAT4、STAT5a、STAT5b 和 STAT6。STAT3 作为细胞内重要的信号转导因子，与肿瘤的发生、发展密切相关，其主要通过异常活化或基因突变参与肿瘤形成，且其持续激活的上游信号分子和其调控的下游靶基因如 *Survivin*、*CyclinD1* 等都与肿瘤的细胞周期、增殖分化、凋亡密切相关。

细胞中不同位置的 STAT3 对自噬具有不同的调控作用。在细胞核中，STAT3 是参与自噬相关基因转录的主要因子之一，通过作用于不同的靶基因，对自噬起到促进或抑制的不同效应。核内的 STAT3 能够转录性激活 BCL2、MCL1 等促细胞凋亡蛋白，上调其表达水平，从而抑制自噬的发生；磷酸化的 STAT3 可以正性调节唯 BH3 域自噬蛋白 BNIP3 的表达，从而对自噬起到促进作用。细胞质中的 STAT3 通过抑制真核生物翻译起始因子 2α 激酶 2 亚基（eukaryotic translation initia-tion factor 2-a kinase 2，EIF2AK2）的活性直接抑制自噬；而当胞质中的 STAT3 发生磷酸化后，能够触发 FOXO1 和 FOXO3 等自噬相关蛋白去磷酸化，转移入核，增强 ULK2、BECN1 等自噬基因的表达，从而间接促进自噬的发生。线粒体产能过程中产生的活性氧簇过量会引起自身损伤，诱发线粒体自噬。而在缺血等因素作用下由细胞质向线粒体转移的 STAT3 能够通过调控电子传递链，一种活性氧簇主要生成组分的活性来抑制这种自噬的发生。

STAT3 与自噬之间的相互调控是一个复杂的过程，在不同肿瘤组织和同种肿瘤发展的各个阶段，二者之间的不同调控组合对肿瘤的发展和转归都发挥着重要作用。STAT3 对自噬主要表现为负性调控作用，但有时也可表现为正性调控作用。同时，细胞内 STAT3 的区域化分布对自噬也具有差异性调控作用。此外，有研究表明，除了活化的 STAT3，胞质中非磷酸化的 STAT3 同样也能够抑制细胞自噬。而在同种肿瘤细胞中，STAT3 与自噬出现拮抗与协同两种作用，可能主要是由于 STAT3 在细胞中的分布位置不同，因而对自噬有不同的调控作用。甚至二者可形成环状反馈的交互调节，而在检测的不同节点可能得到不同的结果。因此，STAT3 对自噬的调控非常复杂，涉及活化与否、直接与间接、区域化分布等多种调控机制的参与，导致了研究结果的复杂性。

（三）细胞自噬的 PI3K-Akt-mTOR 信号途径

在肿瘤细胞中，自噬受多种信号通路的调控，其中 PI3K/Akt /mTOR 通路是最经典的一条。PI3K/Akt /mTOR 通路能促进肿瘤细胞的生长、增殖和存活，同时抑制自噬。PI3K/Akt /mTOR 通路主要由 PI3 激酶（PI3K）、蛋白激酶 B（PKB/Akt）和哺乳动物类雷帕霉素靶蛋白（mTOR）3 个作用分子组成。PI3K 分为 Ⅰ、Ⅱ、Ⅲ类：Ⅰ类 PI3K（PI3KC Ⅰ）参与细胞增殖、胰岛素信号转导、免疫功能和炎症反应；Ⅱ类 PI3K（PI3KC Ⅱ）参与膜运输的调控；Ⅲ类 PI3K（PI3KC Ⅲ）由 Vps34 复合体组成，在自噬中起重要作用。PI3K/Akt/mTOR 通路中 PI3K 主要指 Ⅰ类 PI3K，Ⅰ类 PI3K 激活丝氨酸/苏氨酸激酶 Akt，之后通过一系列的调控使 mTOR 磷酸化，从而抑制自噬。而Ⅲ类 PI3K（Vps34）与 Beclin1 蛋白及 Vps15 构成 PI3KC Ⅲ复合体，在自噬早期形成前自噬小体双层膜时发挥作用，并在 mTOR 信号通路相关的蛋白分选和营养传感中起着重要的作用。

肿瘤的发生发展与自噬、PI3K/Akt/mTOR 信号通路有密切关系。营养丰富时，PI3K/Akt 信号通路活化下游 mTOR 并形成 mTOR 复合体，mTOR 复合体一旦形成，促使 ULK1 和 ATG13 磷酸化并阻止 ULK1 活化，进而阻碍自噬小体的形成，最终对自噬进行抑制。而营养缺乏时，LBK/AMPK 通路被激活并阻止 mTORC1 与 ULK 的结合，从而抑制 mTOR 的活性，之后，ULK1 使 ATG13 和 FIP200 磷酸化，形成自噬小体，最终诱导自噬的发生。

（四）细胞自噬的 MAPK/JNK 信号途径

MAPK 信号转导通路是真核细胞最重要的调控机制之一，它的信号转导需要一系列 MAPKKK，MAPKK，MAPK 磷酸化反应。MAPK 是高度保守的丝/苏氨酸蛋白激酶，是信号转导系统的重要组成部分。MAPK 拥有六个家族成员：JNK1/2/3、（ERK）1/2、p38MAPK（p38 α/β/γ/δ）、ERK7/8、ERK3/4 和 ERK5/BMK1。JNK 的下游靶基因转录因子 c-Jun 在 JNK 磷酸化后转位入核。

JNK 参与多因素诱导自噬的发生如内质网应激等，并证实与自噬诱导细胞死亡相关。当细胞面临原癌基因表达下调时，肿瘤胁迫作为保护机制促进自噬性细胞死亡。研究发现，HW1 诱导的

细胞自噬性死亡与 JNK 通路相关，Puissant 等报道显示白藜芦醇在慢性粒细胞白血病时能够通过
JNK 依赖 p62 积聚和过表达 JNK 依赖 p62 积聚及 AMPK 活化诱导自噬。另外，JNK 信号通路激活、
c-Jun 选择性磷酸化及 c-Fos 选择性上调在自噬时已被证实，这些结论表明神经细胞死亡在本质上
属于自噬性细胞死亡并受到 JNK 信号通路的调节。近年，大量的 JNK 底物和调节因子已经被发现，
为 JNK 信号通路相关的生理和病理反应奠定了坚实的基础。然而，JNK 信号转导通路是极其复杂
的，至今在自噬过程中的功能仍知之甚少，还有待于进一步研究。

第二节　细胞自噬与肿瘤的发生、发展和治疗

一、细胞自噬与肿瘤发生发展的关系

自噬是真核细胞的基本生命现象，不仅维持着机体内环境的稳态，而且与众多的生理病理过程
密切相关，如机体免疫、衰老、肥胖、糖尿病、癌症和神经退行性疾病等。自噬与肿瘤的发生和发
展具有重要关系，是目前国际肿瘤研究中的热点问题。研究表明，在肿瘤发生发展的不同阶段而不
断地发生动态变化，自噬可能起到两种截然相反的作用。现在普遍认为自噬在肿瘤发生发展中具有
"双刃剑"的作用，对肿瘤具有促进和抑制的双重作用，在某些情况下可相互转化（图 8-5）。

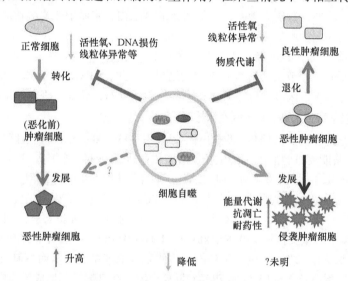

图 8-5　自噬在肿瘤发生中的作用

（一）自噬对肿瘤的抑制作用

自噬介导的细胞死亡具有抑制肿瘤发生的作用。但是，自噬抑制肿瘤的作用并不是简单地通过
促进肿瘤细胞死亡来实现。相反，在肿瘤细胞凋亡受阻、自噬功能丧失所导致的细胞坏死增加，可
能是促进肿瘤不断演进的祸端。自噬对肿瘤的限制性作用，并不能简单地归因于自噬性细胞死亡，
而是通过多种层面、多种机制来实现的。

1. 自噬缺陷导致基因组不稳定性增加　在正常细胞的恶性转化中，自噬可以作为肿瘤发生的
一种抑制因素，对自噬的抑制可使蛋白降解减少，合成代谢增加，最终导致原癌细胞持续增殖。研
究发现，肝癌时肿瘤细胞自噬水平的受损降低，且与原癌基因 *miR-224* 处于异常高水平状态相关。
在小鼠模型中，将 *Atg5* 或者 *Atg7* 基因从组织中随机敲除后，产生的肝癌细胞主要是从 Atg5$^{-/-}$ 细胞
或 Atg7$^{-/-}$ 细胞分化而来的，为自噬抑制肿瘤的发生提供了直接证据。自噬能有效消除细胞内累积
的受损大分子或老化细胞器，降低由此产生的应激压力。p62 是自噬体膜上识别受损的生物大分子
或细胞器的受体分子，在自噬体与溶酶体结合后被降解。研究表明，p62 蛋白的积累会诱导细胞的

恶性转化，而自噬则能通过消除 p62 而抑制肿瘤的形成。

此外，正常水平的自噬能够参与清理受损的线粒体和过氧化物酶体，维持细胞的正常功能和细胞内遗传物质的稳定性，而部分肿瘤的形成正是由于自噬的遗传性缺陷而导致细胞内遗传物质的不稳定所造成的。在发芽酵母细胞中，研究人员也发现在饥饿情况下，自噬缺陷能够导致细胞核的异常分裂，并且在氮源补充后，酵母细胞遗传物质的异倍性仍然有所增加，说明自噬能维持细胞内遗传物质的稳定性。

基因组不稳定性是肿瘤的标志特征，也是诱发细胞癌变的机制。自噬功能缺陷的肿瘤细胞通常会发生基因组损伤和染色体的异常改变。自噬功能缺陷将会导致受损的细胞器积聚、毒性蛋白的积聚、大量活性氧的产生及代谢平衡失调。研究发现，在自噬功能缺陷的永生上皮细胞系中，DNA 双链断裂、基因扩增和非整倍体频率增加，而这些都是诱发原癌基因激活的重要因素。*Beclin-1* 基因是 Atg6 的哺乳动物同源基因，1999 年 Liang 等发现自噬基因 *Beclin-1* 作为肿瘤抑制基因通过调控细胞自噬以维持机体内环境稳定，抑制人乳腺癌的发生，最早提出自噬对肿瘤发生起抑制作用。Beclin-1 与 UVRAG（UV irradiation resistance-associated tumor suppressor gene）、Vps15 形成的多蛋白复合体激活 Vps34，对自噬泡的形成发挥重要调控作用。*Beclin-1* 是一个单等位基因缺失功能缺陷的抑癌基因，40%～75% 的人卵巢癌、乳腺癌、前列腺癌中存在 *Beclin-1* 的单等位基因缺失。研究发现，*Beclin-1* 基因敲除小鼠不仅自发肿瘤形成率（59%）远远高于野生型小鼠（14%），其肿瘤发生时间也远远早于后者；而且，与后者相比前者会形成包括肝细胞癌、B 细胞淋巴瘤、淋巴母细胞瘤等多种肿瘤，并且其肿瘤发生率与 *Beclin*-1 基因表达下调呈正相关。而应用 Beclin-1$^{+/-}$ 胚胎细胞研究发现，基因敲除细胞虽凋亡机制正常但自噬能力显著下降，这表明 *Beclin-1* 作为肿瘤抑制基因，其缺失导致的细胞自噬能力下降是肿瘤发生的重要原因。Mathew 等研究证实，由于 *Beclin-1* 基因缺失，细胞无法通过自噬来维持自身代谢，提高了细胞在代谢应激状态下的基因组不稳定性，导致 DNA 损伤、基因扩增（gene amplification）和非整倍体（aneuploidy）频率增加，由此促使肿瘤发生。因此，自噬有助于缓解代谢应激对细胞的压力，防止由此产生的基因组损伤。然而，目前对于自噬缺陷为何导致基因组不稳定性增加的机制尚未完全阐明，研究发现，*Beclin-1* 单等位基因缺失的细胞微管和中心体异常，表现为中心体数目增加，这有可能是导致染色体不稳定的原因之一。

2. 自噬缺陷促进炎-癌链转化与演进　在组织损伤及慢性炎症的细胞中，自噬作为受损细胞的一种适应性反应可有效清除损伤的蛋白质和细胞器，以减轻损伤和炎症、维持细胞内环境稳定，而自噬缺陷则会引起细胞内环境紊乱、基因突变等，甚至导致细胞死亡或癌变，故长期组织损伤或慢性炎症刺激成为很多肿瘤的罪魁祸首。

慢性炎症被认为是与癌症发生和发展的有关的高度影响因子，亦被认为是肿瘤的第七大特征。普遍认为自噬能通过它对炎症反应的影响能力在癌症的发生发展过程中发挥部分作用。炎性肿瘤微环境可以促进肿瘤细胞增殖、血管形成和侵袭转移。细胞凋亡与自噬性细胞死亡（autophagic cell death）分别属于 I 型和 II 型程序性细胞死亡。程序性细胞死亡是主动性细胞死亡，不存在细胞内容物的释放，因而不会引起周围组织的炎症。与此相反，细胞坏死（necrosis）后细胞内容物释放至周围环境，会引起炎症。有秩序的濒死细胞的清理是很重要的，可以防止由继发性坏死引发的氧化应激和炎症反应的功能。自噬损伤会导致代谢性应激压力和凋亡细胞坏死，从而伴发炎症前细胞因子反应产生了一个肿瘤细胞的增殖前环境。当细胞凋亡途径和自噬途径同时失活时，如果代谢应激持续的时间和强度超出细胞的耐受，细胞将发生坏死。部分肿瘤细胞坏死后导致的炎性微环境将进一步刺激其余肿瘤细胞的增殖、转移。Degenhardt 等研究发现，在凋亡受阻的肿瘤细胞中，持续激活的 Akt 激酶可以抑制细胞自噬活性，促进代谢应激引起的细胞坏死，引起巨噬细胞浸润，激活 p50 NF-κB，刺激炎性因子 IL-6 释放. 从这一角度来说，自噬可以发挥间接的抗炎作用。

3. 自噬与致瘤性微生物感染、宿主免疫应答　自噬是细胞降解长寿命蛋白的主要途径，其在先天免疫和适应性免疫应答中的作用也逐渐为人所知。然而研究发现，某些病毒可以颠覆或者利用宿主细胞的自噬机制，逃避宿主免疫应答，以利于病毒自身复制并获得生存优势。研究证实，某些伽马疱疹病毒不仅可以保护受病毒感染的细胞免受凋亡，同时可以通过直接结合 Beclin-1 蛋白抑制自噬的发生。EB 病毒（epstein-barr virus，EBV）也是一种疱疹病毒，在 EBV 阳性的 B 淋巴细胞中抑制自噬，引起 LMP1 蛋白的集聚增加，克隆形成能力降低。EBV 利用宿主细胞自噬机制，来调节其自身瘤蛋白 LMP1 适量表达，以促进宿主细胞的增殖和转化。

4. 在肿瘤中持续活化的信号途径对自噬产生抑制作用　PI3 参与调控细胞自噬过程，Ⅰ型 PI3K/PKB 信号途径在多种肿瘤中异常激活，对自噬具有负调节作用。生长因子结合胞膜生长因子受体，激活Ⅰ型 PI3K，进一步磷酸化 3-磷酸肌醇依赖性蛋白激酶-1（phosphoinositide-dependent kinase-1，PDK1）和 Akt（PKB）蛋白，促使 PDK1 和 Akt 活化，抑制自噬的发生。Ⅲ型 PI3K 与 Beclin-1 结合形成复合物，生成 3-磷酸磷脂酰肌醇（PI3P），促使其他自噬蛋白定位于前自噬体，促进细胞自噬的发生。多个 mTOR 上游的抑制因子也是抑癌蛋白，例如，抑癌蛋白 PTEN、TSC1 和 TSC2 可以抑制 mTOR 活性促进细胞自噬的发生。

（二）自噬对肿瘤的促进作用

虽然正常水平自噬对肿瘤的发生具有抑制作用，但在肿瘤形成之后，部分肿瘤细胞能利用自噬对抗应激环境，增强存活能力。在肿瘤生长过程中，尤其是当肿瘤内还没有形成足够的血管为其扩增提供营养时，肿瘤细胞可以通过自噬来克服营养缺乏和低氧的环境得以生存。自噬作为细胞应激状态下提供营养物质的重要途径，可以保护肿瘤细胞避免凋亡或坏死的发生。同时自噬对线粒体的分隔可防止促凋亡因子如细胞色素和凋亡诱导因子的扩散。此外，自噬可以清除电离辐射时受损的大分子或细胞器（如线粒体），保护肿瘤细胞免受电离辐射的作用，从而逃避凋亡而存活下来。此时，自噬对肿瘤细胞具有促进的作用。

1. 自噬促进肿瘤细胞对营养缺乏和低氧环境的适应　在肿瘤生长过程中，由于肿瘤的快速生长需要大量的营养和氧气，尤其是当肿瘤内还没有形成足够的血管为其扩增提供营养时，肿瘤细胞可以通过自噬来克服营养缺乏和低氧的环境得以生存。自噬作为细胞应激状态下提供营养物质的重要途径，可以保护肿瘤细胞避免凋亡或坏死的发生。研究发现，低氧会特异性地诱导肿瘤细胞自噬的发生，揭示了低氧环境与自噬之间的分子机制。低氧诱导因子-1α（HIF-1α）是细胞低氧应激反应中的关键调控因子，在缺氧肿瘤细胞中高表达，而同时 HIF-1α 又能诱导细胞自噬的发生。在恶性胶质瘤组织中，缺氧可以促进自噬的活化，进而激活缺氧诱导因子 1/腺苷酸活化蛋白激酶（hypoxia inducible factor 1/AMP-activated protein kinase，HIF-1α/AMPK）信号通路，从而促进肿瘤细胞生长。自噬作为细胞应激状态下提供营养物质的重要途径，可以保护肿瘤细胞避免凋亡或坏死的发生，如 HIF-1α 的下游分子 Bcl-2/BNIP3 能够诱导线粒体自噬，防止受损线粒体释放促凋亡蛋白，促进细胞生存、抑制细胞凋亡。在低氧环境中细胞内的 BNIP3 和 BNIP3L 破坏了 Beclin-1/Bcl-2 复合体，将 Beclin-1 释放出来，激活自噬通路，诱导自噬发生。低氧是肿瘤代谢抑制的重要原因，自噬通过多种方式协助肿瘤细胞应对代谢压力，增强肿瘤细胞对低氧环境的适应能力。

2. 自噬提高肿瘤细胞抗失巢凋亡能力　细胞与细胞外基质或相邻细胞脱离接触会诱发失巢凋亡，播散的肿瘤细胞必须具备抗失巢凋亡能力才能脱离原发灶并在转移过程中存活。研究发现，当非恶性转化细胞脱离细胞外基质时，自噬被激活并且保护细胞抵抗失巢凋亡，使用 RNAi 敲除 ATGs 后，细胞自噬受阻，加速了脱离基质细胞的失巢凋亡过程。细胞与细胞外基质或相邻细胞脱离接触会诱发失巢凋亡，扩散的肿瘤细胞必须具备抗失巢凋亡的能力才能脱离原发灶并在转移过程中存活。研究发现，细胞脱离细胞外基质时，自噬被激活而帮助细胞抵抗凋亡；用 RNA 干扰技术敲低 Atg5 或 Atg7 的表达，抑制细胞自噬，能促进肿瘤细胞的失巢凋亡。此外，β1 整合素受体的阻滞会特异性地诱导自噬发生，从而使细胞具备失巢凋亡抗性。

自噬还可以减少细胞失巢凋亡（anoikis）的发生，提高肿瘤细胞的转移能力。肿瘤组织生长迅速，需要大量的能量以供代谢需要，在能量代谢不足的区域内，持续的自噬状态可能会增强肿瘤细胞的转移能力，当接收到外界信号刺激后，就会脱离基质发生转移。因此，不良的微环境会提高肿瘤细胞的自噬水平。在肿瘤转移过程中，自噬促进了肿瘤细胞的存活，利于肿瘤的远处转移。

3. 自噬有助于肿瘤休眠细胞的生存 肿瘤休眠是恶性肿瘤细胞的生物学特征之一，肿瘤休眠细胞的存在是导致肿瘤复发和远处转移的主要原因，而自噬可能是维持肿瘤休眠细胞生存的重要机制。肿瘤细胞的休眠作用。一方面可以使肿瘤逃避手术和放疗的打击，在休眠细胞重新激活增殖后导致肿瘤复发，另一方面也可以保持肿瘤转移时的细胞活性。自噬能使休眠的肿瘤细胞抵抗细胞凋亡，对其生存有重要的保护作用。乳腺癌细胞向骨髓转移时，癌细胞会在骨髓中以休眠的形式存活一段时间，而骨髓微环境中有大量肿瘤坏死因子相关的凋亡诱导配体（tumor necrosis factor-related apoptosis inducing ligand，TRAIL），TRAIL 可以通过 T 细胞和 NK 细胞介导肿瘤细胞凋亡来抑制肿瘤的转移，肿瘤细胞中自噬水平的上调也可以抑制 TRAIL，从而保护休眠的肿瘤细胞。在卵巢癌中也发现了自噬与肿瘤细胞休眠相关的证据，抑癌基因 *ARHI* 诱导自噬，促进休眠肿瘤细胞在肿瘤微环境中的生存。

（三）自噬对肿瘤具有双重作用

细胞自噬水平与肿瘤发生、发展之间的联系目前普遍认为自噬在肿瘤发生发展中起促进和抑制的双重作用。那么，自噬作用究竟是肿瘤细胞死亡的原因，还是肿瘤细胞赖以生存的机制呢？Toth 等通过重氮丝氨酸（azaserine）诱导大鼠胰腺癌，在胰腺营养缺乏的条件下观察自噬形态学变化，发现非典型小瘤细胞中新生囊泡膨胀和萎缩速率较正常组织快 6~20 倍。前恶变细胞自噬能力激增可能导致蛋白质处于负平衡，抑制前恶变细胞生长，是机体自我保护的机制之一。进一步研究发现，第 20 个月时，胰腺细胞的自噬能力明显减弱，甚至低于对照组，长春碱仅略微积累自噬囊泡，而细胞对环乙亚酮敏感性消失。提示在胰腺肿瘤的形成过程中，癌前阶段自噬能力先提高，然后在腺瘤向腺癌发展的阶段中自噬能力逐渐降低，肿瘤细胞对外界信号和药物的敏感性降低，利于肿瘤生长。当肿瘤发展至晚期，若自噬仍未活化，不能及时清除胞内受损大分子物质和细胞器，则肿瘤细胞对缺血、缺氧的耐受力下降，可能最终走向凋亡或坏死。

自噬与肿瘤的关系可以总结为以下几点：①对于不同的细胞，自噬的作用可能不同。②相同的细胞在不同的外部因素作用时，自噬的作用可能不同。③在肿瘤发生发展的不同阶段，自噬的作用可能不同。肿瘤生长的早期阶段自噬增强，是由于此时肿瘤的血管化作用不足，癌细胞的营养供给有限，需通过自噬为自身提供营养。肿瘤进入发展阶段后，基因突变积累，使包括 *Beclin-1* 在内的众多抑癌基因失活，自噬活力降低。肿瘤进入快速生长和转移阶段，自噬可以抵抗应激条件及抑制失巢凋亡，维持肿瘤细胞的生存。④自噬对单个细胞和对整个肿瘤的阻滞作用可能不同，如自噬功能不全的细胞容易坏死，但是坏死组织产生的细胞因子（包括部分生长因子）反而会促进肿瘤的生长与侵袭。从某种意义上讲，无论对于哪种类型的细胞而言，自噬都可以看作是一种保护机制。自噬一方面能够保护正常细胞，防止癌化的发生；另一方面又能够增强肿瘤细胞的生存能力，在应激条件下对其起到保护作用。自噬与肿瘤之间的关系是复杂多样的，仍需大量的深入研究来阐明自噬和肿瘤发生之间的关系。

二、细胞自噬与肿瘤治疗

自噬在多种癌症发生发展中发挥了双重作用：适度有效的自噬能够清除肿瘤细胞，维持机体稳态；而受损的自噬导致细胞生存能力降低，不能及时清除的细胞内错误折叠蛋白加重细胞内质网应激反应，加快癌症发展进程。因此，充分了解细胞自噬活性状况，在自噬发生的合适阶段给予合适治疗具有潜在的临床实践意义和药物开发意义。

细胞自噬水平升高是细胞应对外界压力的重要方式。在多种肿瘤放射治疗和化学治疗过程中，可以观察到肿瘤细胞的自噬水平明显升高，表明自噬可能是肿瘤细胞放射治疗和化学治疗耐受的一种机制。抑制肿瘤细胞自噬，可能会增强肿瘤细胞对放射治疗和化学治疗的敏感性。研究表明，自噬抑制剂可以增强恶性胶质瘤、多发性骨髓瘤、乳腺癌、结肠癌等多种肿瘤对放射治疗和化学治疗的敏感性。因此，自噬抑制剂与常规治疗联合应用可能是提高肿瘤治疗的潜在手段。

自噬可以诱导细胞程序性细胞死亡。在某些肿瘤细胞中自噬性细胞死亡可能是肿瘤细胞死亡的重要方式。三氧化二砷作用于恶性神经胶质瘤细胞时，可以通过上调 Beclin-1 表达、促使 G_2/M 期滞留，并诱导自噬性细胞死亡。采用喜树碱处理的 MCF7 细胞，24 小时内细胞中有自噬泡样结构出现，并聚集于线粒体；而自噬抑制剂可促进线粒体去极化并且提高胱天蛋白酶-9 的活性并加速凋亡，提示自噬可延迟凋亡，将自噬抑制剂联合传统的化疗药对早期乳腺癌的治疗可能是一种潜在的方法。上述结果表明，诱导肿瘤细胞过度自噬，可能为抗肿瘤治疗提供重要思路。

第三节　细胞自噬的研究技术和策略

细胞自噬对于癌症的双面性作用，使它成为一种癌症治疗的有效方法。细胞自噬是一个动态的多阶段、多基因参与调控的细胞生理过程。由于在特定的细胞、组织和器官中一些自噬的检测方法可能完全起不了作用，目前尚没有监测自噬的绝对标准，因此自噬的监测需根据各种检测方法结果做出综合判断。在高等真核生物中自噬的检测可以从两个方面开始研究：①自噬泡和自噬体形成的静态监测技术，包括电镜、LC3 检测、TOR 和 Atg1 激酶活性等；②自噬泡和自噬体形成的动态监测技术，包括自噬性蛋白降解速率、LC3 通量检测及 p62/SQSTM1（p62/seguestosome-1）检测等。

一、自噬泡和自噬体形成的静态监测技术

（一）电镜

细胞的自噬现象最初是由 Ashford 通过透射电子显微镜首先发现的。在定性检测细胞自噬发生的一系列超微结构（如隔离膜、自噬泡、自噬溶酶体）方面，由于哺乳动物的溶酶体很小，无法应用光学显微镜观察自噬泡，而电镜可形象而生动地观察自噬泡，能有效地鉴别自噬、凋亡和坏死，被称为自噬检测的金标准。通过电镜不仅可观察到自噬体典型的双层膜结构，还可量化细胞内自噬体占胞质总体积的大小，从而判断自噬的激活或抑制。但成熟哺乳动物的自噬体尚涉及过渡到单层膜的结构（如自噬溶酶体），加之一些病原微生物在感染过程中干扰正常自噬体双层膜的形成。因此在自噬相关超微结构的鉴别中，双层膜结构不是自噬的必备条件。自噬电镜检测必须由分析自噬方面有经验的专家完成。

（二）LC3 检测

1. western blotting Atg8/LC3 蛋白是一种可以结合磷脂酰乙醇胺的泛素样蛋白。LC3 是 Atg8 在哺乳动物中基因的同源物。LC3 有前 LC3、LC3-Ⅰ 和 LC3-Ⅱ 三种形式。Atg8-PE/LC3-Ⅱ 是唯一能可靠关联自噬体的蛋白标记物，LC3 western blotting 可以很容易地监测到自噬发生时 LC3-Ⅱ 量的变化。研究发现，LC3-Ⅱ 量的改变是组织和细胞依赖的，因此可能出现电镜下检测到自噬体积聚但 LC3 量却不能很好与之相关的现象。可见 Atg8/LC3 western blotting 必须结合其他监测综合分析自噬。

2. 免疫荧光显微镜检测 LC3 LC3 除了定位在自噬体分隔膜上，同时与磷脂酰乙醇（PE）结合的形式（LC3-PE）存在于自噬体形成各阶段的内外膜上，在自噬溶酶体膜上也可见。应用特异性抗体与 LC3 结合，在荧光显微镜下观察荧光出现位点来确定自噬是否发生。自噬细胞可

显示高亮点状或泡状结构。免疫荧光法的缺点是荧光易淬灭，所得结果不如 western blotting 直观可靠。

3. GFP-LC3　LC3 是哺乳动物细胞中酵母 Atg8 基因的同源物，定位于前自噬泡和自噬泡膜表面，是细胞自噬泡膜的通用标记物。通过构建 LC3 联合绿色荧光蛋白（GFP）载体，借助于荧光显微镜，可方便地观察到 LC3 在细胞中的定位并定量 GFP-LC3 荧光斑。正常生理条件下，LC3 弥散分布在胞质内，自噬激活时转移至自噬体膜上，所以在荧光显微镜下可以观察到 GFP-LC3 在胞质内呈弥散状或在自噬体膜上呈斑点状特征。而在自噬诱导剂处理细胞时，可以观察到 GFP-LC3 荧光斑，而单独转染 GFP 细胞时绿色荧光呈无规则广泛分布，可以比较准确地反映细胞状态。

（三）TOR 和 Atg1 激酶活性

研究表明，抑制 TOR 可以诱导自噬的发生，TORC1（TOR complex 1）对自噬起到负调节的作用。通过其靶蛋白和下游效应物的磷酸化可以监测 TORC1 的活性，从而间接反映自噬。TORC1 活性的下降可以诱导自噬的发生。相反，在体外 Atg1 激酶活性的增高可以诱导自噬的发生。因此检测 TORC1 和 Atg1 激酶的活性可以验证自噬是否诱导成功。

二、自噬泡和自噬体形成的动态监测技术

（一）自噬性蛋白降解速率

自噬性蛋白降解速率是一种利用长寿命蛋白高质量检测自噬过程的方法。通过纳入放射性氨基酸（如缬氨酸）或自噬抑制剂 3-Methyladenin 来标记最能代表细胞自噬的蛋白，并测量完整细胞蛋白标记处释放的随时间变化的放射性。自噬过程强度大小可根据放射强度来量化，放射性越强说明细胞利用的放射标记蛋白越多，自噬现象越明显。这种方法对体外培养的细胞行之有效，但却不能用于动物实验。

（二）LC3 通量检测

在自噬体生成至自噬溶酶体降解这个过程中，LC3-Ⅰ 和 LC3-Ⅱ 的含量在不断发生变化。细胞中新合成的 LC3 经过加工，成为胞质可溶性 LC3-Ⅰ，后者在泛素样反应酶的作用下与磷脂酰乙醇胺偶联生成 LC3-Ⅱ。LC3-Ⅰ 定位于胞质内，LC3-Ⅱ 定位于自噬体的内外膜，可在 SDS-PAGE 凝胶上分离 LC3-Ⅰ 和 LC3-Ⅱ，通过免疫印迹法检测其表达水平，以反映自噬体的数量。但是，并不是所有的 LC3-Ⅱ 都位于自噬体膜上，部分 LC3-Ⅱ 产生于非自噬过程中，关于 LC3-Ⅱ 检测的特异性及准确率还有待于进一步研究。

（三）p62/SQSTM1 检测

p62/SQSTM1 即一种泛素样结合蛋白，p62/SQSTM1 偶联于微管相关蛋白轻链 3，被纳入完整的自吞噬体中，并由自噬溶酶体降解，作为一种调节因子参与自噬体的构成，在自噬的中、晚期被降解。所以细胞内整体 p62 水平的表达与自噬活性存在负相关。p62 蛋白可参与蛋白酶体的降解，当蛋白酶受抑制时其表达量增高可不依赖于自噬而发生变化。因此仅仅检测 p62 还不足以评估自噬过程。

（齐晓丹）

第九章　肿瘤侵袭和转移

第一节　基础知识

侵袭和转移是恶性肿瘤的重要生物学特征，也是导致手术、放疗、化疗等治疗手段失败和患者死亡的最主要原因。恶性肿瘤患者在诊断时通常局部淋巴结转移率就达到了 1/4～1/3。随着高通量技术、体内显微成像及定量技术的发展，人们对肿瘤侵袭转移的生物学机制有了一定的认识。

1889 年，英国外科医生 Stephen Paget 基于对乳腺癌器官特异性转移中的临床观察，提出了著名的"种子-土壤"学说，认为肿瘤转移是转移的肿瘤细胞（种子）在适宜的"土壤"（即肿瘤发生或转移的器官）中生长和发展的结果。近年的研究进一步为这一学说提供了证据。提示微环境在肿瘤发生发展中具有重要作用。

1976 年，Bross 和 Blumenson 提出了著名的"转移瀑布"学说，提出肿瘤的侵袭与转移是一个多步骤、多因素综合作用的复杂过程，包括下述几步。①肿瘤血管生成：肿瘤细胞增殖到一定大小后，内部细胞缺氧促使肿瘤细胞或基质细胞分泌表皮生长因子（EGF）及血管内皮生长因子（VEGF）等促血管生成因子，这些因子能促进新生血管的生成，同时丰富的血液供应又有利于肿瘤细胞生长；②肿瘤细胞的分离脱落：当原位肿瘤细胞生长到一定大小时，会形成一个特殊的肿瘤微环境，肿瘤细胞或者周围其他细胞通过分泌一些活性因子，进而改变细胞膜上糖蛋白结构、细胞表面电荷和细胞周围 pH 等，使肿瘤细胞黏附力下降，得以从原发组织中脱离下来，侵入血液循环或淋巴管；③肿瘤细胞着床：肿瘤细胞随着血液或淋巴液到达其靶器官后，释放出一些细胞因子破坏正常组织，形成一个适宜肿瘤细胞"定居"的微环境，利于肿瘤细胞增殖。

影响肿瘤细胞侵袭和转移的因素很多，本章将介绍肿瘤转移基因与肿瘤转移抑制基因、肿瘤血管生成、细胞外基质降解、细胞黏附、肿瘤微环境、肿瘤干细胞等因素对肿瘤侵袭和转移的影响。

一、细胞黏附分子与肿瘤侵袭、转移

细胞黏附分子能够改变肿瘤细胞之间及肿瘤细胞与 ECM 之间的结合。肿瘤细胞与转移相关的黏附分子表达的减少可以使细胞间的黏附性减弱，导致肿瘤细胞易脱离周围细胞，这是肿瘤浸润及转移的第一步；另外，肿瘤细胞表达的黏附分子使已入血的肿瘤细胞容易黏附在血管内皮细胞，引起血行转移。

与肿瘤转移相关的黏附分子结构上均为跨膜糖蛋白，根据化学结构和功能特征分为整合素家族（integrins）、免疫球蛋白超家族（immunoglobulin super family）、选择素家族（selectins）和钙黏着蛋白家族（cadherins）。

（一）整合素家族、RGD 与肿瘤转移

1. 整合素家族、RGD 概述　整合素是一组存在于细胞表面的二价阳离子依赖性糖蛋白，属于细胞表面黏附分子，由 α 和 β 两个亚单位以非共价键结合形成跨膜异二聚体，调节细胞之间、细胞-细胞外基质之间的黏附。目前发现大约有 18 种 α 亚单位和 8 种 β 亚单位，它们按不同的组合构成 24 余种整合素。

细胞外基质（extracellular matrix，ECM）是由细胞分泌到细胞外间质中的大分子物质，包括连接蛋白（纤维粘连蛋白、层粘连蛋白）、纤维性成分（胶原蛋白、弹性蛋白和网织蛋白）和空间充填分子（主要为糖胺聚糖）等，构成复杂的网架结构和复杂的生物学功能，影响细胞的增殖、分化、黏附和表型表达等生物学过程，在组织器官发生、创伤修复及肿瘤的发生发展、浸润转移等生理和

病理过程中发挥重要作用。

1984 年 Pierschbacher 和 Ruoslahti 在纤维粘连蛋白中发现，RGD（精氨酸-甘氨酸-天冬氨酸）三肽序列是细胞识别系统的基本单位。此后人们发现胶原蛋白（collagen）、玻连蛋白（vitronectin，V）、纤维粘连蛋白（fibronectin，FN）、纤维蛋白原（fibrinogen，FIB）、骨桥蛋白（osteopontin，OPN）等一些细胞外基质蛋白和一些可溶性的配体中均含有这一高度保守的氨基酸序列。

细胞表面的整合素通过识别并以一定的亲和力结合配体上特定的 RGD 序列，介导细胞与 ECM 及细胞-细胞之间的黏附作用，借此 ECM 将携带的信息由细胞外传导到细胞内，从而调控细胞的生长、发育、分化、凋亡等生理和病理过程。

2. 整合素与肿瘤血管生成及肿瘤生长转移　肿瘤细胞上表达的整合素对肿瘤转移产生很大的影响。肿瘤细胞膜上常表达多种类型的整合素，利用噬菌体库展示技术，可以筛选以下的整合素，如 $\alpha_2\beta_1$、$\alpha_3\beta_1$、$\alpha_4\beta_1$、$\alpha_5\beta_1$、$\alpha_6\beta_1$、$\alpha_v\beta_3$ 等。Max 等利用免疫组化分析法发现，结肠癌、肺癌、胰腺癌和乳腺癌等血管生成时整合素 $\alpha_v\beta_3$ 表达上调，表明在肿瘤血管生成的过程中整合素发挥了一定的作用。在肿瘤在体模型鸡胚绒毛尿囊膜（chorio allantois membrane，CAM）实验和兔角膜血管生成实验中，碱性成纤维细胞生长因子（basic fibroblast growth factor，bFGF）引起肿瘤新生血管生成作用增强伴随着 $\alpha_v\beta_3$ 整合素的表达上调。用拮抗 $\alpha_v\beta_3$ 整合素的单克隆抗体能抑制该反应，表明 $\alpha_v\beta_3$ 参与 bFGF 诱导的血管生成。乳腺癌、大肠癌、结直肠癌、肝癌、非小细胞肺癌等多种肿瘤细胞整合素 $\alpha_5\beta_1$ 表达上调，Prifti 等采用免疫组化分析法检测了整合素与子宫内膜迁移的关系，结果发现 $\alpha_4\beta_1$、$\alpha_5\beta_1$、$\alpha_6\beta_1$ 均与肿瘤细胞的转移密切相关。

整合素能激活多种蛋白酪氨酸激酶（protein tyrosine kinase，PTK）传递信号，如黏着斑激酶（focal adhesion kinase，FAK）、Src 家族激酶、整合素连接激酶（integrin-linked kinase，ILK）等，其中 FAK 和 Src 通路研究较为清楚。整合素能与 FAK 结合并激活 FAK，FAK 与 Scr-PTKs 形成复合物，使细胞外存活信号通过 FAK 形成的黏着斑及 Scr-PTKs 复合物传入细胞内。同时 Scr-PTKs 又能使 FAK 的 576 位和 577 位 Tyr 磷酸化，使 FAK 的激酶活性更高，细胞增殖信号得以不断放大。另外，整合素 $\alpha_5\beta_1$ 能够使接头蛋白 shc 的酪氨酸激酶磷酸化，调节 Ras-Raf-MAPK-ERK 信号途径，产生相应的生物学作用。整合素介导的下游信号分子还包括磷脂酰肌醇 3-羟基激酶（phosphaditylinositol 3-OH kinase，PI3K）、β-连环蛋白、Ras、Rho GTP 酶（RhoA、RhoC、Rac1、Cdc42）等。

整合素受体如 $\alpha_v\beta_3$ 或 $\alpha_v\beta_5$，在肿瘤细胞或肿瘤新生血管内皮细胞常呈现高表达，这类受体可以作为肿瘤靶向治疗的靶点，RGD（精氨酸-甘氨酸-天冬氨酸）序列通过与这些受体竞争性结合，抑制肿瘤迁移和肿瘤血管生成。

3. 基于整合素 $\alpha_v\beta_3$ 的 RGD 抗肿瘤转移作用　肿瘤细胞表面整合素的表达与其转移能力存在相关性。研究表明，在许多恶性肿瘤中整合素 $\alpha_v\beta_3$ 呈高表达。Hosotani 等研究了 $\alpha_v\beta_3$ 在胰腺癌中的表达。Zheng 等研究发现，前列腺癌 PC3 细胞系高表达 $\alpha_v\beta_3$ 且可以黏附于玻连蛋白并发生远处转移，无 $\alpha_v\beta_3$ 表达的 LNCaP 前列腺癌细胞则无此作用。用 $\alpha_v\beta_3$ 转染 LNCaP 细胞后可使之黏附于玻连蛋白并发生转移。

在肿瘤转移过程中，肿瘤细胞黏附到细胞外基质（extracellular matrix，ECM）和基底膜（basilar membrane，BM）是肿瘤细胞侵袭过程的第一步。在对 ECM 受体研究中，人们发现了与肿瘤细胞黏连有关的主要黏附识别序列，即 RGD 序列，受此启发人们合成了许多 RGD 多肽及衍生物，从而竞争、干扰肿瘤细胞与 ECM 的相互作用，达到抑制肿瘤转移的目的。

与一般抗癌药物相比，RGD 肽是无细胞毒性的，通过与肿瘤细胞受体部位竞争性结合，防止肿瘤细胞附着，促使其脱落，从而使肿瘤细胞进入血循环，避免集聚以利于清除。Ritchie 等在对恶性胶质瘤的局部浸润研究中发现，RGD 肽可以显著抑制 SNB-19 和 T98G 细胞对纤维粘连蛋白和玻连蛋白的黏附作用。Tucker 等发现用合成的 GRGDS 肽能显著抑制鼠黑色素瘤的转移。Madeja 等研究发现，RGD 合成肽能够抑制纤维粘连蛋白介导的 Walker 肉瘤细胞的定向移动，抑制肿瘤细胞与成纤维细胞周围纤维粘连蛋白的黏附。Simmons 等研究发现，RGD 肽能够抑制多形核细胞在培养的人血管内皮细胞表面的迁移。

Kang 等发现重组的去整合素能够阻止黑色素瘤细胞株 B16F10 与细胞外基质的黏附并阻止其穿透基质膜。体内试验研究表明，去整合素能够显著抑制肺肿瘤细胞的集聚作用，推断去整合素通过抑制整合素介导的黏附作用及抑制肿瘤细胞的增殖作用实现了其抗转移活性。RGD 肽通过抑制整合素 $\alpha_V\beta_3$ 与细胞基底膜连接蛋白质的结合，抑制肿瘤细胞对基底膜的黏附作用，进而抑制肿瘤转移。

（二）免疫球蛋白超家族

免疫球蛋白超家族包括 70 多种分子，目前，对与肿瘤转移密切相关的免疫球蛋白超家族中的细胞黏附分子（cell adhesion molecules，CAM）研究较多，CAM 具有免疫球蛋白（Ig）样单链结构，主要介导 Ca^{2+} 非依赖性细胞黏附。CAM 中细胞间黏附分子-1（ICAM-1）、血管间细胞黏附分子（VCAM-1）和神经细胞黏附分子（NCAM）等被广为研究。ICAM-1 和 VCAM-1 在多种肿瘤细胞表面呈高表达，参与多种生理和病理反应过程，在肿瘤的浸润、转移、诊断等方面具有重要意义。

随着肿瘤的恶性进展，ICAM-1 的表达量会逐渐增高。肿瘤细胞中 ICAM-1 的表达水平升高可增强细胞毒性 T 细胞和 NK 细胞对肿瘤细胞的杀伤作用，进而抑制肿瘤生长；但另一方面 ICAM-1 通过与白细胞表面的 $\alpha_L\beta_2$ 和 $\alpha_M\beta_2$ 结合，增加了肿瘤细胞与白细胞的黏附，致使肿瘤细胞通过白细胞介导而黏附到血管内皮上并渗出到血管外，促进了肿瘤细胞的播散转移。NCAM 是 Edelman 等在神经组织中提取的多肽，与神经细胞间及神经细胞与肌肉间突触形成有关。Perl 等发现正常 Rip1Tag2 鼠胰腺 β 细胞瘤不发生转移，将 Rip1Tag2 肿瘤细胞中 NCAM 基因敲除后，肿瘤转移能力增强，说明 NCAM 在肿瘤细胞弥散中发挥重要作用。NCAM 介导的信号传导作用能够调控细胞生长和分化过程。

（三）选择素家族

选择素家族包括 E-selectin、L-selectin 和 P-selectin，分别表达于活化的内皮细胞、白细胞和血小板表面。研究发现，很多肿瘤细胞表面都有选择素配体的高表达，介导内皮细胞、血小板与肿瘤细胞黏附而促进肿瘤转移。在血液循环中，P-selectin 介导肿瘤细胞与血小板结合，使肿瘤细胞逃脱吞噬细胞的清除。

AokiM 等通过裸鼠体内实验，发现结肠癌细胞通过与 E-选择素的黏附，增加了肺转移的能力，使用可溶性的 E-选择素融合蛋白能够阻止结肠癌细胞的肺转移行为。

（四）钙黏着蛋白家族

钙黏着蛋白是一组钙离子依赖型的黏附分子。根据组织分布的不同分成三种亚型：上皮型钙黏着蛋白（epithelial cadherin，E-cadherin）、神经型钙黏着蛋白（neural cadherin，N-cadherin）和胎盘型钙粘着蛋白（placental cadherin，P-cadherin）。钙黏着蛋白家族包括 100 多个成员，根据结构和功能特点将其分为经典型钙黏着蛋白（classic cadherin）、原钙黏着蛋白（protocadherins）、桥粒钙黏着蛋白（desmosomal cadherin）及其他类型的钙黏着蛋白，它们结构相似，功能广泛。钙黏着蛋白参与维持组织器官正常的形态结构，保持细胞之间及细胞与基质之间的稳定联系。钙黏着蛋白的分子结构或功能缺陷会影响肿瘤细胞的侵袭和转移。其可能机制为钙黏着蛋白表达减少或丧失时，细胞间的黏附减弱，肿瘤细胞易于分散而脱离原发瘤灶，从而发生远处浸润转移。近年来在乳腺、食管、胃、肝、肾、前列腺、皮肤和肺部等肿瘤中，均发现 E-cadherin 基因的缺失或突变失活而致的黏附功能缺失。

二、肿瘤微环境

正常情况下，细胞生长在特定、适宜的组织微环境中。微环境的概念不仅涉及细胞外基质大分子，而且扩展到周围的其他类型细胞及细胞外的大量生长因子、趋化因子、炎症因子等。细胞与微环境的相互作用也不仅只限于细胞与基质分子的连接，还扩展到细胞与细胞间的连接与通讯。肿瘤表现为病理性增生和分化异常，并且具有自律性、遗传性、异质性等特点。肿瘤周围特异性微环境的存在对实体瘤的发生、发展、浸润和转移起保护和支持作用，肿瘤微环境（tumor microenvironment）指肿瘤在发生、发展和转移的过程中所处的局部稳态环境，由肿瘤细胞本身、间质细胞（也称基质细胞）、微血管/微淋巴管、细胞外基质（extracellular matrixc，ECM）和细胞外分子如血管内皮生长因子（VEGF）、转化生长因子（TGF）和趋化因子等众多细胞因子等共同构成。

通常，肿瘤细胞被视为新生的异物，基质细胞及细胞外基质被看作宿主成分。基质细胞种类繁多，主要包括：成纤维细胞、上皮细胞、免疫/炎症细胞、血管内皮细胞、骨髓来源的间充质干细胞、脂肪细胞、胶质细胞、平滑肌细胞等。这些细胞间通讯是双向的，基质细胞产生多种黏附分子和信号分子影响肿瘤细胞的代谢、生长和生存。此外，微环境中还存在肿瘤细胞与基质细胞产生的各种生长因子/生长抑制因子、细胞因子、趋化因子、炎症介质、血管生成促进/抑制因子、促侵袭因子等，还有细胞外基质及其降解产物。这些成分会通过多种分子机制参与肿瘤细胞与宿主微环境之间的相互作用，因而直接或间接影响着肿瘤发生、生长、免疫逃逸、新生血管的形成、诱导抗药表型的产生及肿瘤的侵袭和转移。

三、肿瘤转移相关基因与肿瘤转移

（一）肿瘤转移抑制基因

肿瘤转移抑制基因属于特殊类型的抑癌基因，其中最被关注的是 NM23（nonmetastasis 23）基因。NM23 基因是美国国立癌症研究院 Steeg 等于 1988 年首次发现的，定位于人 17 号染色体 17q21.3-q22。目前，已知人类有 8 种 NM 基因，经证实，NM23-H1 和 NM23-H2 基因有抑制肿瘤转移的能力。NM23-H1 和 NM23-H2 是分别受两个独立的调控系统调节的两种不同的基因，其中 NM23-H1 的基因水平与肿瘤细胞的侵袭转移能力密切相关。NM23 的基因表达产物与人红细胞核苷二磷酸激酶（nucleoside diphosphate kinase，NDPK）具有高度同源性，通过参与跨膜信息传导而影响蛋白质合成。NDPK 通过干扰细胞内微管、微丝与细胞骨架系统的聚合/解聚，影响细胞骨架的状态，从而调控细胞的活动和粘连，参与肿瘤浸润和转移过程。研究发现，在乳腺癌、肝癌、甲状腺癌等肿瘤中，NM23 基因缺乏或者产物呈低表达，提示 NM23 基因表达与多种肿瘤的转移有关。

（二）原癌基因和抑癌基因

原癌基因（proto-oncogene）与细胞增殖密切相关，是进化上高度保守的维持机体正常生命活动所必需的基因。正常情况下，其表达受到机体严密调控，在一些不良因素刺激下，原癌基因的结构或调控区发生变异，基因产物增多或活性增强时，导致细胞过度增殖形成肿瘤。抑癌基因（tumor suppressor gene）与调控细胞生长的原癌基因协调表达，能够抑制细胞过度生长、增殖从而遏制肿瘤形成，是一种负调节基因。当抑癌基因发生点突变、基因片段缺失或异常表达时，能够促进肿瘤的发生发展。与肿瘤侵袭相关的原癌基因和抑癌基因有：ras/P21、c-met、EGFR、P53、P16、c-erbB-2 等。

1. ras 基因 ras 基因家族是较早发现的与肿瘤转移相关的癌基因。在 Harvery 鼠肉瘤病毒（Ha2MSV）和 Kirsten 鼠肉瘤病毒（Ki2MSV）的子代病毒基因中，首先发现了一种来源于宿主细胞基因组的新基因序列，命名为 ras 基因。在 ras 基因家族中，有三种基因-即 N-ras、H-ras

和 *K-ras* 与人类肿瘤密切相关，分别定位在 1 号、11 号和 12 号染色体上，编码蛋白质的相对分子质量为 21 000，即 P21Ras 蛋白，是膜结合型的 GTP/GDP 蛋白。

ras 基因促进肿瘤生长及浸润转移的机制：基因表达产物抑制肿瘤细胞凋亡，促进肿瘤增殖；使肿瘤 VEGF 表达水平增加，促进肿瘤组织血管形成；调节肿瘤细胞上黏附分子的表达量，促进细胞间或细胞-基质的黏附；增加基质蛋白水解酶活性，促进基质中的纤维蛋白降解；诱导肿瘤细胞逃避免疫监视，最终导致肿瘤细胞的浸润和转移。

2. *c-met* 基因 *c-met* 是一种原癌基因，其表达产物是一种由 *c-met* 基因编码的蛋白产物，为肝细胞生长因子（HGF）/离散因子（SF）受体，具有酪氨酸蛋白激酶活性，与多种调节蛋白活性相关，参与细胞信息传导，调控细胞增殖、分化、分散、运动和存活。研究表明，许多恶性肿瘤的发生发展和侵袭转移过程中均有 *c-met* 基因的过度表达。HGF 是上皮细胞有效的分裂原，在 *c-met* 的介导下，可引起肿瘤细胞增殖、分化、运动和侵袭，为肿瘤细胞获得高转移能力提供进一步的选择优势。

3. *P53* 基因 *P53* 是人体抑癌基因，编码一种分子量为 53 000 的蛋白质，命名为 P53。*P53* 基因是迄今为止与人类肿瘤相关性最高的基因，有野生型与突变型两种，野生型 *P53* 是抑癌基因，突变型 *P53* 则失去肿瘤抑制活性，促进了肿瘤形成。野生型 *P53* 能识别 DNA 损伤，使细胞生长停止在 G_1 期，直到损伤修复后再进入细胞周期。如果 *P53* 基因发生了突变、基因缺失或者产物表达水平降低，则促使细胞继续分裂，DNA 损伤继续扩大，易发生肿瘤侵袭与转移。*P53* 基因与人类 50% 的肿瘤有关，如肝癌、乳腺癌、卵巢癌、胃癌、前列腺癌、软组织肉瘤、肺癌等。Sun 等用放射线诱发 *P53* 突变，发现突变型 *P53* 促进了基质金属蛋白酶基因、内皮生长因子受体基因和血栓素基因的转录活性，但抑制 *bFGF* 及 *MDR*-1 基因表达。说明 *P53* 基因可调节多种转移相关基因的表达。

四、肿瘤干细胞和肿瘤转移

干细胞是一类具有自我复制能力的多潜能细胞，在一定条件下，它可以分化成多种功能细胞。在多种实体肿瘤中都存在极少量具有干细胞特性即自我更新能力和多向分化潜能的细胞亚群，这种细胞亚群被称为肿瘤干细胞（cancer stem cell，CSC），其对肿瘤发生、发展、侵袭、转移及化学治疗耐药性等都有着重要影响。

肿瘤干细胞最早是在白血病中被证实的。1997 年，研究人员在人类急性髓系白血病中发现一小群细胞的表面标志与正常造血干细胞类似，并且可以使非肥胖性糖尿病/重症联合免疫缺陷（NOD/SCID）小鼠患白血病，而其他被分离的细胞却不能。因此，此类细胞被认为是"肿瘤干细胞"。美国癌症研究协会 2006 年将 CSC 定义为肿瘤中存在的具有自我更新能力，并能分化产生异质性肿瘤细胞的细胞。近年来已经从多种实体肿瘤鉴定出肿瘤干细胞，并根据细胞表面标志利用流式细胞术将它们从细胞群体中分选出来。分离鉴定这类细胞对于进行 CSC 靶向治疗，彻底摧毁肿瘤母体并最终治愈恶性肿瘤有着深远意义。

（一）CSC 的来源

CSC 的形成可能有多种来源：①通常认为 CSC 最有可能起源于发生基因突变的正常干细胞；②体细胞融合细胞，当融合时发生异常突变时，双方的细胞因子会对双方的基因表达产生影响，诱导细胞上皮-间质转化（epithelial-mesenchymal transition，EMT），获得 CSC 表型；③病毒感染可能与 CSC 的起源有关，也有研究认为 CSC 起源于胚胎期残留的干细胞。因此，要明确 CSC 究竟起源于哪种类型的细胞是非常困难的。

（二）CSC 的生物学特性

随着人们对 CSC 研究的不断深入，有人提出，CSC 起源于干细胞。CSC 与干细胞之间存在极为相似的生物学特性：①自我更新和分裂增殖能力；②不对称分裂，多向分化的潜能；③具有相似的细胞表面标志物，如 CD133、Msi-1、Sox2、ABCG2 /BCRP1 等；④ 在一定环境的支持下，干细胞有迁移的能力，而 CSC 具有转移的能力；⑤具有端粒酶活性等。然而 CSC 又有其特异性，表现在：①高致瘤性，在自我更新的过程中，由于负反馈调节机制的破坏，CSC 无限增殖却丧失了稳定性而具有转移活性；②强耐药性，肿瘤干细胞胞膜上的多药耐药蛋白 ABCG2，能逆着浓度梯度将化疗药物泵出至细胞外，从而保护肿瘤细胞免受药物的损害。这也是导致化疗失败、肿瘤转移和复发的主要机制；③缺乏分化成熟的能力；④异质性，来源于同一肿瘤的不同亚克隆的 CSC 在生长过程中，由于微环境的改变和附加的基因突变，使其增殖、分化和侵袭转移能力，对激素的反应和对抗肿瘤药物的敏感性等方面存在差异；⑤可塑性，指 CSC 分化后产生的前体细胞或已完全分化的成熟细胞去分化后产生具有更强分化能力的细胞，并由这个细胞分化为多种特定类型细胞的能力，大多数情况下 CSC 的可塑性是可诱导性的，微环境改变、低氧、炎性因子及细胞因子诱导的细胞上皮-间质转化（EMT）等都可以促使已分化的 CSC 去分化；⑥治疗抵抗，CSC 具有较强的 DNA 损伤修复能力，例如，在神经胶质瘤中，CSC 能够快速修复放射治疗引起的 DNA 损伤并抑制损伤引起的细胞凋亡。

（三）CSC 与肿瘤基因治疗

CSC 不仅能够逃逸放射治疗和化学治疗的伤害，且在肿瘤发生、转移和扩散中也起到了至关重要的作用，这也是导致肿瘤治疗失败的根本原因，因此能否消灭 CSC 就成了治疗是否成功的关键。现阶段针对 CSC 的靶向治疗方法有很多，例如下述几种，①干扰 CSC 的传导通路：研究发现 CSC 的发生、发展和增殖依赖于肿瘤中存在多种信号通路，如 Wnt、NF-κB、Notch、Hippo 等信号通路。这些信号通路被异常激活或调控失衡时，可以导致 CSC 的形成、增殖和转移。通过抑制这些非正常调控的信号通路或恢复正常状态有可能抑制 CSC 的生物学功能。②针对肿瘤干细胞表面标志物：CSC 表面存在着一些有别于普通肿瘤细胞的特异性标志物（如 CD133、ABCG$_2$、OCT4 等），对表达这些标志物的细胞进行杀伤，使其成为肿瘤靶向治疗药物的新靶点。③针对 CSC 微环境：CSC 的生存、增殖和侵袭转移必须依赖适宜其发展的微环境，可以通过破坏 CSC 赖以生存的微环境，来达到对其进行靶向治疗的目的。

（四）CSC 研究中存在的问题及展望

在肿瘤研究领域，干细胞理论已经被广泛地接受，不仅应用于基础研究，也成为抗肿瘤新药的研发热点。但当前针对恶性肿瘤采取的化学治疗和放射治疗等治疗策略具有一定的局限性，经常出现治疗无效，治疗失败的原因是肿瘤细胞对化学治疗和放射治疗的抵抗及肿瘤复发或转移。这些问题的出现与 CSC 密切相关。

虽然对 CSC 的来源、生物学特性及临床治疗等已取得了一定的进展，表面标志物的微妙差异和信号通路都成了治疗靶标的研究热点。但研究中仍然存在很多问题，如对于 CSC 的生物学特点的认识并不完全；在整个肿瘤组织中，CSC 的数量极少，分选鉴定仍有很多困难，在组织形态学上很难进行识别等。相信随着人们对 CSC 基础研究的进一步深入，特别是相关信号转导通路的阐明，必将给肿瘤的治疗带来新的希望。

五、细胞外基质与肿瘤侵袭转移

细胞外基质由胶原蛋白、蛋白聚糖和糖蛋白等分子组成。肿瘤细胞通过蛋白水解酶降解基质蛋白是局部侵袭和转移的必需步骤，蛋白水解酶包括：①基质金属蛋白酶（matrix metalloproteinases, MMPs）；②组织蛋白酶（cathepsins）；③ADAM（adamalysin-related membrane proteases）家族分子；④骨成型蛋白 1 型金属蛋白酶（BMP-1-type metalloproteinsess）；⑤类肝素酶（heparanase）；⑥组织丝氨酸蛋白水解酶：尿激酶型纤溶酶原激活系统（urokinase-type plasminogen activator system，u-PA）、纤溶酶、凝血酶等。研究表明，在肿瘤的侵袭转移过程中基质金属蛋白酶发挥主要作用。

（一）MMPs 概述

1. MMPs 分类　MMP 是一组降解细胞外基质的主要酶，按作用底物不同可将 MMP 分为以下几类：①胶原酶（collagenases），主要是 MMP-1、MMP-8，作用底物为 Ⅰ、Ⅱ、Ⅲ 型胶原；②明胶酶，包括 MMP-2、MMP-9，作用底物主要为 Ⅳ 型胶原和明胶；③膜型基质金属蛋白酶（membrane type-MMP，MT-MMP），如 MMP-14、MMP-15、MMP-16 和 MMP-17 等。它们可激活细胞膜表面的 MMP-2 酶原，或降解 Ⅰ 型胶原、纤维粘连蛋白和蛋白聚糖（proteoglycans）；④基质溶解素（stromelysins），包括 MMP-3、MMP-10 和 MMP-11 等，主要作用于蛋白聚糖的层粘连蛋白，纤维蛋白，明胶，核心蛋白和基底膜胶原中的非螺旋部分；⑤其他基质溶解因子（如 MMP-7）、金属弹力蛋白酶（MMP-12）、胶原酶 3（MMP-13）、基质溶素（MMP-3、MMP-10、MMP-11）等。

2. MMPs 的结构　MMPs 是一类有高度同源性的锌离子依赖性的蛋白水解酶家族。它们大小各异，底物不同。所有 MMPs 均由 10 个外显子和 9 个内含子组成，在结构上都有以下类似区域：①信号肽区域：由第 1 外显子编码，能够引导基因表达产物进入内质网；②酶原肽区域：由第 2 外显子编码，分子量约 10kDa，在催化激活时该肽段水解失去；③催化活性区：由第 3～5 外显子编码，包括两个锌离子结合区（一个为结构性的，另一个是位于活性中心具有催化性）和至少一个钙离子结合区；④羧基端区域：由第 6～10 外显子编码，可能与底物的特异性有关；⑤明胶结合区域：与纤维粘连蛋白结合明胶的部位有同源性，只有两种明胶酶 MMP-2 和 MMP-9 具有这个区域，可能介导 MMPs 在胞外基质中的分布。

3. MMPs 的活性调节　研究表明 MMPs 的活性在基因转录、酶原活化和抑制剂抑制三个水平被调控。①基因转录水平调节：MMPs 的生物合成由其基因转录率所决定。一些生物学活性因子能够调控 MMPs 家族成员的 mRNA。其中，生长因子和细胞因子（如 TNF-α、EGF、IFN-γ、IL-4）等活性介质调节酶原合成，它们不仅能增强或抑制 MMPs mRNA 的转录，而且能影响 MMPs 的半衰期；其次，一些黏附分子（受体）、类固醇激素、TPA 等致癌剂及细胞外基质微环境等均对 MMP 的转录有调控作用；②酶原活化：初分泌时，所有 MMPs 均是无活性的酶原形式。在体外，多种理化因素能够激活 MMPs 酶原，一些刺激物（如有机汞试剂、烷基化试剂等）通过血清酶介导的级联反应能活化 MMPs 酶原。通过切除 N 末端前肽域并将半胱氨酸与酶前体催化位点的锌离子分离，暴露出活性中心而激活此酶原。在体内，一些组织蛋白酶（如肥大细胞类胰蛋白酶、纤溶酶、激肽释放酶和中性白细胞弹性硬蛋白酶等）能活化 MMPs 酶原，在 MMPs 家族内某些成员之间也有一定的酶原激活效应。纤溶酶原激活物-纤溶酶系统可以启动 MMPs 的级联放大效应，从而激活 MMPs。纤溶酶原激活剂（plasminogen activator，PA）分为组织型（tissue plasminogen activator，tPA）和尿激酶型（urokinase plasminogen activator，uPA）两种。两者均可与细胞膜表面受体（PAR）结合而激活纤溶酶原，进而将 MMPs 酶原水解成有活性的酶，再激活下一级其他的蛋白酶原，通过正反馈作用实现信息逐级放大，最终促进基底膜降解；③抑制剂的调控：常见的 MMPs 天然抑制剂有 α_2-巨球蛋白、纤溶酶原激活物抑制物和特异性的抑制物-组织金属蛋白酶抑制剂（tissue inhibitors of metalloproteinases，TIMPs）。MMPs 和 TIMPs 之间的平衡是调控 MMPs 活性的一个关键控制点。TIMPs 在体内分布广泛，目前已发现了 4 种，可通过非共价键与活化的 MMPs 以 1：1 的比例结合，是稳定的不可逆性结合，进而抑制 MMPs 活性。在体内 MMPs 与 TIMPs 保持着相对的平衡状态，决定了细胞基质是降解还是解聚，从而在创伤修复、组织模型重塑、胚胎发育、肿瘤细胞的侵袭与转移中具有重要的意义。

（二）基质金属蛋白酶在肿瘤侵袭和转移中的作用

1. MMPs 破坏肿瘤细胞侵袭的组织学屏障　1980 年，Liotta 等提出了肿瘤浸润转移三步学说：

即黏附、降解和移动三个主要步骤。明确了肿瘤侵袭转移第一步即肿瘤细胞与基底膜表面的整合素及非整合素受体相结合，黏附后肿瘤细胞即直接或诱导宿主细胞分泌蛋白水解酶类，水解破坏细胞外基质成分，最后，肿瘤细胞穿过细胞外基质缺损处，通过局部淋巴系统及毛细血管进入循环系统，肿瘤细胞选择继发部位定居，并增生形成转移灶。

人们发现 MMPs 对细胞外基质有效成分的降解起着关键作用，因而对金属蛋白酶类 MMPs 及其组织抑制因子 TIMPs 的研究最多。

MMPs 几乎能降解细胞外基质的所有成分，通过蛋白水解作用降解重塑细胞外基质和基底膜构成的组织屏障，促进肿瘤细胞突破该组织屏障侵袭周围组织，在肿瘤浸润和远处克隆生长的过程中发挥重要作用。MMPs 的蛋白底物包括：蛋白酶、蛋白酶抑制物、化学趋化分子、细胞-细胞和细胞-基质黏附分子等。

细胞基底膜的主要成分是具有独特的螺旋结构的IV型胶原，肿瘤细胞分泌的 MMPs 中，MMP-2（明胶酶 A）和 MMP-9（明胶酶 B）是降解IV型胶原蛋白最主要的酶。MMP-2 和 MMP-9 主要降解明胶和层黏连蛋白，除此之外，MMP-2 还能降解宿主 I 型胶原，激活 MMP-9 和 MMP-13。MMPs 的蛋白溶解作用导致的结果：①内皮细胞降解并浸润血管基底膜；②细胞外基质降解后的产物趋化内皮细胞；③激活并固定细胞外基质中的生长因子。许多研究发现，MMP-2、MMP-9 与 TIMP-1、TIMP-2 之间的相互作用与肿瘤细胞的侵袭转移密切相关。

2. 基质金属蛋白酶调节肿瘤细胞与基质的黏附　肿瘤细胞与细胞外基质相互识别结合并发生黏附是肿瘤浸润的必要步骤，黏附太弱则移动性也弱，而黏附太紧密则不易分开和移动，故肿瘤细胞必须具有黏附、脱黏附的能力，才能成功地完成转移过程。细胞在 ECM 中迁移必须打破原有的黏附状态，并建立新的细胞与细胞、细胞与细胞外基质之间的黏附。MMPs 通过调节细胞与细胞外基质黏附功能，调控新生血管的形成，而促进肿瘤的浸润和转移。

3. MMPs 与肿瘤的关系　研究发现，肿瘤细胞产生基质金属蛋白酶的能力与其恶性行为密切相关，转移能力不同的肿瘤细胞分泌基质金属蛋白酶的能力不同。将 MMP-2、MMP-9 和 MT1-MMP 的 cDNA 转染肿瘤细胞后可增加其转移能力，在乳腺、前列腺、结肠、甲状腺、肺和头颈部等肿瘤动物实验中均发现 MMPs 的高表达。Zhang 等用免疫组化法分别测定前列腺癌和前列腺增生患者明胶酶 MMP-2 和 MMP-9 的表达量，结果显示前列腺癌患者 MMP-2、MMP-9 表达量明显增高，提示这两种酶与前列腺癌的发展、病理分级和浸润转移密切相关。肝细胞癌中明胶酶 MMP-2 呈过度表达，明胶酶谱法测定 MMP-2 活性明显增高，提示 MMP-2 与肝癌的侵袭转移密切相关，MMP-9 在肝细胞癌中含量明显升高，提示 MMP-9 也可能是诊断侵袭性、转移性肝细胞癌的指标。

第二节　抗肿瘤侵袭和转移的策略

肿瘤侵袭和转移是一个涉及肿瘤细胞、宿主细胞和细胞外基质之间相互作用的复杂的分子生物化学变化的过程。

因此，Liotta 提出了肿瘤细胞浸润转移的假说，将肿瘤细胞浸润转移过程分成了三个阶段：①肿瘤细胞和肿瘤细胞之间的解黏附，肿瘤细胞黏附到细胞外基质和基底膜；②肿瘤细胞和宿主细胞分泌的一些蛋白水解酶，降解细胞周围的细胞外基质；③在生长因子及趋化因子诱导下，肿瘤细胞向远处侵袭转移。上述各阶段之间相互联系相互作用。

抑制肿瘤转移的主要策略就是对肿瘤侵袭转移相关的细胞黏附分子、蛋白酶、肿瘤转移相关基因等的调控，肿瘤干细胞是导致肿瘤发生发展、侵袭转移及化疗耐药性等原因之一，因此，靶向肿瘤干细胞也是抑制肿瘤侵袭转移的一种策略。

一、抗黏附技术

RGD 是由精氨酸、甘氨酸和天冬氨酸组成的三肽序列，是广泛分布的细胞识别系统的基本单元，细胞外基质中的纤维粘连蛋白、层粘连蛋白和玻连蛋白等均含有这一高度保守的氨基酸序列，它们通过 RGD 序列与整合素相互识别，介导细胞之间及细胞与细胞外基质之间的相互作用，参与细胞的增殖、分化、凋亡、黏附和迁移等活动。Saiki 合成了聚 RGD、聚 RGDS、聚 RGDT 等包含 RGD 序列的多肽，体外实验证明，RGD 肽能明显抑制黑色素瘤细胞的侵袭迁移，在体内则能明显抑制肿瘤的肺转移，RGD 肽中 RGD 序列的重复次数越多，其作用越强。使用特异性抗体或者可溶性的竞争性抑制剂抑制肺组织的 Lu-ECAM-1，可以显著抑制肿瘤细胞的肺上皮细胞黏附和肺侵袭转移。抗 β_1 整合素的单克隆抗体，也可以抑制肿瘤细胞的黏附、侵袭和转移过程。

二、抑制细胞外基质降解

纤溶酶原激活剂（plasminogen activator，PA）分为组织型（tissue plasminogen activator，tPA）和尿激酶型（urokinase plasminogen activator，uPA）两种，两者均属于丝氨酸蛋白酶家族，均可与细胞膜表面受体（PAR）结合而激活纤溶酶原变为纤溶酶。尿激酶型（uPA）与肿瘤侵袭和转移有密切关系。纤溶酶原激活物-纤溶酶系统可以启动 MMPs 的级联放大效应，从而激活 MMPs，再激活下一级其他的蛋白酶原，通过正反馈作用实现信息逐级放大促进基底膜降解，最终促进肿瘤细胞的浸润转移。因此对 uPA 的抑制，可以抑制某些肿瘤的增殖和转移过程。肿瘤相关的胰蛋白酶抑制剂可以抑制肿瘤相关的胰蛋白酶活性，进而抑制其介导的细胞外基质降解。

三、抗肿瘤细胞血管生成

1971 年 Folkman 首次提出在肿瘤发生和发展过程中存在"血管生成开关机制"，揭示了肿瘤生长依赖于血管生成。基于血管形成存在与否，肿瘤的生长大致分为两个时期：一是血管前期（又称无血管期），肿瘤细胞处于休眠状态，仅形成直径不超过 1～2mm 的隐形血管，肿瘤主要依靠周围组织的弥散来获取营养物质和排泄代谢产物，另一个是血管期，此时肿瘤组织释放大量的促血管生长因子，导致局部稳定的血管床信号失调，大量新生血管开始生长，新生血管为肿瘤提供了足够的营养物质和大量的生长因子，随之肿瘤呈指数增长，更适于转移。Hanahan 等认为，血管生成能够影响肿瘤的发展速度，是癌症治疗的重要靶点和肿瘤治疗过程重要的预后指标之一。肿瘤血管生成过程中涉及血管生成因子与血管生成抑制因子之间的调节失衡，这一过程涉及促血管生成因子的分泌增加和内源性血管生成抑制因子的相应减少。促进血管生成的因子主要包括血管内皮细胞生长因子（vascular endothelial growth factor，VEGF）、成纤维细胞生长因子（fibroblast growth factor，FGF）、转化生长因子（transforming growth factor，TGF）、血小板衍生生长因子（platelet-derived growth factor，PDGF）、血管生成素（angiopoietin，ANG）、白细胞介素-8 及多种趋化因子等。肿瘤血管生成同时受血管生成抑制因子调控，抗血管生成因子包括凝血酶敏感蛋白-1（thrombospondin -1，TSP-1）、血小板因子（humanplatelet factor，hPF）、内皮抑素（endostatin，ES）和血管抑素（angiostatin，AS）等。其他血管生成抑制因子有肿瘤抑素（tumstain）、干扰素 IFN-α、IFN-β 及 IFN-γ 等。

血管内皮细胞生长因子是一种有生物学效应的血管源性肽，它能够调整造血干细胞的发育、细胞外基质的改型和炎性细胞因子的产生，被认为是关键性的促血管生成因子。VEGF 家族目前主要包括 VEGF（VEGF-A）、胎盘生长因子、VEGF-B、VEGF-C、VEGF-D 和 VEGF-E。VEGF 是抗肿瘤血管形成和抗肿瘤转移治疗较为理想的靶点，抑制 VEGF 介导的血管生成主要包括针对 VEGF 或其受体（VEGFRs）的抗体、可溶性受体、VEGFRs 酪氨酸激酶的小分子抑制剂及利用

VEGF 的突变异二聚体封闭其受体结合位点等。

成纤维细胞生长因子是一种细胞丝裂原促血管生长因子，包括酸性成纤维细胞生长因子 aFGF 和碱性成纤维细胞生长因子 bFGF。bFGF 是血管内皮细胞中很强的促分裂因子和趋化因子，促血管生成作用尤其突出。bFGF 促进血管形成的方式主要包括：①bFGF 以旁分泌或自分泌的方式产生后，和不同的内皮细胞表面受体结合激活其血管原性；②bFGF 通过趋化血管内膜细胞表达多种蛋白水解酶和胶原酶，促使这些酶发挥促内皮细胞增殖、迁移，降解细胞外基质蛋白，诱导血管生成的能力；③bFGF 激活 PI3K/Akt 信号通路，抑制内皮细胞凋亡而促进血管形成。

目前抗肿瘤血管生成治疗的主要策略是干预肿瘤血管生成相关调控基因的表达及受体通路，包括：①抑制促血管生成因子的表达及其受体信号转导通路；②促进血管生成抑制因子的表达及其信号转导通路。目前针对血管生成通路的治疗方法主要集中在抗 VEGF 药物的研发上，贝伐单抗是首个被 FDA 批准用于治疗肿瘤的单克隆抗体，此外还有一些其他抗体如 HuMV833（结合 VEGF121 和 VEGF165 亚型）、IMC-1121B、IMC-18F1 和 ImClone 等正处于临床试验阶段。

另外，血管破坏剂（vascular disruption agents，VDA）会使肿瘤血管闭塞而引起肿瘤细胞缺氧坏死，因此也是极具潜力的治疗方法。微管蛋白聚合抑制剂 BNC105 是一种新型 VDA，能选择性破坏荷瘤小鼠体内的肿瘤血管，使肿瘤逐渐消退从而发挥单药抗肿瘤作用。此外，使用 Bevacizumab 靶向 VEGF 可以抑制肿瘤血管的恢复，破坏 CSC 的生存环境，Bevacizumab 已经被批准成为治疗肾癌的一线用药。BNC105 联合 Everolimus 治疗肾癌已经进入了 II 期临床随机试验阶段，Bevacizumab 联合 BNC105 能更好地发挥抑制乳腺癌生长的作用。

新生血管形成可增加肿瘤细胞进入血液循环系统从而增加转移概率，因此抑制肿瘤血管生成有望成为阻断肿瘤侵袭和转移的重要方法之一。

四、靶向肿瘤干细胞

通常认为肿瘤干细胞（CSC）最有可能由正常干细胞转化或祖细胞突变而来，或者体细胞融合时发生异常突变获得 CSC 表型。

CSC 胞膜上的多药耐药蛋白 ABCG2，能逆着浓度梯度将化疗药物泵出至细胞外，从而保护肿瘤细胞免受药物的损害。这些逃逸化疗药物而生存下来的 CSC 是导致化疗失败、肿瘤转移和复发的主要原因。

近年来，直接消除 CSC 或改变 CSC 的生理微环境为目标的靶向 CSC 方案已被设计出来。CSC 表面特异性标志物的微妙差异和信号通路的变化都成了治疗靶标的研究热点。现已发现多个潜在的 CSC 治疗靶标，包括 ABC 家族、抗凋亡因子和各类致癌信号通路（如 Wnt /β-蛋白、Hedgehog、白细胞介素-8 和 Notch 通路等）。机体微环境由不同类型的基质细胞、血管细胞和炎症细胞构成。肿瘤与机体微环境之间相互依赖。肿瘤微环境能保护 CSC，防止 CSC 在药物诱导下发生细胞凋亡，对肿瘤细胞的增殖、血管生成、侵袭和转移起着重要作用，对肿瘤治疗的初期反应、肿瘤复发和耐药性的发展等均有一定影响。例如，内皮细胞通过提供 Notch 依赖性肿瘤微环境，促使乳腺癌细胞增殖，增强干细胞性和转移性，单核细胞和巨噬细胞也提供了适宜乳腺癌干细胞生长的微环境。Su 等报道骨髓微血管内皮细胞分泌的白细胞介素-3（IL-3）能够促进 AML 胚细胞的生长，并抑制其凋亡。CSC 的生存依赖其生理微环境，靶向 CSC 生存所需微环境成为肿瘤治疗的又一种重要方案。

第三节 肿瘤侵袭与转移的实验方法

肿瘤侵袭与转移的实验方法包括肿瘤细胞黏附性实验、细胞侵袭实验、明胶酶谱分析等。

一、细胞黏附性实验技术

（一）理论基础

Liotta 提出肿瘤细胞浸润转移的假说，将肿瘤细胞浸润转移过程分成了三个阶段：①肿瘤细胞和肿瘤细胞之间的解黏附，肿瘤细胞黏附到细胞外基质和基底膜；②肿瘤细胞和宿主细胞分泌的一些蛋白水解酶降解细胞周围的 ECM；③在生长因子及趋化因子诱导下，肿瘤细胞向远处侵袭转移。恶性肿瘤具有从原发瘤分离及在体内扩散转移的能力，提示这些细胞相互识别及黏附机制发生了改变。细胞黏附性实验技术基于肿瘤细胞从原发灶脱落后通过膜表面受体黏附于基底膜及细胞外基质成分——纤维粘连蛋白、层粘连蛋白和Ⅳ型胶原蛋白上，继而进入血液循环，肿瘤细胞在继发部位种植。

细胞黏附实验通常分为两类，即细胞与细胞黏附和细胞与基质黏附。测定细胞黏附性的实验有：机械法测定细胞黏附性，发射性核素法测定细胞黏附性，细胞分离实验和肿瘤细胞聚集体形成实验。细胞外基质是构成造血微环境的重要组成部分，而纤维粘连蛋白则是细胞外基质的主要成分之一。

（二）实验方法

主要实验材料：Matrigel（主要成分是纤维粘连蛋白、层粘连蛋白和Ⅳ型胶原蛋白），BSA 试剂，96 孔培养板，MTT 或 CCK-8 试剂。

实验步骤为下述 3 步。

（1）按 2μg/孔将 Matrigel 加入 96 孔培养板，4℃过夜后，再用 1% BSA 于 37℃封闭 1h，PBS 洗 3 次。包被的细胞培养板用于黏附实验。

（2）待测细胞培养至对数生长期，消化细胞，用无血清培养基悬浮细胞，用血球计数板计数，调整浓度为 5×10^5/ml，按 100μl/孔分别接种于预铺 Matrigel 的 96 孔板中，每孔 5000 个细胞，每组设 3 个复孔。37 ℃孵育 1h 后，PBS 洗去未黏附的细胞。

（3）加入 MTT 20μl/孔，37℃培养孵育 4h。弃去 MTT，加入 DMSO100μl/孔。用酶标仪在 570nm 处测定吸光度值，计算各组的相对黏附率。每组设 3 个平行对照。实验重复 3 次。

二、细胞侵袭实验

（一）理论基础

侵袭基底膜是肿瘤细胞在转移过程中的重要环节,本研究通过 Matrigel 穿膜侵袭实验来反映肿瘤细胞的侵袭能力。Matrigel 是从小鼠 EHS 肉瘤中提取的含有层粘连蛋白、Ⅳ型胶原、接触蛋白和肝素硫酸多糖的基质成分，铺在 PVDF 滤膜上，能在细胞培养基中形成与天然基质膜极为相似的膜结构。细胞不能自由通过，只有分泌蛋白水解酶降解基质及通过变形运动，才能从铺有 Matrigel 的滤膜的一侧穿过到另一侧，通过统计穿过滤膜的细胞数，在体外能够观察肿瘤细胞侵袭能力。该实验主要用于各种细胞因子对恶性肿瘤细胞侵袭和转移的影响研究、筛选抗肿瘤侵袭转移的药物及研究肿瘤细胞侵袭和转移机制。

（二）实验方法

主要实验材料：Matrigel，transwell 小室（24-well），结晶紫染料溶液，无血清培养基，10%血清培养基。

实验步骤包括下述几步。

（1）Matrigel 基质胶配制：Matrivgel 在冰上维持液态，室温时可迅速凝结成胶。配制 10 mg/ml 的基质胶 5 ml，按 0.5 ml/只分装在 EP 管，−20℃保存。

（2）包被基底膜（冰上操作）：在冰上用预冷的枪头吸取 100μl Matrigel 加入冰预冷的 300μl 无血清培养基中充分混匀。取 25μl 混匀的 Matrigel 加入 transwell 板上室，37℃孵育约 4~5h，使

Matrigel 聚合成胶。

（3）制备细胞悬液：以常规方法用无血清培养基制备单细胞悬液（5×10^5 个细胞/ml），向 transwell 培养板上室中加入 100μl 细胞悬液和无血清培养基 200μl，transwell 培养板下室（24 孔板底部）加入 500μl 含 10%血清的培养基，37℃，5% CO_2 培养箱内孵育 24h。

（4）染色和计数：用镊子小心取出 transwell 小室，吸干上室液体，用甲醇室温固定小室 30 分钟。取出小室，棉签擦去上室上面的非侵袭细胞，用 0.1%结晶紫染小室膜 15～30 分钟，晾干，在 100 倍显微镜下取上下左右中 5 个不同的视野计数穿膜细胞数，统计结果。

注意事项：①使用 Matrivgel 时注意无菌操作；Matrivgel 应从–20℃转移至 4℃，待其自然溶化（如过夜放置）后使用，避免反复冻融；用于吸取 Matrivgel 的试管或移液吸头等均应于 4℃ 预冷；②如果细胞迁移能力较弱，在下室中也可以加一定浓度的趋化因子（如层粘连蛋白、纤维粘连蛋白）；③根据实验用细胞体积大小选择合适孔径的 transwell 小室。

三、明胶酶谱分析法

（一）基本原理

基质金属蛋白酶（MMPs）是一类含有锌离子和钙离子的分泌型或膜相关性内肽酶的总称，结构上高度同源。根据降解的底物不同可将 MMPs 分为 4 大类，其中明胶酶（Ⅳ型胶原酶）包括分子量为 72kDa 的 MMP-2 和 92kDa 的 MMP-9，通过消化Ⅳ、Ⅴ、Ⅶ、Ⅹ型胶原和弹性纤维影响肿瘤细胞侵袭或转移能力，通过实验分析某种药物对肿瘤细胞分泌Ⅳ型胶原酶能力的影响，能够评价该药物抗侵袭作用。

基质金属蛋白酶明胶酶谱法（gelatin-zymography）电泳分析技术的基本过程是先将样品进行 SDS-聚丙烯酰胺（SDS-PAGE，含 0.1%明胶）电泳分离，经 Triton X-100 去除和蛋白结合的十二烷基硫酸钠（SDS）后，明胶酶 MMP-2 和 MMP-9 恢复其降解基质蛋白的活性，在有二价金属离子存在的条件下，在各自的电泳迁移位置水解凝胶里的明胶，最后用考马斯亮蓝 R-250 将凝胶染色，再经脱色液（甲醇：水：冰醋酸）脱色，在蓝色背景下可见到白色的负染条带，肿瘤细胞分泌的明胶酶 MMP-2 和 MMP-9 越多，活性越强，条带的亮度和宽度也就越大。用这种方法检测明胶酶活性的优点是：条带清晰、可重复性强、敏感度高、可以检测到肿瘤细胞培养上清液中低至 4ng/ml 的明胶酶。此法常用来衡量某种药物对肿瘤细胞分泌明胶酶活性的影响。

（二）实验方法

1. 主要试剂

（1）明胶储备液（10g/L）：用去离子水配制 10g/L 的明胶储备液，37℃溶解后分装，–20℃冰箱保存，或临用前新鲜配制。

（2）洗脱液：2.5% Triton X-100，50mmol/L Tris-HCl（6.057g/L），5mmol/L $CaCl_2$（0.5549g/L），1 mmol/L $ZnCl_2$ 1 ml，pH 7.6。

（3）漂洗液：50mmol/L Tris-HCl（6.057g/L），5mmol/L $CaCl_2$（0.5549g/L），1 mmol/L $ZnCl_2$ 1ml，pH 7.6。

（4）孵育液：50mmol/L Tris（6.057g/L），pH 7.5，150mmol/L NaCl（8.775 g/L），10mmol/L $CaCl_2$（0.5549g/L），1.0μmol/L $ZnCl_2$，0.02%NaN_3，pH 7.6。

（5）2×电泳样品缓冲液：125mmol/L Tris-HCl，4%SDS，0.2%溴酚蓝，20%甘油，pH 6.8。

（6）染色液：考马斯亮蓝 R-250 0.25g；甲醇：水：冰醋酸（45：45：10）。

（7）脱色液：甲醇：水：冰醋酸（45：45：10）。

2. 实验步骤

（1）样品制备：取对数生长期的肿瘤细胞在无血清培养基中培养 24h，次日收集上清用于电泳。

（2）配制凝胶：根据电泳装置中胶板的大小配制相应体积的 10%SDS-PAGE 胶作为分离胶和上层的 3%浓缩胶，分离胶中加入终浓度为 0.1%明胶，配制凝胶，电泳操作过程与普通 SDS-PAGE 相同。

（3）电泳：将培养细胞上清液与 2×电泳样品缓冲液等量混合均匀。用微量加样器小心加入上样孔中，每孔 20µl。100V 恒压电泳 2～3h。

（4）洗脱：取出凝胶，用蒸馏水漂洗数次后，放入 100ml 洗脱液（配方如上）中，于室温在摇床上低速震荡洗脱两次，30 分钟/次，小心取出凝胶，放入漂洗液（配方如上）中，室温在摇床上低速震荡洗脱两次，20 分钟/次。取出凝胶放在孵育液（配方如上）中，置于 37℃温育 24～42h。

（5）显色：将凝胶放入 0.25%考马斯亮蓝染色液中染色 3h，放入脱色液中脱色，直至蓝色背景中出现透明的负染条带。

注意事项：①孵育时在普通孵箱即可，孵育液的 pH 最好在 7.5～7.6；②复性的 Triton 时间长了会有絮状物，所以实验时应尽量新鲜配制；③制备聚丙烯酰胺时应注意排除气泡；明胶酶的活性受 Ca^{2+}、Zn^{2+} 和 pH 等因素影响，因此缓冲液配制应保证严格准确。

（李淑艳　衣同辉）

第十章　肿瘤基因治疗

第一节　基础知识

肿瘤的发生和发展是多步骤、多阶段的过程，其治疗手段包括手术、放射治疗、化学治疗和生物疗法。基因治疗（gene therapy）综合运用了细胞生物学、分子生物学、分子遗传学、分子病毒学等学科的相关理论及研究成果，是以改变人的遗传物质为基础的生物医学治疗，通过将人的正常基因或有治疗作用的基因以一定方式导入人体靶细胞，直接针对异常的基因发挥治疗作用，从而达到治疗疾病的目的。基因疗法在肿瘤生物疗法中占有举足轻重的作用，被认为是最有前景的肿瘤治疗方法。本章将从肿瘤的基因治疗入手，对肿瘤基因治疗的概念、治疗原则、策略、实验方法、载体的选择和导入，存在的问题与展望等进行详细的阐述。

一、基因治疗的概念

基因治疗是指应用基因转移技术向靶细胞或靶组织中导入外源功能基因或有治疗作用的基因，以纠正或修复基因缺陷和异常所引起的疾病，关闭或抑制异常表达的基因，以达到治疗的目的。基因治疗是随着分子生物学的理论和技术日趋成熟而发展起来的最具革命性的医疗技术之一，经过近30年的发展，已经由最初的针对单基因遗传病的治疗扩大到用于恶性肿瘤、自身免疫性疾病、感染性疾病、心血管疾病等多种重大疾病的治疗，其中针对恶性肿瘤的基因治疗临床试验方案占到了2/3。针对肿瘤发生的遗传学背景，将正常的或野生型的基因引入到肿瘤细胞或其他体细胞，纠正原癌基因过度活化或补偿抑癌基因的缺陷，即为肿瘤的基因治疗。

二、基因治疗的发展历程

基因治疗的发展大体上分为形成阶段、试验阶段及临床应用三个阶段。

（一）基因治疗的形成阶段

1953年，沃森和克里克两位科学家提出了DNA的双螺旋结构模型，开创了分子生物学发展的新纪元，使人们对基因结构和功能的研究进入到核苷酸水平，并发现人体某些疾病的发生与核苷酸序列及组成有关，随后人们设想着通过改变核苷酸序列来治疗疾病，就此萌生了基因治疗的基本概念。

此后，科学家们陆续破译了遗传密码，揭示了生物体内转录和翻译的过程。随着DNA连接酶、限制性核酸内切酶、反转录酶等常用工具酶的陆续分离发现，以及质粒等载体的应用及改造，体外DNA的复制变得简单易行。1972年美国斯坦福大学的Paul Berg等开创了一种全新的DNA操作技术重组DNA技术，从而开创了基因工程的研究。至20世纪70年代，基因的克隆、重组、转移及表达等技术日趋成熟，完善了基因治疗的基本过程，促使基因治疗进入到了试验阶段。

（二）基因治疗的试验阶段

20世纪80年代初期，基因治疗进入了试验阶段。此阶段的关键问题是寻找和建立将目的基因导入靶细胞的高效基因转移途径。1983年，Mann等构建的反转录病毒载体包装细胞基因转移系统，使体细胞基因治疗研究活跃起来。随后，科学家们将目的基因和标记基因导入体外培养的细胞，甚至整体动物体内，均获得满意结果。宣布基因治疗的试验研究阶段取得了令人瞩目的成就。

（三）基因治疗的临床应用阶段

作为一种新兴的生物医学治疗手段，基因治疗越来越多地应用于临床。基因治疗的概念于1972

年提出，1989 年 Rosenberg 等利用反转录病毒载体实施首例人类基因治疗试验。基因治疗在欧美国家掀起了一股研究热潮，截至 2004 年 6 月底，全世界范围内基因治疗的临床试验方案达到 987 个。自 2000 年以来，法国巴黎内克尔儿童医院 Fischer 教授对 17 名患有严重联合免疫缺陷病（SCID-X1）的儿童实施基因治疗，将正常的基因植入到患儿体内，以修复有缺陷的免疫系统，当时疗效显著，但是从 2003 年开始，有 5 名接受基因治疗的儿童被发现患上了白血病，后有一名患病儿童死亡。至此，美国食品和药品监督管理局（FDA）开始意识到基因治疗可能具有潜在的、长期的副作用，大量基因治疗临床试验被迫终止。

至 2006 年前后，莱伯先天性黑矇（Leber's congenital amaurosis）、腺苷脱氨酶缺乏性重度联合免疫缺陷症（adenosine deaminase-deficient severe combined immunodeficiency）及 X 重度联合免疫缺陷症（X-linked severe combined immunodeficiency）等多种疾病的基因治疗相继获得成功，受此鼓舞，研究人员再度燃起对基因治疗的热情。

截止到 2014 年，全球约有 2000 项基因治疗方案获得批准进入临床试验阶段，其中有 400 多项已经进入了Ⅱ、Ⅲ期临床试验阶段，80%以上在美洲和欧洲进行。近年来，中国对基因研究的成绩比较卓著，世界上第一个获准上市的基因治疗药物，即中国深圳赛百诺公司研制的"重组人 p53腺病毒注射液"，商品名为今又生，在 2004 年由 SFDA 批准上市，治疗了超过 10 000 例肿瘤，临床应用疗效显著。

三、基因治疗的分类

按照基因治疗的靶细胞主要分为两大类：体细胞基因治疗和生殖细胞基因治疗。体细胞基因治疗是将治疗基因转入患者的体细胞内，治疗效果仅限于患者本人，不会遗传给下一代。如今开展的基因治疗只限于体细胞，主要应用于免疫缺陷病、血液系统疾病等严重的遗传缺陷类疾病，这类疾病主要因单基因缺陷所造成的。截至目前也只有少数获得临床批准或进入临床研究后期阶段。

生殖细胞的基因治疗是将正常基因直接引入生殖细胞（包括精子与卵子），以纠正缺陷基因。这样，不仅可使遗传疾病在当代得到治疗，而且能够遗传给下一代，使遗传病得到根治。目前，由于操作技术复杂及潜在的风险和伦理问题等原因，生殖细胞基因治疗仍面临巨大争议，未被批准用于人类疾病的治疗。

如果按照疾病病种划分，针对恶性肿瘤的基因治疗比例最大，约占临床试验方案总数的 2/3 左右，其次是针对自身免疫性疾病、单基因遗传病、心血管疾病和感染性疾病等。

如果按照基因导入的载体和导入方式划分，使用病毒载体作为基因导入系统占总数 70%，常用的病毒载体为腺病毒载体、反转录病毒载体、腺相关病毒载体、疱疹病毒及慢病毒载体等，使用裸 DNA、脂质体或阳离子聚合物等非病毒载体导入约占总数的 30%。

四、肿瘤基因治疗的原则

肿瘤基因治疗应遵循以下基本原则，但在科研和临床中遇到问题时还需具体分析。

（1）应用于目前常规治疗方法难以阻止其发展的严重疾病，且有动物实验基础。

（2）能治疗疾病的正常基因已经被克隆，并能表达出功能产物。

（3）治疗用基因在体内表达时无须精确调控，表达产物过多不会对机体产生危害。治疗用基因转入后能够持续而稳定地表达，并能产生良好的效果。

（4）导入的治疗基因不会引起下游基因的异常激活，并激发细胞失控生长，从而导致其他恶性肿瘤。

（5）导入体内带有外源治疗基因的细胞，应能自然消减去除。

五、肿瘤基因治疗的策略

肿瘤基因治疗涉及很多技术，主要有基因置换、基因修复、基因沉默、自杀基因等几种策略。

1. 基因置换（gene replacement） 通过同源重组技术，用正常的基因原位替换染色体上的异常基因，使细胞遗传物质 DNA 完全恢复正常状态。这种治疗方法最理想，但目前由于技术原因尚难直接应用于临床，多半是用于动物胚胎实验研究。

2. 基因修复（gene correction） 是纠正缺陷基因的突变碱基序列，保留正常序列。这种基因治疗方式理论上能使缺陷基因得到完全恢复，但操作的技术难度大。

3. 基因增补（gene augmentation） 又称基因替代，即将正常基因导入缺陷细胞或其他细胞，使基因表达产物能修饰缺陷细胞的功能或增强原有基因的功能。在这种治疗方法中，致病基因本身并未除去，仍然存在于细胞内，比较容易实现。是目前较常用的基因治疗策略。

4. 基因沉默（gene inactivation） 当某基因过度表达引起疾病时，可向患者体内导入某一抑制该基因表达的基因（如向肿瘤细胞中导入抑癌基因 *P53*），或者利用生物技术（核酶、反义 RNA、siRNA 等）特异地封闭、阻断和干扰该基因的异常表达，以达到治疗疾病的目的。

5. 免疫基因治疗 是将抗体或具有抗肿瘤作用的细胞因子基因导入机体肿瘤细胞，诱导产生强烈的抗肿瘤免疫应答效应，达到杀伤肿瘤细胞的目的。常见的如肿瘤坏死因子（TNF）、干扰素（IFN）、白细胞介素（IL），这是基因增补疗法另一方面的应用。

6. 自杀基因 将某些病毒或细菌具有的编码某些药物敏感酶的基因转入哺乳动物细胞后，其表达产生的酶可将无毒或低毒的药物前体代谢为细胞毒性代谢产物，杀伤肿瘤细胞。这些基因多由病毒载体导入靶细胞内，因此自杀基因疗法又称为病毒导向酶解药物前体疗法。

7. 耐药基因治疗 在肿瘤治疗过程中，为了使机体能耐受更大剂量的化疗药物，将多种耐药基因导入人体细胞，增加化疗药物对肿瘤的杀伤作用，同时避免骨髓严重抑制。

第二节 肿瘤基因治疗的研究现状及进展

一、肿瘤基因治疗的载体系统

基因治疗的首要问题是寻找能将目的基因安全有效地导入细胞或体内，并根据治疗需要长期稳定表达的途径。目前，在肿瘤基因治疗中常用的载体有病毒载体、非病毒载体和物理方法。病毒载体是目前基因治疗中应用较多的载体，在已经进行的基因治疗临床试验中约有 70%使用了病毒载体。病毒载体具有低毒、高效、大容量，可控基因转导及表达和转染率高、表达时间长等特点；另外，在携带外源性基因后，病毒载体通过其感染能力，可不采取任何物理和化学处理方法，通过与细胞的结合、吸附、穿入等自然感染途径就能将目的基因导入细胞内表达而发挥功效。目前在肿瘤基因治疗中常用的病毒载体有反转录病毒载体、腺病毒载体、腺相关病毒载体、单纯疱疹病毒载体、慢病毒载体等。

非病毒载体主要有裸 DNA、脂质体和阳离子聚合物等。此类载体具有毒性小、安全性高和外源基因长度不受限制等优点。

（一）病毒载体

1. 反转录病毒载体（retroviral vector, Rv） 是一类可在感染细胞内将其 RNA 反转录为 DNA 的病毒，是最早被改造、应用最为成熟和最为广泛的基因治疗载体。广泛用于阿尔茨海默病、免疫系统疾病、多形性成胶质细胞瘤、癌症等疾病的临床试验中。到目前为止，已经进入临床基因治疗试验的大部分都是基于莫洛尼鼠白血病病毒（moloney murine leukemia virus，MLV）改造而成的反转录病毒载体。野生型 MLV 基因组包括 3 个结构基因：*gag*、*pol* 和 *env*，两侧有长末端重复序列（LTR）。鉴于这 3 个结构基因可以由包装细胞反式提供，所以构建基因重组载体时可以去除这 3 个结构基因，以便于外源基因的插入重组。这种反转录病毒载体仅有长末端重复序列（LTR）和包装信号序列（psi-site），可与外源基因、启动子和抗性基因构建成重组质粒型载体，转染包装细胞系后能够产生有感染力的基因重组病毒载体（假病毒），其滴度可达 10^7，若使用 VSV-G 包装蛋白可提高滴度到 10^9 以上。反转录病毒是单链 RNA 病毒，反转录病毒载体与其他真核表达载体相比，具有以下优点：①对细胞转染率高；②利于外源基因通过转座方式整合到宿主细胞基因组中，而且长期稳定表达；③不表达具有免疫原性的病毒蛋白；④转染谱广。虽然反转录病毒载体在基因治疗中具有巨大的潜力，但也存在一些不足，如只能感染分裂细胞；插入外源基因的容量受限，一般为 7kb 以下；无靶向性的随机插入，可能导致插入位点附近基因异常激活或失活，引起基因突变；转录终止能力相对较弱，从而有可能造成转录通读；可能产生有复制能力的病毒等。为改善反转录病毒载体在基因治疗中可能出现的风险问题，科学家提出了定向感染、局部注入、定点插入、使用细胞特异性的启动子和增强子、自灭活设计、共表达自杀基因等措施，来提高其应用的有效性和安全性。

Rv 亚型中还包括两种非常有潜力的载体——表达效率非常高的慢病毒载体（如 HIV）和适合在体基因转染的泡沫病毒载体。

2. 腺病毒载体 腺病毒（adenovirus，AdV）是球形、无包膜的双链 DNA 病毒，病毒颗粒直径 80～120nm，基因组全长 26～44kb，由非结构性早期基因 E1～E4、编码结构蛋白的晚期基因和 RNA 聚合酶转录子组成。目前应用的腺病毒载体主要是在 2 型（Ad2）或 5 型（Ad5）基础上构建的。腺病毒载体是目前临床基因治疗中使用最多的载体，大约占基因治疗载体的 24%。这类载体的优点是：①宿主领域广，能感染分裂细胞和非分裂细胞；②理化性质稳定，容易获得高病毒效价，其病毒滴度可达 10^{11}～10^{12} Pfu/ml；③可导入各种组织细胞，适于临床治疗；④能同时表达多个基因，且插入外源基因容量大；⑤在宿主细胞内不发生整合，因而可避免插入诱变。缺点是病毒载体构建复杂，缺乏特异靶向性，可与其他血清型腺病毒重组产生完整的腺病毒导致致病性。尤其重要的是腺病毒载体不能发生整合，导致外源基因表达短暂，须重复给予载体制剂进行治疗。在体内应用时可能诱发机体的免疫反应也限制了其应用。但该载体适用于短期基因治疗，尤其适用于肿瘤。临床基因治疗中发生了第一个严重的不良事件，18 岁的鸟氨酸氨甲酰基转移酶缺乏症（Ornithine transcarbamylase deficiency，OTC）患者在接受重组腺病毒载体基因治疗过程中发生强烈免疫反应而死亡，这使基因疗法的设计者和执行者对腺病毒载体的应用更为谨慎。

现在常用的腺病毒载体大体分为三代。第一代腺病毒载体就是删除 E1（病毒复制必须区）和 E3（病毒复制非必须区）区以便插入目的基因，载体载入量只有 7kb，而且病毒载体对宿主的免疫原性和细胞毒性都很大。第二代腺病毒载体是病毒基因组的 E2A 区缺失，并突变或缺失 E4（有效调节晚期基因转录）区基因。载体装载容量有所增加（达 11kb），细胞毒性和免疫原性也有所减弱，而目的基因的表达时间更长。第三代新型重组腺病毒载体缺失了除末端重复序列和包装信号序列以外的所有病毒基因，仅含有必要的顺式元件，有效地降低了机体的免疫反应，需要在辅助病毒存在情况下，在包装细胞中繁殖，其安全性很高，同时也提高了这种新一代腺病毒载体包装长插入子的能力，同时较容易获得高滴度（ 10^9 pfu/m1）。现已成功地利用这种新型重组病毒将治疗基因转至血友病动物的体细胞中，活性表达已持续数月。

虽然腺病毒载体在临床基因治疗过程中取得了一定成功，但仍面临着免疫原性和靶向性等问题。研究者针对这些问题提出的观点包括：对腺病毒载体进行改造；对患者进行暂时的免疫抑制，屏蔽主要的抗原；使用特异性启动子等。

3. 腺相关病毒载体 腺相关病毒（adeno-associated virus，AAV）属于依赖性细小病毒，它是一种无包膜的单链 DNA 缺陷型病毒，基因组 DNA 约 4.7kb，两侧有两个反向末端重复序列（inverted terminal repeats，ITR）形成反转回文结构，具有两个开放读框（open reading frame，ORF），三个启动子（*p5*、*p19*、*p40*）和三个结构基因（*rep*、*lip*、*cap*）共用一个 PolyA 位点。临床基因治疗中使用 AAV 载体的比例为 5%。

腺相关病毒宿主范围广，病毒基因组小，具有无神经毒性和低免疫原性等特性，在基础及临床基因治疗中倍受重视，被认为是当前基因治疗领域最有潜力的病毒载体系统之一。腺相关病毒载体的优势：①非致病性和最小限度的免疫原性，野生型腺相关病毒载体不会对人产生病理反应，AAV 可定点整合于 19q13.4 染色体上，不会因随机整合而引起宿主细胞基因异常激活和失活，安全性好。②宿主范围广泛，能感染分裂细胞和静止细胞，感染谱广。③对理化因素稳定，便于分离纯化。④重组腺相关病毒（rAAV）载体可通过异源提供所有的病毒蛋白，仅保留两端很短的末端倒转重复序列，被 rAAV 重组假病毒颗粒转染后，目的基因可长期、稳定地表达。

虽然腺相关病毒载体具有安全性高的优点，但也有不足之处：①rAAV 产量低，制备较难，需要有辅助病毒（腺病毒或单纯疱疹病毒）存在，可能存在毒副反应。②病毒基因组 DNA 约 4.7kb，包装容量较小（虽然利用重组技术已增加其插入子的长度），超过包装限制后病毒滴度会显著地下降。虽可用于癌基因治疗，但转染能力不如腺病毒。③病毒滴度低，感染效率低。

临床研究表明，*rAAV* 基因药物本身具有应用安全、毒副作用较少的优点。随着研究的不断深入，对于 *rAAV* 基因药物潜在的免疫原性，以及提高组织特异性和转导效率，提高外源基因的表达率及目的基因包装容量等问题都有待进一步改善。

4. 慢病毒载体　慢病毒属于反转录病毒科的慢病毒属，不同于以往的反转录病毒载体，慢病毒可以感染分裂细胞及非分裂细胞。目前应用的慢病毒载体是由人免疫缺陷病毒（human immunodeficiency virus，HIV）、猫免疫缺陷病毒和猿免疫缺陷病毒发展而来。

对慢病毒载体的改造经历了三个阶段，不同阶段载体的特征：第一代载体是对 *HIV-1* 基因组中参与包装、反转录和整合所需的顺式作用元件和编码反式作用因子的序列进行分离，构建三质粒或多质粒系统（包装质粒、包膜质粒及病毒转移载体等）。第二代载体的最大特点是删除了 *HIV* 的附属基因，改造后病毒的滴度和感染能力均显著提高，同时提高了安全性和稳定性。目前第三代慢病毒载体被广泛使用，第三代载体只保留了 HIV 病毒中的 *gag*、*pol*、*rev* 三个基因。改造后的慢病毒载体不易发生同源重组，不易产生具有复制能力的重组活病毒。与反转录病毒载体相比，慢病毒载体有许多特别之处：①可以高效性转染几乎所有的哺乳动物细胞，尤其是可以转染不活跃的或停止分化的细胞（如干细胞、神经元细胞等）；②较腺病毒载体的免疫反应弱，能容纳较大基因、并能长期稳定地表达。

近年来，慢病毒载体应用于基因治疗取得了一定的成功，展现出慢病毒载体的优越性。但由于最初研发的慢病毒载体来源于 HIV-1，其生物安全性也备受关注。与反转录病毒载体相似，慢病毒载体随机整合入宿主染色体后，有诱发肿瘤的潜在风险。

5. 单纯疱疹病毒载体　人单纯疱疹病毒（herpes simplex virus，HSV）是一类有包膜的线状双链 DNA 病毒，属于疱疹病毒科，广泛存在于自然界中，是目前已知的感染人类最多的病毒。HSV 包括 HSV-1 和 HSV-2 两型。HSV-1 和 HSV-2 核酸序列同源性高达 50% 以上，但感染方式及临床表现均不同。HSVDNA 长约 150kb。HSV-1 的生物学特性使其利于作为基因治疗的载体：①HSV-1 载体容量很大，在其 150kb 的基因组中，有近 50% 为复制非必需区间，可携带 30～50kb 的外源基因。②HSV-1 宿主广泛，能感染肺、肝、肌肉、肿瘤和胰岛等多种细胞，能感染分裂期或非分裂期细胞，可用于多种组织的基因治疗。且病毒滴度高，可达 $10^8～10^9$ pfu/ml，它不整合到宿主染色体上，但可在神经细胞核内持续存在。③HSV 有嗜神经特性，可用作中枢神经系统靶向的载体，野生型 HSV 可以感染并裂解细胞，也可以在神经元中进入潜伏期，因此 HSV 作为载体能有效地将目的基因传递到脑肿瘤中，目前，这种载体在神经系统的基因治疗方面得到了广泛的应用。

（二）非病毒类载体

在基因治疗中，临床试验研究多应用病毒载体，但出于对病毒载体安全性及较小的载体容量的考虑，非病毒载体系统也迅速发展起来。非病毒载体是运用理化方法介导基因转移的工具，该类载体主要有裸 DNA 注射、脂质体、基因枪法、阳离子聚合物等。将裸 DNA 直接注入肿瘤或某些特定的组织并进行较高水平的表达，是最简单的基因转移方法，在临床基因治疗试验中应用较为广泛，所占的比例约 16%，其缺点是易被组织清除及转导效率较低。

近年来，在非病毒类载体中，脂质体备受研究者的青睐。脂质体是由脂质双分子层组成的颗粒，能够介导极性大分子穿透细胞膜进入细胞，介导基因转移。与病毒载体相比，脂质体的优点是：①脂质体与细胞膜融合将目的基因导入细胞后随即被降解，毒性小，可反复给药，易操作、重复性好。②与基因的复合包被即融合过程简单易行。③将携带的基因转运至特定部位。④不激活癌基因，不产生免疫反应。目前，脂质体被认为是非病毒类载体中很有潜力的基因导入方法，尤其适用于恶性肿瘤的基因治疗。目前已被美国癌症协会批准为临床基因治疗的首选方案。

目前，正在研究的非病毒载体还有聚合物、复合载体及纳米粒子载体等。虽然非病毒载体具有成本低、毒性小、安全性高、便于大量制备、无载体容量限制等优点，但非病毒载体存在转染效率低、稳定性差及目的基因瞬间表达等问题，使其体外试验和动物试验的成功与人体临床治疗还有很大差距。非病毒载体进入临床基因治疗还需要进行长期而更深入的研究。随着基因治疗载体研究的不断深入和分子医学的不断发展，相信今后一定会有更多更安全有效的基因治疗载体从实验发展到临床，为人类的健康事业在基因水平上带来新的曙光。

二、新技术在肿瘤基因治疗中的应用

2013 年，*Science* 发表了基于 CRISPR/Cas9 技术在细胞系中进行基因敲除的新方法。CRISPR/Cas9、TALEN 等靶向基因敲除技术具有效率高、速度快的特点，被迅速应用于编辑基因组特定靶点的遗传信息中，在重大疾病治疗中受到了广泛关注。特别是 CRISPR/Cas9 技术在疾病中的应用备受科学家及医药公司的关注，希望不远的将来 CRISPR/Cas9 技术能给临床重大疾病的基因治疗带来革命性的变化。

微小 RNA（microRNA，miRNA）和 RNA 干扰（RNA interference，RNAi）等新型的靶向基因沉默技术在重大疾病的治疗方面具有非常好的应用前景，被广泛用于基因功能研究、药物靶点筛选与鉴定、药物开发，肿瘤诊断等领域。

miRNA 是广泛存在于高等和低等生物体内的小 RNA 分子，成熟的 miRNA 均由较长的初级转录产物经一系列核酸酶剪切而成的，长度 20~23 个核苷酸。研究发现，作为一种调节因子，miRNA 可通过与靶 mRNA 的 3'端非编码区完全或不完全的互补结合，进而切割或抑制靶 mRNA 的翻译过程。miRNA 通过在转录后水平调控肿瘤相关基因的表达，干预多种信号转导通路，与肿瘤的发生、分化、转移和复发等密切相关，在细胞生长、增殖、发育和凋亡等过程中扮演重要角色。

目前，疾病组织 miRNA 谱研究是比较通用的研究策略。miRNA 谱的分析可为疾病的诊断标记物筛选及发病机制研究等提供有价值的信息。

由于单个 miRNA 可能调控数百个靶基因的表达，因此在心血管疾病、恶性肿瘤等复杂疾病的治疗方面更有优势，未来将靶向传递载体、靶向调控元件与 miRNA 技术结合，有望对复杂疾病进行靶向基因治疗。

随着对 miRNA 的基础生物学、生物信息学和作用机理的进一步研究，全球已经有 20 多个针对遗传性疾病、病毒感染性疾病及恶性肿瘤等的 RNA 干扰治疗药物进入临床试验阶段，并显示出良好的应用前景。

研究表明，一些小的双链 RNA（dsRNA）对于内源性基因和外源性基因均有明显的沉默作用，即为 RNA 干扰或 RNA 干涉（RNA interference，RNAi）。近年来，RNAi 作为基因沉默新技术备受关注。RNAi 通过与同源的 mRNA 碱基互补，引导核酸酶迅速降解结合的 mRNA 而阻断相应基因的表达，它是一种转录后的基因沉默技术。2001 年，Elbashir 报道了小分子干扰 RNA 片段（small interfering RNA，siRNA）能阻遏小鼠和人的基因活性，即 siRNA 对哺乳动物细胞的基因沉默现象。在低等真核生物中，长 dsRNA 可被 RNAaseⅢ 活性的特异性内切核酸酶（dsRNA specific endounclease，Dicer）切割形成大量的异源次级 siRNA 而引发 RNAi 效应。在哺乳动物 RNAi 研究中，主要用体外制备和体内表达 siRNA。

RNAi 具有高稳定性、高效率性、高特异性、高穿透性等优点，RNAi 是肿瘤基因治疗领域的一个热点技术，可以抑制肿瘤的不同基因，如抑制癌基因的表达及肿瘤血管生成，沉默细胞凋亡相关基因、肿瘤转移相关基因及肿瘤耐药相关基因，为多基因、多因素、多阶段疾病相互作用引起的肿瘤治疗提供了可能。

作为基因沉默研究的有力工具，RNAi 技术在肿瘤基因治疗领域显示出广阔的应用前景。

肿瘤基因治疗与放射治疗、化学治疗、免疫治疗和干细胞治疗等联合的方法可产生叠加效应，发挥更有效的治疗效果，也是未来肿瘤治疗的重要发展方向。有报道利用基因指导的酶前体药物治疗肿瘤获得成功，即转染了前药转换酶基因的肿瘤细胞能将无毒性的前体药物转变为具有杀瘤作用的毒性代谢产物，从而杀死肿瘤细胞。此外，酶前体药物疗法还有"旁观者效应"，可放大化疗的疗效。多药耐药性（multiple drug resistance，MDR）是指在化疗药物治疗肿瘤过程中出现了癌细胞对抗肿瘤药物产生耐药性，是导致肿瘤化疗失败的主要原因。有研究报道，通过基因治疗技术敲除肿瘤内多药耐药相关基因 MDR1 的表达，可有效减轻结肠癌患者对于紫杉类化疗药物的耐药性。2015 年初，英国医学研究委员会宣布英国将率先开展肺癌干细胞与基因联合治疗的临床试验。

第三节 肿瘤基因治疗研究的实验方法

目前的基因治疗多采用基因增补疗法。虽然实现基因置换、基因修复尚有较大困难，但已在病毒、细菌和酵母中进行了相关试验，最终应用于人类是可能的。在肿瘤基因治疗方面，根据各种类型肿瘤发病机制的不同，采取不同的治疗方法，归纳起来可分为特异性基因治疗、非特异性基因治疗、免疫基因疗法、抗端粒酶疗法等。

一、特异性基因疗法

特异性基因疗法主要是针对癌基因和抑癌基因的治疗，基本策略是抑制、阻断或替代癌基因的表达，恢复抑癌基因的功能。

（一）抑制癌基因活性疗法

抑制癌基因活性疗法又称反义基因疗法。原癌基因具有促进细胞正常生长的生物学功能，其在基因水平上发生基因突变、移位、扩增或过度表达时，会导致细胞癌变。通过抑制原癌基因异常活化可达到抑制肿瘤发生的目的。抑制癌基因活性疗法有：反义寡核苷酸（AO）、转导特异序列至肿瘤细胞中表达出反义 RNA、表达特异的核酶载体、siRNA 致癌基因失活或沉默等，其中反义核酸的应用最为广泛。

反义寡核苷酸技术是继基因克隆和重组技术后，分子生物学领域新兴的一种技术，该技术对基因表达调控有高度选择性和特异性，已成为肿瘤基因治疗的研究热点。反义寡核苷酸是修饰的，长度为 13～30bp 的单链 DNA 或 RNA，将体外人工合成的反义寡核苷酸导入肿瘤细胞后，通过抑制肿瘤细胞的基因转录，抑制癌基因的表达降低肿瘤的恶性生物学行为，从而达到治疗目的。Mukhopadnypy 等将构建的表达 K-ras 反义基因的表达载体，以电穿孔方式导入 H4460A 细胞株后，其 P21 蛋白的表达量下降 95%。将反义基因转导的肿瘤细胞移植至小鼠皮内，其生长速度亦明显下降，提示阻断 *K-ras* 基因表达可降低 H4460A 细胞的恶性程度，为肿瘤的基因治疗提供了一个新途径。

另一种方法是使用核酶，核酶是具有酶活性的 RNA，具有与 mRNA 特异性结合和催化切割 RNA 的能力，通过特异性剪切靶基因 mRNA 而阻断癌基因的表达，实现抑癌作用。

（二）恢复抑癌基因活性疗法

恢复抑癌基因活性疗法又称替代基因疗法。抑癌基因是正常细胞内存在的，具有调节细胞的发育、生长和分化的作用，抑制肿瘤发生的一类基因，当在一定情况下被抑制或缺失后可减弱甚至消除抑癌作用，导致恶性肿瘤的发生。癌细胞的生长表型与正常细胞不同的另一个原因，是在基因水平抑癌基因突变、失活。肿瘤治疗时，可以向肿瘤细胞转染抑癌基因而达到治疗目的。具体原理是将具有正常功能的野生型抑癌基因导入到肿瘤细胞，以补偿或替代突变或缺失的抑癌基因并恢复其功能。恢复抑癌基因活性疗法现已成为肿瘤基因治疗中一种重要的治疗模式。通过重建失活的抑癌基因功能，抑制肿瘤细胞的发生和转移。

目前已分离克隆出 20 余种抑癌基因。*P53* 基因是与人类肿瘤相关性最高、较早受到研究者重视的抑癌基因，其表达产物为基因调节蛋白（P53 蛋白）。*P53* 基因在乳腺、结肠、肺、膀胱、食管、肝、卵巢等多种器官组织肿瘤中，均表现为较高的突变率。在肿瘤基因治疗中研究最多的是利用野生型 *P53* 基因的替代疗法，野生型 *P53* 对细胞周期和凋亡起关键性作用。当细胞受到照射、细胞毒制剂及热疗打击导致 DNA 损伤时，P53 蛋白表达急剧增加，通过上调 *P21*、*mdm2*、*GADD45* 等基因，使细胞周期 G_1 期阻滞，或通过调节 *Baz*、*DR5*、*IGFs* 等与凋亡有关的基因和干扰生长因子的信号转导通路引起肿瘤细胞发生凋亡。一旦野生型 *P53* 基因发生突变，*P53* 蛋白失活，细胞分裂失去节制，就可能发生恶性转化。有研究表明，将野生型 *P53* 基因腺病毒载体导入淋巴瘤细胞后，野生型 *P53* 基因表达上调，抑制淋巴瘤细胞增殖并促进了细胞凋亡。异种移植瘤动物模型研究表明，向瘤体内注射腺病毒介导的 *P53* 后，致使多种不同起源的肿瘤组织发生凋亡，肿瘤消退。野生型基因治疗还能诱导肿瘤细胞对放射治疗和化学治疗的敏感性。

P16 基因是另一个重要的抑癌基因，野生型 *P16* 基因通过抑制 CDK4 和 CDK6 直接抑制细胞周期，在多种肿瘤中可见 *P16* 基因的缺失突变。动物实验研究发现，将 *P16* 基因导入消化道肿瘤（如胃癌）中，肿瘤抑制率达到 59%，提示 *P16* 有望用于消化道肿瘤（如胃癌）的治疗。*RUNX3* 基因是一种新发现的抑癌基因，在人类胃癌中，*RUNX3* 失活的机制主要是高甲基化和缺失。将 *RUNX3* 基因真核表达载体转染胃癌细胞系 SGC-7901 后，体外药敏法分析结果显示，转染的胃癌细胞对各种化疗药的敏感性均增加；当使用特异性小干扰 RNA（siRNA）阻滞 SGC-7901 细胞 *RUNX3* 表达时，细胞对化疗药物发生耐受；而过表达 *RUNX3* 的 SGC-7901 细胞通过 Bcl-2、MDR-1 及 MRP-1 的下调恢复了对化疗药物的敏感性。*RUNX3* 有望成为胃癌基因治疗的新靶点，为胃癌的基因治疗提供了广阔前景。

二、非特异性杀伤肿瘤细胞疗法

（一）自杀基因疗法

自杀基因（suicide gene）又名药物敏感基因（drug sensitive gene）。自杀基因疗法又称基因介导的酶前药物治疗（gene-directed enzyme prodrug therapy，GDEPT），其原理是将一些病毒或细菌的自杀基因导入肿瘤细胞，该基因表达的酶可将原先低毒或无毒的药物前体在肿瘤细胞中代谢转化为高浓度的毒性代谢产物，从而引起肿瘤细胞坏死或凋亡。自杀基因抗肿瘤作用不仅引起转导细胞"自杀"，还可以通过旁效应（bystander effect）杀死邻近的一些不表达自杀基因的细胞，提高了自杀基因的疗效。

根据自杀基因体系中基因数量的不同,将自杀基因疗法分为单自杀基因疗法和融合自杀基因疗法两类。单自杀基因疗法应用较早，目前已发现多个不同单自杀基因治疗方法，例如，胶质瘤治疗中应用最多的单纯疱疹病毒胸苷激酶（herpes simplex virus thymidine kinase，HSV-tk）基因。融合基因是利用基因工程技术将两种或多种自杀基因连接在一起，共同联合发挥抑制肿瘤作用。例如，胞嘧啶脱氢酶（CD）基因和 5-氟胞嘧啶（5-FC）可联合进行肿瘤基因治疗。CD 能催化 5-FC 转变为 5-氟尿嘧啶（5-FU），5-FU 是具有高度细胞毒性的抗代谢类化疗药物。近年来，纳米技术的兴起为临床攻克肿瘤带来了新的机遇。可以实现药物的肿瘤靶向运输、释放和治疗效果的实时示踪，并为实现自杀基因的靶向治疗提供了可能性。

（二）杀灭肿瘤干细胞疗法

干细胞是具有多能性的细胞，在一定条件下，能够无限制的自我更新并分化成多种功能细胞。在多种实体肿瘤中都存在极少量具有干细胞特性即自我更新能力和多向分化潜能的细胞亚群，这种细胞亚群被称为肿瘤干细胞，肿瘤干细最早是在白血病中被证实的。虽然肿瘤干细胞在肿瘤中只占极少数，但其是肿瘤发生、发展、复发、转移及产生化疗耐药性等的根源。肿瘤基因治疗时，可根据肿瘤干细胞与正常干细胞内信号转导通路的不同，采取使用小分子药物阻断肿瘤细胞内信号通路的策略，以抑制肿瘤干细胞增生，并促进其分化，从而达到治疗目的，这种策略目前还处于初步实验阶段。

（三）抗肿瘤新生血管形成疗法

肿瘤的发生、发展和转移过程中需要足够的血液来提供营养物质和氧气，因此肿瘤的新生血管是其生长、侵袭、转移和复发的基础。肿瘤血管生成受到血管生长刺激因子、血管生长抑制因子及其他因子的共同调控，因此，阻断血管生长刺激因子的作用或增强血管生长抑制因子的表达，使肿瘤组织长时间处于相对缺血的环境中，可实现抗肿瘤的目的。近年来抗血管生成基因治疗的研究已成为重要的抗肿瘤策略。

1. 下调促血管生成因子的表达　有诸多促血管生成因子参与了肿瘤血管形成过程，通过阻断血管形成信号传导过程中的某个关键环节，就有可能抑制肿瘤发生，如采用反义血管内皮生长因子（vascular endothelial growth factor，VEGF）核苷酸和核酶技术，来抑制肿瘤血管的生成，进而控制肿瘤生长。Mulkeen 等将针对 VEGF 编码区的 siRNA 转染 RKO 结肠癌细胞，发现细胞中 VEGF 基因的表达有 94% 被阻断，细胞的增殖也受到了显著抑制。

2. 增强血管抑制因子的表达　促血管生成因子与抑制血管生成因子的失衡是肿瘤发生的机制之一，增强抑制血管生成因子的作用，也是抑制肿瘤血管生成的策略，如血管抑素（angiostatin）和内皮抑素（endostatin）基因增补疗法，具有增强血管抑制因子表达的作用。Jia 等应用血管抑素转染鼠卵巢癌模型，能显著抑制人卵巢癌细胞的增殖、转移及血管生长，并使转移瘤进入休眠状态。

3. 针对肿瘤血管内皮细胞的自杀基因疗法　该法具有不易产生耐药性、高效低毒及不受肿瘤细胞周期影响等特点，成为抗肿瘤新生血管形成的研究热点。

（四）免疫基因疗法

免疫基因疗法（immune gene therapy）是指通过基因重组技术导入增强抗肿瘤免疫力的基因，达到抑制肿瘤生长的目的。在肿瘤的发生发展过程中，因存在肿瘤细胞本身的免疫原性不强（如MHC 表达不足）、抗原提呈细胞（antigen-presenting cell，APC）不能提供足够的共刺激信号（如B7）或者机体免疫因子分泌不足等原因，产生了机体免疫系统对肿瘤细胞的免疫耐受状态，进而发生肿瘤的免疫逃逸，免疫基因疗法的宗旨是纠正机体对肿瘤免疫的耐受状态。

1. 细胞因子基因治疗　细胞因子（cytokine，CK）具有调节免疫、血细胞生成、细胞生长及损伤组织修复等多种生理功能，细胞因子通过旁分泌、自分泌或内分泌等方式发挥作用，具有多效性、重叠性、拮抗性、协同性等多种生理特性，是机体防御和清除肿瘤的重要因子。细胞因子基因治疗是将细胞因子基因导入体细胞，在合适的微环境中，提高机体的抗肿瘤免疫应答。细胞因子基因治疗克服了以往基因工程细胞因子注射疗法需反复多次应用且副作用严重等缺点，抗肿瘤疗效显著。常见的细胞因子包括 IFN、TNF、GM-CSF、IL-2、IL-4、IL-10、IL-12 等。Shi 等以 *GM-CSF* 基因修饰人乳腺癌细胞后，其成瘤能力显著下降。

2. 促进主要组织相容性复合物（major histocompatibility complex，MHC）**抗原表达** *MHC* 基因是一组编码细胞表面蛋白分子或抗原的基因，表达产生与免疫应答和免疫识别有关的蛋白分子。在肿瘤免疫过程中，肿瘤抗原需要与MHC-Ⅰ类分子结合，被 CD 细胞毒性 T 淋巴细胞（CTL）识别成抗原提呈细胞，摄取加工后与 MHC-Ⅱ类分子结合，被 T 细胞识别后可激活肿瘤免疫。而肿瘤细胞表面 MHC-Ⅰ类抗原常呈低表达状态，可逃避机体的免疫监视作用，而肿瘤的 *MHC* 基因治疗是将同种 *MHC* 基因转移至肿瘤细胞，提高抗原提呈能力，激活抗肿瘤免疫。MHC-Ⅰ和MHC-Ⅱ途径均需要人类白细胞抗原 B7（HLAB7）共刺激，单独 *B7* 基因治疗对无免疫原性的肿瘤细胞作用较弱，若将 MHC 提呈和 *B7* 基因共刺激联合作用，则可产生 CTL 广泛而强大的肿瘤杀伤效应。

3. 肿瘤 DNA 疫苗 制备肿瘤 DNA 疫苗是利用基因工程技术将编码特异肿瘤抗原或免疫增强效应因子的基因直接注入人体，通过其在机体内表达肿瘤异质性抗原或因子来激发机体的免疫反应，引起机体的抗肿瘤免疫。

肿瘤 DNA 疫苗的抗肿瘤免疫机制包括：①直接诱导特异的抗肿瘤作用，将编码肿瘤抗原的基因直接插入表达载体构建 DNA 疫苗，如以质粒为载体构建的质粒 DNA 在细胞内表达出肿瘤抗原，一方面以外源性抗原形式提呈给 MHC-Ⅱ类分子，活化 T 细胞和 B 细胞，产生特异的抗肿瘤体液免疫应答。肿瘤抗原还可以内源性抗原形式提呈给 MHC-Ⅰ类分子，活化 CD8$^+$T 细胞，产生细胞毒性 T 细胞的肿瘤杀伤作用。②间接增强机体的免疫应答能力，由免疫增效因子疫苗介导。将编码细胞因子（如 IL-10、IL-12 等）或 T 细胞、B 细胞共刺激因子（MHC 分子、GM-CSF 等）的基因与肿瘤抗原疫苗联合接种，这些表达的免疫增效因子发挥免疫佐剂的作用，间接协助肿瘤抗原疫苗发挥特异性的免疫应答。

（五）多药耐药相关的基因疗法

多药耐药是指一旦肿瘤细胞对一种化疗药物耐受，对其他的化疗药物也产生耐受性，因此逆转肿瘤细胞的耐药性，是提高肿瘤化疗疗效的关键。多药耐药基因可将细胞内的药物（包括化疗药物）泵出细胞外，是肿瘤耐药的原因之一。将反义 RNA 导入肿瘤细胞，以抑制肿瘤细胞中多药耐药基因的过度表达，逆转肿瘤细胞的化疗耐药性，可明显提高耐药癌细胞对化学治疗的敏感性。另外，将多药耐药基因导入骨髓细胞，获表达后骨髓细胞因产生高效耐药而免遭损伤，以维持造血和免疫功能的正常发挥。

（六）抗端粒酶疗法

端粒（telomeres）是位于染色体末端的由一小段 DNA 序列和端粒结合蛋白组成的复合结构，能保持染色体的完整性和调控细胞的有丝分裂，随着细胞分裂将逐步缩短，细胞走向凋亡。端粒的持续存在是肿瘤细胞增殖的基础。端粒酶是一种反转录酶，能够以自身 RNA 为模板合成端粒的末端重复序列以补偿复制造成的端粒缩短，在正常体细胞中大多未检测出端粒酶活性，但在恶性肿瘤和永生化细胞中端粒酶常处于激活和高表达状态，故将其作为肿瘤治疗的靶点，直接抑制其活性或从基因水平进行操作来抑制癌细胞分化是肿瘤治疗的新思路。人端粒酶反转录酶（human telomerase reverse transcriptase，hTERT）是端粒酶的活性限速成分，在抗端粒酶疗法的应用中具有一定的前景和潜力。

第四节　肿瘤基因治疗存在的问题与展望

人类基因组计划（human genome project，HGP）的成功实施为基因治疗打下坚实的基础，近年来，基因治疗相关技术日趋成熟，基因治疗已被看成是对各种先天和后天基因疾病的较为有效的治疗方法。但在肿瘤的基因治疗中，缺少高效的递送系统、缺少持续稳定的表达系统及宿主易产生免疫反应等问题依然是基因治疗的瓶颈。肿瘤基因治疗还面临一些挑战，还存在一些亟待解决的科学问题。

一、基因的体内递送问题

近年来，肿瘤基因治疗在科研领域和临床应用中都取得了突破性进展，越来越多的以病毒为载体的肿瘤基因治疗药物被批准上市。如何将基因安全、高效地导入到肿瘤治疗部位，即基因的体内递送依然是肿瘤基因治疗的热点问题，目前主要的基因导入系统包括病毒载体和非病毒载体系统两大类。在现有大多数肿瘤的基因治疗中，将基因安全而又高效地导入到肿瘤部位仍不是很理想。需要科学家对基因治疗载体和基因导入系统进行各种改造，以提高基因导入的靶向性和高效性。

二、基因治疗的安全性问题

目前，越来越多的肿瘤基因治疗技术和相关产品受到国际大型制药公司的青睐，2003 年，重组人 *P53* 腺病毒注射液在我国上市，这是世界上首个获准上市的肿瘤基因治疗药，2012 年欧洲药监局批准上市了基因治疗产品 Glybera，2015 年美国食品药品管理局批准 imlygic 用于皮肤癌治疗。肿瘤基因治疗在科研领域及临床应用中都取得了极大的进展。

安全性问题一直是肿瘤基因治疗的热点问题。各国科学家和临床医生不断改进技术和优化治疗方案，2012 年 11 月，美国 FDA 颁布的《细胞与基因治疗产品临床前评估指南》特别强调了细胞治疗和基因治疗产品的临床前安全性评价，对试验方案、使用的实验动物、动物体内的毒性反应、药物代谢动力学及毒代动力学、检测指标、临床前报告等各项临床前安全评价指标都做了详细规定，以便在动物水平能够充分暴露基因治疗产品的毒性，为临床试验提供安全保障。

（赵正林　张春晶　王小龙）

第十一章　免疫与肿瘤

第一节　基础知识

免疫是指机体识别自己和异己，清除非自身大分子物质，维持机体内外环境平衡的一种生理反应，简单地说就是机体识别、排斥异己过程。机体免疫反应主要执行免疫防御（抗感染）、自身稳定和免疫监视功能，具有特异性、免疫记忆等特点，执行免疫功能的是机体的免疫系统，后者是在长期进化过程中机体形成的对抗内、外损伤因素的防御系统，既可使机体获得特异性的免疫力，又能对内部变异加以清除，从而维持自身稳定。

一、机体免疫系统组成及其功能

免疫系统是机体免疫功能的生理结构，它由免疫器官、免疫细胞和免疫分子等组成（图 11-1）。

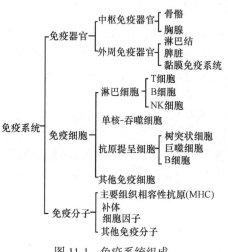

图 11-1　免疫系统组成

（一）免疫器官

免疫器官有中枢免疫器官和外周免疫器官之分，前者又称一级免疫器官，是机体各种免疫细胞的来源地，包括骨髓和胸腺，后者又称二级淋巴器官，免疫细胞定居增殖和对抗原刺激进行免疫应答的场所包括淋巴结和脾脏，脾脏是体内最大免疫器官。

（二）免疫细胞

1. T 细胞　来源于骨髓的多能干细胞，T 细胞接受抗原刺激后活化、增殖和分化为效应 T 细胞，执行细胞免疫功能，T 细胞有许多重要的膜分子，参与 T 细胞识别和活化，如 T 细胞抗原受体（T cell antigen receptor, TCR），其常与细胞膜上的 CD3 抗原紧密结合形成 TCR-CD3 复合体，CD3 抗原对抗原刺激 T 细胞后后者发生激活的早期过程有重要意义，其功能是将 T 细胞活化信号传递到细胞内，启动细胞内的活化过程；CD4 和 CD8 分别是 MHC-Ⅱ类分子和 MHC-Ⅰ类分子的受体，其功能是辅助 TCR 识别抗原所产生的活化信号，另外还有 CD28、CD4、CTLA-4 等多种协调刺激分子受体，扩大适应性免疫应答的效应。

T 细胞的分类方法有很多，可分别根据其所处的活化阶段、表达 TCR 的类型和免疫效应功能等进行分类，目前常用的是根据其 CD 抗原及功能分为几个亚群：CD4⁺辅助性 T 细胞（CD4⁺Th 细胞）和 CD8⁺杀伤性 T 细胞。CD4⁺Th 细胞分 Th1 细胞、Th2 细胞和 Th3 细胞三种 Th 细胞亚群，Th1 细胞亚群可分泌 IL-2、IFN-γ、LTα 等细胞因子，增强吞噬细胞介导的抗感染机制，在病理情况下，Th1 细胞可参与迟发型超敏反应和器官特异性自身免疫性疾病；Th2 细胞可分泌 IL-4、IL-5、IL-6、IL-9、IL-10 及 IL-13 等细胞因子，增强 B 细胞介导的免疫应答；而 Th3 对 Th1 介导的免疫反应有一定的抑制作用；CD8⁺杀伤性 T 细胞可分泌穿孔素（perforin）、颗粒酶（granzyme）、淋巴毒素等物质，也可通过 Fas/FasL 途径激活 caspase-8 诱导靶细胞凋亡，因此可以特异性的直接杀伤靶细胞且 CTL 自身不受伤害。此外，还有 CD4⁺ CD25⁺调节性 T 细胞（Tr 细胞），该类细胞可以通过直接与靶细胞接触、下调靶细胞 IL-2 的表达，抑制抗原提呈细胞的功能等机制起到免疫负调节作用。

2. B 细胞 同样来源于骨髓的多能干细胞，收到抗原刺激后该细胞分化为浆细胞，由后者产生特异性抗体发挥体液免疫功能。B 细胞表面最主要的分子是 B 细胞抗原受体（B cell receptor，BCR），此外还有 CD19、CD22、CD72、CD100、CD40、CD70 等辅助受体和协同刺激因子，他们在 B 细胞产生抗体、给 T 细胞加工提呈抗原等过程中发挥作用。

根据 CD5 的表达与否，将 B 细胞分成 B1 和 B2 两个亚群，B1 细胞发生于个体发育的早期，主要存在于腹膜腔、胸膜腔和肠道固有层，参与固有免疫，B2 细胞即通常所指的 B 细胞，参与适应性免疫，主要功能包括：产生抗体，通过抗体中和作用阻断病原体与靶细胞结合、通过抗体的调理作用与病原体表面结合，并结合吞噬细胞表面的 Fc 受体、激活补体，进而促进吞噬细胞吞噬病原体；提呈抗原，BCR 结合可溶性抗原并进行内化加工后，以抗原肽-MHC 分子复合物的形式提呈给 T 细胞；参与免疫调节、炎症反应及造血过程。

3. 自然杀伤性细胞（natural killer cells，NK） 来源于骨髓淋巴样干细胞，NK 细胞不表达特异性抗原识别受体，是不同于 T、B 细胞的第三类淋巴细胞。TCR^-、mIg^-、$CD56^+$、$CD16^+$ 为其临床鉴定标志，该细胞表面还表达 lgG Fc 受体，识别杀伤 lgG 结合的靶细胞，因此 NK 细胞具有抗体依赖性细胞介导的细胞毒作用（antibody-dependent cell-mediated cytotoxicity，ADCC），在此过程中其杀伤作用是非特异性的，干扰素（INF-α、INF-β）和白细胞介素（interleukin，IL）-12、IL-15 等细胞因子可激活 NK 细胞，进而后者分泌 INF-γ、IL-2、和 TNF，从而增强 NK 细胞的作用。NK 细胞与被感染或肿瘤细胞接触后，可通过释放穿孔素/丝氨酸蛋白酶（颗粒酶）和 TNF-α、表达 FasL 等机制引发靶细胞凋亡。

4. 树突状细胞（dendritic cells，DC） 专业的抗原提呈细胞包括树突状细胞、巨噬细胞和 B 细胞。DC 是最有效的抗原提呈细胞（antigen presenting cells，APC），DC 在皮肤最初是由保罗发现并被称为树突细胞的，由于众多的树突可以增加抗原提呈细胞与细胞之间的相互作用表面积，其功能十分重要，这些树突促进高浓度的 MHC 抗原复合物和细胞表面共刺激分子激活 T 细胞，因此 DC 是先天性和适应性免疫系统之间的一个关键环节，树突状细胞可以从髓系或淋巴造血谱系中发展，从而可以产生不同功能的树突状细胞亚群，DC 的不同有内亚型存在的差异，导致免疫功能各异。此外，树突状细胞可以有不同的效应功能，这取决于他们所处的微环境。DC 是唯一能够诱导初始 T 细胞（naïve T）活化的抗原提呈细胞，是适应性免疫应答的始动细胞。

5. 单核-吞噬细胞 单核细胞（monocyte）和巨噬细胞（macrophage）均来源于骨髓干细胞，具有很强的吞噬能力，故命名为单核吞噬细胞系统（mononuclear phagocyte system，MPS），在特异性免疫应答的诱导与调节中起着关键的作用。MPS 的免疫功能包括：①吞噬和杀伤作用，吞噬和杀灭多种病原微生物和处理衰老损伤的细胞，即免疫防御和维持机体自身稳态；②免疫监视功能，是机体非特异性免疫的重要因素，也是构成机体肿瘤免疫的重要一环，既可以直接杀伤肿瘤细胞，又可以通过特异性抗体介导 ADCC 效应杀伤肿瘤细胞；③提呈抗原作用，巨噬细胞将外来抗原吞噬、处理后与 MHC-Ⅱ类分子结合并移向细胞表面，提呈给 T 细胞；④免疫调节功能及参与炎症、止血、组织修复、再生等过程。

（三）免疫分子

1. MHC 广泛分布于脊椎动物所有有核细胞的表面，化学成分是脂蛋白或糖蛋白，参与移植排斥反应，在机体免疫应答过程中具有重要的调节作用，人类的 MHC 称为人类白细胞抗原（human leucocyte antigen，HLA），位于 6 号染色体上，根据分子结构及其功能分为两类，二者均是由两条多肽链由非共价键连接形成，MHC-Ⅰ类分子表达于神经细胞、心肌细胞和精细胞以外的所有有核细胞表面，MHC-Ⅱ类分子仅表达 APC、DC、T 细胞、B 细胞表面，MHC 分子结构中有结合抗原多肽的肽结合区、免疫球蛋白同源序列、跨膜锚定区和胞内区几个部分，主要的生物学功能是作为抗原提呈分子参与适应性免疫应答，同时是固有免疫应答的调节分子，例如，MHC 可以与 TCR 及抗原肽形成复合物，启动免疫应答反应，且 CD4$^+$ Th 细胞识别 MHC-Ⅱ类分子，CD8$^+$ CTL 识别 MHC-Ⅰ类分子，即 MHC 具有限制性作用，也是协同刺激因子，在胸腺 T 细胞成熟分化过程中也有 MHC 类分子的参与等；此外，MHC 与器官移植和临床疾病关系十分密切。

2. 补体（complement，C） 存在于人和脊椎动物血清和组织液中的一组催化活性的蛋白质，与其调节因子、多种膜结合蛋白共同组成补体系统，根据其性质和功能不同，可将补体系统分为补体固有成分（参与补体活化级联反应的成分如 C1、C2 等）、补体调节蛋白（参与补体活化和效应的蛋白，如 H 因子、I 因子、C1-INH、C4bp）、补体受体（结合补体片段/调节补体生物效应的糖蛋白如 CR1、CR2、CR3）三类。

生理状态下，大多数补体都以酶原的形式存在，这些无活性的酶原可以通过不同的途径激活，进而发挥其重要的生理功能。首先，由于补体具有溶细胞、引起炎症反应、C3b、C4b 等作为重要的调理素促进吞噬细胞功能等作用，因此可参与机体早期抗感染免疫；其次，某些补体成分可以清除免疫复合物和凋亡细胞，维护机体内环境的稳定；此外，补体系统参与免疫应答的诱导、免疫细胞的增殖分化、免疫应答效应和免疫记忆等适应性免疫过程，可以与凝血系统、激肽系统等相互作用，进而发挥介导炎症、休克等病理生理过程，是机体重要的抗感染、免疫调节等免疫效应和放大系统。

3. 细胞因子（cytokine，CK） CK 是经免疫原、丝裂原等多种刺激剂诱导，由免疫细胞和某些非免疫细胞合成、分泌的，通过结合其受体发挥生物活性的一类小分子蛋白质，具有多效、重叠、拮抗和协同性等特点。机体主要的 CK 有白细胞介素，由 T 细胞、B 细胞、单核/巨噬细胞等产生，目前已发现的白细胞介素有 30 余种（IL-1～IL-35）；干扰素（Interferon，IFN），包括 IFN-α、IFN-β、IFN-γ，在机体抗病毒、抗肿瘤、免疫调节中发挥重要作用；TNF，TNF-α、CD40L、FasL 均属于 TNF 超家族，具有抗肿瘤、参与炎症反应和免疫应答的作用；集落刺激因子（colony stimulating factor，CSF），主要作用是刺激多能造血干细胞和造血祖细胞增殖、分化，粒细胞-巨噬细胞集落刺激因子（GM-CSF）、红细胞生成素（EPO）等均属于 CSF；此外还包括趋化因子（chemokine）和生长因子（growth factor，GF）等。CK 具有抗细菌和病毒、调节特异性免疫反应、刺激造血功能等多种重要的生物学功能，CK 抗体和 CK 受体拮抗蛋白等的研发在临床疾病的治疗中得到广泛的应用。

4. 其他 人白细胞分化抗原、黏附分子、TCR、BCR 等均为重要的免疫分子，在此不一一赘述。

二、免 疫 应 答

简单地说，免疫应答即免疫系统识别、清除抗原的生理过程，该过程包括了一系列复杂的生理反应，是免疫系统各部分生理功能的综合体现，也是机体维护内环境稳定的必要条件。

（一）抗原

抗原（antigen，Ag）是能和 TCR 或 BCR 结合，刺激机体产生抗体和致敏淋巴细胞并能与之结合，进而引发免疫效应的物质，即任何可诱发免疫反应的物质称为抗原。免疫原性和抗原性是抗原具备的两个重要特征，前者是指刺激机体产生免疫应答，产生免疫效应物质的能力，而后者是其与相应的免疫效应物质特异性结合的能力，同时具备免疫原性和抗原性的抗原为完全抗原，只有抗原性，无免疫原性的为半抗原。

异物性和特异性是抗原本身及其在免疫应答中的重要性质，一般情况下，抗原与机体组织结构越相近，异物性越弱，反之越强；抗原分子中存在某些特殊化学基团，是与 TCR、BCR 或抗体结合的基本结构单位，称为抗原表位（epitope）或抗原决定簇（antigenic determinant，AD），而抗原的特异性或专一性取决于其抗原表位，AD 的数目、位置和空间构象都会对抗原的特异性产生影响。

抗原本身的理化性质和年龄、性别、健康状态及遗传等宿主本身的因素、抗原进入机体的方式（数量、途径、次数及两次免疫的时间间隔等）都可以决定机体对抗原的免疫应答类型和强度。

抗原的分类方法有很多，胸腺非依赖性抗原（thymus independent antigen，TI-Ag）或称 T 细胞非依赖性抗原，能直接刺激 B 细胞增殖分化产生抗体，无须 Th 细胞辅助，胸腺依赖性抗原（thymus dependent antigen，TD-Ag）即 T 细胞依赖性抗原刺激抗体产生时则需要 Th 细胞辅助，此为按诱生抗体时是否需要 Th 细胞进行分类；此外，还有根据抗原与机体的亲缘关系可将其分为异种抗原、同种抗原、自身抗原和独特型抗原；根据抗原是否在 APC 内合成分为内源性抗原和外源性抗原等。

（二）抗体

抗体（antibody，Ab）是机体对抗原物质产生免疫应答的产物即免疫细胞分泌的可以与抗原特异性结合的免疫物质，其本质是蛋白质，有抗体活性或化学结构与抗体相似的球蛋白称为免疫球蛋白（immunoglobulin，Ig）。分泌型免疫球蛋白（secreted Ig，sIg）游离在血液及组织液中，膜型免疫球蛋白（membrane Ig，mIg）存在于 B 细胞膜上。

1. Ig 的分子结构　免疫球蛋白分子结构由两条分子量为 50～75kDa 的重链（H 链）和两条分子量较小的轻链（L 链）构成，H 链有 5 种 α、γ、δ、ε、μ，据此可将 Ig 分为 IgA、IgG、IgD、IgE、IgM 五种，如图 11-2 所示。整个分子分为可变区（variable region，V 区）和恒定区（constant region，C 区），重链和轻链的 V 区和 C 区分别用 VH、VL 和 CH、CL 表示，在 VH 和 VL 中各有 3 个区域的蛋白质的一级结构高度可变，该区域称为高变区（hypervariable region，HVR）或互补决定区（complementarity determining region，CDR），是特异性识别和结合抗原的部位。CDR 之外的区域为骨架区；恒定区是氨基酸组成及排列顺序相对稳定的区域，具有激活补体、结合 Fc 受体进而增强吞噬细胞的吞噬、介导 ADCC 和超敏反应和实现跨胎盘或黏膜转运的功能；此外，在某些 Ig 中存在富含脯氨酸的区域，该部位易弯曲伸展，易被木瓜蛋白酶、胃蛋白酶水解，有协助抗体与抗原表位的结合的作用，为铰链区。

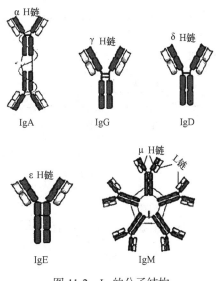

图 11-2　Ig 的分子结构

2. Ig 的水解片段　木瓜蛋白酶水解 Ig 可产生两个相同的 Fab 片段和一个 Fc 片段，前者是与抗原结合片段，后者是 Ig 与效应分子或细胞相互作用的部位；用胃蛋白酶水解 Ig 可产生与抗原结合的 F（ab'）2 片段和无具体生物学作用的片段 pFc'，以上两种酶是常用的 Ig 蛋白水解酶，可借此研究 Ig 的结构、功能或分离纯化 Ig 片段。

3. Ig 的特性与功能　IgG：血清中含量最高的 Ig，能通过胎盘，具有中和毒素和病毒、抗感染、激活补体等多种生物学功能，是抗感染免疫和再次免疫应答中最主要的抗体；IgM：分子量最大的 Ig，在机体发育过程中最早合成、分泌且在免疫应答最早产生，是初次免疫应答的主要抗体，可用于感染早期的诊断；IgA：血清中主要存在的是单体 IgA，即血清型 IgA，唾液、泪液、初乳、胃肠道和支气管的分泌液中存在的是二聚体 IgA，此为分泌型（sIgA），是外分泌液中的主要抗体类别，具有黏膜局部抗感染的作用；IgD：单体形式存在，是成熟的 B 淋巴细胞表面标志；IgE：以单体形式存在，血清中含量最低，可介导 I 型超敏反应，与免疫记忆有关。

（三）先天免疫

先天免疫（又称固有免疫）系统是对抗外来病原体的第一道防线，会在很短的时间内（数分钟到数小时内）以多种机制进行免疫反应。先天性免疫包括许多要素：如身体屏障（皮肤上皮和黏膜）、效应细胞（巨噬细胞、NK 细胞，淋巴样细胞、树突状细胞、肥大细胞、中性粒细胞和嗜酸性粒细胞等）、模式识别机制（Toll 样受体）、体液机制（细胞因子等），固有免疫应答包括瞬时固有免疫应答阶段、早期固有免疫应答阶段和适应性免疫应答诱导阶段，在应答过程中不产生免疫记忆，一般也无免疫耐受，与更具体的、但较慢的适应性免疫反应（主要是 B 细胞和 T 细胞）相比，更快速的先天免疫反应通常具有组织炎症特征（物理特性表现通常是热，疼痛，肿胀，红斑）。组织的炎症反应是先天免疫反应的标志性特征，有助于消除外来入侵的病原体，启动组织修复，并能起到刺激适应性免疫反应的细胞。然而，有证据表明，急性和慢性炎症可能会促进遗传异常和癌症进展，因此，进一步了解和寻找方法来调节先天免疫系统可能在未来的癌症免疫治疗中发挥重要作用。

（四）适应性免疫

适应性免疫（又称获得性或特异性免疫）是指机体受到抗原刺激后，免疫细胞增殖分化，产生免疫效应将其排除的能力，包括体液免疫和细胞免疫，大体分三个阶段：感应阶段或致敏阶段（抗原识别、提呈阶段）、反应阶段（淋巴细胞增殖与分化阶段）和效应阶段（抗原清除阶段），在清除细胞内病原体感染、排斥移植物和抗肿瘤免疫中发挥重要作用（图 11-3）。

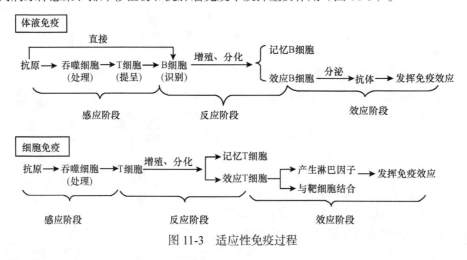

图 11-3　适应性免疫过程

1. 特异性细胞免疫　T 细胞介导的细胞免疫应答。

（1）感应阶段：TCR 识别、结合 APC 细胞表面的 MHC-抗原肽分子复合物，其中外源性抗原肽分子与 MHC-Ⅱ类分子结合并由 CD4$^+$ Th 细胞识别，内源性抗原肽分子与 MHC-Ⅰ类分子结合并由 CD8$^+$ T 细胞识别，此阶段 T 细胞不能识别游离的未经处理的抗原物质，只能识别经 APC 处理并与 MHC-Ⅰ或 MHC-Ⅱ类分子结合的抗原肽。此外，T 细胞和 APC 表面还可表达一些共刺激分子，为 T 细胞活化提供协同刺激信号，在免疫应答的启动中起着极其重要的作用。

（2）反应阶段：以抗原肽-MHC 分子与 TCR 的结合为第一信号，CD28/B7、B7/CTLA4、ICAM-2、CD2/LFA-3 等协同刺激因子为第二信号，可通过不同信号转导途径促进 T 细胞分裂增殖、分化成记忆 T 细胞和效应 T 细胞（TH、TC、TS、TD），进而执行各种功能，同时此活化过程中还有 IL-2、IL-6 等许多细胞因子的参与。

（3）效应阶段：特异性细胞免疫的主要效应细胞是 Th1 型 CD4$^+$T 细胞和 CD8$^+$CTL 细胞，前者可以激活巨噬细胞和中性粒细胞，促进其杀伤病原体，在宿主抗胞内感染中起重要作用；后者则可分泌细胞毒素、诱导细胞凋亡进而杀伤靶细胞。

2. 特异性体液免疫　B 细胞介导的细胞免疫应答。

（1）B 细胞对抗原的识别：B 细胞识别的抗原是 T 细胞依赖性（TD）抗原，抗原与 BCR 特异结合后才能被 B 细胞内化，此为第一信号，而 B 细胞将抗原加工处理成抗原肽后与 MHC-II 类分子结合，被提呈给 T 细胞。信号识别过程需要 Th 的辅助，后者通过与 B 细胞表面分子的相互作用及细胞因子提供辅助刺激信号（第二活化信号），在成熟的 B 细胞表面，CD19 与 CD21、CD81、CD225 组成 B 细胞活化辅助受体复合物，可增加 B 细胞对抗体的敏感性并延长刺激信号的作用时间。

（2）B 细胞分化为浆细胞：是十分复杂的过程，大体分为活化、增殖和终末分化三个阶段，APC 将抗原提呈给 B 细胞的同时也可分泌 IL-1 等细胞因子，活化 B 细胞体积增大，胞膜表达 IL-2、IL-4 等细胞因子受体，同时胞质内离子浓度发生改变（如 Ca^{2+} 浓度增加等），在 B 细胞增殖时可表达 IL-10、干扰素 γ 等细胞因子的受体，Th 细胞可分泌细胞因子或通过胞间接触促进 B 细胞的增殖和分化，B 细胞可在 Ab 刺激下进入原始淋巴滤泡形成生发中心，后者是 B 细胞分化为浆细胞的场所，在此经过抗原受体基因的重排即抗原受体修正、亲和力成熟和类型转换及体细胞高频突变等过程，最终分化为浆细胞或记忆 B 细胞，后者不产生 Ig，在再次接触同一抗原时可被迅速激活而产生特异 Ig。

（3）效应阶段：浆细胞分泌抗体，进入淋巴液、组织液引发体液免疫反应，发挥其中和毒素和病毒、免疫溶解（溶菌）、ADCC 和免疫调理作用。体液免疫的初次免疫应答抗体以 IgM 为主，且抗体量少、特异性低、潜伏期长，分为潜伏期、对数期、平台期和下降期四个时段；而当相同抗原再次入侵时，可迅速、高效地产生特异性再次免疫应答，抗体类型以 IgG 为主，抗体量多、特异性高且具备潜伏期短、维持时间长的特点。

第二节　免疫与肿瘤的发生、发展和治疗

肿瘤是机体正常细胞恶变的产物，可在体内不断增殖和转移，肿瘤细胞具有某些与正常组织不同的抗原是其主要的免疫学特点之一。检测这些抗原成分或利用其诱导机体的抗肿瘤免疫应答，就可以对肿瘤进行诊断和治疗。肿瘤免疫学（tumor immunology）是研究肿瘤的抗原性、肿瘤发生发展与机体的免疫功能的相互关系及肿瘤的免疫诊断和免疫防治的科学。区分 "自我"和"非我"抗原、保护机体是免疫系统的主要功能之一，在肿瘤的发生发展过程中，可能会产生许多异常抗原，这些抗原在某些肿瘤的早期可以被免疫系统感知并消除。然而，随着肿瘤的发展，它们可以利用各种机制，逃避免疫系统的监视，甚至抑制机体的免疫功能，肿瘤生物学家和癌症研究人员都在致力于更好地了解这些机制和肿瘤与正常免疫系统之间的关系，并寻找新的有效（通常是组合的）方法，用于肿瘤免疫治疗，并且已经有一些治疗方法的新进展，对利用树突状细胞、癌症疫苗、抗肿瘤抗体、免疫检查点封锁，并与其他方式如化学治疗或放射治疗这些策略的组合等方面进行积极探索并取得了一定的临床效果，同时，肿瘤的免疫治疗还存在许多挑战和障碍，在个性化医学的时代，充分实现免疫治疗的潜力，对未来的临床试验设计及肿瘤治疗具有重要的意义。

一、肿瘤抗原

肿瘤抗原（tumor antigen）泛指在肿瘤发生、发展过程中新出现或过度表达的抗原物质的总称，目前检测肿瘤抗原及其基因主要有分子生物学和免疫学手段，基因突变、基因表达异常激活、表达产物异常、抗原合成或表达过程的某环节发生异常、膜蛋白分子的非正常聚集、外源性基因的表达等因素都可促使肿瘤抗原的表达。

（一）肿瘤抗原的特点

1. 免疫原性 虽然肿瘤组织能够逃过机体的免疫监视，但肿瘤抗原在本质上来说仍然是肿瘤细胞在癌变和恶性生长过程中出现的新的抗原性物质。因此，一般来说，肿瘤抗原可被机体的免疫系统识别为"异己"，具有免疫原性。但由于产生肿瘤抗原的原因不同，抗原的免疫原性也不同，例如，化学或物理因素诱发的肿瘤抗原免疫原性弱、病毒诱发的肿瘤抗原免疫原性强。

2. 特异性 肿瘤抗原的特异性是指其是否为肿瘤细胞特有，根据特异性程度，通常将肿瘤抗原分为：肿瘤特异性抗原（tumor specific antigen，TSA）和肿瘤相关抗原（tumor associated antigen，TAA）。TSA 只存在于一些恶性肿瘤细胞表面，正常组织细胞或者其他肿瘤细胞表面不存在，此类抗原通过肿瘤在同种系动物间的移植而被证实，故也称为肿瘤特异性移植抗原（tumor specific transplantation antigen，TSTA）或肿瘤排斥抗原（tumor rejection antigen，TRA）。化学或物理因素诱生的肿瘤抗原、自发肿瘤抗原和病毒诱导的肿瘤抗原等多属此类。TAA 是指非肿瘤细胞特有、正常细胞上也存在的抗原，只是肿瘤细胞表面的含量比正常细胞高一些，没有严格肿瘤特异性的抗原，此类抗原只表现出量的变化，而无严格肿瘤特异性，大多指胚胎性抗原，为胚胎组织与肿瘤组织所共有，这些抗原在胚胎期曾经产生，出生后渐趋消失，但在细胞恶变时又被重新合成，因而胚胎抗原实际上是一种"返祖抗原"，较为典型的是肝癌的胚胎性抗原——甲胎蛋白（AFP），为卵黄囊及肝、肾、胎盘等胚胎组织与肝癌及生殖腺肿瘤所共有。

（二）肿瘤抗原的分类

根据诱发癌变的原因及其免疫组化特征，肿瘤抗原分类如下所述。

1. 病毒诱导的肿瘤抗原 某些肿瘤是由病毒（包括 DNA 病毒和 RNA 病毒）引起的，如 EB 病毒与鼻咽癌发生有关，由病毒诱发的肿瘤抗原都有很强的免疫原性，此类抗原是由病毒基因编码、又不同于病毒本身的抗原，因此称为病毒肿瘤相关抗原，并且多数肿瘤抗原没有肿瘤特异性而具有病毒特异性。同一种病毒诱发的不同类型的肿瘤，不论受体细胞类型如何都具有相同的特异性抗原。这些抗原绝大部分由病毒基因编码，偶尔有由受体细胞基因编码的。

2. 胚胎抗原 又叫发育肿瘤抗原，是指原来由胚胎组织产生，正常情况下在胚胎后期减少或者消失，但是当细胞癌变时，这类本来正常情况下不该表达的物质又重新大量合成表达。发育肿瘤抗原可以分为分泌性抗原，如甲胎蛋白（alpha-fetoprotein，AFP）和结合型抗原，如癌胚抗原（carcinoembryonic antigen，CEA）。AFP 和 CEA 是人类肿瘤中研究最为深入的两种胚胎抗原，它们的抗原性很弱，因其在胚胎期出现过，宿主对其已经形成免疫耐受性，因此很难引起机体免疫系统对肿瘤细胞的有效杀伤效应，针对发育肿瘤抗原的靶向治疗药物很难有效。

3. 理化致癌物诱发的肿瘤抗原 理化因素诱发的肿瘤抗原特点是特异性高，抗原性弱，具有明显的个体特异性。同一种化学致癌剂或物理辐射诱发的肿瘤，在不同种系、同种系的不同个体、甚至是同一个体的不同部位，其免疫原性各异。由于突变的肿瘤抗原间很少有交叉成分，故应用免疫学技术诊断和针对此类抗原的靶向治疗有一定困难和局限性。

4. 自发性肿瘤的抗原 是指一些无明确诱发因素的肿瘤（大多数人类肿瘤）表面具有的特异性抗原，某些类似于化学诱发，具有各自独特的抗原性，另一些则类似于病毒诱发，具有共同的抗原性。

5. 分化抗原 是机体器官和细胞在发育过程中表达的正常分子。恶性肿瘤细胞通常停留在细胞发育的某个幼稚阶段，其形态和功能均类似于未分化的胚胎细胞，称为肿瘤细胞的去分化（dedifferentiation）或逆分化（retro-differentiation），故肿瘤细胞可表达其他正常组织的分化抗原，如胃癌细胞可表达 ABO 血型抗原或表达该组织自身的胚胎期分化抗原，Melan-A、gp100 和 tyrosinase 等属于此类抗原。针对胚胎期分化抗原的靶向治疗具有很大潜力。

6. 过表达抗原 组织细胞发生癌变后，多种信号转导分子的表达量远高于正常细胞，这些信号分子可以是正常蛋白，也可以是突变蛋白，其过度表达还具有抗凋亡作用，可使瘤细胞长期存活。这类抗原包括 ras、c-myc 等基因产物，针对该种抗原的靶向治疗具有一定意义。

二、机体对肿瘤抗原的免疫应答

肿瘤的发生发展与机体的免疫功能及状态有密切相关，当宿主免疫功能低下或受抑制时，肿瘤发病率增高，而肿瘤的生长又反过来抑制机体的免疫功能，二者互为因果，对肿瘤的发展起着重要的作用。

机体对肿瘤抗原的特异性免疫应答，包括细胞免疫和体液免疫，前者是机体抗肿瘤免疫的主力，而后者起协同作用，宿主对肿瘤的免疫应答效应是这两方面共同的综合结果，其中任何一种反应的机制都不能孤立发挥作用，宿主的免疫功能、肿瘤细胞的组织来源和产生方式等多重因素都会对瘤细胞的免疫原性的强弱和机体对肿瘤免疫应答的方式及强度造成影响（图 11-4）。

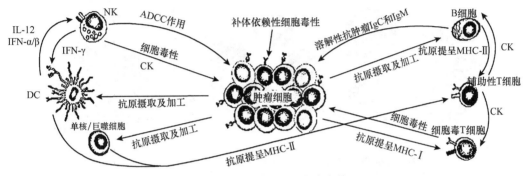

图 11-4　机体对肿瘤的免疫应答

1. 体液免疫应答　目前，肿瘤免疫过程中体液免疫的作用尚不完全清楚，总体来说发挥作用的方式主要有以下几种。

（1）激活补体系统溶解肿瘤细胞：在补体参与下，IgM 和 IgG1、IgG3 等某些 IgG 亚类与肿瘤细胞结合后，能溶解肿瘤细胞。

（2）ADCC 效应：中性粒细胞、NK 细胞、巨噬细胞等多种细胞是 IgG 抗体效应细胞，可发挥 ADCC 效应使肿瘤细胞溶解，该类细胞介导型抗体肿瘤形成早期即可产生。

（3）抗体的调理作用：吞噬细胞可通过 IgG 表面 Fc 受体加强对结合了抗体的肿瘤细胞的吞噬作用。

（4）抗体封闭：特异性抗体可封闭肿瘤细胞表面的某些促进肿瘤细胞的生长的蛋白因子受体，阻碍其功能，从而抑制肿瘤细胞的生长。

（5）肿瘤细胞的黏附特性改变或丧失：Ag-Ab 结合后，可改变或消除肿瘤细胞黏附特性，从而有助于控制肿瘤细胞的生长和转移。

2. 细胞免疫应答　T 细胞介导的免疫应答在控制肿瘤细胞的生长中发挥重要作用，CD8+ CTL 是抗肿瘤免疫的主要效应细胞，一方面 CD8+ CTL 抗原受体可识别、结合肿瘤抗原，直接杀伤肿瘤细胞；另一方面 CD8+ CTL 可以分泌 IFN-γ、TNF 等多种细胞因子，间接地杀伤肿瘤细胞；CD4+T 细胞在 CD8+CTL 的激活中起重要的辅助作用，后者需要双重信号刺激，才能有效地激活 T 细胞介导的抗肿瘤免疫，此外，CD4+T 细胞还参与抗肿瘤细胞免疫应答的诱导过程及维持免疫记忆。

3. 非特异性免疫应答　NK 细胞、T 细胞、巨噬细胞和中性粒细胞等都可参与机体的抗肿瘤非特异性免疫应答，在肿瘤免疫过程中发挥着重要作用，例如，NK 细胞参与组成机体抗肿瘤的第一道防线，是细胞在早期抗肿瘤免疫应答的效应细胞，它既可分泌细胞因子或直接杀伤肿瘤细胞，亦可通过 ADCC 机制杀伤, 且该作用无肿瘤特异性和 MHC 限制性; γδT 细胞主要分布于全身上皮组织, 也能直接杀伤肿瘤细胞, 或产生细胞因子发挥抗肿瘤作用; 巨噬细胞在肿瘤免疫应答中发挥双重作用等。

三、机体对肿瘤的免疫监视和免疫编辑

肿瘤免疫监视理论是 Burnet 和 Thomas1957 提出的, 认为淋巴细胞作为机体的"哨兵"识别和消除不断出现的突变细胞, 肿瘤免疫监视是一个重要机体保护过程, 抑制细胞癌变、降低癌症发病率, 维持机体正常的稳态, 之后免疫监视理论得以完善为免疫编辑理论, 而免疫监视的主要作用是作为肿瘤免疫编辑过程的一个组成部分。

肿瘤免疫编辑分为三个阶段, 即清除、相持和逃逸阶段 (图 11-5)。

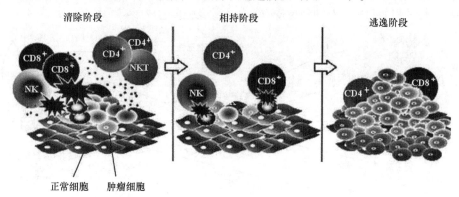

图 11-5　肿瘤的免疫逃逸

1. 清除阶段——免疫监视　清除又分为四个时期, 清除的第 1 期涉及的抗肿瘤免疫反应的开始。先天免疫系统识别肿瘤细胞的存在, 这已经发生了基质重塑, 造成局部组织损伤, 接下来在炎症信号的诱导下, 先天免疫系统在肿瘤部位募集免疫细胞 (如 NK 细胞、巨噬细胞和 DC 等)。在这一阶段, 浸润淋巴细胞如 NK 和 NKT 细胞刺激产生干扰素 γ, 后者是该阶段的一个关键因子, 能使肿瘤细胞的 HLA-I 类分子的表达上调, 增强其免疫原性同时还具有抗增殖、促进凋亡和血管钙化等作用。

清除的第 2 期: 免疫系统对肿瘤的识别杀伤作用进一步扩大, 新合成的干扰素 γ 诱导有限数量肿瘤死亡, 并促进产生趋化因子 CXCL9 和 CXCL10、CXCL11, 这些趋化因子可以阻断新生血管的形成, 在促进肿瘤死亡中起重要作用。肿瘤细胞碎片被树突状细胞吞噬, 导致肿瘤细胞死亡, 这些树突状细胞迁移到引流淋巴结, 炎症过程中产生的趋化因子促进更多的免疫细胞也聚集。

清除第 3 期: IFN-γ 和 IL-12 的中间产物进一步激活自然杀伤细胞和巨噬细胞, 这又促进了这些细胞通过细胞凋亡和产生的活性氧等产物杀伤肿瘤细胞。在淋巴结中的肿瘤特异性树突状细胞可激活 Th1 细胞, 进而有利于 CD8[+] T 细胞 (也被称杀伤性 T 细胞) 的分化, 此外, 次级淋巴细胞趋化因子 (secondary lymphocyte chemokine, SLC) 和 TNF/TNFR 家族也参与了该时期的抗肿瘤免疫反应。

清除最后阶段, 肿瘤特异性 CD4[+] 和 CD8[+] T 细胞可以有效识别肿瘤抗原, 迁移到肿瘤部位进行特异杀伤肿瘤细胞, 细胞毒性 T 淋巴细胞清除该处产生的肿瘤抗原。

2. 相持阶段——免疫重塑　经过消除阶段存活下来的变异肿瘤细胞, 进入相持阶段, 即免疫系统不能全部杀死肿瘤细胞, 二者相互作用进入相持状态, 也称为免疫平衡期, 该阶段淋巴细胞和干扰素 γ 选择性杀伤那些基因型不稳定并且迅速变异的肿瘤细胞, 尽管这些肿瘤细胞仍会被免疫细胞杀伤, 但新的变异细胞和变异类型又不断产生, 并对机体抗肿瘤免疫具有更强的耐受性, 该阶段

的结果是一方面部分肿瘤细胞被杀死,另一方面那些对抵抗力高的肿瘤突变体得以与宿主免疫系统共存,产生了弱免疫原性的新的肿瘤克隆。

3. 逃逸阶段 在免疫压力下,肿瘤细胞逐渐演化产生可以抵抗其杀伤的变异的肿瘤细胞——肿瘤逃逸群丛变型(tumor escapevariants, TEV),这些肿瘤突变体经过免疫清除和免疫对抗后,使免疫细胞无法对其进行识别和清除,而进入免疫逃逸阶段。在这个阶段,肿瘤细胞不但能适应机体内环境而存活,而且能够以不受控制的方式继续生长和扩大,加之宿主免疫功能的损害或减退,最终形成临床可检出的恶性肿瘤。肿瘤免疫逃逸的原因既包括肿瘤免疫系统又与宿主免疫系统情况有关。

四、肿瘤细胞的免疫逃逸机制

尽管机体内具有一系列的免疫监视机制,但肿瘤仍能发展、转移,是因为肿瘤细胞也可有相应的保护机制逃避机体的免疫攻击,即肿瘤的免疫逃逸,该方面机制十分复杂,涉及肿瘤细胞本身和宿主等多方面,虽有多种学说和理论予以阐述,但尚无完全令人满意的解释,其主要机制包括如下。

1. 肿瘤的抗原性缺失及调变 是最早被人们发现的肿瘤免疫逃逸机制,一般情况下,突变或异常的抗原容易引发免疫系统对其清除,但某些肿瘤抗原与机体表达的正常蛋白极为相似,且肿瘤细胞能够表达免疫原性很弱甚至不表达抗原,因而不能诱发有效的抗肿瘤免疫应答,从而实现对免疫系统的识别和清除的逃避,肿瘤细胞表面表达的细胞程序性死亡-配体1(programmed cell death-ligand 1,PD-L1)即表面抗原分化簇274(cluster of differentiation 274,CD274)分子与浸润淋巴细胞表面 PD-1/CD274 结合会抑制淋巴细胞的功能、诱导淋巴细胞凋亡,因此,此类免疫抑制分子可以使恶变细胞在即使被免疫系统识别出来的情况下依旧能够实现免疫逃逸。研究显示,利用 PD-L1/CD274 抗体阻断其对 T 细胞的破坏,以此进行免疫治疗,激活免疫系统对抗肿瘤,对肿瘤的治疗具有不可忽视的应用价值。

此外,由于抗原-抗体复合物脱落、细胞内化作用等原因,生长快速的肿瘤普遍存在抗原调变(antigen modulation)现象,即宿主针对肿瘤抗原产生的免疫应答可减少或清除肿瘤细胞表面抗原,使肿瘤细胞得以逃避宿主免疫系统的识别、杀伤、清除等攻击,移植肿瘤也会发生抗原缺失现象,肿瘤生长加速恶性转移能力增强。

2. MHC-Ⅰ类分子表达下调或表达异常 人类 MHC 分为Ⅰ、Ⅱ、Ⅲ类基因,在免疫应答过程中具有复杂且重要的功能,如控制移植排斥反应、免疫应答及补体生成等,其表达的变化与肿瘤免疫逃逸关系密不可分,细胞染色体突变可以造成 HLA-Ⅰ类分子表达缺失,HLA-Ⅰ类分子是细胞毒 T 淋巴细胞执行其细胞功能所需要的,肿瘤细胞内抗原经细胞内加工与处理并与 HLA-Ⅰ类分子结合后才能被提呈至肿瘤细胞表面,并被 CD8$^+$CTL 识别,在多数肿瘤中该类分子表达明显减少或丢失,致使肿瘤细胞内抗原无法提呈,CTL 不能识别肿瘤细胞上的抗原(特别是某些维持肿瘤恶性表型肿瘤特异抗原),从而肿瘤细胞得以逃避宿主的免疫攻击,该类分子表达缺失无疑会导致肿瘤细胞免疫逃逸成功。在人类许多肿瘤,如恶性黑色素瘤、膀胱癌、胃癌、结直肠癌、乳腺癌、卵巢癌、绒毛膜细胞癌、前列腺癌等细胞系中均有 HLA-Ⅰ类抗原下调或检测出异常 HLA-Ⅰ类抗原表达。HLA-Ⅰ类抗原减少或消失的肿瘤患者预后较差,而且转移率较高。临床研究表明,HLA-Ⅰ类分子表达正常的膀胱癌患者的生存时间较表达低下者明显延长。HLA-Ⅰ类分子异常表达是肿瘤细胞对 CD8$^+$T 淋巴细胞和 NK 细胞产生“双重”抵抗的重要原因。

3. 肿瘤细胞抗凋亡 肿瘤细胞会通过多种方式来破坏正常的凋亡途径从而逃避凋亡,肿瘤细胞可分泌转化生长因子-β(transforming growth factor-β,TGF-β)、IL-4、IL-10、前列腺素 E$_2$(prostaglandin E$_2$,PGE$_2$)等多种细胞因子,而后者的水平的增高会促进抗凋亡基因产物(如 Bcl-2

家族）的表达，抑制肿瘤细胞凋亡；细胞内正常 caspase 级联反应是 CTL 细胞杀伤机制的要素之一，在结肠癌、肺癌、胃癌等多种肿瘤中均发现 caspase 家族酶活性的改变，后者异常引起肿瘤凋亡异常，导致肿瘤细胞可抵抗 CTL 杀伤作用。

不仅如此，肿瘤还可通过破坏或不表达细胞凋亡受体 Fas 和死亡受体（DR5）等方式来抑制细胞凋亡，如多种肿瘤细胞发现 FasL（Fas 配体）过多表达、肿瘤组织 FasL 阳性表达与肿瘤恶性程度、转移明显相关；P53 异常可导致 Fas 蛋白/CD95 转录水平异常；抗凋亡基因 API5 通过 FGFR1/PKCδ/ERK 信号途径引发促凋亡因子降解等，在肿瘤免疫逃逸过程中发挥重要功能。

4. 肿瘤细胞协同刺激分子表达异常　T 细胞介导的细胞免疫是人体的抗肿瘤免疫的主要方式，而激发诱导有效的细胞免疫应答必须有协同刺激分子的参与，即 T 细胞活化需双信号：由 APC 上 MHC-Ag 肽复合体与 TCR 特异性结合传递第一信号，APC 表达的众多共刺激分子与 T 细胞表达的相应协同受体的结合传递第二信号，在此过程中若缺乏第二信号，会导致 T 细胞失去免疫功能。B7 分子家族及其配基 CD28/CTLA-4 是最为重要的共刺激分子，肿瘤细胞常都表达 HLA-Ⅰ类分子和肿瘤抗原，但常缺乏 B7 等共刺激分子，不能为 T 细胞活化提供第二活化信号，从而使 CTLsL 无能或凋亡、不能有效地对肿瘤产生免疫应答，这是肿瘤逃避免疫监视的重要原因之一。

5. 肿瘤细胞表面抗原覆盖或封闭　某些肿瘤细胞可高表达多糖或肿瘤激活的凝聚系统，二者均可覆盖肿瘤抗原，肿瘤细胞表面抗原可能被某些物质或经糖基化等方式所覆盖、隐藏，因而不能被宿主的淋巴细胞所识别和有效杀伤；如果抗肿瘤抗体与抗原结合却未激发免疫应答，反而对肿瘤细胞起到了封闭抗体"保护伞"的作用，也可导致肿瘤细胞逃脱宿主免疫监视。

6. 其他　近年来 CD4$^+$CD25$^+$调节性 T 细胞（regulatory T cell，Treg）的免疫抑制作用得到广泛重视和研究，Treg 是一类具有独特免疫调节功能的 T 淋巴细胞亚群，被认为是形成肿瘤免疫耐受的关键成分；此外宿主本身处于免疫功能低下或免疫耐受状态、肿瘤胞内信号途径（如 PI3K/AKT、BRAF-MAPK 等）的变化、肿瘤细胞代谢情况改变、肿瘤表达产物抑制活化 T 细胞、肿瘤细胞的生长速度超出机体抗肿瘤效应的限度即免疫"漏逸（sneaking through）"等都可参与协助或主导肿瘤的免疫逃逸。

五、肿瘤的免疫治疗

肿瘤能够逃避免疫系统的检测和破坏，是因为肿瘤细胞有复杂的免疫逃逸机制，以逃避宿主的免疫反应，必须克服肿瘤的免疫逃逸，才能创建有效和持久的抗肿瘤免疫，肿瘤的免疫治疗是一个不断发展的研究领域，旨在发现新的癌症免疫治疗方法和延缓疾病的进展。随着人们对肿瘤免疫理论的深入研究和思考，肿瘤免疫的基础研究和临床研究都取得了重大突破，2013 年 *Science* 杂志评选出"肿瘤免疫治疗"为十大科技突破首位，免疫治疗已成为癌症治疗的主流选择，肿瘤免疫编辑理论逐渐得到研究者的认可和重视，也为肿瘤的免疫治疗开辟了新途径，除靶向肿瘤治疗外，对抗免疫负调控也是肿瘤免疫治疗的有力手段，肿瘤免疫治疗主要分为主动和被动两种方式，前者是激活宿主自身肿瘤抗原，后者主要激活生物活性因子、单克隆抗体非特异性免疫。

1. 免疫检查点阻断治疗　免疫检查点疗法（immune chenkpoint therapy）是一类通过调节 T 细胞活性来提高抗肿瘤免疫反应的治疗方法，是肿瘤免疫治疗的有效策略之一，其有效性已逐步被临床研究验证，近年来，免疫检查点阻断抗 CTLA-4 抗体和抗 PD-1 抗体在临床肿瘤治疗中影响最大（图 11-6），IDO、CD39、KIRs 等免疫检测点抑制剂的研究也备受关注，Ipilimumab、Pembrolizumab 与 Nivolumab，是三种由美国食品及药品管理局（FDA）批准的三种免疫疗法药物，前者是特异性结合 T 细胞表面 CTLA-4 受体的抗体类药物，后两种是特异性结合 T 细胞表面 PD-1 受体的抗体类药物。与其他药物相比，它们在抗癌方面具有其独特之处：首先，它们并未直接对肿瘤细胞进行清除和杀伤，而是作用于 T 细胞类从而间接清除肿瘤细胞；另外，它们的作用不局限肿瘤表面的某种特定成分，而是系统性地增强了全身的抗肿瘤免疫反应，例如，Ipilimumab 可以通过阻断 CTLA-4

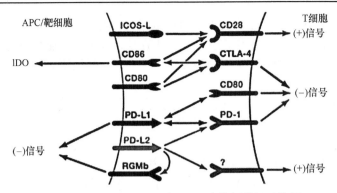

图 11-6 CTLA-4/CD28 与 PD-1 家族间的相互作用

与 APC 表面的协同刺激分子 B7 结合介导的抑制性信号，从而延长 T 细胞活化和恢复 T 细胞的增殖，增强 T 细胞介导的免疫反应和肿瘤免疫反应的有效性。

尽管 CTLA-4 抗体和抗 PD-1 抗体延长肿瘤患者生命、抑制肿瘤患者的肿瘤恶化情况的疗效已经得到临床证实，但是也有报道指出，由于淋巴细胞浸润至不同器官，Ipilimumab 可导致包括皮炎、结肠炎、肝炎等药物不良反应，因此虽然免疫检查点疗法创造了新的成绩，但同时，这种治疗策略也为肿瘤的免疫治疗提出了新的挑战。

2. 利用抗肿瘤抗体治疗癌症 包括靶向单克隆抗体、肿瘤特异性抗原，抑制肿瘤细胞的增殖和生存主要途径的受体及其配体参与的一种治疗方法，彻底改变了癌症的治疗，单克隆抗体可以被毒素、放射性同位素、细胞因子或其他活性结合物修饰，也可以设计为与特异性抗原结合片段（Fab），二者可结合抗原或效应细胞。已有很多单克隆抗体测试成功用于治疗癌症，如贝伐单抗（Bevacizumab）是一种重组人源化单克隆抗体，结合血管内皮生长因子（VEGF），阻止它与内皮受体 Flt-1、KDR 结合，VEGF 抑制血管生成（内皮细胞增殖和新生血管的形成），被批准用于非鳞状非小细胞肺癌、结直肠癌、胶质母细胞瘤和乳腺癌；西妥昔单抗是一种重组人-鼠嵌合靶向结合表皮生长因子受体（EGFR、HER-1，C-erbB-1）的单克隆抗体，竞争性地抑制 EGF 和其他配体结合，结合 EGFR 阻断磷酸化和激活受体相关激酶，从而抑制细胞生长，导致细胞凋亡；西妥昔单抗用于结直肠癌及头颈部肿瘤的治疗；帕尼单抗是一种重组人抗 EGFR 单克隆抗体的免疫球蛋白（Ig）G2，类似于西妥昔单抗，它竞争性地抑制 EGF 和 EGFR 等配体结合，用于治疗转移性结直肠癌；曲妥珠单抗是一种结合表皮生长因子受体 2 蛋白的胞外结构域（HER-2）单克隆抗体，该单克隆抗体介导抗体依赖细胞的细胞毒性，抑制细胞过度表达 HER-2 蛋白的增殖，用于乳腺癌的治疗；利妥昔单抗是针对 B 淋巴细胞 CD20 抗原的单克隆抗体，活化补体依赖的细胞毒性，用于治疗非霍奇金淋巴瘤（NHL）和霍奇金淋巴瘤和慢性淋巴细胞性白血病；替伊莫（Zevali）和托西莫单抗用于治疗 B 细胞非霍奇金淋巴瘤；阿仑单抗用于 B 细胞 CLL 的治疗，但也有皮肤 T 细胞淋巴瘤的临床使用等。

3. 细胞过继免疫治疗 肿瘤的过继免疫治疗（adoptive immunotherapy）是指将自体或异体免疫效应细胞经分离、扩增并体外激活后回输给患者，增强宿主自身免疫应答，杀伤其肿瘤细胞，此种方法可以使宿主体内抗原特异性 T 细胞增加，促进细胞因子释放，因此适用于免疫细胞数量减少、放射治疗、化学治疗、骨髓移植等细胞免疫功能低下的患者，特别是血液及免疫系统肿瘤患者，回输的淋巴细胞能对肿瘤进行直接杀伤，因此能克服疫苗治疗发挥作用时需要激活体内免疫系统这一重要限制。淋巴因子激活杀伤细胞（lymphokine activatedkiller，LAK）和肿瘤浸润性淋巴细胞（tumor infiltrating lymphocyte，TIL）和细胞因子诱导的杀伤（cytokineinduced killer，CIK）在以往的细胞过继免疫治疗研究较多。

研究证实，在细胞过继免疫治疗的同时联合化疗或进行≥两种细胞联合（DC-CIK、γδ

T-NK、LAK- TIL 等）通常会取得更好的抗癌效果，如与传统相比，DC-CIK 共培养效应细胞的过继治疗能显著提高乳腺癌总生存率、延长生存期，γδT 细胞可以与 DC 互为补充，识别清除后者无法识别的肿瘤细胞。临床试验显示，γδT 对肾细胞癌、前列腺癌的治疗效果要优于某些化疗药物。

4. 肿瘤疫苗治疗　肿瘤疫苗疗法是通过向患者体内导入经冻融、放射、加热和体外培养等特殊处理，既保持其免疫原性又失去毒性的肿瘤细胞、病毒、细菌等，激活患者自身免疫系统产生相应的效应细胞或抗体，进行特异性抗肿瘤免疫反应，达到消除或控制肿瘤的目的（图 11-7），因其具有特异性、时效长等优点，近年来已成为国内外的研究热点之一。来源于自/异体肿瘤细胞的肿瘤疫苗常含有 TSA 或 TAA，TSA 刺激肿瘤患者的细胞和（或）体液免疫反应，上调肿瘤细胞增加 MHC- I 类分子抗原表位或其的片段的表达，并刺激 CD8$^+$ T 细胞，诱发特异性免疫反应。近年来，随着肿瘤免疫学快速发展和相关学科的交叉渗透，多肽疫苗、核酸疫苗、纳米疫苗、抗独特性抗体疫苗、重组病毒疫苗、基因修饰疫苗、DC 疫苗等得到相继开发研究并应用于前列腺、肾细胞癌、宫颈癌、黑色素瘤、多发性骨髓瘤等疾病的临床治疗。

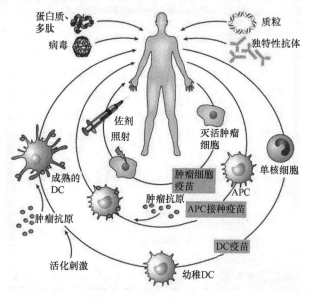

图 11-7　肿瘤疫苗治疗

5. 树突状细胞在肿瘤免疫治疗中的作用　DC 是专职的 APC，具有诱导和激活初始免疫应答的作用，将肿瘤抗原修饰的 DC 回输体内，促进宿主 T 细胞活化，进而诱导其产生有效的抗肿瘤免疫应答，是肿瘤免疫治疗的有效途径之一。DC 疫苗在杀伤肿瘤细胞的同时又可避免损伤宿主的正常细胞，且拥有激发强效抗肿瘤免疫应答的巨大潜力，因此，学者们对以 DC 为基础构建的抗肿瘤疫苗进行了深入研究。结果表明，肿瘤抗原修饰 DC 可刺激宿主淋巴细胞产生 IFN-γ、IL-2 及IL-10，此外，以特殊的方式诱导 DC 可强化其对抗肿瘤免疫应答的诱导作用，DC 激动剂及其抗肿瘤疫苗的应用在肿瘤的免疫治疗中有广泛的前景，然而 DC 疫苗在临床应用过程中仍存在许多问题，如 DC 的种类及成熟状态的选择，如何有针对性地采用肿瘤抗原及 DC 负载方法、疫苗的使用剂量等均需进一步研究。

6. 肿瘤免疫治疗的遗传学策略　目前，对肿瘤的遗传免疫治疗大多处于临床实验阶段，许多方法正在进行研究，初期的工作试图直接注入肿瘤的质粒 DNA、细胞因子和异源 MHC 分子，旨在促进对肿瘤的免疫反应，而造成最小的损伤（一般只影响注射肿瘤）和最小免疫压力，另一种基因治疗的途径是使用质粒或病毒载体 DNA 免疫机体，这种方法廉价、简单，并允许多重基因的免疫接种，此治疗方法目前还面临基因转染效率、表达水平、靶细胞特异性等限制，但随着基因导入系统、表达调控元件及新的治疗基因的发现，肿瘤的基因治疗还具备巨大的发展潜力和前景。

7. 其他治疗方法　细胞因子疗法是利用注入体内的某些细胞因子调节和增强免疫细胞的功能，达到抗肿瘤免疫目的，如 IL-2 可以促进 T 细胞增殖分化、活化 NK 细胞、增强单核、B 淋巴细胞活性及功能，从而提高机体免疫活性；IFN-α 可以促进 NK 细胞成熟、增强抗体识别并诱导 HLA Ⅰ类分子表达、增强 $CD4^+$ 淋巴细胞、Th1 细胞功能、诱导肿瘤细胞凋亡、抑制肿瘤微血管增殖；TNF 既可以直接溶解肿瘤细胞又可以通过促进 IL-2 分泌及 γc 受体表达、抗血管内皮细胞增殖发挥抑制和消除肿瘤的作用。

溶瘤病毒治疗也是肿瘤免疫治疗研究的热点，利用在正常细胞内少量存在或无法增殖的溶瘤病毒选择性地感染肿瘤细胞，并且可以在肿瘤细胞内自我复制，以裂解、杀死肿瘤细胞，而子代病毒释放后可继续感染周围肿瘤细胞，现阶段对野生型病毒基因组进行改造使其携带治疗性或其他外来特殊基因，以提高其溶瘤活性和肿瘤特异性成为新的攻克方向。

在体内，肿瘤比简单的细胞克隆复杂得多，肿瘤组织中包括肿瘤细胞、细胞外基质成分、支持间质细胞（如成纤维细胞、新生血管和巨噬细胞）和一些炎症细胞等，抗肿瘤免疫反应同样具有复杂性，因为免疫反应的启动和效应阶段的时间和空间是分开的，启动发生在淋巴结，而产生效应必须在肿瘤组织。先天免疫的起始阶段"危险信号"不足是抗肿瘤免疫的潜在障碍，包括 DC 募集不足、肿瘤细胞或 APCs 配体低表达等；而免疫效应阶段的潜在障碍涉及 T 细胞激活不充分，继发血管内皮细胞和（或）趋化因子异常，出现免疫抑制因素，能够消除 T 细胞的效应功能，如抑制受体 PD-1 和 CTLA-4），T REGs、髓源抑制细胞等外在的抑制细胞，IDO，精氨酸酶等代谢抑制剂和 IL-10、TGF-β 等抑制性细胞因子。肿瘤的微环境及其与抗肿瘤免疫反应的相关基因已成为近年来的研究热点，如治疗转移性黑色素瘤的蛋白疫苗可影响肿瘤微环境中一种炎症相关基因的表达。

值得一提的是该治疗方法，临床应用受到许多因素的影响和限制，治疗效果也有待进一步提高，目前各种免疫疗法常常作为辅助治疗与放疗、化疗、手术治疗等其他方法联合应用，更能取得较为良好的治疗效果。

第三节　常用肿瘤免疫研究实验方法

肿瘤是机体中正常细胞在各种因素长期作用下异常增生与分化的产物，长期以来学者们一直致力于对肿瘤的诊断和治疗的研究。免疫学检测技术可应用于各种疾病发病机制、诊断、疗效等方面的研究，免疫标记技术（immunolabelling technique）是利用带有标记（荧光素、发光剂、同位素或酶等）的 Ag/Ab 检测 Ag-Ab 反应，此类方法灵敏、特异、快速、结果易于观察，因此目前应用最为广泛。根据标记物与检测方法不同，免疫标记技术可分为免疫印迹技术、免疫荧光技术、放射免疫测定等，现对一些常用技术进行简单阐述。

一、免 疫 印 迹

免疫印迹（immunoblotting）又称蛋白质印迹（Western blotting），该技术大体分为抗原分离、抗原印迹和抗原检测三个部分。其操作大体流程如图 11-8 所示：蛋白提取及含量测定—SDS-PAGE电泳—转膜—封闭与杂交（封闭、结合一抗、洗涤、结合二抗、洗涤）—发光鉴定，即将蛋白质样经 SDS-PAGE 电泳后，转移到固相膜（常用硝酸纤维素薄膜即 NC 膜或 PVDF 膜）上，薄膜既可吸附电泳分离的多肽样品，又能保持其生物学活性不变，以待测样品为抗原，用相应抗体作为一抗与之特异性结合，再用酶标或放射性核素标记的二抗反应，经过底物显色或放射自显影（现常用的

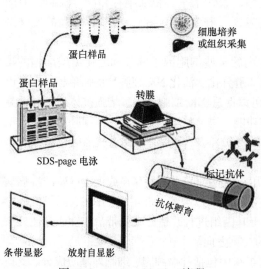

细胞培养或组织采集

蛋白样品

蛋白样品

转膜

SDS-page 电泳

标记抗体

抗体孵育

条带显影　放射自显影

图 11-8　western blotting 流程

有底物化学发光 ECL 和 DAB 呈色）检测结果，如 ECL 化学发光法，二抗用辣根过氧化物酶（horseradish peroxidase，HRP）标记，HRP 是一种含亚铁血红素的蛋白质，能与 ECL 类试剂如鲁米诺反应发出强烈辉光，检测直接或间接标记 HRP 的抗体及其关联的抗原检测灵敏度达到 pg 级，该技术常用于检测病毒的抗体或抗原，也能测定待检蛋白质的分子量和特异性，广泛应用于检测蛋白水平的表达。

二、酶联免疫吸附试验

1. 基本原理　酶联免疫吸附试验（enzyme-linked immunosorbent assay，ELISA）是目前应用最广泛的免疫检测方法之一，将抗原或抗体转移到固相支持物上并用酶对其进行标记，且抗原/抗体-酶结合物同时具备其免疫学活性和酶的活性，把检测样本和抗原/抗体-酶结合物按不同的步骤与固相支持物上的抗原或抗体起反应，洗脱时固相载体上形成抗原抗体复合物（Ag-Ab 复合物）与其他物质分离，最终结合在固相载体上的酶与样本中待测物质在一定范围内成正比，酶催化其变为有色产物，且产物的量与样品中待测物质成正比，进而进行定性或定量分析，常用于标记的酶有 HRP、碱性磷酸酶（alkaline phosphatase，AP）等。ELISA 把 Ag-Ab 反应的特异性与酶催化作用的高效性结合起来，而且检测简单，既可用于抗原测定，也可用于抗体测定，因此被广泛应用于肿瘤等多种疾病检测。

2. 主要分类

（1）双抗体夹心法：利用两种抗体对目标抗原进行捕获和固定，具有灵敏度和反应的特异性高的特点，是检测抗原最常用的方法。其操作步骤如下：将特异性抗体包被在固相载体表面，洗涤除去未结合抗体及杂质后加待测样本，与已包被抗体反应即样本中的抗原与抗体结合形成 Ag-Ab 复合物，再次洗涤；加酶标抗体使其与固相 Ag-Ab 复合物上的抗原结合形成夹心式复合物，洗涤未结合的酶标抗体；加底物显色，由于酶催化底物成为有色产物且夹心式复合物中结合的酶与标本中待测抗原的量成正比，因此可以根据溶液颜色或光密度对该抗原进行定性或定量分析，此法可检测各种蛋白质等大分子抗原，但不能用于半抗原的测定。

（2）双抗原夹心法：反应模式与双抗体夹心法类似，用特异性抗原进行包被和制备酶结合物，以检测相应的抗体，与间接法测抗体的不同之处为以酶标抗原代替酶标抗体。

（3）间接法：是利用酶标记的二抗检测已与固相抗原结合的待测抗体（一抗），实验时首先将特异性抗原与固相结合并洗涤除去未结合的抗原及杂质，加入待测样本，使样本中抗体与已包被的抗原结合，洗涤，加入酶标记得抗抗体（即二抗），从而使一抗间接地标记上酶并再次洗涤，最后加底物显色，溶液吸光度与标本中一抗量在一定范围内相关，间接法主要用于对病原体抗体的检测，进行疾病的诊断。

（4）竞争抑制 ELISA：也称封闭 ELISA，分为直接竞争抑制 ELISA 和间接竞争抑制 ELISA 两种，前者是在固相介质上预先包被抗原（或抗体），并加入与其特异结合的酶标抗体（或抗原），实验时加入待测样本，该待测样本的抗原（或抗体）与酶标抗体（或抗原）竞争预先包被的抗原（或抗体），洗涤被竞争下的酶标抗体，加底物显色，溶液的光密度与样本中抗体的含量成反比，即样本中的抗原越多，被洗脱下来的酶标抗体就越多，因此溶液颜色越浅；而间接竞争抑制 ELISA

是先将抗原包被后，依次加入特异性的抗体（一抗）及酶标二抗，进而加入待测样本，而后者的抗原（或抗体）和预先包被的抗原（或抗体）竞争结合一抗。因此无论是直接还是间接竞争抑制其主要原理都是用待测样本干扰已经预先设计好的体系，且显色后溶液的光密度与样本的干扰程度呈负相关。

（5）其他：除以上介绍的几种基本的 ELISA 外，根据实验设计、检测样本的不同，在研究过程中还发展和设计出其他类型的 ELISA，如引入生物素-亲和素的 ABS-ELISA，ABS 即亲和素（avidin）、生物素（biotin）、系统（system）的缩写，包括 SSDS-PAGE、电转移、酶免疫定位三个阶段的酶联免疫电转移印斑（enzyme linked immunolectrotransfer blot，EITB）、斑点-ELISA 等。

三、免疫荧光技术

1. 基本原理 免疫荧光技术（immunofluorescence technique）又称荧光抗体技术，是将荧光素与特异抗原或抗体以化学方式结合，同时不影响其免疫特性，再以其作为分子探针与样本细胞或组织内的相应抗原（或抗体）结合，进而对产生的有荧光标记的抗原抗体复合物进行检测和观察，常用的荧光素有异硫氰酸荧光素（fluoresceinisothiocyanate，FITC）、四乙基罗丹明（rhodamine，RIB200）、甲基异硫氰酸罗丹明（tetramethylrhodaminei-sothiocyanate，TRITC）、镧系螯合物（如 Eu^{3+}、Tb^{3+}）等。该技术优点在于将免疫学方法荧光标记技术及形态学结合，具有较高的特异性和敏感性，且一种荧光抗体可以对多种抗原-抗体复合物进行检测，因此在疾病诊断、免疫病理、抗原的组织细胞定位、器官移植抗原鉴定等方面都得到广泛应用。

2. 基本类型

（1）直接荧光法：把荧光素标记的特异性抗体（或抗原）直接与待检标本相互作用，即直接与样本中的抗体或抗原结合，在一定温度下染色后洗脱未结合荧光标记抗体、干燥、荧光显微镜下检测荧光，检测样本可以是细胞悬液、组织切片等，此方法优点是简单易行、特异性高，但是针对每种抗原都要制备相应的荧光标记抗体且对未知抗体无法检测。

（2）间接荧光法：用已知的未标记特异抗体（一抗）和待检样本的抗原作用，再用荧光标记的抗抗体（即二抗）与其结合，形成抗原-抗体-抗体复合物，继而洗脱、干燥、检测结果，此方法一种荧光标记二抗能与多种未知抗原或抗体反应，敏感性高，但可受非特异性荧光干扰。

（3）补体结合免疫荧光法：其原理为利用补体反应，通过形成抗原-抗体-补体复合物发出荧光，以鉴定未知抗原或抗体，实验中首先用已知 Ab/Ag 与未知 Ag/Ab 反应，然后加入补体与其结合，加荧光标记抗补体抗体，并对此进行示踪。该方法用一种荧光标记抗补体抗体，可以检测多个抗原抗体系统，缺点是补体不稳定且非特异性荧光强。

（4）其他免疫荧光技术：在上述的免疫荧光技术方法基础上，近些年来发展和建立了新的检测方法，如时间分辨荧光免疫分析法（time resolved fluor immunoassay，TRFIA）是一项非同位素免疫、超微量物质免疫分析技术，其特点是用镧系元素及其螯合物标记抗原或抗体，经免疫反应形成复合物，由于镧系元素螯合物能够发光，因此在除去未结合成分后，用时间分辨荧光光度计测量荧光，可推测出待测物的含量，该检测方法可以同时检测波长和时间两个参数，排除样品中的非特异性荧光干扰，灵敏度高、特异性好，可用于检测蛋白质、肿瘤标志及病毒抗原等；解离增强镧系元素荧光免疫分析（dissociation enhanced lanthanide fluor immunoassay，DELFIA）是 TRFIA 的一种，由于其使用了解离增强步骤，信号更为增强。

此外，还有荧光偏振免疫测定（fluorescence polarization immunoassay，FPIA）是根据荧光物质经单一波长的偏振光照射吸收光能，释放出相应的偏振荧光，荧光的偏振强度与荧光分子大小成正比而建立的免疫荧光技术。

四、放射免疫检测和免疫放射分析

放射免疫检测（radioimmunoassay，RIA）又称竞争性饱和分析法，是利用放射性同位素标记特异性抗原和待测样本中未标记的抗原竞争性结合少量的特异性抗体，通过测定 Ag-Ab 复合物的放射性检测结果；免疫放射分析（immunoradiometric assay，IRMA）是在 RIA 基础上发展起来的核素标记免疫测定，其特点为非竞争性免疫结合反应，用过量的放射性同位素标记的抗体直接与待测抗原反应，除去游离的标记抗体后，Ag-Ab 复合物的放射性强度与待测抗原呈正比，两种方法均在医学检验中得到了广泛应用。

RIA 具有灵敏、准确、特异性高的优点，但是放射性同位素易衰变、对环境和实验室的污染及放射性标记物不稳定等缺点也限制了该方法的使用，IRMA 同样具有灵敏、特异性高的优点，其灵敏度可达 pg 级，且该种方法的标记物稳定易于标记，但是 IRMA 抗体用量偏多。

RIA 和 IRMA 中所用的核素有放射 γ 射线（如 ^{131}I、^{125}I、^{57}Cr 和 ^{60}Co）和 β 射线（^{4}C、^{3}H 和 ^{32}P 等）两大类，^{125}I 因其有较强的比活性和适当的长半衰期是目前常用的 RIA 和 IRMA 标记物，将 ^{125}I 直接结合于蛋白质侧链残基的 Tyr 上为直接标记法，将 ^{125}I 标记在载体上，纯化后再与蛋白质结合为间接标记法或连接法，前者操作简便，且标记物比放射性高，但只能用于标记含 Tyr 的化合物，后者操作较复杂，比放射性显著低于直接法，但可标记的化合物比前者更广。

RIA 和 IRMA 两种实验方法主要的异同点在于：RIA 中核素标记抗原，IRMA 中标记抗体；RIA 为竞争抑制反应模式，测得放射性的量与受检抗原呈反比，而 IRMA 为非竞争结合，反应参数与待测抗原呈正比；IRMA 的反应速度比 RIA 快且特异性、灵敏度和检测范围都较 RIA 高；RIA 所用抗体多为多克隆抗体，用量较少，IRMA 一般用单克隆抗体，但用量较大。

RIA 和 IRMA 在医学检验中应用极为广泛，常用于测定各种激素、类风湿因子、补体、微量蛋白质、肿瘤标志物（如 AFP、CEA、CA-125、CA-199 等）、药物中毒和药物代谢等，但由于核素的放射性对人体有一定的危害性，必须加以防护。

五、免疫组织化学

免疫组织化学（immunohistochemistry，IHC）又称免疫细胞化学技术（immunocytochemistry，ICC），是用化学的方法将酶或荧光素、金属离子、同位素与抗体结合起来，将标记的抗体与组织切片中的抗原特异性的结合，Ag-Ab 复合物中的酶可通过化学反应催化无色的底物显色，进而借助显微镜检测各种抗原物质，确定组织切片中抗原分子在细胞中的定位、定性及定量的实验室方法（图 11-9），该种方法可以对各种细胞组织成分进行识别定位，如蛋白质、多肽、肿瘤的标记物（抗原或相关抗原）、神经介质、病原体、核酸等。

IHC/ICC 所用标本主要包括石蜡切片（病理切片和组织芯片）和冰冻切片等组织标本和细胞涂片、细胞爬片等细胞标本两大类，组织标本最常用的是石蜡切片，组织芯片（tissue chip）也称组织微阵列（tissue microarrays），是生物芯片技术的一种，将数十个至千个小组织（直径 0.6~2mm）以规则阵列方式排布于同一载玻片上，进行同一指标的原位组织学研究，芯片列为平行检测每一样本中 DNA、RNA 和蛋白质目标提供了靶标，芯片上的组织样本实验条件完全一致，有极好的质量控制且一次可进行高通量、多样本分析，因此除 IHC 外，组织芯片在核酸原位杂交（ISH）、荧光原位杂交（FISH）、原位 PCR 等技术中得到大范围的推广应用。

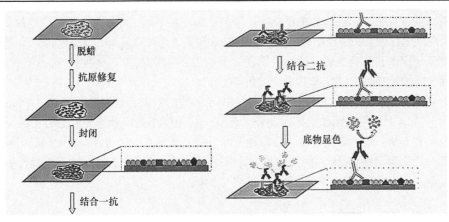

图 11-9 免疫组化流程

按照标记物的种类可分为免疫荧光细胞化学技术、免疫酶细胞化学技术、免疫铁蛋白细胞化学技术、免疫胶体金细胞化学技术、亲和组织化学法等；根据 Ag、Ab 结合方式可将其分为直接法（一步法）、间接法（二步法）、桥联法（多步法）等，目前通常选用免疫酶组化间接染色法。

IHC/ICC 具有特异性强，定位准确、简便等优点，在肾、皮肤等活检、自身抗体的检测、传染病和恶性肿瘤的诊断与鉴别诊断、病理分型、确定转移性恶性肿瘤的原发部位、单克隆抗体的筛选及鉴定等许多领域中都占据不可取代的地位。

六、免疫沉淀技术

免疫沉淀是指反应体系中适当比例的可溶性抗原与相应抗体在液相或凝胶中特异性结合后出现不透明的免疫复合物沉淀物的现象，其实验的基本策略就是利用抗体与相应抗原的高亲和力特性检出和结合溶液中靶分子，以达到检测抗原或目标蛋白的目的，该技术现按应用范围可分为以下几类。

（1）免疫沉淀（immunoprecipitation，IP）：利用抗体特异性从生物样品混合体系中分离和浓缩特定靶蛋白的一种方法。

（2）免疫共沉淀（co-immunoprecipitation，Co-IP）：利用的是抗原和抗体间的免疫反应，沉淀相应特定抗原及与该抗原相互结合的其他分子，是一种主要用于研究蛋白质相互作用的方法。

（3）染色质免疫沉淀（chromatin immunoprecipitation，ChIP）：在活细胞状态下固定蛋白质-DNA复合物，并将其随机切断，通过免疫沉淀复合体特异性富集目的蛋白结合的 DNA 片段，再通过对 DNA 片段的纯化和检测，获得蛋白质与 DNA 相互作用的信息。

（4）RNA 免疫沉淀（RNA immunoprecipitation，RIP）：其原理与 ChIP 相近，但 RNA 免疫沉淀是用来研究与蛋白质结合的 RNA 在基因表达调控中的作用。

随着研究的不断深入，将免疫沉淀方法与其他方法相结合，在其基础上衍生出很多更为先进的技术，使分析方法更为多样化，应用范围更为广泛，该技术现已广泛应用于基因、蛋白质及其相互作用等研究领域。

七、免疫电泳技术

免疫电泳技术（immune electrophoresis）是将蛋白质电泳（带电粒子在电场中向所带电荷相反的方向移动现象）与沉淀反应相结合的一项免疫检测技术，根据沉淀环/线进行结果判断和检测蛋白质分子量、抗原定量、确定蛋白质降解速率等目的。

　　免疫电泳的种类很多，根据电泳和免疫扩散的叠加方式不同，可分为火箭免疫电泳、对流免疫电泳、微量免疫电泳、亲和免疫电泳、免疫固定电泳和交叉免疫电泳等，该方法即可分离蛋白质又可加快沉淀反应速度，具有灵敏、快速、简便、分辨力强等特点，广泛应用于蛋白质的性质研究、疾病的诊断、抗原和抗体的纯化及其成分分析等方面。

　　除以上实验室方法外，还有其他免疫方法可用于肿瘤的研究，如发光免疫测定（luminescence immunoassay，LIA）、免疫比浊法等，此外，还有一些免疫细胞、补体和细胞因子的分离和测定的实验室技术和方法。近年来随着科学技术地不断发展，实验室方法与计算机、扫描电镜技术、共聚焦显微镜、荧光激活细胞分类器（FACS）的应用，检测的快速性、简便性和准确性有了更大地提高，免疫学技术已经广泛应用于生命科学的各个领域。

（郭红艳）

第十二章　炎症反应与肿瘤

第一节　基础知识

一、炎症的基本概念

炎症（inflammation）是机体常发生并且有重大影响的基本病理过程，外伤引起的体表感染，各种器官的大部分常见的病变，如疖、痈、肿、肺炎、肾炎、肝炎等都属于多发的炎症性疾病。炎症是在各种损伤因子的作用下，使具有血管系统的活体对刺激所发生的一种以防御性反应为主的病理过程。血管反应是炎症过程的中心环节。

人们日常生活中所说的"发炎"就是炎症，是机体组织对刺激的一种防御反应，表现为红、肿、热、痛，并且还有功能障碍。感染可以引起的感染性炎症，非感染也可以引起炎症，即非感染性炎症。一般情况下，炎症是有积极意义的，是人体主动的防御反应，但是有的时候，炎症也会对人体自身正常组织攻击，产生损害。

在炎症进行过程中，损伤因子可直接或间接损伤组织和细胞，机体也可通过一系列血管反应、炎症充血反应和炎性细胞液体渗出的方式，从而稀释、中和、杀伤和包围损伤因子。并且通过实质细胞和间质细胞的再生使受损的组织和细胞修复。因此可以说炎症是损伤、防御损伤和修复损伤的一系列过程。

二、炎症的分类

炎症对机体局部组织及细胞损伤所呈现的反应称为炎症反应，可以有以下几种分类方法。

1. 根据炎症持续的时间　分为急性炎症和慢性炎症。急性炎症持续的时间短，一般只有几天，不超过 1 个月，主要症状是发红、肿胀、疼痛等，是以血管系统的反应为主构成的炎症。可以看到局部血管扩张，血液变得缓慢，血液的中性粒细胞等炎性细胞的成分会渗到组织内，主要是以静脉血管为中心，在组织学上观察到出现急性炎症时，出现的血管渗出反应和修复过程一同发生。并且有淋巴细胞、巨噬细胞、成纤维细胞的增生和浆细胞的浸润。慢性炎症持续时间比较长，可迁延数月到数年不等，以增生性病变为主，其主要的浸润细胞是单核细胞和淋巴细胞。

2. 根据炎症的基本病变的性质　分为变质性炎症、渗出性炎症（浆液性炎、化脓性炎、纤维素性炎、卡他性炎、出血性炎、坏死性炎等）、增生性炎症、特异性炎症（结核、麻风、梅毒、淋巴肉芽性肿）等。临床中的炎症在一定程度上包含变性、渗出、增生这三种病变，但以其中一种为主。

3. 根据炎症累及的器官及病变的程度　分为轻度心肌炎、中度肺炎和重度肾炎等。临床中，有时还附加一些修饰性的致病因子或解剖学部位。

三、炎症的原因

凡是能引起组织或细胞损伤的因素都会成为炎症的原因，即致炎因子（inflammatory agent），主要有如下几类。

1. 生物性因子　细菌、病毒、真菌、立克次体、支原体、寄生虫和螺旋体等常是炎症主要的原因。感染一般是因为生物病原体引起的炎症。病毒在细胞内增殖复制可致感染细胞坏死。细菌会产生外毒素、内毒素和一些酶类物质，可以直接损伤组织，激发炎症。感染一些具有抗原性的病原体后，如感染寄生虫和结核杆菌后，会通过诱发免疫反应而损伤机体组织。

2. 物理性因子 低温、高温、放射性物、紫外线照射和外界机械损伤等原因。

3. 化学性因子 主要是内源性化学物质和外源性化学物质两类。内源性化学物质是在某些非生理条件下堆积于体内的代谢产物如尿素或坏死组织的分解产物等。外源性化学物质如强酸、强碱、芥子气和强氧化剂等。

4. 异物 通过某种途径进入人体后，由于其抗原性不同，可引起不同程度的炎症反应，如误入体内的金属、木屑及残留的手术线等。

5. 坏死组织 缺血或缺氧等原因都会引起组织和细胞坏死，组织和细胞坏死是潜在的致炎因子，如在新生梗死灶边缘出现的充血性出血带和炎性细胞的浸润都是炎症的突出表现。

6. 变态反应 机体免疫状态出现异常，会引起不当或过度的免疫反应，造成组织和细胞损伤，进一步导致炎症。免疫反应造成的组织损伤最常见于各种类型的超敏反应：Ⅰ型变态反应如荨麻疹、花粉过敏性鼻炎；Ⅱ型变态反应如抗基底膜性肾小球肾炎；Ⅲ型变态反应如免疫复合物沉着引起的肾小球肾炎；Ⅳ型变态反应如伤寒、结核等；还有一些自身免疫性疾病如溃疡性结肠炎、淋巴细胞性甲状腺炎等。

四、炎症的主要病理变化

炎症的主要病理变化可归纳为局部组织的变质、渗出和增生。在炎症的发生和发展过程中，病变早期以变质和渗出为主，病变晚期主要是增生，可以认为变质是损伤过程，渗出和增生是修复过程。

（一）变质

变质是炎症局部周围组织发生的变性和坏死，由致炎因子引起的损伤过程，局部细胞和组织代谢、理化性质会发生改变。变质可以发生在实质细胞，也可以在间质细胞中发生。实质细胞发生的变质常表现为脂肪变性、细胞水肿、细胞液化性坏死及凝固性坏死等。间质细胞中发生的变质可以是黏液样变性，纤维样坏死或结缔组织玻璃样变性等。

变质可在致炎因子直接作用下，由炎症过程中发生的局部血液循环障碍和免疫机制介导，或是炎症反应产物间接作用。变质反应的程度取决于致炎因子的性质、强弱和机体的反应等多个方面。组织及细胞变性坏死后，释放的水解酶将使受损组织及细胞溶解、液化，并进一步引发周围组织或细胞发生变质及器官的功能障碍。

（二）渗出

渗出是炎症局部组织血管内的液体和各种炎性细胞通过血管壁渗透入组织间隙、体腔、黏膜和体表的一系列过程。渗出的液体和细胞常称为渗出液或渗出物。炎症时渗出物里含有大量的蛋白质和多种细胞成分及他们的分解产物，在炎症反应中这些渗出的产物发挥重要的防御作用，在消除病原因子及去除有害物起着积极作用。炎症最具特征性的变化是以血管反应为中心的渗出性病变。在这个过程中血管反应主要表现在血管通透性增加、血流动力学变化、白细胞及液体渗出。

1. 血流动力学改变（炎性充血） 即血流量和血管口径的改变，变化一般过程是：细动脉先短暂收缩，持续仅几秒后血管扩张和血流加速，随后导致更多微血管开放，引起血流速度减慢，如红细胞血管中漏出及形成静脉充血。

2. 血管通透性增加（炎性渗出） 炎症局部液体和蛋白质渗出是导致血管通透性增加的主要原因。液体渗出主要与血管内膜遭受破坏有关。影响血管内皮细胞完整性的因素很多，如内皮细胞收缩、内皮细胞损伤、内皮细胞骨架重构、内皮细胞吞饮、内皮细胞穿胞作用增强、新生血管壁通透性增高等。

3. 液体和白细胞渗出（炎性浸润） 由于血管的通透性升高，导致血管内富含蛋白质的液体渗出到血管外，即为液体渗出。血管内渗出富含蛋白质的液体为渗出液，渗出液积存在间质细胞组织内称为炎性水肿；若积存于体腔则称为炎性积液。炎症过程中不仅有液体渗出，也有细胞渗出，白细胞渗出是炎症反应最重要的特征。各种白细胞通过血管壁渗出到血管外的过程称为白细胞渗出。炎症时渗出的白细胞就是炎细胞。炎症反应的重要形态特征是在趋化物质作用下，炎细胞进入组织间隙即为炎细胞浸润。

（三）增生

炎症局部周围实质细胞和间质细胞，在致炎因子、组织裂解产物或某些理化因素的刺激下，再生和增殖的现象称为增生。实质细胞的增生如鼻息肉时鼻黏膜上皮细胞增生和慢性肝炎中的肝细胞增生。间质细胞的增生如巨噬细胞、淋巴细胞、成纤维细胞和血管内皮细胞的增生。在相应的生长因子刺激下的结果是细胞增生。增生反应一般在炎症后期或慢性炎症时比较显著，在慢性炎症或炎症的晚期，增生性病变一般很突出，如急性肾小球肾炎和伤寒晚期会出现明显的细胞增生。

炎症增生是机体细胞重要的防御反应，在限制炎症的扩散和弥漫，再生修复受损组织方面有重要作用，如炎症初期，增生的巨噬细胞可吞噬病原体和清除组织裂解产物；在炎症后期，增生的成纤维细胞和血管内皮细胞组成肉芽组织，有利于炎症局限化和修复组织。但组织增生过度又对机体有不利的一面，如肉芽组织过度增生，原有实质细胞遭受损害，影响器官正常功能，如病毒性肝炎引起的肝硬化，心肌炎引起的心肌硬化等。

五、炎症的局部表现和全身反应

追溯到公元一世纪，罗马学者 Cornelius Celsus 当时提出了炎症主要表现是病变部位发红、肿胀、发热和疼痛四大症状。到了十九世纪德国著名病理学家 Virchow 又把局部功能障碍列为炎症的第五个症状。

（一）局部表现

体表炎症常表现为红、肿、热、痛和功能障碍，其主要机制为以下几点。

1. 红　由于炎症病灶内局部血管扩张，充血，炎症初期因为动脉性充血，局部氧合血红蛋白增多，所以病灶处呈鲜红色。随着炎症的发展，血流渐渐缓慢、淤血和停滞，局部组织的还原性血红蛋白增多，所以又呈暗红色。

2. 肿　由于局部血管通透性增高，使液体和细胞渗出物增多。慢性炎症时，组织和细胞的增生也引发局部肿胀。

3. 热　由于动脉性充血、血流加快及代谢增强，白细胞产生的白细胞介素 1（IL-1）、前列腺素 E（PGE）及肿瘤坏死因子（TNF）等因素都可引起发热。

4. 痛　引起炎症局部疼痛的因素有很多。局部炎症病灶内氢离子、钾离子的骤增，特别是炎性介质，如缓激肽、前列腺素、5-羟色胺等刺激是疼痛的主要因素。炎症组织内渗出物会造成组织肿胀，张力增高，神经末梢压迫，引起疼痛，例如，疏松组织发炎时疼痛较轻，但是牙髓和骨膜的炎症通常引起难以忍受的剧痛。此外，炎症的器官肿大，使感觉神经末梢丰富的被膜张力增加，神经末梢受张力而引起疼痛。

5. 功能障碍　炎症病灶内的实质细胞变性、坏死、代谢功能异常，炎性渗出物引起机械性压迫、阻碍等原因，都可引起局部器官的功能障碍。疼痛也可影响肢体的活动功能。

（二）全身反应

炎症病变一般在局部，但局部病变与整体是相互影响的，当炎症性疾病比较严重时，尤其是病原菌在体内蔓延扩散时，会出现明显的全身性反应。

1. 发热（fever）　病原微生物感染常引起发热。病原微生物及其代谢产物都可以成为发热激活物，作用于组织和细胞，产生内生致热源，后者再调节体温中枢，从而引起发热。体温升高一定范围内，能使机体代谢增强，促进抗体形成，增强吞噬细胞的吞噬功能和肝脏的解毒功能，从而使机体的防御能力提高。一旦发热超过了一定范围或发热时间过长，会影响机体的代谢过程，引起多系统特别是中枢神经系统的功能紊乱。如果非常严重的炎症病变，体温没有明显升高，也预示着机体反应能力差，抵抗力低下，一般预后不良。

2. 白细胞增多　在急性炎症中，特别是细菌感染导致的急性炎症，末梢血白细胞计数一般明显升高。当严重感染时，外周血液里经常出现幼稚的中性粒细胞增多的现象，称为"核左移"现象。这说明患者对感染的抵抗力较强和感染程度较重。在某些炎症性疾病过程中，例如，病毒性疾病、伤寒、立克次体感染及某些自身免疫性疾病等，血液中白细胞经常不会增加，有时反而减少。支气管哮喘和寄生虫感染时，血液中嗜酸性粒细胞会明显增高。

3. 单核吞噬细胞系统细胞增生　是机体防御应答的一种现象。在炎症特别是病原微生物引起的炎症进行过程中，常有不同程度增生的是单核吞噬细胞系统的细胞。一般表现为肝、脾、局部淋巴结肿大，并且其巨噬细胞增生，吞噬消化能力增强。淋巴组织中的 B 淋巴细胞、T 淋巴细胞也会增生，同时增强淋巴因子释放和分泌抗体的功能。

4. 实质器官的病变　较严重的炎症，在病原微生物及其毒素的作用下，并且受局部血液循环障碍、发热等因素的影响，心、肝、脾、肾等器官的实质细胞将发生不同程度的变性、坏死，器官功能出现障碍。

（三）炎症的意义

炎症是机体重要的防御反应。在炎症过程中，限制局部反应并消除损伤因子，同时促进受损组织愈合。机体的渗出液可稀释毒素，吞噬转移坏死组织，有利于组织再生和修复，使致病因子局限在炎症部位而不蔓延至全身。所以说炎症是天然的防御为主的局部反应，对机体一定程度上是有利的。如果没有炎症反应，就无法控制细菌感染，组织损伤将永远无法愈合，会对机体造成致命的危害。

但有些时候，炎症又对机体有潜在的危害。炎症反应是一些疾病的发病基础，如重度炎症的超敏反应过于剧烈，可以危及患者的生命。长期的慢性炎症刺激可诱发癌变，如慢性溃疡性结肠炎可诱发结肠癌。另外，炎症发生在关键部位或器官会造成严重后果，如大脑的炎症可压迫生命中枢，声带炎症压迫喉部导致窒息，严重的心肌炎可以影响心脏供血。此时，临床治疗中，消灭致病因子过程中，有时还要使用抗炎症药物抑制炎症反应。

六、急性炎症的病理学类型及特点

根据急性炎症的病变特点，分为变质性炎、渗出性炎和增生性炎三种类型。

（一）变质性炎

变质性炎（alterative inflammation）是组织细胞变性、坏死为主要病变的炎症。一般炎症都有不同程度的变质性病变，但变质性炎症时，变质性改变尤为突出，而渗出和增生性反应比较轻。

变质性炎症多见于肝、肾、心、脑等实质性器官，某些重症感染、中毒及变态反应时，由于器官的实质细胞变性、坏死，常引起相关器官的功能障碍，如急性重型病毒性肝炎时，肝细胞广泛坏死，会出现严重的肝功能障碍；流行性乙型脑炎时，神经细胞变性、坏死及脑软化病灶形成，造成严重的中枢神经系统功能障碍。

（二）渗出性炎

渗出性炎（exudative inflammation）是以渗出为主要病变的炎症，主要特征是炎症灶内有大量渗出物形成。根据渗出物的病变特点和主要成分，常将其分为浆液性炎、纤维素性炎、化脓性炎、出血性炎等类型。

1. 浆液性炎（serous inflammation）　是以浆液渗出为特征的炎症。渗出物中主要来自血浆，部分来自于浆膜的间质细胞，其中混有少量中性粒细胞和纤维素。浆液性炎常见于浆膜（如胸膜、腹膜和心包膜等）、黏膜、皮肤、滑膜和结缔组织等处。浆膜的浆液性炎如渗出性结核性胸膜炎，可引起胸膜腔积液；黏膜的浆液性炎如感冒初期，鼻黏膜排出大量浆液性分泌物；皮肤的浆液性炎如皮肤Ⅱ度烫伤时，浆液渗出会积聚于皮肤的表皮内形成水疱；发生在滑膜的浆液性炎如风湿性关节炎可引起关节腔积液。

2. 纤维素性炎（fibrinous inflammation） 是以纤维蛋白原渗出为主，进一步形成纤维蛋白，即纤维素，以渗出物中含有大量纤维素为特征的渗出性炎症。大量纤维蛋白原的渗出到血管外，预示毛细血管和小静脉损伤较重，血管通透性明显升高，在坏死组织释放的组织因子影响下，转化为纤维素，故有纤维素性炎之称。纤维素性炎主要是由某些细菌毒素（如白喉杆菌、肺炎双球菌和痢疾杆菌的毒素）或多种内、外源性毒素（如尿毒症时的尿素）引起，一般发生在黏膜（咽喉、气管、肠腔）、浆膜（胸膜、腹膜和心包膜）和肺。因为局部组织结构不同，有的黏膜与其深部组织结合不牢而易于脱落，如气管白喉的假膜脱落，可阻塞支气管而引起窒息，造成严重后果。又如流感时的假膜性气管炎，黏膜表面可出现播散性白喉样假膜，组织学上描述为被覆于基底膜上的薄层纤维蛋白膜。此时仅可见纤毛上皮细胞被破坏，而位于其下的基底膜或黏膜下层则仍保持完好。因此，这种白喉样假膜也易于剥离。当纤维素性炎发生于浆膜和肺时，只有少量纤维素渗出，可吸收溶解；但大量纤维素渗出时，容易发生机化，甚至浆膜腔闭塞，引起器官功能障碍。如纤维素性心包炎，由于心脏的搏动，心包脏膜的两层相互摩擦，使心包腔内渗出的纤维素在心包膜表面呈绒毛状，称为"绒毛状心"。如果中性粒细胞渗出较少，释放的蛋白水解酶不足，不能将纤维素完全吸收溶解，就会通过长入肉芽组织而发生机化，最后导致纤维样化。

3. 化脓性炎（purulent inflammation） 是以中性粒细胞大量渗出并伴有不同程度的组织坏死和脓液形成为主的一种炎症。可由链球菌、葡萄球菌、脑膜炎双球菌、大肠杆菌等化脓菌引起。亦可由某些化学物质和机体坏死组织所致。炎症病灶内大量中性粒细胞破坏，裂解后释放的溶酶体酶将坏死组织溶解液化及化脓过程，所形成的液状物称为脓液，其内主要含大量渗出的中性粒细胞和脓细胞（变性坏死的中性粒细胞），还含有细菌、被溶解的坏死组织碎片和少量浆液。因渗出物中的纤维素已经被中性粒细胞释出的蛋白水解酶溶解，所以脓液一般非凝固状态。根据化脓性炎症发生的原因和部位不同，表现为不同的病变类型如脓肿、蜂窝组织炎和表面化脓、积脓等。

（1）脓肿（abscess）：是器官或组织内的局限性化脓性炎症，主要特征是组织坏死、溶解，形成充满脓液的腔。脓肿主要由金黄色葡萄球菌感染所致，其产生的血浆凝固酶可使渗出的纤维蛋白原转变为纤维素。金黄色葡萄球菌具有层粘连蛋白受体，可通过血液引起转移性脓肿。脓肿早期，在病原菌侵袭的局部发生坏死和大量的中性粒细胞浸润，随后发生化脓，并形成脓腔。经历一段时间后，脓肿周围增生肉芽组织，包围脓肿形成脓肿膜，脓肿膜具有吸收脓液、限制炎症扩散的作用。较小的脓肿，如消灭病原菌，脓液可逐渐吸收、消散，由肉芽组织修复愈合，较大的脓肿脓液很多，吸收困难，需要切开排脓或引流。

（2）蜂窝织炎：是疏松结缔组织弥漫性化脓性炎，常见于皮下组织、肌肉和阑尾。溶血性链球菌为其主要致病菌，因该菌能产生透明质酸酶，分解结缔组织中的透明质酸，使之崩解；链球菌又能产生链激酶，溶解纤维素，使细菌容易在组织内蔓延扩散。炎区组织高度水肿和中性粒细胞弥漫性浸润，与周围组织无明显分界，但局部组织一般不发生明显的坏死和溶解，因此单纯蜂窝织炎痊愈后一般不留痕迹。

（3）表面化脓：是发生于黏膜或浆膜表面的化脓性炎。其特点是脓液主要向黏膜或浆膜表面渗出。

4. 出血性炎（hemorrhage inflammation） 是炎症病灶引起血管的严重损伤，导致渗出物中含有大量红细胞，常见于流行性出血热，鼠疫等急性传染病和钩端螺旋体病。

（三）增生性炎

病变主要表现为成纤维细胞、组织细胞和血管内皮细胞增生为主的炎症，一般伴有淋巴细胞、浆细胞和巨噬细胞等慢性炎细胞浸润，多见于慢性炎症，但也有少数急性炎症主要是细胞增生性改变，如链球菌感染后的急性肾小球肾炎，病变主要是肾小球的血管内皮细胞和系膜细胞增生；伤寒病时，病变主要是单核巨噬细胞增生。

七、慢性炎症的病理变化特点

慢性炎症的病程较长，迁延数月甚至长达数年以上，其可由急性炎症延续而来，或因为致炎因子的刺激不强并持续较长时间，一开始即呈慢性过程，如结核病或自身免疫性疾病等。慢性炎症时，局部病变大多以增生病变为主，变质和渗出较轻；炎细胞浸润大多数是巨噬细胞、淋巴细胞和浆细胞为主。慢性炎症根据形态学特点分为两大类，即非特异性慢性炎和肉芽肿性炎。

（一）非特异性慢性炎

病变主要是成纤维细胞、血管内皮细胞和组织细胞增生，伴有淋巴细胞、浆细胞和巨噬细胞等慢性炎细胞浸润，同时局部的腺上皮细胞和实质细胞也可增生。慢性炎症还可伴有肉芽组织的形成，多见于有较大的组织缺损的情况，肉芽组织在慢性脓肿、瘘管和慢性黏膜溃疡的吸收和分解上有着重要作用。

（二）肉芽肿性炎

炎症局部形成境界清楚的结节状病灶，主要是巨噬细胞及其衍生细胞增生，这是一种特殊类型的增生性炎症。其中巨噬细胞来源于血液的单核细胞和局部增生的组织细胞。巨噬细胞能再转化成特殊形态的多核巨细胞和上皮样细胞等。

1. 肉芽肿的类型

（1）感染性肉芽肿：由生物病原体如结核杆菌、麻风杆菌、梅毒螺旋体、伤寒杆菌、寄生虫和霉菌等引起，能形成具有特殊结构的细胞结节，如结核性肉芽肿（又称结核结节）主要由上皮样细胞和一个或几个朗汉斯巨细胞构成；伤寒肉芽肿（又称伤寒小结）主要由伤寒细胞组成。

（2）异物性肉芽肿：由外科缝线、木刺、滑石粉、粉尘等异物引起。病变以异物为中心，数量不等的巨噬细胞、异物巨细胞、淋巴细胞和成纤维细胞等在周围，形成结节状病灶。

2. 肉芽肿的组成成分

（1）结核性肉芽肿：中心是干酪样坏死，坏死灶周围可见大量上皮样细胞和朗汉斯多核巨细胞，外层淋巴细胞浸润，周边有成纤维细胞和胶原纤维分布。上皮样细胞中最重要的成分是结核性肉芽肿。

（2）干酪样坏死：结核结节中心的干酪样坏死，内含坏死的组织细胞、白细胞和结核杆菌，镜下可见一些无定形的颗粒状物质，这可能是细胞介导免疫反应的结果。

（3）上皮样细胞：胞体大，胞质丰富，细胞之间境界不清楚，一般分布于干酪样坏死灶周围，其胞核呈圆形或卵圆形，染色质少，呈空泡状，可见核仁，因这种细胞形态与上皮细胞类似，因此又称上皮样细胞。上皮样细胞是由于巨噬细胞吞噬了不能被消化的细菌或其他抗原物质的长期刺激作用下转化而生成的。

（4）多核巨细胞：在上皮样细胞之间分散着多核巨细胞，结核的结节中多核巨细胞又称为朗汉斯巨细胞。胞体很大，直径达 $40\sim50\mu m$。细胞核形态与上皮样细胞相似，数目可达几十个到百余个，排列在细胞周围呈环形或马蹄形，胞质丰富。不能被消化的较大异物（如手术线、石棉纤维等）和代谢产物（如痛风形成的尿酸盐结晶）周围也常见多核巨细胞。多个巨噬细胞围绕在异物周围并相互融合，形成异物性多核巨细胞，主要是异物刺激引起的慢性肉芽肿性炎。

结肠息肉的炎性息肉是在炎性因子长期作用下，局部黏膜上皮和腺体及肉芽组织增生而形成突出于黏膜表面的肉芽肿块，其常见于鼻黏膜和宫颈。炎性息肉大小不等，有的几毫米，有的几厘米，基底部常有蒂，镜下可见腺体、黏膜上皮和肉芽组织增生明显，并有数量不等的浆细胞和淋巴细胞浸润。

炎性假瘤是指炎性增生时形成境界清楚的肿块，常发生于眼眶周围和肺。组织学上炎性假瘤由炎性细胞、肉芽组织、增生的实质细胞及纤维组织构成。X线检测时，其形态与肿瘤结节相似，因而称之为炎性假瘤，应注意与真性肿瘤相区别。尤其是肺的炎性假瘤在组织结构上较为复杂，有肉芽组织增生、肺泡上皮增生，但没有异型性、肺泡内有出血、含铁血黄素沉积、巨噬细胞反应等，并可以观察到吞噬脂质的多核巨细胞和泡沫细胞。此外，还有淋巴细胞和浆细胞浸润。

八、炎症的结局

炎症过程中，既有损伤又有抗损伤。炎症的发生、发展和结局由致炎因子引起的损伤与机体抗损伤反应决定着，如损伤过程占优势，炎症则加重，并向全身扩散；如抗损伤反应占优势，炎症则逐渐痊愈；如损伤因子持续存在，或机体的抵抗力较差，炎症则转变为慢性。炎症的结果，主要有以下三种情况。

（一）痊愈

一般情况下，如果机体抵抗力较强或治疗方法适当，消灭了病原微生物，炎症区域的坏死组织和渗出物被溶解、吸收，周围健康细胞的再生，使组织被修复，最后完全恢复成原来的结构和功能一样的组织，称为痊愈。但是如果炎症病灶内坏死范围较大或渗出的纤维素较多，完全溶解、吸收变得很困难，主要肉芽组织修复，会留下瘢痕，不能完全恢复成原有的结构和功能，称为不完全痊愈。如果瘢痕组织形成较多或发生在某些重要器官，会引起一系列的功能障碍。

（二）迁延不愈或转为慢性

如果机体抵抗力低下或不彻底治疗，在短期内不能清除致炎因子，在机体内持续时间长或反复作用，且不断使组织受损，造成炎症过程迁延不愈，使急性炎症转变为慢性炎症，病情可时轻时重，如慢性病毒性肝炎、慢性胆囊炎等。

（三）蔓延播散

在患者抵抗力较弱或病原微生物毒力强、数量多的情况下，病原微生物会不断繁殖并沿组织间隙或脉管系统直接向周围组织、器官蔓延，播散至全身。

1. 局部蔓延 炎症局部的病原微生物可经组织间隙或脉管系统向周围组织、器官蔓延，或扩散至全身，如肺结核病，当机体抵抗力低下时，结核杆菌会沿组织间隙蔓延，扩大病灶范围；亦可沿支气管播散，在肺部的其他部位形成新的结核病灶。

2. 淋巴道蔓延 病原微生物经组织间隙侵入淋巴管，引起淋巴管炎，随着淋巴液会进入局部淋巴结，引起局部淋巴结炎，如上肢感染会引起腋窝淋巴结炎，下肢感染会引起腹股沟淋巴结炎。淋巴道的这些变化有时能限制感染的扩散，但如果感染严重时，病原体可通过淋巴入血，进一步引起血道播散。

3. 血道蔓延 炎症病灶内的病原体侵入血液循环或其毒素被吸收入血，可引起菌血症、毒血症、败血症和脓毒败血症等。

（1）菌血症（bacteremia）：炎症病灶的细菌经血管或淋巴管侵入血液，从血液中可查到细菌，但无全身中毒症状，称为菌血症。一些炎症性疾病的早期菌血症普遍，如大叶性肺炎等。此时经血培养或瘀点涂片，可检测出细菌。在菌血症阶段，肝、脾、淋巴结的吞噬细胞会组成一道防线，以清除病原体。

（2）毒血症（toxemia）：细菌的毒素或毒性产物被吸收入血，引起全身中毒症状，称为毒血症，出现高热、寒战等中毒症状，同时常伴有心、肝、肾等实质细胞的变性或坏死，但血培养非阳性，检测不到细菌。严重者可出现中毒性休克。

（3）败血症（septicemia）：细菌侵入血液后大量生长繁殖，并产生很多毒素，引起全身中毒症状，称为败血症。患者除有严重毒血症的症状外，还一般会出现皮肤、黏膜的多发性出血斑点、脾肿大和全身淋巴结肿大等。此时血培养，常可找到病原菌。

（4）脓毒败血症（pyemia）：是化脓菌引起的败血症进一步恶化的结果，细菌随血流到达全身，在肝、肺、肾、脑等处发生多发性脓肿，称为脓毒血症或脓毒败血症。这些脓肿一般较小，会均匀散布在很多器官中。显微镜下可见，小脓肿的中心及留存的毛细血管或小血管中常见到细菌菌落（栓子），说明脓肿是由栓塞于器官毛细血管的化脓菌所引起，故称之为栓塞性脓肿（embolic abscess）或转移性脓肿（metastatic abscess）。

第二节 炎症与肿瘤的发生、发展和治疗

19 世纪中叶，德国著名病理学家鲁道夫·魏尔啸（Rudolf Virchow）观察到在肿瘤组织中存在浸润的白细胞，据此最先提出了肿瘤起源于慢性炎症的假说，之后实验又证实了特定化学刺激物引发的组织炎症与细胞增生程度有关，大量流行病学调查分析也显示超过 25%的癌症发生、发展都与慢性感染或其他类型的慢性炎症存在相关性，现代分子生物学研究均证明炎症和肿瘤存在联系。慢性炎症与肿瘤的发生、发展，甚至治疗的过程都密切相关。目前炎症与肿瘤的关系受到国内外学者的高度重视，研究其相互作用，有望在防治肿瘤方面有新的突破。

一、诱发肿瘤的炎症类型

慢性炎症能够促进癌症的发生和进展，根据诱因、机制、结果和强度等可将肿瘤相关的炎症分为病毒微生物感染所导致的炎症、化学刺激引发的炎症、肿瘤自身损伤继发的炎症及肿瘤治疗引发的炎症等多种类型。

（一）病毒微生物感染导致的炎症

长期的幽门螺杆菌感染与胃黏膜相关淋巴组织淋巴瘤和胃癌的发生有关；感染乙型肝炎病毒或丙型肝炎病毒会增加肝细胞癌发生的风险；血吸虫感染或杆菌感染分别与膀胱癌和结肠癌的发生有关。这种由感染引发的炎症反应会提前于肿瘤的发生，并且是正常的宿主防御，炎症的产生是为了消灭病原体。但致瘤性病原体会破坏宿主免疫防御，造成持续性感染，发展成低水平刺激的慢性炎症，进而促进肿瘤的发生。

（二）化学刺激引发的炎症

机体暴露在污染物刺激的环境可以导致慢性炎症，烟草、烟雾等颗粒性刺激物可导致慢性阻塞性肺疾病，极大地增加了肺癌患病的风险。长期吸入石棉或二氧化硅粒子也可引起肺癌，这些颗粒可以通过炎性小体对白细胞介素（interleukin，IL）1β作用，诱导炎症的发生，介导其致瘤活性。另外，肥胖能够使发生癌症的风险增加 1.6 倍，导致慢性炎症，促进肝细胞癌的发展。并且受损的 DNA 和衰老细胞的累积也可引起慢性炎症，促进肿瘤发生。

（三）肿瘤自身损伤继发的炎症

大部分实体恶性肿瘤能够诱导内源性炎症反应，建立起一个促肿瘤形成的微环境。某些癌基因可通过诱导转录程序，汇集白细胞、淋巴细胞，表达促肿瘤趋化因子和细胞因子，诱导血管生成等机制，重构肿瘤微环境。实体恶性肿瘤随着不断生长，正常血液供应不能满足需要，处于氧气和营养物质掠夺状态，导致肿瘤核心处出现坏死性死亡的细胞并释放出促炎性介质，如 IL-1 和高迁移率簇蛋白 B1。炎症反应促进新血管生成，而新汇集的炎症细胞和免疫细胞又为癌细胞供应了更多的生长因子。另外，有些肿瘤（如肺癌）能通过一些生物大分子（如细胞外基质蛋白聚糖）分泌促进炎症的发生，细胞外基质蛋白聚糖可通过 Toll 样受体 2 活化巨噬细胞。

（四）肿瘤治疗引发的炎症

肿瘤患者在进行化学治疗及放射治疗时，均能引起癌细胞和周围组织的坏死性死亡。肿瘤局部可因细胞坏死、组织修复而产生继发性炎症反应，从而对肿瘤微环境中的一些细胞功能产生影响。治疗引发的炎症可导致的最终结果，一方面其具有促进肿瘤发展的功能，如坏死会伴随肿瘤快速生长；但另一方面也能加强肿瘤抗原的交叉提呈和随后的抗肿瘤免疫应答的诱导作用。

二、炎症与肿瘤的相关因子

炎症与肿瘤相关因子种类很多，主要包括转录因子（NF-κB、STAT3、信号转导蛋白）和细胞因子（IL-1β、IL-6、IL-23、TNF-α），还有环加氧酶（COX）、诱导型一氧化氮合酶（iNOS）等。

1. NF-κB　在炎症和肿瘤的关系中起重要作用，是免疫和炎症过程重要的调节因子，同时也是重要的内源性肿瘤启动者。NF-κB激活了编码炎症因子、黏附分子、前列腺素合成酶通路中的酶COX2、iNOS和血管生成因子。此外，NF-κB的一个重要功能是通过诱导抗凋亡基因 *Bcl-2* 的表达促进细胞的存活。在 NF-κB 与 HIF-1α 之间存在相互作用和代偿通路，将自然免疫与对缺氧的反应联系起来。研究显示，存在典型的肿瘤相关性炎症的组织中（如胃肠道和肝），NF-κB 与肿瘤的发生和进展有关。编码髓系 IKK-β 的基因失活抑制了肠道肿瘤相关性炎症及肠炎相关性肿瘤。通过 TLR-MyD88 信号通路，NF-κB 既可被微生物或组织损伤激活，也可被 TNF-α 和 IL-1β 介导的信号通路启动，肿瘤细胞中NF-κB被激活可诱导基因修饰。早期肿瘤组织中存在炎症微环境，并且与肿瘤相互作用的巨噬细胞可使NF-κB 失活，而 NF-κB 的 P50 蛋白是使 NF-κB 失活，进而促进肿瘤细胞生长的关键。NF-κB 可通过诱导 IL-1、IL-6 和 TNF-α 而作用于免疫系统，从而提高肿瘤细胞生存能力并促进其增殖。

2. 信号传导蛋白和转录激活物（signal transducers and activators of transcription 3，STAT3）　能通过介导炎症介质的细胞外信号调控免疫细胞、肿瘤细胞等生物学行为，是促进肿瘤发生的慢性炎症及肿瘤相关性炎症形成过程中不可或缺的关键性分子。一般情况下，细胞因子、生长因子等可结合至细胞表面的相应受体，从而启动细胞内酪氨酸激酶磷酸化级联反应。在MAPK、JAK2或 mTOR等激酶的作用下，胞质中的STAT3可因自身 Y705 及 S727 位点磷酸化而发生二聚化、被激活，此外，STAT3 亦可通过可逆性乙酰化而活化。活化的 STAT3 可转位至细胞核内并结合于基因组 DNA，发挥转录调控作用。STAT3 可以在肿瘤细胞中产生和维持一系列肿瘤生物学行为，包括胚胎发育、程序性细胞死亡、器官发生、先天性免疫、适应性免疫、细胞生长等，而 STAT3 的异常活化可导致多种疾病的发生。临床研究发现，肝癌、肺癌、胃癌、结肠癌、乳腺癌、前列腺癌等肿瘤中 STAT3 活性均发生高频率的异常活化，且活化程度与肿瘤患者的预后呈显著负相关。临床调查显示，至少有 60%的肝癌病例 STAT3 活性异常增高，并具有更高的肿瘤恶性程度。一方面，STAT3 可促进肿瘤细胞的增殖，并抑制其凋亡；另一方面，STAT3 可促进肿瘤细胞的侵袭及转移。在肿瘤细胞和免疫细胞中，STAT3 也是重要因子之一，可诱发癌症、抑制肿瘤细胞凋亡、促进肿瘤细胞增殖和免疫逃避、抑制机体免疫应答。NF-κB、STAT3 通常在肿瘤-炎症中被激活，加速肿瘤的恶化和发展。NF-κB 促进 B 淋巴细胞和胸腺细胞增殖，STAT3 可促进 T 淋巴细胞增殖，诱导细胞凋亡。肠细胞中 STAT3 失活可导致慢性炎症的生长，可能与 IL-10 信号通路缺失有关。

3. 细胞因子　也叫炎性因子，主要包括IL-1β、IL-6、IL-23、TNF-α等。IL-6 是衔接炎症与肿瘤最为核心的炎症因子，在先天免疫、适应性免疫，急、慢性炎症，以及肿瘤发生、发展等病理生理过程中都发挥着至关重要的作用。IL-6 家族的成员（包括 IL-6、IL-11、OSM、LIF 等）等炎症因子，可通过其受体偶联蛋白 gp130 快速活化下游的 STAT3 信号通路。近期关于小鼠胃癌的研究表明，IL-11 是 IL-6 家族中活化 STAT3 并促进肿瘤发生最关键的炎症因子。事实上，除了 IL-6 家族成员外，IL-10、IL-18、IL-21、IL-23、IL-27 等炎症因子亦可直接通过结合于细胞表面的相应受体从而促进细胞内的 STAT3 活化。细胞因子 TNF-α、IL-1β 和 IL-6 增加恶性细胞的侵袭能力，可能由于这些细胞因子使趋化因子受体表达上调所致。卵巢癌细胞自分泌的 TNF-α 上调了功能性的 CXCR4 的表达，稳定敲除编码这个细胞因子的 mRNA 可以降低 CXCR4 和 CXCL12 的表达，抑制卵巢癌的腹腔播散。

4. 环氧酶 COX 是花生四烯酸转变为前列腺素（PG）的限速酶，包括 COX1 和 COX2 两种亚型。COX1 在体内多种组织中组成性表达，而 COX2 在生理状态下处于低表达状态，在炎症、缺氧和 win -signaling 等刺激诱导作用下，迅速表达上调，增加的前列腺素通过调节免疫、维持血管紧张度、促进神经生长，增强肿瘤生成并激活信号通路，其中的 β-catenin-TCF4 能进一步增加 *COX2* 基因的转录、COX2 在不同癌症中表达增加且定位于肿瘤上皮细胞和基质，能增强抗凋亡蛋白 Bcl-2 和 MMP 家族的水平，在肿瘤发展中具有 landscaping 效应。流行病学、动物和临床研究均显示非类固醇抗炎药对结肠肿瘤有化学抑制作用。

三、炎症与肿瘤微环境

现代肿瘤学认为，肿瘤相关性炎症正是肿瘤微环境形成的显著特点之一。肿瘤微环境的构成依赖于天然免疫细胞（包括巨噬细胞、中心粒细胞、肥大细胞、骨髓源性抑制细胞、树突状细胞、自然杀伤细胞等）、适应性免疫细胞（包括 T 淋巴细胞及 B 淋巴细胞）、其他细胞（包括成纤维细胞、内皮细胞等），以及它们与肿瘤细胞通过自分泌或旁分泌所产生的生长因子、炎症因子、趋化因子等。这些肿瘤浸润性免疫细胞，尤其是肿瘤相关性 T 淋巴细胞及巨噬细胞，对肿瘤相关性炎症的形成起着关键性的作用，它们在炎症反应时吞噬细菌，受刺激活化，是对机体一种保护性反应。在此过程中产生呼吸爆发态势，消耗氧气，释放大量活性氧自由基和各种酶，这些产物在杀伤入侵机体微生物的同时，对正常机体组织细胞也会产生损伤。此外，如成纤维细胞、脂肪细胞、肥大细胞等亦可分泌产生 IL-6 等炎症因子。

（一）肿瘤微环境的形成

当机体受到感染或在创伤修复时会持久激活和趋化大量白细胞如巨噬细胞、中性粒细胞、肥大细胞、淋巴细胞、树突状细胞聚集在损伤部位，通过释放细胞因子和相关分子，例如，IL-6、TNF-α、表皮生长因子（EGF）、血小板源性生长因子（PDGF）、成纤维细胞生长因子（FGF）、血管内皮生长因子（VEGF）、转化生长因子-β（TGF-β）、基质金属蛋白酶（MMP）、胶原酶、中性蛋白酶、弹性蛋白酶、纤溶酶原激活剂、酸水解酶、磷酸酶、脂肪酶、血浆蛋白、补体成分、活性氧代谢物及花生酸类等物质，一起组成新的环境，导致正常组织破坏及萎缩，促进生产肿瘤基质和血管，对肿瘤的生长、转移起重要作用。

1. 炎症反应过程中吞噬细胞的作用 吞噬细胞在吞噬过程或受刺激产生呼吸爆发、消耗氧气、释放超氧阴离子自由基、过氧化氢和单线态氧、活化己糖磷酸化支路。采用 ESR 自旋捕集技术直接捕捉到了促癌剂 PMA 刺激人多形核白细胞 PMN 呼吸爆发产生的活性氧自由基。

吞噬细胞进入创伤部位是炎症响应发展的关键。这些吞噬细胞（中性粒细胞、单核细胞和巨噬细胞）的进入组成了炎症响应的初级反应，可以吞噬和分解入侵的细菌一类颗粒。在炎症反应中，吞噬细胞从循环系统经一系列步骤穿过血管壁渗出并最终产生杀伤入侵物的吞噬作用。早期已发现吞噬细胞特别是中性粒细胞具有保护和损伤机体的两面性，在急性炎症损伤中，吞噬细胞流入的程度与炎症反应和组织损伤的严重程度相关，采用耗尽中性粒细胞技术表明中性粒细胞事实上就是血管损伤的介质。

在炎症反应中，吞噬细胞能产生各种生物活性产物。最初认为局部血管组织损伤可能是由于乳酸的聚积造成的，但很快又认为是白细胞的蛋白酶造成的。在吞噬过程中，各种蛋白酶被释放到细胞外介质中，进攻各种靶位置，如细胞间隙物质，透明质酸和不溶性弹性蛋白和胶原蛋白。体外研究表明，活化中性粒细胞分泌的蛋白酶能分解这些物质，在炎症患者尿中就发现了胶原蛋白和弹性蛋白的分解产物。然而后来一些研究发现，白细胞蛋白酶不直接包括在炎症反应中，用提纯的蛋白酶只引起很小的组织损伤，缺乏中性粒细胞蛋白酶的小鼠血管损伤与正常小鼠在炎症反应中血管损伤类似，蛋白酶抑制剂也不能保护急性炎症反应动物的组织损伤，这一切都说明蛋白酶在炎症反应组织损伤中可能没有起到直接作用。

2. 炎症反应中氧自由基的作用 早在 1974 年，观察到超氧阴离子自由基对透明质酸的解聚作用。氧自由基还可以变性弹性蛋白，使各种酶失活，氧化多不饱和脂肪酸。研究表明，中性粒细胞和巨噬细胞产生的氧自由基可以直接毒害真核细胞，损伤内皮细胞、成纤维细胞、红细胞、血小板和精子，白细胞本身也能被他自己产生的氧自由基损伤。

超氧阴离子自由基在体内的损伤作用也有很多报道。用 SOD 治疗角叉莱胶诱导的胸膜炎，减少胸腔积液和白细胞的积聚。SOD 还可以抑制关节炎，减少 IgG 在肾小球的沉淀，干扰白细胞在肾小球炎症部位的积累。SOD 可以抑制黄嘌呤/黄嘌呤氧化酶引起的急性气管炎引发的器官通透性的改变，减少多形核白细胞在肺部的积累。这些研究表明，超氧阴离子自由基在组织损伤中能产生某种趋向因子，致使多形核白细胞在组织中积累。

（二）炎症与肿瘤微环境的特点

在各种炎症介质的刺激之下，肿瘤细胞可维持其自身的生长、侵袭、转移的能力，并通过释放各种炎症因子、趋化因子来汇集炎症细胞。各种免疫细胞可在不同炎症介质的作用下发生数量及功能上的变化，从而决定其对肿瘤细胞的作用。内皮细胞在炎性介质的作用下可发生显著增殖，从而通过促进肿瘤血管的形成，加快肿瘤细胞的生长，也可产生各种生长因子，从而促进肿瘤细胞的增殖、增强侵袭能力。不仅如此，肿瘤患者在进行化学治疗及放射治疗时，肿瘤局部可因细胞坏死、组织修复而产生继发性炎症反应，从而对肿瘤微环境中上述细胞的功能产生影响。由此可见，慢性炎症与肿瘤的发生、发展，甚至治疗的过程都紧密相关。

在肿瘤的发生、发展、转移过程中涉及的炎症细胞有多种多样，其中肿瘤相关巨噬细胞所占比例最大，可占炎症细胞的 50%，作用最明显。巨噬细胞能分泌乳脂球表皮生长因子-8，通过激活 STAT3，导致细胞异常增殖和凋亡障碍，促进肿瘤的形成和发展。此外肿瘤中的炎症细胞还可以分泌多种细胞因子和细胞毒介导物（包括 ROS、MMP、丝氨酸和胱氨酸蛋白酶等），其不仅促进早期细胞病变，还加速肿瘤细胞的浸润与转移，如炎症细胞分泌 TNF-β 可以激活组织细胞和吞噬细胞本身的 NF-κB，而 NF-κB 是一个在肿瘤发生及转移方面极其重要的因素。IL-10 能抑制抗原提呈 DC 诱导调节 T 细胞，减少细胞毒性 T 细胞对肿瘤细胞的杀伤免疫，VEGF 会促进肿瘤基质和血管的大量生成，此外 VEGF 还可诱导瘤周淋巴管的形成并导致肿瘤淋巴系统转移的发生。有研究表明，IL-1 表达量增加的个体在受到丙型肝炎病毒感染时，其发生肝癌的概率明显增加，且在胰腺癌的存活率明显降低。IL-10 和 TNF 高表达者，其患胃癌和直、结肠癌的概率也明显增加。

（三）炎症与肿瘤的信号传导通路

慢性炎症向肿瘤恶性转化的机制涉及了众多的趋化因子、细胞因子、活性氧、活性氮等各种生物分子构成的信号转导通路或调控网络。其中肿瘤细胞 NF-κB 和 STAT3 两条炎症信号通路，均在肿瘤过程中处于持续异常激活状态，在肿瘤发生发展的各个时期发挥着至关重要的作用。此外，越来越多的证据表明，NF-κB 和 STAT3 两条信号通路之间存在着交叉联系。

1. NF-κB 信号通路与肿瘤 NF-κB 是炎症反应中介导细胞内信号传递最重要的一种多效性的核蛋白转录因子。正常情况下位于胞质中并与抑制物 IκB 结合，因而无活性。IκB 激酶复合物可被细菌脂多糖（LPS）、双链 RNA、负链 RNA 病毒、抗原、TNF-α 和 IL-1 等激活，使 IκB 磷酸化，通过泛素-蛋白酶体途径降解，从而释放出 NF-κB，NF-κB 失去 IκB 抑制而活化，从细胞质转移到细胞核内，与特定的启动子结合，从而调控各种基因的表达，包括负反馈机制的自身抑制蛋白 IκBα、IκBβ、黏附分子、抗凋亡基因、MMP、各种细胞因子和趋化因子、COX2 和 c-Myc 等。NF-κB 途径是炎性反应的关键信号转导通路。众多研究表明，慢性炎症会导致 NF-κB 信号通路持续异常激活，引发 NF-κB 下游促细胞增殖基因、抗凋亡基因、浸润转移相关因子，如 Bcl-XL、COX-2、MMP9、VEGF 等的过度表达，促进细胞向恶性转变。Wang 等研究证实，增加 NF-κB 的水平可以诱导原癌基因 *Bcl-2* 的表达从而促进上皮细胞向间质细胞转变，刺激细胞增殖，抑制肿瘤细胞凋亡。有学者在结肠相关肿瘤的小鼠模型中去除与 NF-κB 信号通路密切相关的介导物 IκB 激酶时小鼠癌症发生率明显降低；而在另一项小鼠实验中通过使用 TNF-α 激活 NF-κB 信号通路，最终导致小鼠肝细胞癌的发生。在多种肿瘤中 NF-κB 一般处于持续激活状态。持续激活 NF-κB 信号通路，导致细胞发生一系列改变，如通过间接调节相关细胞因子和细胞周期蛋白高表达，进而加快细胞分裂，促进细胞异常增生；NF-κB 还可通过促进细胞凋亡抑制蛋白表达，上调和增加抗凋亡基因表达而抑制具有潜在恶化细胞凋亡。大量研究均证明，NF-κB 信号通路可以促进肿瘤的发生，NF-κB 蛋白本身和其调控的蛋白与肿瘤的发生、增殖、抗凋亡、侵袭和转移等过程均密切相关。

2. STAT3 信号通路与肿瘤 STAT3 蛋白是信号转导子家族与转录激活子家族的重要成员，STAT3 的激活能介导多种细胞因子和生长因子的信号向细胞核转导，影响下游的各个靶基因转录，包括 cyclin D1，c-fos，c-myc，MMP2，VEGF 等与细胞增殖、肿瘤细胞转移相关的关键分子。研究表明，STAT3 是表皮生长因子、IL-6-JAK、Src 等多个致癌性酪氨酸激酶信号通路汇集的焦点，在多种肿瘤细胞和组织中都有过度激活，如乳腺癌、卵巢癌、前列腺癌、恶性黑色素瘤、淋巴瘤、脑瘤、各种白血病等。

3. NF-κB 与 STAT3 信号通路在肿瘤中的相互作用 NF-κB 与 STAT3 作为炎症通路中重要的转录因子，在肿瘤中存在多种交叉联系。研究证明，在弥散性低分化巨大 B 细胞淋巴瘤中，STAT3 可以被 NF-κB 的诱导因子 IL-6 和 IL-10 活化。此外，Lee 等证明在肿瘤中，组成性活化的 STAT3 通过抑制 NF-κB 的核内输出，从而维持了 NF-κB 的活性。可见，NF-κB 与 STAT3 通路在肿瘤细胞中存在协同效应。

四、炎症相关肿瘤的基因变化

炎症是机体对损伤因子的一种复杂的防御反应，可以改变癌基因和抑癌基因（包括蛋白编码基因和非编码小分子 RNA 基因）的表达和转化，促进细胞恶性转变。慢性炎症在发生发展过程中可促使正常细胞发生 DNA 损伤、原癌基因突变、基因组不稳定，从而诱发肿瘤。目前普遍认为一些感染，尤其是病毒感染可将其癌基因插入宿主基因组，导致细胞变异。另外，炎症过程中会产生大量的炎性细胞因子及活性氧和活性氮类物质导致的 DNA 突变、增加染色体的不稳定性。癌基因的激活和抑癌基因的灭活在肿瘤的发生、发展中也起至关重要的作用。众所周知，在紫外线辐射诱导的 ROS 作用下可引起皮肤发生色斑、老化、头发脱落等反应，长期刺激还可诱发皮肤癌。*ras* 癌基因的激活和抑癌基因 *p53* 失活可以在紫外线诱导小鼠皮肤癌变的动物模型中观察到。*p53* 基因是人类重要的抑癌基因，在肿瘤发生、发展中起重要作用，其表达产物是基因调节蛋白（P53 蛋白），当 DNA 受到损伤时表达产物急剧增加，可抑制细胞周期进一步运转。如果 *p53* 基因发生突变，P53 蛋白将失活，细胞分裂失去节制就会发生癌变。在慢性炎症产生的大量 ROS 及 T 细胞、巨噬细胞分泌的炎性细胞因子前体——巨噬细胞游走抑制因子（MIF）极大地抑制了 *p53* 基因的功能，尤其是 MIF 通过自分泌方式，在花生四烯酸、环氧合酶 COX-2 同时表达的情况下来抑制 *p53* 基因的功能，使其丧失细胞周期调节的作用，促使正常细胞向肿瘤细胞转化。*p53* 基因突变在非发育异常的炎性上皮细胞和结肠炎相关性癌症的癌细胞中均存在，表明慢性炎症可导致基因组改变。炎症诱导的突变还可以导致错配修复反应，基因的失活或者抑制，ROS 也可以导致错配修复的酶，被直接氧化失活。如果破坏错配修复系统，就会加强炎症诱导的基因突变，某些重要的肿瘤抑制因子（如 Tgfbr2 和 Bax）即可能失活。

五、炎症与肿瘤的免疫反应

炎症是机体对损伤因子所发生的一系列复杂的防御反应，在病原体感染及组织损伤应答中急性炎症反应起着免疫监视的作用，通常是积极有益的；然而，慢性炎症反应持久可以诱发细胞癌变。慢性炎症也能通过先天性、后天性免疫在局部产生免疫抑制环境，免疫系统一旦功能紊乱，炎性环境就有利于肿瘤细胞生长。

肿瘤细胞的增殖受到免疫监视和 NK 细胞、T 淋巴细胞杀伤作用，但因为 NK 细胞和 T 淋巴细胞既能起到免疫监视作用，又能诱导肿瘤产生，所以说肿瘤生存的炎症环境和免疫监视可以共存。肿瘤患者免疫抑制与 T 细胞和自然杀伤（NK）细胞膜上的 ζ 链下调有关，ζ 链是 TCR 复合物成分之一，参与 TCR 信号传导，对 NK 细胞和 T 淋巴细胞功能具有重要意义。ζ 链的下调是肿瘤细胞免疫逃逸的重要原因之一。DC 能激发初始 T 细胞免疫反应，是目前所发现的最重要的抗原提呈细胞。肿瘤患者大多数局部 DC 功能低下，数量减少，容易产生免疫耐受，是肿瘤细胞逃脱免疫防御的原因之一。肿瘤患者体内低密度DC 常与其高表达的 VEGF-C 呈负相关，Chen 等用针对 VEGF-C 的小干扰 RNA 处理小鼠乳腺癌发现，处理组较未处理组 $CD8^+T$ 细胞和 CDllb-Dllc+DC 密度显著增高，提示肿瘤细胞中高表达的 VEGF-C 降低了 DC 功能，因而造成免疫抑制，持续免疫抑制状态导致免疫系统对肿瘤细胞不能发挥作用，明显增加了肿瘤发生概率。

免疫系统不仅包括树突状细胞和巨噬细胞，还包括细胞毒性因子和免疫调节因子，如 IFN-1、GM-CSF、IFNg、TRAIL、FasL、IL-12。敲除 *Rag2* 基因后的小鼠更易发生各种肿瘤，因此免疫系统并非一定会发挥肿瘤识别和清除作用。病毒和细菌刺激肿瘤生成过程中，免疫系统提供的识别和清除能力非常有限。在大多数肿瘤中，被肿瘤细胞浸润的淋巴细胞不能抑制肿瘤细胞增殖。肿瘤细胞根据宿主的免疫反应和免疫应答不断调节，可引起免疫原性和同源细胞选择。肿瘤细胞在实现免疫逃避前，会出现肿瘤增殖和破坏免疫平衡的状态，导致肿瘤细胞出现甚至长达 10 年的休眠状态。肿瘤细胞改变肿瘤抗原表达程序会降低免疫原性反应，进而使免疫微环境改变成免疫抑制型微环境，免疫平衡被打破，最终导致免疫系统的抗肿瘤作用渐渐变为促进肿瘤生长的作用。

六、炎症与肿瘤转移

癌细胞的转移有赖于其与维持自身平衡的因子相互作用，这些因子可促进肿瘤细胞生存、发展、血管形成，还有恶性细胞的迁移、侵犯和转移。肿瘤细胞和炎症微环境的相互作用可促进肿瘤转移。据统计 90%以上的肿瘤患者的死因与肿瘤转移有关。免疫细胞一般在肿瘤早期产生，并且与肿瘤细胞微环境转移相关。尤其是在远距离转移过程中，肿瘤细胞不仅通过炎症细胞获取营养因子，还需要炎症趋化因子和黏附分子。趋化因子受体和它们的配体通过影响细胞运动性、侵袭力和存活，趋化了炎症、肿瘤和组织稳态过程中细胞的运动。很多细胞在转化时表达趋化因子受体，利用趋化因子帮助它们移行并存活于原发肿瘤的远距离位点。例如，趋化因子受体 CXCR4 和它的配体 CXCL12 对于细胞运动有重要作用。在卵巢癌细胞中，TNF-α 正调控 CXCR4 的功能。CXCR4 在恶性肿瘤细胞中高表达，原发肿瘤中CXCR4 表达水平与直结肠癌、乳腺癌、肝细胞及食管癌淋巴结转移程度密切相关。其他化学因子受体如 CCR1、CCR7、CCR9、CCR10、CXCR1、CXCR2、CXCR5 等也在多种肿瘤中表达，并且在器官特异性转移中起重要作用，如 CCR9 的表达与黑色素瘤小肠转移相关，CCR7 的表达与淋巴结转移有关。肿瘤细胞上皮-间质转移可经 TGF-β 、IL-1、

TNF-α、IL-6 触发而被 NF-κB、STAT3 激活。TNF-α 可增加血管通透性，使炎性因子促使肿瘤细胞向血管转移。

七、抗炎治疗与防治肿瘤

恶性肿瘤严重危害着人类的生命健康。其治疗手段包括手术、放射治疗、化学治疗等方法。炎症在肿瘤发生、发展中的重要作用使其成为抗肿瘤药物研究的重要靶点。即便是对最精确的靶点药物，恶性肿瘤细胞也可能变得耐药，针对恶性细胞和肿瘤组织微环境中的炎症细胞进行联合用药可能是更加有效的，可能引发对于转化细胞的长效的获得性免疫。非甾体抗炎药（NSAIDs）主要用于伴有疼痛的炎症。流行病学调查表明，非甾体抗炎药，如 COX-2 抑制剂，能预防肿瘤的发生、发展，长期、规律服用非甾体抗炎药能降低肿瘤的发病风险。研究发现，服用非甾体抗炎药可以极大减少癌症的发生，特别是消化道癌症，同时还能抑制肿瘤的复发，促进肿瘤消退。在临床实验中发现使用 COX-2 特异性酶抑制剂可以显著降低结肠癌患病率及复发率，并对于食管癌、肺癌、胃癌都有一定预防作用。IL-6、IL-6 受体、CCL 2、CCR 4、CXCR 4 的拮抗剂用于上皮和造血系统恶性肿瘤已进入 I / II 期临床试验。CXCR 4 的拮抗剂如 CTCE-9908、AMD3100、MSX-122 已进入临床试验 I / II 期，主要用于肝癌及造血系统肿瘤的治疗。TNF-α 拮抗剂用于晚期肿瘤患者的临床试验（I / II 期），结果显示可以稳定病情，TNF-α 的单克隆抗体 Infliximab 治疗肾细胞癌的试验进入临床 II 期。沙立度胺及其结构类似物 lenalidomide，已经被 FDA 批准用于晚期骨髓瘤的治疗，lenalidomide 可以抑制几个炎症因子的生成，与地塞米松联合应用于晚期骨髓瘤治疗中，显示出药效。很多研究者针对 STAT3 设计的一些小分子拮抗剂在临床前试验中显示了较好地抗肿瘤作用。

深入研究炎症与肿瘤关系，将有助于在炎症阶段尽可能地寻找到合适的方法以阻断肿瘤的发生、发展，对于预防肿瘤的发生有重要的意义。目前临床上已经开始试验使用某些抗炎药物如糖皮质激素、趋化因子拮抗剂、非类固醇类抗炎药等辅助抗癌治疗。另外在"炎症促进肿瘤"过程中起到关键作用的细胞及细胞因子如肿瘤相关性巨噬细胞、NF-κB、TNF 等都为将来肿瘤的治疗提供新的靶点。随着人们对炎症与肿瘤关系的不断深入研究，将有更多新型、有效的肿瘤治疗策略和途径诞生，炎症治疗为肿瘤的防治提供了广阔的前景。理想的靶向于肿瘤相关性炎症的药物可以转化促进肿瘤炎症的浸润，或是抑制炎症细胞移行到肿瘤灶，阻止癌细胞转移扩散。针对肿瘤与炎症关系的探讨不仅有利于阐明肿瘤的病因和发病机制，同时也可为肿瘤的预防和应用生物治疗提供新途径。所以，针对肿瘤相关性炎症进行抗肿瘤药物研发具有很大发展前景。

第三节 常用炎症因子研究的实验方法

细胞炎症因子水平检测是细胞免疫功能检测的一个重要组成部分。由于许多细胞因子 cDNA 克隆和表达的成功，给细胞因子单克隆抗体制备、生物学功能的鉴定提供必要条件。目前检测细胞炎症因子水平的主要方法有生物学活性的检测、免疫学方法检测和分子生物学检测法。

一、生物学活性的检测

这类方法是利用细胞炎症因子某一特定的生物学作用而设计的检测方法。目前检测方法有很多种，主要包括：成纤维细胞法、黑素瘤细胞增殖抑制法、小鼠胸腺细胞法、T 淋巴细胞系法及 EBV 转化 B 细胞法等。

二、免疫学方法检测

免疫学方法检测细胞炎症因子常用酶联免疫吸附试验（ELISA），如利用多克隆抗体与单克隆抗体，识别不同表位两种单克隆抗体的双抗体夹心法，检测细胞与细胞因子水平。应用荧光素标记特异性抗细胞因子的单克隆抗体，借助流式细胞仪免疫荧光技术（如 FACS），即可从单细胞水平检测不同细胞内的细胞因子水平，并由此可以判断产生特定细胞因子的细胞种类、细胞定位、分布密度及细胞因子与组织病变的关系等。

三、分子生物学检测法

细胞因子基因的检测方法主要包括对其 mRNA 表达水平和 DNA 的检测。特定细胞因子 mRNA 表达水平的检测有助于判断细胞表达细胞因子的水平；而细胞因子 DNA 的检测可判断该细胞因子基因是否存在及其变异情况。常用的方法有斑点印迹、Southern 印迹、Northern 印迹、PCR、原位杂交、原位 PCR 及反转录 PCR（RT-PCR）等。例如，斑点杂交法测定培养细胞 IL-2 mRNA 的含量，原位杂交法测定 TNF 的 mRNA，RT-PCR 定量检测细胞因子的 mRNA 水平。

（师　岩）

第十三章　多药耐药与肿瘤

第一节　基础知识

恶性肿瘤严重危害着人类的生命健康。其治疗手段包括手术、放射治疗和化学治疗等方法。1943年，耶鲁大学的吉尔曼·菲利普（Gilman Philips）等率先将氮芥应用于淋巴瘤的治疗，1948年Farber应用叶酸类似物甲氨蝶呤治疗小儿急性淋巴瘤细胞性白血病，有效缓解了病情。从此开启了现代肿瘤化疗的序幕。

作为一种全身性治疗的手段，化学治疗广泛用于术前、术中和术后，在恶性肿瘤治疗中常具有手术和放射治疗不能替代的地位。近年来，随着抗肿瘤药物作用机理的深入研究，新的抗肿瘤药物不断出现，随着化学治疗方案不断改进，化学治疗疗效也不断提高，但新的问题随之出现：即应用化疗药物的同时，肿瘤细胞产生耐药性致临床化疗失败。肿瘤细胞对一种化学治疗产生耐药的同时，对其他从未接触过的、结构和作用机制完全不同的抗肿瘤药物也产生抗药性的现象，即肿瘤细胞对多种化疗药物产生交叉耐药性的现象，称多药耐药（multidrug resistance，MDR）。MDR是一种广谱的耐药现象，是导致肿瘤化学治疗失败的重要原因之一，也是导致肿瘤治疗困难和复发的重要因素。

尽管人们早已注意到肿瘤MDR现象，然而直到1970年Biedler和Riehm在研究P388白血病细胞和中华仓鼠肺细胞耐药时才描述了MDR现象，该细胞不但对放射菌素D耐药，同时对长春新碱及柔红霉素等结构和作用机理不同的药物均有交叉耐药。由于MDR涉及多种药物的交叉耐受，比原药耐药更有临床意义。

肿瘤细胞在接触化疗药物之前所具备的耐药性称为原发性耐药或内源性耐药（intrinsic drug resistance），如胃癌、肺癌、肠癌、肾癌、肝癌及脑和中枢神经系统肿瘤在治疗之初就对所用药物没有反应，但对结构不同、机制不同的其他药物不会产生交叉耐药；肿瘤细胞在反复接触化疗药物过程中所产生的耐药性称为继发性耐药或获得性耐药（acquired drug resistance），应用某些天然药物，如阿霉素（ADR）、秋水仙碱（CLC）、长春新碱（VCR）、紫杉醇（TAX）和替尼泊苷（VM-26）等治疗皮肤癌、生殖器癌、乳腺癌、白血病、内分泌肿瘤和淋巴癌等肿瘤时，常引起继发性耐药的产生，导致化学治疗无效。

MDR现象在临床治疗肿瘤中十分常见。临床上，由于肿瘤细胞逐渐丧失对化疗药物的敏感性常导致化学治疗失败，使患者预后较差。要提高恶性肿瘤化学治疗的有效性，就必须深入研究MDR的机制及寻找有效的逆转剂，这一问题从20世纪80年代开始，就成为肿瘤治疗的研究热点。

目前，肿瘤细胞原发性耐药产生的原因尚未完全阐明，有研究证实，恶性肿瘤及其耐药细胞存在遗传不稳定性，并且染色体不稳定与肿瘤细胞的耐药性有着密切联系；可能还与多种动力学因素有关，当肿瘤细胞的生长比率较低时，如果细胞的生长处于G_0期，药物就很难进入细胞内，或者药物进入细胞后也难以被活化。MDR的遗传学基础证明，在增殖过程中肿瘤细胞常以固定的频率发生突变，每次突变均可能导致耐药性瘤株的出现。因此，肿瘤细胞分裂次数越多肿瘤体积就越大，其耐药瘤株出现的概率亦越大。在所有活细胞中存在的自发基因突变的突变率为$1/10^7 \sim 1/10^5$，这些突变能传给后代。在肿瘤细胞群体中内在性耐药细胞出现的频率为$10^2 \sim 10^4$，这意味着现代诊疗技术所能检测到的10^9个癌细胞中，就有$10^2 \sim 10^4$个耐药细胞。在用放射治疗或化学治疗治疗肿瘤时也能诱发突变，导致耐药细胞出现的频率会更高（图13-1）。当肿瘤与化疗药物接触时，伴随着敏感细胞被杀死及肿瘤体积缩小，耐药性瘤细胞也大量增殖，形成耐药肿瘤细胞群，肿瘤细胞在长期接触化疗药物后，细胞的膜转运功能、对药物的解毒功能及药物靶点的数量等都可以发生改变，

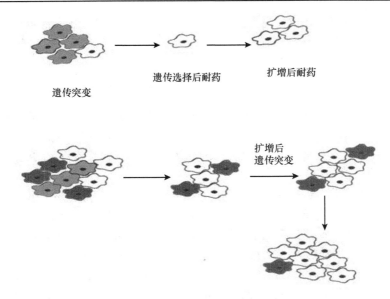

遗传选择后耐药　　　扩增后耐药

遗传突变

扩增后
遗传突变

图 13-1　肿瘤耐药性的发展

最终导致获得性耐药的形成。

MDR 是由多种因素引起，其形成机制相当复杂，综合肿瘤耐药机制主要包括以下几点。

（1）药理耐药（pharmacological resistance）：是指药物进入机体后，机体对药物产生不同的影响所导致的耐药，如药物代谢能力增强或活化酶减少导致药物活化不足，实体瘤内血管分布不均衡使肿瘤血供不足，药物进入组织穿透力差或者形成药物避难所等，致使药物在肿瘤细胞外的有效浓度降低。

（2）凋亡耐药（apoptosis resistance）：肿瘤细胞存活相关应答（包括 DNA 修复、细胞周期和凋亡）因素的改变，如癌基因活化、抑癌基因失活及凋亡相关基因介导的凋亡通路受阻等都将相应地导致肿瘤细胞对化疗药物产生耐药性。

（3）生化耐药（biochemical resistance）：是指肿瘤细胞的遗传特性及生化特性发生复杂的变化，致使肿瘤细胞通过不同机制产生耐药性，包括细胞膜/核膜蛋白（即药物输出泵）和细胞质/核内蛋白（药物靶酶）活性改变。细胞膜/核膜蛋白：如 P-糖蛋白（P-gp）、多药耐药相关蛋白（MRP）和乳腺癌耐药蛋白（BCRP）等在细胞膜上起着外排泵的作用，当其表达上调或活性增强时，能够使细胞内药物外排上调或囊泡隔离，导致细胞内药物浓度降低或药物分布改变。细胞质/核内蛋白活性改变：如 DNA 拓扑异构酶 II（topoisomerase II，Topo II）是蒽环类和鬼白毒素类药物的靶酶，它的水平下降或性质改变也能导致耐药，如细胞在应激状态下 DNA 拓扑异构酶 II 表达下调，使以其为靶点的药物失效。解毒系统的激活：如谷胱甘肽转硫酶（GST）的表达上调或活性增强催化 GSH 与药物及其代谢产物结合使药物易排泄；细胞内蛋白激酶 C（PKC）活性改变加速 P-gp 磷酸化；O^6-甲基鸟嘌呤 DNA 甲基转移酶活性增强，导致 DNA 修复功能增强等都使肿瘤细胞内药物浓度降低。但有些耐药细胞中并不出现上述改变，提示还存在其他的耐药分子机制，目前，有关乙二醛酶（glyoxalase）在肿瘤细胞耐药发生中的作用机制及抑制剂的开发已备受关注。

（4）微环境耐药（microenvironment resistance）：肿瘤细胞的存活和生长有赖于器官微环境，实体肿瘤的微环境包括细胞因子、生长因子、低氧、激素及各种细胞外基质等。器官微环境可以通过调节不同耐药基因的表达来影响肿瘤对化疗药物的敏感性，还可能导致肿瘤根治术后标准化学治疗的失败。

在上述诸因素中，细胞膜/核膜蛋白是目前研究最多也是介导 MDR 最重要的耐药分子靶标。

因此，研究细胞膜/核膜转运蛋白的调控途径和机制对于筛选逆转 MDR 的靶向药物，提高化学治疗效果具有十分重要的意义。

第二节　经典多药耐药机制

ABC（ATP-binding cassette）转运蛋白是 ATP 依赖性药物外排泵，可识别结构上无相关性的底物（化疗药物），将其外排以降低胞内药物浓度，其表达或功能异常是肿瘤细胞产生多药耐药的重要机制，被称为"经典 MDR"。因此，调控 ABC 转运蛋白的表达与功能成为有效逆转 MDR 策略之一。

研究最多的 ABC 转运蛋白依次为 ABCB1、ABCC 和 ABCG2 等。如 P-gp 即 ABCB1、MRP 即 ABCC 亚族转运蛋白、BCRP 即 ABCG2 等。ABC 转运蛋白的功能组成分为 4 个部分，在识别底物过程中的构象变化均如图 13-2 所示：跨膜结构域（trans-membrane domain，TMD）形成底物转运的通道，具有底物识别功能；核苷酸结合结构域（nucleotide binding domain，NBD）水解 ATP 为转运提供能量。当药物作用后，其中一个 NBD 先与 ATP 结合，并向另一个 NBD 靠近，进而导致二聚化的形成，从而启动一个或更多跨膜区 α 螺旋的旋转，并向胞外环境暴露出底物结合位点。随着与结合位点的亲和力下降，底物被成功释放。在一个外排周期的末期，ATP 水解提供能量以驱动 ABC 转运蛋白恢复至初始构象。BCRP 只具有一个 TMD 和 NBD 区，需要形成二聚体发挥生理功能（图 13-3）。

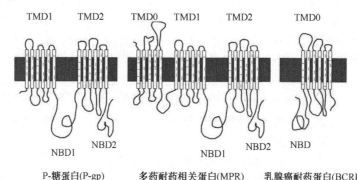

图 13-2　转运蛋白拓扑结构图

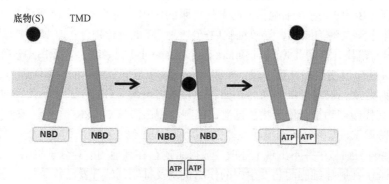

图 13-3　转运蛋白外排作用模式图

ABC 转运蛋白 mRNA 的 3′UTR 可被 miRNA 结合，降解 mRNA 或抑制其翻译，从而抑制目标蛋白的表达，增加肿瘤细胞的药物敏感性，逆转由 ABC 转运蛋白家族高表达所引起的肿瘤耐药；若 miRNA 结合点突变，将会影响 miRNA 与靶基因的结合，导致 miRNA 不能调控 ABC 转运蛋白的表达，从而因 ABC 转运蛋白过表达而导致肿瘤 MDR，这为肿瘤多药耐药的研究提供了新思路。

一、P-gp 与 MDR

（一）P-gp 的发现及结构特点

P-gp 是 ATP 结合核蛋白超家族的成员。1976 年 Juliano 和 Ling 等在对秋水仙碱耐药的中国仓鼠卵巢细胞内观察到药物积聚障碍现象，认为 MDR 的产生与细胞内药物浓度降低有关。并进一步证实细胞膜上有一种分子量为 170kDa 的膜糖蛋白过量表达，这就是 P-gp。这种 MDR 细胞对药物的摄取与亲代细胞无差异，而药物外排能力却明显增强。P-gp 的发现奠定了 MDR 的生物学基础。

P-gp 是由 *MDR1* 基因编码的能量依赖型跨膜蛋白。在小鼠、仓鼠和人类细胞中分别克隆出的 cDNA 序列证实，P-gp 是由 1280 个氨基酸残基组成的单链跨膜蛋白质，属于 ABC（ATP binding cassette，ATP 结合盒）型膜载体蛋白家族，其分子量约 140kDa，经翻译后修饰加上去的糖链约 30kDa，总分子量为 170kDa，在不同的 MDR 细胞中，P-gp 的 N 端与 C 端形成对称的两部分结构，氨基酸序列也高度同源，每一部分包括 6 个 α 螺旋的跨膜结构域（TMD）及一个 ATP 结合结构域（NBD），中间由一个弹性连接多肽相连，其拓扑结构见图 13-2。P-gp 嵌于细胞膜中，在膜外侧近 N 端的部分连接糖基，有 3 个糖基化位点，可能与 P-gp 传递和稳定性有关，还可以作为 P-gp 与单克隆抗体识别的位点。膜内侧亲水区的两个核苷酸结合位点，使得 P-gp 具有能量依赖性"药泵"功能。

（二）表达 P-gp 的 *MDR* 基因家族

在明确了多药耐药与 P-gp 的关系以后，人们的兴趣转向了 *MDR1* 基因的研究，1983 年 Grund 等对多药耐药细胞进行细胞遗传学研究时发现，在 P-gp 高度表达的 MDR 细胞中常有双微体（double minute chromosome，DM）和同源染色区（homogeneous staining region，HSRs），这个染色体异常是基因扩增的特征，提示细胞的多药耐药性可能与基因扩增有关。

1984 年，Roninson 等首次在两个不同来源的仓鼠多药耐药细胞中扩增出一段 150kb 的 DNA 序列，并从中克隆出 1.1kb 的 DNA 片段。1986 年 Roninson 用仓鼠多药耐药细胞株扩增序列作为探针，从人 MDR 细胞中克隆出与之同源的基因组 DNA 序列，称之为 *MDR1* 基因。与此同时，Ling 等从仓鼠多药耐药细胞系 cDNA 文库中分离一段 600bp 的序列，可以编码 P-gp 蛋白。用这个基因为探针进行分子杂交分析表明，*P-gp* 基因属于 *MDR* 基因家族。1986 年 Shen 等将从人 MDR 细胞提取的 DNA 转染药物敏感的小鼠细胞可使其转变成 MDR 细胞，表明 *MDR1* 基因本身发挥了 MDR 作用。

迄今研究证明，哺乳动物中编码 P-gp 的基因为 *Mdr* 基因，利用分子克隆技术发现小鼠有 3 个 *Mdr* 基因，分别为 *Mdr1*、*Mdr2* 和 *Mdr3*。人类 *MDR* 基因家族包括 *MDR1* 和 *MDR2* 基因，但后者基因转染不产生耐药性。人 *MDR1* 是功能性耐药基因，位于 7 号染色体长臂的第二区第一带上（7q21.1），含有 28 个外显子，基因结构分析表明内含子和外显子交界，符合经典的 AG/CT 规则，转录产物全长 4.5kb，含有一个开放读码框架（第 179~3840bp），而 *MDR2* 基因的染色体位置与 *MDR1* 相邻，为无功能耐药基因，其表达水平与细胞的耐药性无关，但它常与 *MDR1* 基因一起扩增，基因序列与 *MDR1* 具有高度同源性。*MDR1* 基因启动子区富含甲基化 CpG 模式，并且启动子在敏感株（不表达 *MDR1*）通常是高甲基化的，而耐药株（表达 *MDR1*）通常低甲基化，提示 *MDR1* 启动子区域的去甲基化决定了该基因活性。临床已明确 DNA 甲基化与 *MDR1* 表达呈负相关，但化疗引起 DNA 甲基化变化，从而调节 *MDR1* 基因表达，还是去甲基化仅是肿瘤进展的一个后果还有待观察。

（三）P-gp 的分布、表达及生理功能

研究发现，*MDR1* 表达上调及其编码产物 P-gp 增多是产生 MDR 的主要原因。从分子生物学理解 MDR 形成的过程：*MDR1* 基因→转录→MDR1/mRNA→翻译→P-gp→泵出胞内抗癌药物→MDR 表型。

P-gp 分布广泛，主要分布在有分泌功能的上皮细胞的细胞膜上，在正常人体的肾上腺皮质、空肠和结肠黏膜上皮细胞、肝胆小管内皮细胞及胰腺等组织中表达较高，在脑、睾丸毛细血管内皮细胞、妊娠子宫内膜、胎盘滋养细胞及内分泌腺等组织中呈中度表达。由此可见，P-gp 在大多数组织中均有不同程度的表达，而且其分布有一定规律，即主要分布在具有分泌和排泄功能的细胞，特别是靠近腔面一侧，发挥防御外源性毒物的侵害、分泌代谢产物、转运激素和离子及调节内分泌功能等作用。

一系列的研究表明，P-gp 对药物的特异性很小，因此 MDR 细胞能对许多结构和作用机制不同的药物产生耐药。P-gp 作为一种能量依赖性药物排出泵，既可以与一些抗肿瘤药物及其他药物结合，又有 ATP 结合位点，P-gp 一旦与抗肿瘤药物结合，通过激活 ATP 泵，利用 ATP 水解供能，逆浓度梯度将多种结构和功能无关的抗癌药如蒽环类、紫杉类等转运至细胞外，也可以直接由细胞膜排出药物，导致细胞内药物浓度不断降低，其细胞毒作用因而减弱或完全丧失而产生耐药现象。钙拮抗剂如维拉帕米及钙调蛋白抑制剂与 P-gp 竞争性结合后能有效地抑制药物的外流，增加药物在胞内的聚集，提高药物的细胞毒作用，同时可以极大地逆转细胞的耐药性，提高细胞对药物的敏感性。因此有人推测，P-gp 可能是钙离子通道的一部分。通过药泵作用，P-gp 将有害的代谢物和外源性物质排出，保护肝、肾、肠等器官免于损害；分布在脑和睾丸毛细血管内皮细胞中的 P-gp 能有效地维持血脑屏障和血睾屏障的完整，防止毒物对脑组织和睾丸组织的损伤；因此，P-gp 发挥着解毒和保护的双重作用。此外，P-gp 还具有调节内分泌的功能，能够维持肾上腺类固醇激素和孕激素的水平。

（四）P-gp 与肿瘤耐药

在发现 MDR 现象以后，许多产生 MDR 的机制相继被发现。研究认为，多药耐药的产生是多因素、多种机制综合作用的结果。

一般情况下，肿瘤对化疗药物的敏感性和耐药基因的表达呈负相关。几乎人类所有的肿瘤细胞都有不同程度的 MDR/P-gp 表达。通常情况，对化疗药物不敏感或者疗效差的肿瘤细胞中 *MDR1* 基因呈高表达。但一些 *MDR1* mRNA 低表达的肿瘤（如非小细胞肺癌）对化疗药物并不敏感，而个别 *MDR1* mRNA 高表达的肿瘤（如急性淋巴细胞白血病）对化疗药物比较敏感，提示在 MDR 产生的过程中可能有其他耐药机制的参与。根据肿瘤组织中 *MDR1* mRNA 表达水平，将肿瘤分为：①高表达的肿瘤，包括结肠癌、肾癌、嗜铬细胞瘤和胰腺癌等；②中等度表达肿瘤，如非霍奇金淋巴瘤、神经母细胞瘤和急性淋巴细胞白血病（ALL）等，这类肿瘤偶尔也有高表达；③低表达肿瘤，多见于未进行化学治疗的肿瘤，如头颈部肿瘤、卵巢癌、甲状腺癌、胃癌、食管癌、前列腺癌、乳腺癌及膀胱癌等。

由 MDR1 编码的 P-gp 的高表达是产生 MDR 的主要原因之一，目前对其研究最为广泛和深入。因其耐药机制在临床实践中得到了证实，因此也成为研究逆转 MDR 的主要靶点。研究表明，耐药细胞表面 MDR1 的表达显著增高，表达的 P-gp 具有膜的药泵作用，既可减少药物流入，也能主动将进入肿瘤细胞内的化疗药物泵出，使抗癌药物在肿瘤细胞中积累减少，导致耐药性。如果阻断 MDR1 的功能，能明显逆转细胞的耐药性。除此之外，P-gp 还可使细胞内药物再分配、药物积聚于溶酶体等一些作用无关的细胞器内，而进一步减少作用靶点部位的药物浓度。P-gp 还具有转运脂类和色素、参与调节细胞内 pH 和离子浓度，调节细胞内环境等作用。最近发现，P-gp 可能参与调节细胞分化、增殖和存活及凋亡抑制作用，可延缓细胞凋亡级联反应，使细胞免于细胞毒性药物、紫外线辐射及氧自由基等诱导的凋亡，增强肿瘤细胞的耐药生存能力。

P-gp 介导肿瘤细胞 MDR 的依据：①P-gp 高表达总是与 MDR 相关联；②许多不同的多药耐药性肿瘤细胞中有表达 P-gp 的 MDR1 基因，同时都有不同程度的 P-gp 扩增；③将具有 MDR 的仓鼠基因组 DNA 转染给药物敏感的小鼠细胞，可使其获得 MDR 表型；④MDR 基因转染到敏感细胞中时，细胞株中有 P-gp 的过度表达，并具有多药耐药性；⑤用变异株的 P-gp 基因转染细胞时，表达出了结构改变的 P-gp 可导致多药耐药表型的变化；⑥P-gp 作为保守的膜整合蛋白，具有 ATP 依赖的膜泵结构，阻断氧化磷酸化偶联过程或抑制 ATP 的生成都可使表达 P-gp 的 MDR 细胞对药物的外排受阻。

P-gp 转运的药物通常为分子量高的脂溶性化合物，包括以下几类：①植物碱类，包括长春新碱（VCR）、秋水仙碱（CLC）、依托泊苷（VP-16）和紫杉醇（TAX）等；②激素类，包括地塞米松和性激素等；③烷化剂，如氮芥等；④抗癌抗生素类，如阿霉素（ADR）、丝裂霉素和放线菌素类等。当肿瘤细胞对上述药物中任何一种产生耐药时，可同时对其他各类药物发生交叉耐药。此外，用环氧化酶 2（COX-2）抑制剂塞来昔布（Imatinib）可抑制 COX-2 及下调 MDR1 表达，从而提高抗肿瘤药物对肿瘤细胞的促凋亡作用。与 P-gp 无关的化疗药物有：抗代谢类药物，如 5-FU；铂类化合物，如顺铂、卡铂等。许多多药耐药抑制剂是通过抑制 P-gp 药泵功能而逆转或减轻 MDR 的，如类固醇激素类似物他莫西芬、环孢菌素 A 等；钙通道阻滞剂如维拉帕米、尼莫地平及二氢吡啶类等；钙调蛋白抑制剂如三氟拉嗪、硫氧杂蒽类等。

（五）MDR1 的表达指导肿瘤化学治疗及判断预后

肿瘤细胞对化疗药物产生耐药是造成肿瘤化学治疗失败的主要原因，MDR1 基因编码的 P-gp 通过将胞内化疗药物外排，使细胞内药物浓度下降而产生耐药性。MDR1/P-gp 的高表达是 MDR 的主要机制，因此检测 MDR1 表达水平对指导肿瘤化学治疗及判断预后具有重要的临床意义。

人们在某些正常组织发现 MDR1 表达后，进行了基因克隆并分析 MDR1 基因在人类肿瘤中的表达，发现约 50% 的肿瘤在治疗前即有 MDR1 基因表达。Pirker 等对 63 例急性骨髓性白血病（AML）患者血或骨髓幼稚细胞中 MDR1 表达情况进行检测时发现，MDR1 表达阳性的患者中，化学治疗完全缓解率为 53%，MDR1 阴性患者化学治疗完全缓解率为 89%，MDR1 高表达的患者多数生存期短或对化学治疗无效。Trock 对乳腺癌的研究表明，化学治疗前 P-gp 的阳性表达率为 45.9%，化学治疗后为 66.8%，化学治疗前后显著差异，说明化疗药物有可能诱导 P-gp 表达率增加，P-gp 对乳腺癌的化学治疗有重要的指导意义。

吕正梅等用免疫组化法检测 91 例未经抗肿瘤治疗的原发性乳腺癌患者和 18 例经手术和化学治疗处理后的乳腺癌患者的 P-gp 蛋白水平，结果显示，在未治疗的肿瘤患者中 P-gp 蛋白的表达率为 40%，经手术和化学治疗的乳腺癌组织中阳性表达率为 61%，两组 P-gp 表达有显著差异。其他学者在对卵巢癌、Wilms 瘤和肺癌的研究中，也发现了二者有明显的相关性，表明 MDR1 基因的表达程度可以预测肿瘤组织是否对化疗药物耐药。

分析表明，在长期接触某种化疗药后，肿瘤细胞 MDR1 基因拷贝数可增加几十倍甚至上百倍，同时 P-gp 表达也增高，可占到膜蛋白总量的 70%，导致对敏感的化疗药出现耐药，说明化疗药可能诱导肿瘤 MDR1 基因表达，某些治疗后复发的病例 MDR1 基因表达更高。

MDR1 阳性表达与恶性肿瘤预后的关系：影响肿瘤预后的因素很多，如患者的经济状况、手术情况及化学治疗疗程等，但目前对其预后没有客观的监测指标，有学者在对白血病、淋巴瘤等血液系统疾病 MDR-1 阳性表达的研究中发现，MDR1 阳性表达为白血病预后不良的因素之一。叶芳等研究发现，急性髓细胞白血病患者 P-gp 高表达组的完全缓解率明显低于 P-gp 低表达组，而且其缓解时间亦明显缩短。因此，P-gp 是疗效不佳，预后较差的重要因素。

有研究表明，肿瘤细胞的恶性转化及侵袭与 MDR1 的表达水平有关。P-gp 的表达程度能反映肿瘤的一些生物学特性，如侵袭、转移和分化等，肿瘤细胞 P-gp 水平作为预测肿瘤化学治疗耐药和判定预后的指标受到重视。Thorgeisson 和 Burt 等使用化学致癌剂或通过转染 *V-H-ras* 癌基因进行鼠肝癌转化研究，发现随细胞的恶性转化，MDR1 的表达亦增加；Penson 研究发现，P-gp 的表达与癌症患者的存活率呈负相关，且肿瘤复发的二次手术患者 P-gp 高表达，预示肿瘤细胞对化疗药物耐受。Weistein 等发现结肠癌浸润部位的 P-gp 染色强度明显高于其他部位，并伴有小血管和淋巴结浸润，提示 P-gp 强阳性的癌细胞恶性程度高、侵袭性强。

MDR1 的表达水平与瘤细胞的分化程度也有关系，Cifford 等发现，低分化的膀胱癌中 *MDR1* mRNA 含量明显高于高分化的膀胱癌细胞。Pusztai 等研究表明，P-gp 表达水平与耐药程度呈正相关。人们通过临床实验发现乳腺癌、膀胱癌、小儿软组织肉瘤、急性非淋巴细胞性白血病和淋巴瘤等肿瘤组织，MDR1 高表达者的无瘤期或生存时间明显低于低表达者。研究认为，*MDR1* 基因的过度表达可能是癌细胞生物学行为进一步恶化的标志。肿瘤以其本身固定的频率产生基因变异，肿瘤体积越大，增殖次数越多，对药物的耐受能力就越强。

由此，P-gp 可以作为肿瘤患者存活率的一个可靠的、独立的预后指标，肿瘤细胞 MDR1/P-gp 表达水平可作为制订化学治疗方案、判断预后的参考标准。即肿瘤细胞 MDR1/P-gp 表达水平越高，则预后越差、复发的概率越大。

在不同的肿瘤组织中，P-gp 的表达存在异质性，P-gp 检测有不同的预示意义，因此对 P-gp 结果的分析需要肿瘤个体化。有研究认为，P-gp 表达是不依赖于肿瘤细胞增殖的独立指标，P-gp 在肿瘤中的表达情况与病理类型、组织学分级和临床分期等临床病理指标均不相关。而陈晓耕等也报道了 MDR1 的表达与胃癌的生物学行为呈负相关，P-gp 表达与胃癌临床分期有关。因此，在不同肿瘤来源的组织及肿瘤组织本身 P-gp 表达都存在较大的差异性，因此对各种来源的肿瘤检测 P-gp 表达分析应做到个体化。

MDR1 高表达的肿瘤易产生对化疗药物尤其是 MDR1 相关药物的耐药性，因此在化学治疗时应选择与 MDR1 无关的药物或加用维拉帕米、奎尼丁等逆转剂或采用增加药物剂量等措施，以避免治疗无效或者毒副作用的产生。

对于治疗开始就对化疗药物敏感的低度或无表达肿瘤，监测 MDR1 表达水平的动态变化，有助于早期发现获得性耐药，及时调整治疗方案，使患者得到及时和适当的治疗，避免复发，提高治愈率。

（六）*MDR1* 基因的表达调控

药物膜泵假说是目前公认的 P-gp 介导 MDR 的机制，多种基因参与这一过程，如 *p53*、*ras*、*raf*、*RARalpha*、*RARbeta*、*c-fos*、*c-jun*、蛋白激酶 A、蛋白激酶 C 及其他蛋白激酶。*MDR1* 基因的表达调控包括 DNA 水平、转录水平、转录后水平、翻译及翻译后水平的调节。DNA 水平的调控包括基因缺失、基因扩增和基因重排等方式。人和动物某些高度耐药的细胞株基因扩增很明显，*MDR1* 基因拷贝数可增高 10 余倍；有些高度耐药的细胞株中 *MDR1* 基因拷贝数无明显的变化，而 *MDR1* mRNA 水平及 P-gp 表达水平均升高，提示可能与 *MDR1* 基因转录速度加快、其 mRNA 稳定性增加或者半衰期延长等有关；临床上有些肿瘤组织 *MDR1* 基因扩增不明显，其调控机制可能与转录或转录后水平调节有关；还有一些高度耐药的细胞株中 *MDR1* 基因拷贝数及 mRNA 水平均无明显变化，而 P-gp 表达水平增高，考虑与翻译及翻译后水平的调节有关。在上述各种调控机制中，*MDR1* 基因在转录水平的调控最为重要，其中转录起始是基因表达的关键步骤，通过启动子、RNA 聚合酶和各种调节蛋白之间相互作用以实现基因的开启和关闭。

人类 *MDR1* 基因表达除了受化疗药物的诱导激活外，还受某些因子的调节。很多反式作用因子与顺式作用元件相结合调节人 *MDR1* 基因的转录活性。人 *MDR1* 基因的启动子与小鼠同源基因启动子区别在于只有一个起始元件（INR），缺少 TATA 盒，起始元件[INR: Py-Py-A（+1）-N-（T/A）-Py-P]

对启动起始位点的基本转录是非常必要的。瞬时转染研究表明，人 *MDR1* 基因的–6 到+11 这段区域能有效地启动转录。人 *MDR1* 基因启动子中有多个正调控和负调控的基因启动子元件，如 GC 盒、p53 元件、AP1 元件、CAAT 盒、TCF 元件及 HSE 元件等，各调控序列的位置、结合位点及功能如表 13-1 所示。

表 13-1　人 *MDR1* 基因调控序列的位置、结合位点及功能

5'UTR	位置	结合位点	功能
INR	–8/+11	与 RNA 聚合酶 II 前起始复合物结合	转录起始点 决定转录
p53	–49/–40：–72/52	直接结合 P53 蛋白、间接结合 Sp1、NF-Y、C/EBPβ 及 AP1	野生型抑制转录 突变型促进转录
GC	–56/– 45：–110/–103	Sp1，另一个未知	激活转录
EGR/WT1	–69/+20		
ETS	–69/–53		调控转录
Y-box	–79/–75	NF-Y	
HSE	–99/–66	热休克蛋白（HSP）	增强转录
IMED1	–105/–100	核蛋白（150kDa）	组成性转录
MEF1	–118/–111	启动子增强因子	介导转录上调
CAAT	–116/–113	NF-κB/p65 和 c-fos 蛋白	负调控转录
AP1	–121/–115：–3516/–3510		诱导性表达
NFR1	–123/–115		负调控转录
NFR2	–123/–115		负调控转录
C/EBP	–147/–139	C/EBPβ（NF-IL-6）	基础转录和 组织特异性表达
HSF1	–315/–285	热休克蛋白	增强转录
TCF	–1813/–261	需要 β-catenin 参与	激活转录
SXP	–7852/–7837	孕烷异生物受体（PXR）、视黄酸异生物受体 a（PXRa）	促进表达

1. p53 元件　抑癌基因 *P53* 的激活和失活与细胞生长、细胞凋亡、DNA 修复、血管生成和压力效应等有关。实验研究表明，*P53* 和 MDR1 在药物抵抗中都发挥重要的作用。*P53* 能够调控 MDR1 的转录，人肿瘤细胞中常见 *P53* 基因突变诱导的 MDR1 启动子转录，最终导致肿瘤细胞对放射线或化疗药物产生耐药性。相反，如果导入野生型 *P53* 则对人 *MDR1* 基因的表达有一定的抑制作用。另有研究认为突变型 P53 与结合在–69 至–63 位碱基的致瘤因子 ETS-1 相互作用，或者与结合在 MDR1 启动子上的 NF-Y、Sp1、C/EBPβ 及 AP-1 等因子发生相互作用，调控 *MDR1* 基因的表达。

2. GC 盒　研究表明，人 *MDR1* 基因启动子–56 到–45 区域富含 GC 碱基对，能够与大小为 105kDa 的核转录因子 Sp1 结合，并结合到缺少 TATA 的启动子上促进基因转录，但不会改变基因的转录频率，主要是调控一些管家基因的转录。研究发现，当 GC 盒上发生突变时，*MDR1* 基因启动子的转录活性下降 5 倍以上，表明 Sp1 有转录刺激的功能。

3. Y-box　位于人的 MDR1 启动子–79 到–75 位点。NF-Y 因子可能与这个区域相结合激活 *MDR1* 基因的表达。Y-box 位于 GC-box 的附近，可能存在两者的相互作用调节 *MDR1* 基因的表达。有报道显示，Y-box 和 GC-box 对紫外线照射诱导的 *MDR1* 基因激活是非常必要的。

4. 热激元件（heat shock element, HSE）　HSE 序列位于人 *MDR1* 基因启动子的–99 到–66 区

域，典型的应激如热休克和亚砷酸钠可在一些细胞中诱导热休克蛋白（heat shock proteins，HSPs）基因表达，同时诱导 MDR-l 表达，提示 *MDR1* 基因可能是一个响应压力的基因。

5. AP-l 元件 AP-1 是一种包含 c-Fos 和 c-Jun 的异源二聚体转录因子复合物，已经发现一些假定的 AP-1 的结合位点存在于人的 *MDR1* 基因的启动子区域。近来有报道认为位于–121 到–115 区域是 AP-1 位点，能与 c-Fos 和 c-Jun 二聚体结合，起到激活基因表达的作用。

6. CAAT 元件 位于–116 到–113 区域，与 NK-κB/p65 和 c-Fos 的复合物结合，在一些敏感的细胞株中，对 MDR1 基因的表达起到负调控作用，而在对应的 MDR 细胞中不起作用。

7. C/EBP 元件 C/EBP 元件假定在–147 到–139 区域，C/EBP 家族参与了许多基因的基本和组织特异性表达。C/EBPβ 又称 NF-IL-6，是一个与细胞增殖和分化密切相关的转录因子，能够诱导人 *MDR1* 基因的表达。

8. TCF 元件 TCF 家族的许多成员可作为肿瘤诱导因子，参与肿瘤的增殖和进展。有报道认为 TCF-4/β 链蛋白复合物结合在 *MDR1* 基因启动子的–1813 到–261 位点，促进 *MDR1* 基因在结肠癌中异常表达。

9. 类固醇异种生物受体（Steroid xenobiotic receptor，SXR）**元件** SXR 元件是人 *MDR1* 基因启动子上游–7852 到–7837 的一个增强子，这段序列能与孕烷异种生物受体（pregnane xenobiotic receptor，PXR）/视黄醛异种生物受体（retinoid xenoboitic receptor α，RXRα）异二聚体结合，受异种生物诱导剂的诱导增加 *MDR1* 基因的转录活性。

目前对 *MDR1* 基因转录水平的调控还存在着大量未知的方面，需要人们对其进行更深入的研究。

二、多药耐药相关蛋白介导的多药耐药性

（一）MRP 的发现及结构特点

自 1992 年 Cole 和 Deeley 等通过 mRNA 差异显示法在人小细胞肺癌细胞系 NCI/H69 耐药株 H69/AR 中筛选到 *MDR1* 基因后，否定了之前人们普遍认为的 P-gp 是唯一介导哺乳动物细胞发生 MDR 的蛋白质这一观点。Grant 等将 MRP 全长的 cDNA 转染敏感的 Hela 细胞，发现转染细胞的 MRP 表达水平增加，同时对长春新碱、阿霉素和足叶乙甙等抗癌药物产生耐药性，从而证明 MRP 可以单独介导肿瘤细胞产生多药耐药性。

自 Cole 等 1992 年发现 MRP1 以来，人们又陆续发现了超基因家族中的其他八个成员：MRP2、MRP3、MRP4、MRP5、MRP6、MRP7、MRP8 和 MRP9 等。MRPs 的结构域及细胞定位如图（图 13-4）。其中 MRP2 在 1996 年被发现，并被克隆成功；Saxena 等于 1996 年发现了 MRP3；Kool 等分别于 1997 年、1998 年发现并命名了 MRP5 和 MRP6；MRP7 于 2001 年被发现；MRP8 和 MRP9 是 ABCC 家族最后被发现的 2 个成员。

人 *MDR1* 基因定位于人染色体 16p13.1 区，由 6500bp 组成，转录出 mRNA 长度为 7.8～8.2kb，含编码 1522 氨基酸的单一阅读框。未经修饰的 MRP1 蛋白是分子量为 171kDa 的多肽，糖基化后成为分子量为 190kDa 的 N2 糖基化磷蛋白。与 P-gp 同为 ATP 结合的盒式（ABC）膜转运蛋白家族成员，是能量依赖性药泵，其与 P-gp 的氨基酸序列仅有 15% 的同源性，同源序列集中位于 ATP 结合区。人 *MDR1* 基因定位于染色体 10q24，共有 32 个外显子，在基因组 DNA 中的长度约为 200kb；MRP2 蛋白含有 1545 个氨基酸。MRP2 在细胞膜上的结构与 MRP1 相同，共有 17 个跨膜螺旋（TM），由 3 个疏水跨膜结构域（membrane spanning domains，MSDs）和位于 COOH 端的 2 个核苷酸结合功能区（nucleotide binding domains，NBDs）组成。后者的袋状结构中含有两个 ATP 结合位点，通过调控 ATP 水解活性逆浓度梯度转运相应的底物，属于 ATP 结合盒运载体基因家族。

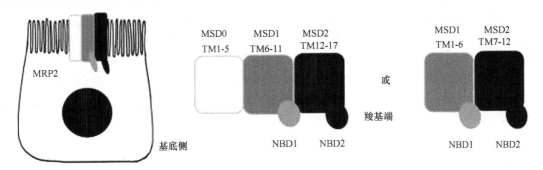

图 13-4　MRP 转运与谷胱甘肽耦合的底物模式图

（二）MRP 的分布、表达及生理功能

研究发现，生理条件下，MRP 广泛分布于大多数正常组织中，在肾上腺、心脏、骨骼肌、膀胱、肺、外周血单核细胞、脾等组织中含量较高，而在肝和小肠中含量较低。在多发性骨髓瘤、胃癌、肺癌、食管癌、纤维肉瘤、乳腺癌和宫颈癌等各种肿瘤组织中，MRP 也均有表达。比较乳腺癌组织、癌旁正常组织和乳腺纤维腺瘤，发现乳腺癌组织中 MRP 表达阳性率明显高于后两者，目前认为，MRP 的高表达是导致乳腺癌化疗耐药的重要因素之一。对不同肿瘤细胞中 P-gp 和 MRP 的检测主要通过流式细胞术、免疫组织化学方法和 RT-PCR 等方法。

在正常细胞中，MRP 主要分布在细胞质中，如内质网、高尔基体和胞质运输囊泡等内膜系统上。在肿瘤细胞中，MRP 分布不同，有的分布在细胞膜外，有的在胞质中围绕细胞核呈同心圆状分布，有的分布于肿瘤细胞膜上，提示 MRP 亚细胞水平分布可能存在着一定的细胞类型特异性。

MRP 属于 ABC 转运载体蛋白家族，其结构特点与 P-gp 相似，也具有结合并水解 ATP 从而主动转运药物的功能。但 MRP 与 P-gp 不同的是，不能直接转运未经修饰的药物，而必须有谷胱甘肽（GSH）的参与，并且 MRP 外排药物的功能没有 P-gp 的效应强。MRP 是谷胱甘肽-S-共轭物（glutathion S-conjugate，GS-X）转运泵，能够转运与谷胱甘肽耦合的底物（图 13-5）：如柔红霉素、顺铂和长春新碱等。MRP1 具有 2 个药物结合位点。谷胱甘肽结合位点：即 G 位点，具有谷胱甘肽高亲和力而与药物低亲和力的特点；药物结合位点：即 D 位点，与药物具有高亲

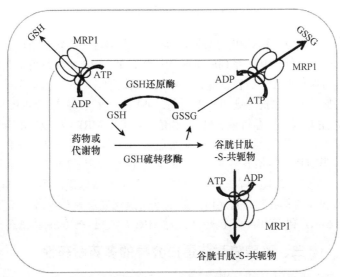

图 13-5　MRP 转运与谷胱甘肽耦合的底物模式图

和力而与谷胱甘肽呈低亲和力。当没有药物的时候 G 位点和 D 位点均被谷胱甘肽占据，并向细胞外排出谷胱甘肽；有低浓度药物存在时，G 位点被谷胱甘肽占据而 D 位点被药物占据，共同转运两种物质；有高浓度药物时，两个位点均被带负电荷的药物占据，此时只转运药物。

抗肿瘤药物和谷胱甘肽、葡萄糖醛酸及硫酸盐等结合形成共轭物后，对两个位点都具有高亲和力并能被 MRP 有效转运。与此同时，MRP 还能参与细胞内解毒、氧化应激反应、炎症反应及内分泌调节等，能够有效保护机体免受有害物的侵袭。

（三）MRP 与肿瘤耐药

MRP 是一类 ATP 能量依赖型跨膜转运蛋白，是具有选择性和特异性的药物外排泵，能够转运大量的外源和内源性物质，能将化疗药物泵到细胞外，使细胞内的药物浓度降低，肿瘤对化疗药物敏感性降低，从而介导肿瘤的多药耐药（图 13-6）。MRP 作为 GS-X 泵，其转运步骤可能为：谷胱甘肽合成→谷胱甘肽与药物耦合→MRP 将药物复合物泵出细胞外，甚至可以逆浓度梯度将药物泵出到细胞外导致细胞产生 MDR。同时，MRP 还能通过改变细胞质及细胞器的 pH 而影响离子通道的功能，使药物局限地分布在核周区域和胞质囊泡中，形成所谓的药物分隔或散点模式而难以发挥细胞毒作用。

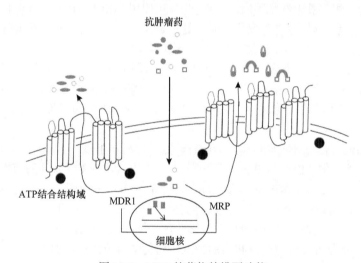

图 13-6　MRP 的药物外排泵功能

研究表明，MRP1、MRP2 和 MRP3 都是有机阴离子和多种药物转运蛋白，都是介导恶性肿瘤耐药的重要蛋白。MRP1 能够转运一系列的抗肿瘤药物，如 MRP 增高时可引起细胞对阿霉素、柔红霉素、罗丹明、鬼臼噻吩糖苷、长春新碱、长春碱、依托泊苷、放线菌素和秋水仙素等药物的耐药。MRP2 使肿瘤细胞对不同的抗肿瘤药产生耐药，如铂类、长春碱类。MRP3 的耐药谱比 MRP1 和 MRP2 相对狭窄，主要包括长春新碱、MTX 和依托泊苷。MRP3 对依托泊苷的转运主要受有机阴离子载体抑制剂影响，而非依赖 GSH。肺癌细胞株对阿霉素的耐药与 MRP3 密切相关。MRP4 的底物是大量的核苷类似物，包括齐多夫定、腺嘌呤、阿德福韦（PMEA）、替诺福韦、硫鸟嘌呤等，MRP4 在人肝癌 HepG2 细胞中表现出对环磷酰胺和异环磷酰胺的耐药。MRP5 可以转运嘌呤衍生物包括阿德福韦和 6-巯基嘌呤，它还可以使细胞对氯化镉及酒石酸锑钾等重金属耐药。MRP8 可引起细胞对嘌呤、5-FU 和 PMEA 的抗药性，对 MRP7 和 MRP9 的耐药谱还在研究中。

三、乳腺癌耐药蛋白介导的多药耐药性

1990 年 Chen 等在研究中发现，耐阿霉素的乳腺癌细胞系 MCF-7/Adrₚ细胞中柔红霉素和荧光染料罗丹明的蓄积减少，并证实细胞中并无 P-gp 和 MRP 的过度表达，同时经典的 P-gp 抑制剂

环孢菌素 A 不能逆转细胞内柔红霉素的减少，但 ATP 缺乏则能够完全阻断柔红霉素和罗丹明的外排增加，提示 MCF-7/AdrV$_P$中存在一种新的 ATP 依赖性药物排出泵。1998 年 Doylae 等首先从 MCF-7/AdrV$_P$ 细胞中克隆出该耐药基因的 cDNA，该基因编码一种由 655 个氨基酸残基组成的相对分子量为70kDa 的跨膜转运蛋白；因该蛋白首先从乳腺癌细胞中被发现，其表达使 MCF-7/AdrVP 具有高度的耐药性，故命名为乳腺癌耐药蛋白（breast cancer resistance protein，BCRP）。亦有研究者将其命名为米托蒽醌耐药蛋白（mistoxantone resistance protein，MXRP）和 ABCG2（ATP-binding cassette superfamily G member 2，ABCG2）。

人 BCRP 基因定位于染色体 4q22，正式名称是 ABCG2 基因，全长 66kb，由 16 个外显子和 15 个内含子组成，外显子长度为 60～332 bp，编码分子量为 70kDa 的跨膜蛋白 BCRP。BCRP 与 P-gp、MRP 同属 ABC 转运蛋白超家族，是该家族中最晚被发现的成员。

BCRP 与 P-gp、MRP 一样有 ATP 结合盒（ABC），具有 ATP 依赖性药物外排功能，但从空间结构来看，BCRP 仅相当于 P-gp 分子的一半，共有 6 个跨膜螺旋（TM），仅由 1 个 ATP 结合域（NBD）和 1 个疏水性的跨膜结构域（MSD）组成（图 13-7），在 TM5 和 TM6 侧面有胞外环（extracellular loop 3，ECL3），其中 TM5 是 BCRP 执行药物转运功能所必需。BCRP 是半转运体，通常被认为是通过同源二聚化或异源寡聚化而发生

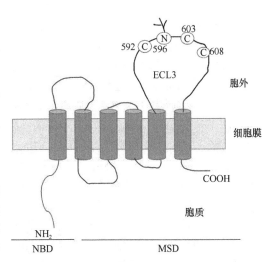

图 13-7　乳腺癌耐药蛋白结构域模式图

作用的，在此过程中两个转运体相互靠近并形成筒状结构，通过构象变化，产生与底物间动态的"结合-外排"效应。

正常情况下，BCRP 在人体中的分布很广泛，如胎盘合体滋养层、肝脏、乳腺导管及乳腺小叶、前列腺、小肠和结肠上皮细胞、卵巢、肝细胞膜胆小管面、脑、前列腺及静脉和毛细血管的内皮细胞等部位均有表达。同时 BCRP 也在多种肿瘤组织中被发现，如乳腺癌、大肠癌、子宫内膜癌、纤维肉瘤、多发性骨髓瘤、胃癌等均有 BCRP 过表达，是白血病、肺癌和食管癌等的预后因子。在乳腺癌中发现，BCRP 的表达与患者年龄、肿瘤 TNM 分期及雌、孕激素受体状况等无明显相关性。

将 BCRP 的 cDNA 转染 MCF-7 细胞，发现细胞中 ATP 依赖的柔红霉素蓄积减少、罗丹明外排增加，转染细胞产生了对米托蒽醌、柔红霉素和阿霉素的耐受性，进一步证实了 BCRP 能够导致乳腺癌细胞的 MDR。BCRP 是 ABC 转运蛋白超家族成员之一，主要通过结合和水解 ATP 并利用能量将细胞内的药物泵出，降低胞内药物浓度和减轻细胞毒作用，影响药物核质分布比例，从而可使机体对肿瘤药物产生耐药。BCRP 的过表达可降低多种抗肿瘤药物的化学治疗疗效，目前已知的底物包括米托蒽醌、甲氨蝶呤、托泊替康、9-氨基喜树碱、伊立替康，以及酪氨酸酶抑制剂伊马替尼、吉非替尼和埃罗替尼等，因此开发出新的 BCRP 逆转剂对于克服多种肿瘤耐药有重要意义。

对于 BCRP 的转录调控的研究表明，雌激素或孕激素与相应受体结合后，可作用于 BCRP 启动子区的雌激素反应元件或孕激素反应元件，调节 BCRP 的转录；在野生型 P53 低表达的乳腺癌细胞系 MCF-7 中，外源性 P53 通过与 NF-κB 相互作用进而抑制 BCRP 的表达，在骨肉瘤细胞系 Saos-2 中发现 P53 对 BCRP 启动子的激活作用是 NF-κB 依赖性的。此外，PTEN/PI3K/Akt 信号通路的激活、IL（IL-1β 和 IL-6）和 TNF-α 等炎症介质、某些癌基因（如 c-jun、c-myc 和 k-ras）、缺

氧诱导因子（HIF）、转化生长因子β和胰岛素受体等也在 BCRP 的转录调控中发挥重要作用。

目前，对于 BCRP 的研究中还存在许多问题尚待解决，如 BCRP 二聚体的连接及功能、BRCP 的正常生理功能及在正常组织和肿瘤中的表达、BCRP 表达调控及临床意义、BCRP 引起肿瘤耐药的机制等。因此，深入研究其临床耐药机制、逆转肿瘤的多药耐药，提高肿瘤患者化疗效果及改善预后具有重要意义。

四、肺耐药相关蛋白介导的多药耐药性

肺耐药相关蛋白（lung resistance protein，LRP）是 1993 年由 Scheffer 等应用单克隆技术，在非 P-gp 介导的耐药的非小细胞肺癌细胞系（SW-1573/2R120）中发现的一种耐药相关蛋白。因最初发现于肺癌细胞中，故该蛋白被称为肺耐药相关蛋白（LRP）。与 *MRP* 和 P-gp 不同，LRP 缺少跨膜转运区域，缺少像 MRP 和 P-gp 所特有的 ABC 转运蛋白的 ATP 结合位点。

人 *LRP* 基因定位于染色体 16p13.1 和 16p11.2 之间，距离 *MRP* 基因位点约 27nm。LRP cDNA 全长 2688bp，编码由 896 个氨基酸残基组成的相对分子量为 110kDa 的胞质蛋白。

LRP 广泛存在于人体正常组织和肿瘤细胞中，且具有组织特异性。其主要分布在甲状腺、肾上腺、胰腺、心脏、肺、骨髓及睾丸等组织中，并在具有分泌和排泄功能的复层上皮和移行上皮（如肾小管上皮、支气管上皮、肠道上皮等）中表达水平较高。氨基酸序列同源性分析结果表明，LRP 氨基酸序列大约有 87%与褐鼠的穹隆体蛋白（major vault proteins，MVP）具有同源性，故推测 LRP 是人类的穹隆体主蛋白，是穹隆体（vault）的主要组成部分。穹隆体是一类多亚单位结构组成的细胞器，属于一种大核糖蛋白，呈粗颗粒状或囊泡状，5%的穹隆蛋白位于核膜上形成核孔复合物，参与细胞内的小分子物质在胞核和胞质之间的双向转运，穹隆蛋白发挥中心活塞和运输的作用；其余的穹隆蛋白位于真核细胞胞质中，含量丰富，结构保守，功能尚不明确。

研究显示，LRP 与 MDR 密切相关，如 LRP 表达水平在多种化学药物耐受的细胞系中上升，包括对多柔比星、米托蒽醌、甲氨蝶呤、表鬼臼毒类、长春新碱、阿糖胞苷及顺铂等的耐受。LRP 在结肠癌肿瘤细胞系 SW620 中的过度表达导致其对多柔比星、依托泊苷、长春新碱和紫杉醇的低敏感性，从而证实了 LRP 与药物抵抗的直接联系。

LRP 介导的 MDR 与细胞核、细胞质运输有关，可以控制药物从细胞核向细胞质转运。LRP 可以限制以 DNA 为作用靶点的药物通过核孔进入细胞核，或者通过减少上述药物在细胞核和细胞质之间的比例而导致 MDR 的发生。此外，LRP 还可以通过调节化疗药物在细胞质内的再分布，导致肿瘤细胞产生 MDR。即 LRP 可能通过两种途径引起 MDR：一是封锁核孔，阻止以胞核为靶点的药物（如烷化剂、顺铂等以 DNA 为作用靶点的药物）通过核孔进入细胞核，有些药物即使进入了核内也很快被转运到胞质中即通过减少上述药物在细胞核和细胞质之间的比例而导致 MDR 的发生；二是通过囊泡转运使进入到细胞内的抗癌药物进入胞质囊泡，呈房室性分布，或者通过胞吐机制将胞质内药物排出细胞外，降低药物的绝对浓度而产生耐药。

目前在对白血病、恶性黑色素瘤、直肠癌和卵巢癌等的研究中发现有 LRP 的过度表达，但表达程度不一，其表达水平与肿瘤对化学治疗的敏感性及预后有关。因此，进一步研究 LRP 对预测化学治疗效果，探讨 LRP 的耐药机制，指导合理用药及开展更有效的 MDR 逆转具有重要的意义。

第三节　非经典多药耐药机制

一、谷胱甘肽 S 转移酶介导的多药耐药性

谷胱甘肽（GSH）是一种含半胱氨酸的三肽，为细胞内主要的非蛋白疏基，GSH 系统是细胞内重要的解毒成分。在谷胱甘肽-S-转移酶（glutathione S-transferase，GST）催化作用下，抗肿瘤药物与 GSH 结合，然后转运蛋白将之排出细胞外。GSH 含量增多、GST 活性增高都会增强肿瘤细

胞对抗癌药物的解毒能力，保护细胞免受烷化物类药物，如环磷酰胺、氮芥、顺铂和蒽环类等引起的损伤。

GST 是一组具有多种生理功能的二聚酶，它可以单独或与 GSH 一起参与许多环境毒素的代谢和解毒。人类 GST 分为胞质型和膜结合型 GST 两类，胞质型同工酶通常分为 α、μ、π 和 θ 四种类型。GST-π 研究较多，其基因定位于染色体 11q13，有 7 个外显子和 6 个内含子，全长 3kb。GST-π 是从胎盘中分离出来的一种酸性 GST，又称酸性同工酶，主要分布于消化道、泌尿系统和呼吸道上皮。研究发现，GST-π 在食管癌、胃癌、大肠癌、肝癌、肺癌、肾癌、膀胱癌和乳腺癌等肿瘤组织中表达水平明显升高，从而认为 GST-π 是早期发现肿瘤癌变的最佳标志物之一。GST 通过将 GSH 偶联到化疗药物上，增加毒性分子的外流而减少细胞毒性，许多耐药表型的肿瘤细胞随耐药程度的增加，细胞内 GST-π 水平不断增加，故认为 GST-π 的高表达可能还是肿瘤的耐药性标志之一。

GST-π 与肿瘤恶性程度关系最密切，许多肿瘤细胞在癌变形成过程中，GST-π 的表达会异常升高。研究发现，GST-π 在恶性组织里的表达明显高于正常组织，它在恶性组织中的表达为 54.1%～89%。因此。GST-π 可作为肿瘤转化的生化标志，而且其表达水平的改变还与肿瘤化学治疗耐药有关。

GST 主要介导烷化剂、蒽环类和铂类药物引起的 MDR。它对肿瘤的耐药作用主要由其解毒功能引起，机制包括：催化 GSH 与亲电子抗癌药物如各种烷化剂结合，使药物水溶性增加，加速其自细胞内排泄；核内 GST 抑制抗癌药物对 DNA 的攻击作用；GST 可催化 GSH 与金属铂结合，通过抑制铂剂与 DNA 的结合而减弱铂剂的抗癌作用；清除蒽环类药物等代谢产生的自由基，减轻其对细胞的损伤；催化有毒的过氧化物转变为低毒或无毒的醇类物质。

二、蛋白激酶 C（PKC）介导的多药耐药性

蛋白激酶 C（protein kinase C，PKC）是 1977 年 Nishizuka 等首次发现的一组 Ca^{2+}/磷脂依赖的丝氨酸/苏氨酸蛋白激酶，相对分子量为 77～83kDa。在哺乳动物细胞中 PKC 有 12 种亚型，根据作用底物的不同分为 3 组：经典 PKC（cPKC），包括 PKC-a、PKC-βⅠ、PKC-βⅡ 和 PKC-γ；新型（nPKC），包括 PKC-δ、PKC-ε、PKC-η 和 PKC-θ；非典型 PKC，包括 PKC-λ、PKC-μ、PKC-τ 和 PKC-ζ。各亚型结构相似，均含有疏水性调节区和亲水性催化区，前者与磷脂、甘油二酯结合，后者是 ATP 的结合区域。尽管 PKC 各亚型的结构相似，但它们具有不同的组织表达和特定的细胞定位，表现为异质性。

PKC 各亚型广泛参与机体细胞增殖、分化、癌基因活化、蛋白质磷酸化和细胞信号转导等多种生理、生化和病理过程。在肿瘤发生、发展及对抗肿瘤因子的应答方面也发挥着重要作用。

人们研究 PKC 与 MDR 的关系时发现两者之间有相关性，证据为对抗癌药物耐受的细胞中出现 PKC 活性增高现象；通过调节多药耐药相关的细胞膜蛋白或其他途径来诱导肿瘤耐药的产生，但详细机制仍不明确，而其抑制剂可不同程度地逆转肿瘤耐药。将肿瘤细胞置于 PKC 激动剂如 TPA 中，P-gp 的磷酸化作用加强，导致细胞耐药性增强；MDR 逆转剂如三氟拉嗪等能够降低细胞中 PKC 活性，细胞恢复了对药物的敏感性。

PKC 直接影响了不同耐药蛋白的表达及磷酸化的程度。其影响的蛋白包括 P-gp、MRP、GST 及 TopoⅡ 等。ATP 依赖性药物向细胞外转运时依赖 P-gp 的磷酸化，PKC 通过调节 P-gp 的磷酸化状态而影响细胞内药物的聚集，P-gp 磷酸化速度越快，其生物活性就越高，转运药物能力就越强，而此时 P-gp 的数量并未增加。

除此之外，PKC 可能通过调节细胞周期的磷蛋白活性来调控细胞周期的进展，从而影响肿瘤细胞对常规化疗药物的敏感性。

目前，PKC 各亚型在 MDR 中的作用尚存在争议，还有待进一步讨论。但 PKC 家族在多药耐药性发生发展中的作用基本上是可以肯定的。

三、拓扑异构酶 Ⅱ 介导的多药耐药性

DNA 拓扑异构酶（topoisomerase，Topo）是 DNA 复制所必需的酶，它在染色体解旋时催化 DNA 断裂、旋转和重新连接，可缓解扭转应力，理顺 DNA 链，影响 DNA 的结构和拓扑学（topology），在 DNA 重组、转录和 DNA 损伤与修复过程中发挥重要作用。

在哺乳动物细胞中有两种拓扑异构酶：Topo Ⅰ 和 Topo Ⅱ，Topo Ⅰ（分子量约 110kDa）介导一条 DNA 链断裂，在 DNA 转录中发挥重要作用，目前临床上用的喜树碱及其衍生物莲洛特肯和拓扑特肯都可抑制 Topo Ⅰ。

目前研究较多的是 Topo Ⅱ 与多药耐药性的关系。与 Topo Ⅱ 有关的 MDR 被称为非典型的多药耐药性。Topo Ⅱ 是真核细胞所必需的，有两个亚型：即 Topo Ⅱα 与 Topo Ⅱβ 两种同工酶。Topo Ⅱα 基因位于染色体 17q21→q23，编码蛋白的分子量大约 170kDa、*Topo Ⅱβ* 基因位于染色体 3q24，编码分子量大约 180 kDa 的 Topo Ⅱβ。Topo Ⅱ 可以同时切断两条 DNA 链，瞬间变构后再连接起来。

Topo Ⅱ 相关的耐药机制主要表现为 *Topo Ⅱ* 基因突变或缺失、表达减低或活性降低、其同工酶 α 和 β 比值发生改变等。同时，Topo Ⅱ 还可以调控其他耐药基因的表达，合成出具有特殊排泵功能的膜蛋白，将药物泵出细胞，从而产生耐药。因此，Topo Ⅱ 不仅与其抑制剂耐药有关，同时与其他药物耐药也有关系。

Topo Ⅱ 在数量和功能上的改变可能是细胞产生 MDR 现象的机制之一。许多抗肿瘤药物以 Topo Ⅱ 为靶点，酶量水平与这些抗癌药物的细胞毒效应有关，细胞内 Topo Ⅱ 水平直接影响 Topo Ⅱ 抑制剂的抗肿瘤活性，其所介导的耐药与细胞内药物靶酶活性改变或 DNA 修复机制有关，如 DNA 嵌入剂蒽环类的阿霉素、柔红霉素，非嵌入剂喜树碱、足叶乙甙等的药理机制都是抑制拓扑异构酶的活性，干扰 DNA 的遗传代谢从而抑制肿瘤细胞生长。

与 Topo Ⅱ 有关的 MDR 表现为对许多天然来源的抗肿瘤药物呈现抗药性，但对长春新碱类药物则不呈现交叉抗药性；抗肿瘤药物在细胞内的积聚没有发生变化；膜活性药物不能逆转其引起的耐药性；Topo Ⅱ 相关的 MDR 不伴随 P-gp 及 MDR1 高表达；耐药细胞中 Topo Ⅱ 酶的数量和活性均有所下降。

四、细胞凋亡与多药耐药性

细胞凋亡（apoptosis）是程序性细胞死亡（programmed cell death，PCD）方式之一，是细胞在各种死亡信号刺激后而发生的一种具有选择性、可控性及遗传性的细胞自杀现象，是一种主动的细胞死亡过程。研究表明，许多抗肿瘤药物通过直接作用于肿瘤细胞核酸、微管蛋白和其他靶点，诱导细胞凋亡来杀伤肿瘤组织；反之，肿瘤细胞也可通过拮抗或逃逸凋亡而获得生存，导致对多种化疗药物产生耐药性。

细胞凋亡主要表现为形态学的变化及生物化学的变化。前者包括胞质固缩、细胞体积缩小，连接消失，细胞质密度增加，线粒体膜电位消失，通透性改变，释放细胞色素 C 到胞质，核膜核仁破碎；后者主要是由于细胞内核酸内切酶的激活，DNA 降解形成大量 200bp 倍数的 DNA 片段，膜内侧磷脂酰丝氨酸外翻到膜表面，胞膜结构依然完整，最终形成凋亡小体，迅速被周围吞噬细胞吞噬。在琼脂糖凝胶电泳中 DNA 的降解呈现特异的梯状 Ladder 图谱。

细胞凋亡和细胞增殖分化一样，是一种多基因调节的过程，从启动细胞死亡到死亡细胞被吞噬的级联反应均是基因调控的结果。细胞凋亡基因能够正性或负性调节细胞凋亡。正性调节基因包括 *P53*、*c-myc* 和 *Fas* 等，负性调节基因包括 *Bcl-2* 家族、*ras* 和 *HSP* 等。正性调节基因的缺失、突变和负性调节基因的过表达均可导致肿瘤细胞凋亡受抑，凋亡调控过程异常引起对化疗药物的敏感性降低导致耐药。随着细胞凋亡研究的深入，发现肿瘤细胞对凋亡的耐受是 MDR 的一个新机制，其实质是化疗药物不能活化肿瘤细胞的凋亡途径，导致凋亡通路失敏。

P53 基因：*P53* 是最易发生突变的抑癌基因，P53 蛋白主要分布于细胞核，能与 DNA 特异结合，是细胞生长的"监控器"，在 G_1 期检查 DNA 损伤点，监视基因组的完整性。对损伤进行修复，如果修复失败，P53 蛋白则引发细胞凋亡。如果 *P53* 基因发生突变、缺失导致其表达异常时，化疗药物诱发的细胞凋亡受到抑制，导致肿瘤对化疗药物的耐药性增强。同时 *P53* 基因突变也能特异激活 MDR1/P-gp 启动子使肿瘤细胞产生耐药性。

Bcl-2 基因：*Bcl-2* 家族是细胞凋亡的重要调节因子，可以分为两大类，一类是抗凋亡因子，包括 *Bcl-2*、*Bcl-XL*、*Bcl-W*、*Mcl-1* 和 *CED9* 等，另一类是促凋亡因子，主要有 *Bax*、*Bak*、*Bad*、*Bik*、*Bid* 等。*Bcl-2* 是凋亡的负调因子，其过度表达可抑制正常细胞或肿瘤细胞凋亡，导致肿瘤细胞对放射线或化疗药物耐受，是一种新的耐药因素。

Fas/FasL 系统：Fas 是 TNF 超家族成员之一，是细胞表面重要的死亡受体，Fas 与其配体 FasL 的结合能活化并传导凋亡信号，杀死肿瘤细胞。近年来研究发现，Fas/FasL 系统也参与肿瘤细胞的耐药过程。某些化疗药物如顺铂、丝裂霉素等能通过上调 Fas 表达诱导肿瘤细胞凋亡，但并非所有的肿瘤细胞都有 Fas 的高表达，缺乏 Fas 表达的肿瘤细胞其 Fas/FasL 系统受阻导致对凋亡的耐受。

caspase 家族：天门冬氨酸半胱氨酸特异性蛋白酶家族即 caspase 家族，是一组与细胞凋亡有关的蛋白酶，也参与多药耐药性。某些化疗药物引起细胞凋亡均需激活 caspase。

CIAPIN1（cytokiner induced apoptosis inhibitor1）：是新近被证实与肿瘤凋亡和多药耐药的发生及逆转相关的分子，其阳性表达水平在不同组织来源的恶性肿瘤中存在明显差异。研究发现，CIAPIN1 过表达能促进肿瘤细胞发生凋亡；通过 siRNA 技术降低 CIAPIN1 可抑制肿瘤细胞增殖。CIAPIN1 通过上调 P-糖蛋白、MRP 的表达增加药物的外排参与多药耐药的发生，采用 siRNA 技术使 *CIAPIN1* 基因表达沉默后，可使多药耐药的肿瘤细胞株逆转。因此，*CIAPIN1* 基因可能是肿瘤靶向治疗的新的靶点。

五、DNA 修复能力增强与多药耐药性

各种代谢活动或者环境因素都能造成机体细胞中 DNA 的损伤，进而改变了细胞阅读信息和基因编码的方式。细胞内在的 DNA 修复（DNA repairing）系统是保持细胞遗传信息稳定的重要机制，DNA 修复涉及 200 多个基因的参与。

传统的化疗药物烷基和铂类化合物均以 DNA 为作用靶点，这些药物的细胞毒性与 DNA 损伤有关。DNA 损伤最主要的一个修复机制是切除修复，需要核酸内切酶、DNA 聚合酶和 DNA 连接酶的参与。当 DNA 损伤修复时，这些酶的合成增加。用同样剂量的顺铂处理耐药细胞系 2780cp 和敏感细胞系 A2780 发现，耐药细胞 2780cp 中 DNA 修复合成的能力是敏感细胞 A2780 的 3 倍，顺铂处理后 4 小时，两种细胞都达到了最高的修复合成水平，而耐药细胞持续升高直至 48 小时。另外，把人的切除修复基因 *ERcc-1* 导入切除修复有缺陷的 CHO 细胞，发现这种细胞在恢复切除修复能力的同时对顺铂的耐药程度也明显提高，提示 DNA 修复能力增强可能是肿瘤细胞产生耐药性的原因之一。

六、某些癌基因的活化介导的多药耐药性

原癌基因是存在于正常细胞基因组中调控细胞的生长、分化和增殖的一类基因。原癌基因具有正常的生物学功能，只是在发生突变或被异常激活后才变成具有致癌能力的癌基因。

癌基因可能通过以下两个方面导致细胞产生 MDR。抑制肿瘤的凋亡：例如，Ras 蛋白高表达时能够通过上调 P-gp 的表达而抑制肿瘤细胞凋亡，产生对多柔比星、长春碱等药物的耐受性；调控与耐药相关基因的表达：原癌基因 *c-fos* 与 DNA 合成、细胞凋亡等过程有关，其编码产物可以与原癌基因 *jun* 编码产物 AP-1 结合形成 AP-1 复合物，结合在 MDR1 上游启动子的 AP-1 结合位点

上，调控 *MDR1* 基因的表达。当抑制 *c-fos* 基因表达时，*MDR1*、*c-jun* 及野生型 *P53* 基因的表达也同时受到抑制，同时肿瘤细胞对化疗药物的耐受性减弱。在多种类型肿瘤中还有 PIM 激酶的过表达，并通过调节肿瘤细胞增殖、MDR-1 和 BCRP 的表达导致肿瘤细胞对化疗药物产生耐受性。

七、其 他 因 素

MDR 也与宿主细胞生活环境（如 pH、温度、氧的浓度、培养基质和营养条件等）及其变化有关。宿主微环境对肿瘤细胞耐药的影响详见第十四章第四节内容。

此外，正常糖代谢（糖酵解）、脂过氧化反应及苏氨酸分解代谢过程均可产生一种高度细胞毒性物质——甲基乙二醛，后者在体内可通过糖化作用与蛋白质、核酸形成果糖胺、高度糖化终产物（AGE）等共价化合物，DNA 中的核苷酸被糖化生成 AGE 可产生致突变和致癌作用。乙二醛酶（glyoxalase）是针对乙二醛和甲基乙二醛的主要解毒系统，在多种肿瘤细胞内高表达，但能赋予肿瘤细胞耐药的特性。乙二醛酶抑制剂如姜黄素等能通过抑制肿瘤细胞中乙二醛酶的活性及表达水平，产生抑制肿瘤生长及逆转肿瘤耐药的作用，是目前抗肿瘤药物研究的热点之一。

第四节 常用肿瘤 MDR 研究的实验方法

一、耐药标志物检测和耐药机制检测

MDR 的评价标准包括耐药倍数检测、耐药标志物检测和耐药机制检测。如免疫印迹法（western blot）和免疫组化法等方法分析多种癌细胞中与 MDR 相关的各种 ABC 转运蛋白的表达水平和（或）肿瘤组织中 *GST-π* 和 *polβ* 基因表达等；商品化试剂盒检测 TopoⅡ含量和活性，分析其是否在肿瘤组织高表达或有功能改变等。

MDR1 基因及 P-gp 的检测方法举例：研究表明，MDR1/P-gp 与肿瘤患者治疗结果密切相关，MDR1 阳性患者生存期短、缓解率低、复发率高，因此，MDR1/P-gp 的分析可作为癌症治疗结果的预测指标，也是临床医生制订治疗方案的参考依据，MDR1/P-gp 的检测有其重要的临床意义。

随着分子生物学技术的发展，各种检测方法不断增加，对 *MDR1* 基因及其编码产物 P-gp 的检测理论上包括 MDR1 DNA 扩增片段、MDR1 mRNA 表达程度、P-gp 表达程度和 P-gp 功能检测。但 MDR1 DNA 扩增仅局限于在体外对耐药细胞株进行药物筛选，而在人体肿瘤几乎不存在，故对 MDR1 mRNA 表达及 P-gp 表达的检测比基因扩增更为可靠。检测 MDR1 mRNA 水平的常用方法包括反转录聚合酶链反应（RT-PCR）、mRNA 原位杂交、RNA 印迹（Northern blot）、沟槽印迹分析（slot blot）和 RNA 酶保护法等，其中只有 RT-PCR 及 mRNA 原位杂交能够分析少量活检组织标本或骨髓穿刺抽吸物，其余方法都属于混合细胞相关技术，不能很好地区分肿瘤与非肿瘤细胞中 *MDR1* 基因的表达情况。Chan 等提出理想的 MDR1 检测方法应具备敏感性和特异性。

在细胞水平，检测 P-gp 的表达程度可以应用免疫印迹法及免疫组化法，检测 P-gp 的功能则主要应用流式细胞仪检测法。由于现有各种检测方法均具有一定的局限性，因此临床上评价某一标本 *MDR1* 基因最理想的方法就是同时检测 *MDR1* mRNA 表达、P-gp 表达和 P-gp 功能。

二、miRNA 介导 ABC 转运蛋白表达对肿瘤耐药的影响

利用 Real-Time PCR 检测 miRNA 表达情况；利用生物信息学方法初步分析人类靶向 *ABC* 转运蛋白基因 3′UTR 的潜在 miRNA，如采用 Targetscan 和 Microcosm 等预测程序寻找可能靶向 *ABC* 转运蛋白基因 3′UTR 的具有保守结合序列（即结合序列 ≥ 7 个碱基）的候选 miRNAs，结合近 5 年的多个流行病学证据进行总结。改变细胞中 miRNAs 浓度分析耐药细胞株对抗肿瘤药物的敏感性。

第五节 问题与展望

　　人类肿瘤的耐药机制非常复杂,肿瘤细胞对抗癌药物耐药现象的产生是多因素作用的结果,任何单一的机制都不可能圆满解释其耐药原因。同一 MDR 细胞通常具有一种或一种以上耐药机制对结构和功能都不同的抗癌药物的细胞毒作用产生抵抗,而不同 MDR 细胞的细胞内环境及代谢抗癌药物的机制不同,对同一种药物可有不同的耐药机理。

　　尽管人们对单一肿瘤耐药机制已做了许多研究,但药物耐药问题还远没有解决,即便是目前研究最多的 P-gp 蛋白,其作用机制也未完全阐明。将来肿瘤 MDR 研究的主要内容包括肿瘤耐药相关基因参与耐药的分子机制、特异性肿瘤耐药标志基因的筛选、抗凋亡基因的研究及其启动细胞凋亡的机制研究及肿瘤耐药相关基因之间的网络调节机制等。

　　目前,探索有效的 MDR 逆转剂及逆转措施,克服 MDR 现象已经成为国内外的研究热点。针对 MDR 问题,人们通过采用天然药物治疗、化学药物治疗、免疫治疗及基因治疗等,以提高肿瘤的治疗疗效、改善预后。但是上述方法还存在不同的缺陷,效果并不是很理想。相信随着人们对肿瘤分子生物学机制的不断深入研究及对基因工程技术的不断完善,人类一定能攻克肿瘤多药耐药这一临床难题。

(于海涛　师　岩)

第十四章 微环境与肿瘤

第一节 基础知识

正常情况下，细胞生长在特定、适宜的组织微环境中。微环境是指邻近的组织细胞及其分泌的各种因子组成的环境。微环境的稳定是保持细胞正常增殖、分化、代谢和功能活动的重要条件，微环境变化在某种程度上调控着细胞的生物学行为变化，微环境中成分的异常变化可使细胞发生病变。

在现代医学中，肿瘤被认为是一种细胞的异常增生。肿瘤的这种病理性增生表现为分化异常，并且具有自律性、遗传性和异质性等特点。肿瘤的周围显现出特异性微环境。肿瘤的发生、发展需要这种微环境的保护和支持。而改变这种微环境，可以对肿瘤细胞起到一定的调节作用。实体瘤的发生、发展、浸润和转移依赖于肿瘤组织局部的微环境变化。肿瘤细胞的遗传不稳定性决定其表型具有一定的可塑性，肿瘤局部微环境变化可以诱导肿瘤细胞的表型及生物学行为发生改变的研究已成为肿瘤研究的热点。

一、肿瘤微环境的概念与构成

细胞生物学发展至今，细胞微环境的概念已经不仅只涉及细胞外基质大分子，而是扩展到周围的其他类型细胞及细胞外的大量生长因子、趋化因子和炎症因子等。细胞与微环境的相互作用也不仅只限于细胞与基质分子的连接，还扩展到细胞与细胞间的连接与通信。在肿瘤组织中，肿瘤细胞处于细胞外基质和各种细胞（如内皮细胞、成纤维细胞、炎症细胞和免疫细胞）的包围之中，并处于与相邻组织细胞持续地相互作用之中（图 14-1）。因此，肿瘤微环境（tumor microenvironment）

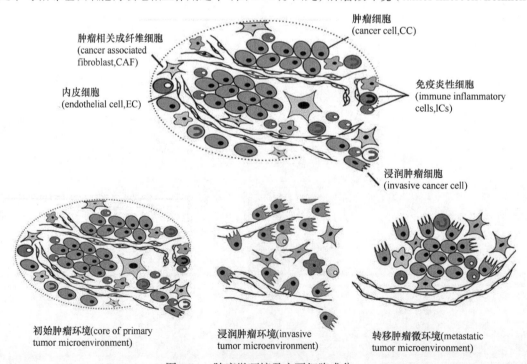

图 14-1 肿瘤微环境及主要细胞成分

是指肿瘤在发生、发展和转移的过程中所处的局部稳态环境，由肿瘤细胞本身、间质细胞（又称基质细胞）、微血管、微淋巴管、细胞外基质（extracellular matrixc，ECM）和多种生物分子等共同构成。

通常，肿瘤细胞被视为新生的异物，基质细胞及细胞外基质被看作是宿主成分。与正常组织细胞相比，肿瘤细胞群体有差别很大的基因型和表型。例如，在临床乳腺癌标本中几乎每个肿瘤细胞都出现新的基因型，很难找出它们的原型。但研究发现，有些致死性表型（如浸润和转移）并不是基因变化的直接结果，而是经过独特的肿瘤微环境选育出来的。基质细胞种类繁多，主要包括成纤维细胞、上皮细胞、免疫/炎症细胞、血管内皮细胞、骨髓来源的间充质干细胞、脂肪细胞、胶质细胞和平滑肌细胞等。这些细胞间通信（或称为细胞"对话"）是双向的，基质细胞产生多种黏附分子和信号分子影响肿瘤细胞的代谢、生长和生存。此外，微环境中还存在肿瘤细胞与基质细胞产生的各种生长因子/生长抑制因子、细胞因子、趋化因子、炎症介质、血管生成促进/抑制因子和促侵袭因子等，还有细胞外基质（ECM）及其降解产物。这些成分会通过多种分子机制参与肿瘤细胞与宿主微环境之间的相互作用，从而直接或间接影响着肿瘤发生、生长、免疫逃逸、新生血管的形成、诱导抗药表型的产生及侵袭和转移。目前研究发现，表观遗传修饰的 miRNA 和长链非编码 RNA（long non-coding RNA，lncRNA）等生物分子在肿瘤细胞塑造适宜自身生长的微环境的过程中发挥着重要作用，并通过调控肿瘤细胞和微环境之间的相互作用，进而影响肿瘤发生、发展和转移。

二、发 展 简 史

1863 年，Virchow 提出"肿瘤起源于慢性炎症"的假说。1889 年，英国外科医生 Stephen Paget 基于乳腺癌的器官特异性转移中的临床观察，提出了著名的"种子与土壤"假说，即作为"种子"的肿瘤细胞如果能够定居于适合其生存的"土壤"（即肿瘤发生或转移的器官）才能生长，为肿瘤微环境概念的提出奠定了基础。肿瘤微环境最早于 1979 年由 Lord 正式提出，但当时并没有引起广泛的关注。2005 年，诺贝尔生理学或医学奖奖获得者巴里·马歇尔证明了幽门螺杆菌是造成大多数人胃溃疡和胃炎的原因，并且发现这种细菌还存在于约一半胃癌患者的胃黏膜中，幽门螺杆菌的发现加深了人类对慢性感染、炎症和癌症之间关系的认识，提示了微环境在肿瘤发生发展中的重要作用。近年来，越来越多的科学家意识到肿瘤与肿瘤微环境是一个不可分割的整体，肿瘤微环境就像是一个小的生态环境，与其中的肿瘤细胞有着密切的联系。并且也注意到肿瘤的发生和发展是肿瘤细胞本身及肿瘤细胞与其环境间通信共同作用的结果。因此，不论是从生物学还是从哲学的角度来分析，对肿瘤微环境的研究都是必不可少的。

研究表明，微环境的变化参与肿瘤的发生、侵袭和转移。在富含炎症细胞、生长因子、激活的基质及 DNA 损伤诱导剂的环境中，持续的细胞增殖会增加肿瘤发生的危险。炎症与肿瘤的关系、电离辐射与肿瘤的关系都是微环境参与肿瘤发生的例证，此外肿瘤相关的成纤维细胞及上皮细胞间质转化等概念也涉及微环境对肿瘤发生及浸润转移的影响（图14-2），并且在这些过程中微环境中的黏附分子也是重要参与者。目前，对肿瘤微环境的理论研究相对滞后，但以肿瘤微环境的某一环节作为治疗靶点的药物却层出不穷，有的已进入临床试验阶段或已在临床上应用。

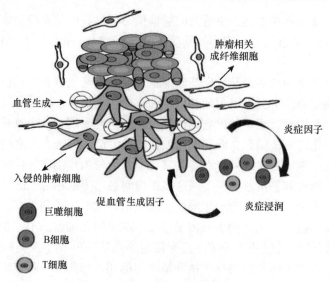

图 14-2　微环境改变促进肿瘤侵袭

第二节　肿瘤微环境的形成

肿瘤的发生和发展是一个动态的连续过程,肿瘤细胞会随着微环境的变化而不断发生基因和表型的改变,以便使自身更好地适应和利用周围的环境,不断演进并完成侵袭转移过程。研究表明,肿瘤的发生可由微环境的多种系列变化引起,如累积变异、克隆选择、增加遗传不稳定性和转化为恶性非整倍体细胞,导致生长失控;另外,肿瘤外部组织因生长抑制、细胞毒性、衰老、慢性炎症和萎缩等引发的微环境的改变均与肿瘤的发生和发展相关。

正常细胞与其周围的组织环境之间存在动态平衡,两者共同作用可以调控细胞活性,决定细胞增殖、分化、凋亡及细胞表面相关因子的分泌和表达。而肿瘤发生恶变的过程则是不断打破这一平衡的恶性循环过程。肿瘤细胞可以和微环境中各种宿主因素发生互动,适应或改变周围环境以满足自身发展的需要。肿瘤细胞需要不停地建立适于自己生长的外部组织环境以利于自身的无限增殖。并且,随着恶变的演进,肿瘤外部组织环境中的营养条件已不能满足肿瘤生长的需求;这时肿瘤细胞能够通过诱导血管新生等途径不断构建新的营养代谢网络,改变肿瘤微环境,促进肿瘤细胞的生长,该过程贯穿于整个肿瘤发展的过程,是肿瘤不断恶变并发生转移的基础。

一、肿瘤发生、发展与微环境

肿瘤细胞包埋于基质结构中,被基质细胞如内皮细胞、成纤维细胞、炎症和免疫细胞所包围,共同构成肿瘤组织。因此,肿瘤不是独立存在的,而是与周围环境处于持续的、动态的相互作用中。在肿瘤起始和发展过程中,恶性细胞与微环境的相互关系是不断变化的（图 14-3）。基质微环境中的基质细胞可产生大量的黏附和化学信号共同决定肿瘤细胞的代谢、生长和存活。肿瘤细胞可以重塑基质以适应其不断变化的需求。正常基质是癌变的天然屏障,在癌变的起始阶段,肿瘤细胞诱导正常基质细胞为起始改变的细胞。在癌变过程中癌变与恶性基质化是平行进行的。肿瘤细胞的遗传不稳定性使其表型有可塑性,在连续的微环境选择下演化和进行亚克隆的选择。新生的肿瘤细胞必须逃逸周围健康组织的严密调控,并随着时间渐渐募集一些支持其生长、存活和侵袭的基质成分。

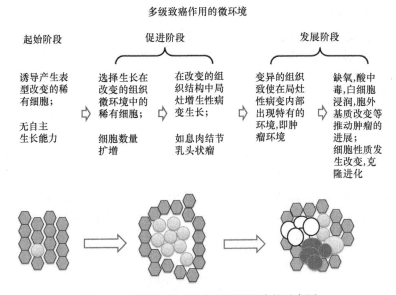

多级致癌作用的微环境

起始阶段　　　　　　　促进阶段　　　　　　　　发展阶段

诱导产生表 → 选择生长在 → 在改变的组 → 变异的组织 → 缺氧,酸中
型改变的稀 改变的组织 织结构中局 致使在局灶 毒,白细胞
有细胞; 微环境中的 灶增生性病 性病变内部 浸润,胞外
稀有细胞; 变生长; 出现特有的 基质改变等
无自主 环境,即肿 推动肿瘤的
生长能力 细胞数量 如息肉结节 瘤环境 进展;
扩增 乳头状瘤 细胞性质发
生改变,克
隆进化

图 14-3　多级致癌过程中微环境影响的示意图

在肿瘤形成过程中,肿瘤细胞可以改变周围基质成为有利于其浸润并支持肿瘤发展的细胞外微环境,肿瘤的发展依赖于基质的激活程度。多数肿瘤的进一步发展是将正常基质细胞转化,组合成肿瘤的一部分,与肿瘤细胞进行新的对话(图 14-4)。肿瘤细胞引起微环境的改变主要是通过产生大量调节基质细胞的生长因子实现的,如成纤维细胞生长因子(fibroblast growth factor,FGF)、血小板衍生生长因子(platelet derived growth factor,PDGF)、血管内皮生长因子(vascular endothelial growth factors,VEGF)、表皮细胞生长因子(epidermal growth factor,EGF)、集落刺激因子(colony stimulating factor,CSF)和白细胞介素(IL)等,这些因子破坏正常组织的平衡,以旁分泌的形式

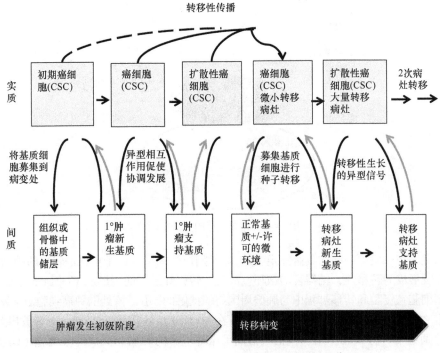

图 14-4　肿瘤恶变过程中肿瘤细胞与基质的相互作用

刺激基质细胞。在乳腺癌的基质成纤维细胞中存在众多基因的表观遗传学改变，表明肿瘤的发生会引起相应的肿瘤外基质细胞的转化。另外，肿瘤组织中的细胞死亡导致释放多种炎性介质和活性物质，引发巨噬细胞等炎性细胞在肿瘤组织中聚集和活化，合成分泌肿瘤坏死因子 α（TNF-α）、单核细胞趋化蛋白-1（MCP-1）、巨噬细胞炎性蛋白-1（MIP-1）、CSF 等大量前炎症细胞因子，以及 PDGF、TGF 和 FGF 等生长因子，这些活性物质进一步扩大炎症反应，促进纤维组织增生。肿瘤细胞还通过释放 VEGF、内皮素-1（ET-1）等促血管生长因子，能够刺激肿瘤组织内作为间质成分的微血管和毛细血管的生长和数量增多，大量异常的血管内皮细胞能够产生含基底膜成分的细胞外基质，共同促进肿瘤组织的结构改变和纤维化进程。此外，肿瘤细胞还可产生大量水解酶，使细胞外基质大分子降解，细胞外基质及基底膜结构改变。

激活的基质细胞如肿瘤相关的成纤维细胞、肿瘤相关的巨噬细胞、浸润肿瘤的淋巴细胞等也产生许多有利于肿瘤细胞生存、增殖和血管新生等的细胞因子作用于肿瘤细胞。肿瘤细胞与肿瘤基质之间这些新的对话可促进肿瘤细胞的浸润和转移。因此，肿瘤细胞与肿瘤微环境的相互作用、相互影响是癌变的必要因素。

二、肿瘤转移与微环境

肿瘤细胞启动侵袭过程是需要多种因子参与调节的多个生物学过程，包括细胞黏附力和运动能力的改变，产生降解细胞外基质的蛋白水解酶，产生分泌促血管生成因子，产生抗凋亡因子等。依靠肿瘤细胞自身不可能完成上述过程，局部宿主的微环境积极参与了肿瘤转移的全过程。

转移的形成是多因素多阶段非随机和高度选择的过程，肿瘤细胞异质性是其转移的生物学基础。要形成转移瘤，肿瘤细胞必须完成转移过程的所有步骤并且依赖于转移细胞与宿主稳态机制多重复杂的相互作用（图 14-5）。其中肿瘤细胞及其微环境相关细胞中特异的遗传学改变调节了肿瘤细胞与微环境的相互作用。因此从分子机制入手，理解调控转移的过程及转移细胞与器官微环境之间的复杂作用可为有效的治疗设计提供生物学基础和靶点。

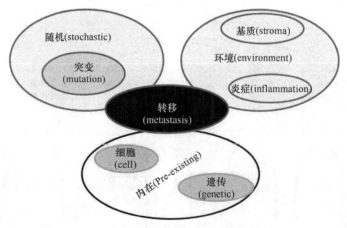

图 14-5　肿瘤转移的分子机制

转移的发生与原发瘤的存在具有一定关系，原发瘤产生的某些因子可促进转移的肿瘤细胞在靶器官定着并发展成为转移灶，靶器官的微环境决定了转移灶最终能否形成（图 14-6）。肿瘤组织的边缘是肿瘤细胞在侵袭和转移过程中与肿瘤周围组织接触的部位，该处的肿瘤细胞最活跃，并与周围宿主细胞之间有着积极的互动及信息的交换。在肿瘤细胞到达靶器官之前，会释放出若干因子，这些因子可通过多种方式起作用：包括激活周围微环境中的肿瘤相关成纤维细胞（CAF），激活的 CAF 可以旁分泌方式产生生长因子、化学趋化因子及细胞外基质；激活骨髓来源的间充质干细胞（BMDC），BMDC 先于肿瘤细胞到达靶器官并营造一种微环境以利于转移瘤细胞的生存及增殖。另外，这些因子到达靶器官后，即可直接作用于靶器官，如肿瘤细胞能通过分泌趋化因子吸引招募炎症细胞等宿主细胞到肿瘤局部，并刺激这些细胞产生所需的各种因子，使微环境发生改变以适宜转移瘤细胞生存及增殖，还会动员靶器官的基质细胞释放一些趋化因子，引导肿瘤细胞定着。

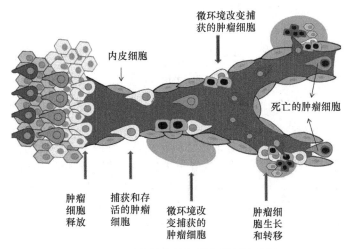

图 14-6 肿瘤转移前靶器官微环境重塑

第三节 肿瘤微环境的特点

肿瘤微环境在理化性质方面与人体正常内环境存在着许多不同的地方，比较显著的是其低氧、低 pH、高压及高葡萄糖吸收率等。肿瘤组织代谢环境的两个基本特征是组织缺氧和酸中毒。正是因为这样一些特点，才使得肿瘤微环境中存在大量的生长因子、细胞趋化因子、各种蛋白水解酶和免疫炎性反应，微环境中的多肽和蛋白质，尤其是细胞因子在细胞社会的运行中起重要作用。组织缺氧、酸中毒、间质高压、大量生长因子和蛋白水解酶的产生及免疫炎性反应等构成了肿瘤组织代谢环境的生物学特征，这种特性对于肿瘤的增殖、侵袭、迁移、黏附及新生血管的形成具有重要影响，是肿瘤不断恶变并发生转移的重要原因。低氧、低 pH、低葡萄糖的宿主微环境可触发肿瘤细胞的葡萄糖调节反应，还可通过一定的信号转导途径诱导某些基因的扩增与表达，从而改变肿瘤细胞及基质细胞的生物学特性，造成对各种治疗措施的耐受。

一、低 氧 环 境

早在 1955 年，Thomlinson 等就发现恶性肿瘤内肿瘤细胞处于低氧状态。恶性肿瘤增长迅速，一方面，肿瘤细胞凋亡的速度明显低于其所对应的正常组织，从而使得它对氧及其他葡萄糖等能量物质的需求增加；另一方面，肿瘤体积高度膨胀，一部分肿瘤组织逐渐远离具有丰富营养来源的血管而出现血供不足，导致这一部分肿瘤组织缺氧。由于肿瘤细胞的生长速度高于形成新生血管的内皮细胞的生长速度，且肿瘤的新生血管有被重新破坏的可能，所以大多数的实体瘤，特别是肿瘤内部存在着供血不足的现象，易于形成一个相对缺氧的区域。这一区域距离周围血管的距离大于氧及其他营养物的有效扩散距离，因而形成了低氧、低 pH 的特殊微环境。

缺氧是影响肿瘤生长和进展的微环境关键因子。临床发现，大部分恶性肿瘤生长、发展过程中都存在内部缺氧区域，而且这些区域常常出现坏死，也更容易发生肿瘤转移。缺氧可使肿瘤细胞上调各种血管生长因子，包括血管内皮生长因子、血小板源生长因子、胎盘生长因子、转化生长因子和白细胞介素-8 等。最终，缺氧造成的进化选择使肿瘤细胞更具有侵袭性和转移性。

随着近年来人们对肿瘤微环境的不断认识和研究，发现在肿瘤微环境中，除了缺氧还存在着再氧合。肿瘤微血管环境的血流动力学可导致肿瘤实质的缺氧，从超微结构而言，肿瘤血管含有无数个"缺口"或"开口"，内皮细胞间隙增宽，基底膜不连续或消失。这些错综复杂的血管可以随时关闭或再通导致肿瘤细胞的再氧合。虽然，肿瘤微环境缺氧在肿瘤发展过程中的促进作用已被广泛认可，但再氧合对于肿瘤细胞的生物学行为的影响却少有报道。一般而言，肿瘤缺氧是指供氧能力的降低或者氧分压低于临界水平。但是，组织中的氧合作用高度不稳定，且与血管网的形成或功能密切相关。因此，肿瘤局部血流和肿瘤再氧合是一个动态变化的过程。

二、低 pH 环境

肿瘤细胞具有独特的代谢规律。以糖代谢为例，肿瘤细胞为了满足其快速增殖中能量和生物合成的需求，选择有氧糖酵解方式快速供能，即 Warburg 效应（Warburg effect）。肿瘤细胞消耗的葡萄糖远远多于正常细胞，更重要的是，即使在有氧时，肿瘤细胞中葡萄糖也不彻底氧化而是被分解生成乳酸，由于乳酸和 CO_2 的释放导致的细胞外酸性微环境也被证实是肿瘤细胞进展的重要保证。早期研究认为，肿瘤微环境的低 pH 主要是由肿瘤细胞的糖代谢异常，即糖酵解增加决定。然而，有实验证明无氧代谢不是肿瘤微环境产生酸的唯一机制。研究发现，在乳酸产量低或者人工提高肿瘤组织氧分压或供血量的情况下，依然存在低 pH 的情况。肿瘤不仅能在低 pH 环境中生存，而且通过有效的机制发生侵袭和转移。肿瘤细胞膜上存在着多种离子交换体，在建立和维持肿瘤微环境的低 pH 环境中发挥重要的作用。其中最典型的是囊泡型 H^+-ATP酶（vacuolar-H^+-ATPase，V-ATPase）和钠氢交换蛋白（Na^+/H^+ exchanger，NHE）。肿瘤细胞通过上调 V-ATPase 的活性，将细胞内 H^+ 泵到细胞外，促成肿瘤细胞外酸性环境，同时避免肿瘤细胞内酸化，以免造成自身的酸中毒，逃避凋亡，并对化疗药物产生耐药。肿瘤细胞通过上调NHE1 的表达释放质子可使得局部细胞外酸化，产生细胞外酸性微环境，诱导细胞外基质降解，促进肿瘤侵袭和转移；NHE1 的上调使得肿瘤细胞可在酸性微环境中生存，抵抗酸中毒的损害，这也是肿瘤由原位癌进展为侵袭性癌过程的主要事件。因此，V-ATPases 和 NHE1 等这类靠维持细胞外酸性微环境和腔内酸性 pH 的能力来促进肿瘤恶变的蛋白载体也是值得注意的治疗靶点。此外，有氧糖酵解产生的乳酸等产物导致肿瘤微环境的酸化，也一定程度上弱化抗肿瘤免疫细胞 T_{eff} 的抗肿瘤效应。

三、高 压 环 境

不同于正常的组织，人和动物的肿瘤组织都呈现组织高压状态，其机制与肿瘤组织中缺乏功能性淋巴系统及肿瘤血管具有高渗的特性相关。研究发现，将人工淋巴系统植入肿瘤后可使肿瘤组织的高压水平降低。不同的肿瘤组织之间，同一肿瘤组织的不同进展阶段，渗透性的程度均不同。肿瘤血管具有不同于正常血管的特点，如内皮细胞不完整或缺失、基底膜中断或缺失、血管形成不均匀分布、毛细血管间距增大、动静脉短路、基质内液体增多及血液黏度增加等。这些超微结构的改变，使得肿瘤血管的舒缩性能丧失，管壁脆性增高，血管阻力增大；血液浓缩，基质内液体增多，血细胞外渗黏性阻力增大，最终出现肿瘤基质高压。

第四节 肿瘤微环境与肿瘤恶变

恶性实体肿瘤微环境不同程度地存在着低 pH、低氧和营养贫乏状态，这种状态影响了恶性肿瘤细胞的生长、微血管形成、侵袭和转移，也影响肿瘤细胞对放射治疗、化学治疗的敏感性，不利于细胞因子、免疫细胞抑制杀伤恶性肿瘤细胞。微环境在肿瘤中的作用由黏附分子、肿瘤细胞与基质细胞的相互作用、生长因子的释放及血管新生等多环节组成，随着对肿瘤微环境研究的深入，对肿瘤的治疗也从对肿瘤细胞自身扩展到以肿瘤微环境作为靶点的治疗。

目前，关于肿瘤组织微环境与肿瘤恶变的研究主要集中在以下方面：肿瘤细胞与其周围组织中的功能相关的各型细胞如何协同作用促进肿瘤侵袭和转移；肿瘤细胞与其组织微环境之间双向和动态的关系；在肿瘤的起始和进展过程中，肿瘤细胞与其细胞外基质之间的相互作用。研究发现，在肿瘤恶性转化的过程中，存在于肿瘤微环境中的肿瘤基质及一些肿瘤细胞外的其他成分分泌或表达的细胞因子、蛋白酶或受体等的相互作用改变了组织间的渗透压，影响肿瘤组织的营养代谢环境，并发挥免疫炎性作用，促进肿瘤新生血管生成等，从而有利于肿瘤的侵袭和转移。

恶性肿瘤组织中血流量、pH、O_2 和营养物质有关的变化参数，在同一肿瘤不同的部位或同一部位不同的时间，同样的病理级别和发展阶段都不尽相同。在哺乳类动物移植物模型中发现随着肿瘤的增长肿瘤微环境的紊乱更加明显。在肿瘤发生的早期，肿瘤组织局部各种细胞通过免疫机制等抑制恶性肿瘤细胞生长，即所谓的环境选择性进化压力（selective evolutionary pressure），这种微环境选择压有助于高侵袭性肿瘤细胞亚克隆的选择。高侵袭性癌细胞可逃避机体和周围局部微环境的杀伤作用，一定时间后肿瘤细胞可以生存下来，并与周围微环境的关系变得相互"融洽"，周围局部微环境可促进肿瘤细胞的生长、生存、侵袭和转移。

一、肿瘤细胞对特殊环境的适应

恶性肿瘤在生长过程中发生肿瘤组织低氧是一个普遍的现象。除低氧微环境外，肿瘤细胞的旺盛生长同时伴随着大量酸性代谢产物的外排，从而形成了肿瘤细胞外的酸性环境。对于低氧、低pH、低营养和高压这些与正常环境不相符的理化特点，肿瘤细胞却能够通过各种生物学调整对之很好地适应，并且肿瘤细胞的这种适应往往会导致恶性循环，有利于肿瘤的转移。

（一）对低氧的适应

氧是血液中不可缺少的营养成分，其含量变化有信号作用，血液氧含量成为联系机体内环境和组织微环境的重要机制之一。肿瘤细胞要生存就必须适应低氧状态和增加血管新生，但在肿瘤组织中形成的血管通常其功能较低，不能够满足整个瘤体的血供，导致局部肿瘤细胞低氧和坏死。低氧导致细胞对凋亡耐受和 DNA 修复减少，从而出现染色质改变、遗传不稳定性和表型变异。从基因的角度上来说，不正常的环境增加了肿瘤细胞基因组的不稳定性和异质性，从而更具抵抗性的肿瘤变异体被选择了。肿瘤细胞通过存活和繁殖，进一步加剧了肿瘤微环境中的缺氧状态，这又进一步增加了基因组的不稳定性。此外低氧、低营养的特殊宿主微环境还可以通过葡萄糖压力反应导致肿瘤细胞耐药，所以低氧成为治疗肿瘤的研究热点之一。

肿瘤组织低氧时能引发肿瘤细胞的多种氧反应基因和氧反应蛋白质分子的转录和表达改变，以及肿瘤细胞对低氧的应激反应，其中缺氧诱导因子-1α（hypoxia-inducible factor-1α，HIF-1α）是连接这些变化基因被激活的重要中间物质。另外，缺氧诱导因子-1 也是调节肿瘤组织内氧动态平衡的主要因子（图14-7）。肿瘤低氧本身就是上调 HIF-1α 蛋白的表观遗传学因素。肿瘤组织缺氧区域中的 HIF-1α 处于高表达状态与肿瘤的恶性程度和患者死亡率相关。mTOR 信号和由 UPR（unfolded protein response）活性介导的信号通路也对氧敏感并利于肿瘤对微环境的适应。近年来临床试验有效的 mTOR 抑制物雷帕霉素（rapamycin）及其类似物的抗癌效应，可能是通过抑制 HIF-1α 激活下游基因起作用的。

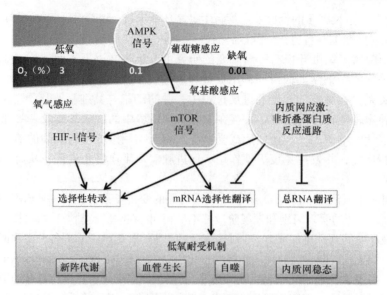

图 14-7　肿瘤细胞对缺氧微环境的适应机制

HIF-1α 对肿瘤血管生成及肿瘤侵袭、转移都有影响（图 14-8），已成为重要的抗肿瘤转移的靶标。肿瘤细胞通过上调 HIF-1α 在低氧环境中存活下来，并且适应了糖酵解的产乳酸环境。大量乳酸的产生再加上肿瘤组织周围不完整的脉管系统，使分解代谢产物累积，促成了微环境中的低 pH 环境。并且缺氧引起的 HIF-1α 高表达又促使肿瘤细胞表面向内皮细胞分泌一种转运 VEGF 的小囊泡，并且 pH 越低越有利于小囊泡对于 VEGF 的摄取。HIF-1α 通过诱导 VEGF、PDGF 和 FGF 表达促进肿瘤血管新生。估计有约 1% 的基因组受低氧调节，HIF-1α 介导的基因调节是内源性肿瘤血管新生和发展的必要因素。近年来的研究表明，大约 30% 的人类肿瘤有癌基因 *Ras* 的异常改变，*Ras* 可通过 HIF-1α 影响 VEGF 的表达，还有癌基因 *Src* 也可通过 HIF-1α 激活 PI3K 途径而诱导 VEGF 表达。HIF-1α 还激活癌基因和促使抑癌基因 *VHL* 和 *PTEN* 丧失功能。研究发现，在肿瘤抑癌基因 *VHL* 缺失的 4 型肾细胞癌中，HIF-1α 能够上调编码 3 种转录 E-钙黏素抑制物的 mRNA 的表达，降低肿瘤细胞之间的同型黏附，利于上皮细胞间质转化（EMT）和肿瘤细胞的迁移。HIF-1α 还通过结合 c-Met 启动子促进 c-Met 过表达而增加对 HGF 的敏感性，增加对 ECM 的降解并促进肿瘤细胞向氧丰富区转移。HIF-1α 还可通过调节赖氨酰氧化酶（lysyl oxidase，LOX）的表达，进而通过调节 FAK 活性和基质重塑促进缺氧肿瘤细胞的侵袭。

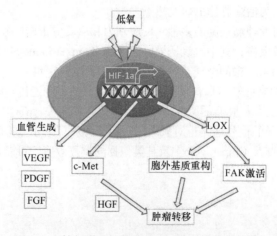

图 14-8　缺氧微环境影响肿瘤细胞的生物学行为

（二）酸性环境对肿瘤进展的促进作用

不同微环境中的正常细胞对微环境的酸度有不同的适应性和要求。由于与供应营养和代谢改变密切相关，肿瘤微环境与正常组织的物理化学性质差别明显，其中以葡萄糖、乳酸、酸度和氧分压的变化尤为显著。肿瘤血管的紊乱导致血液供应不均和异质性，致使许多部分短时或慢性低氧，细胞反应转为无氧呼吸或糖酵解，产生乳酸和组织呈低 pH。但不是所有的肿瘤酸性化都依赖低氧状态，许多恶性肿瘤即使在氧供充足状态下也通过增加糖酵解产生能量，呈现糖酵解表型，它们在肿瘤微环境的选择压作用下具有竞争优势。

肿瘤低氧和酸化影响着肿瘤的发展和治疗效果，可直接由低 pH 或低氧引起，也可通过选择压作用。低氧和酸化是从良性肿瘤发展为转移生长的恶性肿瘤的重要因素。对人类细胞的体外培养发现，肿瘤细胞的最适增殖酸度为 pH 6.8，而正常组织的细胞在培养液酸度持续低于 pH 7.0 时死亡。肿瘤酸性微环境产物可导致周边正常细胞的坏死、凋亡和细胞外基质降解而损害暴露在癌旁的正常组织。肿瘤酸性微环境对肿瘤细胞本身也有影响并改变肿瘤细胞的生物活性（图 14-9）：增加遗传不稳定性和增强浸润性；通过上调 *VEGF* 等基因表达，促进肿瘤新生血管生成；通过导致免疫功能异常，逃避宿主免疫应答及免疫治疗；通过促使肿瘤细胞对放疗不敏感，使得肿瘤细胞产生耐药性等。

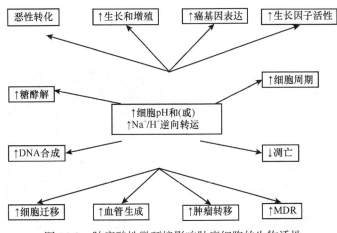

图 14-9　肿瘤酸性微环境影响肿瘤细胞的生物活性

（三）失巢凋亡在肿瘤细胞生物学行为变化中的作用

失巢凋亡指细胞与细胞外基质和其他细胞失去接触后发生的一种程序性细胞死亡形式。失巢凋亡的意义在于防止脱落的细胞种植在不适当的地方继续生长。然而很多肿瘤细胞，特别是易发生转移的恶性肿瘤细胞，从瘤体上脱落后并不发生凋亡，而是迁移到其他部位继续生长。目前认为恶性肿瘤细胞这种抗失巢凋亡现象是转移瘤形成的先决条件。

恶性肿瘤细胞具有抗失巢凋亡的能力。目前认为癌细胞可通过自分泌或旁分泌机制抵抗失巢凋亡，并进而发生转移和局部浸润。在摆脱细胞外基质黏附和细胞间连接后，癌细胞的首要任务是要能在其适宜的微环境以外生存下来，新生的癌细胞必须克服失巢凋亡现象。早期肿瘤细胞克服失巢凋亡的机制涉及细胞内通路和蛋白，如 NF-κB 可以通过激活生存通路，或者通过抑制死亡通路防止发生失巢凋亡。改变整合素的表达形式也是逃避失巢凋亡的一种机制，整合素与适当的微环境底物衔接可抑制失巢凋亡，说明整合素的限制性表达是基质控制的一个重要特征。黑色素瘤细胞表达 $\alpha_v\beta_3$ 整合素，可以与纤维连接素、玻璃粘连蛋白、胶原和层粘连蛋白结合，从而获得生存和局部浸润转移能力。黑色素瘤细胞还可通过自分泌碱性成纤维细胞生长因子抑制凋亡。其他生长因子如 HGF、IL-8 和 PDGF-A 也以自分泌的方式促进黑色素瘤细胞增殖和转移。因此，克服失巢凋亡成为防止恶性转化过程的关键性步骤。

(四）遗传不稳定性和环境选择压

肿瘤源自宿主的正常细胞,经过多步细胞转化而癌变,癌变过程需要细胞突变增加细胞增殖,并在某种程度上摆脱细胞调控机制。肿瘤细胞的遗传不稳定性与有利于恶性生长的选择压结合选择出的恶性克隆能逃逸局部微环境的控制,避开邻近细胞的接触作用,不遵守正常微环境的规则。

转移能力强的肿瘤通常伴随两个性状——遗传不稳定性和迅速增殖,导致细胞丧失对生物学行为的控制能力。肿瘤细胞遗传不稳定性最主要表现是非整倍体性或同源染色体整体或部分增加或缺失。染色体的异常导致有丝分裂的差错,引起染色体的不完全分离和破损,在分子水平表现为特定基因的异质性。非整倍体性（丢失或增加染色体数）是肿瘤细胞遗传不稳定性的最粗略表现,除染色体数过多外（通常每个肿瘤细胞 60~90 个),其他染色体结构异常还有删除、倒置、重复和异位。通常肿瘤细胞丢失 25%～30% 的正常等位基因,最高可达 75%。这些丢失的等位基因可能包括抑癌基因和调控细胞间黏附的基因,有利于肿瘤细胞克隆易群扩增和诱导肿瘤细胞适应变化了的微环境。对于呈恶性生长的肿瘤细胞来说,遗传不稳定配合微环境选择压力可以共同筛选出能逃避局部微环境控制的恶性克隆（图 14-10）。

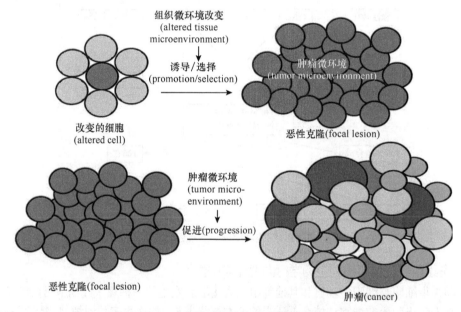

图 14-10　微环境改变促进肿瘤恶化

肿瘤组织局部各种细胞通过免疫机制等抑制恶性肿瘤细胞生长,即所谓的环境选择性进化压力。多数肿瘤逃逸免疫监视的第一步是下调 E-钙黏素的表达。E-钙黏素表达的下调和 N-钙黏素表达的上调利于浸润和转移。钙黏素表达类型从 E-钙黏素转变为 N-钙黏素可给予肿瘤细胞许多生存优势:如减少凋亡、减少黏附、增加迁移能力。多数肿瘤逃逸微环境控制的第二步是在肿瘤发展过程中形成了许多自激性生长因子作用环路,减少对细胞黏附的依赖,增加细胞独立生存能力,摆脱失巢凋亡。

二、肿瘤基质影响着肿瘤的恶性表型

肿瘤不仅限于对微环境的适应,在发展过程中肿瘤细胞也会对微环境进行修饰使其更适宜其失控的自我更新和分化的模式。肿瘤微环境中的基质细胞可以被肿瘤细胞诱导,在其周围产生大量的生长因子、细胞趋化因子及基质降解酶，有利于肿瘤细胞的增殖和侵袭，如基底细胞癌衍生出的肿瘤基质细胞会大量分泌 Gremlin1 以拮抗骨形态发生蛋白（bone morphogenetic proteins，BMPs），从而抑制 BMPs 的促分化作用，为肿瘤细胞的增殖提供适宜的环境。介导血管新生的内皮细胞、介导逃逸免疫监视的免疫细胞、上皮细胞和 ECM 等均与肿瘤细胞相互作用，影响肿瘤细胞的侵袭和转移。

机体组织内环境稳态的保持，需要胞外网络提供结构支持及细胞与细胞之间的持续联系。肿瘤细胞与肿瘤基质之间的相互对话在肿瘤的恶变进程中起到了重要的作用。肿瘤细胞通过产生大量的生长因子和蛋白水解酶调节着肿瘤基质环境并以旁分泌的形式诱导血管生成和炎症反应，同时，还可以激活肿瘤基质中的各型细胞而活化肿瘤基质，如成纤维细胞、平滑肌细胞和脂肪细胞等。基质细胞活化后会分泌胰岛素依赖性生长因子-1（insulin-like growth factor-1，IGF-1）、肝细胞生长因子（HGF）等多种细胞因子，对肿瘤的恶性转化起促进作用。所以，肿瘤基质决定着肿瘤的恶性表型。

肿瘤转移与肿瘤微环境中成纤维细胞、转化生长因子、肿瘤相关巨噬细胞、趋化因子及其受体和凝血酶等多种因素密切相关。成纤维细胞通过促进肿瘤血管生成、促进癌细胞与细胞外基质黏附、促进细胞外基质降解等环节参与肿瘤的转移。明晰肿瘤转移与肿瘤微环境的关系，进而明确在肿瘤发生、发展、转移过程中发挥重要作用的关键分子，寻找其相应的靶点，对于肿瘤的诊断及治疗具有重要作用。巨噬细胞、基质细胞和肿瘤细胞产生的 TGF-β 能对抗血管内皮的紧密连接和黏附连接，使毛细血管壁完整性受到破坏，从而导致毛细血管通透性增加，使肿瘤细胞从血管中游出进入器官组织中形成种植转移。肿瘤相关性巨噬细胞还可合成和分泌 EGF 等细胞因子，引导肿瘤细胞穿越血管壁，促进肿瘤的转移。趋化因子及其受体对肿瘤细胞的迁移起着决定性的作用。凝血酶能通过影响微环境中其他细胞的行为而为肿瘤转移提供一个相容的环境。

（一）基质细胞在肿瘤微环境中的生物学特性

肿瘤微环境中的基质细胞（stromal cell）主要包括成纤维细胞、巨噬细胞、内皮细胞和免疫/炎症细胞等，表现为增殖、运动、分泌功能明显增强，可产生多种细胞因子、生长因子、蛋白酶和细胞外基质成分。肿瘤微环境中基质细胞除对肿瘤的生长起到支持营养作用外，新近研究强调了基质细胞的相应改变可能是肿瘤生成和转移的主要原因之一。基质细胞通过各种途径获得致瘤性，异常的基质细胞在肿瘤形成过程中起重要作用（图14-11）。作为在肿瘤形成中起支持作用和反应性的介质，恶变后基质细胞发生致瘤性同时还伴有相应基因的变化，其遗传改变包括染色体杂合性丢失（loss of heterozygosity，LOH）、癌基因 EGFR 突变、抑癌基因 TP53 和 PTEN 的突变等。恶变后基质细胞还表达重要的信号来促进周围细胞增殖、血管生成、能动性改变和抑制细胞死亡。因此，深入了解基质细胞对肿瘤的调节作用，通过激活基质细胞相关的抗肿瘤途径，可能为抗肿瘤生物治疗提供新的线索。

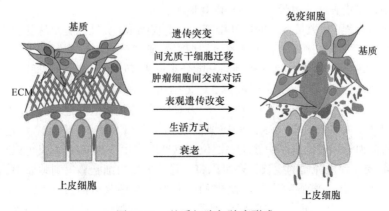

图 14-11 基质细胞与肿瘤形成

1. 成纤维细胞与肿瘤　成纤维细胞是最重要的基质细胞，缠绕在纤维基质中，是连接细胞，对维持细胞外基质平衡、维持上皮的平衡、维持间充质干细胞-上皮细胞的平衡都起重要作用。肿瘤病理学家首先发现了肿瘤周围的成纤维细胞及其所在环境会发生变化。在肿瘤发生部位，成纤维细胞处于持续的激活状态，促进肿瘤的生长及浸润。肿瘤基质中激活的成纤维细胞通常获得特定的表型，例如，在肿瘤周围的成纤维细胞增殖水平及其胶原的表达量都会增加，在某些情况下还会伴随着炎症细胞的募集。

肿瘤与成纤维细胞通过细胞因子和其他因子进行对话而进行相互作用。作用结果取决于肿瘤细胞及成纤维细胞的性质和状态。成纤维细胞是一大类细胞，肿瘤细胞也随遗传基因而异，肿瘤细胞分泌信号分子诱导癌相关成纤维细胞成熟和侵袭。它们间的相互作用复杂、多变。成纤维细胞可被血小板衍生生长因子（PDGF）、成纤维细胞生长因子 2（FGF2）等因子诱导激活，促进基质成分的产生；成纤维细胞可以被转化生长因子 β（TGF-β）及血小板衍生生长因子两条途径激活，转化为癌相关成纤维细胞（carcinoma-associated fibroblasts，CAFs；或 tumor-associated fibroblasts，TAF），CAF 还可能来源于 BMDCs、正常或肿瘤上皮的上皮细胞间质转化等，在肿瘤起始、发展及转移中均发挥重要作用。

大量研究显示，肿瘤相关的成纤维细胞对肿瘤生长的促进作用主要通过成纤维细胞产生的生长因子，而肿瘤相关的成纤维细胞的激活则主要依赖于黏附分子与细胞外基质分子的相互作用。研究发现在肿瘤形成过程中肿瘤相关成纤维细胞表达的蛋白种类发生了明显变化。CAF 可产生大量生长因子及细胞因子，如 EGF、TGF-β 和 HGF 等，在多方面、多个环节影响肿瘤细胞的生物学行为。CAF 富含 PDGFR-α，可通过 PDGF-A 和 PDGF-C 被募集到肿瘤组织。人肺癌细胞系 CALU-6 荷瘤裸鼠中有 CAF 的明显浸润。在非小细胞肺癌中发现，基质成纤维细胞中有 α11 整合素高表达。动物实验表明，α11 整合素可与基质大分子相互作用促进成纤维细胞产生胰岛素生长因子Ⅱ（IGF-Ⅱ），而促进肿瘤生长。小鼠乳腺基质成纤维细胞过表达 TGF-β 或 HGF 可诱导正常上皮向乳腺癌的转化。

激活的成纤维细胞还产生大量的基质金属蛋白酶（MMP），对 ECM 的降解破坏及重塑直接影响肿瘤细胞的侵袭。成纤维细胞产生的 MMP3，可降解上皮细胞的 E-钙黏素，促进上皮细胞向间充质细胞转化。金属蛋白酶家族的不同成员和其抑制物在不同脏器的肿瘤形成的早期阶段也发挥调节作用。采用共培养细胞外基质金属蛋白酶诱导因子（extracellular matrix metalloproteinase inducer，EMMPRIN）阳性的肿瘤细胞和成纤维细胞模拟肿瘤-基质相互作用的模型，结果显示肿瘤细胞除刺激成纤维细胞产生 MMP 外，亦促进本身 EMMPRIN 蛋白的产生。另外，EMMPRIN 还能刺激 MMP 活性升高，导致细胞膜表面与膜相连的 EMMPRIN 蛋白裂解增加并释放出可溶性的 EMMPRIN 蛋白。这些蛋白通过旁分泌途径进一步促进邻近肿瘤的成纤维细胞产生 MMP 和 EMMPRIN，形成正反馈的调节机制，促进肿瘤的生长、转移和血管形成。

在肿瘤的恶性进程中，数量增加的成纤维细胞与上皮细胞、炎性细胞及从脉管中外渗的血浆蛋白共同作用产生富含纤维连接蛋白和Ⅰ型胶原的细胞外基质（ECM），在肿瘤血管生成的起始阶段发挥诱导作用。CAF 促进肿瘤发展的机制与其能分泌形成 ECM 有关。从乳腺癌患者体内分离的 CAF 表达高水平的 IL-6 和 CC 趋化因子配体 2（CCL2），可诱导单核细胞迁移。最近研究显示，仅阻断人移植瘤的 VEGF 不足以抑制肿瘤生长，因为 CAF 等各种宿主细胞来源的 VEGF 可补偿肿瘤源 VEGF-A 的缺乏。大多数 CAF 高表达间质细胞衍生因子-1（SDF-1/CXCL12），这个因子在 CAF 促进肿瘤的生长和血管形成的机制中处于关键位置。CAF 产生的 SDF-1 不仅可以直接通过肿瘤细胞上的 CXCR4 受体促进肿瘤的生长，还可以将大量的内皮祖细胞募集到肿瘤中，以促进血管形成。研究证明从侵袭的人乳腺癌中分离出来的基质成纤维细胞可通过 CXC 趋化因子配体 12（CXCL12）招募造血细胞，使其参与肿瘤血管系统。CAF 促肿瘤作用还可能与肿瘤干细胞相互作用有关，如具有间质表型、转移能力的前列腺癌干细胞可以被 CAF 通过 HIF-1α / β-catenin 信号通路所激活。

肿瘤相关成纤维细胞能够刺激上皮细胞向恶性表型转变，并且恶变后的上皮细胞通过表达分子的变化与相关成纤维细胞相互作用，进而促进肿瘤形成。来自 CAFs 的致瘤信号可以促进非肿瘤细胞向肿瘤细胞转化。CAFs 能改变上皮细胞的增殖、细胞死亡、血管生成、黏附力和基因组不稳定性，且基质细胞通过细胞之间的时限性交互作用来促使非肿瘤细胞的恶变。

2. 免疫/炎性细胞与肿瘤 免疫细胞在肿瘤进展中扮演双重角色，既可以识别并攻击肿瘤细胞又可以促进肿瘤的生长和进展。免疫系统对肿瘤的监控能限制某些早期肿瘤，可是随着时间的推移，肿瘤细胞逃避监控机制，产生趋化因子和细胞因子影响免疫细胞，形成肿瘤微环境。在肿瘤微环境中，抗肿瘤免疫和来源于肿瘤的、能抑制抗肿瘤免疫的因素之间存在微妙的平衡。免疫抑制因子是由宿主炎性细胞、肿瘤细胞和其他肿瘤相关宿主细胞产生的。免疫细胞产生的大量的趋化因子对肿瘤血管的形成也有很重要作用。当宿主介导的抗肿瘤免疫强于肿瘤介导的免疫抑制活性时，肿瘤细胞被清除。相反，当宿主介导的抗肿瘤活性弱于肿瘤介导的免疫抑制活性时，肿瘤细胞实现免疫逃逸并快速增殖。

慢性炎症和肿瘤微环境形成的前炎症状态有利于肿瘤细胞的生存，促进肿瘤发展。研究发现用抗炎药如肾上腺皮质激素，布洛芬等来抑制炎症细胞进入肿瘤细胞能起到一定抗肿瘤血管形成作用。由肿瘤浸润的宿主白细胞触发的炎症并不能行使正常的免疫保护作用而清除肿瘤。相反，过多的慢性炎症产生的前炎症介质可以促进肿瘤进展。炎症环境中肿瘤细胞产生各种细胞因子和趋化因子募集白细胞，如中性粒细胞、树突状细胞、巨噬细胞、嗜酸性粒细胞、肥大细胞及淋巴细胞，所有这些细胞均可产生各类细胞因子、细胞毒介质如活性氧、丝氨酸和半胱氨酸蛋白酶及基质金属蛋白酶。肿瘤相关巨噬细胞、中性粒细胞和肥大细胞产生的蛋白酶在肿瘤侵袭转移中的意义已得到实验证实。另外，免疫/炎性细胞对肿瘤血管形成也具有一定调节作用，如肥大细胞可以促进鳞状上皮肿瘤中的血管形成；中性粒细胞和 MMP9 的分泌及 VEGF 和 VEGFR 的结合均有密切关系。

肿瘤相关巨噬细胞（tumor associated macrophages，TAM）和 T 细胞是出现于肿瘤中的最主要的白细胞。TAM 作为肿瘤组织主要的浸润细胞，其主要特征是异质性和可塑性，研究发现，TAM 的丰富程度与肿瘤的转移进程相关，可作为晚期肿瘤疾病的标志物。TAM 来源于循环的单核细胞，被趋化因子募集到肿瘤组织。根据极化特点，分为 M1 表型和 M2 表型。M1 和 M2 细胞表达不同的趋化因子和趋化因子受体。M1 细胞的表型特点是高表达 IL-12、IL-23，低表达 IL-10。能大量产生活性氧、氮中间介质和炎症细胞因子（包括 IL-1、IL-6 和 TNF-α）。M1 细胞作为诱导和效应细胞参与极化的 Th1 反应，M1 细胞、B 细胞和细胞毒性 T 细胞介导抗肿瘤效应。在肿瘤微环境中巨噬细胞倾向 M2 表型，根据信号的不同能产生多种炎症细胞因子。M2 型巨噬细胞的特点是低表达 IL-12 和 IL-23，高表达 IL-10。M2 细胞参与极化的 Th2 反应，肿瘤来源的细胞因子能修饰炎性浸润，通过诱导 Treg 细胞和 M2 型巨噬细胞促进肿瘤血管生成和肿瘤发展（图 14-12）。

肿瘤相关巨噬细胞经常积累在肿瘤的低氧和无血管区域，是肿瘤相关慢性炎症中的关键细胞，也是肿瘤微环境中可重塑性最好的细胞，在肿瘤形成之前就有 TAM 在其原位聚集，而且有损伤和致畸作用的活化 TAM，常与肿瘤同时被发现，很多肿瘤产生集落刺激因子（macrophage colony-stimulatingfactor，CSF）等促进 TAM 存活（图 14-13A）。CSF1 是目前公认的经典的促肿瘤细胞因子，它是巨噬细胞分化和表型极化的驱动者 CSF1 可招募巨噬细胞到肿瘤区域，并促进肿瘤细胞与巨噬细胞的相互作用，进而导致微环境中释放各种促肿瘤发展的生长因子，从而促进肿瘤的发生发展。低氧依赖的趋化因子受体 4 的上调也能诱导巨噬细胞在肿瘤低氧区的聚集，并促进血管新生。适当激活的 TAM 可杀伤肿瘤细胞或破坏血管内皮组织。但是，TAM 也可产生生长因子、促血管新生因子及可降解细胞外基质的蛋白酶，从而刺激肿瘤细胞增殖，促进血管新生和

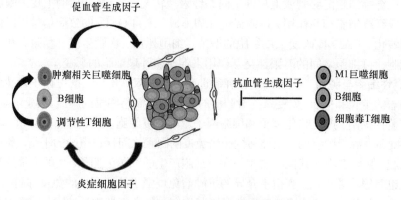

图 14-12　炎性细胞浸润对肿瘤进展的影响

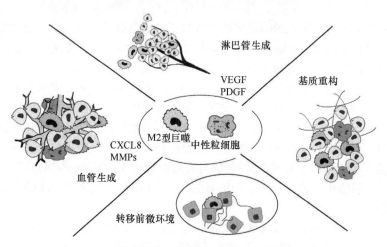

图 14-13A　肿瘤相关巨噬细胞对肿瘤侵袭转移的影响

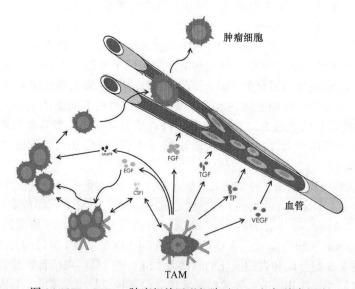

图 14-13B　CSF1, 肿瘤相关巨噬细胞（TAM）与肿瘤细胞

肿瘤侵袭、转移（图 14-13B）。在肿瘤侵袭部位存在大量的巨噬细胞，是肿瘤组织中浸润数量最多的炎症细胞，可以分泌 MMP2、MMP9、TGF-β 和组织蛋白酶等，对促进基质降解，帮助肿瘤细胞侵入周围组织进入血管/淋巴管具有重要作用。被激活的巨噬细胞也是肿瘤微环境中的细胞因子、生长因子和蛋白酶的主要来源。TAMs 分泌炎症介质前列腺素或活化氧代谢产物的能力增强，对淋巴细胞可产生抑制作用。同时，TAM 中 VEGF、PDGF 和白细胞介素-8（Interleukin-8，IL-8，又称为趋化因子 CXCL8）等表达增强，可促进肿瘤周围血管和淋巴管的形成。TAM 还可以通过合成和分泌表皮生长因子（EGF）引导肿瘤细胞在间质中向血管运动，并穿越血管壁，促进肿瘤的转移。

3. 上皮细胞间质转化（epithelial-mesenchymal transion，EMT）**与肿瘤** 上皮细胞间质转化是指上皮细胞获得间质细胞的特征。EMT 过程中，上皮细胞并不真正转换为间质细胞，只是表达部分间质细胞的表型及特性。上皮细胞间质转化目前被认为是肿瘤发生的关键步骤和重要机制。EMT 是上皮细胞获得迁移能力的有效方式，使肿瘤细胞具有更强的侵入周围组织及运动的能力，因此已经成为绝大多数上皮来源恶性肿瘤侵袭转移的重要机制。在上皮来源肿瘤的发生及浸润转移过程中，上皮细胞的形态改变和去分化是肿瘤发生的关键步骤。研究发现，在原位实体瘤和转移实体瘤的瘤块边缘，与细胞外基质相连的肿瘤细胞都具有上皮细胞间质化及肿瘤干细胞标志，提示边缘细胞的这些表型的获得可能与细胞外环境的作用有关。

在上皮细胞间质转化发生过程中，首先是上皮细胞与细胞之间及与基底膜黏附的改变，可引起周围基质的结构改变；而细胞外基质及其相关酶类的改变，进一步导致细胞增殖、形态的改变和转移能力的获得。研究证明，上皮细胞间质转化的发生可引起细胞外环境的改变，同时肿瘤细胞所处的微环境对上皮细胞间质转化的发生起着至关重要的作用，可以调控 EMT 的产生。研究发现，缺氧是造成肿瘤细胞发生 EMT 的重要因素，并且通过多种机制促进肿瘤细胞的侵袭和转移。肿瘤组织内的各种宿主细胞，尤其是炎症细胞和巨噬细胞分泌的多种细胞因子，对促进 EMT 具有重要调节作用。近来的研究表明，在某些微环境内发生遗传改变的肿瘤间质还可以驱动正常上皮细胞发生致癌性转化，在这种情况下，成纤维细胞成为肿瘤形成的推动因素。

（二）肿瘤基质非细胞成分在肿瘤中的作用

肿瘤微环境的非细胞成分主要由细胞外基质和黏附分子组成。还有小分子、各种离子和以大分子状态持续存在的脂质。肿瘤细胞可以通过产生多种细胞因子作用于细胞外基质成分上的作用位点，从而引起周围成分的改变，以利于自身的活动。恶性肿瘤的发生、发展、侵袭和转移常伴有细胞外基质及其细胞表面黏附分子受体的改变和大量黏附分子出现异常。

1. 细胞外基质（extracellular matrix，ECM） 其主要成分是各型胶原、层粘连蛋白、纤维粘连蛋白和蛋白多糖等，构成肿瘤周围的生理屏障，在不同种类和不同阶段的肿瘤细胞表达种类也不尽相同，如高度转移的肿瘤高表达胶原Ⅳ；在筛状型、腺管型、TNM 分期的早期涎腺腺样囊性癌中层黏膜蛋白表达较多；而在实体型、TNM 分期的晚期和有转移者，层黏膜蛋白多呈阴性表达。ECM 成分中的纤连蛋白、Ⅳ型胶原及凝血酶敏感蛋白（TSR1）都是重要的血管新生调节物，肿瘤细胞的微环境中纤连蛋白及Ⅳ型胶原与整合素分子的结合激活血管新生刺激信号，促进血管新生及肿瘤生长。在侵袭转移过程中，肿瘤细胞必须穿越细胞外基质，尤其是上皮下面的基底膜，才能实现有效侵袭。肿瘤细胞的侵袭转移能力与其诱导产生蛋白酶降解细胞外基质的能力密切相关。

2. 溶血磷脂介导的微环境改变在肿瘤中的作用 溶血磷脂酸（lysophosphatidic acid，LPA）和 1-磷酸鞘氨醇（sphingosine-1-phosphate，S1P）是脂介质，在肿瘤的发生发展中具有广泛的生物学作用，可以增加肿瘤细胞的生长、存活、血管形成及转移潜能。在肺腺癌 A549 细胞系中发现 LPA 可通过增加 P53 降解作用降低细胞内 P53 水平，导致 P53 介导的转录活性降低而促进肿瘤细胞的增殖。此外，LPA 受体表达异常也与卵巢癌、结肠肿瘤、乳腺癌、小肠肿瘤及神经胶质瘤的恶性转化有关。在多种肿瘤细胞系中，S1P 单克隆抗体能够中和 S1P 介导的细胞增殖、促血管细胞因子的释放及保护细胞免于凋亡。在肿瘤细胞、成纤维细胞及血管平滑肌细胞中存在着一种细胞运动刺激因子 ATX（autotoxin），与血清中产生 LPA 的磷脂酶 D（PLD）完全一样。在肺癌、乳腺癌和肾细胞癌及神经胶质瘤等多种肿瘤细胞中均有 ATX mRNA 的表达上调，体内研究显示 ATX 增加了肿瘤的恶性程度。LPA 受体或 ATX 过表达具有转化活性，能够增加肿瘤发生的频率。通过产生 LPA 及 S1P，ATX 能够为肿瘤细胞提供一个具备侵袭性及血管生成的微环境而促进肿瘤发展。因此，LPA、S1P 和 ATX 均可以作为肿瘤治疗的靶点。

3. 黏附分子介导的微环境改变在肿瘤中的作用　黏附分子是介导细胞与细胞外基质分子及细胞与细胞间连接的重要分子，是细胞微环境引起细胞改变的重要机制之一。研究显示，黏附分子不仅起到连接作用，通过细胞表面黏附分子受体的介导，细胞外基质分子可激活细胞内的信号分子而调节细胞行为。黏附分子对细胞行为的调节也涉及细胞的不对称分裂、细胞的衰老及细胞的失巢凋亡。黏附分子介导的微环境改变参与肿瘤的发生，肿瘤发生又引起微环境的改变，进而更有利于肿瘤的浸润转移及血管新生。黏附分子作为炎症反应中白细胞募集的重要参与者，其表达与功能涉及多种类型的细胞。在炎性微环境中黏附分子的富集是肿瘤形成和转移的有利因素，炎症细胞产生的大量黏附分子也为细胞恶性转化、肿瘤细胞的生长、迁移及浸润转移提供了便利。

（1）整合素（integrin）：肿瘤细胞通过内部机制及生长因子的异常上调整合素的功能。整合素直接调节细胞在 ECM 中移行，并调控基质金属蛋白酶（MMP）的表达。在肿瘤细胞与胞外基质交界处发现 MMP 与整合素的共定位，MMP 对整合素的降解破坏了细胞与基质的黏附及连接，有利于肿瘤细胞的转移。

（2）选择素（selectin）：肿瘤细胞从原发部位向其他部位转移过程中，首先要附着于细胞外基质及基底膜，然后进入血流或淋巴循环，在此过程中，肿瘤细胞直接或间接刺激血管内皮产生选择素，使肿瘤细胞在内皮附着。肿瘤细胞在血管内皮的黏附与滚动主要由 E-选择素（endothelial selectin）介导。肿瘤细胞通过释放炎性细胞因子促进血管内皮细胞上转录因子的激活，进而诱导 E-选择素的产生。E-选择素与其配体的表达还与肿瘤患者的预后相关。

（3）钙黏素（catenin）：E-钙黏素是目前发现的与肿瘤发生及浸润转移中关系最为密切的黏附分子，其表达异常在多种上皮来源的实体肿瘤中最为多见。E-钙黏素黏附功能丧失是肿瘤发生的一个重要特征，并诱导肿瘤细胞向高侵袭性表型转化。研究表明，在许多具有高侵袭力的人体肿瘤中，如乳腺癌、肺癌、胃肠道癌、前列腺癌、膀胱癌细胞中都存在 E-钙黏素的异常表达，特别是在肿瘤转移灶内癌细胞E-钙黏素表达减弱甚至消失。E-钙黏素表达下调或活性丧失是早期肿瘤细胞从原发灶逃逸所必需的。用E-钙黏素抗体阻断细胞间连接，可诱导癌细胞获得高侵袭和转移能力。有证据表明，上调 N-钙黏蛋白表达比丧失 E-钙黏蛋白表达对癌细胞的侵袭和转移行为更重要，抗 N-钙黏蛋白抗体抑制肿瘤细胞迁移。上调 N-钙黏蛋白可通过增加活化的 PI3K 通路和下调促凋亡因子 Bad 而减少凋亡的比率带来一定的生存优势。

4. 趋化因子（chemokine）影响着肿瘤的生长与转移　趋化因子是一个很大的家族，可通过氨基端的半胱氨酸残基进行鉴定，通常缩写成 CXC 或 CC，是能使细胞发生趋化运动的一组小分子细胞因子，它们能诱导表达相应趋化因子受体的细胞向高浓度趋化因子方向的定向运动，可以通过对白细胞的聚集和促进血管形成来影响炎症和肿瘤。

在肿瘤原发瘤部位及转移瘤周围或早或晚都会形成独特的肿瘤微环境，其中趋化因子在招募骨髓来源细胞来构建适宜微环境方面发挥着枢纽性的作用。趋化因子及其受体在肿瘤细胞转移过程中发挥着关键作用：调控免疫细胞向肿瘤组织的迁移，影响机体对肿瘤细胞的清除能力；调节肿瘤组织的血管新生；刺激肿瘤以自分泌或旁分泌形式产生生长因子，影响肿瘤细胞的浸润和转移。

在肿瘤的生长和转移过程中，需要间质细胞和分子的辅助，如间充质干细胞、肿瘤相关性巨噬细胞、癌症相关性成纤维细胞等，以及这些细胞分泌的重要趋化因子。这些间质细胞与肿瘤细胞之间通过趋化因子以旁分泌的方式作用于肿瘤细胞，参与肿瘤细胞基因型和表型的改变，促进肿瘤细胞的生长并减少其凋亡，引起肿瘤细胞的运动，诱导其浸润和转移。CXCL8/IL-8 通过与 CXCR1 和 CXCR2 结合，调节内皮细胞凋亡基因和 MMPs 的表达来调节血管形成。比较重要的趋化因子/趋化因子受体还有 CXCL12 / CXCR4、CCLS / CCR5、CCL2 / CCR2 和 CCL21 / CCR7 等。因此，可以从阻断处于关键地位的趋化因子-趋化因子受体之间的信号转导和阻断肿瘤转移前微环境中间质细胞的募集与活化开展肿瘤的生物治疗。重组趋化因子、趋化因子及其抗体的拮抗剂已经进入临床研究成为新的生物治疗热点。

5. 炎性因子参与和调节肿瘤的发展 持续存在的炎症微环境通常促进肿瘤诱发，加速肿瘤进展、浸润周围组织，导致血管新生和转移。实验证实，肿瘤细胞或肿瘤相关白细胞产生的炎症因子和趋化因子可促进或者抑制肿瘤生长和发展。例如，肿瘤坏死因子 α（TNF-α）、白细胞介素（IL）-6、IL-17、IL-12、IL-23、IL-10 和转化生长因子（TGF-β）等。有证据表明，在肿瘤微环境中肿瘤相关单核巨噬细胞是产生 TNF-α 的主要细胞。在体外，单核巨噬细胞、嗜碱性粒细胞、肥大细胞、成纤维细胞、平滑肌细胞等都能产生 TNF-α。以往研究认为，TNF-α 是一种抗肿瘤因子，但新近研究发现它可能在肿瘤形成中发挥重要作用。TNF-α 信号传导系统可以使细胞氧化应激反应增强，使细胞 DNA 氧化形成 8-脱氧鸟苷并促使损伤的细胞增殖。TNF-α 还可以依赖 iNOS 促使肿瘤细胞的 NO 分泌增加，增加的 NO 在损伤细胞 DNA 的同时，还能使一些敏感蛋白如 DNA 修复蛋白巯基和酪氨酸亚硝基化，从而丧失 DNA 修复功能，导致 DNA 损伤的蓄积并引起基因突变，最终导致肿瘤的发生。此外，TNF-α 可以通过多种信号途径促进肿瘤的形成及肿瘤细胞的增殖。骨髓瘤细胞产生的 TNF-α 可促进骨髓基质细胞 NF-κB 及 MEK/MAPK 的激活及骨髓瘤细胞 NF-κB 的激活，从而上调骨髓瘤细胞表面的黏附分子 VLA-4、LFA-1 的表达，以及基质细胞表面黏附分子受体 ICAM-1、VCAM-1 的表达，这些黏附分子-黏附分子受体介导了骨髓基质细胞与骨髓瘤细胞的相互作用，从而促进细胞增殖。

6. 基质金属蛋白酶（MMPs）影响肿瘤的发生与发展 在肿瘤转移过程中，转移细胞利用水解酶穿透基底膜及其他组织。在这些蛋白酶中目前研究较为透彻的是 MMPs。MMPs 不仅和 ECM 的降解，内皮细胞的迁移、扩散有关，还可以影响细胞的免疫炎性反应，参与肿瘤发生、浸润和转移过程及微环境的改变和重塑。体内及体外研究证实，MMPs 表达直接参与肿瘤细胞的转移过程。在高度转移的肿瘤中 MMP2 及 MMP9 水平升高，来源于从高度侵袭的肺癌细胞系中，浸润能力强的细胞表达 MMP9 水平显著升高，在体内具有高度的转移潜能。MMP2 在高度浸润能力的肿瘤细胞中也高表达，激活的 MMP2 在胰腺癌患者转移的肿瘤组织中比周围淋巴结组织显著升高。MMPs 对血管新生具有双向调节作用：一方面通过水解 ECM，促进内皮细胞侵入间质细胞，另一方面其可以通过水解细胞外基质释放出内皮细胞抑制因子来阻碍病理性的血管新生。MMP 还可与黏附分子相互作用，MMP3 及 MMP7 可将 E-钙黏素水解为可溶性分子，导致细胞黏附丧失，促进细胞转移；MMP 对 N-钙黏素的水解还可促进肿瘤细胞的播散。

7. 肿瘤微环境中的调控因子调控肿瘤的发生与发展 肿瘤微环境作为一个复杂的系统，不但其组成复杂，其中还存在着多种重要的调控因子，包括 NF-κB、iNOS、COX-2、TNF-α、缺氧诱导因子-1α（HIF-1α）、STAT3 和核因子-E2 相关因子-2（Nrf2）等，它们是联系肿瘤细胞与微环境的关键靶点。通过这些调控因子，将肿瘤微环境与肿瘤细胞联系在一起，调控着整个肿瘤的发生与发展。

其中研究比较多的一个调节因子是 NF-κB，NF-κB 是连接感染、炎症及肿瘤的重要分子。它参与细胞受到各种各样的应激刺激时众多基因的活化，是炎症、天然免疫和后天免疫过程中的中心协调者。它在炎症反应中起较关键的作用，负责调节炎症分子（如细胞因子和黏附分子）的基因表达。CXCL8/IL-8、TNF-α、IL-1、IL-6 和 M-CSF 等炎症因子均是 NF-κB 激活的靶基因产物，这些因子在炎症的促癌功能及对肿瘤的存活发挥着枢纽作用。炎症反应中 NF-κB 的持续激活，产生大量的炎症因子可促进肿瘤细胞的生长，抑制肿瘤细胞的凋亡，促进血管新生，促进肿瘤细胞的浸润转移。在血管内皮细胞中，NF-κB 可激活化学增活素（chemokines）和基质激活的金属蛋白酶的表达而促进血管生成和细胞外基质的降解；在巨噬细胞中，激活的 NF-κB 可以促使 iNOS 表达，从而促进肿瘤的发展。

STAT3 在接受生长因子、细胞因子或炎症微环境的刺激时可被激活上调，其调节的靶基因产物不但可以促进肿瘤细胞的增殖，抑制其凋亡，而且可作用于微环境，促进血管生成和免疫逃避。

转录因子 Nrf2 在肿瘤细胞也发挥重要作用，在细胞中 Nrf2 介导的防御反应具有双重作用。对于正常细胞，外来氧化应激或化学预防剂激活 Nrf2 可清除自由基、对抗致癌中间物，具有化学防癌及器官保护功能，调控微环境向有利于正常细胞生长的方向发展；但对于肿瘤细胞，Keap1 发生突变，Nrf2 过度激活介导下游产物如 HO-1 的过表达，从而影响肿瘤生长及耐药，调控微环境向有利于肿瘤细胞存活的方向发展。因此，明确 Nrf2 在不同微环境下的作用及调控机制有助于预防和干预多种肿瘤。

三、微环境与肿瘤血管新生

肿瘤内外的微环境作为肿瘤生理病理上的重要特征之一，与肿瘤新生血管构成有着密不可分的关系，影响着肿瘤血管新生的每个步骤和阶段。肿瘤组织与正常组织一样，也有其自身的血液循环系统。一般在肿瘤细胞增殖活跃的区域血管最丰富，为肿瘤的侵袭和转移提供了条件。但肿瘤内血管特殊的病理生理特征造就了肿瘤内外特殊的微环境，进一步影响肿瘤生长发展的各个阶段及不同的治疗策略。

（一）肿瘤微环境脉管系统的特点

有些肿瘤起始于肿瘤血管生成，基质细胞分泌的细胞因子启动了肿瘤新生血管的编码，从早期的异常增生开始，逐步进展为肿瘤，并进一步发生转移。

肿瘤内部的血管结构及其功能均异常。在肿瘤内，由于肿瘤本身能激发新的异常脉管系统生成，造成肿瘤内生成数量异常的、分布不均衡的、口径大小不一的脉管，微血管壁厚薄不均，内皮下基底膜不完整，内皮细胞排列紊乱，管壁通透性增高，造成细胞外液体压力增高阻碍血液流动，氧及养分输送障碍，最终造成肿瘤组织内部缺氧状态，酸化及药物分子渗入肿瘤组织时分布不均等功能和结构异常的脉管系统。这些微环境的变化通过各种机制可促进肿瘤细胞发生 EMT、侵袭和转移。

肿瘤脉管微循环特点主要表现为流体动力学异常和脉管渗透性改变。肿瘤内部异常的血流动力状态，造成药物在肿瘤内的分布不均。肿瘤放射治疗和化学治疗后肿瘤细胞死亡，肿瘤体积缩小，肿瘤内异常增生的淋巴管机械压力减轻，异常的淋巴管瓣膜使淋巴液能逆行流动，可能有助于淋巴转移。通常肿瘤脉管系统的通透性普遍高于正常组织。脉管系统通透性过高造成血液渗漏而进入组织间隙。血管外周渗透压升高造成体液在组织间隙积聚会使肿瘤迅速肿胀，驱动药物分子由肿瘤血管进入肿瘤组织的渗透压下降，如结肠癌患者脉管系统通透性异常，导致的组织间高液体压力及同时存在的免疫耐受是转移的主要原因。在其他肿瘤患者中，从肿瘤渗出体液携带的肿瘤细胞和各种促血管与淋巴管生成的蛋白分子是造成肿瘤细胞扩散的一种途径。因此，更多地了解分子对调控肿瘤通透性的机制，为更好地从分子医学领域治疗肿瘤的策略提供了帮助。

（二）肿瘤微环境促进肿瘤血管新生

"血管生成之父" Folkman 认为，直径小于 1mm 的肿瘤可以通过扩散途径获得氧及各种养分。而超过这一直径肿瘤的进展（生长、侵袭、转移）必须依赖于血管新生以满足自身无限增殖的营养需求。临床研究表明，肿瘤内血管的生成与不良预后紧密相关。不管是肿瘤增殖的营养和代谢条件，还是作用于血管生成的重要因子都存在于肿瘤微环境中。作为维持肿瘤细胞快速增殖的功能单元，肿瘤微环境必须为肿瘤组织提供充足的营养和氧气。肿瘤血管是肿瘤组织主要的营养和氧气来源，因此，肿瘤微环境对肿瘤的血管形成具有诱导调节作用。目前，研究较多的内源性肿瘤血管新生的诱因是肿瘤细胞低氧和肿瘤细胞内 iNOS 浓度的增高。其他的肿瘤血管新生的条件和诱导因素还主要包括细胞外基质（如胶原、纤连蛋白、层粘连蛋白、蛋白多糖、氨基多糖、硫酸软骨素，腺苷和肝素等）和生长因子类的基因及其表达产物等。

1. 缺氧　恶性肿瘤在生长过程中发生肿瘤组织低氧是一个普遍的现象，肿瘤组织低氧时能引发肿瘤细胞的多种氧反应基因和氧反应蛋白质分子的转录和表达改变，以及肿瘤细胞对低氧的应激反应。其中低氧诱导因子 1（hypoxia –inducible factor，HIF-1）是连接这些变化基因被激活的重要中间物质。它不仅可以作用于 VEGF，而且对 PDGF 和 IL-8 等均有作用。

2. 肿瘤血管新生的调节因子　肿瘤的血管新生是调节这一过程的众多正负因子共同作用的结果。宿主微环境正是通过一定机制调节这些因子的表达来影响肿瘤的血管新生，从而改变其侵袭、转移的生物学特性。最终能否形成血管主要依赖于促血管生成因子和抑制因子间的平衡。当平衡被打破，当促血管生成因子表达高于抑制因子时，肿瘤血管便开始形成（图 14-14）。

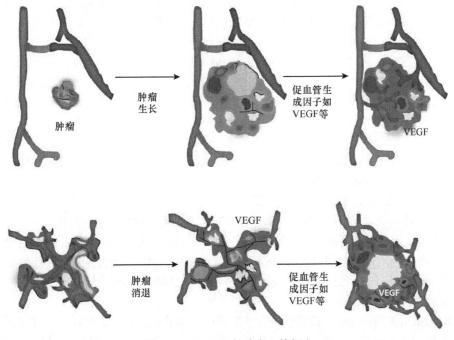

图 14-14　VEGF 与肿瘤血管新生

目前，已发现的血管形成正负调节因子有 40～50 种，包括血管内皮生长因子（VEGF）、碱性成纤维生长因子（basic fibroblast growth factor，bFGF）、IL-8、血小板源性生长因子（PDGF）、成纤维细胞生长因子（FGF）、表皮生长因子（EGF）、转化生长因子（TGF）和肝细胞生长因子（HGF）等。其中研究最为广泛和深入的是 VEGF，它在非小细胞肺癌、胃肠道原发腺癌、膀胱癌、宫颈癌和成骨肉瘤等人类肿瘤中均过度表达，是肿瘤血管生成的主要调控者。它能调整造血干细胞的发育、细胞外基质的改型和炎性细胞因子的再生。作为肿瘤脉管系统的生成开关，VEGF 可使血管通透性明显增加。同时，它能与内皮细胞细胞膜上的特异性受体结合，通过旁分泌机制刺激血管内皮细胞的分裂、增殖及迁移，从而促进肿瘤膨胀性的生长，造成细胞逐渐缺氧，并在其内部形成缺氧区，刺激新生血管的生长。美国第一个获得批准上市的抑制肿瘤血管生成的药物贝伐单抗就是与 VEGF-A 结合，阻断对 VEGF 受体的激活，在肺癌治疗中已被批准应用于临床。但为了降低用药风险，临床应用要重视贝伐单抗的多种严重不良反应并对其加强监测。

肿瘤微环境也可以直接影响肿瘤细胞自身血管生成因子的表达。如 bFGF 的表达和种植瘤的部位有关，将人肾型细胞癌细胞接种于裸鼠的肾脏，表达的 bFGF 要比接种于正常皮下的高 10～20 倍，在肾脏更容易形成血管。另外发现，干扰素（interferon，IFN）是 bFGF 的一种抑制剂，它在皮下种植瘤周围的内皮细胞和成纤维细胞中高表达，在肾脏周围的组织中却没有表达。这种因部位不同而出现的 bFGF 表达水平的改变主要是源于其对组织微环境的适应能力。

3. 内皮细胞与肿瘤血管新生 肿瘤血管的生成始于肿瘤细胞和内皮细胞通过旁分泌机制的相互刺激。血管的进一步生长需要肿瘤细胞和间质细胞释放的刺激因子及内皮细胞对这些刺激因子做出反应，内皮细胞可以释放蛋白水解酶降解细胞外基质以利于肿瘤的迁移和增殖。研究表明，肿瘤微环境对内皮细胞基因的表达具有修饰作用，使其向有利于血管形成方向发展，因此，可以将微环境对内皮细胞的诱导作用作为抑制肿瘤血管形成的新靶点进行研究。

四、肿瘤形成的危险因素在肿瘤微环境形成及肿瘤恶变中的作用

（一）慢性炎症是肿瘤发生和发展的驱动力

肿瘤组织中的炎症反应是肿瘤微环境中的重要成分，对促进肿瘤细胞的演进具有重要作用。在特定条件下，炎症似乎促进肿瘤形成，如结肠癌是慢性炎症与肿瘤相关最明确的例子，慢性溃疡性结肠炎会进展为结肠癌。而在另外情况下炎症似乎又具有抗肿瘤作用，这取决于炎症的强度和特性。炎症过程有不同的强度类型，从较为缓和的炎症过程（如自身免疫）和慢性炎症到清除病原体或异基因排斥时发生的强烈急性炎症。在大多数情况下，与肿瘤相关的炎症多属慢性炎症，所产生的促进组织修复的因子如细胞生长因子、血管新生因子同样能促进肿瘤生存、植入和生长。但偶然情况下发生的急性炎症过程会促进免疫效应机制，诱导自发或治疗相关的肿瘤消退，其发生原因尚不清楚。

许多肿瘤起源于感染、辐射或慢性炎症的部位。大约 15% 的肿瘤起源于慢性炎症。慢性炎症环境下大量生长因子可促进肿瘤细胞生长，炎症反应产生的黏附分子及趋化因子等可被肿瘤细胞利用而促进肿瘤细胞浸润和转移。另外，炎症反应中白细胞的归巢机制同样可被利用而促进肿瘤细胞在血管及淋巴管中的播散。反过来说，肿瘤也会维持甚至加剧这种不稳定的慢性炎症状态。通常在创伤修复过程中，组织重建会促进细胞增殖；修复完成或撤除致损伤因素后细胞增殖速度减慢，炎症消退。但如果在修复过程中细胞受到 DNA 损伤或致突变作用，细胞将在富含炎症细胞及生长因子的微环境中持续增殖，甚至发生肿瘤。慢性炎症与肿瘤之间的这种无序的微环境在某种意义上成为"无法愈合的伤口"（图 14-15）。

持续的感染引发慢性炎症，长期的炎症环境还产生大量活性氧和活性氮等自由基，这些组分相互反应形成过氧亚硝基，后者是 DNA 损伤的诱变剂，造成点突变、缺失或异位。例如，在感染部位的细胞中可见 p53 的突变。新近研究发现，肿瘤发生是以上皮、基质、血管结构和免疫细胞的遗传学及表观遗传学转化的显著差异为特征的。通过对比肿瘤细胞各组分与正常细胞相应组分，发现呈现表达差异的基因中以可溶性介质或其受体多见。因此，炎症不仅可以促使 DNA 损伤，而且可通过增加细胞因子、活性氧的释放及加重相关缺氧进而导致表观遗传学改变的增加并形成恶性循环。

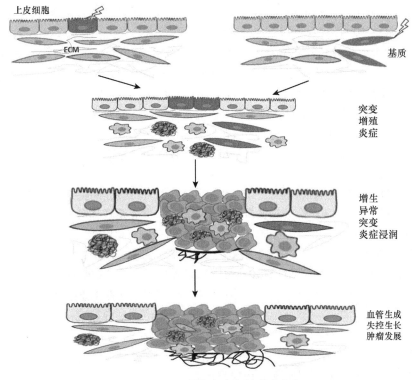

图 14-15　慢性炎症与肿瘤发生

　　在肿瘤发生过程中表现出高度遗传学异质性（heterogeneity），说明遗传学不稳定性（genetic instability）是不断持续进行的。研究发现，炎症因子中有些是致突变因子，可直接或间接地通过下调细胞中 DNA 修复机制及细胞周期检查点，导致肿瘤细胞基因组产生不稳定性和随机性遗传变异的不断积累。上述变化的结果使肿瘤在体细胞水平产生多种细胞亚群，分别具备更强的增殖、侵袭及逃逸宿主防卫机制的能力。

　　肿瘤相关炎症主要由天然免疫系统细胞驱动，获得性免疫也参与其中。研究表明，一个富含炎症细胞的肿瘤微环境直接参与细胞的恶性转化、促进细胞增殖与存活、促进细胞迁移。当肿瘤发生恶变时，有许多免疫炎性细胞被释放到肿瘤微环境中参与和调节，其中来自骨髓的巨噬细胞、中性粒细胞和肥大细胞等起着重要作用。它们释放出的化学趋化因子、血管生长因子和基质降解酶等，对肿瘤的生长和侵袭十分有利。例如，慢性炎症和肿瘤源信号具有募集骨髓源细胞（BMDC）的作用，BMDC 可以产生基质甚至肿瘤细胞，进而促进肿瘤进展。在乳腺癌及膀胱癌中发现，趋化因子配体 2（CCL2）的表达与预后不良呈正相关；近期研究发现，炎性细胞中，中性粒细胞对于诱导肿瘤血管生成的作用最强，能通过分泌基质金属蛋白酶 9 和基质金属蛋白酶 13 在降解重塑基底膜中发挥作用。另外，这些免疫细胞也能通过产生活性氧和活性氮等化合物，以诱导产生过氧亚硝酸盐等诱变剂而引起基因突变，造成细胞 DNA 损伤。然而，并非所有的炎症都具有致瘤性。一些肿瘤的适应性免疫反应在免疫监视中发挥一定作用。因此，特异免疫及炎症细胞在上皮的恶性转化中如何发挥作用还有待进一步研究。

（二）病原微生物介导基质细胞信号改变

　　流行病学证据表明慢性感染会增加患癌风险。已发现多种癌症与感染具有相关性，感染所致的炎症作为首要介质广泛参与癌变过程。研究表明，病原体的毒素或癌基因虽不起致癌作用，但是宿主的免疫炎性反应却与癌症的发生发展相关。例如，丙型肝炎病毒（HCV）感染者易患肝癌，血吸虫病可增加患膀胱癌和结肠癌的危险，幽门螺杆菌与胃癌有关。在 Rous 肉瘤病毒感染时，炎症细胞产生的 TGF-β 和其他细胞因子为肿瘤发展所必需。因此，根除感染及各种抗炎疗法（如 COX-2 抑制剂）可成功阻止癌症进展甚至治愈某些癌症。

在病毒相关的人类肿瘤形成过程中与基质细胞也存在独特关联性。研究发现人类疱疹病毒基因中所编码的 IL-6 序列并没有出现在恶性骨髓瘤细胞本身而是出现在基质细胞中。在非恶变基质细胞中 IL-6 的非正常表达会刺激某些细胞的恶变，最终形成骨髓瘤细胞。类似的研究在 HCMV 感染中也有发现，说明病毒感染和肿瘤形成过程之间的关系可能是病毒先感染基质细胞再促使它们分泌各种细胞因子所致。早期致瘤性损伤可能由外源性细胞因子介导发挥作用，之后的肿瘤细胞过度增殖可能依赖于向持续旁分泌和自分泌的转变。病毒介导基质细胞表达的细胞因子与肿瘤细胞相关性将成为未来的一个研究重点。

宿主持续存在的感染会引起慢性炎症。寄生虫、细菌、病毒引起的持续性感染，导致的慢性炎症通常是肿瘤发展的驱动力。慢性炎症在多种肿瘤的启动、进展及转移潜能中起着病原学作用，但该重要关联的作用机制尚未阐明。白细胞和其他吞噬细胞在抗感染时产生的活性氧（ROS）和活性氮等可诱导增殖细胞 DNA 损伤。手术切除原发性肿瘤后出现细菌感染可促进肿瘤的快速转移生长。PRR 的遗传变化也与肿瘤有关。激活 TLR 信号可以以多种机制促进肿瘤发展。TLR6 和 TLR10 编码基因的多态性与增加前列腺癌危险有关。腹腔注射细菌 LPS 激活 TLR4 可以刺激鼠移植转移癌模型中肺转移癌的生长。宿主巨噬细胞激活的 TLR4 可诱导产生多种影响肿瘤生长的炎症因子。多发性骨髓瘤（MM）细胞通常表达多种 TLR 而感知微生物的存在。TLR7 和 TLR9 的配体都可以促进 MM 细胞生长，并使这些细胞免于凋亡。

（三）致癌物和电离辐射促进肿瘤微环境形成

致癌物不仅能通过改变上皮细胞的基因致瘤，也能通过改变基质细胞性状来促进肿瘤形成。研究人员发现，提取皮肤和膀胱组织的基质细胞，通过致癌物处理后与正常上皮细胞联合培养的移植片能够促进肿瘤形成。最近这种作用在小鼠的乳腺组织也被证实，成为微环境对肿瘤形成作用的直接证据，COMMA-D 是 P53 突变的小鼠乳腺上皮细胞系，接种同系小鼠后不能成瘤。但将乳腺组织切除后得到的脂肪垫经照射后与未照射相比，COMMA-D 细胞成瘤率及瘤块体积均显著增加，小鼠对侧照射接种实验也证实只有照射一侧的脂肪垫上可成瘤，表明经照射诱变的基质微环境可促进体内肿瘤的形成。清除脂肪垫的乳房上皮细胞经过辐射照射后，再引入辐射照射的基质，相对于没有照射的基质更容易形成肿瘤，并且所产生的肿瘤时间更短，发生率更频繁、体积更大。以上结果提示长期的小剂量的电离辐射也可以通过改变微环境而诱导肿瘤发生。

在肿瘤形成早期，细胞外基质重构酶类平衡的改变能够影响基质细胞与相邻的上皮细胞之间交互作用来发挥致瘤效用。通常，MMPs 活性的缺乏可以在早期阶段抑制肿瘤形成；但同家族的一些酶类过度激活可以促进自发性或致癌物诱导的肿瘤形成。

（四）miRNA 和 lncRNA 调控肿瘤微环境

在肿瘤微环境中，肿瘤细胞能通过分泌一些生物分子而实现信号传递，这些活性分子不仅仅局限于化学因子、细胞激素、生长因子和小蛋白分子，其中也包括 miRNA 和 lncRNA。

研究表明，miRNA 在肿瘤的微环境中表达异常。肿瘤微环境中的 miRNA 可来源于循环中的 miRNA、肿瘤细胞分泌的 miRNA 或趋化因子招募的 miRNA。肿瘤微环境的成纤维细胞，内皮细胞及浸润性免疫细胞都与肿瘤细胞相联系，它们可以通过改变 miRNA 的表达谱促进肿瘤的演进。miRNA 也参与调控肿瘤微环境的诸多因素，如参与低氧诱导因子、肿瘤相关成纤维细胞、细胞外基质等的调控，在血管的形成、基质的降解和重塑等肿瘤微环境相关的进程中扮演重要角色，而影响肿瘤的生长、转移等多种生物学行为。

目前，多种在肿瘤中起关键作用的 lncRNA 也已被报道，并发现 lncRNA 可通过与多种蛋白质、miRNA 及 lncRNA 分子相互作用，通过不同机制参与肿瘤及其微环境相互作用的调控，进而影响肿瘤发生、发展和转移。肿瘤微环境可通过调控 lncRNA 表达而影响肿瘤细胞的生物学特征。反之，肿瘤细胞也可通过 lncRNA 对微环境细胞产生影响。

关注参与肿瘤及微环境相互作用的 miRNA 和 lncRNA，明确它们对微环境调控的机制，不仅有助于探索肿瘤细胞生物学行为，将为肿瘤诊断、治疗和预后提供潜在的分子靶点和新思路。

（五）表观遗传学修饰参与调控肿瘤微环境

表观遗传学修饰是不依赖于基因的核苷酸序列变化的基因活性的可遗传改变。目前研究较为清楚的表观遗传学修饰机制包括 DNA 甲基化、组蛋白修饰、染色质重塑及 miRNA 和 lncRNA 调控等。研究发现，表观遗传学修饰在肿瘤细胞塑造适宜自身生长的微环境的过程中发挥了重要作用。肿瘤微环境特有的缺氧、低 pH、高组织间隙液压、大量细胞因子和蛋白水解酶产生和免疫炎性反应持续存在等生物学特征是诱导肿瘤细胞或肿瘤基质细胞发生表观遗传学改变的重要机制。反之，表观遗传学修饰通过调控基质细胞的募集、活化、增殖；通过作用于活化后的基质细胞和肿瘤细胞调控细胞外基质的重塑；以及通过参与调控生长因子、炎性因子等浸润在其中的多种生物分子的分泌过程或其介导的信号通路参与肿瘤微环境的构建。表观遗传学修饰与肿瘤微环境构建表现出的互为因果关系，体现了肿瘤调控网络的复杂性，也为肿瘤治疗提供新的参考方向。

五、肿瘤微环境与多药耐药

特殊的宿主微环境作为肿瘤细胞生存、增殖的土壤通过多种途径影响肿瘤细胞的生物学特性，宿主微环境对肿瘤细胞的耐药及血管新生的影响是其中最为重要的途径。不但癌细胞之间、癌细胞与 ECM 之间、癌细胞与基质细胞之间通过由基质分泌的可溶性因子（细胞因子和生长因子）的相互作用等均可导致耐药的发生（图 14-16），而且实体瘤微环境中还有多种因素妨碍化疗药物的穿透和分布。因此，研究实体瘤微环境中影响化疗药物耐药的作用及机制可能为攻克恶性肿瘤特别是耐药的难治性肿瘤提供新的诊断和治疗手段。

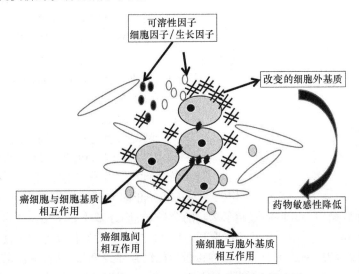

图 14-16 微环境介导的药物敏感性改变模式图

（一）宿主微环境与 *MDR1* 基因及 P-gp 表达相关

肿瘤细胞对一系列结构和作用机制不同的药物产生耐药的现象称为多药耐药。包括内在性的多药耐药和获得性的多药耐药。产生多药耐药最主要的分子基础是细胞膜上存在着分子量为 170ku 的糖蛋白（P-gp），编码 P-gp 的基因为 *MDR1* 基因。P-gp 的水平与肿瘤细胞的耐药程度呈正相关。实验证明，特定的器官微环境可以诱导肿瘤细胞产生与 P-gp 相关的多药耐药现象。

正常情况下，有 P-gp 高表达的器官、组织所发生的恶性肿瘤常常在接触化疗前即对多种化疗药产生耐药（即内在性的多药耐药）。在这类肿瘤中 P-gp 及 *MDR1* 基因 mRNA 的水平不仅与肿瘤耐药的程度密切相关，而且与肿瘤的侵袭、转移等生物学特性相关。而恶性肿瘤在这些器官形成的转移灶也易产生与 P-gp 相关的多药耐药现象。特定的器官微环境通过与肿瘤细胞间的相互作用调节 *MDR1* 基因的表达，进而影响肿瘤细胞对化疗药物的反应。临床及实验结果证明，特定器官微环境可以影响恶性肿瘤细胞（原发灶或转移灶）的耐药表型。这种耐药的恶性肿瘤无论是原发灶还是转移灶，一旦离开特定的器官微环境后，肿瘤细胞 P-gp 的表达水平及其对化疗药物的敏感性均会发生变化。在体内，调节正常组织 *MDR1* 基因表达的器官特异性因子可能是肿瘤细胞（原发灶或转移灶）*MDR1* 基因表达水平的决定因素。

临床肿瘤患者及荷瘤实验动物在接受化学治疗后会产生多药耐药现象。在体外实验中，某些肿瘤细胞与化疗药物接触一段时间后，不仅对该药耐药，对其他结构及作用机制不同的化疗药物也产生耐受（获得性的多药耐药）。放射治疗、热疗等肿瘤治疗手段同样会造成多药耐药现象的产生。在复杂的体内环境中可能存在某种通用机制以使肿瘤细胞有效对抗这些来自体外的不利因素。目前认为肿瘤细胞所处的特殊的宿主微环境所诱导的葡萄糖压力反应是产生这种现象的重要机制之一，同时也是产生肿瘤残留灶的原因之一。

（二）肿瘤微环境诱导化疗药物耐药

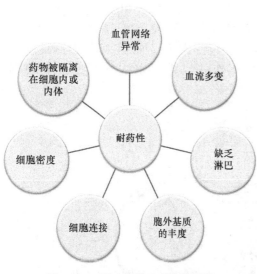

图 14-17 影响实体瘤耐药的因素

肿瘤微环境中有多种因素可导致对化疗药物的耐药（图 14-17）。低氧抑制肿瘤细胞增殖，而大部分化疗药物是针对快速增殖的细胞，故低氧使肿瘤细胞对一些抗肿瘤药物的敏感性下降。*MDR1* 基因对缺氧很敏感，*MDR1* 基因增强子上存在一个 HIF-1α 结合区域，当机体组织细胞处于缺氧状态时，*MDR1* 基因表达显著增高；药物刺激产生的活性氧（ROS）可以通过脯氨酰羟化酶激活 HIF，促进 HIF-1α 对 P-gp 的上调作用；且缺氧环境中 HIF 可使野生型 *p53* 显著升高，但对突变型 *p53* 无作用，使细胞不能如期凋亡，并增加了 *MDR1* 基因的转录。实体瘤有不正常的血管网络和多变的血流压力，该特点会削弱化疗药物的穿透作用和功效，并且由此而产生的处于缺氧区的细胞会抵抗放射治疗。此外，实体瘤缺乏淋巴管而使组织间质液压（interstitial fluid pressure，IFP）增加，因而大分子抗癌药很难到达肿瘤中心区域而限制了药物的分送。细胞外基质如层粘连蛋白和纤维连接蛋白能结合小分子药物和大分子而干扰药物的穿透。ECM 与整合素的相互作用可使肿瘤细胞抵抗化学治疗，如整合素 β1 和层粘连蛋白和纤维连接蛋白的结合导致 PI3K 活性并阻滞细胞周期特异性抗肿瘤药物依托泊苷（etoposide）的细胞毒信号。另外，细胞连接、细胞密度和紧密结构也影响 5-氟尿嘧啶（5-flurouracil，5-FU）、紫杉醇（paclitaxel，taxol）、doxorubicin 和 methotrexate 等药物的穿透。

采用 VEGF 抑制剂治疗晚期癌症具有较好的临床疗效，可显著提高患者的存活率，但多数患者最终仍会复发。研究表明，对抗血管生成药物产生耐药性的细胞和分子机制可能包括以下内容：药物的生物利用度降低或抗凋亡因子的上调可导致细胞毒药物或抗血管生成药物的耐药性；促血管生成因子也可能是产生抗 VEGF 疗法耐药性的原因之一；内皮细胞中 VEGF 途径的不完全抑制也引起耐药性；抗 VEGF 治疗反应性降低还可能源于肿瘤和（或）非肿瘤（基质）成分。基质细胞在抗血管生成疗法肿瘤耐药性中发挥作用。与肿瘤细胞相比，基质细胞遗传稳定，无染色体异常。基质细胞通过参与肿瘤血管、释放 VEGF、MMP9 和 Sema4D 或使肿瘤细胞逃脱免疫监视等机制促进肿瘤生长。研究表明，肿瘤细胞与纤维连接蛋白，层粘连蛋白和胶原Ⅳ等细胞外基质蛋白的粘连可增强肿瘤细胞对阿霉素、顺铂等化疗药物的抵抗力。最近在 RIP-Tag 小鼠中采用 RTK 抑制剂的抗 VEGF 疗法，发现肿瘤血管显著减少，但并不影响内皮细胞周围的基底膜和周细胞，这些结构为内皮细胞提供支架，使得治疗一旦停止肿瘤血管即可再生。

第五节　常见肿瘤的肿瘤微环境概述

　　恶性肿瘤不是由单种癌细胞组成的团块，而是一种由癌细胞、间质细胞、表皮细胞和炎性细胞组成的异质混合体。因此，人们在研究了肿瘤细胞基因不稳定后，已开始把重心转移到了肿瘤微环境上，尤其是间质反应。许多表皮的恶性肿瘤如乳腺癌、前列腺癌、卵巢癌和胰腺癌在肿瘤周围都出现了极为明显的间质反应。近期的研究表明，间质信号和细胞-细胞间的相互作用是肿瘤行为的主要决定因素。下面以血液肿瘤（白血病、骨髓瘤）、乳腺癌和胰腺癌为例概述肿瘤微环境的异同。

一、血液肿瘤微环境

　　正常造血由造血细胞与骨髓微环境相互作用维持动态平衡，血液肿瘤（白血病、骨髓瘤）的肿瘤细胞和骨髓微环境的相互作用导致肿瘤演化。研究显示，骨髓微环境利于肿瘤生长、血管发生和药物耐药。

　　造血细胞的微环境主要是骨髓微环境，白血病患者的骨髓基质细胞不同于正常骨髓基质细胞，提示细胞癌变与其微环境的恶性变是同步的。正常造血细胞就有浸润、迁移的性质，所以与实体瘤不同，白血病细胞都有浸润、转移的能力。血液肿瘤中，造血微环境在白血病发生中的作用机制十分复杂，至今尚未阐明，但已明确骨髓基质细胞与白血病细胞的接触异常至关重要，目前认为黏附分子是介导二者相互作用的关键分子。因此，干扰骨髓微环境与白血病细胞的相互作用可能是抗白血病治疗的靶点之一。

　　骨髓微环境各组分与多发性骨髓瘤细胞（MM）的相互作用调节着迁移、分化、增殖和恶性血细胞的存活。研究表明，多发性骨髓瘤细胞中有免疫球蛋白（immunoglobulins，Ig）的过表达、且在超二倍体异常时 13 号染色体上 IgH 的转位和缺失的发病率低、NRAS、KRAS 和 FGFR3 的激活、p53 的失活或缺失和 c-myc 的转位等遗传学发生改变，还有 CpG 岛 DNA 甲基化、组蛋白翻译后修饰等表观遗传学的改变；在骨髓瘤患者发现 miR15 和 miR16 的下调。研究还发现特定 miRNA 模式与 IgH 的转位和缺失等遗传改变相关。

　　骨髓瘤细胞与胞外基质的物理性接触对骨髓瘤的生长及存活也至关重要。介导二者相互作用的关键分子主要包括趋化因子及受体和多种黏附分子等（图 14-18）。在它们的作用下，骨髓瘤细胞先选择性迁移定居于骨髓，再与骨髓基质及基质细胞相互粘连，并在细胞因子共同作用下促进骨髓瘤细胞增殖。蛋白聚糖 syndecan-1 的表达与预后不良相关，它可促进骨髓瘤细胞与胶原的黏附，促进骨吸收及肿瘤的转移。多发性骨髓瘤中，许多黏附分子受到生长因子（VEGF、IGF-1）的调节，骨髓瘤细胞分泌的 VEGF 是促进血管新生的重要因子、胰岛素样生长因子 I（IGF-1）是促进骨髓瘤细胞生长的重要因子，可通过调节 MEK/ERK、VLA-4 促进骨髓瘤细胞的黏附及转移。骨髓内皮细胞还产生肝细胞生长因子（hepatocyte，HGF）刺激骨髓瘤细胞产生 MM9 而促进骨髓瘤细胞的浸润。另外，通过对骨髓瘤细胞表观遗传学改变的研究提示开发出新的制剂或应用联合治疗方案可能更利于骨髓瘤的治疗。

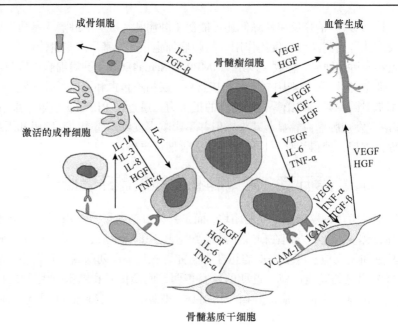

图 14-18　MM 细胞和骨髓微环境的相互作用

二、乳腺癌微环境

乳腺癌是由乳腺导管上皮细胞恶性增生形成的肿瘤。可经血液和淋巴循环向肺、骨、肝等多个组织转移，其病因目前尚未完全明了。对于乳腺癌的发病机制，长期以来都专注于癌细胞本身的病理变化，近年来，肿瘤微环境在乳腺癌发展、转移中的作用逐渐受到重视。乳腺癌现有资料表明抑制性的肿瘤微环境能抑制侵袭性肿瘤的形成，纵容性的肿瘤微环境可使早期癌变细胞转移。早、晚期乳腺癌的转移相关基因的表达是类似的，乳腺癌肿瘤微环境对癌细胞的转移或侵袭性起决定作用。因此，乳腺癌的基质细胞是预防和治疗乳腺癌的重要靶标。该结论也被近期的一项研究成果——关于乳腺癌细胞与肿瘤基质共进化模型的构建成功及相关实验所证实（图 14-19）。乳腺癌

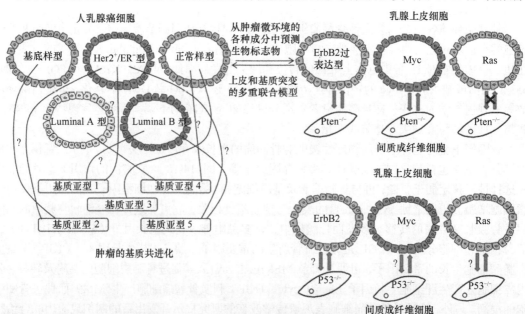

图 14-19　乳腺癌细胞与肿瘤基质共进化模型

转移与基质中分子改变有关。乳腺癌从正常组织到癌前病变到浸润性导管癌的过程中，肿瘤基质中的 ECM、MMP 和细胞周期相关基因表达明显上调。对肿瘤微环境认识的加深，使人们认识到，针对肿瘤微环境的靶向治疗已成为乳腺癌治疗的一个重要手段。

在乳腺癌患者中，肿瘤内 TAM 的大量聚集与肿瘤血管形成、不良预后、高复发率和较低的总生存率相关。在原发性乳腺癌患者的肿瘤部位可以发现集落刺激因子-1（CSF-1）的高表达，CSF-1 作为巨噬细胞的生长因子，能刺激巨噬细胞的增殖和分化，并对其有趋化作用。此外，CSF-1 在乳腺癌的表达还与激素受体阴性、恶性程度高及肿瘤体积较大等预后不良的情况呈正相关。巨噬细胞通过旁分泌途径来影响乳腺癌细胞，主要途径有表皮生长因子（EGF）/EGFR 和 CSF/CSFR。人乳腺癌组织分离的巨噬细胞分泌 EGF 激活 EGFR，促进肿瘤细胞增殖，而 EGFR 的表达也对巨噬细胞起到招募作用。利用 EGFR 或 CSFR 的拮抗剂阻断信号传递后，迁徙、浸润的乳腺癌细胞和 TAM 数量都可减少。运用乳腺癌微环境活体成像技术发现 TAM 能直接促进癌细胞浸润至血液循环系统。总之，乳腺癌细胞和巨噬细胞通过自分泌和旁分泌途径相互作用，促进肿瘤的发生和发展。

乳腺癌组织存在大量的间充质干细胞（MSC），MSC 的存在能调节邻近癌细胞的行为特征，共培养 MSC 和低转移性人乳腺癌细胞可直接诱导微环境中 MSC 过表达 CCL5，再通过与肿瘤细胞表面相应受体 CCR5 的作用，激活 Akt 信号转导途径，介导肿瘤细胞生长及从微血管向转移灶的渗出和移动，可逆地增强肿瘤细胞运动、浸润和转移能力。

三、胰腺癌微环境

胰腺癌间质成分与肿瘤相互作用，促进肿瘤的生长和侵袭。成纤维细胞，主要是活化的胰腺星状细胞（PSC）是胰腺癌间质中最主要的间充质细胞，在胰腺癌的进程中起了极大的作用（图 14-20）。胰腺癌细胞通过诱导 PSC 迁移，使得 PSC 聚集到肿瘤周围，为肿瘤的生长提供便利。PSC 以静止状态存在于正常胰腺的腺泡和小叶间。在胰腺受到损伤或是胰腺癌中，在胞外和胞内的效应分子（如炎性细胞因子、乙醇、乙醛和氧化应激等）诱导下，PSC 转化成纤维样表型，活化的 PSC 表达 α-平滑肌动蛋白（α-SMA），产生大量的细胞外基质如 I、Ⅲ型胶原、纤维连接蛋白和层粘连蛋白。I 型胶原沉积是胰腺纤维化的突出表现，能增加胰腺癌前体细胞胰腺导管细胞的活力。慢性胰腺炎和胰腺癌组织中出现的大量的纤维连接蛋白，也能促进慢性胰腺炎患者胰腺组织中癌细胞的生长。

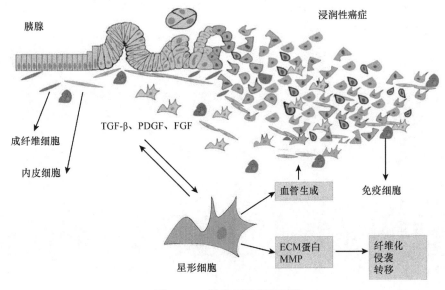

图 14-20　胰腺癌肿瘤微环境

胰腺癌细胞或基质细胞释放的细胞外基质蛋白能影响肿瘤细胞生长和活力。在胰腺癌中，基质分泌的尿激酶纤维蛋白溶酶原激活剂（uPA）、组织纤维蛋白溶酶原激活剂（tPA）也能增加肿瘤的侵袭力，并与肿瘤的转移和总体预后相关。

PSC 分泌的 MMP，尤其是 MMP-2 和胰腺癌的转移、侵袭、不良预后及肿瘤的恶性表型相关。EGF、成纤维细胞生长因子（FGF）和 TGF-β 均是胰腺癌细胞生长和抗凋亡的重要介质。EGF 或其受体的表达和淋巴及远处转移有关，并能缩短患者的生存期。FGF 受体的抑制能减缓胰腺癌细胞的生长。TGF-β 是胰腺良恶性疾病中的关键调节因子，其能增强 PSC 活化，从而使细胞外基质沉积。胰腺癌细胞过度表达 TGF-β，诱导成纤维反应，增加胰腺癌细胞外基质的沉积，为肿瘤和间质细胞提供支持。TGF-β 还能促进胰腺癌小鼠模型肝转移，该作用与 TGF-β 能增加基质周围血管的生成，并使癌细胞逃逸免疫系统相关。

胰腺癌间质中的炎性细胞可分泌炎性细胞因子 IL-1、IL-6 和 IL-8 等，刺激肿瘤生长和侵袭。IL-1 能减弱胰腺癌细胞与 ECM 的黏附力，使得 PSC 变得更有动力和侵袭性。IL-6 刺激 PSC 生成 TGF-β，增加 PSC 的活性及细胞外基质的沉积。IL-8 能增加胰腺癌细胞的生长率和肿瘤的转移率。胰腺癌组织中还可见大量趋化因子，能控制免疫细胞浸润至肿瘤，调节肿瘤的血管新生，以自分泌或旁分泌的方式刺激肿瘤细胞增殖，影响肿瘤细胞转移。

第六节　肿瘤微环境研究的常用实验方法

一、分析M2/M1 比例的临床病理意义

收集肿瘤患者的病理切片，免疫组化染色方法评估癌实质和间质中的介导肿瘤间质细胞和肿瘤实质细胞相互作用的关键蛋白表达水平，并分析其与患者临床病理因子及预后的关系。免疫组化染色方法计算出每个病例的 M2 样巨噬细胞数目与 M1 样巨噬细胞数目的比例，通过随访获得所有患者对应的预后情况，评估 M2/M1 比例的临床病理意义与患者临床病理因子之间的关系和对预后的相关性。

二、分析微环境中各种因子分子水平的变化

多种常用分子生物学技术联合应用，如 Real-Time PCR 检测 mRNA 表达情况；免疫印迹法、免疫组化法、酶联免疫法或流式细胞仪检测法等，分析微环境中各种因子蛋白表达水平的变化，挑选肿瘤微环境最重要的分子靶点。

（徐　晶　刘　颖　齐晓丹）

第十五章　离子通道与肿瘤

第一节　基 础 知 识

一、引　言

离子通道（ion channels）是贯通细胞膜的亲水性蛋白质微孔道，维持机体的正常生理功能发挥重要的作用，其结构变异与功能障碍与各种疾病的发病有密切关系。离子通道主要包括钠、钾、钙、氯等离子通道。肿瘤是目前危害人类健康的主要疾病之一，肿瘤的发病机制复杂，其中离子通道与肿瘤的关系很受人们关注，肿瘤的发病过程中，离子通道的异常表达与活性的改变直接对肿瘤细胞的增殖分化、侵袭和转移，凋亡等密切相关。本章主要阐述与肿瘤相关的主要离子通道的功能，探讨离子通道对肿瘤发病机制的影响。

二、离子通道的研究历史和演化

人们对离子通道的认识经历了一个漫长的过程，这与当时科学技术发展水平密切相关。18 世纪随着电学研究的发展，Galvani 初次发表了在生物体（蛙）上存在生物电现象。然后，德国物理化学家奥斯特瓦尔德（Wilhelm Ostwald）认为，生物体内的电信号是离子出入细胞膜而产生的。直到 20 世纪中叶，电压钳技能创建并渐渐成熟，英国两位科学家霍奇金（Alan Hodgkin）和赫胥黎（Andrew Huxley）利用"电压钳"（voltage clamp）技术，发现动作电位是由去极化（从静息电位向正向电位偏离）时早期的 Na^+ 内流和复极化（从正电位恢复到静息电位）时后期的 K^+ 外流共同形成，K^+ 和 Na^+ 进出神经细胞的细胞膜，从而让神经信号传递下去，提出了"离子通道"这一概念，建立了 Hodgkin-Huxley 方程，并获得 1963 年诺贝尔生理学/医学奖。1976 年，德国马克斯-普朗克生物物理化学研究所的内尔（E. Neher）和扎克曼（B. Sakmann）发明了膜片钳技术（patch clamp），可钳制极小膜片，首次记录到去神经蛙肌纤维膜上的单个离子通道蛋白分子的生物电流，为证实生物膜通道的存在及通道是以全或无规律、随机开放关闭的假说提供了有力证据，是离子通道理论从概念向实体的突破性进展。美国学者 Fontaine 等首次证明患者骨骼肌膜上的电压依赖性钠通道亚单位的基因突变，与高钾性周期性麻痹（hyperkalemic periodic paralysis, Hypp）疾病有密切相关，研究结果发表在当年的 *Science* 杂志上，从而揭开了离子通道病研究的序幕。近 10 年来，随着以膜片钳为代表的电生理技术和分子克隆为代表的分子生物学技术的发展，使得一些疾病的研究可以深入到了细胞分子水平，相继发现多种编码离子通道亚单位的基因可发生突变，并出现了大量以分子缺陷位点命名的离子通道病。需要说明的是，相当数量的离子通道病并不是新出现的疾病，而是早已出现甚至早被人熟知的疾病，只是此前一直未发现其在离子通道水平存在病变，如重症肌无力、偏头痛、癫痫等。

细胞利用细胞膜与周围环境进行交流。因此，细胞膜存在各种离子通道，细胞通过这些通道与外界进行离子交换。离子通道是细胞膜中由跨膜蛋白质大分子组成的亲水性微孔道，可为化学方式或电学方式所激活并控制离子通过细胞膜的顺势流动（图 15-1）。离子通道最基本的特征是它们每秒钟能够传递 100 个离子，比载体运转子还快大约 1000 倍；另一个基本特征是能快速开启和关闭。有许多因素影响着离子通道的门控，如电位梯度、离子磷酸化、G 蛋白和各种配位体。离子通道在各种细胞活动中都起关键作用，它是生物电活动的基础，在细胞内和细胞间信号传递中起着重要作用。离子通道通过调控细胞内 pH 和离子浓度来维持正常的细胞体积及细胞内生物分子活性所需的离子浓度范围。特别是通过改变作为第二信使的钙离子浓度，来调控各种生化过程。生命的很多过

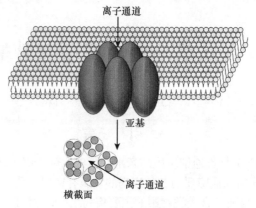

图 15-1　离子通道示意图

程如发育、生长、分泌、兴奋、运动，甚至于学习和记忆都与离子通道功能的正常发挥有直接联系。其生物学功能主要表现在以下几个方面：提高细胞内钙浓度，从而触发肌肉收缩、细胞兴奋、腺体分泌、钙依赖性离子通道开放和关闭、蛋白激酶的激活和基因表达的调节等一系列生理效应；在神经、肌肉等兴奋性细胞，钠和钙通道主要调控去极化，钾主要调控复极化和维持静息电位，从而决定细胞的兴奋性、不应性和传导性；调节血管平滑肌舒缩活动，其中有钾、钙、氯通道和某些非选择性阳离子通道参与；参与突触传递；维持细胞正常体积，在高渗环境中，离子通道和转运系统激活使钠、氯和水分进入细胞内而调节细胞体积增大。在低渗环境中，钠、氯和水分流出细胞而调节细胞体积减少。

第二节　肿瘤与离子通道的关系

随着分子医学研究技术的发展，离子通道与疾病的关系是生物医学基础研究的热点之一。离子通道结构和功能正常是细胞进行生命活动的基础，离子通道特定位点突变将导致其激活、失活功能的异常，引起细胞功能紊乱，形成各种疾病。目前，离子通道与肿瘤的关系逐渐引起人们关注，本文将着重叙述与肿瘤有密切相关的钾、钠、钙、氯四种离子通道，深入了解离子通道在肿瘤形成、发展和转移过程中的作用，不仅有利于更加全面地阐明肿瘤发病机制，也将可能为肿瘤预防和治疗提供新靶标和新的生物学干预手段。

一、钾离子通道与肿瘤

钾离子通道（potassium channels）是细胞膜上分布最广、类型最多的一类离子通道，在不同的组织细胞中执行着重要的生物功能。近年来发现肿瘤细胞膜上也分布着不同类型的钾离子通道，并与肿瘤的发生发展密切相关。钾离子通道可通过影响细胞膜电位，导致胞外钙离子内流进入胞内，影响细胞信号转导通路，从而影响整个肿瘤细胞的发生和发展；钾离子通道基因也与肿瘤的形成有关，在乳腺癌、肺癌及宫颈癌等多种癌组织中高表达，并与淋巴结转移有关；近来还有研究者将钾离子通道表达和已知的癌基因活性联系起来，认为某些钾离子通道与癌症的发生和发展直接相关。另有一些钾离子通道阻断剂能诱导肿瘤凋亡，可能成为肿瘤治疗的生物调节剂。

（一）钾离子通道的分类和生理功能

1. 钾离子通道的分类　钾离子通道根据其分子结构、生理学特征及药理学特性，将其分为不同的家族和亚家族。主要包括电压门控式钾离子通道、钙激活性钾离子通道、内向整流性钾离子通道、ATP 敏感性钾离子通道、膨胀激活性钾离子通道等。

（1）电压门控式钾离子通道：在哺乳动物细胞内电压门控式钾离子通道（K_v）是离子通道的

一大家族，在调节静息电位和细胞膜复极化中起着重要的作用。其主要由 α 亚基超家族和 β 辅助亚基两部分组成。每个 α 亚基由四个同源结构域（Ⅰ-Ⅳ）构成，而每个结构域中含六次跨膜螺旋（S1～S6），在 S5 与 S6 之间夹一个相当于钠通道 P 段的 H5 段，近年来在 N 端新发现了一个结构和功能均尚不清楚的 T1 结构域（图 15-2）。S4 含有正电荷的氨基酸残基，为电压感受区，该区对膜电位变化敏感，带电荷的氨基酸发生移动，分子重新排列，引起结构的变化，传递给功能区以开放钾离子通道（图 15-3）。经鉴定，如将通道分子的 N 端除去，则灭活过程消失，如将切下的 N 端注到胞内，则被切除了 N 端而失去灭活过程的钾离子通道可再获得灭活过程。

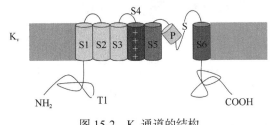

图 15-2　K_v 通道的结构

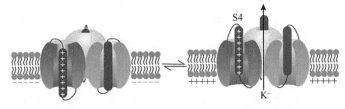

图 15-3　跨膜螺旋 S4 参与钾离子通道激活

电压门控式钾离子通道又称电压依赖性钾离子通道，是已知种类最多的离子通道家族。在这众多钾离子通道家族中，其中对 EAG 钾离子通道研究比较深入，该通道属于电压依赖性钾离子通道，研究发现，EAG 具有致癌潜能（oncogenic potential）。在临床试验中，该观点也在不断得到验证：用 EAG 特异性单克隆抗体检测各种肿瘤，大约有 75%的肿瘤高表达 EAG。用小鼠 *eag* 同源染色体筛选人类海马 cDNA 文库，分离得到了 *herg* 基因。*herg* 基因（human etherα-go-go-related gene）属于 *eag* 家族，编码产物是一种电压门控型钾离子通道。最新研究显示，HERG 可能参与整合素调节，抑制 HERG 可抑制结肠癌细胞增长，并能抑制血管生成。近年来，人们发现在许多肿瘤细胞系中，HERG 钾离子通道表达显著上调，例如，神经母细胞瘤、横纹肌肉瘤、腺癌、小细胞肺癌、垂体瘤、胰岛 B 细胞瘤、单核细胞性白血病、子宫内膜癌等。在研究中发现，特异性阻断 HERG 钾离子通道的药物可以抑制表达 *herg* 基因的肿瘤细胞增殖。这一发现提示 *herg* 基因和 HERG 蛋白很可能成为抗肿瘤药物研发的新分子靶标。

（2）钙激活钾通道（K_{Ca}）：它受到电压和钙离子的双重门控。其结构略有不同，有两个功能独特的区域，即一个保守的通道核心结构和一个特别长的与钙离子结合的 C 端。由去极化激活，但还受到胞内钙离子浓度的调控。K_{Ca} 根据其生物学特性（电导、电压依赖性的不同）和对阻滞剂敏感性的不同，分为高、中和低电导钙离子激活钾离子通道。高电导 BK_{Ca} 通道：BK_{Ca}α 亚单位从果蝇（Slo）及哺乳动物（mSlo，hSlo）中克隆出来，可结合不同的 β 亚单位形成不同的 BK_{Ca} 通道。中电导 IK_{Ca} 通道：人类 IK_{Ca}（hIK1）通道由 6 个跨膜区和 1 个离子区构成，编码 hIK1 蛋白的基因（*KCNN4*）定位于 19 号染色体 q13.2 区。低电导 SK 通道：SK 通道也由 6 个跨膜区和 1 个离子区构成，但它明显缺乏电压依赖性有别于 BK_{Ca} 和 IK_{Ca}，而对胞内钙浓度的敏感性较强。

（3）内向整流性钾离子通道（K_{ir}）：内向整流钾通道的分子结构直到 1993 年才被阐明，其每个亚单位仅含两次跨膜区域（M1 和 M2）和一个夹于其间的保守的 H5 片段孔道区（P 环），因此被称为 2TM（two-transmembrane）亚单位，四个 2TM 通道亚单位组成四聚体，形成功能性 Kir 通道（图 15-4）。K$_{ir}$（已发现有 12 个相应基因：*KCNJ1-KCNJ11* 和 *KCNK*）为超极化电流所激活，去极化时灭活。该通道（K$_{ir}$）分为 4 个亚家族：经典的内向整流钾离子通道（K$_{ir}$2）、GTP 结合蛋白激活的钾离子通道（K$_{ir}$3）、ATP 依赖式钾离子通道（K$_{ir}$1 和 K$_{ir}$4）和 ATP 敏感性钾离子通道（K$_{ir}$6）。

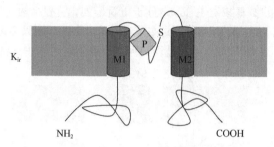

图 15-4　Kir 通道的结构

在正常生理状态下，内向整流钾电流与电压呈内向整流关系，这种内向整流特性提示其可能包括三种机制：单通道自身整流特性造成内向整流钾电流跨膜电流的内向整流，即通道内部能障可能具有电压依赖性，因此引起通道电导随去极化减少；细胞内外的离子或其他成分对通道钾离子外流有阻滞作用；通道门控具有电压依赖性，去极化使通道关闭。虽然目前还不能完全确定内向整流的具体机制，但越来越多的实验支持后两种观点。

2. 不同钾离子通道的生理功能

（1）电压依赖性钾离子通道：电压门控钾离子通道成员众多，是维持静息膜电位最重要的离子通道，钾离子外流引起细胞膜电位超极化，钾离子内流则引起去极化。细胞膜电位与细胞增生的关系非常密切：不分化细胞（不增生）的膜电位一般处于相对超极化，而增生活跃细胞（如肿瘤细胞）的膜电位则处于相对去极化状态，这类钾离子通道是根据其在细胞中的电生理特性而定义的，由于其在肿瘤细胞增殖中的作用，成为研究最广泛的一类钾离子通道。研究发现，其与肿瘤细胞的增殖有密切的关系。

（2）钙激活钾通道：钙激活钾通道的开放受胞内外钙离子浓度调节且具有电压敏感性。高电导钙激活钾通道（BK）在神经胶质细胞瘤上表达明显增加，与肿瘤恶性程度正相关。在星形胶质细胞瘤上应用 BK 阻断剂可抑制其增生。BK 对胞内钙浓度改变敏感，它作为胞内多条信息通路的交叉点可能在细胞增生、凋亡和转移中都有一定作用。调控冲动的发放频率，电导大，一般在 200pS，因此与肌浆网中的钾通道共称为最大钾通道（maxi K channels）。此通道在体温调控中可能起着比较重要的作用。

（3）内向整流式钾通道：这类通道控制静息电位和输入电阻，但不阻止动作电位的发生。这些内向整流钾通道受神经递质或细胞内 ATP 水平的调控。K$_{ATP}$ 参与肿瘤细胞的生长，如在人膀胱肿瘤细胞 HTB-9 应用 K$_{ATP}$ 通道阻断剂格列本脲（glibenclamide）后处于 G$_0$ 期的肿瘤细胞比例明显上升，同时细胞 DNA 合成明显下降，说明在阻断 K$_{ATP}$ 的同时也抑制肿瘤细胞生长分裂。MCF-7 细胞从 G$_0$/G$_1$ 到 S 期周期转变依赖于 K$_{ATP}$，且 K$_{ATP}$ 上调神经肽生长激素抑制素。但在另一项研究中，K$_{ATP}$ 开放剂色满卡林（cromakalim）也可抑制人神经胶质细胞瘤细胞生长，这说明 K$_{ATP}$ 的作用可能是多方面的。内向整流钾通道的异常表达，特别是激活剂或阻断剂影响肿瘤细胞生长，表明该类型通道与肿瘤发生的密切关系。

（二）在肿瘤细胞中钾离子通道表达异常

钾离子通道在正常组织和肿瘤组织中存在差异性表达。目前，钾离子通道已与已知的癌基因活性联系起来，对肿瘤的生物学行为产生广泛的影响，与肿瘤细胞增殖、凋亡、分化及侵袭密切相关。

1. Eag 类家族在肿瘤细胞中的表达　Eag（ether-a-go-go gene）类钾离子通道属于电压依赖性钾离子通道，是其中一类特殊的亚家族。电压依赖性钾离子通道包括三个亚型：EAG、ERG 和 ELK，这三种亚型分别表达于鼠、牛和人不同的物种中。表达于人类的 EAG 和 ERG 通道被称为 human ether-a-go-go（hEAG）和 human ether a-go-go related gene（hERG）。近年来的研究表明，*hEAG* 和 *hERG* 基因选择性表达于多种组织来源的肿瘤细胞，对肿瘤的生物学行为产生广泛的影响，而在相应来源的正常细胞中不表达或是低表达。这种选择性的表达提示以上这两种通道的基因对于肿瘤的发生和发展的重要性。

hERG 为众多钾离子通道基因家族的一员，全长 55 kb，位于第 7 号染色体，由 16 个外显子组成。*hERG* 基因编码延迟整流钾离子通道的快速激活成分 IKr 的 α 亚单位。该亚单位由 6 个 α 螺旋的跨膜区（S1-S6）、一个孔区（位于 S5 和 S6 之间）及位于胞内的氨基端和羧基端组成。S4 是电压感受区。氨基端由两个区域组成：Eag 区和近端区。Eag 区包括 N 端的前 135 个氨基酸，为 PAS（Per-Arnt-Sim）片段，是氧感受器，细胞缺氧可调控 hERG 钾离子通道；近端区定位在 135 号氨基酸到 366 号氨基酸上，与通道激活相关。C 端有一环状核苷酸结合片段（cyclic nucleotide binding domain，cNBD），cNBD 与 cAMP 结合是通道激活的必要条件（图 15-5）。hEAG 家族成员具有同其他电压依赖性钾离子通道相同的结构。

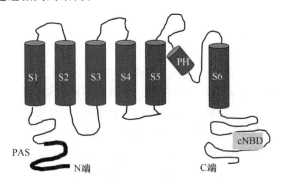

图 15-5　ERG 通道结构图

hEAG 在肿瘤细胞异位表达。Farias 等在检测宫颈癌的活组织标本时发现 hERG 全部表达，而从同例患者子宫颈部取出的正常活组织中 hEAG 的表达率仅为 33%。因此 Farias 等认为 Eag 的表达与否及活性大小对癌细胞的增殖非常重要。Pardo 等早期研究指出 EAG 具有致癌潜能。在癌前病变组织中，EAG 同样高表达，Barret 食管被认为是食管腺癌的癌前病变，对患有 Barret 食管的患者进行免疫组化检测发现，大约有 69% 的患者呈现 hERG 高表达。近年来，人们发现 hERG 在不同的组织原性的肿瘤细胞中均有表达，但在与相关肿瘤细胞起源的正常组织细胞中缺乏，主要在神经细胞瘤、横纹肌细胞瘤、腺瘤、小细胞肺癌、垂体瘤、胰岛 B 细胞瘤、单核细胞性白血病、子宫内膜癌等细胞中表达。大量证据表明，hEAG 和 hERG 通道在恶性肿瘤中扮演着重要的角色。然而它们在肿瘤形成中是否起到决定性作用、在肿瘤形成过程是否会引起这些基因的异常表达及激活 Eag 通道家族，目前还并不十分清楚。关于 hEAG 和 hERG 通道促进肿瘤恶性转化的机制主要观点如下（图 15-6）：Nilius 等证实人黑色素瘤细胞中钾离子通道过表达导致超极化而引起细胞内阳离子外流，随后引起 Ca^{2+} 内流维持膜稳定。Ca^{2+} 在哺乳动物有丝分裂 G_1 期向 S 期转换的过程中作为起搏器，启动细胞周期的转换。因此增加细胞内 Ca^{2+} 浓度能够促进细胞从 G_1 期向 S 期的快速转换，进而促进细胞增殖。然而钾离子通道阻滞剂作用细胞时，未见 Ca^{2+} 内流和细胞周期的转换。另一机制是假定细胞容积与钾离子通道呈反向关系。钾离子通道活性增加引起细胞皱缩，进而使细胞变形并通过改变与细胞增殖相关的蛋白激酶和磷酸酶的活性而重新构造细胞骨架组分。该假设已经通过钾离子通道阻滞剂能使细胞容积增加及抑制细胞增殖这一事实而得以证实。然而却仍有争议，实

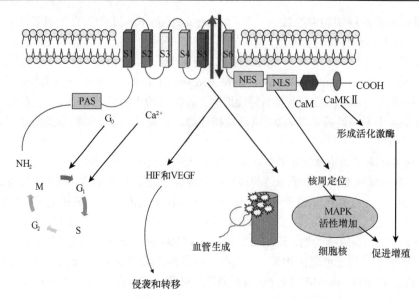

图 15-6 K^+ 通道促进细胞恶性转化机制示意图

验结果显示星形胶质细胞与血脑屏障形成相关,尽管钾离子通道呈现高表达引起细胞容积减小,但钾离子通道阻滞剂 L-谷氨酸却促使钾离子进入细胞而引起细胞膨胀。

缺氧已被证实是促进肿瘤快速生长的刺激因素,缺氧组织发生细胞分子机制的改变可能是由于氧增加而引起,也可能是不需氧而激活其他机制。缺氧可引起缺氧诱导因子 HIF-1α 生成,随后引起编码红细胞生成素、VEGF、糖分解酶类基因的转录激活,这些被认为与肿瘤抑制、生长及代谢各种因素相关。转染 Eag 类钾离子通道的 HEK 细胞引起缺氧条件下 HIF-1α 生成增加,并且由于 Eag 类钾离子通道在各类肿瘤过表达,它们在缺氧条件下给予肿瘤细胞选择性优势。大量研究证明,Eag 类钾离子通道突变体所包含的非功能亚基缺乏细胞增殖的功能孔道。Hegle 等已证实电压依赖性 Eag 类钾离子通道通过非依赖钾离子进入该通道的机制,调控细胞增殖和丝裂原激活的蛋白激酶(MAPK)信号通路。Eag 类钾离子通道还作为支架激活钙-钙调蛋白激酶Ⅱ(calcium/calmodulin-dependent protein kinase Ⅱ,CaMKⅡ),形成一个在低钙条件下仍具有活性的复合物,引起细胞增殖和凋亡紊乱而导致肿瘤发生。位于 Eag 类钾离子通道羧基末端的活化的核定位序列(NLS)引起具有调节细胞生物学活性功能的 MAPK 信号转导通路的激活。恶性肉瘤细胞和宫颈癌细胞已经被证实能够增加 Eag 类钾离子通道细胞核周围的定位,并且 NLS 在成瘤机制中可能起到非常重要的作用。

2. Shaker 类钾离子通道蛋白在肿瘤组织的表达 此类钾离子通道蛋白属于 $K_v1 \sim K_v9$ 亚家族,一些 K_v 通道特别是 K_v1 和 K_v2 参与前列腺癌、直肠癌、肺癌和乳腺癌的细胞增殖。前列腺癌组织中有 $K_v1.3$ 钾通道的表达,而结肠癌组织中有 $K_v1.3$ 钾通道蛋白的存在。在乳腺癌 MCF-7 细胞中还检测到有 Kv1.1 钾离子通道的表达。在人神经胶质瘤中发现有 $K_v1.3$ 和 $K_v1.5$ 的表达,其中 $K_v1.5$ 的表达与胶质瘤的瘤体恶性程度相关,而 $K_v1.3$ 的相关性不明显。在口腔扁平上皮细胞癌中 $K_v3.4$ 的 mRNA 表达增加,封闭 $K_v3.4$ 通道可抑制口腔扁平细胞癌的增生。

3. 钙离子活化的钾离子通道在肿瘤中的表达 电压依赖性的高电导钙离子活化的钾离子通道(BK)在兴奋性细胞和非兴奋性细胞广泛表达。BK 在许多肿瘤组织及来源于肿瘤的细胞系中均呈异常高表达,而在正常组织或细胞中却不表达或弱表达。它主要是通过对 Ca^{2+} 信号的传递来改变细胞膜电位水平,导致胞外钙进入细胞内,从而影响细胞信号转导通路,对肿瘤细胞的发生发展有重要作用。在对恶性神经胶质细胞瘤患者进行活组织检查后发现:与正常的人类皮层组织相对照,

BK 通道在神经胶质瘤呈特异性的过表达，而且肿瘤的恶性程度与该通道的表达量呈正相关。BK 在人黑色素瘤细胞中也表现出增量调节，成了人恶性肿瘤细胞的一个新机制。将 BK 阻滞剂用于离体培养的肿瘤细胞可以在很大程度上抑制肿瘤细胞的增殖。同时 BK 还可以作用于肿瘤细胞周围环境，通过改变血管的增生和渗透性等因素，促使肿瘤的复发和转移。低电导钙活化的钾通道在神经系统的肿瘤中也存在表达，在人类成神经管细胞瘤 TE671 细胞中存在的小电导钙活化的钾通道 SK3，经 RT-PCR、免疫学方法以及全细胞型膜片钳技术得到证实。

4. 内向整流钾离子通道在肿瘤细胞的表达　乳腺癌细胞中有 G-蛋白偶联的内向整流的钾离子通道（GIRK1）表达，近 40%的原发乳腺癌患者的样本组织中有编码 GIRK1 的 mRNA 表达。在 72 例非小细胞肺癌患者中，有 69%的患者呈高表达，且 GIRK1 的表达与淋巴转移和分级有关，GIRK1 高表达的患者机体状态及预后比低表达的患者差。

5. 其他钾离子通道在肿瘤细胞的表达　新发现的 TASK 型的双孔钾离子通道 mTASK-2 存在于艾氏腹水癌细胞和小鼠肾组织，氯非铵（clofilium）能阻断 mTASK-2 介导的钾电流，IC_{50} 为 25μmol/L。mTASK-2 的功能与 IKvol 相似，而且受细胞容积改变的调节。在乳腺癌组织及肺癌组织中筛选出 TASK-3 钾离子通道基因，并发现 44%乳腺癌组织中 *TASK-3* 基因呈高表达。对 124 例结肠癌组织的检测发现 46%的 TASK-3 蛋白呈过表达，而正常结肠组织中 TASK-3 蛋白表达微弱。进一步分析发现 TASK-3 蛋白的过表达与结肠癌分期没有相关性，且与结肠癌淋巴结转移也没有相关性，但应用 TASK 钾离子通道阻滞剂可以抑制肿瘤细胞增殖。ATP 敏感的钾离子通道在肿瘤细胞中也存在表达，如胰岛细胞瘤、成神经管细胞瘤和乳腺癌 MCF-7 细胞等。

（三）钾离子通道与肿瘤细胞的增殖

钾离子通道在肿瘤细胞的增殖中发挥重要作用，其中电压门控式钾离子通道（K_v）、ATP-敏感钾通道（K_{ATP}）及钙激活钾通道（K_{Ca}）与肿瘤细胞增殖关系密切。电压依赖性钾离子通道 $K_v1.3$ 和 $K_v1.1$ 在乳腺癌、结肠癌、前列腺癌、神经胶质细胞瘤组织中有不同程度的表达，但在正常组织几乎不表达；在培养相应的肿瘤细胞中加入相对特异性阻断剂，可以降低细胞的增殖。应用［3H］脱氧胸腺嘧啶苷掺入法分析了 K_{ATP} 对人膀胱癌 HTB-9 细胞增殖的影响，发现 K_{ATP} 阻滞剂格列本脲抑制钾离子电流后，可以阻滞细胞周期通过 G_1 期，从而影响 HTB-9 细胞的增殖。

钾离子通道影响肿瘤细胞的增殖已经被多数学者证实，但其内在机制却不明确。目前主要有三种假说（图 15-7）。

1. 细胞的跨膜电位超极化在肿瘤细胞增殖中的作用　早在 70 年代已有研究发现，肿瘤细胞的静息电位比其来源的正常细胞的低。钾离子外流和膜电位的超极化，导致细胞内外有电位差，产生使钙离子通过电压依赖性钙通道进入细胞的力量。钙离子进入细胞内后，细胞内的钙离子浓度升高，而钙离子是与众多蛋白接触的第二信使，参与许多信号传导通路的调节。钙离子与细胞周期蛋白相结合，如 S100A4 蛋白，使控制细胞周期 G_1 期到 S 期的抑制蛋白失活，向 G_2-M 期转化，从而使细胞增殖。

2. 细胞体积的变化在细胞增殖中的作用　钾离子通过调节细胞体积控制细胞周期蛋白的活性，并发现钾离子通道阻断剂可以阻断钾离子外流，增加细胞的体积。这与钾离子是细胞内的主要阳离子，对维持细胞的渗透压起重要作用有关。如果细胞的体积增加到 25%以上时，细胞的增殖完全被抑制。

3. 有丝分裂信号传导通路在细胞增殖中的作用　在骨骼肌细胞和白血病细胞中，表皮生长因子激活钾离子通道，并且细胞从 G_1 到 S 期转变时需要电压依赖性钾离子通道，同时也发现抑制钾离子通道会阻止细胞外信号调节蛋白激酶-2 对表皮生长因子的反应，表皮生长因子是介导有丝分裂原激活蛋白激酶（MAPK）激活所必需的。

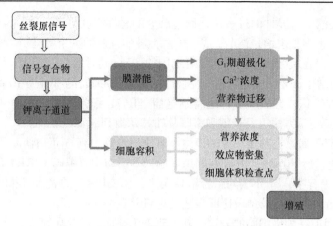

图 15-7 钾离子通道与细胞增殖之间的关系

（四）钾离子通道与肿瘤细胞凋亡

细胞凋亡是一个非常复杂的生理和病理过程，凋亡容积降低（apoptotic volume decrease，AVD）是发生在 DNA 片段化、细胞色素 C 释放和 caspase3 活化之前启动细胞凋亡的关键环节，细胞的这种容积改变是由细胞膜钾离子和氯离子外流所引起的（图 15-8）。在人 Hela 细胞系中观察到 TNF-α 可快速地激活容量敏感性的外向整流 K^+、Cl^- 电流，引起细胞容积降低，进而促进细胞凋亡。

钾离子通道阻断剂主要有两类：一类是多肽类动物毒素，如 denchrotoxin（DTX）、蜜蜂神经毒素（apamin）、北非蝎毒素（charybdotoxin，CTX）等；另一类是人工合成的钾离子通道阻断剂，如 4-氨基吡啶、四乙胺、格列本脲、奎宁、他莫昔芬等带有正电荷的化合物，这些化合物均对肿瘤细胞有一定的细胞毒作用。4-氨基吡啶、金雀花碱和奎尼丁能减弱嗜酸性红细胞的 AVD，钾离子载体缬氨霉素（valinomycin）能诱导凋亡。总之，由于容积调节失调引起正常张力的细胞收缩是凋亡早期的必要条件，AVD 是细胞凋亡早期所必需的，钾离子通道可能通过 AVD 调节肿瘤细胞凋亡（图 15-9）。另有研究表明，钾离子通道所致的肿瘤细胞凋亡可能由于钾离子通道导致细胞外钙离子内流引起。4-氨基吡啶是钾离子通道阻断剂，它能诱导 HepG2 人肝癌细胞凋亡，能剂量依赖性地减少 HepG2 细胞的生长，并证实在 HepG2 细胞中 4-氨基吡啶诱导的凋亡是由于钙离子内流引起的，而且在诱导肝细胞凋亡的机制中有钾离子通道的参与。

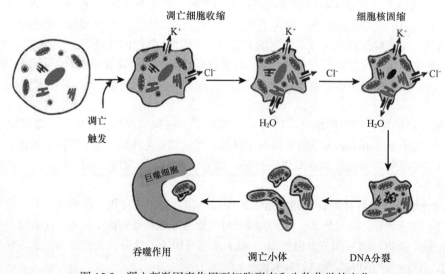

图 15-8 凋亡刺激因素作用下细胞形态和生物化学的变化

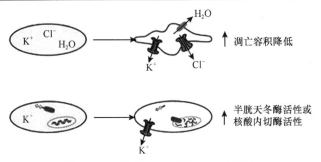

图 15-9 钾离子外流调节 AVD 与凋亡

（五）钾离子通道与肿瘤细胞的黏附和迁移

钾离子通道同样也参与了肿瘤细胞的黏附和迁移。研究发现，电压依赖性钾通道 $K_v2.1$ 增加粘着斑激酶磷酸化调控肿瘤细胞黏附和迁移，证实电压依赖性钾通道如 $K_v2.1$ 能通过其 N 端的 LD 样基序和 FAK 直接结合，调控 FAK 在细胞外基质的刺激下的磷酸化水平，从而促进肿瘤细胞的黏附和迁移；应用细胞外高钾及钾通道抑制剂能有效抑制肿瘤细胞的运动活性，为肿瘤细胞的浸润和转移的生物学特性的研究提供一条新的研究方向，有望成为肿瘤细胞新的治疗靶点。

高电导钙激活钾离子通道（BK 通道）在人神经胶质瘤细胞中高度表达。在 1321N1 人神经胶质瘤细胞迁移过程中，应用膜片钳技术观察 BK 通道活性、时间间隔显微镜观察 BK 通道作用时发现，在所有细胞内部灌注 Ca^{2+}，外部应用 BK 通道开放剂根皮素后 BK 通道电流增加，电流与静息电位细胞关系密切。根皮素和另一 BK 通道开放剂 NS1619 可降低约 50% 的迁移率，乙酰胆碱对神经胶质瘤细胞也有类似的作用。根皮素、NS1619 及乙酰胆碱与特殊的 BK 通道阻滞剂 paxilline 和 iberiotoxin 联合应用可以完全阻止细胞迁移。根皮素所诱导细胞内钙离子浓度的增加并不受细胞外钙离子移动和联合应用 paxilline 的影响。证实神经胶质瘤细胞迁移受到抑制，与 BK 通道激活和细胞内钙离子独立性相关。

中电导钙激活钾离子通道（IK_{Ca}）是常见的钾离子通道之一。研究发现，前列腺癌、胰腺癌等许多肿瘤组织中均存在 $K_{Ca}3.1$ 基因的异常高表达，这种异常改变不仅会导致细胞增殖和凋亡的失调，还与肿瘤细胞的迁移和侵袭能力相关。利用特异性阻断剂阻断 $K_{Ca}3.1$ 活性可以抑制黑色素瘤的转移，近期研究发现 $K_{Ca}3.1$ 可能是通过调节基质金属蛋白酶的表达而参与子宫内膜癌细胞的侵袭，并在肿瘤的转移侵袭过程中发挥一定的作用。

钙激活的钾离子通道（K_{Ca}）是一类重要的钾离子通道家族，其中低电导钙激活钾离子通道（small-conductance Ca^{2+}-activated Potassium Channel，SK）蛋白基因通常由具有保守基因组结构的三个基因组成（SK1～SK3），SK3 又称 $K_{Ca}2.3$。近期，研究发现 $K_{Ca}2.3$ 蛋白在黑色素瘤细胞异常表达，而在正常的生黑色素细胞（melanocytes）未见该蛋白。当 $K_{Ca}2.3$ 通道活性下调时会引起质膜去极化，2D 和 3D 细胞迁移能力下降。相反，在 $K_{Ca}2.3$ 不表达的细胞中增强 $K_{Ca}2.3$ 蛋白的表达会引起质膜趋向超级化，并提高细胞的迁移能力。然而，$K_{Ca}3.1$ 通道即使增强膜电位，但细胞迁移能力也并无改变。这不仅表明质膜超级化可以增强黑色素瘤细胞的迁移能力与 $K_{Ca}2.3$ 通道密切相关，并且还提示 $K_{Ca}2.3$ 通道可能是钙激活的钾离子通道家族中唯一与黑色素瘤细胞迁移相关的离子通道。

二、氯离子通道与肿瘤

氯离子通道（chloride channel，CLC）是一个广泛分布的阴离子选择性通道家族，参与细胞的多种功能活动，如细胞静息电位的稳定和电兴奋性调节、容积调节、电解质的转运、细胞内 pH 的调节，同时，对细胞免疫应答、细胞增殖和分化、细胞凋亡及细胞迁移等活动也具调节作用。此前的研究多集中于生理学领域，近年越来越多的证据表明，氯离子通道在多种肿瘤细胞中表达异常，与肿瘤细胞的恶性生物学行为有关。

（一）氯离子通道的分类和生物学特性

1. 氯离子通道的分类 目前多数学者采用的分类方法是根据通道的开启机制对氯离子通道进行分类。

（1）电压门控性氯离子通道（voltage-dependent chloride channel）：是一类电压开启的氯通道，第一个电压依赖性氯通道的分子克隆由 Jentsch 于 1990 年通过电鳐电器官克隆表达鉴定，命名为 CLC-0。目前发现，在哺乳动物存在 9 种编码电压依赖性氯通道基因。亲水性分析表明，CLC 家族氯通道由 13 个疏水性功能域构成（D1-D13），它的羧基和氨基末端存在于细胞质中。根据经典生化和突变分析获得的 CLC 家族氯通道分子结构模型如图所示（图 15-10 A）。细菌的 CLC 家族氯通道晶体结构已经被确定，CLC 家族氯通道由同源二聚体构成，两个亚单位分别构成两个相同的水相孔道。每一个亚单位由 18 个 α 螺旋构成（A-R），大致分成反向平行的两个部分（A-I 和 J-R），这是 CLC 氯通道家族不同于电压依赖性阳离子通道的重要结构特征之一（图 15-10 B）。CLC 家族氯通道不同于电压依赖性阳离子通道的另一个结构特征是所谓的"双筒枪"（double-barrel）结构（图 15-10 C），在这种结构中通道具有完全相同的两个水相孔道，且两个孔道的门控是相互独立的。

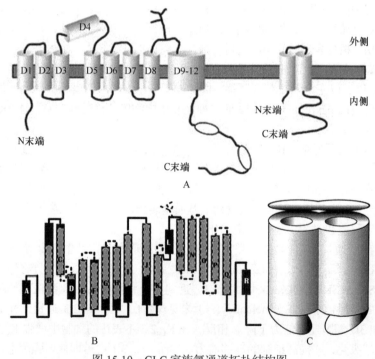

图 15-10 CLC 家族氯通道拓扑结构图

（2）容积调控性氯离子通道（volume-regulated chloride channel）：广泛存在哺乳动物细胞膜，在维持细胞容量平衡中发挥重要作用。由于缺乏对该通道高亲和力的特异性配基，对其分子生物学鉴定较困难。目前已发现某些蛋白质与细胞的容量调节相关，这些蛋白质被称作候选蛋白。运用基因表达的方法目前发现了几种候选蛋白，如 P-糖蛋白、核酸敏感性氯通道蛋白、Phospholemman、CLC 家族氯通道。

（3）囊性纤维化跨膜转导调节体（cystic fibrosis transmembrane conductance regulator，CFTR）：是最早被克隆定位的氯通道，1989 年在寻找囊性纤维化疾病基因时被发现，并因此得名。CFTR 是囊性纤维变性基因的产物，其跨膜区构成氯离子的跨膜孔道，此通道具有 cAMP 依赖和外向整流特性，这种电流的激活受其调节区 PKA 依赖的磷酸化及 ATP 水解的双重调节（图 15-11）。

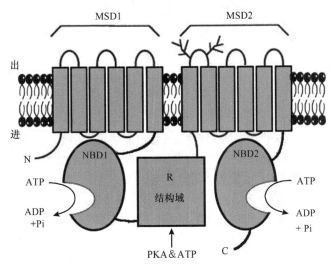

图 15-11　CFTR 拓扑结构图

（4）钙激活性氯离子通道（calcium-activated chloride channel）：首先在两栖类蝾螈视网膜的杆状细胞和爪蟾的卵母细胞上发现，随后在大鼠的泪腺细胞、多种内皮细胞和上皮细胞、神经组织上也发现存在钙激活氯通道。钙激活氯通道由 4～5 个跨膜结构域构成（图 15-12），在 TM4-TM5 之间劈裂形成一个前体（precursor）。前体是钙激活氯通道重要的结构特征，分子量为 125kDa。由 900～940 个氨基酸残基组成，劈裂后前体形成 90kDa 和 35kDa 的异源二聚体。由于钙激活氯通道是目前唯一具有细胞黏附功能的离子通道，因而引起众多学者的兴趣。

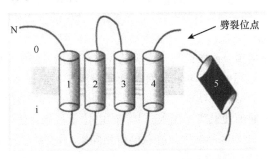

图 15-12　钙激活氯通道结构示意图

（5）配体激活的氯离子通道：包括存在于抑制性神经突触后膜的由 γ-氨基丁酸和甘氨酸激活的氯离子通道。γ-氨基丁酸受体与烟碱乙酰胆碱受体相似，是内部含有氯离子通道的五聚体，包含多个亚基，每一个亚基在 N 端（细胞外）构成一个半胱氨酸环和四个跨膜螺旋（M1-M4），M2 跨膜区形成氯离子通道（图 15-13）。

2. 不同氯离子通道的生物学特性

（1）电压门控性氯离子通道：共有的电生理特性是电压依赖性开启，并且同其分子结构相对应，具有快闸门和慢闸门两次开启过程，慢闸门的关闭导致通道失活。CLC 家族氯通道另一个共有的电生

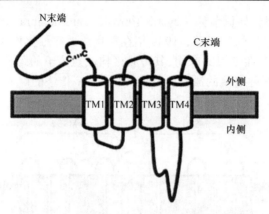

图 15-13　配体激活的氯离子通道结构示意图

理特性是具有 $P_{Cl}>P_{Br}>P_I^-$ 离子渗透序列，这种离子渗透序列同其他的氯通道明显不同，是 CLC 家族氯通道电生理特征，应注意的是这种序列受细胞内 pH 影响，在 pH 较低时可能出现 $P_I^->P_{Cl}^-$ 的情况。

（2）容积调控性氯离子通道：电流的激活是非电压依赖性的，在细胞外低渗条件下激活，但在电压超过+60m 时，出现缓慢的失活，而在负电压时，该电流快速复活。具有中度外向整流性，去极化时没有明显的时间依赖性。不同的细胞类型和不同的分化状态，容量调控性氯电流的电流密度和激活速度不同。一般讲，非分化细胞表达高的电流密度和快的激活特性。相反，分化细胞表现延迟激活和电流密度低的特性。容量调控性氯电流的另一个电生理特性是具有 $SCN^->I^->NO_3^->Br^->Cl^->F^->$ 葡萄糖酸的阴离子渗透序列，这是容量调节性氯通道不同于其他氯通道最重要的特征，被称为"通道的指纹"。

（3）囊性纤维化跨膜转导调节体：是电压与时间非依赖性阴离子通道，激活过程必须有 cAMP 参与。在对称性氯离子条件下为线性电流，值得注意的是在非对称性氯离子条件下具有整流性，离子选择性阴离子强于阳离子，阴离子渗透序列为 $Br^->Cl^->I^->F^-$，单通道电导率为 6～10pS。

（4）钙激活性氯离子通道：各种类型钙激活氯通道电生理特性十分相似，细胞内钙增加以电压依赖方式激活该通道。电流具有外向整流性，在正电压区缓慢激活，在负电压区失活。阴离子渗透序列为 $SCN^->I^->Cl^->$ 葡萄糖酸，同 CLC 家族氯通道明显不同。通道的动力学特性明显与 $[Ca^{2+}]_i$ 和电压有关，在较高的 $[Ca^{2+}]_i$ 和明显除极时，通道激活快。其他的钙依赖性和电压依赖性特征还有：在细胞内高 Ca^{2+} 条件下，通道整流性下降；在更负的电压条件下，通道对 Ca^{2+} 的敏感性下降。

（5）配体激活的氯离子通道：该通道与其相应的配体结合后，产生突触前抑制，是许多中枢神经系统药物作用的靶位。在不同的组织被一系列的递质所激发，主要由 γ-氨基丁酸（GABA）和甘氨酸激活。目前对几种亚基的结构和功能已经进行了详细的研究。与通道上亚基相结合的递质（一般为两个分子）激活氯离子通道使氯离子流入，引起膜电位超极化并诱导膜输入抑制。开放的氯离子通道使氯离子在平衡电位处（这个电位与静息电位相同），具有稳定膜电位的功能。

（二）氯离子通道与肿瘤细胞的增殖

许多研究发现，氯离子通道与肿瘤细胞的增殖有关，尤以容积调控性氯离子通道备受关注。但氯离子通道是否通过影响细胞周期而影响细胞增殖，目前尚无定论。应用氯离子通道阻滞剂研究氯离子通道对卵巢癌细胞增殖及细胞周期影响的结果表明，氯离子通道尤其是容积敏感性氯通道（VRAC）和电压门控性氯离子通道（CLC）有助于卵巢癌细胞的增殖，氯离子通道阻滞剂抑制了细胞周期的进展。氯离子通道阻断剂对肝癌细胞增殖的研究结果表明，容积调控氯通道在肝癌细胞增殖中起重要作用，细胞增殖由 G_1 期过渡到 S 期必须有 VRAC 的参与。阻断 VRAC 抑制细胞增殖很可能是通过 Ca^{2+}/CaM 途径起作用的。

氯离子通道在 Ehrlich Lettre 腹水癌细胞中呈细胞周期依赖性改变，容积调控性氯离子通道电

流密度峰值在从 G_0 期到 G_1 期过程中减小，而从 G_1 期到 S 期过程则明显增大，VRAC 阻滞剂抑制了小鼠 Ehrlich Lettre 腹水癌细胞的生长，实验结果证明，VRAC 的活性增加是肿瘤细胞进入 S 期的必要条件。在鼻咽癌的研究中也发现氯离子通道表达呈周期依赖性变化，研究结果显示，G_0/G_1 期的 CNE-2Z 细胞中 CLC-3 呈低表达，在 S 期 CLC-3 呈高表达，在 G_2 初期 CLC-3 呈中等程度表达，提示 CLC-3 可能在鼻咽癌 CNE-2Z 细胞周期调节中扮演重要角色，但可能和调节性体积降低无相关性。在神经胶质瘤中也发现 CLC-3 在细胞周期中扮演重要角色，其功能状态决定了细胞周期的分化，因此氯离子通道对细胞增殖的影响可能是通过细胞周期而实现的。对胃癌的研究表明，容量调控性氯离子通道在细胞增殖中发挥重要作用，抑制该通道可抑制细胞增殖，使细胞停滞在 G_1 期，胃癌 SGC7901 细胞系表达 CLC-3 mRNA，阻断 CLC-3 的表达对细胞周期无抑制作用，提示 CLC-3 可能不是容量调控氯通道发挥作用的分子基础，可能参与细胞的其他功能。将三苯氧胺（TAM）与靶向氯离子通道 CLC-3 反义核苷酸链分别单独及联合作用于 MCF-7 乳腺癌细胞，结果发现氯离子通道 CLC-3 在乳腺癌组织中表达，较正常组织有明显差异，说明氯离子通道 CLC-3 在乳腺癌组织的发生发展过程中有一定的病理生理意义。CLC-3 有增强 TAM 对乳腺癌细胞株 MCF-7 凋亡的诱导作用，且随浓度增加两者之间的协同作用增大。

综上所述，氯通道是否通过影响细胞周期而影响细胞增殖目前尚无定论，阻断氯通道抑制细胞增殖的真正原因尚未完全阐明。

（三）氯离子通道与肿瘤细胞的凋亡

氯离子通道与肿瘤细胞凋亡密切相关，肿瘤细胞凋亡的改变过程中伴随氯离子通道功能状态发生改变，氯离子通道功能改变可导致肿瘤细胞凋亡的增加或减少。

国外对神经内分泌性前列腺癌细胞中 VRAC 研究显示，神经内分泌性前列腺癌细胞中 VRAC 较正常细胞容积调控性氯离子电流增强，而其阻滞剂可促使神经内分泌化细胞的凋亡。氯离子通道和细胞增殖及凋亡密切相关，在诱导淋巴细胞和鼠肝癌 HTC 细胞凋亡过程中，有氯电流的激活，干扰氯通道可诱导细胞凋亡，抑制肿瘤生长。在心室肌细胞、Hela 细胞、U937 细胞、NG108-15 细胞，氯通道阻断剂对诱导细胞凋亡有一定的作用。氯通道参与低分化鼻咽癌 CNE-2Z 细胞凋亡过程的调控，氯通道阻断剂 5-硝基-2-（3-苯丙氨基）苯甲酸［5-nitro-2-（3-phenylpropylamino）-benzoic acid，NPPB］（50μmol/L）抑制顺铂诱导的细胞凋亡及细胞增殖。氯离子通道与喉癌细胞增殖及凋亡相关。氯离子通道阻滞剂 NPPB 阻断人喉表皮样癌细胞（Hep-2）氯离子通道后，G_0/G_1 期细胞比例明显上升，S 期细胞比例显著降低，影响细胞周期进而抑制细胞增殖。同时，检测 NPPB 阻断剂阻断氯通道对 Hep-2 细胞凋亡的影响时发现，细胞凋亡率随药物作用时间延长而增加，证实了 NPPB 阻断氯离子通道对 Hep-2 细胞具有诱导凋亡作用。

脑神经胶质瘤细胞表达一种独特的氯电流（称 GCC 电流），因此，选择靶向氯离子通道阻断剂将有可能治疗人体神经胶质瘤。蝎毒液中含有十分丰富的离子通道阻断药。从以色列蝎毒液中分离的一种氯毒素能有效地杀死神经胶质瘤细胞，氯毒素能与神经胶质瘤细胞特异地结合，而且具有高度的亲和力和选择性，又由于神经胶质瘤细胞表达 MMP-2，氯毒素能抑制 MMP-2 的活性并减少 MMP-2 在细胞膜上的表达，从而抑制胶质瘤细胞向周围组织侵袭。但也有相反的研究报道，VRAC 激活可诱导宫颈癌细胞凋亡。

（四）氯离子通道与肿瘤细胞的侵袭迁移

肿瘤细胞迅速蔓延的基础是肿瘤细胞的侵袭转移，癌细胞的体积需发生改变以适应肿瘤细胞侵袭过程中周围环境状态，VRAC 有调节细胞体积的作用。这些结果在对胶质瘤的研究中得到证实，Cl^- 通道在胶质瘤细胞表面表达丰富，胶质瘤细胞表面的 Cl^- 通道是电压依赖性氯通道超家族。国外对人胶质瘤细胞上 VRAC 的研究发现，低渗溶液可激活 VRAC，VRAC 阻滞剂 NPPB 可降低胶质瘤细胞的趋化迁移能力，从而阻止肿瘤细胞迁移。离子替换研究也证实了这个结果，在这些证实此结果的研究中,以另外一些阴离子来替换 NO_3^-、Br^- 及 Cl^- 可通过 Cl^- 通道,在用它们替换 Cl^- 后,这些被替换的肿瘤细胞的移行能力没有改变,而将 Cl^- 换作通过 Cl^- 通道能力很低的葡萄糖或谷氨酸盐后,细胞迁移能力有很大程度的降低。

有些研究者探索了鼻咽癌细胞迁移中 VRAC 的作用,结果显示,低渗溶液能够激活氯离子通道,NPPB 呈剂量依赖方式降低氯离子通道电流的幅度,氯离子通道阻断剂 NPPB 可降低鼻咽癌细胞的迁移率,从而表明鼻咽癌细胞的迁移可能需要依靠 VRAC 的激活,在鼻咽癌细胞的迁移过程中 VRAC 的激活可能扮演重要的角色。对鼻咽癌低分化上皮细胞(CNE-2Z)的迁移能力研究表明,不同生长周期的细胞迁移能力不同,G_1 期细胞迁移能力最强,随后是 M 期,S 期迁移能力最弱。氯离子通道阻断剂(NPPB、tamoxifen)抑制 CNE-2Z 细胞迁移,但不同的氯离子通道阻断剂对不同生长周期 CNE-2Z 细胞迁移的阻滞效应不相同,氯离子通道在各期 CNE-2Z 细胞的迁移过程中起着重要作用。Schneider 等研究了 H-ras 癌基因转染后的鼠成纤维细胞 NIH3T3 迁移能力,结果表明,野生型细胞迁移能力较 H-ras 癌基因转染后的鼠成纤维细胞 NIH3T3 迁移能力弱,即 H-ras 癌基因转染增加了 NIH3T3 迁移能力,应用 VRAC 阻滞剂 NS3728 可降低转染 NIH3T3 细胞的迁移潜力。为何会发生这种情况,研究发现其机制可能与细胞侵袭迁移过程中细胞骨架的重排密切相关。

CLC-3 氯离子通道与肿瘤细胞浸润过程密切相关,研究发现,在脑肿瘤及人胶质瘤中 CLC-3 mRNA 及蛋白不同程度地高表达,正常脑组织中低表达。在此基础上对胶质瘤细胞增殖和浸润与氯离子通道之间关系进行了进一步的探讨,结果表明氯离子通道可能与肿瘤细胞的恶性转化相关,同时可能也参与胶质瘤细胞增殖及浸润过程。

三、钙离子通道与肿瘤

钙离子是细胞内最普遍而重要的信号转导成分,$[Ca^{2+}]_i$ 的变化在调控细胞的基因转录,DNA 合成、DNA 修复及有丝分裂等一系列生理病理过程中起重要作用,与细胞增殖、基因突变及肿瘤细胞的发生发展密切相关。

(一)钙离子通道的分类和特性

1. 钙离子通道的分类

根据引起钙离子浓度改变的方式来对钙通道进行分类,可以分为两大类:外钙内流通道和内钙释放通过的钙通道。

(1)细胞外钙内流通过的钙通道

1)电压门控钙通道(voltage-dependent channel,VDC):其结构如图 15-14 所示。

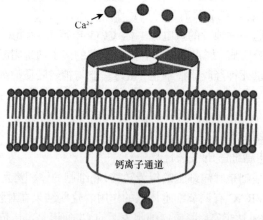

图 15-14 电压门控钙通道结构图

大多数可兴奋细胞的胞外 Ca^{2+} 主要通过 VDC 进入细胞内,该通道有开放、失活、关闭三种状态（图 15-15），通道三种状态的转变依赖于膜电位的变化，当细胞膜除极或者细胞外液中的 K^+ 浓度升高，则 VDC 开放。

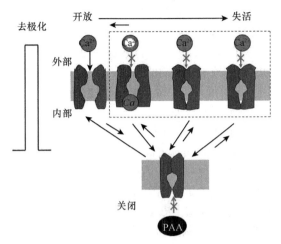

图 15-15　Ca^{2+} 通道可能的状态转换

根据电生理学和药理学特性的不同可将电压门控性钙通道分为 T、L、N、P、Q 和 R 等六个亚型（图 15-16）。

T 型钙通道（T，I_{Ca-T}）：该通道激活电压（ –70～–40mV ）较低，电导较小（5～8pS）、失活速度快、开放时间短，也被称为临时通道。另外其关闭速度慢，为其他的电压门控钙通道速度的 1/100～1/10，又被称为低电压激活慢速关闭 T 通道。T 型钙通道广泛分布于神经元、平滑肌和心肌细胞，其功能主要与细胞的生长增殖、激素的分泌及心脏起搏活动等有关。

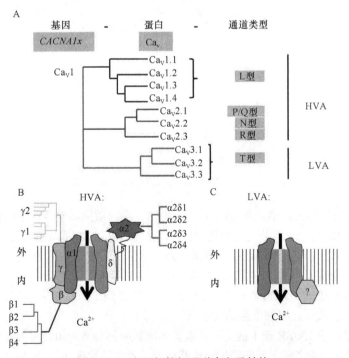

图 15-16　电压门控钙通道命名及结构

L 型钙通道（L，I_{Ca-L}）：该通道激活需要强去极化，电导较大（25pS）、失活较慢、开放时间较长。L 型钙通道普遍存在于机体的各种组织细胞，尤其在骨骼肌和心肌。该通道主要调节肌肉的兴奋收缩耦联。

N 型钙通道（N，I_{Ca-N}）：该通道激活需要强去极化，电导较大（20pS）、失活速度中等。目前仅在神经组织中发现，主要功能是触发递质释放。

P 型钙通道（P，I_{Ca-P}）：该通道激活需要中等电压。广泛分布于脑，尤其密集分布于小脑的浦肯野细胞和腺细胞，主要功能是调控中枢递质的释放。

Q 型钙通道（Q，I_{Ca-Q}）：该通道激活需要较高电压，失活速度中等。主要分布于小脑颗粒细胞、海马三角细胞等，主要功能与递质释放有关。

R 型钙通道（R，I_{Ca-R}）：该通道激活电压强度中等。主要在神经细胞中发现。

2）受体操纵性钙通道（receptor operated channel，ROC）：1979 年 Van Breeman 采用 ^{45}Ca 失踪测定技术首次在血管平滑肌细胞上发现一种与 VDC 不同的钙通道，并将其命名为受体操纵性钙通道。ROC 是存在于细胞膜上的一种重要的外钙内流通道，普遍分布于兴奋性和非兴奋性细胞膜上，并且是非兴奋性细胞外钙内流的主要通道。ROC 的开放与膜的去极化无关，主要是与细胞膜上存在的特异性受体蛋白有关，当外界各种刺激物与其相应受体结合后，通过各种调节机制将最终使 Ca^{2+} 浓度发生改变。

3）钙库调控性钙通道（store operated channel，SOC）：SOC 是由内质网（endoplasmic reticulum，ER）或肌浆网（sarcoplasmic reticulum，SR）内钙库消耗触发的外钙内流通道（图 15-17）。广泛分布于多种细胞中，并且是非兴奋性细胞外 Ca^{2+} 内流的主要通道。

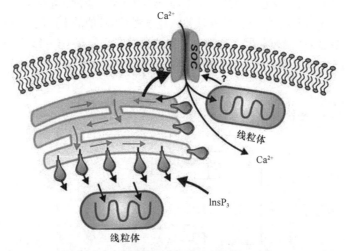

图 15-17　Ca^{2+} 缓冲作用下细胞器对 SOC 调节

（2）内钙释放通过的钙通道：细胞内 Ca^{2+} 主要贮存在内质网或肌浆网中，根据对三磷酸肌醇（IP_3）敏感性的不同将细胞内钙分为两种类型：IP_3 敏感钙池和 IP_3 不敏感钙池；前者受 IP_3 激活，后者受其他刺激物如兰尼碱（ryanodine）激活，因此把位于 ER/SR 膜上的这两种钙通道分别称为三磷酸肌醇受体/钙通道（IP_3R）和兰尼碱受体/钙通道（RyR）。

1）IP_3R：作为细胞内钙释放通道之一，存在于 ER/SR 膜上，在 IP_3 的特异性激动作用下，可促使 ER/SR 内 Ca^{2+} 释放，在多种细胞活动中起重要作用。

2）RyR：是存在于 ER/SR 膜上的另一类重要的细胞内钙释放通道，可与植物生物碱兰尼碱相互作用并被其阻断，由 4 个完全相同的蛋白亚基组成。人类已发现 3 类 RyR，RyR1 主要见于骨骼肌，RyR2 见于心肌，RyR3 见于脑。肌纤维膜去极化时，骨骼肌和心肌的肌浆网中 RyR 释放 Ca^{2+} 进入细胞质中，产生兴奋收缩耦联，这一过程由肌膜动作电位通过横小管系统传递来完成，横小管的 L 型钙通道与肌浆网的 RyR 相互作用，以促进 Ca^{2+} 的释放。

2. 不同钙通道特性

（1）细胞外钙内流通过的钙通道

1）电压门控钙通道：电压门控钙通道的特性主要包括以下几方面。第一，门控电压：各类通道开放时所需去极化电压各不相同。第二，激活和失活速度：该通道通常激活速度较慢、失活速度更慢，因此当心肌细胞上的钠通道已经失活时电压门控性钙通道尚未激活，本类通道激活后主要构成心肌细胞动作电位的平台期。第三，动作电位形状：由钙通道开放引起的动作电位上升缓慢且有一平台期。第四，离子选择性通道离子选择性较低，正常状态下只允许 Ca^{2+} 通过，但在细胞外钙离子浓度下降时也允许 Na^+ 通过。

2）钙库调控性钙通道：经进一步研究发现，钙库调控性钙通道有以下一些特性。第一，通道的激活不是受体占领直接触发的；第二，不论采用什么方法或应用何种药物，只要能引起内钙库的耗竭就可以引起该通道的开放；第三，对典型的 VDC 阻滞剂不敏感，在去极化时可以被抑制；第四，该通道释放的电流幅度较小，很难测量，当向细胞内加入高浓度的 Ca^{2+} 缓冲剂时，可以增加 10 倍；第五，对阳离子的通透性：$Ca^{2+}>Ba^{2+}\geqslant Sr^{2+}\gg Na^+$；第六，在生理条件下，CRAC 对于 Ca^{2+} 的选择性与 VDC 相近，甚至有时还高于 VDC；第七，虽然对单通道的活性还不清楚，但是有证据显示钙释放激活的钙电流的转运体不是载体而是离子通道；第八，虽然 CRAC 对 Mn^{2+} 的通透性很低，但钙释放激活的钙电流的激活常伴有 Mn^{2+} 内流的增加。

（2）内钙释放通过的钙通道：IP_3R 和 RyR 这两个受体家族最重要的特性就是对 Ca^{2+} 的敏感性——钙诱导钙释放（Ca^{2+}-induced Ca^{2+} release，CICR）特性，除此之外，经实验研究发现，IP_3R 和 RyR 还有其他方面的特性。

1）IP_3R：无论是在单受体水平、单细胞水平还是在细胞群中，当 IP_3 与 IP_3R 结合时，就会介导内钙库释放 Ca^{2+}；把 IP_3R 嵌入到脂膜中，发现当 IP_3 与之相结合时，通道的开放频率增加了，平均开放时间不超过 10ms；应用膜片钳技术研究了纯化的 IP_3R 单通道电导的特性，发现 IP_3R 呈现四种电导状态，电导值为 20pS；IP_3R 介导的 Ca^{2+} 释放具有协同性，Hill 系数 $\geqslant 3$，因此 Meyer 等认为通道的开放依赖于 IP_3 依次与受体上的 4 个结合位点相结合，每一次结合将导致通道部分开放；IP_3 介导的 IP_3R 通道开放具有全或无特性。

2）RyR：[^3H]兰尼碱与 RyR 的结合可以作为通道激活的一项指标；Lai 等经研究提出在 RyR 中低亲和力位点与高亲和力位点之比大约为 3，这正好与 RyR 的四聚体模型相一致；单通道研究显示，在正常生理状态下，RyR 包括有两或三种关闭态和两种开放态；通道的门控和电导是温度依赖性的：低温情况下，虽然通道的电导是降低的，但由于开放通道的 $t_{1/2}$ 延长而使通道的开放概率（Po）增加，综合起来 Ca^{2+} 电流还是增加的。

（二）钙离子通道与肿瘤细胞增殖

钙离子通道在细胞周期中发挥着重要作用，可能通过调节细胞周期，参与细胞增殖和凋亡。T 型钙通道在癌细胞中被证实是容量型 Ca^{2+} 的通透路径，与肿瘤细胞增殖密切相关。正常人乳腺上皮细胞中没有 T 型钙通道，但在不同分化阶段的乳腺癌细胞中却有该通道表达并影响乳腺癌细胞的增殖。在人星形细胞瘤、神经母细胞瘤、肾脏肿瘤上高表达，通过 siRNA 干扰 T 型钙通道的 α 亚单位可以抑制肿瘤生长，钙离子转运蛋白 1（CAT1）参与前列腺癌的进展过程，此通道基因受到雄激素的负性调控。

1992 年 Hoth 和 Pelnner 记录到与钙库调控性钙离子通道（SOC）功能有关的一种电流——钙释放激活钙通道电流（Ca^{2+} release activated Ca^{2+} channel，CRAC），这种电流对 Ca^{2+} 有高度选择性。后来发现钙库调控性钙离子通道（SOC）是细胞外钙入胞的重要通路，当胞内钙储存耗尽时，该通道被激活，胞内钙离子浓度得以恢复和维持，以维持细胞正常的结构及功能；胞内 Ca^{2+} 增加时，

CRAC 受到抑制，胞内 Ca^{2+} 浓度达到稳定调节，使细胞增殖顺利进行。目前的研究结果表明，细胞内 Ca^{2+} 浓度的稳定有非常重要的作用，打破这种稳态就可能导致细胞凋亡，细胞膜钙离子通道对维持细胞内 Ca^{2+} 浓度的稳定起着十分重要的作用。对胶质瘤 U251MG 细胞研究发现，尼莫地平可能通过抑制细胞钙离子的内流与释放，阻断 thTGF-α 对肿瘤细胞的生长刺激效应，从而抑制了肿瘤细胞生长增殖。

研究发现，1μmol/L 维拉帕米能明显抑制血清诱导的脑膜瘤细胞的增殖，细胞数为对照组的 80%。10% 的血清作用于脑膜瘤细胞以后，细胞内游离钙离子浓度水平迅速升高。用维拉帕米预处理后，升高幅度明显降低，说明维拉帕米能抑制血清诱导的体外培养的脑膜瘤细胞增殖信号的转导。

钙离子通道可通过影响细胞内钙离子浓度的变化进而影响人脑肿瘤细胞的生长。研究表明，钙离子通道阻滞剂维拉帕米对脑膜瘤细胞生长有抑制效应。一般认为有两种相互关联的钙内流调控机制：一种是依赖于细胞内的钙的储存容量（钙库），另一种是直接依赖于胞膜表面受体的活动。大量的证据表明，胞外的钙内流起决定性的作用，这种钙内流指的是在细胞内的钙储存耗尽以后细胞膜表面的钙通道的开放，提供了从细胞内钙储存释放后延长的胞质内钙浓度的增加。血清中丰富的生长因子与受体结合以后可以激活 G 蛋白介导的磷脂酶 C 系统（PKC），PKC 系统产生的 IP_3 激活内质网上 Ca^{2+} 通道，引发短暂的胞内钙库释放 Ca^{2+}，随后是释放的钙诱发长程的胞外钙内流，$[Ca^{2+}]_i$ 升高，介导细胞增殖。改变细胞内的钙稳态是否是一种有效地抑制细胞增殖的手段呢？$[Ca^{2+}]_i$ 的测量证实这种推测。加入 Fcs 以后，细胞内的 $[Ca^{2+}]_i$ 明显增加。若预先给予维拉帕米处理后，$[Ca^{2+}]_i$ 虽然同样增加，但细胞内钙上升幅度水平明显下降。据此认为脑膜瘤细胞增殖信号转导过程中，细胞内钙起到第二信使的作用，因为钙通道阻滞剂是通过改变细胞内钙浓度，来抑制增殖信号转导。维拉帕米抑制增殖的机制可能与破坏了细胞内的钙稳态，改变了细胞对各种受体介导信号的反应的能力有关。其他可能的机制包括抑制了蛋白激酶 C 系统、RTK-ras-raf-1-ERK2 系统、阻断血浆诱导的鸟氨酸脱羧酶的激活等有关。

钙离子通道阻滞剂维拉帕米对脑膜瘤生长的研究结果表明，维拉帕米浓度呈依赖性地抑制脑膜瘤细胞增殖，浓度为 1μmol/L 时即有抑制效应，100μmol/L 时抑制作用最明显。服药组肿瘤的体积明显小于对照组。维拉帕米在体外和体内均可抑制脑膜瘤细胞的增殖和生长。

（三）钙离子通道与肿瘤细胞凋亡

Ca^{2+} 是人体的重要微量元素，参与机体的多种生理、生化过程。细胞内 Ca^{2+} 还可作为第二信使发挥调节作用，胞内的游离钙离子浓度的变化影响细胞的许多进程，包括增生、凋亡、细胞活力和基因表达，细胞内 Ca^{2+} 浓度升高可诱发凋亡。

曾有研究报道，长时间因高血压服用钙离子通道阻断剂的患者肿瘤发病率明显增高，Pahor 等研究结果显示，服用钙通道阻滞剂的高血压患者其肿瘤发生率高于其他组患者。但近来大多研究表明，钙离子通道阻断剂不仅不会引起肿瘤细胞过度增殖，反而可以抑制肿瘤细胞增殖、诱导其凋亡。Balakumaran 等研究发现钙通道阻滞剂可以导致胸腺细胞发生凋亡。就目前的实验研究表明：钙通道阻滞剂对凋亡的影响非常复杂，既可以抑制肿瘤细胞的生长和转移，又可以减少细胞凋亡的发生，但并不引起动物基因突变和肿瘤的发生。前列腺癌按临床进展分为雄激素非依赖性前列腺癌和雄激素依赖性前列腺癌，雄激素依赖性前列腺癌治疗效果好于雄激素非依赖性前列腺癌，在前列腺临床进展过程中，雄激素依赖性前列腺癌可以转化为雄激素非依赖性前列腺癌，从而影响治疗效果，在雄激素依赖性前列腺癌可以转化为雄激素非依赖性前列腺癌过程中钙稳态的改变异常重要。

钙离子参与新合成蛋白的加工与折叠，以及维持细胞的正常生理状态，参与诱导与调控细胞的凋亡，那么钙稳态的破坏就可能影响细胞对凋亡的敏感性，不同类型钙通道的变化对钙稳态的影响也成为近年来研究的热点。因神经内分泌细胞缺乏雄激素受体，所以神经内分泌型前列腺癌成为研究 AIPC 的重要模型。有研究发现前列腺癌进展中分泌的改变可能与 T 型钙通道的上调有关，并可能参与由雄激素依赖性前列腺癌向雄激素非依赖性前列腺癌的转化。也有研究表明，在雄激素依赖的前列腺癌 LnCaP 细胞株中持续 Ca^{2+} 内流在前列腺癌肿瘤进展和细胞凋亡抑制中起重要作用。

（四）钙离子通道与肿瘤细胞的侵袭迁移

恶性肿瘤死亡率高的最主要原因并不在于肿瘤自身，而在于肿瘤的侵袭转移。钙离子通道在肿瘤细胞的转移过程中起到决定性的作用。钙库调控性钙离子通道（SOC）普遍存在于多种细胞，在 STIM/Orai 蛋白的调节下控制细胞的转移。STIM 在内质网中作为 Ca^{2+} 感受器，而 Orai 在质膜中则表达为通道蛋白。若内质网中 Ca^{2+} 浓度下降则可引起 STIM 蛋白向质膜转移，在质膜 STIM 蛋白能够激活 Orai1 蛋白，该蛋白可调节对 Ca^{2+} 有高度选择性钙释放激活钙通道电流 $[I_{(CRAC)}]$。采用钙离子结合物成像术、药理学方法、膜片钳技术及分子敲除术观察显示雌激素受体阳性 [ER（+）] 乳腺癌细胞中 SOC 和 $I_{(CRAC)}$ 由 STIM1/2 和 Orai3 蛋白调节，而 ER（-）的乳腺癌细胞中 SOC 和 $I_{(CRAC)}$ 则通过 STIM1/Orai1 途径调节。研究显示，ER（+）的乳腺癌细胞 Orai3 蛋白可能会成为治疗 ER（+）的乳腺癌的选择性靶点。最近，应用 MDA-MB231ER（-）乳腺癌细胞模型开展进一步研究显示，通过 RNA 干扰减少 STIM1/Orai1 在高转移性人乳腺癌细胞中的表达，或者在动物模型中通过给予钙库调控性钙离子通道抑制剂都可以降低肿瘤转移，上述结果证实，STIM1/Orai1 蛋白在乳腺癌细胞侵袭和迁移中起到十分重要的作用。

恶性肿瘤细胞从原发瘤迁移出来并积极地向周边组织转移是恶性肿瘤细胞新陈代谢的重要阶段。在迁移过程中，肿瘤细胞与周边的瘤细胞和正常细胞相互作用，从而影响细胞的迁移能力。在研究细胞外钙离子对鼠黑色素瘤 B16 细胞迁移能力的影响时发现，通过降低培养基中 Ca^{2+} 浓度或者应用非选择性 Ca^{2+} 通道阻滞剂 La^{3+} 而使细胞外 Ca^{2+} 汇入黑色素瘤 B16 细胞数量减少，从而使接触性调节所造成的鼠黑色素瘤细胞迁移加速得以缓解，但是单独的隔离的较稀疏细胞其移动过程中并未与邻近细胞相接触基本的运动能力几乎未受影响。研究发现，黑色素瘤 B16 细胞接触性调节加剧细胞迁移可能由机械敏感性离子通道和（或）电压门控离子通道所调控，通过调节细胞外 Ca^{2+} 进入受激细胞来影响细胞迁移。

瞬时感受器电位（transient receptor potential，TRP）通道是一类位于细胞膜上的阳离子通道，主要包括 7 个亚家族，其中 TRPM（M 代表 Melastatin）亚家族主要与钙离子转运有关。TRPM7 是 TRPM 亚家族的成员之一，同时具有离子通道和激酶结构域的双向功能，可介导钙离子内流。近期，研究发现钙离子内流是人鼻咽癌 5-8F 细胞迁移所必需的，更重要的是证实了 TRPM7 可作为钙离子内流新的电位调节器。

四、钠离子通道与肿瘤

钠离子通道（sodium channels）一般指电压门控钠离子通道，是一类可兴奋细胞的膜内蛋白，对钠离子具有选择性通透作用，参与细胞动作电位的形成和传播，至于它与肿瘤的关系，人们主要在神经系统肿瘤和前列腺癌中进行了研究。

（一）钠离子通道的分类和特点

钠离子通道主要选择性允许 Na^+ 跨膜通过，其开放受电压控制，故称为电压门控性钠通道（voltage gated sodium channel）或电压依赖性钠通道（voltage dependent sodium channel）或电压激活性钠通道（voltage activated sodium channel），它的主要功能是维持细胞膜的兴奋性及其传导。在生物中也存在非电压门控性钠通道，例如，EnaC/degenerin（*DEG*）基因家族的上皮钠通道（epithelial sodium channels，EnaC）介导上皮细胞和其他类型细胞的钠运输，并且在结构上与电压门控性钠通道无关。下面主要介绍电压门控性钠通道。

1. 电压门控性钠通道的分类

（1）神经类钠通道：该通道又根据其半数最大激活电压（V_{50}）和失活电压（V_h）的不同分为：脑型、脊髓背根和三叉神经节神经细胞型、神经内分泌和外周神经型、神经细胞型和神经胶质细胞型等。

（2）骨骼肌类钠通道（SKM1/μl；NaSK1）：其 V_{50} 为 -20mV，V_h 为 -50 mV。不受神经支配或去神经支配的骨骼肌钠通道性能与心肌钠通道相同。

（3）心肌类钠通道：其 V_{50} 为 -20mV，V_h 为 -70 mV。根据电压依赖性和对钠通道阻滞剂河豚毒素（TTX）敏感性不同，可分为持久钠通道和瞬时（快）钠通道。前者又称慢钠通道，激活所需要的电压较低，失活速度慢，参与维持心肌动作电位的 2 期平台，对低浓度的 TTX、利多卡因和奎尼丁敏感。瞬时钠通道，也称快钠通道，激活所需要的电压高，失活速度快，引起动作电位的 0 期去极化，只对高浓度的 TTX、利多卡因和奎尼丁等药物敏感。

2. 电压门控性钠通道的电生理特点　钠通道的开放或钠离子流的发生是引起心肌细胞快反应动作电位的第一个电生理学活动。它是引起以后各离子通道开放或离子流活动的前提条件。

（1）钠通道的门控电流：当细胞处于静息状态时，钠通道基本无活动，通道内 S_4 电压敏感区也就处于平衡状态。但当膜去极化时，S_4 电压敏感区带阳离子的残基发生活动而产生电压依赖性的阳离子外流。这种离子流出现在通道电流发生之前，反映门控的活动，故称门控电流（gating current）。如果将钠通道用 STX 阻断，同时以 TMA 取代细胞内外的阳离子，以谷氨酸基及苯丙氨酸基取代阴离子，则在细胞膜去极化时不出现钠离子流，而只出现由电压变化而发生的电荷转移，即门控电流。

（2）心肌细胞钠电流的I-V曲线及稳态激活与失活曲线：钠电流（I_{Na}）是神经和肌肉兴奋或去极化的第一个离子流。在心肌细胞上，去极化过程中有无 I_{Na} 参与是产生快反应电位与慢反应电位的根本原因，故其对兴奋的发生及传播均有重要意义。

心肌细胞的 I_{Na} 是以全细胞钳制方法进行观察的。单个心肌细胞用全细胞钳制对 I_{Na} 的测定与多细胞标本上用双电极电压钳制技术原则是相似的：即测出峰值I-V曲线及稳态激活与失活曲线。记录在不同电压下的 I_{Na} 时间历程是测定 I_{Na} 峰值I-V曲线的基础。从维持电压突然变到不同水平的试验电压，从而记录到一系列的 I_{Na} 记录。通常以 10mV 的梯度每阶跃到一个新电压水平。

（3）心肌细胞膜上的钠单通道电流：1980 年，Sigworth 和 Neher 用膜片钳方法记录到去极化激活的单个钠通道电流。这种电流的特点为全或无式、随机性、呈矩形，表明钠通道突然开放和关闭。证明这种单脉冲电流是钠离子的依据有：①它们可被 TTX 所阻断；②负膜电位减少时其振幅变小，膜电位接近 E_{Na} 时（+20～+40mV）则消失；③电极内钠离子浓度降低时，它们也降低。不同的钠通道的电流振幅相同，通道开放的持续时间不等，平均开放时间低于 1ms。单个钠通道的电导约为 12ps。每个钠通道产生一个脉冲式的小单个电流，数以千计的钠通道的总体活动就会产生大的离子流，形成动作电位的上升相。

3. 钠离子通道的分子结构特点　钠离子通道多为异源多亚基的大分子跨膜糖蛋白，其分子质量为 260～280kDa，其中碳水化合物部分占整个分子结构的 30%左右。电压门控钠离子通道的结构如图 15-18 所示。钠通道通常由一个 α 亚基（260kDa）和两个辅助性亚基 β1（36kDa）和 β2（33kDa）组成，其中 α 亚基是钠通道的功能性亚基，而 β1 和 β2 亚基则对 α 亚基在膜上的定位及稳定性起着重要的作用，并参与调节 α 亚基的电压敏感性和失活过程。α 亚基由 4 个高度相似的结构域（D1～D4）围成一个中心孔道，每一结构域有 6 个 α 螺旋跨膜片段（S1～S6），其中 S4 片段的氨基酸序列高度保守，是通道的电压感受器。该片段含有重复的结构特征：每隔 2 个疏水残基有一个带正电的 Arg 或 Lys 残基。钠通道孔位于 S5 和 S6 片断之间的 P 环上，与通道的离子选择性有关。钠通道结构域Ⅱ和Ⅳ的细胞内连接充当通道失活门控襻，它可电压依赖性地进入钠通道的孔道内口，进

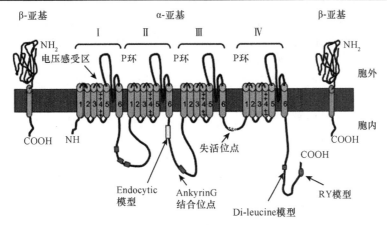

图 15-18　电压门控钠离子通道的结构

而堵塞孔道，致使通道失活。抗结构域 Ⅱ 和 Ⅳ 间胞内短片段的抗体具有抑制钠通道快失活的作用，并呈电压依赖性。

（二）钠离子通道在肿瘤细胞的表达

钠通道在前列腺癌和神经胶质细胞瘤中高表达。有功能的电压依赖性钠离子通道（VGSCs）在大鼠和人的高转移性前列腺癌细胞中特异表达。在大鼠高转移性，低转移性的前列腺癌 MAT-LyLu/AT-2 细胞中，仅 MAT-LyLu 表达功能性 VGSCs，钠通道阻断剂能减低 MAT-LyLu 的运动指数，钠通道开放剂能增加其运动指数，而钠通道阻断剂和开放剂对 AT-2 的运动均无影响。而且，在影响细胞运动能力的剂量下，这些药物对细胞的增殖和分化不产生影响。钠通道能加强前列腺癌细胞的运动性；同时，MAT-LyLu 对辣根过氧化物的摄取是 AT-2 的 2 倍，且钠通道阻断剂河豚毒素能降低 MAT-LyLu 对辣根过氧化物的摄取量，而对 AT-2 的摄取能力没有影响。因此，VGSCs 能通过改变膜的分泌功能和癌细胞的运动能力参与前列腺癌的转移。而且，钠通道开放剂藜芦碱（veratrine）能促进 PC3、DUl45、LNCaP 和 MDA-PCA-2B 的生长，而电压依赖性钾通道阻断剂氟桂利嗪（flunarizine）和利鲁唑（riluzole）对这 4 种人的前列腺癌细胞具有剂量依赖性的生长抑制作用，钠通道在前列腺的表达增加，且参与前列腺癌细胞的生长。

经过对神经胶质细胞和神经胶质细胞瘤的电生理特点进行比较，结果发现神经胶质瘤细胞表达河豚毒素敏感的电压依赖性钠离子通道（I_{Na}），其密度比正常的神经胶质细胞大 3～5 倍，且神经胶质瘤细胞表达的 I_{Na} 能被诱导产生缓慢的动作电位样反应（即 Spikes），产生 Spikes 的预激电压为 -34mV（正常完整的动作电位的预激电压为 -70mV），这种 Spikes 的振幅和时宽分别为 52.5mV 和 12ms，而正常的神经胶质细胞并不产生这种 Spikes。因此，神经胶质瘤细胞表达的 I_{Na} 可能成为治疗靶点。

（三）钠离子通道与恶性肿瘤的增殖

电压门控钠离子通道在易兴奋组织细胞中与脉冲电导密切相关，近期，已在人前列腺癌细胞中发现钠离子通道表达，推测神经元钠离子通道阻滞剂可能会成为前列腺癌抑制剂，经过不断地研究发现有两类钠离子通道阻滞剂可以有效地抑制前列腺癌细胞增殖。钠离子通道阻滞剂羟基酰胺（复合物 1 和 4）和乙内酰脲（复合物 5）显示在体外试验中可以抑制雄激素非依赖性前列腺癌细胞增殖，电生理现象也显示这些复合物功能上阻止脑 Ⅱ 型电压门控钠离子通道（$Na_v1.2$）在卵母细胞中的表达。经过长期的细胞增殖试验结果显示，这些复合物可以显著地抑制雄激素非依赖性前列腺癌细胞增殖最多可达到 30%，该抑制作用是可逆的、无细胞毒性。

应用全细胞膜片钳技术记录 SHG-44 神经胶质瘤细胞钠电流，研究不同浓度三苯氧胺对钠离子通道电流的影响时发现：钠离子通道激活与失活很快；三苯氧胺能够显著地降低 SHG-44 神经胶质瘤细胞钠电流振幅，这种阻滞作用呈剂量和电压依赖性。8mmol/L 三苯氧胺能够阻止 69%钠电流使电压为 0 mV。三苯氧胺对恶性神经胶质瘤细胞 SHG-44 电压依赖性钠离子通道显著地抑制效应，可能是三苯氧胺抑制神经胶质瘤细胞增殖的机制之一。

钠离子通道突变对于多形性成胶质细胞瘤患者具有实质性影响，钠离子通道可能是抑制多形性成胶质细胞瘤细胞生长的有效途径。应用临床常用的钠离子通道阻滞剂强心苷，选择了两种强心苷药物即地高辛和哇巴因，其原因有二：一是强心苷具有好的抗增殖和抗肿瘤效应；二是强心苷对重要的神经中枢具有保护作用。研究地高辛和哇巴因对 U-87 和 D54 多形性成胶质细胞瘤细胞及非肿瘤星形胶质细胞增殖影响时发现，与非肿瘤星形胶质细胞相比较，地高辛和哇巴因对 U-87 和 D54 表现出选择性地抗增殖效应。

（四）钠离子通道与恶性肿瘤的凋亡

钠离子是除钾离子外另一个在凋亡期间具有重要意义的单价离子。然而，由于钠离子在许多哺乳动物细胞内浓度较低，因此很少受到关注。钠离子在细胞死亡过程中会出现有别于钾离子的凋亡早期浓度增加的现象。一些有关离子通道和凋亡的早期研究已经显示凋亡早期钠离子增加。此外，研究 T 细胞时发现凋亡细胞钠离子浓度显著增加这种现象早于细胞容积减小引起的一系列凋亡现象。此外，应用 X 线微量分析依托泊苷诱导前列腺癌细胞 PC3 凋亡时发现细胞内钠离子和镁离子不断增加而细胞内钾离子和氯离子却不断减少，与此同时伴随细胞容积的改变。

尽管可能还存在其他机制，但激活各种钠离子通道可以出现细胞内钠离子增加。钠通过电压门控钠离子通道进入而引起神经元凋亡。钠汇入也可引起一氧化氮诱导的肝细胞死亡。钠通道阻滞剂河豚毒素通过减少细胞周期凋亡蛋白酶 3（caspase-3）激活而减弱低氧诱导的神经细胞凋亡。此外，钠离子通道开放剂藜芦定诱导神经细胞死亡，暗示在某些系统中钠在凋亡激活过程中扮演重要的角色。藜芦定也能够通过预防电压门控钠通道失活而引起持续地去极化状态诱导海马神经元细胞凋亡。这将导致活性氧产生和 p53 激活，由最初细胞内离子的改变到下游信号激活而引起凋亡。一种新的具有钠通道阻滞作用和自由基清除作用的药物 AM-36，通过抑制细胞内钠增加和活性氧的产生阻止藜芦定引起的神经元凋亡。

在凋亡过程中钠离子通道的参与或者激活与钾离子通道相似可能受到特殊的调节。研究关于鼠肝细胞体积膨胀时发现，凋亡中细胞内钠增加可能因为细胞浓缩而引起钠电导激活。肝细胞中这些离子通道对阿米洛利的敏感性表明可能与上皮钠离子通道相关。该研究引人注意的地方在于非洲爪蟾蜍卵母细胞丝氨酸/苏氨酸蛋白激酶（SGK）与上皮钠离子通道共表达引起各种药物所致通道敏感的改变。然而，SGK 表达减弱了阿米洛利与通道的敏感性，却增加了与阿米洛利同系物（EIPA）一种有效的 Na^+/H^+ 转换抑制剂的敏感性。该效应与钾离子通道调节相类似，各种激酶的激活或上调对于凋亡过程中钠离子移动具有深远的意义。许多关于凋亡与离子通道早期研究都表明，细胞去极化是与凋亡容积减小（AVD）相一致的凋亡早期表现。钠离子汇入细胞有助于三氧化二砷诱导人组织淋巴瘤细胞 U-937 凋亡早期阶段细胞去极化。研究证实，钠离子是细胞早期去极化主要的离子，也证实氯离子是凋亡后期改变膜电位主要的离子。钠对与凋亡相关的其他指标也具有作用。凋亡过程中外化磷脂酰丝氨酸（PS）对细胞内钠离子变化敏感，并且钠离子诱导 PS 暴露比钙离子更有效。这些均证实凋亡过程中钠离子汇入可能直接引起 AVD。

钠离子在凋亡过程中调控细胞容积或 AVD 变化具有独特的作用。取代钠离子用 anti-Fas 诱导凋亡，细胞外钠低于生理水平在 anti-Fas 所给予凋亡刺激下引起细胞肿胀。然而这些肿胀的细胞具有许多典型凋亡特征包括核染色质凝集、PS、细胞凋亡蛋白酶活跃、核糖聚合酶裂解片段、DNA 核小体间断裂，然而，在这些肿胀的细胞中再次引入细胞外钠，细胞很快收缩表现出典型的凋亡形态。表明细胞收缩或 AVD 不同于其他凋亡特征，钠离子移动在细胞凋亡形态学和生物化学方面起到决定性的作用。

（五）钠离子通道与恶性肿瘤的转移

肿瘤的转移是恶性肿瘤的主要生物学特征之一，且晚期转移性肿瘤也是大多数患者死亡的主要原因。近年来大量研究发现，钠离子通道在转移的前列腺癌、乳腺癌、非小细胞肺癌、卵巢癌、宫颈癌等细胞中表达，增加了癌细胞的运动和侵袭，促使了癌症的转移。如 Djamgoz 等将前列腺癌 Mat-Lylu 和 AT-2 细胞暴露于外在的电流产生的电场中，高转移的 Mat-Lylu 细胞向阳极移动，而低转移的 AT-2 细胞无运动，同时钠离子通道阻滞剂河豚毒素（TTX）可阻滞 Mat-Lylu 细胞的移动，钠离子通道激活剂增加了细胞的移动。卵巢癌 SKOV-3 和上皮性卵巢癌组织中存在 $Na_v1.5$ 亚型的异常表达。30μmol/L TTX 抑制细胞内钠离子浓度，也抑制细胞的 Transwell 运动和侵袭（Matrigel）。近期，在研究电压门控性钠通道亚基表达水平在乳腺癌细胞中的作用时发现，$Na_v1.6$ 的 α 亚基和 $β_1$ 亚基表达增加明显。$Na_v1.6$ 阻滞剂 Cn_2 和 TTX 可以阻止 30% 的钠电流、降低 20% 的侵袭性，但是却不能影响增殖和迁移。在乳腺癌细胞中 $Na_v1.6$ 表达增加，可以作为恶性肿瘤转移的重要的分子标志。

钠离子通道在肿瘤转移中起了重要的作用，目前对钠离子通道促使癌细胞侵袭转移的机制仍不完全清楚，主要考虑有以下两个方面。

1. Na^+ 内流　钠离子通道在肿瘤细胞中的表达可引起 Na^+ 流入细胞内。在非小细胞肺癌 H460 细胞，使用 Na^+ 特异荧光探针发现细胞内 Na^+ 浓度较正常肺 NL-20 细胞升高 2 倍。当通道开放时，TTX 高亲和结合钠离子通道，抑制细胞的运动、侵袭、黏附等。事实上，使用荧光显影已观察到钠离子通道引起局部 Na^+ 浓度变化，而且肿瘤细胞持续暴露于低氧环境，这样可引起持续 Na^+ 电流，因此细胞内 Na^+ 浓度增加。Na^+ 浓度增加，使细胞内 Ca^{2+} 浓度增加（Na^+/Ca^{2+} 交换增多）、pH 发生变化（Na^+/H^+ 交换增多、CO_2 运输加强、H^+-ATP 酶活性增加）及 Na^+ 依赖的酶，例如，蛋白激酶 A（PKA）、组织蛋白酶（cathepsins）激活，这些可引起癌细胞运动、分泌能力增加，其中涉及癌细胞转移行为的变化（图 15-19）。

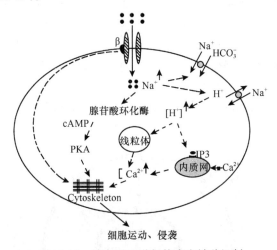

图 15-19　钠离子通道促使癌症转移机制

2. 与其他蛋白相结合　钠离子通道 α 或 β 亚单位可与细胞膜或细胞质内蛋白结合。例如，钠离子通道 $β_1$ 和 $β_2$ 可与肌腱蛋白 C（tenascin-C）和肌腱蛋白（rtenascin-R）相结合，参与同类细胞的黏附，使细胞聚集，同时使细胞骨架蛋白锚蛋白（ankyrin）得到补充，最终影响细胞的转移。在 MDA-MB-231 细胞，稳定高表达钠离子通道 $β_1$ 后，Na^+ 电流增加，然而细胞运动仍降低，这提示 $β_1$ 引致细胞黏附不受细胞兴奋性的影响。钠离子通道 β 亚单位可单独作为一个黏附分子，在不同的细胞株中的表达对细胞转移发挥的作用可能不同，其表达可增加细胞黏附，进而降低细胞的转移；其表达也可促使功能钠离子通道 α 表达增加，增加癌细胞转移能力。

第三节 离子通道对肿瘤细胞影响机制

离子通道作为细胞膜上的蛋白质，在正常组织和肿瘤组织中的差异性表达，成为了现在肿瘤研究的一个新的热点。目前研究表明，离子通道所处的环境条件及其激活的电流大小可能是决定细胞发生增殖或凋亡的主要因素，但离子通道与肿瘤关系的具体机制仍不很清楚，根据目前的研究进展可以概括为离子通道改变细胞膜电位、参与细胞周期、改变胞内钙离子浓度、胞质 pH 及细胞体积，从而调控肿瘤细胞增殖和凋亡，并参与肿瘤恶化与转移。研究发现，离子通道阻断剂可抑制肿瘤生长，但目前仍缺乏低毒高效和高选择性的离子通道阻断剂。因此，要认识离子通道在肿瘤发生发展中作用的机制及能否通过干预离子通道影响肿瘤生长，仍需进行更加深入地研究。

一、细胞膜电位

膜电位与细胞增殖关系密切，早在 20 世纪五六十年代就已经得以证实。分化完全的细胞膜电位处于超极化状态，一般不再增殖；而肿瘤细胞等分裂增殖的细胞，其膜电位异常去极化。细胞进入分裂周期，越过 G_1 期的能力取决于细胞膜电位。一般终末分化细胞在 G_0 期膜电位超极化，细胞处于静息状态；而肿瘤细胞膜电位绝对值平均比正常细胞小，相对去极化，很少进入 G_0 期，而是处于 $G_1 \sim M$ 期。图 15-20 表明细胞周期进程中膜电位调节与离子通道间的关系。K^+ 通道对于维持细胞周期循环中适当的细胞膜电位起到重要作用。在 G_0/G_1 临界期的 K^+ 通道的开放可导致细胞膜电位的超极化，而这种超极化与细胞增殖周期 G_0/G_1 期的转化过程有关。在 G_1/S 临界期，细胞膜电位相对于正常静息电位而言变得超级化。ATP 敏感性、电压门控式和钙激活钾离子通道家族都会随钾离子流出细胞而被激活，同时钠离子通道也会被激活。在 S 期向 G_2 期过渡期间，细胞膜变得去极化，并且钾离子通道活性下降。另外，G_2/M 临界期以氯离子通道激活和随后氯离子流出细胞为特征。虽然钾离子通道与细胞周期之间的关系研究的最清楚，然而其他离子通道与细胞周期的关系也逐步得到了证实，这些也为 Goldman-Hodgkin-Katz 方程表述细胞膜电位奠定基础。BK_{Ca} 可以被去极化激活，但还受到胞内钙离子浓度的调控。阻断 IK_{Ca} 通道能抑制前列腺癌细胞的增殖、激活该通道能诱导细胞膜电位超极化，驱动 Ca^{2+} 通过 TRPV6 进入细胞。凋亡抑制蛋白 Mcl-1 可通过激活钾离子通道使胞膜超极化，发挥抑制凋亡作用。

细胞膜电位的改变是如何来调控细胞有丝分裂？一种可能机制是调节钙离子进入细胞，在钙离

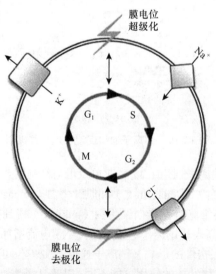

图 15-20 细胞周期中膜电位调控与离子通道关系原理图

子进入和钙依赖钾离子通道中发生正反馈环路。例如，增加细胞内钙离子浓度和钙离子通道载体可修复高钾抑制细胞分裂条件下细胞的正常分裂。另外，钠离子流入是吸收代谢基质物和随后进入 G_1 期所必需的；并且钾离子通道所致质膜超级化能够增加钠离子流入率和细胞内钠离子浓度。另一个机制对于细胞质膜极化水平敏感性变化包括：能够改变膜电位组成和激活整合素依赖或 PTEN 磷酸酶依赖级联反应的蛋白质；去极化依赖核转位的 NRF-2 转录因子；特殊的蛋白激酶如 KID-1；分裂素的汇集如血清素，膜电位可以通过电压依赖性血清素转运体 SERT 和细胞间隙通信调控血清素（图 15-21）。

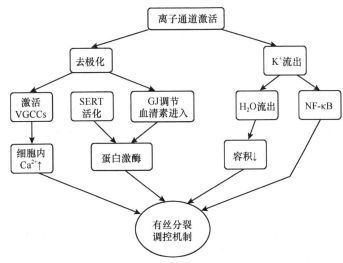

图 15-21　细胞有丝分裂调控机制与离子通道关系示意图

目前认为，肿瘤细胞的去极化膜电位可能是激活电压依赖性钾通道（K_v）的原因之一。K_v 通道在调节静息电位、细胞膜的复极化等重要的细胞生理过程中发挥着重要的作用，并可通过影响细胞膜电压、改变细胞体积等方式影响着肿瘤细胞的增殖和周期。如 HERG 钾离子通道使肿瘤细胞膜处于去极化状态，一方面使肿瘤细胞容易通过 G_1 期，另一方面可激活其他电压依赖性离子通道，如电压依赖性钾离子通道短暂激活后使钾离子外流增加，胞膜超极化，形成的胞内负电压吸引钙离子内流，胞内 Ca^{2+} 浓度增加，促进细胞增殖。与此同时为肿瘤细胞在 G_1 期早期经历一个短暂的超极化创造条件，胞膜超极化造成细胞内外电位差，促使 Cl^- 外流，K^+、Cl^- 外流，胞外渗透压升高，胞内水分被吸引外流，细胞体积缩小，使细胞增殖早期形成一个短暂细胞体积收缩期，这一点对细胞增殖具有重要意义。

膜电位与细胞分化有关，主要调控细胞膜电位的离子通道电流变化反映了细胞分化程度，在乳腺癌及子宫颈肿瘤细胞中证实容量调节性氯离子通道参与细胞分化过程。此外还有研究提示，在肿瘤细胞"弃恶从善"的过程中，离子通道扮演着重要角色。研究表明，采用细胞分化诱导剂维甲酸处理神经母细胞瘤细胞发现，原细胞膜静息膜电位的主要调控电流 HERG 的主控地位被正常分化神经元细胞膜静息电位的主控电流 IRK1（K_{ir} 2.1）所取代。离子通道（主要是电压依赖性钾离子通道）可能通过上述机制来调控胞膜电位从而影响细胞增殖、凋亡与分化，它们之间具体协调机制还有待进一步阐明。细胞膜去极化和超极化还参与了细胞钙信号和胞质 pH 的调控，此外，超极化膜电位也是底物跨膜的驱动力，利用电化学梯度作为驱动力摄取营养物质的 Na^+ 就是利用膜负电位而实现这一功能的。

二、参与细胞周期

肿瘤的形成已经被证实与细胞周期的异常改变密切相关。细胞周期是一个由周期素（cyclin）、周期素依赖性激酶（CDK）、周期素依赖性激酶抑制剂（CKI）等调控的复杂精细的过程。K^+、Ca^{2+}、Cl^-等离子通道的活性受细胞周期的影响，各通道的周期性表达参与细胞周期调控，并具有一定节律性。肿瘤细胞中过多的钾通道、氯通道及钙通道表达能够促进肿瘤细胞的增殖。氯离子和钾离子通道激活电流在一定范围内能够促进细胞增殖，超出这个范围则会诱发细胞凋亡。

如果阻断或抑制钾通道，细胞的增殖下降，说明细胞需要钾通道来进行细胞周期。不同的钾离子通道可能对细胞生长具有促进作用，但对细胞增殖的影响程度可能依赖于细胞自身特性及外界环境因素。研究表明，K_v、BK、IK1、K_{ATP}等钾离子通道在人前列腺癌、乳腺癌细胞中均有表达并对细胞增殖有影响。钾离子通道的表达与细胞周期相关，电压门控钾通道（EAG）参与细胞周期的调控影响肿瘤细胞的增殖。一般认为细胞 G_1 期的启动需要钾通道。EAG/ERG 钾离子通道在 M/G_1 期高表达，在 S/G_2 期低表达，并具有细胞周期蛋白酶依赖性。与 EAG 通道相似，钙激活钾通道（K_{Ca}）在肿瘤细胞的表达同样依赖于细胞周期，研究证据表明，K_{Ca} 可能在 G_1 和 S 末期发挥促进肿瘤细胞增殖的作用。当细胞被同步化于 G_1 和 S 期时，人类中电导钙激活钾通道（hIK1）的电流明显增加，其原因可能是由于 hIK1 通道的 mRNA 表达水平增加所致。hIK1 通道活性增高会使细胞周期 G_1 末期负电位增加，负电位能促进 Ca^{2+} 流入以维持 G_1 末期胞质较高钙离子浓度。相反，BK 通道主要表达于乳腺癌 S 期，BK 通道激活能够促进肿瘤细胞的增殖。K_{ATP} 促进人乳腺癌细胞周期向 G_1 期发展，但 K_{ATP} 促增殖作用与调节细胞内 Ca^{2+} 无关。IK1 是 Ca^{2+} 依赖而不是电压激活通道，因此超极化膜电位同样可以促进细胞增殖。总之，EAG 和 BK 通道在细胞周期 G_1 早期细胞膜电位较去极化时更容易被激活；细胞膜电位于 G_1/S 期处于超极化时能够增加细胞内钙离子浓度，从而调节 IK1 通道的门控，这些改变分别是与兴奋及非兴奋细胞中周期依赖性表达电压门控 L-型和 T-型钙通道及非电压依赖性钙流入旁路相一致的。

钙离子通道在细胞周期中也发挥着重要作用，参与细胞增殖和凋亡。钙离子浓度发生变化是细胞增殖的特征之一，这表明能够被细胞内钙离子激活的钙激活氯通道会影响细胞的分裂周期与细胞增殖。氯离子通道通过对细胞容积、膜电位的调节及其他的机制在细胞的增殖及凋亡过程中发挥着重要作用。氯离子通道调节钙离子浓度从而间接影响癌细胞的增殖和细胞周期。氯通道表达也与细胞周期相关，电压门控氯通道（CLC）参与细胞增殖，容量调节性氯离子通道能够调节细胞周期进展。研究发现，容量调节性氯离子通道阻滞剂可使细胞周期停滞在 G_0/G_1 期，在鼻咽癌细胞系 CNE-2Z 细胞中观察到此通道的表达在 G_1 期较高，在 S 期下调，在 M 期又开始增加。

此外，膜电位还可能直接调控细胞周期依赖蛋白，有研究发现：在 EAG 上存在细胞周期调节蛋白 epsin 的结合位点，有促有丝分裂因子 MAP 和 MPF 等周期素依赖性激酶的结合位点；阻断钾电流和胞膜超极化，可导致周期素依赖性激酶抑制剂 P_{27} 和 P_{21} 的积聚。

三、Ca^{2+}

Ca^{2+} 是细胞内最重要的第二信使之一，参与细胞运动的多个过程，包括 Actin 聚合与解聚、肌动蛋白收缩、细胞伪足的形成、细胞黏附等。此外，Ca^{2+} 是细胞周期和细胞增殖必不可少的调节因素，细胞周期、凋亡及增殖的调控与 Ca^{2+} 信号的幅度和时空特性密切相关。Ca^{2+} 信号为真核细胞的增殖所必需，只是在不同的转化细胞和肿瘤细胞中，其增殖对 Ca^{2+} 的依赖程度不一样。胞内 Ca^{2+} 释放和胞外 Ca^{2+} 入胞是细胞周期和细胞增殖最基本信号转导途径。

T 型钙通道已被认为是 Ca^{2+} 流入肿瘤细胞的必要途径。非选择性阳离子通道与细胞增殖及肿瘤也是相关的，其中最重要的是瞬时受体电位（TRP）通道家族，其与前列腺癌是密切相关的，TRP 通道能使细胞膜电位去极化从而使钙离子通过电压门控钙通道流入细胞，成为钙离子流入的旁路。外界刺激可以引起胞内游离 Ca^{2+} 浓度的增加，Ca^{2+} 作为第二信使，激活下游信号分子调节细胞功能。钙离子参与细胞周期影响细胞增殖涉及多条信号传导途径，与 G-蛋白偶联受体、蛋白激酶 C（PKC）、钙调蛋白和 MAPK 等相关。

Ca^{2+} 在细胞周期中是决定能否顺利通过检验点的重要信使之一，当 Ca^{2+} 低水平时细胞不增殖，达到一定水平时促进增殖，超过一定水平后 Ca^{2+} 活性持续增高则促进凋亡。研究显示，Ca^{2+} 可与 S100A4 蛋白等细胞周期蛋白相结合，使控制细胞周期 G_1 期到 S 期的抑制蛋白失活，向 G_2 到 M 期转化，从而使细胞增殖。钙离子/钙调蛋白激酶 Ⅱ（CaMK Ⅱ）是钙离子信号的重要介导分子，研究发现，抑制 CaMK 活性可以导致肿瘤细胞周期停滞和细胞凋亡。离子通道可能通过影响胞内 Ca^{2+} 浓度变化，对肿瘤细胞增殖发挥调控作用。

四、细胞内 pH

肿瘤微环境具有低氧、低 pH、低营养和高压等这些与正常环境不相符的理化特点。研究证实，肿瘤细胞外的 pH 平均为 6.5～6.9，正常细胞外 pH 为 7.0～7.5。与胞外酸性环境相比，肿瘤细胞内的 pH 要比正常细胞偏碱。实验证明，胞内高酸环境不利于各种酶类发挥作用，引发 DNA 裂解和细胞凋亡；而碱性环境适合胞内各种与细胞增殖相关的酶类发挥作用。

肿瘤细胞比正常细胞代谢旺盛，大量糖酵解、葡萄糖利用和乳酸生成等产生了大量酸性代谢产物。一般而言，肿瘤通过产生酸性产物对邻近的正常组织形成毒性，从而促进肿瘤生长，但是要达到肿瘤持续增长，肿瘤必须限制酸性产物堆积，以免形成自身毒性。因此，肿瘤细胞需要自身调节胞内 pH 值，形成偏碱的胞质环境，该过程通过肿瘤细胞膜上存在的多种离子通道完成，其中钠氢交换蛋白（Na^+/H^+ exchanger，NHE）在建立肿瘤微环境的低 pH 环境中发挥重要的作用。胞内酸性代谢产物增多首先激活 NHE，泵出胞内多余的 H^+，Na^+ 同时入胞，过量的 Na^+ 激活了 Na^+-K^+ ATP 酶，从而泵出多余的 Na^+，K^+ 同时入胞，这样胞内过量的 K^+ 又激活了钾离子通道，促使 K^+ 外流。有研究发现，应用 K_v 通道抑制剂会影响肿瘤细胞内外正常的钾离子流动，导致肿瘤细胞体积增大，从而影响了肿瘤细胞的增殖。但在人结肠癌细胞系 T84 中却发现，K_v 通道可通过影响细胞内的 pH 和 Ca^{2+} 信号的传导来调节细胞的增殖，但对细胞的体积无影响。肿瘤组织特异的代谢状态、氧缺乏及局部酸中毒也是促进肿瘤细胞电压依赖性钾通道开放的诱因。

五、细胞体积

通常细胞增殖时体积增大，细胞凋亡早期则伴随着体积缩小。细胞体积随着细胞周期的进展不断发生改变。在细胞周期 G_1/S 转换期和 M 期时，细胞的体积会发生明显改变，细胞体积与细胞增殖速率有着紧密的联系。有丝分裂细胞必须体积加倍才能使分裂后的子代细胞维持正常体积，细胞在分裂前合成大量生物大分子，细胞体积的变化可通过影响胞内生物大分子的立体构象、活性和相互作用概率，从而影响细胞增殖和分裂的信号转导通路。在细胞膜水平，促有丝分裂因子可激活 NHE（Na^+-H^+ 交换体），伴随激活 Na^+-K^+-$2Cl^-$ 共转运体，结果导致细胞体积增大。细胞体积增大后可促进 Cl^- 和 K^+ 外流，后者调节细胞体积缩小，以负反馈抑制细胞体积过度增大。

当细胞外的渗透压改变时，离子通道通过调节细胞体积以应对内环境改变来适应增殖。细胞在低渗环境中，通过快速改变其细胞内外的渗透压，引起水的被动流入。然后，通过激活一系列通道或转运体，使胞内的渗透物从细胞中"流失"，同时带动水的外流，最终使细胞回复其原来的体积大小，这就是通常所说的细胞调节性容积回缩（regulatory volume decrease，RVD），RVD 能使细胞在迅速增殖时避免经受剧烈的变化。RVD 过程伴有钾离子通道、容量调节性氯离子通道激活和水、KCl 流出。过度激活钾通道或氯通道能够抑制细胞增殖，引起细胞凋亡直至死亡，与处于 G_0 期细胞相比，这些细胞增殖迅速、迁移加快、代谢率高、促有丝分裂加速。

当细胞外的渗透压改变时，离子通道通过调节细胞体积以应对内环境改变来适应增殖。氯离子通道在细胞容量调节方面发挥中枢性作用。研究发现，鼻咽癌发生中氯通道通过 RVD 参与了细胞增殖、侵袭及转移。在鼻咽癌细胞分裂周期不同时相，细胞容积敏感性氯通道的表达及细胞的 RVD

能力也不相同，表现为 G_1 期时明显高于 S 期；NPPB、tamoxifen 等氯通道阻断剂可以显著地抑制容积激活性氯电流和细胞的 RVD，同时可以通过阻滞细胞周期，进而抑制细胞的增殖。

细胞凋亡在细胞内外特定的生理或病理性因素诱导下发生，钾离子、氯离子浓度降低及凋亡体积减小均会诱发凋亡。细胞体积减小和细胞内钾离子浓度降低是细胞凋亡的重要特点，通过调节细胞内外钾离子的浓度可调节肿瘤细胞的凋亡过程。在细胞凋亡早期，Cl^- 通道和 K^+ 通道被激活，引起 Cl^- 和 K^+ 外流，同时伴随水的外流而导致细胞皱缩、体积缩小等形态变化，这种凋亡早期的皱缩称为凋亡性容量下降（apoptosis volume decrease，AVD）。应用 DIDS 和 NPPB 等氯离子通道阻滞剂可以抑制 AVD 的产生，从而抑制凋亡。另外，抑制酪氨酸激酶可抑制容量调节性氯电流产生，抑制酪氨酸激酶的磷酸化则增加该电流；也有研究发现，细胞外低渗可激活容量调节性氯离子通道，同时使 Bcl-2 表达增加。然而氯通道是怎样参与 AVD 的过程，进而诱导细胞的机制目前仍不清楚，早期研究报道显示可能与细胞容积的减小，使得细胞骨架发生改变，激活了细胞内的 caspase，从而诱导细胞的凋亡，也有可能是氯通道被激活，HCO_3^- 经由氯通道从细胞内大量外流导致胞内酸化，进而激活了核酸内切酶，破坏 DNA 结构，最终诱导细胞发生凋亡。

（齐晓丹　师　岩）

第十六章 细胞氧化还原稳态与肿瘤

细胞内有一整套完整的氧化系统和还原系统,氧化系统主要包括活性氧(ROS)和活性氮(RNS)这两大家族。正常情况下,氧化系统与还原系统处于有机平衡,也就是细胞氧化还原稳态,是机体内环境稳定的基本内涵之一,氧化还原态的变化可以影响到基因的转录、细胞信号的转导、酶和生物大分子的活性,以及细胞的增殖、分化、凋亡、坏死等一系列生理、病理生理过程。一旦氧化系统与还原系统失去平衡,细胞氧化还原稳态的环境受到破坏,生物大分子功能受到破坏,表现出氧化应激和生物学功能异常,持续不平衡将导致相关疾病,如癌症、动脉硬化、糖尿病、神经退行性疾病等都与氧化还原自稳态失衡密切相关。近年来肿瘤的发病率越来越高,成为临床的常见病及多发病,严重的威胁人类的健康,大量研究表明,氧化还原态平衡紊乱与肿瘤的发生和发展有着非常密切的关系,包括细胞的增殖和分化,癌基因的激活,癌的发生、转移、逆转和癌细胞的凋亡等。过多的氧自由基堆积、氧化还原态的失衡都可以造成核酸和蛋白质等生物分子的损伤,引起细胞结构的改变和功能的抑制或变化,使原癌基因活化而抑癌基因失活,促进细胞癌变。

金属铁在空气中暴露过久会生锈,洁白的银器会日久氧化变黑,切开的苹果会很快变成棕褐色,人的机体也一样会受到氧化,罪魁就是自由基。自由基(free radicals)是指能独立存在,外层电子轨道带有一个或多个未成对电子的分子、原子、离子或者基团,是机体正常的中间代谢产物,生物体进行有氧呼吸时,电子通过线粒体膜上的电子传递链,与其末端的氧结合形成 H_2O,同时生成能量 ATP。氧自由基过量生成和(或)细胞内抗氧化防御系统受损就会导致氧化应激。

第一节 基 础 知 识

一、氧化应激的基本概念

氧化应激(oxidative stress)是机体由于内源性或外源性因素代谢异常,产生过量自由基超过了抗氧化体系的还原能力,ROS 自由基与 RNS 自由基等因生成与清除之间的不平衡,而在体内或细胞内蓄积而引起的氧化损伤过程,也就是氧化与抗氧化体系之间的平衡失调,引起的一系列应激反应。

二、活 性 氧

机体内的活性氧(reactive oxygen species, ROS)是指分子氧在氧化还原过程中的一系列中间产物,有化学性质非常活跃的含氧基团,主要来源于细胞内有氧代谢过程中线粒体电子传递链,或者外源性氧化剂形成的高生物活性含氧化合物的总称,电离辐射、化学致癌物等致癌因素都可间接或直接产生外源性的活性氧。当机体受活性氧形成增加或者活性氧消除能力下降的影响,对活性氧形成、消除、平衡造成破坏,从而使大量的活性氧损伤分子、细胞,机体出现氧化损伤情况。ROS也就是氧自由基(oxygen-derived free radicals, OFR),主要包括超氧阴离子自由基($O_2^-\cdot$)、过氧化氢(H_2O_2)、羟基自由基(HO·)、过氧亚硝基阴离子($ONOO^-$)、单线态氧($^1O_2$)、烷过氧化自由基、脂过氧化自由基等。

(一)超氧阴离子自由基

超氧阴离子自由基是基态氧接受一个电子形成的第一个氧自由基,可以经过一系列变化过程生成其他氧自由基,既可以接受一个电子,氧化其他物质而自身被还原,又可以提供一个电子,还原其他物质而自身被氧化,化学性质十分活泼。在细胞内可以直接导致 DNA 损伤,并可使谷胱甘肽过氧化物酶、过氧化氢酶和肌酸激酶失活，其细胞毒性作用主要通过歧化作用产生过氧化氢和羟基自由基。细胞内超氧化物歧化酶（SOD）起清除作用。

（二）过氧化氢

过氧化氢的性质相对比较稳定，半衰期最长，是氧气二电子还原产物，氧化性较强，可以直接氧化一些酶的巯基，使酶失去活性，还可以穿透大部分细胞膜，因而可以发挥重要的信使功能，但这一特性也增加了其细胞毒作用，当它穿越细胞膜后就可以与细胞内铁反应产生羟基自由基。过氧化氢在体内可经过氧化氢酶作用降解为水和氧气。

（三）羟基自由基

羟基自由基是已知活性最强的氧化剂，是氧气的三电子还原产物，比高锰酸钾和重铬酸钾的氧化性还强，化学性质极为活泼，寿命极短，几乎可以与所有细胞成分发生反应，对机体危害极大。但是由于其作用半径小，仅能与它邻近的分子反应。羟基自由基会导致细胞膜损伤，引起细胞基因突变。主要通过抗坏血酸、GSH（或其他的硫醇）、褪黑色素、NADPH 等生物活性物质及细胞色素 P450 体系降解和清除。

（四）过氧亚硝基阴离子

过氧亚硝基阴离子作为一种强氧化剂，既可以介导蛋白巯基和非蛋白巯基的氧化，又可以氧化细胞膜脂、蛋白质及 DNA，导致细胞损伤和疾病的发生或介导信号转导。在碱性条件下，过氧亚硝基阴离子比较稳定。一旦质子化，就可以立即分解产生羟基和 NO_2 自由基。

（五）单线态氧

单线态氧是氧气的激发态，反应性极强，可以同其他分子结合反应，也可以将能量转移给其他分子，自己回到基态，称为淬灭。照射光敏剂和超氧阴离子自由基氧化都可以产生单线态氧。

细胞内适量的 ROS 可以作为生长因子受体通路的重要信使参与信号通路，与细胞增殖有关，而过度累积的 ROS，会氧化细胞内蛋白质和核酸，引起 DNA 氧化损伤，增加基因组的不稳定性，引起癌基因的突变及抑癌基因的沉默，继而导致损伤的细胞凋亡途径缺陷，当受损细胞累积到一定程度时，就可以引起肿瘤。

三、氧化应激的生物标志

（一）谷胱甘肽

通常以氧化增强剂和抗氧化剂的比值来衡量体内的氧化应激水平。通过谷胱甘肽的氧化还原性质来进行调节，还原型谷胱甘肽和氧化型谷胱甘肽（GSSG）之比使它成为常用的评价氧化应激的标志。谷胱甘肽是维持生物休内氧化还原平衡状态最为重要的活性三分子小肽化合物，具有抗氧化和调节机体巯基稳定平衡的作用，并通过参与 GSH 修饰调控众多信号转导分子及对氧化还原敏感转录因子的活性。

在哺乳类动物细胞内含有丰富的 GSH，在非蛋白抗氧化体系调节过程中，细胞内的 GSH 通过其氧化还原性质起核心作用。GSH 本身的氧化和还原状态首先取决于细胞内化学分子的结构完整和正常；其次取决于 GSH 过氧化酶和 GSH 还原酶的活性。GSH 能发挥其多种生理功能主要是取决于它在体内形成的抗氧化网络中的抗坏血酸、NADPH 含量及其相关氧化酶活性，由此形成一个氧化还原网络。体内 GSH 通过其氧化还原作用来发挥对受损伤的组织和细胞进行修复的功能。体内或细胞的外源性或内源性活性氧攻击时，使 GSH 在 GSH 氧化酶参与下氧化成 GSSG；糖代谢过程中 H^+ 将 $NADP^+$ 还原成 NADPH。实验室测定 GSH 和 GSSH 方法很多，如分光光度法、谷胱甘肽转硫酶法、HPLC 法等。

谷胱甘肽及相关代谢酶构成了生物体内最为重要的抗氧化防御系统，保护正常细胞免受活性氧自由基的攻击。近年来研究发现，耐药肿瘤细胞内 GSH 水平升高，相关代谢酶表达上调，表明 GSH

抗氧化系统作为细胞内主要的氧化还原状态调控系统与肿瘤耐药性密切相关。

（二）抗坏血酸自由基

抗坏血酸又称维生素 C，是一种抗氧化剂，又有氧化增强作用，即具有双重性。正常代谢情况下，产生氧或氧的衍生物，抗坏血酸可自动氧化。抗坏血酸和氧或过氧化氢反应都以单电子两部氧化的方式进行氧化，自动氧化过程中产生抗坏血酸自由基。抗坏血酸自由基在研究复杂生命现象中发挥重要作用，是氧化应激态的天然生物标志，可衡量体系内氧化应激水平，应用在衡量退行性疾病如癌症、糖尿病及心血管疾病的病程进展和疗效。

（三）2，3-二羟基苯甲酸

用三氯乙烷促使机体氧化应激水平增强，可以将血浆内 2，3-二羟基苯甲酸（2，3-DHBA）作为体内氧化应激的生物标志，测定 2，3-DHBA 来衡量机体内外羟自由基的形成。

2，5-DHBA 是通过细胞色素 P450 的生物转化和羟自由基攻击水杨酸等两条途径产生，其异构体 2，3-DHBA 能作为体内氧化应激的指标。用液相色谱-质谱联用技术测定血浆内 2，3-DHBA，这是一项快速、灵敏、用样品量小的测定体内氧化应激水平的方法。

（四）淋巴细胞 DNA 损伤

Collins 将人外周血之淋巴细胞 DNA 损伤作为糖尿病患者体内氧化应激的临床指标。临床上胰岛素依赖型糖尿病患者 DNA 损伤的三种标志：①用电泳和荧光显微镜来检测 DNA 双螺旋之断裂；②用带有 CCD 的照相机和 Komet 3.0 图像分析程序来测定甲酰胺基嘧啶糖基化酶（formamidopyrimidine glycosylase，FPG）。测定 FPG 可检测到嘌呤的损伤，包括 8-oxo-鸟嘌呤；③核酸内切酶Ⅲ（endonuclease Ⅲ）可检测到嘧啶之损伤。一般情况，糖尿病患者 DNA 损伤高于正常人；FPG 和核酸内切酶Ⅲ之敏感位点也是糖尿病患者高于健康人。故将核酸内切酶Ⅲ之敏感位点作为糖尿病患者与健康人相区别的标志。

Ⅰ型糖尿病患者的 FPG 与人之血糖密切相关；然而核酸内切酶则和高血糖无关，可是活性氧既可使葡萄糖氧化，又可氧化修饰嘌呤碱和嘧啶碱。根据 FPG 与核酸内切酶之间的关系，核酸内切酶Ⅲ可作为整个 DNA 氧化损伤的指标，而 FPG 是高血糖损伤的特异性指标（以 8-oxo-鸟嘌呤作为标志）。总之，淋巴细胞氧化损伤是体内氧化应激态之生物标志。

（五）氧化羰基蛋白和抗氧化应激蛋白

用酶联免疫吸附法（enzyme-linked immunosorbent assay，ELISA）测定冠状动脉手术的患者血浆中羰基蛋白、GSH、GSSG、MDA，研究表明，羰基蛋白的形成和 GSH、MDA 相关。在再灌注早期 MDA、GSSG 升高，羰基蛋白升高的时间可持续 4 小时。因此，将氧化羰基蛋白作为氧化应激的生物标志之一。

四、抗氧化酶系

机体基于自身保护，进化而来一些防御系统，机体存在酶性和非酶性两大类抗氧化防御系统，可抵御 ROS 的积累。机体抗氧化酶系主要包括超氧化物歧化酶（superoxide dismutase，SOD）、谷胱甘肽过氧化物酶（glutathione peroxides，GSH-PX）、过氧化氢酶（hydrogen peroxidease，CAT）、巯基蛋白、维生素 C、β-胡萝卜素、谷胱甘肽、褪黑素等，共同维持细胞氧化还原稳态，因此正常生理情况下，活性氧含量很少，并不引起机体病理改变。

（一）超氧化物歧化酶

超氧化物歧化酶（superoxide dismutase，SOD）是体内歧化超氧阴离子自由基的一种抗氧化剂。1938 年最早从马血中分离出的含铜蓝绿色蛋白，后来在肝脏、脑组织、红细胞中都有发现，能有效清除超氧阴离子自由基。SOD 能催化超氧阴离子生成分子氧或 H_2O_2，人体有三种 SOD，胞质中存在 Cu/Zn-SOD，线粒体中存在 Mn-SOD，此外还有一种胞外 SOD（EC-SOD），Cu/Zn-SOD 能特异性催化超氧阴离子生成水和分子氧。研究发现，Mn-SOD 有抗肿瘤活性，过表达 Mn-SOD 可使肿瘤生长延迟，但它是否是一种肿瘤抑制蛋白还待证实。在许多肿瘤中的一些实验证实，Mn-SOD 表达显著增加。在胃肠道肿瘤中可检测到过表达的 Mn-SOD，这跟预后较差有高度相关性，过表达 Mn-SOD 导致锌依赖的基质金属蛋白酶激活，而基质金属蛋白酶在肿瘤侵袭过程中有着重要作用，提示细胞内异常高水平的 Mn-SOD 对细胞生长有抑制作用，但也增加了肿瘤细胞转移的风险。

(二) 谷胱甘肽过氧化物酶

谷胱甘肽过氧化物酶（glutathione peroxides，GSH-PX）是 1957 年在动物组织发现的，在高等植物和细菌中普遍存在。其天然底物是小分子含硫三肽化合物谷胱甘肽。体内大部分谷胱甘肽是还原形式存在，简写为 GSH，巯基氧化成二硫键是氧化形式，简写为 GSSH。谷胱甘肽过氧化物酶可以催化还原态的 GSH 氧化生成氧化态的 GSSH，同时将 H_2O_2 还原为 H_2O，导致阻断了超氧阴离子（O_2^-）通过中间体 H_2O_2 生成·OH 的反应链，消除一个过氧化氢。谷胱甘肽还原酶又可将氧化态的 GSSH 还原成 GSH，还原过程中还需要磷酸戊糖途径提供 NADPH。

GSH 氧化还原系统下调 GSH 系统代谢酶或消耗尽 GSH，可以有效逆转肿瘤耐药，能恢复耐药肿瘤细胞对化疗药物的敏感性，表明 GSH 抗氧化系统是促使肿瘤耐药的关键性因素之一。近年来，研究 GSH 抗氧化系统作为潜在的抗肿瘤治疗和耐药逆转的靶点备受人们的关注。GSH 抗氧化系统对于维持肿瘤细胞内还原型 GSH 的含量，调控药物反应性及调节氧化还原稳态发挥着重要作用。

（1）与细胞外环境相比，胞质通常保持在还原状态。这是由细胞内硫醇（巯基）的氧化还原-缓冲容量(redox buffering capacity)来调节的。细胞内主要的硫醇是 GSH 和硫氧还蛋白(thioredoxin，Trx)。还原型/氧化型 GSH 和还原型/氧化型 Trx 的高比值，相应地由 GSH 还原酶和 Trx 还原酶来维持。这两个硫醇氧化还原系统通过还原脂质过氧化物（LOOH）和 H_2O_2 的反应，抵抗细胞内氧化应激。谷胱甘肽过氧化物酶（GPx）或硫氧还蛋白过氧化物酶(Trx peroxidase，TPx)催化 LOOH 和 H_2O_2 相应地生成 LOH 和 H_2O。

（2）GSH 和 Trx 直接参与信号传导越来越多的事实说明除了抗氧化功能外，GSH 和 Trx 还参与细胞信号传导过程。GSH 通过改变总 GSH 含量和 GSH/GSSG 比值调控氧化还原信号。细胞内巯醇的氧化状态是 NF-κB 激活的重要决定因素。胞质 GSSG 处于低水平时，T 细胞受到相应的刺激也不能激活 NF-κB，高浓度 GSSG 抑制激活的 NF-κB 与它识别的 DNA 位点结合。因此，为了有效地激活 NF-κB，细胞内需要最适中浓度的 GSSG。GSH 缺乏的 T 细胞 NF-κB 功能受抑制，可能与 GSH 缺乏细胞 GSSG 浓度很低有关。细胞内 GSH 耗损能抑制血管内皮细胞增生和促进成纤维细胞增生。TGF-β_1 诱导的血管内皮细胞生长抑制伴有 GSH 耗损，补充硫醇至少可部分逆转 TGF-β_1 的抗增生效应。在细胞核 GSH 氧化还原对（redox couple）调控着 SP-1 转录因子与 DNA 的结合。

(三) 过氧化氢酶

过氧化氢酶（hydrogen peroxidease，CAT）常由于生成羟基自由基，对生物体造成损伤，细胞可通过过氧化氢酶或过氧化物酶对其清除，从而抑制过氧化氢的累积。动物组织中肝和红细胞过氧化氢酶含量较高，脑、心肌和肌肉中含少量过氧化氢酶。过氧化氢酶有四个亚基，每个亚基含有一个血红素和一个 NADPH 分子结合部位。

肿瘤细胞过氧化物酶体的过氧化氢酶数量的减少及过氧化氢酶活性的减弱直接影响了 H_2O_2 的清除，同时也使自由基的生成增加。肿瘤细胞解除 H_2O_2 毒性能力的降低与 CAT 含量降低有关。CAT 能有效催化 H_2O_2 成水和氧气，1 分子 CAT 每分钟能清除 6×10^6 个 H_2O_2 分子。目前研究表明，细胞内 H_2O_2 升高可以直接或间接诱导细胞恶变，通过降低 H_2O_2 的水平量则能逆转肿瘤细胞的恶性表型。正常细胞癌变过程中会产生大量 H_2O_2，引起持续的氧胁迫并导致 DNA 的氧化损伤，DNA 损伤如果得不到及时修复，可能激活肿瘤发生、发展相关的基因，并通过细胞分裂进行传代，导致正常细胞向恶性转化，导致肿瘤形成。改变肿瘤细胞内过氧化物酶体的氧化应激途径，会在介导肝脏肿瘤发生中起着非常重要的作用。

（四）抗氧化酶与抑癌作用

人类机体抗氧化防护系统中，SOD、CAT 及 GSH-Px 等是重要的抗氧化酶，可以协助消除体内自由基，具有很强的抗氧化作用，将已有的自由基转变成无毒分子，从而降低、消除氧化对机体造成的损伤，能通过抑制脂质的过氧化所致的细胞破坏而达到抗癌抗肿瘤作用。也可以通过干扰细胞周期、干预信号转导、诱导凋亡及促进抑癌基因的表达来实现抑制癌细胞的生长增殖。随着机体抗氧化酶活性降低，可能对机体抗氧化系统造成不良影响，诱发癌症。胃肠道肿瘤患者体内 GSH、维生素 C 及维生素 E 明显下降，表明患者体内处于氧化应激状态，在不同的氧化损伤产物中，研究报道表明，AOPP、PC、MDA 及 8-OHdG 都是有效的过氧化指标，提高氧化应激水平可能是诱发胃肠道肿瘤的重要因素，改善机体抗氧化系统的功能可能有利于胃肠道肿瘤预防、治疗与控制。抗氧化酶表达水平的下降或者活性的降低都是细胞癌变的重要机制之一。因此，提高抗氧化酶表达水平或是上调其酶活性可作为预防和治疗恶性肿瘤的重要策略。

第二节　氧化应激与肿瘤

肿瘤在细胞形态和组织结构上，都与其发源的正常组织有不同程度的差别，会形成异常的肿块或组织，生长速度快，与正常组织功能不协调。肿瘤分为良性和恶性，良性虽然不致命，但有占位并阻碍正常生理功能的危害。恶性肿瘤及癌症，异型性大，分化程度低，具有局部浸润和远处转移的特点，严重威胁着人类健康，是致人死亡的主要原因。根据现有数据预计，由于全球人口增长和老龄化，到 2025 年前，全球每年新增癌症病例数将高达 1930 万例，癌症死亡人数达 820 万。世界范围内诊断的最常见癌症依次为肺癌（180 万）、乳腺癌（170 万）和结直肠癌（140 万），最主要致死癌症为肺癌（160 万）、肝癌（80 万）和胃癌（70 万）。

肿瘤的发生和发展可以分为致癌的活化、促癌和形成发展几个阶段，在众多影响肿瘤发生的因素中，每个阶段都有活性氧的产生和参与，氧化应激诱导的损伤及其对细胞信号转导途径的干扰在肿瘤的发生发展中起着重要的作用。

在肿瘤诱发阶段，ROS 水平增高可使 DNA 发生非致命性突变，干扰细胞周期及影响钙离子浓度等，如果这些损伤不能被修复，正常细胞就会成为肿瘤诱发阶段的细胞。已经有大量实验结果证明，活性氧在复杂的多步癌变中具有重要作用，如电离辐射、化学致癌物、吸烟、慢性炎症等因素都会使机体处于氧化应激状态。

在肿瘤促进阶段，活化的致癌物一般都是极活泼的亲电子化合物或化学性质活泼的自由基。高浓度的 ROS 可引起细胞毒性，诱导细胞凋亡低浓度的 ROS 刺激细胞分化、促进肿瘤细胞增长，表明肿瘤的促进阶段中，ROS 的产生是促进与 ROS 相关的肿瘤的生长的主要原因，但如果仅仅停留在此阶段，并不发生癌症。

在肿瘤形成发展阶段，ROS 引起 DNA 的损伤使基因不稳定，被诱发的细胞发生不可逆性的遗传物质的改变，染色体完整性破坏，如突变、易位、DNA 链断裂或交联，引起染色体异常，最终导致细胞突变。保护细胞免受氧化应激损伤，维持氧化代谢的平衡，但这些防御机制，并不总能彻底清除新产生的 ROS，大量的活性氧分子能够破坏细胞内的氧化-还原稳态，导致氧化应激，造成细胞内蛋白质、核酸和脂质等生物大分子的氧化性损伤，最终引起细胞病变甚至坏死。在促癌剂的多次刺激下，被活化的细胞进行克隆增殖，随后继发癌变。

一、致癌因素和氧化自由基

能够致癌的因素很多，一般能够和 DNA 反应并化学修饰 DNA 的物质可能是致癌物。所有突变剂都可以成为致癌物，所有致癌过程都与氧自由基有关。

（一）辐射致癌和氧自由基

早在19世纪就发现从事放射性工作者容易患皮肤癌，受离子辐射容易得白血病，居里夫人就因接触过量的放射性物质，死于白血病。第二次世界大战日本广岛原子弹爆炸及2011年日本大地震福岛第一核电站反应堆爆炸后，五年之内癌症发病率都在激增。

辐射会导致细胞DNA接受能量被损伤，但更为重要的是，辐射会生成高反应活性的羟基自由基，水合电子等一系列氧自由基，这些自由基可以进攻细胞、组织成分和DNA，产生一系列反应物，造成无法修复的基因损伤，引起突变。

（二）活化致癌物过程形成氧自由基

大部分致癌物都是由比较惰性的化学物质经生物转化后，生成能与细胞成分反应的化学性质活泼的物质。在氧自由基活化过程中一般包括一位电子或二位电子氧化还原形成的氧自由基中间产物，在有氧条件下，自由基中间产物、半醌、偶氮和硝基离子可以向氧转移一个电子，形成超氧阴离子自由基，接着又产生羟基自由基和单线态氧。这些反应性非常强的活性氧可以损伤大部分细胞成分，并进一步形成二级、三级氧自由基。这些初级和次级氧自由基在致癌过程中起着很重要的作用。

例如，致癌物苯是一种工业原料，在橡胶、塑料和石油工业中广泛使用，如果人大量暴露于苯，就可以引起再生障碍性贫血和骨髓性白血病。苯在体内还可以代谢生成氢醌、苯酚、邻苯二酚等中间产物，这些物质在体内很容易与氧气反应生成活性氧自由基。超氧化物歧化酶可以阻断这些代谢，表明超氧阴离子自由基参与这些物质的致癌过程。

苯并芘（BP）是一种很强的多环芳烃致癌物，是一大类环境污染剂，主要来自工业和汽车排出的废气和吸烟焦油。苯并芘被细胞色素P450、环氧水合酶转化成-7，8-二醇-9，10-环氧BP，形成有遗传毒性的致癌物。但这不是唯一的途径，BP在C-6位置的一位电子氧化形成自由基阳离子，被亲水电子进攻得到易变的6-羟基BP衍生物，经分子重排形成6-羟基BP自由基，再同氧分子反应生成1，6-BP、3，6-BP和6，12-BP醌代谢物，这种阳离子自由基、6-氧-BP自由基和半醌自由基，能亲电子结合到DNA上，在有氧条件下，还伴随生成超氧阴离子自由基和羟基自由基，使DNA断裂。超氧化物歧化酶可以抑制这一作用。

亚硝基化合物是另一类人们特别注意的致癌物，可以引起肺癌和白血病。这类化合物的细胞毒性、突变性和致癌性主要是由于硝基代谢还原为一种离子自由基，然后生成反应性很强的羟胺，并且能与氧分子反应生成超氧阴离子自由基和羟基自由基。

二、促癌剂和氧自由基

ROS是化学性质活泼的含氧原子、原子团，是外源性氧化剂、细胞内有氧代谢阶段形成的带有较高生物活性的含氧化合物的总称。ROS分别有H_2O_2、$HO\cdot$、$O_2^-\cdot$及烷过氧化自由基、脂过氧化自由基等。活性氧会使细胞处于氧化应激状态，在促癌过程中起着重要作用，最典型的是具有高度致癌活性的佛波醇（PMA）促癌剂。

（一）PMA促癌剂刺激炎症细胞产生氧自由基

PMA是皮肤黏膜潜在促癌剂。只有5ng/ml PMA就可以使多形核白细胞PMN产生大量氧自由基。比较各种PMA促癌剂的类似物，发现它们产生氧自由基和促癌活性之间有很大的相关性，促癌作用越强的PMA刺激PMN产生氧自由基越多，没有促癌作用的PMA不能刺激PMN产生氧自由基，弱促癌性的PMA刺激PMN产生氧自由基很少。PMA刺激PMN 5分钟就可以使DNA断裂，SOD可以阻断这一断裂，而二甲基亚砜DMSO和甘露醇则效果不明显，说明主要是超氧阴离子自由基参与了这一反应。PMA刺激PMN产生的氧自由基对其他细胞也有基因毒性，可以使CHO和

V79 细胞姊妹染色体交换增加，SOD 可以抑制这一突变。

（二）其他促癌剂和氧自由基

棉籽油的主要毒性物质棉酚是皮肤癌的促癌剂，也有避孕活性。其作用机理就是通过产生氧自由基、SOD 和过氧化氢酶抑制其活性。一些化工和药物工业使用的过氧化物也是促癌剂，它们都能产生氧自由基，如苯甲酰过氧化物、月桂酰过氧化物、葵酰过氧化物、异丙基苯过氧化氢等都是活性很高的皮肤癌促癌剂，甚至过氧化氢在有 PMA 存在时也是有效促癌剂。

（三）氧自由基清除剂对促癌剂的抑制作用

丁基化羟基甲氧苯基（BHA），丁基化羟基苯基（BHT）和苯酚类抗氧化剂就是通过抑制促癌剂阻断 PMA 刺激巨噬细胞产生超氧阴离子自由基这一途径起抑制作用。3-BHA 对二甲基肼诱导大肠致癌过程有明显抑制作用。BHA 和 BHT 对 7，12-二甲基苯蒽诱发致癌后，对苯甲酰过氧化物和 PMA 促癌过程有明显抑制作用。苯酚抗氧化剂对氧自由基有很强的清除能力，而氧中心自由基特别是超氧阴离子自由基在促癌作用中起着重要作用，这就为苯酚类抗氧化剂抑制促癌作用提供了有力证据。

（四）促癌剂使非表皮组织产生氧自由基

长期吸入石棉产生肺纤维化、间皮癌和支气管癌。石棉是间皮组织和成纤维细胞的致癌物，石棉是支气管癌辅助致癌物和促癌剂。石棉工人和吸烟者易得支气管癌，石棉工人同时吸烟者得这种癌的概率比普通人高 92 倍。用石棉处理预先暴露非致癌剂量的 7，12-甲基苯蒽的啮齿动物支气管有明显促癌作用，出现典型的促癌现象，诱导鸟氨酸脱羧酶，增加 DNA 合成，支气管组织和上皮细胞增生和组织变形。SOD 可以明显减轻石棉引起的细胞毒性，过氧化氢酶和单线态氧清除剂无效，说明超氧阴离子自由基在石棉的细胞毒性中起着重要作用，暴露在石棉的时间延长，会明显增加内源性 SOD 活性，说明有应激反应。用大鼠肝或肺微粒体同石棉共同培养，脂质过氧化物随剂量而增加。用自旋捕集方法也证明石棉可以催化过氧化氢产生羟基和超氧阴离子自由基。同正常相比，暴露石棉的小鼠肺灌洗液巨噬细胞和 PMN 高 3～9 倍。人 PMN 与石棉共培养产生化学发光，石棉也能使豚鼠巨噬细胞产生化学发光。

三、肿瘤细胞内氧化还原状态

（一）肿瘤形成和生长过程自由基含量的变化

在肿瘤形成和生长过程中，自由基含量的变化是非常复杂的，不是一个简单地增加或减少的过程，而是在形成肿瘤初期时，自由基含量急速增加，当肿瘤生长到一定大小时，自由基含量达到一个最大值峰值，之后随着肿瘤的生长，自由基含量不再增加，反而会呈下降的趋势。这也表明自由基含量在肿瘤生长和发展过程中起着重要作用。在肿瘤生长后期自由基含量降低可能是由于坏死缺氧造成的。

（二）脂质过氧化和致癌过程

活性氧（ROS）可直接作用于细胞生物大分子而使细胞损伤，如羟基自由基作用于磷酸酯和细胞膜的不饱和脂肪酸产生脂质过氧化，损伤细胞膜结构，进而使膜流动性和细胞膜功能发生改变，导致细胞膜结构破坏。自由基的脂质过氧化产物也可氧化氨基酸残基、蛋白质的巯基，使胞质、膜蛋白及某些酶交联形成二聚体或更大的聚合物，直接损伤细胞功能，破坏核酸和染色体结构，改变生物酶活性，参与癌变的启动和发展，致使细胞癌变。脂质过氧化过程中产生的主要醛类有丙二醛（MDA），MDA 和能与 DNA 碱基 G、A 和 C 反应，将产生具有致突变的 M1G 等加合物，可以交联蛋白和 DNA，间接损伤 DNA。研究发现 MDA 既能致突变也能致癌，且在癌症转移过程中也有重要作用，因此抑制脂质过氧化也常用来作为评价化合物抗氧化活性的指标之一。脂质过氧化物醛类和羧基类可以加剧过氧化损伤，例如，微粒体脂质过氧化形成的醛类能改变腺苷酸环化酶的活性，线粒体和微管的功能和蛋白质及 DNA 的合成。另一种脂质过氧化产物 HNE 的致突变性相对较弱，但其也是脂质过氧化物中的主要毒性物质，影响信号传导通路，进而影响细胞的表型特征。

细胞膜脂质过氧化的影响是多方面的，细胞膜脂质过氧化可以减少对受体的配位结合，抑制 ATP 腺苷酸环化酶的活性，ATP 合成的改变将影响和抑制总细胞代谢和 DNA 断裂的修复。线粒体脂质过氧化可以引起线粒体肿胀和呼吸功能改变。核膜的脂质过氧化将直接损伤 DNA，核-细胞质交换和 RNA 运输也将受到影响。因此，所有细胞膜的脂质过氧化将直接和间接与致癌过程相关。例如，与前列腺素合成有关的酶促空间特异过氧化和非特异的膜脂质过氧化，可以调节致癌物的活化，形成基因分裂因子。

（三）活性氧代谢对 DNA 的影响

DNA 损伤在肿瘤形成和发展中起着至关重要的作用，在各种肿瘤组织中，可检测到自由基引起 DNA 的损伤，包括 DNA 单、双链的断裂，碱基或脱氧核糖的修饰，DNA 交联、姐妹染色体互换，DNA 加合物形成及染色体基因突变等，导致基因不稳定，最终形成肿瘤。研究显示，DNA 损伤亦可诱导 ROS 产生，且在细胞死亡过程中发挥重要作用。ROS 能引起 DNA 损伤，而 DNA 损伤还可以诱导 ROS 产生，因此氧化应激与 DNA 损伤间存在密切联系。

除 $O_2^-·$ 和 H_2O_2 不能使 DNA 碱基直接损伤外，其他活性氧均能损伤碱基，其中单线态氧（$^1O^2$）可迅速使嘧啶和鸟嘌呤氧化。OH·能攻击嘌呤或嘧啶碱基的双键，产生加合自由基，加合自由基与水或氧加成反应和去质子化反应形成的结构较易突变，是一种潜在的肿瘤形成的生物学标记。

DNA 中脱氧戊糖糖环上的每个碳原子和·OH 上的氢都能反应，在 C 位置上脱氢或加氧，导致碱基不稳定键的形成，糖基的结构受到破坏。·OH 可通过破坏脱氧戊糖和磷酸二酯键，使 DNA 发生单链或双链断裂，此外，·OH 还可引发蛋白质交联。

DNA 损伤可影响基因转录、信号转导、复制错误和基因不稳定，这是 ROS 诱发细胞癌变的主要原因。除了细胞核 DNA 损伤，线粒体 DNA 的氧化损伤也参与了肿瘤的形成。线粒体 DNA 比核 DNA 更易被氧化。在生理条件下，线粒体将 5%的氧耗转变成超氧阴离子，随后生成 H_2O_2。线粒体 DNA 修复能力有限，其缺乏完整的核苷酸修复机制，线粒体不能被组蛋白保护。

当机体受到内外环境刺激后，氧化还原稳态失衡，导致活性氧 ROS 浓度升高，过多的活性氧 ROS 能激活核因子 E2 相关因子 2（Nrf_2）、核因子-κB（NF-κB）、促分裂原活化蛋白激酶（MAPK）等，从而调节诸多氧化物质和抗氧化物相关基因的表达。紫外光照、金属和化学物质是活性氧的来源，H_2O_2 在紫外线的照射下形成羟自由基，对 DNA 的损伤作用最强，可使质粒 DNA 的双螺旋核酸链发生断裂，这些都是羟基损伤的主要特征，而且是难于修复的损伤。

以往研究表明，高水平的 ROS 能诱导核 DNA 损伤，导致癌基因的激活和抑癌基因的灭活，从而诱发肿瘤。近年来，人们认识到 ROS 在肿瘤发生过程中有双重作用。癌基因激活、肿瘤细胞高代谢状态、肿瘤患者机体免疫降低等均会进一步促进 ROS 产生，从而导致机体处于较高的氧化应激水平，原癌基因与抑癌基因突变，导致信号转导和基因表达持久性变化，引起癌症等疾病。

另外，因为线粒体 DNA（mtDNA）缺乏蛋白质保护和抗氧化酶，来修复损伤的系统，所以更容易受到 ROS 的损伤作用，从而发生突变，mtDNA 突变又能够增加 ROS 的产生，进一步增加肿瘤发生的风险。但最新研究表明，ROS 实际上可以抑制肿瘤生长，并且证实了消除 ROS 有助于肿瘤细胞在它们的胞外基质中存活。现在一些已经上市的抗肿瘤药的作用机理就是能够通过增加细胞内 ROS 的产生诱导肿瘤细胞凋亡。

（四）活性氧 ROS 对蛋白质的影响

恶性肿瘤在我国的发病率较高，严重危害着人类健康，其形成发展过程与慢性炎症反应、不良饮食习惯、心理应激等有关，这些因素都可以刺激机体过氧化，产生大量 ROS 产物。ROS 能造成蛋白质结构突变或生物学活性丧失，改变细胞代谢途径，引起脂质过氧化，增加黏膜通透性，产生炎性介质（白三烯、前列腺素等）活化炎症反应，并进一步加强吞噬细胞活性，产生更多 ROS。研究发现 OH·能从蛋白质多肽骨架中抽去 H 原子，形成以 C 为中心的自由基，该自由基与氧分子反应生成过氧化自由基，随后转变成烷基过氧化自由基。烷基过氧化自由基衍生物能使肽键断裂，蛋白质损伤，容易被修复，对细胞没有致命性作用，但研究发现，长期氧化损伤两种线粒体蛋白（顺乌头酸酶和腺苷酸转移酶）对细胞有重要的影响。过量 ROS 具有细胞毒性，能诱导线粒体内的细胞色素 C 通过线粒体外膜孔蛋白（电位依赖型阴离子通道）释放增加，导致呼吸电子传递链被阻断，ATP 合成解偶联化，促进细胞凋亡，损伤机体组织。

（五）ROS 与癌变信号通路

多种基因的表达和多个细胞信号传导通路受 ROS 的干扰作用，低浓度 ROS 会促进细胞增殖，是正面调节作用，如低浓度的超氧阴离子能促进增殖，低浓度的 H_2O_2 增加多种细胞的存活率，在生理过程中起重要作用；但高浓度 ROS 起负面调节作用，ROS 氧化侵袭而激活的细胞内多种不同应激信号途径之间的平衡被打破，抑制细胞生长或使细胞死亡。此外，ROS 对胞质钙离子浓度，蛋白质磷酸化和特定的转录因子包括 NF-κB、AP-1 家族的激活等都有调控作用。ROS 能氧化丝氨酸、苏氨酸和酪氨酸等氨基酸的巯基基团，形成分子内或分子间的二硫键，进而改变蛋白质的构象，主要是对一些信号级联有上调作用的蛋白质，影响生长因子激酶、src/Ab1 激酶、MAPK 和 PI3K 依赖的信号通路，这些信号通路能激活一些受氧化还原调控的转录因子，包括 NF-κB、AP-1、HIF-1、P53。

1. ROS 对 MAPK 通路的影响 众多的研究表明，ROS 对丝裂原蛋白激酶信号通路 MAPK 家族的丝/苏氨酸激酶有重要的调控作用。MAPK 家族中的丝/苏氨酸激酶在肿瘤发生过程中包括增殖、分化和凋亡有重要作用。MAPK 家族包括胞外信号调控激酶（ERK）、c-jun-NH_2-末端激酶（JNKs）、p38 激酶等。MAPK 信号通路参与了核转录因子的激活，包括 NF-κB、AP-1、P53、HIF-1 等，这些核转录因子在调控 DNA 损伤修复基因、抑制损伤细胞增殖基因的表达和诱导凋亡中发挥重要的作用。MAPK 功能的失调与人类皮肤癌、乳腺癌和宫颈癌有关系。

NF-κB 是一种 DNA 结合蛋白，参与细胞的分化、增殖和炎症过程，它的激活跟肿瘤的形成有关。NF-κB 的表达促进细胞的增殖，据文献报道，血液肿瘤、结肠癌、乳腺癌和胰腺癌中都有激活的 NF-κB 表达。抗氧化剂如维生素 E、茶多酚等能够阻断 NF-κB 的激活，进一步证明 ROS 对 NF-κB 有激活作用。

AP-1 是一类属于 Jun、Fos、Maf 和 ATF 亚家族的蛋白，是原癌基因 *c-fos*、*c-jun* 的表达产物 c-Fos、c-Jun 蛋白构成的异二聚体。AP-1 激活有促进细胞增殖作用，对凋亡有双重作用，既能抑制也能诱导，这依赖于促凋亡和抗凋亡的靶向基因的平衡、AP-1 激活剂和激活物刺激时间的长短等。研究发现，AP-1 蛋白能与活化的原癌基因如 *Ha-ras* 相互作用，参与原癌基因的转化。

p53 基因常被称为"分子警察"，是一种肿瘤抑制基因，能诱导受损细胞发生凋亡，超过一半以上种类的人类肿瘤中都可找到突变失活的 *p53* 基因，P53 蛋白的失活会使细胞无限制的生长。许多研究表明，ROS 是直接引起 P53 激活的因素之一。ROS 可通过多种途径激活 P53，如直接损伤 DNA、激活信号通路间的交叉信号通路，或调控蛋白质 DNA 结合区域的半胱氨酸的氧化还原状态。ROS 与 P53 介导的凋亡有关，许多化疗试剂引起的激活 P53 中，ROS 被认为起着关键性的作用。*p53* 基因过表达，可观察到 ROS 水平上升，表明 ROS 诱导 P53 激活的一个重要后果是进一步升高氧压水平。ROS 可通过多种途径激活 P53，介导细胞的凋亡，而 P53 在调控细胞氧化还原状态中有重要作用。

HIF-1 调控多种与肿瘤相关基因的表达，如 VEGF、醛缩酶、烯醇酶和乳酸脱氢酶 A 等，其可被原癌基因如 *Scr*，*Ras* 诱导表达，在多种肿瘤中都有过量表达。H_2O_2 是主要的 ROS 类型可诱导 HIF-1 的表达。

2. ROS 与 PI3K/Akt 信号通路 氧化损伤激活的磷酸肌醇 3 激酶（PI3K）通路对细胞的存活有重要的作用。丝/苏氨酸激酶（Akt）是一种重要的抗凋亡蛋白。PI3K 产生的 3'磷酸化的磷酸肌醇可使 Akt 聚集到细胞膜，从而使 Akt 被激酶磷酸化而激活。ROS 对 Akt 的激活可能受生长因子受体的介导，如 Hela 细胞中由 H_2O_2 激活的 Akt 依赖于 EGF 受体，若用 EGF 特异性抑制剂抑制 EGF 活性，Akt 的激活就受到抑制。

3. ROS 与蛋白激酶 C（PKC）通路 PKC 参与了调控细胞生长、死亡和压力反应的信号通路，能被钙离子和第二信使二酯酰甘油（DAG）激活，是磷脂酶 C 激活的产物，PKC 易受氧化还原的调控，PKC 的调控和催化区域都容易被 H_2O_2 氧化修饰，氧化诱导的 PKC 激活在肿瘤增殖过程中有重要作用。氧压条件下，既可见 PKC 的促进细胞凋亡作用，又可见其抑制细胞凋亡作用，其原因可能与 PKC 的亚型有关。已发现 H_2O_2 引起的 PKCδ 的磷酸化导致细胞凋亡，其他亚型的 PKC 有抑制细胞凋亡的作用。

4. ROS 与 p53/p21 信号通路 *Ras* 癌基因的表达可通过诱导 ERK 活化，以及线粒体功能的失调，促进 ROS 水平增高，进而激活 p53/p21 信号通路抑制细胞癌变。但高水平的 ROS 又会诱导核 DNA 损伤，导致癌基因的激活和抑癌基因的灭活，从而增加细胞癌变的风险。细胞在癌变过程中必须有效降低 ROS 水平，抑制凋亡通路，增强基因组稳定性，才能使肿瘤得以发生发展。p53/p21 信号通路的激活是防御细胞氧化应激的重要分子机制，并在严重应激的情况下诱导细胞的凋亡。体外研究表明，高水平 ROS 可激活 p53/p21 信号通路，诱导细胞凋亡。

四、抗癌药物和氧化应激

肿瘤是严重威胁人类健康的常见病和多发病，目前主要的治疗手段为手术治疗结合放射治疗、化学治疗及免疫治疗等。抗肿瘤药物在肿瘤治疗中占有及其重要的地位，对急性淋巴细胞白血病、恶性淋巴瘤等都已经取得较好的疗效，但还存在对肿瘤选择性差、免疫抑制、不良反应多及耐药性增强等不良反应，因此寻找安全有效的抗肿瘤药物方兴未艾。肿瘤细胞在代谢过程中产生一系列 ROS，长期处于中低水平的氧化应激状态，在药物刺激下较容易越过细胞耐受的临界点，而导致细胞死亡。临床使用的许多种化疗药物和放射治疗方法就是通过产生大量 ROS 而实现抗肿瘤效应。然而，长期抗氧化治疗往往促使肿瘤细胞内抗氧化酶系统上调，最终导致肿瘤耐药。下调细胞内抗氧化酶水平或给予额外 ROS 处理，即能恢复耐药肿瘤细胞的敏感性，表明肿瘤细胞内氧化还原稳态与治疗反应状态息息相关，抗氧化系统可以通过调控细胞内的氧化还原状态和 ROS 水平诱导肿瘤耐药。

在恶性肿瘤中，大部分细胞处于不断分裂状态，因此抗癌药物的设计就是通过阻断 DNA、RNA 和蛋白质的合成，干扰细胞增生。化学治疗的目的是在尽可能少的损伤正常细胞的同时杀伤癌细胞。第一类化学治疗试剂是烷基化试剂，它们的代谢物可以结合并化学修饰 DNA，干扰 DNA 的复制与转录。第二类化学治疗试剂是干扰细胞代谢，如 5-氟尿嘧啶是胸腺嘧啶的类似物，抑制胸苷酸合成酶，防止 DNA 合成。阿糖胞苷含阿拉伯糖而不含核糖，干扰 DNA 聚合酶活性，长春新碱和长春碱干扰有丝分裂纺锤体的形成。这些药物除对肿瘤细胞有毒性外，对正常细胞也有类似毒性，有的本身就是一种突变剂，因此也是潜在的致癌物，使用时要特别小心。以下介绍与氧化应激作用相关的抗癌药物。

（一）与氧自由基有关的临床抗癌药物

1. 博来霉素 主要用来治疗霍奇金恶性淋巴肉芽肿病和睾丸癌，它可以结合到 DNA 特别是鸟嘌呤碱基上，引起单链甚至双链断裂和脱氧核糖分解形成碱性丙烯醛，并进一步断裂释放出 MDA。通常用 TBA 法可以检测博来霉素引起的 DNA 断裂。博来霉素对 DNA 的分解需要过渡金属离子和氧气的存在，它需要和过渡金属离子形成复合物才能引起 DNA 分解。这一复合物可以通过将 Fe^{2+} 加入博来霉素得到，也可以通过生物还原剂抗坏血酸、GSH 或产生超氧阴离子自由基体系还原 Fe^{3+}

博来霉素产生，在有过氧化氢存在时这一复合物也能活化分解 DNA。用自旋捕集技术表明，博来霉素和 Fe^{2+} 盐水溶液可以产生羟基和超氧阴离子自由基。博来霉素的主要副作用是引起肺损伤，增加氧气浓度，加剧肺损伤，说明有氧自由基参与。

2. 醌类抗癌药 醌类抗癌药可能是通过氧化还原反应或半醌同巯基反应杀伤恶性细胞的。醌类氧化还原产生超氧阴离子自由基和过氧化氢，接着产生羟基自由基，就可以损伤 DNA。不仅超氧阴离子自由基可以还原 Fe^{3+}，而且半醌也可以还原 Fe^{3+}。

A：$SQ \cdot + O_2 \longrightarrow SQ + O_2^- \cdot$

$O_2^- \cdot + Fe^{3+}$-螯合剂 $\longrightarrow O_2 + Fe^{2+}$-螯合剂

B：$SQ \cdot + Fe^{3+}$-螯合剂 $\longrightarrow Fe^{2+}$-螯合剂 $+ SQ$

萘酚可选择杀伤肿瘤细胞，它可以进攻细胞的 SH 基和经过氧化还原生成超氧阴离子自由基和过氧化氢，但其机理需要进一步研究。链黑霉素是第一个被证明在体内产生氧自由基的醌类抗癌药物，无氧气存在时无杀伤作用，SOD 可以减少其杀伤力，但因副作用比较大，目前临床已停止使用。

3. 放线菌素 D 放线菌素 D 是一个肽类抗生素，一般认为它的抗癌活性是由于同 DNA 碱基作用，防止 RNA 合成。当与微粒体共同培养时，若有 NADPH 存在，可以转化成自由基中间物，再把 O_2 还原成超氧阴离子自由基。在低氧条件下，放线菌素 D 对小鼠乳腺癌毒性降低，说明氧自由基在放线菌素 D 的代谢和杀伤肿瘤细胞过程中发挥着重要作用。

4. 丝裂霉素 C 丝裂霉素 C 与其他试剂结合使用可以治疗大部分癌症，其作用机理与放线菌素 D 类似。P450 体系能把丝裂霉素 C 转化成进攻 DNA 产物，但在低氧条件下毒性更大，说明它被 NADPH -细胞色素 P450 体系还原的产物对靶细胞的毒性远远大于氧自由基。

5. 蒽环抗癌药物 蒽环抗生素广泛用于治疗急性白血病、胸腺癌、霍奇金病和肉瘤，最有名的是道诺霉素和阿霉素。蒽环抗生素同所有抗癌药物一样，也有副作用，最主要的是对心脏的损伤作用。服用几分钟就出现心律失常和心电图改变等症状，严重的可出现急性不可逆充血性心力衰竭，明显限制了其临床应用。蒽环类药物的作用机理还不十分清楚，可能包括多种过程。它们可以插入 DNA 碱基，干扰 DNA 复制和 RNA 转录。道诺霉素可以结合到细胞膜上，改变细胞膜对钙离子的通透性，干扰心肌线粒体电子传递。

ESR 技术检测阿霉素与心肌匀浆，线粒体和亚线粒体的作用发现，阿霉素产生的半醌自由基信号，吗丙嗪和丹参酮可以清除这一信号，说明阿霉素对心肌的毒害及吗丙嗪和丹参酮对心肌的保护作用都与氧自由基有关。

6. GSH 合成抑制剂 丁硫氨酸亚砜胺（L-buthionine-sulfoximine，BSO）是一种 GSH 合成限速酶 GCL 的强效抑制剂，能有效阻断 GSH 的合成，降低细胞内 GSH 水平而抑制耐药性，增加肿瘤细胞对美法仑、三氧化二砷、顺铂及阿霉素等化疗药物的敏感性。目前，BSO 联合美法仑治疗耐药型或复发性神经母细胞瘤 I 期临床试验尚在进行中。

（二）天然抗氧化剂对氧自由基的清除作用和对癌的预防和治疗作用

抗氧化剂可以清除氧自由基和脂类自由基预防脂质过氧化的产生和阻断脂质过氧化链式反应，因此抗氧化剂能在癌的预防和治疗中有一定作用。癌变是一个多因素参与的复杂过程，而且不同种类的癌症可能由不同的病因所致。尽管自由基参与多种癌变的过程，但是没有理由说，自由基是导致各种癌变的唯一因素。机体多种类型的天然性抗氧化剂是诸多防癌途径之一，主要介绍以下两大类。

1. 维生素类及内源性物质 如维生素 C、维生素 E、类胡萝卜素、巯基类抗氧化剂、松果体分泌的激素、褪黑激素等。

维生素 C 是一类水溶性抗氧化剂，维生素 C 能干扰亚硝酸盐与氨基的反应，抑制 N-亚硝基化合物的产生，降低胃癌的发生，研究发现，维生素 C 对肺癌和直肠癌也有保护作用。一些体外和动物实验研究发现维生素 C 具有促氧化的性质，维生素 C 的这种性质与受损组织中释放出的金属离子有关。总的来说，体外研究表明，维生素 C 并不能够抑制血浆及生物体液中 Fe-Cu 依赖的脂质过氧化，相反，在非生理条件下，能促进生物体液中金属离子依赖的羟自由基的形成。根据文献报道，静脉注射维生素 C，使其达到所需的药效浓度（10g/d），维生素 C 能选择性杀死肿瘤细胞，对肿瘤有积极的治疗作用，而对正常细胞无毒性，其主要机制可能是维生素 C 是促进 H_2O_2 的产生，导致肿瘤细胞发生凋亡，经血液运输至组织，产生蛋白依赖的胞外 H_2O_2 而杀死肿瘤细胞。

维生素 E 即 α-生育酚，是类脂溶性抗氧化剂，其主要的抗氧化功能是抗脂质过氧化。α-生育酚将氢提供给脂质过氧化自由基后，形成 α-生育酚自由基，该自由基可被维生素 C 重新还原成生育酚。研究发现，每天给予 200IU 的维生素 E 能降低直肠癌的发生率。也有研究报道，维生素 E、维生素 C 和 β 胡萝卜素对直肠腺癌并无保护作用，最近的研究报道，每天高于 400IU 的维生素 E，有致死的危险。

类胡萝卜素的抗氧化能力主要与其共价双键结构有关，这种结构有利于类胡萝卜素清除单线态氧、过氧化氢、羟自由基和超氧阴离子等自由基。类胡萝卜素能保护细胞膜脂质不受过氧化物的损伤。但研究发现，类胡萝卜素能使系统中总的自由基产生增加，表现出促氧化作用。总的来说，类胡萝卜素是促氧化还是抗氧化依赖于其所处的氧化环境及胡萝卜素类化合物的浓度，低氧压下或低浓度下，类胡萝卜素有抗氧化属性，而在高氧压及高浓度下有促氧化作用。类胡萝卜素对各种肿瘤细胞的生长都有抑制作用，如番茄红素能抑制乳腺癌、肺癌、前列腺癌细胞的细胞周期。β-胡萝卜素对直肠癌和白血病有促进凋亡作用，主要通过以下机制增加胞内 ROS 含量及升高 GSH/GSSH 的比率，使 NF-κB 与 DNA 的结合能力升高，从而抑制细胞生长，促进细胞凋亡，抑制抗凋亡基因 *Bcl-2*，抑制肿瘤细胞生长。

2. 天然植物及其有效成分　如银杏、丹参、云芝及其所含的黄酮类、酚类、多糖类等。

天然植物是一种很有研究潜力的天然抗氧化剂资源，而且天然植物具有天然、低毒和高效等优点。大量研究表明，从植物中分离到的天然抗氧化剂，如胡萝卜素、番茄红素及黄酮类化合物等，对预防和缓解与自由基有关的肿瘤疾病有着积极的作用。我国植物资源丰富，从植物中提取分离的化合物通常具有结构新颖、药效独特等特点，目前临床上应用的一些抗肿瘤药物就是天然产物或天然产物的衍生物，如黄酮木脂素类化合物水飞蓟素、多酚类物质白藜芦醇、喜树碱、羟喜树碱、阿霉素、长春碱、依托泊苷、紫杉醇、新木脂素、二苯庚烷类、艾里莫芬烷类等很多化合物，能显著增加抗氧化酶类的物质如 SOD、CAT、GPX 等和非酶类抗氧化物质如维生素 C、维生素 E、还原型谷胱甘肽和 β-胡萝卜素等的抗氧化作用，并有效降低脂质过氧化水平。

黄酮类化合物是一种具有多酚的黄酮类化合物，有抗氧化作用，可作为自由基受体。黄酮类化合物羟基位置及羟化程度对其抗氧化活性有重要影响，B 环上具有邻二酚羟基的黄酮抗氧化活性最强。多酚类化物是极好的氢或电子供体，由于形成的酚类游离基中间体的非区域共振作用和没有适合分子氧进攻的位置，比较稳定，不会诱发新的游离基或被迅速氧化，所以有很好的抗氧化应用性。但在高浓度酚类抗氧化剂、氧化还原激活金属及高 pH 下，其作用类似于促氧化剂。黄酮类化合物具有毒性，可能与其促进氧化作用相关，研究发现对皮肤癌、乳腺癌、肝癌、前列腺癌、大肠癌、胰腺癌等具有治疗或辅助治疗效应。

众多的研究表明与正常细胞相比，肿瘤细胞中有相对较高 ROS 含量，处于氧压状态下，而且肿瘤细胞中抗氧化酶和非酶类抗氧化剂含量较低，肿瘤细胞可能对 ROS 更敏感，因此可以利用正常细胞和肿瘤细胞所处的氧化还原环境的差异，开发通过 ROS 机制介导的抗肿瘤药物，选择性地杀死肿瘤细胞。抗氧化剂抑制癌变研究结果证明，不仅为自由基参与癌变过程提供了有力的证据，同时也拓展了肿瘤的预防和治疗的思路。在未来的防癌医药中，无毒、无副作用的抗氧化剂及其有效、靶向的作用，在临床应用中能有较大的价值。

五、氧化应激相关的肿瘤类型

自然界中绝大多数复杂的生命体都生存在有氧环境，氧是需氧生命体不可缺少的，但氧又是一种高活性分子，生物体在利用氧的过程中会分解氧产生多种氧化代谢物，如过氧化氢、次氯酸和自由基如超氧阴离子、羟基自由基，以及脂质过氧化物等，它们比氧分子有着更高的反应性。它们可通过细胞内各种代谢过程产生，如作为正常有氧代谢的副产物，或作为第二信使在各种信号传导过程中发挥作用；它们也可以是外源的，由细胞外环境直接摄入，或作为细胞暴露于一些不良环境时的产物。瞬时波动的 ROS，可行使重要的调节功能，但高剂量或持续水平的 ROS，却可以直接或间接地对核酸、脂类和蛋白质造成暂时或永久性损伤，从而对生物体自身造成损害。与众多疾病的发生相关，包括肿瘤、高血压、糖尿病、动脉粥样硬化、急性呼吸窘迫综合征、神经系统疾病、慢性阻塞性肺疾病和哮喘等。ROS 在许多不同类型的肿瘤细胞中，包括喉鳞状细胞癌、口腔癌、胃癌、中枢神经系统癌及肺癌中都有升高的现象。研究发现，白血病细胞中 ROS 含量尤为高。多发性骨髓瘤患者血清中 SOD、CAT、GPX、维生素 C 和维生素 E 水平均显著降低；急性淋巴细胞白血病患者和口腔鳞状细胞癌患者全血中 SOD 和 CAT 活性降低；膀胱癌组织中 SOD 和 CAT 活性均显著低于正常膀胱组织。研究报道，肝癌、乳腺癌、前列腺癌、膀胱癌、多发性骨髓瘤和其他多种肿瘤都伴有抗氧化酶活性降低或其表达下调。具体介绍以下几种肿瘤的发生、发展与氧化应激密切相关。

（一）食管癌

研究表明，在食管癌发生发展过程中，体细胞突变和肿瘤细胞增殖都与氧化应激密切相关，高水平 ROS 是 DNA 损伤的诱变因素。Kubo 等研究食管癌发现，氧化应激可导致食管细胞 DNA 损伤，并干扰 DNA 修复系统。8-羟基脱氧鸟苷（8-OHdG）是 DNA 氧化损伤的修饰产物之一，目前已成为 DNA 氧化损伤最常用的生物标记物。Diakowska 等检测 8-OHdG 和抗氧化剂水平在健康人、食管鳞状细胞癌手术前和手术后患者血清中的浓度，对比发现 8-OHdG 在食管癌患者中的表达比健康人明显升高，且在很长一段时间内呈持续高表达状态，抗氧化剂水平在食管癌患者中的表达同健康人相比明显降低，但手术治疗后，其表达比手术前升高，说明食管癌的发生、发展与氧化应激密切相关，血清 8-OHdG 水平和总抗氧化状态可能有助于监测食管癌的治疗效果。

（二）胃癌

胃癌是消化系统常见恶性肿瘤之一。调查研究表明，不同年龄和地区的胃癌发病和死亡水平差异较大，男性高于女性，2003～2007 年中国胃癌发病率为 33.14/10 万，世界人口标化率为 23.09/10 万，居恶性肿瘤第 2 位。涂宏蕾等测定胃癌患者和健康志愿者血浆中腺苷脱氨酶（ADA）、GSH-PX、SOD、晚期蛋白氧化产物（AOPP）、硫氧还蛋白（Trx）的表达水平，以及胃癌组织和癌周正常组织中 Trx mRNA 的表达水平，说明氧化应激状态失衡与胃癌的发生、发展关系密切。研究发现，胃癌组血浆 ADA、AOPP 表达水平显著高于对照组，而 GSH-PX 表达水平显著低于对照组，SOD 在两组间无明显差异；胃癌组血浆 Trx 表达水平显著高于对照组，且与远处转移相关，胃癌与癌周组织 Trx mRNA 水平差异有统计学意义，推断胃癌患者存在过高的氧化应激水平，Trx 表达升高与肿瘤远处转移有关。林艳等检测胃腺癌患者和健康对照者血浆 CAT、SOD、丙二醛（MDA）表达水平，以及胃腺癌组织和正常组织中抑癌基因 PTEN 和 FOXO3a 的表达水平，发现胃腺癌组 CAT、SOD 表达低于对照组，MDA 表达高于对照组；胃癌组织 PTEN 和 FOXO3a 表达低于正常组织，PTEN 与 CAT、SOD 表达呈正相关，与 MDA 表达呈负相关，提示胃腺癌患者存在过高的氧化应激水平及过低的抗氧化水平，机体抗氧化能力降低可同时降低抑癌基因 PTEN、FOXO3a 的表达。

（三）结肠癌

结肠癌在我国的发病率也呈明显增高的趋势,氧化应激可在诱导细胞因子合成和激发过程中造成结肠组织受损和诱发癌变。研究发现,ROS 诱导的氧化应激抑制了抑癌基因 CDX1 的表达,此可能与结直肠癌进展相关。王伟等的研究指出,H_2O_2 模拟的氧化应激刺激可促进结肠癌细胞生长和浸润,对结肠癌的发生发展具有促进作用,H_2O_2 促进 VEGF 表达增加是其作用机制之一。张焱等采用黄嘌呤氧化酶法检测胃肠道肿瘤患者血清 O_2^{-} 和 MDA 水平,发现两者含量明显高于正常组,提示代谢产生过多的氧自由基可使机体发生脂质过氧化损伤,此可能是胃肠道肿瘤的发生机制之一。

（四）胰腺癌

胰腺癌是恶性程度较高的消化系统肿瘤,其早期诊断率低、对化疗不敏感、进展迅速、根治性切除率仅为 15%~20%,5 年生存率仅为 6%,严重影响人类健康。关于胰腺癌的发病机制,至今尚未完全明确。研究显示,机体氧化还原状态失衡、ROS 产生过量、细胞氧化损伤等均可导致基因突变,诱发胰腺癌产生。此外,持续的炎症反应亦可诱发胰腺导管上皮细胞恶性转化,引起胰腺细胞发育不良,最终导致癌变。研究表明,ROS 可导致胰腺上皮细胞骨架破坏,并活化 NF-κB,诱发胰腺癌。上述研究结果证实,氧化应激与胰腺癌的发生、发展密切相关。

（五）肝癌

近年研究显示,肝癌的发生与组织氧化损伤关系密切。生物体内能量代谢产生的 ROS 参与了某些生理活性物质的调控和炎症反应过程,然而过量的 ROS 易使生物体发生氧化应激,造成细胞、组织损伤。过量的 ROS 作用于肝细胞,使细胞膜通透性和流动性丧失,亚细胞器结构发生变性和坏死,线粒体功能异常,ATP 耗竭,信号转导分子被激活,造成肝组织炎症及肝细胞坏死,由此产生的大量炎性介质及炎性细胞因子再不断作用于肝细胞,就会进一步加重肝细胞损伤,导致癌变。肝细胞癌的发生与肝脏长期在氧化应激为主的微环境中发生代谢状态紊乱、炎症反应持续等因素密切相关,其中线粒体功能失调、代谢通路改变、氧化应激产生和消除、Ca^{2+} 信号转导、细胞凋亡等,均在此过程中发挥重要作用。

（六）乳腺癌

乳腺癌是女性最常见的浸润性肿瘤。近年临床发现,乳腺癌患者血细胞中 H_2O_2 明显升高,口腔癌患者唾液中活性氧和活性氮增加,蛋白质及细胞 DNA 受损,氧化产物增加,抗氧化物减少。研究发现,孕激素能上调过氧化氢酶表达,从而能够有效预防乳腺癌。

（七）前列腺癌

在全球男性癌症死亡排名六大癌症中,前列腺癌排名第二。患者的 GPX、CAT 和 Cu/Zn-SOD 活性均降低。研究发现,新木脂素作为一种抗癌异黄酮,能够上调前列腺癌细胞 PC-3 和 DU145 的 SOD2 和过氧化氢酶的表达水平。

（八）肺癌

肺肿瘤组织中 SOD 总活性升高,CAT 活性下降;肺部炎症会产生高水平 SOD,但 CAT 水平降低,二者共同作用可导致细胞内 H_2O_2 的水平上升,因此肺炎将会为 DNA 损伤和细胞恶变提供有利条件,在对肺癌组织和肺癌细胞株 A549 的研究中发现 SOD 的水平增加、CAT 水平降低、而 GPX 水平则没有改变,但非小细胞肺癌患者红细胞裂解液中 SOD 的活性较低。

此外,癌基因的激活、肿瘤细胞的高代谢状态、肿瘤患者机体免疫力降低等都会进一步促进肿瘤细胞 ROS 的产生,从而导致机体处于较高的氧化应激水平。癌症与其他疾病的关系是非常密切的,防癌的同时还必须防止其他疾病的发生。以吸烟为例,吸烟即可引起肺癌,亦可引起慢性支气管炎，甚至导致慢性阻塞性肺部疾病及肺癌等，而抗氧自由基可能同时作用于各个不同的环节，或通过不同的环节，达到防癌的作用。

恶性肿瘤是一种典型的多因素疾病，遗传因素与环境因素对肿瘤发生的影响相互依存。DNA变异可能引起原癌基因活化或抑瘤基因失活，从而使细胞分化、凋亡失控。基因突变可能是自发突变，是暴露于辐射或致癌物质所致。抗氧化酶可防止氧化损伤和延缓或改变细胞周期。某些病毒如人类 T 淋巴细胞病毒及某些化学物质，特别是含苯或烷基的药物等均是重要的致癌因素。已发现在造血系统恶性肿瘤中 ROS 的产生过量或抗氧化途径障碍，在一些类型的白血病中抗氧化酶活性缺陷或表达异常。因此，保持一定水平的抗氧化酶活性对于预防恶性肿瘤的发生发展是至关重要的。另一方面，靶向抗氧化酶活性可作为肿瘤药物治疗的重要发展策略。此外，研究抗癌药物对抗氧化酶活性和表达水平的影响将加速药物的作用机制研究。

第三节　氧化应激检测方法

一、氧化应激态的研究方法

正常代谢使机体处于氧化还原自稳态的瞬间，也会存在很多氧化产物，因此，在体内也可测出这些代谢产物的一个正常值，此时机体处于氧化应激的基础水平。通常用所研究系统中或体内氧化增强剂和抗氧化剂之比来衡量其应激水平。据此可知，大多数研究均以活组织检查，动物组织和细胞培养来进行体外实验，测试所研究组织和细胞内氧化应激水平。近来，很多学者越来越重视研究体内的氧化应激态，用无创伤方法测定体内氧化应激水平，试图建立可靠的临床常规方法。根据研究对象测试方法可分为以下几种。

（一）尿液

可以利用多种方法，如 TBA 或 HPLC 分析法来测定体系中的 MDA，过氧化氢；离子交换树脂法测定鸟嘌呤和 MDA 的加成物及测定 MDA 的衍生物，N-（二丙烯）乙醇胺和 N-（2-丙烯）丝氨酸；用放射免疫法测定二十碳烷化物。

（二）血清和血浆

通过血清和血浆样品可以检测不饱和脂肪酸和磷脂氢过氧化物，过氧化修饰的脂蛋白，共轭二烯脂肪酸-9（顺），11（反）-二烯酸，胆固醇氧化产物，红细胞内的脂褐素、过氧化氢、谷胱甘肽浓度等。

二、检测自由基的方法

检测自由基的方法常见的如 ESR 技术、脉冲辐解技术等。这些技术不仅可用于氧自由基的检测，还可以用于筛选天然抗氧化剂。氧自由基又具有自己的特性，还有一些特殊的检测方法，例如，化学发光法、免疫荧光法、分光光度法。

1. 化学发光法　检测自由基原理是活性氧、氧自由基与发光增效剂反应，释放能量，产生化学发光。超氧阴离子、羟自由基、H_2O_2 和脂质过氧化产生的自由基都可以产生化学发光。这种检测方法优点是灵敏、快速、操作简单、价格低廉，但是非特异性较强。另外，几乎所有的氧化剂，如次氯酸、高锰酸钾等都可以与发光增效剂反应，产生化学发光，严重干扰活性氧的检测。

2. 免疫荧光法

（1）二氢乙啶（dihydroethidium，DHE）检测原理：可自由透过活细胞膜进入细胞内，并被细胞内的超氧阴离子氧化，形成氧化乙啶；氧化乙啶可掺入染色体 DNA 中，产生红色荧光。用流式细胞仪或荧光显微镜可直接观察，是一种快速简便的组织或培养活细胞中 ROS 经典检测方法。

（2）2′, 7′-二氢二氯荧光黄双乙酸钠（DCFH-DA）检测原理：DCFH-DA 本身没有荧光，可以自由穿过细胞膜，进入细胞内后，可以被细胞内的酯酶水解生成 DCFH。而 DCFH 不能通透细胞膜，从而使探针很容易被装载到细胞内。细胞内的活性氧可以氧化无荧光的 DCFH 生成有荧光的 DCF，检测 DCF 的荧光就判断出细胞内活性氧的水平。

3. 分光光度法 DPPH 自由基清除活性的测定可用分光光度法。DPPH 是一种在体外可以稳定存在的芳基自由基，广泛用于评价化合物的抗氧化活性水平，化合物清除 DPPH 自由基能力反映了该化合物对具有芳基、稳定或非酶依赖性质的自由基的清除能力。DPPH 易溶于甲醇，溶液呈深紫色，在 517nm 处有最大吸收，若该自由基被待测化合物捕获，则在 517nm 处的吸光度就会下降，吸光度降低越多，其清除 DPPH 自由基的能力也越强。

三、评价体内氧化应激水平的方法

可以采用多学科方法测定各种样品中多种氧化物，氧化产物和抗氧化物（包括抗氧化酶之活性），以此来评价体内氧化应激水平。

1. 氧化损伤产物检测 氧化损伤产物分别包括蛋白羰基（protein carbonyl，PC）、晚期氧化蛋白产物（advanced products，AOPP）、丙二醛（MDA）、一氧化氮（nitrogen monoxide，NO）等。可以采用氯胺 T 比色法检测 AOPP；2，4-二硝基苯肼比色法检测 PC；采用硫代巴比妥酸法检测 MDA；采用 ELISA 法检测 8-OHdG；流式细胞术、荧光免疫法检测肝细胞 ROS 水平；蛋白质印迹法检测 P53 和 P21、caspase-3、p-ERK 蛋白表达水平。

2. 抗氧化剂检测 抗氧化剂检测内容包括谷胱甘肽（GSH）、维生素 C 及维生素 E。采用紫外分光光度仪检测 GSH、维生素 C 及维生素 E。

3. 抗氧化酶类检测 抗氧化剂检测内容包括超氧化物歧化酶（orgotein superoxide dismutase，SOD）、过氧化氢酶（catalase，CAT）、谷胱甘肽过氧化物酶（glutathione peroxidase，GSH-Px）等。采用黄嘌呤氧化酶法检测 SOD，采用二硫代二硝基苯甲酸法检测 GSH-Px，采用钼酸铵比色法检测 CAT。

4. 脂质过氧化物检测 方法有谷胱甘肽过氧化酶法、碘释放法、共轭双键检测法、烃类气体测定法、比色法及荧光法等。

（师 岩）

第十七章　物质代谢与肿瘤

第一节　基础知识

在人体内进行代谢的物质各种各样，糖、脂质和蛋白质是人体的主要能量物质。不仅糖、脂质和蛋白质这样的大分子为营养物质，此外，维生素这样的小分子物质，还有无机盐和水都是营养物质。它们之间的代谢不是孤立进行的，同一时间内机体有多种物质代谢在进行，需要彼此间相互协调，以确保细胞乃至机体的正常功能。事实上，人类摄取的食物，无论是动物性还是植物性食物都含有糖、脂质、蛋白质、水、无机盐、维生素及微量元素等，从消化吸收、中间代谢、排泄，这些物质都是同时进行的，相互联系、相互依存。如糖、脂质在体内氧化释放出来的能量可用于核酸、蛋白质等的生物合成，各种酶蛋白合成之后又催化糖、脂肪、蛋白质等物质代谢按照集体的需要顺利进行。

一、糖、脂肪、蛋白质三大营养物质代谢

（一）糖代谢

糖是人类食物的主要成分，其主要的生理功能是为生命活动提供能源和碳源。糖是机体的一种重要能量来源，约占总能量的 $50\% \sim 70\%$。据统计 1mol 葡萄糖彻底氧化分解生成 CO_2 和 H_2O 可释放 2840kJ 能量。其中一部分转化生成 ATP 为机体生命活动提供能量；也可以作为机体重要的碳源，其中间产物可以转变成氨基酸、脂肪酸、核苷酸等其他含碳化合物；此外，糖还参与机体结缔组织等组织结构的构成，调节细胞信息传递，形成 NAD^+、FAD、ATP 等多种生物活性物质，构成酶、激素等具有特殊生理功能的糖蛋白。

细胞内糖的代谢涉及分解、储存、合成三个方面。葡萄糖的分解代谢主要包括糖的无氧氧化、糖的有氧氧化和磷酸戊糖途径。例如机体绝大多数组织供氧充足时，葡萄糖进行有氧氧化生成 CO_2 和 H_2O；肌组织缺氧时，葡萄糖进行无氧氧化生成乳酸；饱食后由于合成脂质的需要，葡萄糖进入磷酸戊糖途径代谢生成磷酸核糖和 NADPH。饱食时葡萄糖合成肝糖原或肌糖原储存起来，以便在短期饥饿时利用。长期饥饿时，非糖物质可经糖异生途径生成糖原或葡萄糖。在多种激素的调控下，糖的分解、储存、合成代谢相互协调、相互制约，使血糖水平趋于动态平衡。

1. 糖的无氧氧化　在机体缺氧的情况下，一系列酶的作用下催化葡萄糖生成丙酮酸进一步生成乳酸的过程，称为糖的无氧氧化。糖的无氧氧化在细胞质中进行，该反应过程可以分为两个阶段：第一阶段是葡萄糖分解生成丙酮酸的过程，称为糖酵解途径；第二阶段是由丙酮酸在缺氧条件下转变成乳酸的过程。除了葡萄糖之外，其他己糖也可以转变成磷酸己糖而进入糖酵解，如果糖经己糖激酶催化转变成果糖-6-磷酸。

糖酵解是体内葡萄糖分解供能的起始阶段，存在于绝大多数组织细胞中，特别是骨骼肌，调节机体能量的流动以适应这些组织对能量的需要。正常进食时少量葡萄糖被氧化，体内能量主要由脂肪酸供给。进食后，胰岛素分泌增加、胰高血糖素分泌减少，糖酵解加速生成乙酰 CoA 合成脂肪酸；饥饿时胰高血糖素分泌增加，抑制糖酵解，抑制糖异生，维持血糖水平衡定。糖无氧氧化最主要的生理意义是在缺氧条件下，为机体迅速提供能量，对肌肉收缩尤为重要。每克新鲜组织仅含 $5 \sim 7\mu mol$ ATP，肌肉几秒钟就可以消耗殆尽。由于葡萄糖进行有氧氧化反应过程较长，即使不缺氧，肌肉组织也不会完全依赖糖有氧氧化，通过糖无氧氧化可迅速获得 ATP。在机体缺氧或剧烈运动时，肌肉组织会出现局部血供不足，糖无氧氧化成为获得能量的主要方式。由于成熟红细胞没有线粒体，糖无氧氧化是供能的唯一方式。而增殖活跃的白细胞、神经细胞、骨髓细胞等代谢极为活跃，

即使有氧条件下也常通过糖无氧氧化提供部分能量。在无氧氧化的产能方面，1mol 葡萄糖最终可以净生成 2mol ATP，但是，葡萄糖无氧氧化生成乳酸时仅释放出一小部分能量，最终乳酸仍需要在有氧时彻底氧化生成二氧化碳和水并释放能量。

2. 糖的有氧氧化　在有氧条件下，葡萄糖彻底氧化生成二氧化碳和水的反应过程称为有氧氧化（aerobic oxidation）。有氧氧化是体内糖分解供能的主要方式，绝大多数细胞都通过有氧氧化获得能量。在肌肉组织中葡萄糖通过无氧氧化生成的乳酸，也可以进一步彻底氧化为某些组织（如心肌等）供能。糖的有氧氧化可分为三个阶段：第一阶段 1 分子葡萄糖在细胞质中经糖酵解分解生成 2 分子丙酮酸；第二阶段乙酰 CoA 的生成，丙酮酸进入线粒体，由丙酮酸脱氢酶复合体催化，氧化脱羧生成乙酰 CoA；第三阶段乙酰 CoA 进入柠檬酸循环（三羧酸循环），并偶联进行氧化磷酸化。

三羧酸循环是由草酰乙酸与乙酰 CoA 缩合成含有三个羧基的柠檬酸开始，经过一系列的脱氢和脱羧基反应后，又以草酰乙酸的再生成而结束的循环过程。催化三羧酸循环反应中的酶系包括柠檬酸合酶、顺乌头酸酶、异柠檬酸脱氢酶、a-酮戊二酸脱氢酶复合体、琥珀酰 CoA 合成酶、琥珀酸脱氢酶、延胡索酸酶、苹果酸脱氢酶。柠檬酸合酶、异柠檬酸脱氢酶、a-酮戊二酸脱氢酶复合体是三羧酸循环反应中的关键酶，其中的异柠檬酸脱氢酶是最重要的限速酶。一次三羧酸循环共经历了 4 次脱氢，2 次脱羧，1 次底物水平磷酸化，乙酰 CoA 生成 2 个 CO_2 和 4 对氢，释放能量合成 10 分子 ATP。综上所述，1 分子葡萄糖转变成 2 分子丙酮酸，再经丙酮酸脱氢酶复合体和三羧酸循环完全氧化可产生 30 或 32 分子 ATP。

糖的有氧氧化具有重要的生理意义。其一，为机体生理活动主要的产能途径，糖在有氧条件下彻底氧化释放的能量远多于糖酵解，在正常生理条件下，体内大多数组织细胞皆从糖的有氧氧化获得能量；其二，糖有氧氧化途径中许多中间代谢产物是体内合成其他物质的原料，故与其他物质代谢密切相关；其三，糖有氧氧化途径与糖的其他代谢途径亦有密切联系，如糖酵解、磷酸戊糖途径、糖醛酸、果糖、半乳糖的代谢等。

糖的有氧氧化可以抑制糖的无氧氧化。法国科学家巴斯德（Pasteur）发现酵母菌在无氧时可进行生醇发酵，将其转移至有氧环境，生醇发酵就受到抑制。这种有氧氧化抑制生醇发酵（或糖无氧氧化）的现象称为巴斯德效应。肌肉组织中糖酵解产生的丙酮酸，也面临有氧氧化和无氧氧化两种代谢选择，其由 $NADPH+H^+$ 的去路所决定。此外，德国科学家 Warburg 研究发现，肿瘤细胞分解葡萄糖仍然以无氧氧化为主，而此时有氧氧化受到抑制，这一现象称为 Warburg 效应。肿瘤细胞为何偏爱这种低产能的代谢方式成为近年来的研究热点。

3. 磷酸戊糖途径　葡萄糖在细胞内除通过无氧氧化和有氧氧化分解产能外，还存在其他不产能的分解代谢途径，如磷酸戊糖途径。磷酸戊糖途径是指从糖酵解的中间产物 6-磷酸葡萄糖开始，通过氧化、基团转移两个阶段生成 6-磷酸果糖和 3-磷酸甘油醛，从而返回糖酵解的代谢途径。磷酸戊糖途径不能产生 ATP，其主要意义是为核酸的生物合成提供核糖和提供 NADPH 作为供氢体参与多种代谢反应，NADPH 和磷酸核糖是肝脏、脂肪组织、哺乳期的乳腺、性腺、骨髓和红细胞等组织发挥功能所需要的。

4. 糖原的合成与分解　糖原是生物体内糖的储存形式。机体摄入的糖类除满足供应外，大部分转变成三酰甘油储存于脂肪组织内，只有一小部分以糖原形式储存。其意义在于当机体需要葡萄糖时它可以迅速被动用以供急需；而三酰甘油则不能。肝脏和肌肉是储存糖原的主要组织器官，肝糖原是血糖的重要来源，肌糖原主要供肌肉收缩急需。

糖原分解一般指肝糖原分解成为葡萄糖。由肝糖原分解而来的 6-磷酸葡萄糖水解成葡萄糖，也可循糖酵解途径或磷酸戊糖途径等进行代谢。但当机体需要补充血糖如饥饿时，后两条代谢途径均被抑制，肝糖原则绝大部分分解成葡萄糖释放入血。

糖原合成途径中的关键酶是糖原合酶,糖原分解途径中的关键酶是糖原磷酸化酶,它们分别是两条代谢途径的调节点,其活性决定不同途径的代谢速率,从而影响糖原代谢的方向。糖原合成与分解不是简单的可逆反应,分别通过两条途径进行,这样才能进行精细调节,是生物体内存在的普遍规律。

5. 糖异生 体内糖原的储备有限,正常成人由肝释出的葡萄糖如果没有补充,10多小时肝糖原就被耗尽。事实上即使禁食24小时,血糖仍保持于正常范围,长期饥饿也仅略微下降。这时除了周围组织减少对葡萄糖的利用外,主要还是依赖肝脏将乳酸、丙酮酸、氨基酸等变成葡萄糖,不断地补充血糖。这种从非糖物质如乳酸、甘油、生糖氨基酸等转变为葡萄糖或糖原的过程称为糖异生。肝脏是机体内进行糖异生补充血糖的主要器官,肾脏在正常情况下糖异生能力只有肝脏的1/10,长期饥饿时肾脏糖异生能力可大为增强。机体糖异生最主要的生理意义是维持血糖浓度的恒定,此外糖异生也是补充或恢复肝糖原储备的重要途径,肾脏糖异生增强有利于维持酸碱平衡。

6. 血糖及其调节 血糖是指血液中的葡萄糖,除了供血液本身利用,主要是供其他组织利用,如大脑几乎完全靠可通过血脑屏障的葡萄糖供能以进行神经活动,血糖供应不足,神经功能受损。因此血糖浓度维持在 $3.89 \sim 6.11 \text{mmol/L}$ 范围很重要。血糖之所以维持恒定,主要是血糖的来源和去路保持平衡,实际是机体各个组织在糖酵解、糖氧化、糖原合成、糖原分解、糖异生代谢协同的结果。

(二)脂质代谢

脂质是脂肪和类脂的总称。脂肪是三酰甘油或甘油三酯,类脂包括固醇及其酯、磷脂和糖脂等。三酰甘油主要生理功能是储存能量及氧化供能。肝脏、脂肪组织及小肠是合成三酰甘油的主要场所。小肠黏膜细胞经甘油一酯途径合成三酰甘油,肝脏和脂肪细胞经二酰甘油途径合成三酰甘油。合成三酰甘油所需的甘油及脂酸主要由葡萄糖代谢提供,人和动物即使完全不摄取脂肪也能由糖大量合成脂肪。

1. 三酰甘油的合成 不同来源脂肪酸在不同器官以不完全相同的途径合成三酰甘油。长链脂酸以乙酰CoA为原料在线粒体外由脂肪酸合酶催化合成。因此,脂酸合成不是β-氧化的逆反应,β-氧化的逆反应只参与脂酸碳链的延长。催化脂酸合成的酶存在于肝、肾、脑等组织的细胞质,肝的活性最高是人体合成脂肪酸的主要场所。软脂酸合成的原料乙酰CoA主要由葡萄糖分解供给,在线粒体内产生,不能自由透过线粒体内膜,需通过柠檬酸-丙酮酸循环进入胞质,用于软脂酸合成。软脂酸的合成还需要ATP、NADPH、HCO_3^- 及 Mn^{2+} 等原料,NADPH主要来自磷酸戊糖途径,此外细胞质苹果酸酶可催化苹果酸氧化脱羧提供少量NAPDH。一分子软脂酸由1分子乙酰CoA与7分子丙二酸单酰CoA缩合而成,若更长碳链脂肪酸的合成可通过脂肪酸在内质网和线粒体内加工、延长完成。

2. 三酰甘油的分解 三酰甘油可被脂肪酶逐步水解游离脂酸和甘油,并释放入血,以供其他组织氧化利用,该过程称为脂肪动员。其中游离脂酸与血浆清蛋白结合,每分子清蛋白可结合10分子FFA,FFA不溶于水,与清蛋白结合后由血液运送至全身各组织,除脑组织外,大多数组织均能氧化脂酸,但以心、肝、骨骼肌等最活跃。在 O_2 供应充足时,饱和脂酸氧化分4个阶段进行,即脂酸活化、转移至线粒体、脂酸β氧化生成乙酰CoA及乙酰CoA进入三羧酸循环彻底氧化,释放大量ATP。经统计1分子软脂酸在体内彻底氧化共生成108分子ATP,减去脂酸活化时耗去的2个高能磷酸键,相当于2分子ATP,净生成106分子ATP。可见脂酸和葡萄糖一样都是机体的重要能源,且以重量计脂酸产生的能量比葡萄糖多。甘油溶于水,可直接由血液运送至肝、肾、肠等组织。主要是在甘油激酶作用下,转变为3-磷酸甘油,然后脱氢生成磷酸二羟丙酮,循糖代谢途径进行分解或转变为糖。但脂肪细胞及骨骼肌等组织由于甘油激酶活性很低,故不能很好利用甘油。

酮体是脂酸氧化时特有的中间代谢物。酮体包括乙酰乙酸、β-羟基丁酸和丙酮。酮体分子量小,溶于水，能通过血-脑屏障及肌肉毛细血管壁，是肌肉尤其是脑组织的重要能源。脑组织不能氧化脂酸，却能利用酮体。长期饥饿、糖供应不足时酮体可以代替葡萄糖成为脑组织及肌肉的主要能源。正常情况下，血中仅含有少量酮体，在饥饿、高脂低糖膳食或糖尿病时，脂肪动员增加，酮体生成增加。尤其在未控制糖尿病患者，血液酮体的含量可高出正常情况的数十倍，酮体的生成超过肝外组织利用的能力，引起血中酮体升高，导致酮症酸中毒，并随尿液排出引起酮尿。

3. 胆固醇的代谢 胆固醇有游离胆固醇和胆固醇酯两种形式，广泛分布于各组织，约 1/4 分布于脑及神经组织。体内除成年动物脑组织及成熟红细胞外，几乎全身各组织均可合成胆固醇，肝脏是主要的合成器官，占自身合成胆固醇的 70%～80%，胆固醇合成酶系存在于胞质及光面内质网膜。胆固醇的合成以乙酰 CoA 和 NADPH 为合成的基本原料，乙酰 CoA 和 ATP 大多来自线粒体中糖的有氧氧化，而 NADPH 则主要来自胞液中的磷酸戊糖途径。胆固醇的合成过程复杂，有近 30 步酶促反应，大约可分为三个阶段：由乙酰 CoA 合成甲羟戊酸；甲羟戊酸经 15 碳化合物转变成 30 碳的多烯烃——鲨烯；鲨烯环化为羊毛固醇后转变为胆固醇。HMG-CoA 还原酶是合成胆固醇的关键酶，很多因素通过 HMG-CoA 还原酶调节胆固醇合成。

胆固醇的母核环戊烷多氢菲在体内不能被降解，但它的侧链可被氧化、还原或降解转变为其他具有环戊烷多氢菲的母核的生理活性化合物，参与调节代谢或排出体外。在肝中转化成胆汁酸，随胆汁排入肠道，是胆固醇在体内代谢的主要去路。此外，胆固醇可合成类固醇激素及 7-脱氢胆固醇等。

（三）蛋白质代谢

蛋白质代谢指蛋白质在细胞内的代谢途径。各种生物均含有水解蛋白质的蛋白酶或肽酶，这些酶的专一性不同，但均能破坏肽键，使各种蛋白质水解成其氨基酸成分的混合物。蛋白质代谢以氨基酸为核心，细胞内外液中所有游离氨基酸其含量不足氨基酸总量的 1%，却可反映机体氮代谢的概况。食物中的蛋白质都要降解为氨基酸才能被机体利用，体内蛋白质也要先分解为氨基酸才能继续氧化分解或转化。游离氨基酸可合成自身蛋白，可氧化分解放出能量，可转化为糖类或脂类，也可合成其他生物活性物质。合成蛋白是主要用途，约占 75%，而蛋白质提供的能量占人体所需总能量的 10%～15%。蛋白质的代谢平衡称氮平衡，一般每天排出 5 克氮，相当于 30 克蛋白质。氨基酸通过特殊代谢可合成体内重要的含氮化合物，如神经递质、嘌呤、嘧啶、磷脂、卟啉、辅酶等。磷脂的合成需 S-腺苷甲硫氨酸，氨基酸脱羧产生的胺类常有特殊作用，如 5-羟色胺是神经递质，缺少则易发生抑郁、自杀；组胺与过敏反应有密切联系。

一般来讲，人体中蛋白质的运转过程是外源性蛋白质（来自于食物）与内源性蛋白质（来源于肠道脱落的黏膜细胞和分泌的消化液）在消化道内经过消化吸收，形成游离氨基酸，随血液进入人体各个组织器官。之后这些氨基酸在组织器官中进行蛋白质的合成，同时人体中的组织蛋白质也在不断地分解。最后，未被利用的游离氨基酸与组织蛋白质分解后未被利用的氨基酸在人体内进行分解代谢并排出。

1. 蛋白质的消化与吸收 食物蛋白质的消化、吸收是人体氨基酸的主要来源。消化、吸收还可以消除食物蛋白质的抗原性，避免食物蛋白质引起的过敏反应和毒性反应。口腔的唾液中没有水解蛋白质的酶类，食物蛋白质的消化自胃开始，主要在小肠进行。食物蛋白进入胃后，刺激胃黏膜分泌胃泌素，进而分泌盐酸可使蛋白变性，容易消化，还可激活胃蛋白酶，保持其最适 pH，并能杀菌。胃蛋白酶可自催化激活，分解蛋白产生蛋白胨。胃的消化作用很重要，但不是必需的，胃全切除的人仍可消化蛋白。小肠是蛋白质消化的主要部位，在胰和肠黏膜细胞分泌的多种蛋白质酶和肽酶的作用下，未经消化或消化不完全的蛋白质被进一步水解成氨基酸和小肽。氨基酸的吸收是一个主动转运过程，肠黏膜上具有转运氨基酸的载体蛋白，将氨基酸和 Na^+ 转运入细胞，Na^+ 则借钠泵排出细胞外，并消耗 ATP。

2. 氨基酸合成蛋白质　食物中蛋白质被水解之后，其产物氨基酸在人体各个组织细胞中开始进行合成蛋白质的过程。在人体中蛋白质的合成大体可分为五个阶段：氨基酰-tRNA 合成阶段、肽链合成起始阶段、肽链延长阶段、肽链合成终止阶段、肽链合成后加工阶段。

就在氨基酸合成蛋白质的同时，人体中的蛋白质也在不断地分解。事实上，动物体内蛋白质的分解与合成是同时进行的，这种分解与合成同时存在的动态过程称为更新转换。在相对稳定状态时，总转换中的分解与合成约各占一半。

3. 氨基酸的分解代谢　氨基酸的氧化降解产生机体所需要的能量，机体由氨基酸产生能量的比例取决于生物的种类和机体当时的代谢状态。一般在下列三种代谢状况下，氨基酸才氧化降解：①细胞的蛋白质进行正常的合成和降解时，蛋白质合成并不需要蛋白质降解释放出的某些氨基酸，这些氨基酸会进行氧化分解；②食品富含蛋白质，消化产生的氨基酸超过了蛋白质合成的需要，由于氨基酸不能在体内储存，过量的氨基酸在体内被氧化降解；③机体处于饥饿状态或未控制的糖尿病状态时，机体不能利用或不能合适地利用糖作为能源，细胞的蛋白质被用做重要的能源。

氨基酸的分解代谢一般是先脱去氨基，形成的碳骨架可以被氧化生成 CO_2 和 H_2O，产生 ATP，也可以为糖、脂肪酸的合成提供碳架。人体内氨基酸分解代谢的主要反应是脱氨基作用。脱氨基的方式有：氧化脱氨基、转氨基、联合脱氨基和非氧化脱氨基等，其中，以联合脱氨基最为重要。单靠转氨基作用不能最终脱掉氨基，单靠氧化脱氨基作用也不能满足机体脱氨基的需要，因为只有 Glu 脱氢酶活力最高，其余 L-氨基酸氧化酶的活力都低。机体借助联合脱氨基作用可以迅速脱去氨基。联合脱氨基作用包括以谷氨酸脱氢酶为中心的联合脱氨基作用及通过嘌呤核苷酸循环的联合脱氨基作用。氨基酸脱氨基后生成的 α-酮酸会进一步代谢，可以经氨基化生成非必需氨基酸；或转变成碳水化合物和脂类；或氧化供给能量。

二、物质代谢的相互联系

糖、脂肪、蛋白质是人体的主要能量物质，虽然这三大营养物质在体内分解氧化的代谢途径各不相同，但都有共同的中间代谢产物乙酰 CoA。三羧酸循环和氧化磷酸化是糖、脂肪、蛋白质最后分解的共同代谢途径，释出的能量均以 ATP 形式储存。从能量供应角度讲，三大营养物质可以互相补充，但也互相制约。一般情况下，供能以糖及脂肪为主，尽量减少蛋白质的消耗。糖、脂肪、蛋白质都通过三羧酸循环和氧化磷酸化彻底氧化供能，任一供能物质的分解代谢占优势，常能抑制其他供能物质的氧化分解。因此，体内糖、脂肪、蛋白质和核酸等代谢不是彼此孤立的，而是通过共同的中间代谢物、柠檬酸循环和生物氧化等彼此、互相转变。一种物质代谢障碍可引起其他物质代谢的紊乱，如糖尿病时糖代谢的障碍，可引起脂代谢、蛋白质代谢甚至水盐代谢紊乱。

第二节　物质代谢异常与肿瘤

大多数恶性肿瘤患者会出现能量消耗增加。最有说服力的证据是在肿瘤切除后，原先增高的能量消耗逐渐下降。肿瘤患者能量消耗增加有两个原因：①肿瘤本身在细胞迅速分裂、肿瘤生长过程中需要大量的能量；②肿瘤生长过程中产生的一些物质（如细胞因子等）影响宿主的能量代谢，使患者能量消耗增加。其次，肿瘤也会通过各种途径使机体代谢发生改变，机体较少从外界吸收营养物质，肿瘤从人体固有的脂肪、蛋白质夺取营养构建自身，故机体失去了大量营养物质，特别是必需氨基酸和维生素（由脂肪蛋白质分解而形成）。体内氧化过程减弱，氧化不全产物堆积，营养物质不能被充分利用，造成以浪费型代谢为主的状态。因此，多数学者认为恶性肿瘤患者的能量消耗增加和能量利用率下降是营养不良的重要原因。

恶性肿瘤患者营养不良的发生率相当高，后期常表现为恶病质，其原因和机制非常复杂，有肿瘤本身的原因，也有来自抗肿瘤治疗的相关因素。肿瘤患者发生营养不良主要表现为糖、脂肪及蛋白质等三大物质代谢的异常改变。能量代谢异常是癌细胞区别于正常细胞的显著特征，癌细胞异常的能量代谢有望作为肿瘤分子靶向治疗的重要靶点。

一、糖代谢异常与肿瘤

肿瘤发生发展过程中，整个肿瘤细胞代谢网络发生代谢重编程（metabolic reprogramming），能量物质在代谢网络中的流向和流量被重新编辑。糖代谢重编程平衡肿瘤细胞的碳源及能源供应，满足肿瘤细胞生存和增殖的需要。糖作为人类食物的主要成分，为生命活动提供碳源及能源，糖代谢的异常在肿瘤代谢异常中也表现得尤为突出。

（一）恶性肿瘤细胞糖代谢异常的特点

目前，国内外科学家普遍认为肿瘤细胞的糖代谢异常是恶性肿瘤代谢异常的主要表现。肿瘤患者的糖代谢异常主要表现为葡萄糖的氧化和利用降低，葡萄糖转化增加，胰岛素抵抗和胰岛素分泌相对不足。

糖酵解是生物体内普遍存在的能量代谢过程，指在缺氧的条件下，葡萄糖经一系列酶促反应生成丙酮酸，进而还原为乳酸的过程。在有氧的情况下，机体细胞主要通过氧化磷酸化途径获得能量，糖酵解受到抑制。但对恶性肿瘤而言，最有代表性的生物学特点即肿瘤细胞无序而迅速地分裂增殖，而由于血管生成相对迟缓，导致局部组织处于缺氧状态，为满足肿瘤细胞快速生长的需要，癌细胞线粒体的有氧氧化被抑制，所需能量由葡萄糖的无氧酵解来提供，并转变为乳酸排出体外。早在1924年，德国生理学家 Otto.Warburg 就提出了著名的 Warburg 效应。与正常成熟细胞相比，肿瘤细胞以更高的效率吸收更多的葡萄糖来产生能量和满足快速生长需求。即使在有氧的情况下，肿瘤细胞使其能量产生主要局限于无氧酵解，而非三羧酸循环和氧化磷酸化途径供能，并伴随大量乳酸的产生，从而导致一种新的代谢状态："有氧酵解"。

（二）恶性肿瘤细胞糖代谢异常的可能机制

1. 糖酵解相关酶类表达异常　肿瘤细胞即使在有氧条件下其代谢所需能量的 50% 来源于糖酵解，这可能与肿瘤细胞线粒体功能障碍及肿瘤细胞的酶谱变化相关，特别是糖酵解的关键酶活性增加和同工酶谱的改变有关。己糖激酶Ⅱ（HK-Ⅱ）、ATP 柠檬酸水解酶（ACL）（正常细胞为 6-磷酸果糖激酶-1）和丙酮酸激酶（pyruvate kinase，PK）是肿瘤细胞糖酵解的三大关键酶，它们协同作用使肿瘤细胞采用糖酵解获取能量。

（1）HK-Ⅱ：是糖酵解途径中的第一个酶，也是肿瘤组织中糖酵解的限速酶。HK-Ⅱ与恶性肿瘤的相关性较大，它在肿瘤组织中表达数量及活性的增加，使肿瘤组织在乏氧情况下，仍能保证足够的能量。并且糖酵解的许多中间产物可被瘤细胞用来合成蛋白质、核酸和脂类等，从而为瘤细胞本身的生长和增殖提供必需的物质基础。HK-Ⅱ和线粒体的相互作用在肿瘤的发生发展过程中发挥重要作用。HK-Ⅱ与线粒体结合，优先利用糖酵解产生 ATP，并使氧化磷酸化和糖酵解联合起来，保护细胞免于凋亡。肿瘤细胞无限制的增殖是其主要的特征，而细胞增殖需要大量耗氧，肿瘤组织的氧分压明显低于周围组织，这与肿瘤局部扩散、转移和患者病死率相关。

（2）6-磷酸果糖激酶-1：作为糖酵解途径的关键酶之一，是糖酵解过程中的主要调节点，有三种亚型：PFK1-C、PFK1-L 和 PFK1-M。各亚型在不同肿瘤细胞表达不尽相同。在一些肿瘤（如髓系白血病）中，PFK1-C 与 PFK1-L 的表达优于 PFK1-M。然而 PFK1-L 和 PFK1-M 在人神经胶质瘤细胞中高表达，PFK1-C 则在 MOLT-4 白血病细胞和 HeLa 细胞过表达。一些肿瘤原代细胞和细胞株中 PFK-1 活性高于正常细胞。鼻咽癌组织中 PFK1 mRNA 表达水平明显高于鼻咽部炎性组织，PFK1 mRNA 在伴有淋巴结转移的鼻咽癌活检组织中表达明显高于无淋巴结转移的鼻咽癌活检组织，PFK 可能是鼻咽癌发生和转移的分子标志之一。在甲状腺和脑部肿瘤中，PFK-1 活性与正常细胞相似或下调，即便如此，糖酵解活性仍然增强，表明仅观察糖酵解酶的 mRNA、蛋白水平和酶活性表达不足以评判糖酵解活性。

（3）丙酮酸激酶：是另一种重要的糖酵解限速酶，催化磷酸烯醇式丙酮酸的磷酸基团向 ADP 转移，生成 ATP 和丙酮酸，控制着丙酮酸代谢流向的门户。在哺乳动物内有两种不同的亚型。人体大部分组织表达 PKM，分化组织表达 PKM1，在增殖细胞和肿瘤细胞中，PKM2 成为占统治地位的 PK，增强其生物合成能力。PKM2 的特征决定其在肿瘤代谢重编程中具有重要的作用。多种癌基因、抑癌基因从各个层面控制着 PKM2 二聚体和四聚体的动态变化，调控代谢流，以适应肿瘤细胞增殖的生理需要。目前几乎在所有肿瘤中都发现了 PKM2 的高表达。在多种肿瘤患者的血清中也检测到高水平的 PKM2，包括肺癌、宫颈癌、直肠癌、泌尿系统肿瘤等，其可以作为肾细胞癌和睾丸癌的分子标志。PKM2 的升高与胃癌、食道鳞状细胞癌、乳头状甲状腺癌、小细胞肺癌、胆囊癌、头颈癌患者的不良预后相关。大量证据表明，PKM2 通过促进 Warburg 效应在肿瘤发生的过程中发挥关键作用。在多种肿瘤细胞中敲低 PKM2 能够抑制葡萄糖的摄取、增加细胞的氧耗、降低乳酸产出，并且抑制细胞增殖和肿瘤生长，PKM2 的重新表达可以逆转这些现象，然而 PKM1 不具有此功能。研究表明，PKM2 的转录后修饰调控其活性及 Warburg 效应。PKM2 上游的中间代谢物 FBP 是 PKM2 的变构效应剂，可稳定高活性的 PKM2 四聚体。研究发现，PKM2 激酶酪氨酸位点磷酸化可促进葡萄糖转化为磷脂，进一步拓展生长因子信号通路与肿瘤代谢的联系。PKM2 在肿瘤细胞的优势表达促进糖酵解，从而加快肿瘤细胞的生长。将肿瘤细胞中 PKM2 替换成 PKM1，结果可使 Warburg 效应逆转，即乳酸生成减少，氧耗增加。

（4）乳酸脱氢酶（lacticacid dehydrogenase，LDH）：催化丙酮酸转化成乳酸，它对于糖酵解过程的持续发挥重要作用。LDH 有 5 种同工酶，分为 M 亚基（LDHA 编码）和 H 亚基（LDHB 编码）组成的同源或异源四聚体（M4、M3H1、M2H2、M1H3、H4）。其中乳酸脱氢酶 A（LDH-A）与肿瘤侵袭性密切相关。敲除 LDH-A 基因或下调其表达可使人乳腺癌细胞和淋巴样干细胞的增殖能力严重受损。此外，LDH-A 缺陷细胞的致瘤性显著下降，通过补充 LDH-A 蛋白可逆转这种作用。此外，还观察到抑制 LDH-A 活性后，氧化磷酸化活性可增强，由此可补偿由于糖酵解减少的 ATP，表明肿瘤细胞活跃的糖酵解并非线粒体氧化磷酸化缺陷引起，而是活跃的糖酵解抑制了线粒体的氧化磷酸化。上述研究证实，LDH-A 在肿瘤中具有重要作用，且 LDH-A 的高表达与多种肿瘤的不良预后相关。

（5）3-磷酸甘油醛脱氢酶（GAPDH）：在糖酵解中催化 3-磷酸甘油醛的醛基氧化成羧基及羧基的磷酸化。GAPDH 被认为是由管家基因编码的蛋白质，在多种肿瘤中有显著的高表达，与肿瘤患者的低生存率相关，并且在细胞凋亡过程中发挥着重要作用。GAPDH 受到转录及转录后水平的调控。多种肿瘤相关因子，如胰岛素、HIF1、P53、NO，不但能调控 GAPDH 的表达，而且能够影响其功能。近期研究表明，葡萄糖可以通过增加 GAPDH 第 254 位赖氨酸的乙酰化水平，从而提高其酶活性。摄取和利用大量的葡萄糖是肿瘤细胞的重要代谢特征，GAPDH 响应葡萄糖刺激促进糖酵解，有利于肿瘤细胞的生存和发展。

（6）磷酸甘油酸变位酶（PGAM）：催化 3-磷酸甘油酸（3-phosphoglycerate3-PG）和 2-磷酸甘油酸（2-phosphoglycerate，2-PG）的互变。3-PG 变构抑制磷酸戊糖途径中的 6-磷酸葡糖酸脱氢酶（6-phosphogluconate dehydrogenase，6-PGD），从而影响核酸的生物合成；而 2-PG 变构激活甘氨酸/丝氨酸合成途径中的磷酸甘油酸脱氢酶（phosphoglycerate dehydrogenase，PHGDH）影响氨基酸代谢。因此，PGAM 不但是能量代谢中必不可少的环节，还可以通过调控其底物和产物的比例，控制糖代谢，乃至核酸代谢、氨基酸代谢的流量及流向。人类表达两种 PGAM，PGAM1 表达于脑及大多数组织，而 PGAM2 高表达于肌肉组织。研究发现，肺癌、直肠癌、肝癌和乳腺癌组织中 PGAM1 表达量和酶活性均增加，相应的，敲低 PGAM1 表达能够降低糖酵解速率、抑制细胞增殖和肿瘤生长。最新的蛋白质组学研究提 PGAM1 可能成为泌尿道上皮膀胱癌的潜在治疗靶点。这些研究反映了 PGAM 在不同条件下不同肿瘤细胞中作用的复杂性。

2. 乳酸生成增加 正常情况下，乳酸循环仅占葡萄糖转化的 20%，恶性肿瘤细胞无氧酵解产生大量乳酸，且可增加至 50%，60%的乳酸再次进入乳酸循环。乳酸的大量积累是肿瘤细胞的特征之一。酸性微环境对正常细胞有一定毒性，对肿瘤细胞却有保护作用，促进肿瘤细胞和间充质细胞之间相互作用，有助于肿瘤细胞侵袭和免疫逃逸，还能增强肿瘤对化学治疗和放射治疗的抗性。乳酸经血液运输进入肝脏，为糖异生提供充足的原料，导致葡萄糖转化转换增加和外周组织利用葡萄糖障碍，同时消耗大量 ATP，使机体处于高分解代谢状态，加重恶病质；乳酸也可以在肿瘤组织局部成为其间质细胞合成相关物质的原料，从而维持肿瘤细胞生长；同时大量乳酸使肿瘤细胞生存的微环境 pH 下降，诱导并上调血管内皮生长因子（VEGF）和低氧诱导因子（HIF-1）的表达，可能与肿瘤的侵袭、转移有关，并导致化疗耐药。肿瘤患者乳酸水平与肿瘤的转移和复发率呈正相关，与患者生存率呈负相关。乳酸、甘油和生糖氨基酸的糖异生作用增加，是肿瘤患者葡萄糖转化增加的最主要特征，葡萄糖转化增加的量直接受到肿瘤分期、组织类型及是否存在恶病质等的影响。乳酸在肿瘤中的另一重要功能：乳酸可以促进 HIF 非依赖的低氧效应，与 NDRG3 蛋白结合抑制其泛素化降解，从而稳定 NDRG3 蛋白，继而促进细胞生长和血管新生。肿瘤细胞损坏其线粒体结构和功能，增加其无氧酵解和乳酸输出，而输出的乳酸为肿瘤细胞提供了能量物质。

3. 肿瘤基因的改变 肿瘤细胞选择有氧糖酵解作为其主要产能方式与肿瘤发生过程中癌基因的激活和抑癌基因的失活密切相关。癌基因 *Ras* 和 *Myc* 的突变或过表达常见于恶性肿瘤并且常伴有糖酵解活性增强。*Ras* 通过 PI3K-Akt-mTOR 信号途径激活 mTOR，从而介导 HIF 表达来促进糖酵解。HIF 是细胞为适应缺氧微环境而诱发的转录因子，是糖酵解的基本调节因子，可上调糖酵解酶活性。此外，PI3Kα 或 Akt1 的活化性突变引起的 mTOR 通路的活化，也可促进 HIF-1α 的转录和翻译。mTOR 可诱导 PKM2 和其他一些糖酵解酶的表达，抑制 mTOR 可下调 PKM2 表达。Myc 是广泛的转录因子，能影响人体大约 15%的基因表达，包括糖酵解酶和 GLUT1。在乳腺癌和 Burkitt 淋巴瘤中，糖酵解率与 Myc 和 HIF-1α 表达水平相关性强，提示转录因子间存在相互关联。此外，*Ras* 和 Myc 通过影响糖酵解，为肿瘤细胞提供大量生物合成原料，促进肿瘤快速生长。

肿瘤抑制蛋白 P53 具有广泛生物学功能，在平衡氧化磷酸化和糖酵解之间发挥重要作用。P53 失活的肿瘤细胞常表现为糖酵解活性升高。正常情况下，P53 下调 GLUT1 和 GLUT4 的表达，诱导 TP53 诱导糖酵解和凋亡调节因子的表达，从而抑制糖酵解。正常 P53 可上调线粒体活性，通过调节细胞色素 c 氧化合成酶 2 的表达抑制糖酵解。P53 失活可导致线粒体氧化磷酸化功能受损，使代谢从线粒体氧化呼吸模式转变为糖酵解模式。

综上所述，癌基因活化、抑癌基因失活等共同形成的糖酵解表型为肿瘤无限的增殖提供了保证。

4. GLUT 表达增加 血液中的葡萄糖主要通过膜转运体家族以易化扩散的方式进入胞质，GLUT 在糖代谢中发挥重要作用。GLUT 家族有 13 个成员，其中 GLUT1、GLUT3 和 GLUT4 与葡萄糖有较高亲和力，在生理条件下高效转运葡萄糖。恶性肿瘤细胞特征性地过表达葡萄糖转运体蛋白[GLUT1 和（或）GLUT3]，即为糖酵解提供了有利条件。研究发现，运用 RNA 干扰技术沉默 GLUT1 基因后肝癌细胞的生长增殖及黏附能力下降，并导致葡萄糖摄取和乳酸生成减少，并且缺氧可通过 HIF-1α 上调 GLUT1 的表达，促进肿瘤细胞糖代谢。

5. 低氧诱导因子-1α（HIF-1α）的表达 作为 HIF-1 的调节亚基和活性亚基，在糖代谢中发挥重要作用。HIF-1α 的激活是肿瘤细胞糖酵解的一个主要机制。HIF-1α 是细胞适应低氧状态的关键分子，研究发现，在快速生长的肿瘤细胞中，缺氧可诱导 HIF-1α 的表达，同时 HIF-1α 又反馈性促进肿瘤细胞糖酵解。HIF-1α 可促进肿瘤发生中的关键步骤，包括血管新生、代谢、增殖、转移和分化。此外，磷酸化酶参与 HIF-1α 的合成过程，调节 HIF-1α 的转录、表达及稳定。

（三）恶性肿瘤与糖代谢异常的相互影响

恶性肿瘤与糖代谢异常拥有"共同发病土壤"，如年龄、种族、性别、超重和肥胖、不健康的饮食及生活方式等，其次，它们还可能通过一些生化标志物如高血糖、胰岛素、胰岛素样生长因子-1（IGF-1）、炎性因子等相互作用。

1. 高血糖的作用　长期的高糖环境为肿瘤细胞提供了丰富的营养基；高血糖还可以通过损伤线粒体呼吸膜使糖酵解加强，为肿瘤细胞的增殖提供营养基；长期高血糖状态产生大量氧自由基，可诱导活性氧大量蓄积，进一步激活 4 条经典途径如多元醇通路、蛋白激酶 C 通路、晚期糖基化终末产物和己糖胺途径，造成 DNA 突变，增加细胞恶性转化能力，最终诱导细胞癌变。

2. 胰岛素的作用　胰岛素是机体降低血糖浓度的主要激素，与其受体结合后经一系列的信号传导调节基因表达，最终生成效应蛋白，参与体内多种物质的代谢调节。脂肪、肌肉和肝脏是其主要的靶器官。胰岛素抵抗指各种原因使正常量的胰岛素不能产生正常的生理效应，需要高水平的胰岛素来维持正常的生理功能，胰岛素代偿性升高而发生高胰岛素血症。胰岛素与细胞膜上的胰岛素受体结合后，使胰岛素受体酪氨酸残基磷酸化，一方面通过激活 MAPK-Ras-Raf 途径，促进细胞的生长和增殖，是诱发肿瘤细胞增殖的中心环节；另一方面激活 PI3K/Akt 途径，与细胞周期由 G_1 期向 S 期转换相关，并可抑制细胞凋亡。血液中高的胰岛素浓度，可能通过影响细胞增殖及代谢过程而诱发肿瘤。

3. 炎性细胞因子　糖尿病也是一种细胞因子介导的炎性疾病和自身免疫病，参与糖尿病发生的炎性介质如白细胞介素（IL）-6、C 反应蛋白（CRP）、肿瘤坏死因子-α（TNF-α）、瘦素及脂联素等在恶性肿瘤的发病过程中均发挥重要作用，主要机制可能是炎性介质对肿瘤细胞增殖的刺激增加，介导自分泌和旁分泌促进新生血管的形成。

4. 异位激素的作用　胰岛细胞癌、肺癌、嗜铬细胞瘤、神经母细胞瘤等均可产生异位激素，包括胰高血糖素、肾上腺皮质激素、促肾上腺皮质激素、促性腺激素、异源生长激素、血清胰淀粉样肽等，均为胰岛素的拮抗激素，从而诱发胰岛素抵抗的产生和不同程度的糖代谢异常。

5. 细胞因子的作用　TNF-α 是一种多效的细胞因子，可以通过多种途径对胰岛素抵抗产生影响；肿瘤细胞分泌大量的 IL-6 对胰岛 β 细胞产生细胞毒作用，间接诱导 β 细胞凋亡及胰岛素抵抗的发生；C 反应蛋白是一种敏感的急性期反应蛋白，恶性肿瘤患者各种癌性病变都可能导致 C 反应蛋白升高，C 反应蛋白受 TNF-α 和 IL-6 的调节，C 反应蛋白的升高会进一步参与胰岛素抵抗和糖尿病的发生与进展。

二、脂肪代谢异常与肿瘤

肿瘤患者的脂肪代谢改变主要表现为内源性脂肪动员和脂肪氧化增加、脂肪合成减少、三酰甘油（TG）转化率增加、高三酰甘油血症和脂肪酸合成增加等。脂肪代谢是机体内非常重要的代谢途径之一，在细胞内环境稳态的维持上发挥着不可忽视的作用。肿瘤微环境是一个由肿瘤细胞和脂肪细胞等多种基质细胞组成的综合系统，肿瘤细胞临近的非肿瘤组织往往对肿瘤的发生发展有着十分重要的作用。肿瘤细胞在细胞异常增殖的过程中细胞膜和信号分子的形成需要更多的脂肪代谢的参与。由于肿瘤细胞通过糖酵解途径供能效率很低，所以肿瘤细胞维持其高速增殖所需能量供应除了增加葡萄糖摄入消耗外，也可通过增加脂肪代谢供能，即癌变细胞可能通过增强从头合成的代谢途径来提高脂肪化水平。

脂肪酸代谢可以分为饱和脂肪酸代谢和不饱和脂肪酸代谢两类，是机体主要的供能方式之一。Ackerman 等研究中发现低氧和脂肪酸代谢能为肿瘤提供一个赖以生存的微环境，具有促进肿瘤进展的作用。肿瘤患者的脂肪代谢变化，在肿瘤发生的早期就已存在。脂肪酸是肿瘤患者机体的主要能量物质，即使给予外源性葡萄糖，也不能抑制体内脂肪的持续分解和氧化。此外，肿瘤患者脂肪代谢改变与某些细胞因子和肿瘤代谢因子（TNF-α、IL-1、IL-6）的作用有关。

高三酰甘油血症通常认为与脂蛋白脂肪酶（LPL）活性下降程度与体质量丢失程度相关。如肺癌患者体质量丢失较明显，LPL 活性下降；而乳腺癌病人体质量丢失最不明显，其 LPL 水平基本正常。胃癌和结直肠癌患者有明显体质量丢失，其脂肪氧化率较高，而糖类的氧化率低。细胞因子如 TNF-α、INF-α 和白血病抑制因子，是通过抑制 LPL 而抑制脂肪细胞从血浆脂蛋白中摄取脂肪酸作储备，因而导致脂质释放入血循环中。

肿瘤细胞自身能合成脂肪酸，并且不受正常细胞对脂肪酸合成途径的调节。以往认为脂肪酸合成是贮存能量的代谢通路，而现在则认为它是很多转化细胞生长和生存的关键过程。脂肪酸合成酶（FAS）是脂肪酸生物合成过程中，将小分子碳单位聚合成长链脂肪酸的关键酶。在正常情况下，除肝、胎儿的肺和分泌期乳腺外，在其他正常组织 FAS 呈低表达状态。许多肿瘤都有 FAS 的高度表达。恶性肿瘤患者中，FAS 过度表达则提示细胞内酶转录加快，内源性脂肪酸合成活跃，表明对能量物质和成膜脂质的需求旺盛。FAS 的过度表达与肿瘤的发生、演变、侵袭和预后有关。正是由于 FAS 在正常组织和肿瘤组织中表达不同，抑制 FAS 表达可能成为一种新的治疗肿瘤手段。抑制 FAS 的研究也证明，脂肪酸合成途径是肿瘤化学治疗的一个靶途径。脂肪酸与信号转导及基因表达调控间的内在联系，将使脂类合成与细胞更新增殖之间认识有新的突破。

细胞脂肪代谢的调控是一个非常复杂的过程，其与多条信号通路及靶点有着密切的关系。研究显示，在肿瘤进展中十分重要的 Wnt 信号转导通路在脂肪代谢的调节中也发挥着一定作用。Wnt/β-catenin 信号通路通过激活 TCF/LEF 来抑制前脂肪细胞中过氧化物酶体增殖物激活受体 γ 和 C/EBPα，从而抑制脂肪形成。激活蛋白激酶（activated protein kinase，AMPK）是一种新近发现的细胞内能量代谢的重要调节因子，它广泛存在于真核生物的细胞中，属于丝/苏氨酸蛋白激酶家族成员。当代谢性应激引起细胞内 AMP/ATP 比值升高时，AMPK 发生磷酸化并激活其下游的多种靶分子，减少 ATP 的消耗（抑制糖类、脂质和胆固醇的合成等）和增加 ATP 的生成（促进脂肪酸氧化和葡萄糖转运），即促进分解代谢；反之，当 AMP/ATP 比值降低时，AMPK 则促进合成代谢。因此，AMPK 是调节脂质代谢平衡的重要靶点。脂滴表面 HSL 和 ATGL 是 AMPK 可以直接磷酸化的酶。其中 ATGL 在新近研究中发现与哺乳动物癌症的出现及癌症患者恶病质密切相关。

研究表明，肿瘤细胞代谢过程中脂类代谢发生着一定特异性的变化，这些变化可以影响肿瘤细胞细胞膜的合成和降解，同时还可以通过信号通路调控肿瘤细胞内脂类的合成和分解，维持体内能量的平衡。脂肪代谢的变化可以影响许多细胞进程，包括细胞的生长、增殖、分化和运动等。

三、蛋白质代谢异常与肿瘤

肿瘤是全球疾病致死的重要元凶之一。据统计，全球新肿瘤患者每 10 万人中就有 173 人，在中国每 10 万人中有 110 人。国内外许多研究者对肿瘤的早期诊断和治疗进行多方面的研究。随着代谢组学的兴起，肿瘤的代谢特点越来越受到关注。蛋白质和氨基酸的代谢在机体中占有重要地位。肿瘤组织蛋白质和氨基酸存在明显的代谢异常状况，主要表现在肿瘤组织蛋白质合成增强和氨基酸分解减弱，这与肿瘤细胞旺盛生长相适应。

（一）肿瘤对氨基酸代谢的影响

氨基酸是生命活动中最基本的物质，是生命代谢的物质基础，肿瘤细胞对氨基酸的需求远远大于正常组织。与正常组织细胞相比较，肿瘤组织细胞生长需要丰富的营养，这种营养需要通过与机体竞争，甚至于"掠夺"而得到。研究证实，肿瘤细胞摄取利用氨基酸的速度明显快于正常细胞，造成宿主细胞某些氨基酸含量降低。肿瘤细胞为满足生长代谢的需求，具有氮原子捕获器的功能，能主动与宿主竞争氮化合物，不断地摄取多种必需氨基酸和非必需氨基酸为肿瘤细胞增殖提供营养物质，导致机体氨基酸代谢缺陷，有学者将这种现象称为宿主的"氮陷阱"。

1. 谷氨酰胺代谢异常　对于正常细胞而言，谷氨酰胺属于非必需氨基酸，在人体内可以通过谷氨酰胺合酶由谷氨酸、缬氨酸、异亮氨酸合成满足生长所需。谷氨酰胺是各组织重要氮源和能量的来源，其代谢不仅可提供能量而且为核酸和类脂等合成提供前体。但对于肿瘤细胞而言，谷氨酰胺是肿瘤细胞的关键能源，肿瘤细胞对谷氨酰胺的转运速度明显高于正常细胞，其摄取率高于其他任何一种氨基酸。在肿瘤细胞生长过程中自身所合成的谷氨酰胺无法满足快速增殖肿瘤细胞的要求，肿瘤细胞则通过增加膜上的转运体从胞外摄入谷氨酰胺或增强谷氨酰胺代谢通路中关键酶的表达与活性，来满足自身生存与增殖所需的营养物质和能量，这意味着谷氨酰胺是肿瘤细胞的"必需氨基酸"。Sandra 等体外培养人类乳腺癌细胞株发现谷氨酰胺合成酶 mRNA 表达水平增高，活性增大，大量的谷氨酰胺被作为代谢燃料被消耗。在体实验显示，肿瘤细胞对血浆中谷氨酰胺的摄取量比正常细胞高 45%，它与机体小肠黏膜竞争血浆中的谷氨酰胺，造成小肠结构损伤，成为菌群易感染部位。

在肿瘤细胞代谢中，糖酵解作用增强所产生的大量中间代谢产物，进入磷酸戊糖途径、丝氨酸/甘氨酸合成途径等，为肿瘤细胞增殖提供生物大分子。葡萄糖来源的丙酮酸很少进入三羧酸循环，多数生成乳酸排出，从而不能为脂类的合成提供葡萄糖来源的乙酰 CoA。在这种情况下，谷氨酰胺可以很好地回补三羧酸循环，用于合成脂类物质，甚至通过苹果酸或草酰乙酸重新进入糖酵解途径，维持在葡萄糖缺乏情况下相关代谢通路的进行。谷氨酰胺可为生物大分子合成提供碳骨架。谷氨酰胺是除葡萄糖外另一重要的能源物质，能通过三羧酸循环的中间代谢物逆向进入糖酵解途径，为肿瘤细胞补充物质与能量。肿瘤细胞在生长过程中需要许多氮源用于合成核苷酸和非必需氨基酸，谷氨酰胺通过三步酶促反应合成嘌呤和两步反应合成嘧啶，将氨基贡献出来，自己则转变为谷氨酸，作为合成非必需氨基酸的主要氮源供体，同时产生的 α-酮戊二酸可以进入三羧酸循环为氨基酸提供碳骨架。

肿瘤细胞内普遍存在活性氧升高的现象，主要是由代谢活动加快、线粒体功能障碍、细胞受体信号增强、癌基因、氧化酶和环加氧酶活性增强等原因引起的。谷氨酰胺代谢能抵抗肿瘤细胞过多的活性氧产生，一方面谷胱甘肽是细胞内主要的抗氧化剂，另一方面谷氨酰胺来源的苹果酸被苹果酸酶催化可产生 NADPH，为细胞提供还原力，维持谷胱甘肽的还原状态，还可为脂类合成提供还原力。研究发现，谷氨酰胺在激活必需氨基酸依赖的 mTOR 信号通路中发挥重要作用。此外，谷氨酰胺代谢的中间产物可通过自分泌或旁分泌方式参与信号转导，最终影响肿瘤的生长。

因此，干预谷氨酰胺代谢在抗肿瘤治疗中具有重要的意义。目前已知某些肿瘤细胞对谷氨酰胺饥饿非常敏感，如胰腺癌、急性淋巴癌和小细胞肺癌等。干预谷氨酰胺代谢多通过抑制谷氨酰胺的摄入如抑制谷氨酰胺转运体 SLC1A5、抑制谷氨酰胺代谢关键酶谷氨酰胺酶、抑制谷氨酰胺代谢参与的信号通路中关键靶点如 ERK/PI3K/Akt 信号通路。

2. 支链氨基酸（BCAA）代谢异常 BCAA 包括亮氨酸、缬氨酸、异亮氨酸，主要在肌肉细胞内代谢，并调节全身蛋白质的合成与代谢，同时具有供能底物和其他氨基酸（如谷氨酸）合成底物及肌蛋白调节剂的功能，对维持机体氮平衡具有重要作用。由于 BCAA 能维持机体蛋白质合成与分解的平衡，所以 BCAA 是肿瘤细胞生长必需的一类氨基酸，其中缬氨酸高摄取是肿瘤细胞氨基酸代谢特征之一，肿瘤组织和细胞中缬氨酸代谢旺盛，并且 BCAA 浓度高于周围正常组织。

3. 精氨酸代谢异常 精氨酸属于条件必需氨基酸。它是尿素循环的中间产物和蛋白质、多胺、肌酸生物合成的前体物质，并体内经一氧化氮合成酶（NOS）催化生成一氧化氮（NO）。肿瘤患者对精氨酸的需求量明显得增加，超过机体精氨酸的合成，导致精氨酸缺乏，影响机体生理功能。研究认为精氨酸可促进肿瘤生长，推测精氨酸可能促进肿瘤细胞由 G_0 期进入 S 期；但也有研究发现低浓度精氨酸对肿瘤细胞增殖有促进作用，高浓度抑制肿瘤细胞增殖，其详细机制有待进一步研究。然而精氨酸对肿瘤生长的影响与其剂量的相关性迄今仍难以得出明确结论，还有待进一步研究。此外，有研究表明，精氨酸参与淋巴细胞内的代谢过程，在免疫防御及免疫调节、维持和保护肠道黏膜功能及肿瘤的特异性免疫方面发挥重要作用。精氨酸对免疫原性或肿瘤相关抗原阳性肿瘤具有抑制作用,而对弱免疫原性肿瘤具有刺激生长的作用。

4. 丝氨酸/甘氨酸代谢异常 丝氨酸/甘氨酸参与机体内一碳单位的代谢,也是肿瘤细胞代谢必要的氨基酸。在肿瘤细胞中,糖酵解过程中产生的约 10%的 3-磷酸甘油酸能被磷酸甘油酸脱氢酶(PHGDH)催化生成丝氨酸的前体物质 3-磷酸脱氢丙酮酸。然后,在磷酸丝氨酸氨基转移酶和磷酸丝氨酸磷酸酶的作用下,生成丝氨酸。从外界摄入或从头合成的丝氨酸可生成甘氨酸,在甘氨酸合酶的催化下,甘氨酸本身也可以与四氢叶酸反应,促进一碳代谢,最后合成其他氨基酸、脂类和核苷酸等生物大分子。而且在这个循环过程会伴随着谷胱甘肽的产生,有助于维持线粒体内氧化还原平衡。但是,直到 2012 年,才注意到甘氨酸代谢与细胞快速增殖相关。通过敲低丝氨酸转羟甲基转移酶或剥夺外源的甘氨酸会使 Hela 细胞和其他快速增殖的癌细胞的细胞周期停滞在 G_1 期,可见甘氨酸对肿瘤细胞是必要的。目前,临床前的研究发现减少丝氨酸/甘氨酸的摄入能够抑制肿瘤的生长。

肿瘤代谢重编程一直都是肿瘤研究的焦点,其中肿瘤细胞中的氨基酸代谢渐渐被人们所认识。氨基酸代谢重编程对肿瘤发挥重要作用,除了提供碳源,还提供氮源,甚至参与细胞信号转导,见图 17-1。目前已有不少针对谷氨酰胺代谢设计的药物用于抗肿瘤治疗,支链氨基酸、精氨酸及丝氨酸/甘氨酸代谢对肿瘤的意义也在不断地被阐明,针对氨基酸代谢设计药物也将会有很好的抗肿瘤前景。

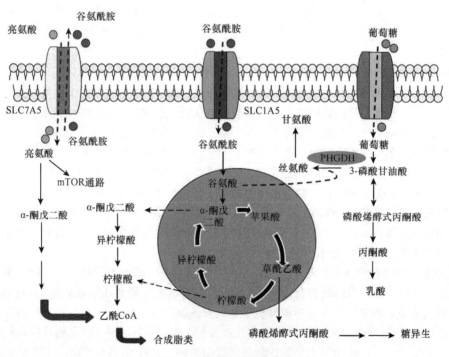

图 17-1 肿瘤的氨基酸代谢

(二)肿瘤对蛋白质代谢的影响

肿瘤组织的蛋白质合成及分解均表现为代谢增强,但合成代谢超过分解代谢,甚至可夺取正常组织的蛋白质分解产物,合成肿瘤本身所需要的蛋白质,结果可使机体处于严重消耗的恶病质状态。肿瘤的分解代谢表现为蛋白质分解为氨基酸的过程增强,而氨基酸的分解代谢则减弱,可使氨基酸重新被利用合成新的蛋白质。这可能与肿瘤生长旺盛相关。肿瘤组织还可以合成肿瘤特有蛋白,作为肿瘤特异抗原或肿瘤相关抗原,引起机体的免疫反应。有的肿瘤蛋白与胚胎组织有共同的抗原性,亦称为肿瘤胚胎性抗原。例如,肝细胞癌能合成胎儿肝细胞所产生的甲种胎儿蛋白(AFP),此外,卵巢、睾丸含有卵黄囊结构的生殖细胞肿瘤患者血中 AFP 也有升高；内胚层组织发生的一些恶性肿瘤如结肠癌、直肠癌等可产生癌胚抗原（CEA）；胃癌可产生胎儿硫糖蛋白等。这些均可用于临床，帮助肿瘤性相关疾病的诊断。

　　大多数进展期肿瘤患者总体蛋白质更新率增加，肌肉蛋白质合成减少，分解率增加，并随病情进展增加更明显。肿瘤患者伴有营养不良时总体蛋白质更新率增加。影响蛋白质合成和分解在不同组织其方式是不同的。肿瘤患者骨骼肌消耗可能是由于蛋白质合成减少，分解代谢增加或两者兼存。骨骼肌的蛋白分解代谢主要有三条途径：①溶酶体蛋白酶途径，包括组织蛋白酶和其他水解酶类，主要降解细胞外蛋白以及细胞表面受体；②钙依赖的蛋白酶途径，主要在组织损伤坏死和自融过程中起作用；③ATP-泛素-蛋白酶体途径，主要降解细胞内蛋白质。在这三条通路中，泛素依赖的蛋白水解通路是大多数分解状态下最重要的通路，尤其是在体质量减轻>10%的肿瘤患者。

　　肌肉蛋白总体合成减少，而肝脏蛋白质合成增加，尤其是急性时相反应蛋白和纤维蛋白原，而清蛋白浓度虽然降低，但清蛋白的合成并未减少。宿主为了适应肿瘤生长，局部炎症细胞会分泌多种细胞因子（IL-1、IL-6、IL-8 和 TNF-α）入血，引发急性时相反应蛋白合成明显增高，而其他肝输出蛋白如清蛋白降低，出现明显低清蛋白血症，但总蛋白合成率在晚期肿瘤病人和健康人无明显差异。因此，低清蛋白血症不是由于蛋白质合成减少，而是蛋白质丢失过多。肿瘤患者血清 C 反应蛋白升高，（反应蛋白）浓度与体质量减轻程度、高代谢和厌食症的出现、疾病的复发和生存率的降低呈显著正相关。由于肝合成蛋白质所需氨基酸与肌肉消耗的氨基酸组成不匹配，导致这种持续性氨基酸的储备消耗进一步加重。肿瘤病人肝分泌蛋白合成增加，使机体总蛋白质转化率和净蛋白分解率增加。

　　恶性肿瘤的发生发展是一个涉及多因素、多基因、多阶段的病理过程。无论何化学因素、物理因素或者生物因素，与何种基因变异相互作用所致的癌细胞几乎都表现为增殖失控、浸润生长、侵袭转移等生物恶性和形态异型。肿瘤细胞和正常细胞的差异在很大程度上也是由功能基因组及其指导合成的蛋白质组的不同来决定的。因此，有必要从蛋白质组水平来揭示肿瘤的发生发展机制。在肿瘤发生发展过程中，糖基化、磷酸化、泛素化等翻译后修饰（post-translational modifications, PTMs）使蛋白质结构发生改变，从而引起蛋白质组的变化，在肿瘤发生发展过程中起着重要作用，且翻译后修饰蛋白质在样本中含量低且动态范围广，亲和富集、多维分离等技术与生物质谱的结合为翻译后修饰蛋白质组学的发展提供了契机。人类肿瘤发生中所经历增生、良性肿瘤、原位癌、浸润癌等一系列多步骤接连事件，是众多因子相互协调以及共同作用的结果。研究表明，糖基化、磷酸化、泛素化等翻译后修饰蛋白质组的差异主要与肿瘤细胞周期、细胞增殖、细胞迁移、细胞凋亡等相关，调控肿瘤发生发展。蛋白质在细胞的生命活动中扮演着重要角色，但其功能的发挥却并非依靠单个蛋白独立的作用，蛋白之间相互作用是蛋白质执行其功能的主要途径。人类蛋白质相互作用研究是动态的、具有时空性的，能在机体或细胞整体水平上阐明生命现象的本质和活性规律。因此，有助于肿瘤的机理研究。因此，只有从整体上研究蛋白质分子间的相互作用，寻找肿瘤蛋白质相互作用分子网络和动态变化，才能更真实地了解肿瘤发生发展的机制，从而有针对性地进行防治肿瘤。

（齐晓丹）

第十八章　生物节律与肿瘤

第一节　基础知识

一、生物节律

人类在漫长的进化过程中，为了适应外界环境影响变化形成内源性的、与环境周期变化相适应的节律性，称之为生物节律。生物节律在研究过程中，又被分为昼夜节律、亚日节律和超日节律。其中昼夜节律对人体最为重要，它以 24 小时为一个周期，调控人的日常生理功能，并且与体温、心率、呼吸及内分泌有着密切的关系（表 18-1）。昼夜节律有如下特点：①节律虽然受到外界条件如天气和环境的影响，但是其具有内源性，可以自行运转。②昼夜节律虽然以 24 小时为一个周期，但并不总是准确的 24 小时。③昼夜节律对温度变化的敏感性较低。④昼夜节律被环境因素突然变化打断后，可以自行校正。在人体的生命活动中，节律具有重要的意义。例如，规律性的心脏搏动可维持良好的血液循环，规律性的呼吸是呼吸系统评估的重要指标。研究表明，调控人体生物节律变化的是生物钟（表 18-2）。生物钟与昼夜节律的研究评估是生命医学研究领域的一个前沿性问题，是目前的研究热点之一。

表 18-1　人体生命活动的节律性

生命活动	周期节律
呼吸	昼快夜慢
体温	02：00～06：00 偏低，17：00～18：00 偏高
血压	白天活动时高，夜间睡眠时低
尿液量	昼多夜少
胃酸分泌	昼多夜少
物质代谢	昼快夜慢
促甲状腺素分泌	02：00～04：00 最高，18：00～20：00 点最低
促肾上腺皮质激素分泌	06：00 最高，02：00～04：00 最低
肾上腺皮质激素	08：00 为峰值，20：00～24：00 点为低潮期
雌激素分泌	排卵开始最高峰，排卵后 7～8 天形成第二高峰，以后逐渐下降
孕激素分泌	排卵开始逐渐增加，排卵后 7～8 天黄体成熟时达最高峰，以后逐渐下降

表 18-2　人体病理变化与周期节律关系

病理变化	周期节律
咯血	多发生在 06：00～09：00 或 18：00～24：00 点
心肌梗死	06：00～09：00
脑血栓	01：00～05：00
哮喘	较常发生在夜间或清晨
肿瘤细胞增殖	G_1 期时间跨度数小时～数天，S 期为 8h，M 期 0.5～2.5h

二、生　物　钟

生物钟，即一定时期内生理和心理行为的周期性变化，是由于地球的自转和公转导致的日夜交替、气温波动引起，这种周期性变化在器官、组织和细胞水平都有重要的体现。生物钟具有有以下特点：①有自己的固有周期，由各种参与因素协调完成；②这种循环可以自主运行；③外界刺激消失后仍可循环进行。生物钟形成了生物自身的"生物日"和"生物夜"。多数生物是昼间活动夜间休息，"生物夜"与"地球夜"一致；而部分夜行性生物在夜间活动昼间休息，"生物夜"与"地球夜"相反。生物钟周期一般是 24 小时左右，其中正常人大约为 24.2 小时，而盲人平均为 24.5 小时。

生物钟由位于下丘脑的视神经叉上神经核及外周的生物节律变化组成（图 18-1）。下丘脑的视神经叉上神经核位于下丘脑前部、视神经叉上方，紧邻第三脑室，其中含有 5×10^4 个神经细胞。视神经叉上神经核能够产生生物节律调控基因表达，保证了这种生物钟节律不受制于中枢神经系统。摘除视神经叉上神经核后，小鼠的生理活动和生活习性都变得紊乱，当重新移植后，小鼠的生理活动、生活习惯又恢复了节律性，因此视神经叉上神经核被认为是生物钟调节的最关键部位。它负责接受外界刺激，产生生物钟节律，并将这种生物钟节律扩布到人体外周的各个细胞进而形成生物钟。视神经叉上神经核以外的器官，如心脏、肝脏、内分泌器官等，它们除了受到视神经叉上神经核影响外，还受生物子钟的影响。

生物钟具体来讲可分为中枢生物钟和外周生物钟（又称为子钟），生物钟是生物在进化过程中为适应自然环境和生理环境的周期性变化而形成的。因此生物钟是存在于机体内部的生物节律振荡系统，该系统由核心的振荡器和生物钟基因共同组成。虽然不同生物的生物节律振荡系统差异很大，但系统可以分为三大模块，①输入途径：其功能是接受和传递刺激至振荡器；②振荡器：这是系统的核心部分，负责启动并产生节律；③输出途径：其功能是输出振荡器产生的节律。机体内的生物钟基因表达随昼夜节律而振荡，导致相关调控蛋白也随昼夜节律有规律的振荡，通过调节下游钟控基因的表达，调节机体的昼夜节律。人体的中枢生物钟位于下丘脑视交叉上核（SCN），在体内所有的细胞中，还具有自主分子振荡器，即子钟（图 18-1）。

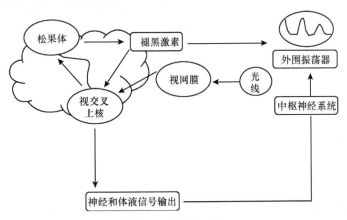

图 18-1 视交叉上核

生物钟周期有赖于一系列外源性刺激，称之为授时因子。授时因子包括光照、体温、进食、锻炼等。目前认为光照是最重要的授时因子。昼夜节律的变化导致光线的强度有规律地出现。位于视网膜上的视神经细胞是实现光线对生物钟周期调控的基础。光线刺激视神经细胞，最终传达到下丘脑视神经叉上神经核，光线的节律性刺激使得形成了生物钟的规律。五羟色胺、褪黑素、胰岛素、糖皮质激素等化学物质也是授时因子，下丘脑视神经叉上神经核除了光线之外还能够接受这些授时因子的刺激，这些化学物质和光线同时又接受内源性负反馈调节。刺激因子可以被机体用来调控多种生理活动的基因。这些与生物钟相关的基因对细胞水平的生理活动是十分必要的，它们的影响涵盖了细胞分化、增殖及损坏的 DNA 的修复。

人体是一个十分复杂的系统，目前已经知道生理状态下，睡眠、清醒、体温等生理活动都是有着自己的生物钟的。生物钟周期的规律性变化可以独立地对生理活动进行调节而不受外界因素干扰，同时又能协调机体对各种内源性刺激和外源性刺激产生适当的反应，这保证了人体功能运转的协调性，故而生物钟周期与正常的生理功能联系密切。昼夜节律交替变换及代谢过程中的物质-能量转换都有自己的时间依赖性，生物钟周期可以调节人体的生理活动出现在合适的时间。一旦生物钟受到干扰甚至破坏，正常的生理活动势必受到不良影响。生物钟周期通过调节细胞水平上的生命活动，包括限制基因组 DNA 在夜间修复和复制，在白天确保 DNA 的损伤不会传递到下一代细胞。

生物钟周期失调的原因包括多种，下丘脑视神经叉上神经核的损伤和生物钟基因的突变，都会导致生物钟失调；生物钟失调既可以是完全紊乱的失调，也可以是生物钟周期完整但与昼夜节律、生活习惯、周围环境不同步，称之为生物钟不对准。

生物钟不对准的诱发因素包括内源性和外源性因素，内源性因素包括日常生活紊乱、夜班、时差，后者多发生在失明患者。生物钟不对准还包含下丘脑视神经叉上神经核的生物钟周期调节中枢和机体外周生物钟周期器官的不协调。奥本海默氏病和抑郁症患者生物钟周期神经基质遭到破坏，从而导致生物钟无法发挥正常功能。提前综合征患者先天存在突变的生物钟周期基因，生物钟周期也有功能障碍。

三、生物钟和生物节律基因

目前克隆鉴定出人体生物节律基因包括 *PER-1*、*PER-2*、*PER-3*、*TIM*、*CLOCK*、*CRY 1*、*CRY 2*、*BMALL*、*TIMELESS*、*CKL*、*CYCLE*、*DOUBLETIME*、*CRYPTOCHROE* 等，它们是昼夜节律产生的分子基础。昼夜节律的自激振荡环路使得生物钟基因表达水平以 24 小时为周期呈节律性波动，并受相互作用的正负反馈环路调节。

PER 基因最先在果蝇中被发现，分为 *PER-1*、*PER-2* 和 *PER-3* 三个基因。进一步的研究表明，*PER* 基因表达量的变化能引起生物钟周期的改变；*PER* 基因是近日节律产生的关键基因之一，在生物钟的定时功能中起重要作用。*PER* 基因 mRNA 的表达水平表现出明显的昼夜波动；PER 蛋白通过反馈调节环影响其本身 mRNA 的波动。PER 蛋白反馈环是一种负效应：PER 蛋白含量上升时，mRNA 表达量下降，直到 PER 蛋白下降到最低点时 *PER* 基因 mRNA 水平才重新上升。研究还表明，*PER* 基因也在转录和转录后水平上调控多种细胞周期基因和凋亡基因的表达，并且也直接参与调节细胞增殖的细胞内信号传导通路。

TIM 基因是继 *PER* 基因后第二个被发现和克隆的生物钟基因。以这两个基因的发现为基础，人们对昼夜节律的分子机制研究开始深入。*TIM* 基因在生物钟分子调控机制-反馈调节回路中发挥着重要作用。*TIM* 基因对生物周期节律的作用与 PER 蛋白相关，而且 *TIM* 基因对多种活动节律具有协同进化关系（图 18-2）。

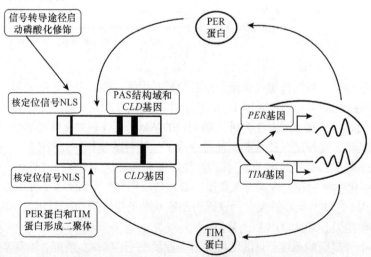

图 18-2　果蝇中 *PER* 基因和 *TIM* 基因的协同调节作用

　　CLOCK 基因表达的 CLOCK 蛋白以杂二聚体的形式发挥生物学功能，其配体为 BMAL1 蛋白。CLOCK：BMAL1 异二聚体与 *MPER1*、*MPER2*、*MPER3*、*MCRY1*、*MCRY2* 基因的 CACGTG 盒增强子区结合，促使上述基因的转录和翻译（图 18-3）。

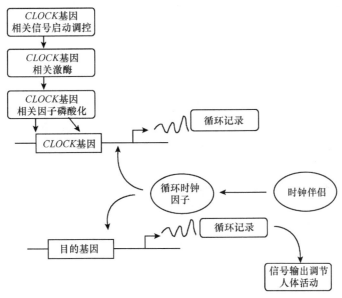

图 18-3　CLOCK 基因的反馈调节回路

　　BMALL 基因，又称为 *MOP3* 或 *ARNT3*，是维持生物钟节律性振荡的关键子钟基因之一。对小鼠肝脏的研究表明，碳氢化合物代谢是 *BMALL* 基因这一生物钟的主要输出。在 *BMALL* 基因敲除鼠里，在活动/饲喂阶段表现出的胰岛素敏感性增加这一生物节律完全消失。*BMAL1* 基因敲除的小鼠还出现了早衰、进行性肌肉减少症、关节炎等症状。肝脏选择性敲除 *BMALL* 可以导致低血糖。胰腺中选择性敲除则导致了快速的高血糖及严重的糖耐量减低。

　　研究表明，*CRY* 基因包括 *CRY 1* 和 *CRY 2* 两种基因，两者编码表达核内蛋白。*CRY* 基因是哺乳动物生物钟的光受体。*CRY1* 基因高表达组织为 SCN，*CRY2* 基因高表达组织为中枢和外周视网膜中。基因敲除小鼠实验表明，*CRY2* 基因的敲除，会导致 SCN 对光波的敏感性降低，生物节律周期变长。

　　DEC 基因包括 *DEC1* 和 *DEC2* 基因，它可以抑制由 CLOCK/BMAL1 复合物启动的 *PER* 基因的转录。其原因在于 *DEC* 基因与 CLOCK、BMAL1 复合体竞争性结合 E-box。

　　NPAS2 基因又称为 *MOP4* 基因。基因序列分析表明，*NPAS2* 基因与 *CLOCK* 基因具有同源性，同属于转录调节因子碱性螺旋环螺旋/PAS 结构域（bHLHPAS）转录因子家族。

　　维 A 酸相关孤核受体（ROR）由 RORa，RORb，RORc 三大亚型构成。研究发现，*RORb* 基因对生物周期节律具有调节作用

　　P38 丝裂原活化蛋白激酶（*P38* MAPKs）属于丝氨酸-苏氨酸蛋白激酶家族，它可被生长因子，细胞应激，以及化学物质刺激激活。*P38* MAPK 在对于各种刺激的炎症反应中起到关键作用。在体外 *P38* MAPK 的抑制减少了 CD11/CD18 的表达，自由基的产生及白细胞黏附的抑制。

四、生物钟调节的分子机制

　　24 小时节律生成振荡器的核心由分子反馈回路组成。*CLOCK/BMALL* 是分子反馈回路的核心部分，也是维持生物钟节律运行的关键环节之一。*CLOCK* 基因为恒定表达，*BMALL* 基因表达为昼夜节律波动，因此 *BMALL* 是维持生物钟节律性振荡的关键基因。BMAL1 包含一个基本的螺旋-环-螺旋（BHLH）结构的结构域，和 CLOCK 蛋白及负性调节因子 PER 1，PER 2，PER 3 和 CRY1，

CRY2 共同组成分子反馈回路。BMALL 与 CLOCK 形成异质二聚体，并通过结合位于 *PER* 基因和 *CRY* 基因启动子中的 E-box 推动转录过程的进行，经翻译并修饰后形成 PER 和 CRY 蛋白，随着 PER 蛋白和 CRY 蛋白的积累，它们同酪蛋白激酶 Iε 和酪蛋白激酶 δ 形成复合体；复合体进行磷酸化后转移到细胞核内，通过抑制 CLOCK/BMAL1 异质二聚体与 E-box 的结合来抑制 CLOCK/BMAL1 对转录的激活作用，导致时钟组件有节律的振荡，从而形成主要的负反馈调节。同时，额外的反馈循环参与了生物钟的调节，CLOCK/BMAL1 异质二聚体同时驱动核受体 Rev-Erbα 和 RORα 的转录，这反过来分别抑制或激活 BMALL 的转录。由此形成的反馈调节，形成 24 小时周期节律。

转录和翻译反馈环是生物钟调节的核心分子机制，正向调节主要通过 BMAL1 蛋白及 CLOCK 蛋白实现；BMAL1 及 CLOCK 形成的异源二聚体，二聚体一旦形成就牢牢绑定在它们靶基因的激发蛋白上，继而产生调节节律的各种蛋白。负向调节主要通过 PER1、PER2、PER3、CRY1 及 CRY2 实现，PER1-3 和 CRY1-2 基团形成相应的异源二聚体与上述激发子结合，干扰生物钟基因对 BMAL1 蛋白及 CLOCK 蛋白形成的二聚体的活性，最终终止生物钟周期。CLOCK、BMAL1 以及 NPAS2 的转录调节引发了对生物钟调节核心分子机制的刺激调节。BMAL1 的启动子上面存在（维 A 酸相关寡核受体反应片段 ROREs），寡核受体 REV-ERBα、REV-ERBβ 可以和这种片段结合进而影响 BMAL1 的转录。REV-ERB α 不但能够影响 BMAL1 的转录，同样也会影响 CLOCK 和 NPAS2 的转录。

RAR 相关的寡核受体被称作 ROR 族，包括 RORα、RORβ 及 RORγ，它们与 REV-ERB α 及 REV-ERBβ 竞争结合在 BMAL1 激动子的 ROREs 结合位点，可以促进 BMAL1 的转录。PER1、PER2、PER3、CRY1、CRY2、REV-ERB α、REV-ERBβ、RORα、RORβ 及 RORγ 受 CLOCK 调控，这是一个有效稳定的负反馈调节。需要指出的是 RORα 只在视神经叉上神经核区域呈现周期性变化，RORγ 在外周组织呈现周期性变化，而 RORβ 的周期性变化节律尚有待进一步研究。

黄体生成素诱发的钟基因（*BMALL 1/CLOCK/PER 2*）的表达在阻断 P38MAPK 或 ERK1/2 信号通路后，钟基因的表达水平升高，而同时阻断两种信号通路，钟基因的表达水平降低。*P38 MAPK* 基因的磷酸化状态具有昼夜节律，且驱动来自下丘脑视交叉上核 SCN；*P38 MAPK* 位于核心振荡器的上游，作为控制昼夜节律输入通路的一个关键部位。在非洲爪蟾的视网膜感光细胞中 P38MAPK 参与了光依赖性的相位转移，在哺乳动物的细胞中参与了昼夜节律的输入，在脉孢菌中参与昼夜节律的输出。以上研究表明，p38MAPK 信号通路和生物钟基因是密切相关的。

五、生物钟的次级调节机制

生物钟周期的调节中存在着以 NAD^+ 为核心的次级调节机制。NAD^+ 是重要的去乙酰酶辅助因子，细胞内 NAD^+ 水平的变化影响细胞中多种代谢途径。通过转录后的乙酰化和去乙酰化修饰，多种生理活动中得以调节。磷酸核糖转移酶基因及 NAD^+ 表达有着时间依赖模式，基因的乙酰化和去乙酰化是时间依赖性变化的。CLOCK 蛋白能够诱导 BMAL1 蛋白乙酰化并能增强 CLOCK/BMAL1 介导的转录。磷酸核糖转移酶是 NAD^+ 合成途径的限速酶之一，CLOCK/BMAL1 能够结合并抑制磷酸核糖转移酶基因，使 NAD^+ 水平升高。NAD^+ 水平升高促使去乙酰酶活性升高，从而加速包括 BMAL1 蛋白等去乙酰化，这又使得以上反馈受到抑制。

六、生物钟蛋白与氧化应激

在被敲除了生物钟基因的大鼠的心肌细胞内，负责编码乳酸脱氢酶的基因水平没有明显差异，但是 CLOCK 蛋白和 NPAS2 蛋白却高水平的表达。这说明了 CLOCK 蛋白和 NPAS2 在心肌细胞生物钟周期中具有重要的意义。生物钟周期分子调节机制中的 CLOCK 蛋白及其类似物 NPAS2 蛋白在氧化应激反应中异常活跃。活性氧浓度影响两者与目的基因结合的活性，活性氧浓度越高，结合越困难。乳酸脱氢酶调节细胞内氧化还原反应的速度，乳酸脱氢酶编码基因启动子的活性严重依赖 CLOCK 蛋白及 NPAS2 蛋白活性。由此，氧化还原反应、CLOCK/NPAS2、乳酸脱氢酶组成反馈环。心肌组织中存在大量乳酸脱氢酶，这为心肌中生物钟周期与新陈代谢的关联奠定了基础。

第二节　生物节律与肿瘤时辰治疗

一、肿瘤细胞与生物节律

在发现正常细胞生物节律性之后，人们开始思考肿瘤细胞是否也具有生物钟节律性。经过对乳腺癌等疾病的研究，人们发现肿瘤组织也具有生物钟节律性，表现在：①肿瘤组织在人体内的生长具有明显的节律性；②肿瘤细胞的增殖、侵袭和转移也受生物钟基因调控；③肿瘤组织对抗肿瘤药物某一时间段内对抗癌药物敏感，而另一时间段则相对不敏感，表现出时间敏感性；另外不同时间给药，人体发生毒副反应的概率和程度也有所不同。目前，生物钟紊乱与肿瘤的发生机制研究越来越受重视。生物钟的紊乱对循环系统、内分泌系统和神经系统等都有直接的影响。导致多种肿瘤的发生，对健康产生重大危害。肿瘤细胞和正常细胞一样，也同样存在生物钟节律。研究表明，肿瘤细胞的增殖和凋亡受生物钟基因调控，肿瘤细胞在人体内的增殖分裂也有时间节律。下丘脑视交叉上核损伤的小鼠的肿瘤生长速度较对照组高。有明显昼夜节律的结直肠癌患者的生存期要较长。

生命体内的节律性现象包括昼夜节律和细胞周期。但是昼夜节律和细胞周期既有区别又有联系。在某些生长不活跃的细胞中，与细胞周期有关的一些基因仍然表现出节律性，而在生长活跃的细胞中，这些基因更是具有较为明显的昼夜节律性。对不同时间点的口腔黏膜标本分析，发现各细胞周期蛋白存在明显节律性，这些现象表明生物钟与细胞周期之间既有差别也存在着联系，生物钟参与细胞周期的调控。细胞免疫和体液免疫都表现出显著的节律性，血液中的 B 细胞、T 细胞、NK 细胞均有昼夜节律。昼夜节律钟基因的调节使得免疫系统的防御能够有效运行。当昼夜节律被破坏后，免疫系统的功能下降，免疫细胞的数目减少，从而针对肿瘤的免疫功能效率低下，导致肿瘤发生率增加。

不同肿瘤细胞的节律性也存在很大差异。生长缓慢或者是分化较好的肿瘤，细胞的生长代谢活动还是表现为良好的昼夜节律，仅仅是个别相位或振幅发生改变。但生长迅速或者是分化较差的肿瘤，其节律性不再明显，并且其周期有所延长。以此为基础，人们提出了肿瘤时辰治疗这一新的治疗观念。生长慢、分化高的肿瘤细胞 DNA 合成较生长快、分化低的肿瘤细胞昼夜节律明显（表 18-3）。

表 18-3　不同肿瘤细胞 DNA 合成的昼夜节律

肿瘤种类	DNA 合成峰值时间
乳腺癌	13:00-15:00
卵巢癌	11:00-15:00
鳞癌中子宫颈癌	12:00
头颈部癌	10:00
肺癌	0~6:00
何杰金氏淋巴瘤	24:00

二、钟控基因与肿瘤

许多参与细胞分裂增殖的基因都属于钟控基因，生物钟基因可以通过调控这些钟控基因的表达，在肿瘤的生成中起作用。这些钟控基因主要包括癌基因和抑癌基因，目前对抑癌基因 *P53*、原癌基因 *C-MYC*、癌基因 *C-ERB* 研究较多。调控 *C-MYC* 的生物钟基因是 *BMAL 1/NPAR 2* 或 *BMAL1/CLOCK* 异二聚体，它们通过抑制 *C-MYC* 基因的转录启动子 P1 和 P2 直接抑制其转录，而 *PER2* 则可通过促进 *BMAL1* 转录间接抑制 *C-MYC* 的转录。在 *Per2* 基因突变小鼠中，*C-MYC* 过度表达，*C-MYC* 控制的抑癌基因 *GADD45a* 表达被削弱，从而形成肿瘤。在 *PER2* 基因缺失的小鼠中，该基因介导的细胞周期相关基因如 *CYCHND1*，*MDM-2*，*GADD45 oc* 和 *CYHN A* 等的表达失去调控，也会导致肿瘤形成。

在肿瘤的生长、增殖和转移过程中有大量的肿瘤血管生成，其中血管内皮生长因子在肿瘤血管生成中有关键性的作用，*Per 2* 基因和 *Cry 2* 基因能够周期性的调控 *VEGF* 基因的转录和翻译。*Per 2* 基因和 *Cry 2* 基因表达峰值出现在夜间，血管内皮生长因子 mRNA 的表达峰值则出现在白天。

三、端粒酶与肿瘤

端粒酶为一种反转录酶，由 RNA 单链和结合的蛋白组成，能以其自身 RNA 为模板合成端粒的 DNA 重复序列，是添加端粒 DNA 重复序列至染色体末端的一种酶。端粒酶激活与恶性肿瘤发生具有密切的相关性。人的端粒酶 RNA 约含有 450 个核苷酸，模板区为 5'-CUAACCCUAAC-3'，能指导端粒 TTAGGG 的合成，其编码基因定位于 3q26.3。人端粒酶蛋白组分包括端粒酶相关蛋白 1（TP1）和端粒酶催化亚单位（hTERT）。端粒酶相关蛋白 1 分子量为 300kDa，不仅是端粒酶的结构蛋白，而且是介导端粒酶与其他分子相互作用的调节亚单位；hTERT 又称为 TP2 或 hEST2，分子量为 130kDa，在肿瘤发生中与端粒酶活性表达相伴随，定位于 5p15.33，长度为约 40kb。

端粒能稳定染色体末端，保护它们不被末端降解酶作用，并避免彼此之间产生融合。染色体经过多次复制后，其 DNA3'末端会不断变短，而端粒重复顺序通过提供能消耗的非编码的染色体末端顺序而减缓 DNA3'末端缩短的趋势。端粒重复顺序大多含 8 个碱基对，并且在 NDA 链上从 5'-3'延伸。人体端粒含 5'TTAGGG3'重复顺序，并可重复 1kb 以上。

"端粒-端粒酶假说"认为细胞死亡过程分为两个阶段，即第一致死期（M_1 期）和第二致死期（M_2 期）。当端粒缩短至关键性长度（2～4kb）时，染色体的稳定性遭到破坏，细胞进入 M_1 期。基因组 DNA 断裂，P53 依赖或非 P53 依赖的 DNA 损伤途径活化。并诱导 CDK3 抑制物如 P21，P27 产生，导致细胞 G_1 期生长停滞，最终走向死亡。如果这一过程中 *PRB*、*P53*、*P16* 抑癌基因失活而丧失活性，则细胞生命周期延长，端粒酶将持续缩短到达 M_2 期。处于 M_2 期的细胞由于端粒酶过短，基因不稳定，绝大多数细胞将在这一时期死亡，只有极少数细胞由于端粒活性的上调或重新激活，端粒的功能得到恢复，基因也重获稳定，使细胞渡过 M_2 期，成为永生化细胞。该现象说明端粒的长度、端粒酶的活化与细胞的生命活动密切相关，而端粒被称为是细胞的有丝分裂钟。

端粒酶是肿瘤治疗的重要靶标之一。它能合成并补充细胞分裂过程中不断丢失的端粒序列，保持端粒的完整性，从而避免细胞因端粒丢失而引起的凋亡，维持永生化。端粒酶也是一种细胞周期调控蛋白，与细胞周期的进程密切相关。阻滞于 G_1/S 期的肿瘤细胞中端粒酶活性与非同步培养中的肿瘤细胞中水平相仿。通过 S 期时端粒酶活性增高；相反，G_2/M 期阻滞的细胞几乎无端粒酶活性。研究结果表明，肝癌裸鼠移植瘤细胞 DNA 合成随昼夜节律变化，且伴随着端粒酶活性的同步节律变化。一方面这表明细胞端粒酶表达与 DNA 合成状态存在密切相关性，端粒酶是判断肿瘤增殖状态的指标；另一方面表明选择合适的时间采用端粒酶抑制剂治疗肿瘤可望取得更好的效果。

四、生物节律与肿瘤细胞的侵袭转移

恶性肿瘤导致患者死亡的最主要原因在于肿瘤细胞的侵袭和转移。随着人们对生物节律和肿瘤关系研究的深入，人们开始考虑肿瘤细胞的侵袭转移能力是否也存在相关的节律性。人们选用鼻咽癌细胞 CNE、食管癌细胞株 Eca-109 和结肠癌细胞株 SW480 等不同肿瘤的代表性细胞株进行了相关研究。研究结果表明，钟控基因 *PER-1*，*CLOCK* 的 mRNA 表达均随时间发生波动，特别是 Eca-109 细胞中基因表达呈现明显的节律性。另外和生物节律密切相关的 *MMP-9* 基因和 *COX-2* 基因表达强度也呈现节律性改变。

Per 1 基因对基质金属蛋白酶 2（MMP2）的表达和层粘连蛋白受体 1（LAMR 1）的胞内分布

进行调节，从而对癌细胞的侵袭转移起到调控作用。*PER 1* 基因表达降低使 *MMP2* 基因表达上调，并且使细胞膜上 LAMR1 的分布增加，导致癌细胞的侵袭转移能力增强。基质金属蛋白酶 MMP2 表达增加导致肿瘤的侵袭转移性增强，*PER 1* 基因表达还改变了 LAMR1 在核膜、细胞膜和细胞质的分布比例，研究证明，细胞增殖与 LAMR1 在细胞胞质内的分布成反比，与其在细胞膜上的分布成正比。*PER 1* 基因表达增加时，使分布在细胞膜上的 LAMR1 减少，从而抑制了肿瘤细胞的增殖。

五、抗肿瘤药物的时间毒理学

根据正常细胞的昼夜节律特点，抗癌药物所造成的直接毒副作用的反应亦存在着时间效应。选择应用抗肿瘤药物的时间，有可能增加或减轻毒性，这种现象称为时间毒理学。置于节律同步化控制下的小鼠和大鼠按照生理节律的时间应用抗肿瘤药物的研究。节律同步化装置通常包括 12 小时的光照和 12 小时的黑暗的交替。研究发现，同一剂量根据时间调整的用药方案，其毒性的变化是 2～8 倍。

正常细胞的昼夜节律对减轻或避免抗肿瘤药物毒性很重要，如根据某些正常细胞 DNA 合成峰值时间，避开这个时间用药便可减轻阻碍 DNA 合成的抗肿瘤药物的毒副作用。骨髓和胃肠组织细胞的生物钟节律和肿瘤化学药物治疗特别有关。所有类型的造血细胞（骨髓干细胞、祖细胞、粒细胞和巨噬细胞）的分裂和释放都有很强的昼夜节律变化。正常人骨髓细胞 DNA 合成，24h 中波动范围为 29%～39%，日间 08：00～16：00 DNA 合成均值较高，夜间 20：00～04：00 合成均值较低，二者相差达 2 倍。人胃肠道黏膜细胞 DNA 合成的高峰在 07：00 左右。基于昼夜节律性变化理论，对引起骨髓抑制、口腔内溃疡和腹泻的 DNA 合成阻碍剂，应避开 07：00～20：00 期间用药，同时清晨用药可以减轻其副作用。

据报道茶碱对小白鼠的毒性在 0：00～04：00 最小，而在 12：00～16：00 时最大。相同剂量（190 mg/kg）的苯巴比妥，在 14：00 腹腔注射，可使全组大白鼠死亡，而于 23：00～01：00 注射，全组大白鼠存活。ADM 6：00 时用药时毒性低于 18：00 时用药，顺铂 06：00 时用药时毒性低于 18：00，足叶乙甙 19：00 时用药毒性低于 07：00 时用药（表 18-4）。

表 18-4　正常组织细胞的昼夜节律变化规律

组织	指标	峰值时间
胃黏膜	分裂指数	03：00
肠黏膜	分裂指数	02：00～06：00
骨髓	分裂指数	23：00～24：00
口腔黏膜	DNA 合成	20：00
直肠黏膜	DNA 合成	08：00
巨噬细胞	DNA 合成	22：00
皮肤	DNA 合成	15：00
粒细胞	计数	19：00
淋巴细胞	计数	00：30～01：00

六、抗肿瘤药物的时间药理学

抗肿瘤药物的时间药理学是指机体对抗肿瘤药物作用的昼夜节律变化的影响，主要取决于药物动力学的昼夜节律变化。抗肿瘤药物的血药浓度、生物利用度、代谢和排泄，都有其本身的昼夜节律变化。血清蛋白、游离脂肪酸都可以使药物的分布呈昼夜节律差异。肝药酶的昼夜节律可使药物的代谢和排泄呈现相应的昼夜节律变化。口服药物的吸收受到进食时间、进食量、胃内容物、胃液分泌等因素的影响，而且这些因素均已证实有昼夜节律性变化，这些变化必然影响到药物的药代动力学过程，最终导致血药浓度的变化，如阿霉素血药浓度的昼夜节律变动率为 100%～200%，浓度峰值位于 12：00～22：00 之间。长春地辛和 5-氟尿嘧啶分别为 30.0% 及 43.0%。

肿瘤的血流量也呈昼夜节律变化。大鼠 LY80 肿瘤在夜间活动期（22：00～04：00）获得的血流量相当于日间休息期（04：00～10：00）的 2 倍，这也会造成肿瘤组织对药物摄取量的时间差异。受体的敏感性、受体与药物结合的最大结合力及受体的浓度均呈昼夜节律变化，这种节律变化也是药物药效有时间节律性的原因之一。

抗肿瘤药物的时间药效学取决于以下几个因素：①抗癌药物的动力学，②肿瘤组织对药物的敏感性，③药物毒性和耐受性的昼夜节律变化。通过研究肿瘤细胞生物钟的变化，我们可以了解不同时间里肿瘤组织对抗肿瘤药物的组织敏感性差异；通过研究正常细胞的生物钟节律变化，我们可以避免药物毒性反应最强的时段。这样兼顾癌细胞和正常细胞的昼夜节律，并根据抗癌药物本身的药代动力学性质，我们可以选择最佳的时辰化疗方案。

高脂膳食饲喂小鼠，让其产生代谢状态的节律性紊乱和肥胖的形成。然后采用添加白藜芦醇进行喂食。实验结果表明，白藜芦醇可以明显改善小鼠的昼夜节律并显著降低体重。机制研究表明，白藜芦醇可缓解高脂膳食造成的氧化应激，通过激活 Sirtl 的表达调节钟控基因 *PER* 基因、*CLOCK* 基因和 *BMAL1* 基因的表达。最终改善脂代谢激素水平的调节，防止脂代谢节律性紊乱。

七、临床治疗中时辰疗法的应用

昼夜节律的改变，不仅可以导致肿瘤的发生，在肿瘤的发展及预后过程中也有重要作用。在临床治疗的过程中，人们很早就发现到抗肿瘤药物的治疗效果与给药时间有密切关系，同一种药物随着给药时间的不同，治疗效果有很大差异。不仅如此，抗肿瘤药物对正常组织细胞的毒性也随给药时间而发生变化。人们发现某些抗癌药物的药代动力学参数也随着给药时间的不同而发生波动，已经证实人体对大约 30 余种抗肿瘤药物的耐受性或疗效随生物钟的改变而波动，放射线对于不同分裂时间的细胞作用的效应也有着明显的差异。现在已知这种治疗效果的差别是生物钟节律所致。利用肿瘤细胞和宿主细胞的生物钟节律的不同，在测定肿瘤患者生物节律的基础上，根据生物有关机能或生物变量周期变化的特点和药代动力学参数找出药物毒性表现最低、疗效表现最高的时间规律；根据个体化特点指导用药，针对不同药物研发的时辰治疗，使治疗不但高效，而且还能使患者的耐受性提高，已经成功应用于临床。选择最佳时间段给予化学治疗和放射治疗，可以改善疗效，减小毒性，延长患者生命。如果能够充分了解肿瘤细胞的生物钟节律，无疑能对肿瘤发生及研发新型抗肿瘤药物提供全新的思路和方法。

抗肿瘤药物疗效与毒性决定于靶器官的药物浓度及其对药物的敏感性，而抗肿瘤药物浓度受组织内分布、药物受体结合状态及药物代谢酶活性的周期变化影响。同时敏感性也随激素水平、药物受体数量及结合性波动而波动。因此时辰疗法就是根据机体的生物钟调整用药时间的治疗方法。

肿瘤时辰治疗遵循昼夜节律，选择在最适合的时间给予药物，从而达到增加药物疗效，降低毒副作用的目的。抗肿瘤药物的活性随昼夜节律而波动，其波动范围可达 50% 甚至更多。针对不同患者的生物钟节律，结合药代动力学参数找出所用药物毒性最低、疗效最高的时段，根据个体化特点指导用药，不但可以获得较好的治疗效果，而且还能提高患者的耐受性。癌症时间化疗国际组织（EORTC）成立于 1996 年，通过对胰腺癌、直肠癌、乳腺癌、卵巢癌和肺癌的治疗中采取时间化学治疗方案，均取得了较好的效果。

肿瘤时辰治疗一方面可增强抗肿瘤药物的疗效，一方面又可减小抗肿瘤药物对人体的毒副作用。这也是抗癌药时辰疗法的本质所在。而对时辰疗法的评判，通常是应用"治疗指数"作为指标，即药物有效浓度与毒性反应浓度的量值之比。时辰疗法与常规治疗方法相比，在患者的疗效和耐受性两方面都有很大进展，且能用于时辰疗法的抗肿瘤药物也随着临床治疗经验的总结在不断增加。

时辰疗法的实施，将会推动"老药新用"的研究和新药的研发，为肿瘤治疗开辟了一条新的途径，使抗肿瘤药物的合理使用呈现更加广阔的前景，也必将带来更大的社会和经济效益。

肿瘤组织与正常组织的昼夜节律有差异，因此两者在同一时间点对放射线的敏感性也有所区别。因而选择合适的时间点进行放射治疗，可以在提高疗效的同时，也减少对周围正常组织的损害。通过对鼻咽癌患者分成常规放疗组和时间放疗组，结果发现时间放疗组的肿瘤消退率高于常规组，且毒副作用低。这为肿瘤的放射治疗提供了新的治疗手段。

多种抗肿瘤药物如蒽环类、铂类、抗代谢药、烷化剂及生物反应调节剂等的药效和毒性都显示有较强的近日节律依赖性。

小鼠对阿霉素耐受性最大的时间是在睡眠将醒之前。在光照开始后 6 小时给药，有54%的小鼠存活，而在光照开始 18 小时后给药只存活 11.4%。因此光照末期给予阿霉素治疗，肿瘤缩小最快。

顺铂对药物的最低毒性发生在光照开始后的 16 小时。顺铂的肾毒性也有昼夜节律依赖性，在活动晚期给药的小鼠死亡率最低。在不同时刻给大鼠注射顺铂的同时，同时注射3%体重的生理盐水，结果显示在动物活动晚期给药时，水化使死亡率最低。临床治疗也表明，下午和傍晚给药毒性降低。

草酸铂在小鼠活动的中晚期给药，能显著降低毒性。对生活于标准化12小时"光-黑周期"中的小鼠，在光照开始后 7 小时（休息期）给药，仅 24%存活；在光照开始后 15 小时给药，76%小鼠可存活。临床用草酸铂治疗以昼夜节律调节输注速度，输药高峰在 16：00。药物对患者的毒性降低，最大耐受量也变大。对卡铂的研究表明，卵巢癌患者在 18：00 输注药物较 06：00 输注药物血小板减少发生率低。

参与氟尿嘧啶分解代谢的酶（二氢嘧啶脱氢酶、尿嘧啶磷氧基酶、胸腺嘧啶磷氧基酶）及合成酶（胸腺嘧啶激酶）的活性均有昼夜节律性。这与氟尿嘧啶类药物的毒性及疗效的时间依赖性密切相关。研究表明，给予 5-氟-2 脱氧尿苷（FUDR）的最安全时间是小鼠活动及睡眠交界时间。对转移性肾细胞癌病人每天活动后期为输注高峰（15：00~21：00 输注全天药量的68%）的变速输注方案，能降低全身毒性和肝毒性，并能在不增加毒性的情况下允许增大剂量至少 50%。5-氟尿嘧啶（5-FU）在患者休息的中至晚期（04：00）给药耐受性最高。当与甲酸氢叶酸（FA）后，可使 5-FU 的最适给药时间由休息晚期变为活动晚期。实验研究证明，对荷瘤（白血病）和非荷瘤小鼠，均是在睡眠期给药比活动期给药毒性小、耐受性强，存活率高。在光照开始后 3 小时对小鼠按 16mg/kg 给药，小鼠体重下降42%，100%死亡；在光照开始后 11 或 15 小时给药，则体重下降 32%，无一死亡。最低的血液学毒性和血细胞计数的迅速恢复为在光照开始后 16 小时，此时药物清除最快。对于患者，则午后给药，患者耐受性最高。

诺维本（NVB）是一长春碱类细胞毒抗肿瘤新药。在 19：00 或 23：00 给药，小鼠平均生存时间 36 天，在 07：00 时则为 6 天。在 19：00 时耐受剂量显著高于 07：00 时用药，其耐受剂量提高50%。诺维本可以阻断骨髓细胞停留在 G_2 期和 G_1 期。G 期阻断伴随 p53 表达增高，同 07：00 给药相比，在 19：00 或 23：00 时给药后 p53 表达量提高 2 倍。

根据已有研究成果，临床治疗中采用不同时间和顺序的给药，取得了良好的治疗效果。对卵巢癌患者采用阿霉素和顺铂联合时辰疗法，在 06：00 给予患者阿霉素治疗，12 小时后给予顺铂治疗，5 年生存率达 44%；而给药时间顺序颠倒后，5 年生存率仅 11%。紫杉醇和卡铂联合时辰化疗卵巢癌和子宫癌，发现能够显著降低胃肠道反应，提高患者的生存质量。多柔比星和顺铂时辰化疗治疗子宫内膜癌患者，时辰组疗效较好。对乳腺癌晚期患者，顺铂 16：00 开始静脉输注 1 小时，四氢叶酸钙静脉输注从 22：00 到次日 10：00，缓解率为 83.3%；远高于常规组 58.6%的缓解率。环磷酰胺、阿霉素、5-氟尿嘧啶时辰化疗应用于乳腺癌患者的研究结果显示，时辰化疗组恶心、呕吐及骨髓抑制均比对照组明显减轻。

采用顺铂和 5-氟尿嘧啶联合用药对鼻咽癌进行治疗，治疗有效率提高了 4%。拓扑替康联合时辰放疗组在鼻咽癌治疗中疗效优于单纯放射治疗或者单纯拓扑替康治疗组。在非小细胞肺癌的临床治疗中采用顺铂和羟基喜树碱联合治疗的方法，羟基喜树碱都为 9：30 给药，患者一组采用顺铂 18：00 给药，结果表明，18 个月生存期为 13.3%；一组采用 10：00 给药，结果表明 18 个月生存期为 3.4%。第一组治疗效果远好于第二组。多西他赛和顺铂对晚期非小细胞肺癌患者进行治疗。多西他赛从 04：00 开始进行静脉滴注，顺铂从上午 10：00 开始静脉滴注，均至晚上 22：00 结束。结果时辰化疗组有效率为 58%，远高于常规化疗组 34% 的有效率。非小细胞肺癌患者采用长春瑞滨联合顺铂时辰化疗，均在凌晨 00：00～04：00 给药，对照组给予常规化学治疗，发现时辰组疗效更好。

在消化系统方面，奥沙利铂、5-氟尿嘧啶和甲酰四氢叶酸治疗晚期胃癌。奥沙利铂每天持续输注 12 小时（10：00～22：00）；5-氟尿嘧啶和甲酰四氢叶酸每天每天持续输注 12 小时，给药时间为 22：00～次日 10：00，33 例晚期胃癌患者中，进展 6 例，部分缓解患者为 17 例，稳定 10 例；采用相同的给药方案治疗 11 例晚期结直肠癌患者，进展 3 例，部分缓解 4 例，稳定 4 例。顺铂联合 5-氟尿嘧啶时辰化疗贲门癌患者，患者 1～2 年生存率明显延长。奥沙利铂、亚叶酸钙联合替加氟时辰治疗晚期胃癌有效率为 57.5%，高于对照组的 32.5%。用西妥昔单抗联合时辰化疗治疗直肠癌，患者的存活率是常规治疗对照组的 2 倍。5-氟尿嘧啶、奥沙利铂、伊立替康和西妥昔单抗四药联合时辰给药治疗晚期结直肠癌患者，有效率达 79%。草酸铂、5-氟尿嘧啶和醛氢叶酸时辰化疗治疗晚期大肠癌，各种不良反应发生率均明显低于常规治疗组。对 28 例胰腺癌患者进行 5-氟尿嘧啶联合放疗，结果表明中位生存时间为 26 个月，远高于常规治疗方案。对肝转移肿瘤患者进行 5-氟尿嘧啶、亚叶酸钙和奥沙利铂时辰化疗，接近 30% 的患者总生存期达 36 个月，没有任何严重的毒性反应。食管癌患者采用吉西他滨、5-氟尿嘧啶与奈达铂（（NDP）时辰化疗，总有效率为 61.5%。主要肝肾毒性反应较轻。

第三节　生物节律研究的实验方法

一、生物节律的分子生物学研究

提取肿瘤细胞的 RNA，然后设计合适引物，用 RT-PCR 方法检测分析肿瘤细胞在不同时间点生物钟基因 mRNA 表达情况。可见不同时间点收集的细胞的生物钟基因 mRNA 表达有差异。采用该方法，人们对肿瘤细胞的 PER-1 和 CLOCK 基因进行了研究，发现在食道癌、鼻咽癌和结肠癌等肿瘤细胞中上述基因均有明显的节律性。并且与生物节律相关性比较大的基因如 MMP-9 和 COX-2 基因也具有时相性。

核酶的发现和应用受到人们的日益重视。核酶是具有一定结构的小分子脱氧核糖核酸（DNA）和核糖核酸（RNA）。在生物学活性方面，核酶能反义结合和特异性切割靶 mRNA，从而调控基因表达。端粒酶在肿瘤细胞内的表达水平随着细胞周期的时相变化而变化，端粒酶活性在细胞分裂旺盛时表达较高，端粒酶激活与细胞增殖状态存在近日节律变化，因而端粒酶的表达也存在生物节律。因此人们研究采用 Ribozyme 技术抑制端粒酶的活性，实验结果表明该设想是可行的。人们以 hTR 模板区及近邻含 GUC 区段为作用靶点，从头设计合成核酶，转染宫颈癌细胞系 Hela 后发现可以定点切割 hTR，使之丧失合成端粒 DNA 的模板功能，起到促进 Hela 细胞死亡的功能。

磷酸化修饰和泛素化修饰已经被证实在生物钟反馈环路中具有重要意义。翻译后修饰对生物节律蛋白的稳定性和活性具有重要的意义。CLOCK 蛋白在磷酸化修饰后出现转录活性降低，BMAL1 蛋白的正常时钟功能需要 SUMO 化修饰才能实现。糖基化修饰能增加生物钟蛋白 PER2，BMAL1 以及 CLOCK 的稳定性；E3 连接酶通过泛素化修饰 BMAL1 蛋白来促使蛋白酶体降解 BMAL1 蛋白。E3 泛素连接酶可以通过蛋白质相互作用网络平台筛选，然后通过蛋白印迹实验和免疫共沉淀验证其与 BMAL 1 的相互作用及调控。使用荧光定量 PCR 技术检测小鼠神经瘤母细胞 N2a 中敲除相关基因后生物节律的变化和免疫共沉淀蛋白的纸牌检测，实验结果表明，TRAF2 与 BMAL1 蛋白存在相互作用。*TRAF2* 基因的缺失会导致节律周期增长、振幅增加。通过利用 qPCR 检测在 N2a 细胞中敲低相关基因后的节律变化；相关研究结果还表明 E3 泛素连接酶 UBR 5、TUB1 和去泛素化酶 USP9X 促进 BMAL1 的泛素化并下调 BMAL1 的表达

二、生物节律的细胞生物学研究

在昼夜节律的细胞生物学研究方面，人们通过对基质金属蛋白酶 MMP-9 进行免疫荧光染色，通过流式细胞术进行肿瘤细胞的免疫荧光强度变化。结果表明，基质金属蛋白酶 MMP-9 的表达量和 mRNA 的节律性得到吻合。在人结肠癌细胞 SW620 的研究中，*PERL* 蛋白与 Atm 及 Chk2 存在相互作用，通过蛋白印迹和免疫共沉淀等实验手段发现 PERL 蛋白可以磷酸化 Chk2 蛋白，提示 *PERL* 基因在 DNA 修复当中与 Atm 检查点通路有密切关系。

表观遗传学实验表明，乳腺癌细胞中 *PER* 基因启动子位点甲基化，导致 *Per* 基因表达明显下调。在慢性髓性白血病肿瘤细胞中，*PER3*、*CRY1*、*CRY2* 及 *BMAL1* 等钟控基因均表达异常，原因在于这些基因上游启动子 CpG 岛发生甲基化。*PER 1*、*PEr 2* 和 *CRY1* 基因的 CpG 岛甲基化导致的节律紊乱也与子宫内膜癌和前列腺癌的发生有关。胃癌组织切片的免疫组化分析表明，*Per* 基因的异常表达和下调是由于甲基化而使 *PER1* 蛋白和 *PER2* 蛋白表达下调。生物钟基因的单基因多态性表达可能与前列腺癌的侵袭性相关。

使用伯基特淋巴瘤 Raji 细胞株、皮肤 T 细胞淋巴瘤 Hut-78 细胞株和弥漫大 B 细胞淋巴瘤 OCI-LY8 细胞株对淋巴瘤中钟控基因进行研究。每间隔 4 个小时收集细胞，使用 Trizol 提取总 RNA 后，反转录试剂盒合成 cDNA；应用 Real-time PCR 定量测定 *PER 2* 和 *BMAL1* mRNA 的表达。实验结果表明生物钟基因 *BMAL 1* 与 *PER 2* 在细胞内转录水平上具有节律性，应用余弦分析软件及 CronoLab 软件进行余弦方程拟合，发现均可用余弦函数进行节律的描述。

使用携带 *RORb* 基因的 RORb-pReceiver 重组质粒转染入胃癌细胞株 SGC-7901，经蛋白迹记验证 RORb 蛋白表达后，注射入裸鼠成瘤。RORb 过表达裸鼠体内瘤体体积小于实验对照组胃癌细胞瘤体。基因表达谱芯片分析，实验组和对照组两组之间有 460 个差异表达基因，其中 283 个基因表达下调，177 个基因表达上调。

通过培养甲状腺癌细胞株 BCPAP，使用脂质体转染方法转染 *CLOCK* 基因 siRNA，下调甲状腺癌细胞中 *Clock* 基因表达水平，分析检测 *P21*、*P53*、*CYCLIND1* 等钟控基因的表达。结果表明，在甲状腺癌细胞中 *CLOCK* 基因的下调可以调控 *P21*、*P53*、*CYCLIND1* 等钟控基因的表达，抑制甲状腺癌细胞的浸润和转移。

人舌癌细胞系 SCC9 增殖培养后采用血清饥饿处理收集细胞。采用 RT-PCR、质粒转染、靶向抑制剂抑制和荧光素酶报告检测技术的方法对细胞 PFKFB3 等基因的生物节律性进行研究。细胞和基因水平证实 *PFKFB3* 基因在舌癌细胞中表达具有生物节律性，受到 CLOCK1/BMAL1 复合体调控。

对昼夜节律基因的研究除了采用果蝇作用模式生物外，对家蚕作为模式生物的使用也日益受到重视。亚细胞定位研究发现，钟控基因表达的蛋白 CRY1 只存在于细胞质，TIM 蛋白、CRY2 蛋白和 PER 蛋白在细胞质和细胞核中都存在；核蛋白印记和免疫共沉淀表上述蛋白的表达量均具有昼夜节律变化。家蚕 BmN 细胞中 CRY1 蛋白接收光信号传递给 PER 蛋白，激活 PER 蛋白结合 CRY2 蛋白并形成二聚体进入细胞核，从而和 CLK/CYC 蛋白二聚体结合，阻止 CLK/CYC 蛋白二聚体激活 E-box 的转录活性，从而实现抑制 *PER* 基因和 *TIM* 基因的转录。另外发现温度周期变化和光信号作用相似，温度也可引导 BmN 细胞周期节律。这提示家蚕中 CRY1 蛋白作为光感受器，接受了光照节律和温度节律，启动生物钟反馈信号通路，调控影响了蚕卵的孵化节律。

以酵母为模式生物，发现 CNOT 1 蛋白能够促进 BMAL1 蛋白和 CLOCK 蛋白磷酸化，增加了两者的稳定性。免疫共沉淀实验还表明 CNOT 1 蛋白、BMAL1 蛋白和 CLOCK 蛋白能分别结合内源的 PKA。过表达的 PKA 导致生物钟周期的相位前移，节律缩短。而 CRISPR/Cas9 技术敲除 *PKA* 基因会导致生物钟周期的相位延迟和节律延长。

三、生物节律的病理学研究

结直肠癌是发病率较高的恶性肿瘤之一，分子细胞生物学的研究表明，结直肠肿瘤的发生与钟控基因的异常表达存在关联，采集结直肠癌患者的手术切除标本，研究 *Clock* 基因在人结直肠癌及正常肠道黏膜组织中的表达，*Clock* 基因表达与肿瘤相关基因及与肿瘤转移、临床分期的关系。通过 RT-PCR 方法检测 *Clock* 基因在癌组织与配对正常组织中表达的差异。蛋白免疫荧光染色组织化学方法检测 CLOCK 蛋白在癌组织与配对正常组织中表达的差异。检测结果表明，CLOCK 蛋白在人结直肠癌中表达水平较正常组织有显著性差异；CLOCK 蛋白在晚期结直肠癌中表达升高水平最明显。以乳腺癌组织为研究对象，检测表明，CLOCK 蛋白表达明显高于周围正常组织 2～3 倍。

细胞周期检查点激酶 *WEE-1* 基因的表达水平可以被 CLOCK/BMAL1 异二聚体调节。在 *CRY* 基因敲除小鼠中，CLOCK/BMAL1 表达失去 CRY 蛋白的抑制，蛋白表达大量增加，从而促进 WEE1 的高表达。WEE1 激酶在细胞 G_2/M 期的转化中起着重要作用。WEE1 激酶激活后，可以磷酸化失活 CDC2/Cyclin B1 蛋白复合体，使得细胞周期停滞在 G_2/M 期。在 *PER* 基因突变小鼠中，*C-MYC* 的过表达抑制 *P53* 的作用，*P53* 的低表达降低了 DNA 自我修复的能力和钟控基因的表达异常，导致 *PER* 基因突变小鼠在接受核辐射后更易发生恶性肿瘤。

遗传学研究表明，*PER 2* 基因突变能引起常染色体决定的家族性睡眠时段超前综合征（FASPS），出现凌晨和入睡提前的表型。采用 *PER 2* 基因突变小鼠进行研究，结果表明该种小鼠的行为也表现出与这种疾病特征。而 *CLOCK* 基因突变的小鼠心血管功能出现不同程度的异常。

生物钟基因 *PER 1*，*PER 2*，*PER 3* 在乳腺癌患者中都存在异常表达的情况。乳腺癌组织与正常乳腺组织比较发现，*PER 1* 及 *PER 2* 基因在乳腺癌组织中表达量显著下降，且 *PER 1* 基因的低表达在家族聚集性乳腺癌中比在散发性乳腺癌中更具有显著性差异。群体遗传学研究也表明在中国人群中也观察到乳腺癌的危险因素与钟基因多态性相关。研究表明，原癌基因 *C-MYC* 与 *PER 1* 基因具有相同节律周期。用免疫组化法评估胃癌石蜡组织切片中 PER1 和 PER2 的表达情况，并根据胃癌患者的个人情况进行综合分析，结果显示 PER1 和 PER2 低表达的患者比高表达的患者生存时间短，这表明 PER1 和 PER2 在胃癌的发展和侵袭具有重要的作用，有可能成为胃癌预后的生物标志物之一。

PER 1 基因和 *PER 2* 基因在胶质瘤组织中的表达量相比于正常组织明显减低。*PER 1* 基因和 *PER 2* 基因对胰腺肿瘤的增殖具有抑制作用。

慢性粒细胞白血病（CML）患者的发病也与生物节律有关。外周血白细胞中 *CRY1*、*CRY2*、*BMAL1*、*PER 1*、*PER 2*、*PER 3*、*CKI* 等生物钟基因表达水平与表达周期进行对比研究，发现 CML 患者上述节律基因均表达下调。进一步研究表明，*BMAL 1* 基因的 CpG 岛启动子高度甲基化导致的失活将促使 CML 的发生。其机制与扰乱钟基因，打乱细胞周期，使受钟基因控制的 *C-MYC* 基因，*CATALASE* 基因和 *P300* 基因失去节律有关。

将 BcaCD885 细胞接种裸鼠建立口腔鳞癌模型。成瘤后处死取出肿瘤，称重，常规切片，在 HE 染色下计算不同时间点细胞的有丝分裂指数（MI）；分别用 SP 免疫组化、蛋白印迹和 RT-PCR 检测 PER 1 蛋白和 mRNA 的表达；用余弦分析检验证明具有昼夜节律性。

胃癌发病与生物节律的关系研究报道较少。但有报道表明，胃癌组织与正常胃组织的节律基因水平相比，胃癌组织中 *PER1*、*PER2* 基因和 *CRY1* 基因表达都显著下调。

（衣同辉）

第十九章　非编码 RNA 与肿瘤

1953 年，Watson 和 Crick 发现了 DNA 的双螺旋结构，提出遗传信息传递的中心法则，人们普遍认为，在基因表达的调控中 DNA 和蛋白质因子发挥着主要作用，而 RNA 只起到辅助的作用。1982 年，Cech 和 Altman 发现了具有催化作用的 RNA（核酶），Walter Gilbert 提出了"RNA 世界"的概念但并未引起重视。1993 年，Ambro 和 Ruvkun 首次在秀丽隐杆线虫（caenorhabditis elegans）中报道了 lin-4 这种小 RNA 分子；1998 年，RNA 干扰（RNA interference，RNAi）现象被发现，引起了科学家重新对"RNA 世界"的重视及对"生命起源于 RNA 分子"这一命题的兴趣，此后 RNA 尤其是非编码 RNA（non coding RNA，ncRNA）的研究逐渐成为热点。目前已经发现细胞内存在大量非编码 RNA 分子，这些非编码 RNA 调控基因表达、参与表观遗传修饰、细胞增殖、分化、凋亡等多种生命活动，不仅与糖尿病、心血管疾病等多种人类疾病的发生、发展相关。而且非编码 RNA 在人类癌症发生、癌细胞浸润和转移等过程中也扮演着重要角色。

第一节　基础知识

非编码 RNA 是指不编码蛋白质的 RNA，包括微小 RNA（miRNA）和长链非编码 RNA（lncRNA）在内的多种 RNA，这些 RNA 的共同特点是都能从基因组上转录而来，但是不翻译成蛋白。非编码 RNA 可以抑制 mRNA 的翻译，可在转录水平、转录后水平及表观遗传学水平上对基因表达起调控作用。越来越多证据表明，占基因组总量约 98% 的非编码 RNA 在基因表达调控中起着重要作用，微小 RNA 导致的内源性 RNA 干扰赋予了 RNA 干扰新的内涵。

一、miRNA

（一）miRNA 的生物合成

miRNA 是在真核生物中发现的一类内源性的具有调控功能的非编码 RNA，其大小长 20~24 个核苷酸。能有效针对 3'端非编码区，有着极高的保守性，并在组织中广泛表达，在转录后或翻译水平调控基因的表达，是目前研究最多的非编码 RNA。成熟的 miRNA 是由较长的初级转录物经过一系列核酸酶的剪切加工而产生的，随后组装进 RNA 诱导的沉默复合体，通过碱基互补配对的方式识别靶 mRNA，并根据互补程度的不同指导沉默复合体降解靶 mRNA 或者阻遏靶 mRNA 的翻译。这些 miRNA 参与各种各样的调节途径，包括发育、病毒防御、造血过程、器官形成、细胞增殖和凋亡、脂肪代谢等。

自 1993 年参与调控线虫时序发育的第一个 miRNAlin-4 被发现以来，迄今为止，已在人、小鼠、病毒、线虫、果蝇等真核生物中鉴定出上万种 miRNA。miRNA 与其靶分子形成一种复杂的调控性网络。研究发现，一种 miRNA 可以结合并调节多种不同 mRNA 靶分子，几种不同 miRNA 也可以调节同一种靶 mRNA。据估计人类超过三分之一的基因受 miRNA 调控。大多数 miRNA 基因以单拷贝、多拷贝或基因簇（cluster）的形式存在于基因组中，miRNA 在人类染色体上分布广泛，但其数目不均一。除最早发现的几种 miRNA（如 lin-4 和 let-7）外，所有 miRNA 在命名上均以"miR"作为前缀，在其后加上唯一的标志性的识别号码，如 miR21、miR155、miR203 等，而编码 miRNA 的基因也用同样的三字母前缀。迄今为止，在真核生物中已发现有 28645 种 miRNA，其中人源 miRNA 前体 1881 个、成熟 2588 个（miRBase 序列数据库，http：//mirbase.org/index.shtml）。但只有一小部分 miRNA 生物学功能得到阐明。

miRNA 存在多种形式，最原始的是 pri-miRNA，长度为 300~1000 个核苷酸；pri-miRNA 经

过一次加工后，成为 pre-miRNA 即 mioRNA 前体，长度为 70～90 个核苷酸；pre-miRNA 再经过 Dicer 酶酶切后，成为长 20～24 个核苷酸的成熟 miRNA（通常为 22 个核苷酸）。该过程需要 RNaseⅢ、Drosha 和 Dicer 酶对基因组、miRNA 前体的共同作用。已经被鉴定的 miRNA 大都具有发夹结构，有 5'端磷酸和 3'羟基，与 Argonaute 形成复合体，结合到 mRNA 的 3'非编码区，通过 RNA 干扰作用抑制靶基因转录后的翻译。

（二）miRNA 的作用机制

RNA 干扰（RNA interference，RNAi）是生物抵抗病毒、转座因子和某些高重复的基因组序列等异常 DNA 的保护机制，它可以通过降解 RNA、抑制翻译或修饰染色体等方式发挥作用。RNAi 通过 siRNA 或 miRNA 途径在转录或转录后水平对靶基因产生沉默抑制效应。其中 siRNA 途径是由双链 RNA（double-stranded RNA，dsRNA）引发的，dsRNA 被一种 RNaseⅢ 家族的内切核酸酶 Dicer 切割成 21～23 核苷酸长的 siRNA，通过 siRNA 指导形成 RNA 诱导的沉默复合体（RNA-induced silencing complex，RISC），降解与 siRNA 序列互补的 mRNA 而引发 RNA 沉默。而 miRNA 途径中 miRNA 是长度约为 22 个核苷酸的非编码小 RNA，由 Dicer 酶切割内源性表达的短发夹结构 RNA 形成。miRNA 亦可以与蛋白因子形成 RISC 蛋白复合物，可以结合并切割特异的 mRNA 而引发 RNA 沉默。尽管引发沉默的来源不同，但 siRNA 和 miRNA 都参与组成结构相似的 RISC，在作用方式上具有很大程度的相似性。

miRNA 是长约 22 个核苷酸的单链小 RNA 分子，其 3'端可有 1～2 个碱基长度的变化，是一种具有局部发夹状结构的内源性转录本经 RNaseⅢ-Dicer 加工而来，不编码任何蛋白质。miRNA 介导的 RNA 干扰途径：miRNA 基因通常由 RNA 聚合酶Ⅱ（PolⅡ）催化转录，生成具有帽子结构（7mGpppG）和多聚腺苷酸尾巴（PolyA）的初级转录产物（pri-miRNA）。在 RNaseⅢ Drosha 和双链 RNA 结合蛋白 Pasha 的作用下，pri-miRNA 形成长度约 70 个核苷酸的前体产物 pre-miRNA，继而 RNA–GTP 和 exportin5 将 pre-miRNA 转运到细胞质中，由 Dicer 酶将其剪切生成长度约 22 个核苷酸的 miRNA：miRNA 双链。此双链被引导进入含有 Argonaute 蛋白的 miRISC 复合体中，Argonaute 蛋白介导 miRNA 5'端第 2～8 核苷酸与 mRNA 3'UTR 部分序列结合。miRNA 靠近 5'端有一个与互补链不匹配的突起，这个突起显著减弱了双链结构 5'端的稳定性。成熟 miRNA 总是趋向于选择双链中 5'端相对更不稳定的序列，所以只有一条成熟的 miRNA 保留在 miRISC 复合物中，对靶基因表达进行反向调控。miRNA 的作用机制如图 19-1 所示。

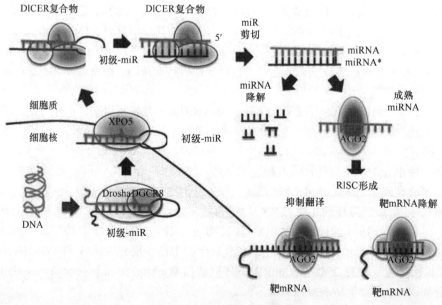

图 19-1 miRNA 的作用机制

　　成熟的 miRNA 结合到与其互补的 mRNA 的位点，通过两种依赖于序列互补性的机制负调控基因表达：①与靶 mRNA 不完全互补的 miRNA 在蛋白质翻译水平上抑制其表达，而不影响 mRNA 的稳定性，这种 miRNA 是目前发现最多的种类。而在植物中极少数的 miRNA 通过此方式来抑制靶基因。通过这种机制发挥作用的 miRNA 结合位点通常在 mRNA 的 3′UTR。②如果 miRNA 与靶位点完全互补（或者几乎完全互补），则这些 miRNA 的作用方式和功能将与 siRNA 非常相似，结合后往往引起靶 mRNA 的降解。在植物中，大部分 miRNA 都以这种方式发挥作用，靶基因 miRNA 断裂后，无 poly（A）的分子的 3′端加上多个 U 并很快降解，含 poly（A）的分子能稳定存在一段时间。通过这种机制作用的 miRNA 的结合位点通常都在 miRNA 的编码区或开放阅读框架中。

二、lncRNA

　　lncRNA 是一类位于细胞核或细胞质内结构类似 mRNA 长度大于 200 个核苷酸的不具有可读框的转录本。根据它们在基因组位置的不同及其特性的差异，通常把 lncRNA 分为 5 类：即正义、反义、双向、基因内和基因间 lncRNA。反义 lncRNA 是指转录自蛋白质编码基因反义链的 lncRNA；而基因间 lncRNA 则转录自基因间区域。lncRNA 由 RNA 聚合酶 II 转录并在其 3′端被聚腺苷酸化；但也有例外，例如，BC200 则是由 RNA 聚合酶 III 转录且未被聚腺苷酸化。

（一）lncRNA 主要功能

　　lncRNA 的主要功能是调节基因转录。lncRNA 具有空间和时间特异性，它们具有重要的生物学及病理学功能，可在多种层面（表观遗传学、选择性剪接和调节 mRNA 降解等）调节基因的表达，从而在细胞分化、生长、新陈代谢过程及肿瘤发生中起着至关重要的作用。

　　1. 在基因特异性转录中的作用　真核生物 RNA 转录是受到严密调节的过程，lncRNA 可靶向此过程的不同环节，如转录激活因子、阻遏蛋白，包括 RNA 聚合酶 II，甚至 DNA 双链在内的转录反应成分来调节基因转录和表达。这些 lncRNA 可能形成一个包括转录因子的调控网络，在复杂的真核生物中精细调控基因表达。lncRNA 通过几种不同机制调节转录因子的功能，包括自身作为共调节因子、修饰转录因子活性、调节共调节因子的结合和活性。例如，lncRNA Evf 是同源框转录因子 Dlx2 的辅激活因子，在前脑发育和神经发生中起重要作用。

　　以酵母基因 *SER3* 为例，在它的上游存在 lncRNA 基因 *SRG1*，*SRG1* 的 3′端序列与靶基因启动子重叠，当 *SRG1* 被活跃转录并过表达时就会抑制靶基因 *SER3* 的转录。因为在转录延伸过程经过启动子序列时，转录延伸因子会由于转录 lncRNA 占据启动子与转录起始因子结合的空间，造成启动子下游靶基因序列转录的抑制。

　　局域性 lncRNA 也可募集转录因子调节邻近蛋白编码基因的表达。RNA 结合蛋白 TLS，在损伤信号反应中，抑制基因靶周期蛋白 D_1 结合并抑制环磷腺苷效应元件结合蛋白结合蛋白和 p300 组蛋白乙酰化转移酶活性。在此过程中，由连接于 5′调节区的低表达的 lncRNA 直接将 TLS 募集至周期蛋白 D_1 启动子。

　　2. 调节基本转录机制　lncRNA 也靶向所有 RNA 聚合酶 II 基因转录必需的通用转录因子，包括组装在启动子或参与转录延伸的起始复合物的成分。一个从二氢叶酸还原酶基因次级启动子上游转录的 lncRNA，可与二氢叶酸还原酶的主要启动子形成稳定的 RNA-DNA 三链复合物防止转录辅因子转录因子 II D 的结合。鉴于存在于真核生物染色体的成千的此类三链复合物，这种调节基因表达的新机制可能实际上代表了一种控制启动子使用的普遍方法。

　　3. lncRNA 在转录后调节中作用　互补 lncRNA 与 mRNA 形成 RNA 双链体可掩盖 mRNA 内部与反式作用因子结合必须的主要元件，可能影响转录后基因表达的任何步骤，包括 pre-mRNA 的加工、剪接、转运、翻译、降解。

　　4. lncRNA 在剪接中作用　mRNA 剪接可诱导其翻译和编码蛋白质的功能多样性。最早发现的受 lncRNA 直接调控可剪切的靶 mRNA 是 Zeb2。Zeb2 mRNA 具有长的 5′UTR，进行有效翻译需要保留含内核糖体进入位点的 5′UTR 内含子。然而内含子的保留依赖于与内含子 5′剪接位点互补的反义转录本的表达。因此，在间质发育中，反义转录本的异位表达可抑制剪接并诱导翻译。在一些肿瘤中发现的 LncRNA MALATI 参与募集 pre-mRNA 剪接因子至细胞核内的基因转录位点，调节 pre-mRNA 剪接。

5. lncRNA 在翻译中作用　在翻译过程中，lncRNA 也可施加额外的调节压力，尤其在神经元，在对突触激活起反应时树突或轴突的 mRNA 翻译引起突触可塑性和神经元网络的重塑。RNA 聚合酶Ⅲ转录 BC1 和 BC200ncRNAs，分别在小鼠和人的中枢神经系统表达。BC1 在突触激活反应和突触发生中诱导表达，并特异地靶向神经元树突。BC1 在树突中与翻译抑制有关，调控纹状体中多巴胺 D_2 受体介导的传递效能。

6. lncRNA 在干扰小 RNA 指导的基因调节中的作用　lncRNA 形成延长的分子内发卡可被加工为 siRNA。在种系发生中，从这些转录本中产生的内部 siRNA 似乎在抑制移动性转座子元件在基因组传播中特别有用。

7. lncRNA 在表观遗传调节中作用　在果蝇，lncRNA 通过募集、指导 Ash1 蛋白的染色质修饰功能至 Hox 调节元件诱导同源异型基因 Ubx 的表达；在哺乳动物中也发现了相似的模式，从 Hox 基因的胚胎表达谱贯穿人类发育存在有力的表观遗传机制，人类的 Hox 基因与贯穿人类发育空间和时间轴连续表达的上百种 lncRNA 相关联，定义差别组蛋白甲基化和 RNA 聚合酶易接近性的染色质结构域。

目前 miRNA 作为肿瘤标志物已经得到较为广泛的认同，然而，lncRNA 作为新型肿瘤标志物的研究虽然尚处于起步阶段，但由于它们具有类型多、作用模式多和数量多的"三多"特点，使其在肿瘤诊断中显现出良好的应用前景。

（二）lncRNA 主要作用方式

相对于小分子 ncRNA 而言，lncRNA 具有相对较长的核苷酸链，其分子内部具有特定而又复杂的二级空间结构，能提供与蛋白质结合的多个位点或与 DNA、RNA 之间通过碱基互补配对原则发生特异性、动态性相互作用，形成由 lncRNA 参与的复杂、精确而微妙的基因表达调控网络。研究表明，lncRNA 可作为人类基因组中一类非常重要的表观遗传调控因子，通过表观遗传、转录调控及转录后调控等多种机制调控 DNA 甲基化、组蛋白修饰或染色质重构，使基因沉默或激活。其主要通过以下 4 种作用方式发挥其生物学功能。

1. lncRNA 可担任信号分子角色　当细胞受到特定刺激后，能够表现出相应的组织特异性，并具有作为生物标记物的潜力。例如，Clemson 等通过显微镜发现，X 染色体特异性失活转录物 Xist，lncRNA 的荧光原位杂交信号几乎覆盖了整个 X 染色体。

2. 引导型 lncRNA 与 DNA 或者蛋白质结合　可将特定的复合体引导到正确的染色体位置上。位于 *HOXA* 基因簇的 5′端启动子区域的 lncRNA HOTTIP，能够增强 *HOXA* 的转录。HOTTIP 通过染色质缠绕接近其目标基因，并与 MLL、接头蛋白 WDR5 复合体结合，使 WDR5/MLL 复合体到达 *HOXA* 基因，进一步改变甲基化情况来达到增强组蛋白 H3 赖氨酸-4 的三甲基化，即 lncRNA HOTTIP 相当于起到类增强子的作用，促进了下游 *HOXA* 基因的转录。

3. lncRNA 还可作为"分子诱饵"　诱导特定蛋白（如转录因子）并与之结合该作用能使其序列下游的反应受到阻碍。例如，DNA 损伤活化 P21 相关非编码 RNA 与核转录因子结合后，可抑制促凋亡基因的表达。

4. lncRNA 可作为蛋白质复合物的骨架把两个表观修饰的酶联合在一起　同源异形盒基因转录的反义 RNA 能够将甲基化酶和去甲基化酶联合起来，从而动态控制与发育和疾病有关的基因的表达变化。

第二节 非编码 RNA 与肿瘤的发生、发展

人类基因组编码 2～2.5 万个基因,其中超过三分之一的基因受 miRNA 的调控。相对于 miRNA 的研究,lncRNA 的研究报道则较少。大量研究表明,非编码 RNA 通过靶向调控多种信号通路,参与细胞的增殖、分化、凋亡及生长发育、代谢调节等多种生命活动。虽然目前对非编码 RNA 的作用及作用机制的了解尚处于初级阶段,但大量研究结果显示,非编码 RNA 与人类肿瘤的发生发展密切相关。例如,miR-22 抑制结肠癌细胞系 HCT116 的增殖、侵袭及迁移,并下调 TIAM1、VEGF、MMP2 和 MMP9 的表达。miR-155 不仅能通过下调靶基因 *hMLH1* 调控胰腺癌的恶性进展,还可通过抑制靶基因 *PTEN*,*TPN1* 及 *PDCD4* 的表达,影响肿瘤细胞的增殖、凋亡及血管生成,促进肿瘤的发生发展。而 miR-16、15b 可能通过负调控 *BCL-2* 的表达参与胃癌细胞多药耐药机制。本节将对 miRNA 和 lncRNA 与人类肿瘤发生发展中的作用加以介绍。

一、miRNA 与肿瘤

近年来蛋白编码基因的研究发现了许多癌基因、抑癌基因、肿瘤标志物及药物靶点,在肿瘤发生、发展及治疗等方面取得了很大进展。最近的研究发现,miRNA 表达与多种癌症相关,大约 50% 得到注解的 miRNA 在基因组上定位于与肿瘤相关的脆性位点(fragile site)。这说明 miRNA 在肿瘤发生过程中起至关重要的作用,这些 miRNA 所起的作用类似于抑癌基因和癌基因的功能,有研究人员将 miRNA 命名为 "oncomirs"。miRNA 的发现和研究为肿瘤发病机制的研究提供了新的思路,为肿瘤诊断和治疗提供了新的策略。例如,miRNA 与 c-Myc,E2F1 和 P53 等肿瘤相关蛋白存在相互作用,显示 miRNA 在肿瘤发生、发展中发挥着关键作用。通过分析 miRNA 的差异表达情况能够区分部分肿瘤的类型,有利于鉴定肿瘤的起源组织类型,指导临床治疗。miRNA 表达谱现在已经能用于确定患者慢性淋巴瘤的恶性程度。过表达和缺失表达特定 miRNA 的转基因小鼠正广泛用于研究相应 miRNA 在多种恶性肿瘤中的作用。而利用 miRNA 表达谱检测早期结肠癌的研究工作已进入临床试验。

(一)miRNA 具有癌基因或抑癌基因的作用

肿瘤是由于肿瘤抑制基因或癌基因表达失调,细胞增殖失控,受到损伤的细胞不能正常死亡引起的。研究发现 miRNA 也可以起到癌基因和肿瘤抑制基因的作用。具有癌基因功能的 miRNA 如 *miR-155*、*miR-17-92* 基因簇等若表达增加,可能导致其靶基因(抑癌基因)的表达下降,从而引起肿瘤形成。具有肿瘤抑制基因作用的 miRNA 如 *miR-15a*、*miR-16-1* 等表达下降或缺失同样会导致肿瘤形成。miRNA 可能通过调控抑癌基因起了癌基因的作用或 miRNA 通过调控原癌基因起了抑癌基因的作用,miRNA 在肿瘤发生中的作用见图 19-2。

miRNA 在肿瘤中表达失调的机制包括:①基因突变或表观遗传变异。研究发现,大约 50% 的 miRNA 位于或靠近基因组中肿瘤相关的脆性区域(fragile site),经常发生缺失、扩增或易位,如 *miR-125b-1* 位于染色体 11q24 脆性位点,其在乳腺癌、肺癌、卵巢癌、宫颈癌中表达缺失,而在急性淋巴细胞白血病中存在插入突变;而位于 13q14 的 *miR-15a/miR-16-1*,在慢性淋巴细胞白血病中表达降低。②由于 DNA 异常甲基化或组蛋白修饰引起的 miRNA 转录水平的改变,如前列腺癌、膀胱癌中的 *miR-127*。③miRNA 生物合成过程的关键蛋白表达异常,导致不适当的 miRNA 的靶蛋白的表达。如肺癌中 Dicer 表达水平的下调,由于 Dicer 与异染色质的维持和中心粒沉默有关,其蛋白质水平的降低导致基因组不稳定而引起肿瘤。④miRNA 前体上的突变或多态影响 miRNA 的加工成熟,如 *miR-15a/16-1* 前体上游 7bp 的 C/T 多态位点,位于 *miR-125a* 成熟体的 G/T 多态位点。总之,miRNA 的生物合成涉及细胞核和细胞质中的多种物质多步反应,这些步骤出现异常都可能导致肿瘤的发生(图 19-3)。

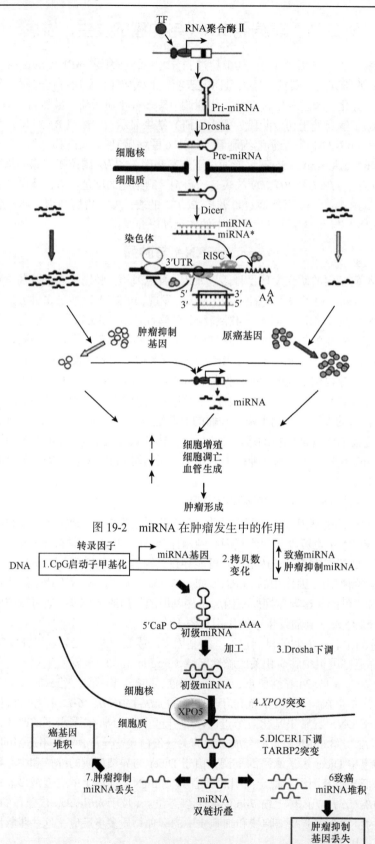

图 19-2　miRNA 在肿瘤发生中的作用

图 19-3　导致肿瘤发生的 miRNA 生物合成步骤

以下介绍几种研究较为深入具有癌基因或抑癌基因特性的 miRNA。

1. 具有癌基因特性的 miRNA

（1）*miR-17-92*：*miR-17-92* 基因簇位于一个具有开放读码框的基因 C13orf25 内，包含 7 个 miRNA：*miR-17-5p*、*miR-17-3p*、*miR-18a*、*miR-19a*、*miR-20a*、*miR-19b-1* 和 *miR-92-1*。这个基因簇的过表达与肿瘤形成有关，如在 B 细胞型淋巴瘤中 *miR-17-92* 基因簇所在的 13q31.3 经常发生扩增。研究发现，转录因子 *c-myc* 同时调控 E2F1 和 *miR-17-92* 基因簇的转录，而转录因子 E2F1 是 *miR-17-5p* 和 *miR-20a* 的直接靶基因，提示三者之间存在反馈调节。此外，*miR-17-92* 通过调控 Tsp1 和 CTGF 的表达，促进肿瘤的血管生成。

（2）*miR-21*：位于染色体的脆性区域 17q23.2。*miR-21* 在乳腺癌、肝癌、胶质母细胞瘤等多种恶性肿瘤中表达显著上调，这个基因在肿瘤组织中表达量比正常组织高 5～100 倍，并与乳腺癌等肿瘤的恶性分级呈正相关。反义核酸的研究发现这个 miRNA 通过抑制凋亡而并非影响细胞增殖控制细胞生长，预示着这个 miRNA 具有癌基因的功能。研究发现，Stat3 参与调控 *miR-21* 的转录。*miR-21* 的调控靶标多是参与细胞增殖、凋亡和转移的基因，如 *miR-21* 可能通过抑制 TPM1 促进细胞的增殖；通过抑制 PCD4 mRNA 翻译的效率，促进结肠癌细胞的增殖和转移；通过负调控抑癌基因 PTEN 促进肝癌细胞的增殖和侵袭能力等。

（3）*miR-155*：在 BIC 基因上有一段 138 个核苷酸的保守序列，编码 *miR-155* 的发夹结构。在 Burkitt 淋巴瘤中 *miR-155* 的表达量上升了 100 倍，在霍奇金淋巴瘤、弥漫大 B 淋巴瘤和乳腺癌等肿瘤中亦发现 *miR-155* 的表达水平上调。动物实验证实，过表达 *miR-155* 的转基因小鼠出现 B 细胞异常增殖。推测 *miR-155* 可能作为一个癌基因和 MYC 协同作用，通过调控转录因子 Maf 和 PU-1 参与免疫调控。而其正常功能是在 B 细胞的分化中起作用，其可能的靶基因是那些对抗 MYC 信号通路的基因。

（4）*miR-372* 和 *miR-373*：属于 *miR-371-373* 簇，二者具有癌基因的特性，Voorhoeve 等最早在人类睾丸生殖细胞瘤中发现 *miR-372* 和 *miR-373* 的表达增高并具有致癌基因的特点，随后在乳腺癌、前列腺癌、肝癌和食管癌等多种人类肿瘤中均发现 miR-372 和 miR-373 的表达增加，它们可能通过抑制其靶基因 LATS2 的表达，中和 P53 介导的 CDK 抑制作用，促进肿瘤细胞增殖。此外，还通过上调 MMP2、MMP9 及 VEGF 的表达而促进肿瘤细胞的侵袭转移。

（5）*miR-10b*：位于 HOXD 基因家族簇中的 *miR-10b*，定位于染色体 2p31.1，是潜在的癌基因，最初发现其在高转移性乳腺癌中表达量增高，与乳腺癌的恶性程度呈正相关。随后在肺癌、肝癌及鼻咽癌等多种肿瘤中均发现 *miR-10b* 的高表达，对肿瘤的发生发展、侵袭转移进行正调控。研究发现 *miR-10b* 的转录受转录因子 Twist 调控，*miR-10b* 则可能是通过调控 HOXD10 继而提高转移相关基因 RHOC 表达水平而促进肿瘤细胞的侵袭转移行为。

2. 具有抑癌基因特性的 miRNA

（1）*let-7*：*let-7* 家族是从线虫、果蝇到脊椎动物多种生物都含有的一组高度保守的 miRNA。*let-7* 通过与原癌基因 RAS、HMGA2 和 c-MYC 的 3'UTR 非翻译区域结合，负调控靶基因的表达，*let-7* 家族的表达水平在肺癌、乳腺癌、卵巢癌等多种肿瘤中显著下调，是抑制细胞增殖途径的主要调控者。*let-7* 和 HMGA2 在卵巢癌和肺癌中可作为预后判断的标志，*let-7* 表达缺失与否是分化型癌的重要标志，肺癌和乳腺癌中 let-7a 的表达水平与患者术后生存期呈正相关。然而有报道显示位于 22q13.31 的 *let-7a-3* 具有原癌基因活性，其启动子区域含有 CpG 岛，*let-7a-3* 的甲基化程度与卵巢癌的预后呈正相关。

（2）*miR-15/miR-16*：*miR-15a* 和 *miR-16-1* 位于染色体的 13q14，约 68% 的 CLL 病人、16%～40% 的骨髓瘤患者、60% 的前列腺癌患者该基因簇的表达缺失或下调。下调的原因主要是缺失和突变。研究发现，原癌基因 BCL-2 是 *miR-15a* 和 *miR-16-1* 的靶基因，*miR-16* 在通过靶标基因 BCL-2

调控细胞凋亡的同时，可通过其可能的靶基因（*CDK6*、*cyclin D*）参与对胃癌细胞周期的调控，而 miR-15/16 复合物还能够通过靶向 p70S6 激酶 1 调控乳腺癌细胞的增殖。

（3）*miR-34a/b/c*：被认为具有抑癌基因活性的 miR-34 家族有三个成员 *miR-34a/b/c*，它们均由抑癌基因 *P53* 调控转录。*miR-34a* 表达水平在直肠癌、前列腺癌下调，而 *miR-34b* 在非小细胞型肺癌中发生下调。抑制 *miR-34a* 活性后，*P53* 诱发的细胞凋亡率也随之下降。研究显示，抗凋亡基因 *Bcl-2* 是 miR-34a 的靶基因。miR-34 还通过调控 *cyclinE*、*CDK4*、*E2F1* 和 *E2F3* 蛋白表达水平参与调控细胞周期的 G_1 阻滞。过表达 miR-34a 的肿瘤细胞的成瘤能力明显降低。

（4）*miR-203*：在多种小鼠和人类造血癌细胞系中对 *miR-203* 进行转录沉默后，将导致原癌基因 *ABL1* 和其融合蛋白 BCR-ABL1 的表达增高，而恢复 *miR-203* 的作用后，二者的表达量下降，同时肿瘤细胞的增殖程度也降低。此外，在骨肉瘤、膀胱癌、胆管癌、前列腺癌等多种实体瘤中均发现 *miR-203* 具有抑癌基因的作用，如 *miR-203* 通过下调 *Rap1A* 的表达而抑制前列腺癌细胞的增殖、黏附和迁移。*miR-203* 的表达与否与肿瘤的发生、发展及预后等均相关。

近年来，越来越多具有癌基因或抑癌基因功能的 miRNA 被报道，例如，*miR-214* 通过下调 *PTEN* 的表达而促进骨肉瘤的生长和转移；位于染色体的 11q24 脆性位点的 *miR-125b-1*，在乳腺癌、卵巢癌、肺癌、宫颈癌中常有缺失；*mir-143* 和 *miR-145* 在结肠癌中、乳腺癌、前列腺癌、子宫癌及淋巴癌中表达下调；*miR-139-5p* 能以 *ELTD1* 为作用靶点调节多发性胶质瘤的细胞周期进程；而 *miRNA-18a* 通过靶向 *TBP1* 调节大肠癌细胞的增殖和侵袭等。

（二）miRNA 是一种新型肿瘤标志物

miRNA 的发现和其在包括肿瘤在内的多种疾病中的表达异常为恶性肿瘤的早期诊断带来了新的曙光，由于 miRNA 不仅在肿瘤组织或细胞中表达，而且在血清、血浆及其他体液中亦存在，区别于在组织或细胞中表达的 miRNA，这类在循环系统中表达的 miRNA 称为循环 miRNA。与血液中的 DNA、RNA 相比，血清 miRNA 稳定性较高，可以耐受极酸极碱，反复冻融等恶劣环境。大量数据显示，不同类型的肿瘤 miRNA 的表达谱不一样，某些 miRNA 只在某种类型的肿瘤中表达失调，而且还与肿瘤的分期以及预后相关，因此 miRNA 可以作为一种新型基因水平肿瘤诊断标志物。

大量文献报道血清 miRNA 可作为人类肿瘤诊断和预后的标志物，如 *miRNA-143*、*miRNA-145* 和 *miRNA-106a* 在胃癌、前列腺癌、大肠癌中表达失常，miRNA-106a 与胃癌的 TNM 分期直接相关，*miRNA-125b*、*miRNA-199a* 和 *miRNA-100* 的高表达与胃癌的进展相关，*miR-141* 以 Tiam1 为靶点抑制肝癌细胞的迁移和侵袭。此外，血清 *miR-141* 的表达水平与结肠癌Ⅳ期密切相关，作为肿瘤标志物有 90.9% 的敏感性和 77.1% 的特异性，能够鉴别出结肠癌Ⅳ期和其他分期的肿瘤。因此，血清 miRNA 作为肿瘤标志物对于恶性肿瘤的早期诊断、复发转移及预后判断等可能具有很高的临床价值。有关肿瘤相关 miRNA 的大规模高通量研究，可以对癌症进行新的分类，并对患者预后做出准确预测。联合基因组学、微 RNA 组学及蛋白质组学的高通量靶向分析，有助于进一步发现 miRNA 的调节靶点。并为生物医药研究提供新的方法和肿瘤治疗靶点。图 19-4 例举乳腺癌相关 miRNA 生物标志物（红色为循环 miRNA，黑色为非循环 miRNA）。

（三）miRNA 表达谱在肿瘤诊断和治疗的潜在应用

miRNA 的发现使得人们更全面地认识 RNA 干扰现象，并着眼于转录后的基因调节机制的研究。miRNA 在疾病诊断和治疗方面的应用潜力逐渐被挖掘。miRNA 分子作为有效调控基因表达的重要分子，为癌细胞所释放并且进入血液循环中，使得这类小分子可以被开发为一种新的生物标记用于检测最早期癌症，其优势为易于建立 miRNA 为基础的早期检测系统（相关研究见表 19-1）。

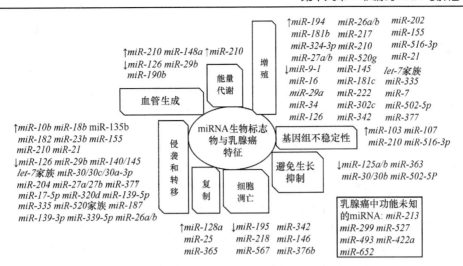

图 19-4　与乳腺癌相关的 miRNA 生物标志物

有关肿瘤相关 miRNA 的大规模高通量研究，可以对癌症进行新的分类，并对患者预后做出准确预测。联合基因组学、微 RNA 组学（miRomics）及蛋白质组学的高通量靶向分析，有助于进一步发现 miRNA 的调节靶点。并为生物医药研究提供新的方法和肿瘤治疗靶点。

表 19-1　人肿瘤 miRNA 表达图谱对肿瘤诊断和预后的意义

肿瘤类型	miRNA 表达谱	意义
慢性淋巴细胞白血病（CLL）	与预后因子（ZAP70 和 IgVH 突变状态）和从诊断到治疗肿瘤的进展相关的 13 个基因的独特的图谱；通过 miRNA 的表达将 CLL 病例分类	miRNA 可作为肿瘤诊断标志物
肺腺癌	区别于肿瘤组织类型的分子特征；与存活率相关的 miRNA 表达谱；miR-221、miR-301 和 miR-376a 的异常表达；前体 miRNA hsa-miR-155 的高表达和 hsa-let-7a-2 的低表达与肺腺癌的低生存率相关	miRNA 可作为肿瘤预后和诊断标志物，miRNA 异常表达可作为肿瘤发生的线索
乳腺癌	与特定病理学特征相关的 miRNA 表达	miRNA 可以作为肿瘤预后指标
胰腺内分泌肿瘤	区分内分泌和腺泡型胰腺肿瘤的表达谱；miR-21 在胰腺肿瘤中的过表达与高 Ki67 增殖指数及出现肝转移高度相关	miRNA 可作为肿瘤预后和诊断标志物
肝癌	miRNA 表达与分化相关	miRNA 可以作为预后指标
甲状腺乳头状癌	在肿瘤细胞及癌旁组织中 miRNA 表达上调（如 miR-221 和 miR-222），但在正常人甲状腺不表达	miRNA 可能参与肿瘤的发生
恶性胶质细胞瘤	特异性表达	miRNA 可以作为诊断指标
结肠癌、肝癌、胰腺癌和胃癌		miRNA 表达谱成功对低分化肿瘤进行了分类
垂体腺瘤	miRNA 表达水平可以区分垂体微腺瘤和垂体巨腺瘤	miRNA 可用于肿瘤分类
人类肿瘤	miRNA 表达谱精确进行肿瘤分类，miRNA 对分化差的肿瘤分类要优于 mRNA	miRNA 可以作为诊断指标
人类实体肿瘤	不同类型肿瘤的共有特征	特异的 miRNA 参与共有的分子调控途径

　　miRNA 相关的肿瘤基因治疗策略可引入（knock-in）具有抑癌基因特性的 miRNA，或者敲除

（knock-out）或敲减（knock-down）癌基因性的 miRNA。引入与具有癌基因特性 miRNA 互补的合成反义寡聚核苷酸（抗 miRNA 寡聚核苷酸，AMOs）可有效地灭活肿瘤中的 miRNAs，延缓其生长。研究发现，使用 antagomirs（与胆固醇偶联的 AMOs）注射小鼠后可以在不同器官有效抑制 miR-16、miR-122、miR-192 和 miR-194 的活性，因而可能成为一种有希望的治疗药物。相反的，过表达那些具有肿瘤抑制基因作用的 miRNA，如 let-7 家族也可以用于治疗某些特定的肿瘤。抑癌基因性 miRNA 或癌基因性 miRNA 的寡聚核苷酸抑制剂与放化疗联合应用将能提高抗肿瘤疗效。

　　病毒或者脂质体的表达系统可以瞬时引入大量 miRNA。这些技术可以保证在某些组织特异性的启动子控制之下，表达 pre-miRNA 及其两侧序列，并且刺激内源性的 miRNA 加工，产生正确的 miRNA，抑制特定基因表达。然而，利用这种类似于用于肿瘤治疗的 siRNAs 方法，免疫反应可能会限制 miRNA 的有效运送。miRNA 治疗从实验室到临床应用的过程中，还需要进一步的发展这些方法。研究还发现，使用 miRNA 可以改造溶瘤病毒，在溶瘤病毒的 3'端非编码区加入一段特异的 miRNA 序列，使得溶瘤病毒具有组织专嗜性成为靶向治疗的病毒载体，载体效率高，且不产生毒副作用，可用于癌症治疗，或者制备安全高效的疫苗。最近有报道某些 miRNA 表达状态受到癌细胞中表观遗传学改变的控制，譬如抑制 DNA 甲基化作用和组蛋白脱乙酰作用的药物如染色质修饰药物，激活肿瘤抑制因子 miRNA 可以调节靶向癌基因，这一策略是一种潜在的癌症新型治疗方法。

二、lncRNA 与肿瘤

　　肿瘤的发生是多种因素作用的结果，但总体上可归结为体细胞突变、基因表达程序失控、细胞网络所控制的细胞内稳态失衡，以致细胞失去正常分化能力、不受控制地增殖和具有高度侵袭性等。影响肿瘤发生、发展和侵袭的基因因素主要可分为致癌基因和抑癌基因两大类。随着癌症转录组研究的进展，越来越多的证据显示，lncRNA 的异常表达参与了肿瘤发生的过程，它们既可扮演致癌角色又可充当抑癌基因来发挥作用。

　　（一）lncRNA 在肿瘤中的表达

　　H19 是第一个发现其特异性来源于母系的 lncRNA。国外学者发现，它在多种肿瘤中异常表达，如肝癌、膀胱癌、胰腺导管癌等。H19 基因编码的 lncRNA 高表达于人胚胎阶段，人出生后在大多数器官组织中表达迅速下降。上调 H19 诱导了膀胱癌细胞增殖，其机制是通过调控 ID2 基因的表达。最新的研究显示，lncRNA HNFIA-AS1 在原发性食道癌中显著表达，进一步体外实验发现，敲低 HNFIA-AS1 基因能够显著抑制原发性食道癌细胞增殖，使其停滞在细胞周期的 S 期，并且细胞的迁移和侵袭也受到了抑制。敲低 HNFIA-AS1 的同时，H19 基因的表达受到明显抑制证明，HNF'IA-AS1 的表达异常参与了食道癌的发生，其可能的机制是由于 H19 的诱导。

　　（二）lncRNA 在肿瘤中异常表达

　　2012 年斯坦福大学医学院研究人员进行了首个大型的癌症 lncRNA 表达谱分析，对 64 个肿瘤样品进行 RNA 测序，在已知的 1065 种 lncRNA 中发现数百种在肿瘤中有异常表达的 lncRNA。

　　1. lncRNA 与肺癌　MALAT-1 在数个非小细胞肺癌细胞株中高表达并由内源性负反馈回路调节。在非小细胞肺癌 A549 细胞株中，应用 RNAi 技术形成的 MALAT-1 低表达可抑制肿瘤迁移和生长；而在 NIH3T3 细胞中过表达 MALAT-1 可明显地促进肿瘤转移。MALAT-1 低表达的非小细胞肺癌移植瘤的生长受到抑制，在石蜡包埋的肺癌组织切片上进行的原位杂交检测显示，MALAT-1 高表达的肺鳞状细胞癌预后差。在基因水平，MALAT-1 与肿瘤细胞生长、运动、增殖、信号转导和免疫调节都具有强烈相关性。这些结果为寻找非小细胞肺癌及肺鳞状细胞癌的肿瘤标志物及靶向治疗提供了重要研究线索。

　　2. lncRNA 与肝癌　肝癌高度上调转录本是首个被发现在肝癌细胞质中过表达的 lncRNA，在肝癌细胞中表达显著增加。在患者的血液中也检测到该基因的转录本。siRNA 干扰技术下调肝癌细胞株中 HULC 的表达，导致多个基因表达异常。此外，PKA 通路参与 HULC 的表达调控，HULC 通过下调 miRNA-372，抑制 PRKACB 的翻译，影响 CREB 的磷酸化，影响染色质重构。这提示 HULC 可能直接调节相关基因或通过表观遗传学机制抑制相应靶基因表达，参与细胞癌变的过程。

3. lncRNA 与脑肿瘤　H19 是第一个被发现的肿瘤相关 lncRNA，它是胰岛素样生长因子 2（Igf2）的印迹基因的产物。在胚胎发育中表达，随后表达下降。印迹簇中的基因与细胞的转化直接相关，并且与一些肿瘤的发生间接相关，包括髓母细胞瘤、脑膜瘤和脑胶质瘤。例如，髓母细胞瘤和髓母细胞瘤细胞株的研究显示部分印迹缺失及 H19 的双等位基因表达。H19 与肿瘤抑制基因 P53（负性调节）及致癌基因 c-myc 都存在某种联系。而 P53 作为一种与 DNA 特异性结合的转录因子，其大量重要功能主要是通过激活或抑制大量 P53 下游基因的表达来完成的。除此之外，H19 转录在细胞 S 期受细胞周期调控因子 E2F1 的正向调节。因此，H19 是否作为癌基因还是抑癌基因的差异主要是由于 lncRNA 双功能的自然特性或可能依不同的背景而定。目前已发现，H19 在胃癌、结肠癌、肝癌、乳腺癌、膀胱癌和肺癌等多种癌症中出现异常表达。多项研究发现，H19 具有促进癌细胞增殖、抑制细胞凋亡、增加细胞缺氧耐受能力和促进血管生成等作用。

4. lncRNA 与尿路上皮癌　尿路上皮癌中 H19100%表达，表达量与肿瘤病理级别和分期相关，并且认为 H19 基因是人膀胱癌早期复发的一个标志物。尿路上皮癌相关基因能增加膀胱移行细胞癌细胞株 BLS-211 的恶性表型，使其体外增殖能力、侵袭能力及耐药能力明显增加，裸鼠体内致瘤能力明显增强，并上调 WNT6、CYP1A1、AURPK 基因表达，下调 MBD3 和 SRPK1 基因表达。

5. lncRNA 与皮肤癌　研究发现，当维生素 D 受体(VDR)缺失时，如同 Air、HOTAIR、MALAT1 和 SRA 一样，H19、HOTTIP 和 Nespas 在培养的角质细胞和上皮细胞中均显著并持续增加。这些 lncRNA 是已知的致癌基因。另一方面，在体内或体外发生的 VDR 缺失导致 7 个 lncRNA 的减少，其中包括典型的肿瘤抑制物：lincRNA-p21 和 Kenqlotl。lincRNA-p21 是位于 P21 基因旁边的直接 P53 靶基因，并且在不同的肿瘤模型中 DNA 损伤后会上调。lincRNA-p21 通过结合蛋白 hnRNP 协同作用发挥肿瘤抑制功能，并且 hnRNP 本身也是一个肿瘤抑制物。Kenqlot1 位于细胞核内，和染色质及 G9a 和 Ezh2（组蛋白赖氨酸 N-甲基）发生相互作用，并导致组蛋白标记抑制、基因沉默及 CpG 岛的 DNA 甲基化。因此，其通过表观遗传的基因沉默发挥抑癌作用。可见，抑制致癌 lncRNA 的表达而上调抑癌 lncRNA 的表达能够促进 VDR 抵抗皮肤癌的作用。

6. lncRNA 与胰腺癌　胰腺癌是一种恶性程度很高，诊断和治疗均很困难的消化道恶性肿瘤，素有"癌中之王"之称，5 年生存率<5%。Tahira 等应用 cDNA 芯片技术研究 38 例胰腺组织（原发肿瘤 15 例，正常胰腺 9 例，继发胰腺肿瘤 6 例，慢性胰腺炎 8 例），发现96%内含子和基因间的转录本不具有或很少具有编码能力，与来自 EST/mRNA 组合序列群的数据比较显示这些转录本平均长度至少为 779nt，证明在胰腺组织中确实存在 lncRNA。进一步研究显示存在于内含子或基因间的 lncRNA 中大约有 29%与原发性胰腺癌有关，并且发现 9 个内含子 lncRNA 与转移相关的 MAPK 信号通路有关，证明 lncRNA 与胰腺导管细胞癌的发生及转移密切相关。

7. lncRNA 与胃癌　胃癌是最常见的消化道恶性肿瘤，在其发病机制中癌基因的激活和抑癌基因的失活起着重要作用。最近，又有研究者对胃癌的 lncRNA 表达谱进行了分析，发现 88 个在胃癌组织中异常表达的 lncRNA，其中 71 个表达上调，17 个表达下调。Yang 等应用 RT-PCR 检测了胃癌细胞和胃癌组织中 lncRNA H19 的表达水平，结果与对照组比较显示，H19 的表达明显增加。细胞功能实验发现，过表达 H19 明显促进胃癌 AGS 细胞的增长，而沉默 H19 表达后可诱导胃癌 AGS 细胞的凋亡。表明了 lncRNA H19 在胃癌分子病因学中的重要性，以及在胃癌治疗中的应用价值。这些 lncRNA 有许多有希望成为候选的肿瘤标志物。

（三）lncRNA 与肿瘤转移

导致癌症患者死亡和预后不良的一个主要原因是肿瘤转移。侵袭能力的获得在肿瘤转移中发挥了重要的作用，这包括了细胞间连接的解体、细胞-基质黏附的形成、控制细胞骨架活力的激活。这一进程伴随了基因表达的多重性改变，例如上皮标志的缺失和间叶性标志的获得。上皮-间叶样表型转化（EMT）在肿瘤细胞侵袭和转移中起着重要的作用。最近，人们已将目光投向了 lncRNA 对 EMT 的调控作用。

目前发现许多 lncRNA 与肿瘤的转移有关。肺腺癌转移相关转录本（MALAT-1）在乳腺癌、膀胱癌、肝癌和前列腺癌等多种肿瘤中均有异常表达，尤其在非小细胞肺癌中的过表达最为显著。

BANCR 是一个转录本长为 693bp，位于 9 号染色体上的 lncRNA。起初证明它对黑色素瘤细胞的迁移有潜在的作用，敲低 BANCR 降低了黑色素瘤细胞的迁移，近期研究发现，非小细胞肺癌患者的肿瘤转移与 *BANCR* 的低表达有关。利用 qRT-PCR，对 113 个预后不良的非小细胞肺癌患者的肿瘤组织和其邻近的正常组织进行了检测。与正常组织相比，肿瘤组织中 BANCR 的表达水平降低。过表达 *BANCR* 能增加 E-钙黏蛋白的表达，减少 N-钙黏着蛋白和波形蛋白的表达，而 EMT 的特征是 E-钙黏蛋白的表达缺失和 N-钙黏着蛋白及波形蛋白表达增加，这说明 *BANCR* 可能对非小细胞肺癌肿瘤转移中 EMT 进程起着积极的作用，也提示其可能作为非小细胞肺癌预后不良患者的分子标志，但具体的作用机制还有待阐明。然而，它在非小细胞肺癌与黑色素瘤细胞中起到的相反作用可能是由于细胞特异性的原因。

目前已有多项研究显示，*MALAT-1* 在调节肿瘤细胞迁移中起重要作用，它可通过转录水平或转录后水平对转移相关性基因进行调节从而增强肺癌细胞的迁移能力。

lncRNA *MALAT-1* 基因长度大于 7kb，人类 *MALAT-1* 为 8.7kb，而小鼠为 7kb。利用减除杂交法，*MALAT-1* 在转移的非小细胞肺癌中第一次被鉴定到，并且发现它的高表达与结直肠癌的转移有关。最新的研究表明，*MALAT-1* 在膀胱癌组织中表达上调，并且转移性膀胱癌与非转移性膀胱癌相比，其表达也明显增加。下调 *MALAT-1* 导致了与 EMT 进程相关的 ZEB-1、ZEB2 和 Slug 蛋白表达的减少，证明其可能与 EMT 相关。*WNT* 基因调控的重要信号传导系统即为 WNT 通路，当 WNT 配体与 Frizzled /LRP 受体结合后能激活 *WNT* 信号通路，导致 Fzd 的激活和 β-联蛋白的入核，β-联蛋白能激活 *Slug* 的表达来诱导 EMT。干扰 *MALAT-1* 表达能显著减少 β-联蛋白在核内聚集，这提示了 *MALAT-1* 诱导的膀胱癌转移的 EMT 过程可能是通过经典的 WNT 信号通路引起的。

近期的一项研究通过建立 *MALAT-1* 基因敲除的模型证实 *MALAT-1* 是通过调节相关靶基因表达而非选择性剪接的方式在肺癌转移中发挥作用。

Panzitt 利用 cDNA 芯片在肝细胞肝癌特异性基因库中筛选在肝细胞肝癌、局灶性结节增生以及肝硬化三者中有表达差异的 lncRNA，由此发现，一个新型的 lncRNA，即肝癌高表达转录本（HULC）。HULC 存在于细胞质中，类似于哺乳动物的长末端重复序列转座子 1A，不含可读框，不进行翻译，参与基因表达的转录后调控，在肝细胞肝癌中表达明显上调。研究发现，乙肝病毒 X 蛋白可促进 HULC 表达上调，HULC 高表达将导致抑癌基因 *p18* 下调从而促进肝癌细胞增殖。但是，HULC 高表达并不是肝癌所特有的，在转移至肝脏的结肠癌组织中也检测到了高表达的 HULC；在正常结肠组织、原位结肠癌及淋巴结转移的结肠癌中均未检测到 HULC。据此推测，可能是肝脏的微环境对 HULC 的表达有利。这些结果还说明，检测 HULC 表达水平不仅有助于诊断肝细胞肝癌，还有望用于判断结肠癌患者是否发生了肝转移。

（四）lncRNA 与肿瘤耐药性

肿瘤化疗失败的主要原因是肿瘤细胞的耐药性，表现为癌细胞对化疗药物诱导的细胞凋亡产生抗拒。近期的研究发现，lncRNA 与肿瘤耐药性有关。报道提示，WNT 通路与非小细胞肺癌的顺铂耐药性有关，当 WNT 配体与相应受体结合后，Dvl 被激活引起 axin/APC/（GSK）3 复合物的失活，阻碍了 β-catenin 的退化。AK12668 是一个 lncRNA，用 siRNA 干扰 AK126698 在 A549 细胞中的表达不仅能导致 NKD 表达减少（NKD 是 WNT 信号通路中的负调控因子，它能与 Dvl 结合负向调控 WNT 通路），还能引起 β-catenin 表达增加，并且它的磷酸化水平也显著增加，控制了 β-catenin 的易位，提示 lncRNAAK126698 能通过 WNT 信号通路来调控非小细胞肺癌的顺铂耐药性。随着高通量技术的发展，研究者通过与高通量 lncRNA 芯片比较，首次发现了一组胃癌多药耐药相关 lncRNA 分子，而 DMTF1v4 可能是这组分子中影响胃癌耐药性状的关键 lncRNA 分子；DMTF1v4 通过促进细胞膜 P-糖蛋白的表达导致胃癌耐药细胞系中 P-糖蛋白相关化疗药物外排增多、摄入减少进而对 P-糖蛋白相关化疗药物产生耐药。从转录水平阐明了胃癌耐药细胞系 P-糖蛋白表达上调的新机制，为逆转胃癌细胞耐药提供了新靶点。Tsang 等通过对多柔比星诱导产生的鳞癌细胞株与原代细胞的基因表达差异做了比较，发现一转录本长的 2.2kb 的 lncRNA 在耐药株中表达显著增高，并将其命名为 CUDR。研究者用 CUDR 质粒转染 HepG2 和鳞癌细胞后，发现细胞出现多药耐药性，细胞凋亡显著减少。进一步研究发现，CUDR 可能部分通过 caspase-3 依赖性凋亡通路调节药物敏感性。综上所述，提示 lncRNA 与肿瘤细胞耐药性呈一定相关性。

（五）lncRNA 与癌前病变

癌症的发展是多阶段的，通常经历了从癌前病变到原位癌，最后发展为浸润癌的一系列过程。癌前病变不仅是组织癌变的关键步骤，更为早期诊断肿瘤、预防肿瘤发生提供了坚实基础。常见的癌前病变有慢性萎缩性胃炎、Barrett 食管和大肠腺瘤等。目前已有研究显示，lncRNA 在癌前病变组织中也有异常表达。Gibb 等展示了第一个人类口腔黏膜及其癌前病变的 lncRNA 表达图谱。最有意义的发现之一就是发现了超过 60% 的在癌组织中异常表达的 lncRNA（325 种）就已在口腔癌前病变组织中有异常表达。

Wu 等研究发现，一种名为 AFAP1-AS1 的 lncRNA 在 Barrett 食管和食管癌组织中表达均明显升高。另有研究显示，结肠癌相关转录本 1（CCAT1）的异常表达贯穿结肠癌发生、发展的整个疾病过程，包括结肠腺瘤、结肠癌、结肠癌淋巴转移及肝转移。

（六）lncRNA 和 miRNA 的交互作用对肿瘤发生与发展的影响

lncRNA 和 miRNA 在调节细胞过程中均有重要作用，其中 miRNA 不仅靶向抑制肿瘤蛋白编码基因，而且靶向 lncRNA GAS5；而 lncRNA 也能通过调控 miRNA 的表达影响肿瘤的发生和发展，发生错误表达时可使蛋白质编码基因失调节，使多种肿瘤细胞中 lncRNA 表达谱与正常细胞相比有变化，进而引致肿瘤等疾病。

1. miRNA 调控 lncRNA 的表达　miRNA 和 lncRNA 在调节细胞过程中均有至关重要作用，如细胞的生长和凋亡，以及癌症的进展和转移。虽然众所周知 miRNA 可以靶向大量的蛋白质编码基因，很少有人知道的 miRNA 也可以靶向 lncRNA。

在 Zhang 等的研究中，密西西比医学中心的华人研究人员着手确定 miRNA 是否能调节 lncRNA 表达。通过使用含有 83 个人类疾病相关的 lncRNA 的 lncRNA 反转录-聚合酶链反应 Array 方法，表明 miRNA 能抑制 lncRNA 生长特异性转录本 5（GAS5）。miRNA 和 GAS5 的负相关关系也见于乳腺肿瘤标本。有趣的是，GAS5 也能抑制 miRNA 的表达。然而过表达 GAS5 抑制 miRNA 表达，GAS5-siRNA 增加 miRNA 的表达。更重要的是，有一个假定的 miRNA 的结合位点位于 GAS5 外显子 4；miRNA 结合位点缺失能抑制其活性。在体外细胞培养和异种移植小鼠模型的实验表明，GAS5 具有抑制肿瘤功能。他们的研究还表明，生物素标记 GAS5-RNA 探针是能捕获 RNA 诱导的沉默复合物（RISC）的关键蛋白（AGO2），他们随后确定 miRNA 包含在 GAS5-RISC 复合物中，这意味着 miRNA 和 GAS5 可能以相互调节方式，类似于靶向 mRNA miRNA 介导基因沉默。总之，这些结果表明，miRNA 不仅靶向抑制肿瘤蛋白编码基因，而且靶向长链非编码基因的 lncRNA GAS5。

2. lncRNA调控miRNA的表达　lncRNA也能通过调控miRNA的表达影响肿瘤的发生和发展，相关文献研究发现，lncRNA调控miRNA的作用机制主要有3个：①lncRNA能与miRNA竞争性结合靶基因mRNA的3′UTR，从而对miRNA的负向调控机制进行抑制。Pang等的文献研究还发现，由β分泌酶编码基因座位能转录出lncRNA（由BACE1反义RNA），这条反义的RNA可以与*BACE1*基因的mRNA互补，竞争性抑制miRNA对*BACE1*基因的讲解作用。②部分lncRNA能通过细胞内的剪切作用形成miRNA的前体，从而加工生产特异性的miRNA，调控靶基因的表达而发挥功能。③部分lncRNA能发挥内源性miRNA海绵的功能，进而达到抑制miRNA表达，间接影响肿瘤细胞的恶性生物学行为。

lncRNA错误表达可使蛋白质编码基因失调节，进而引致疾病。在多种疾病中lncRNA表达异常，多种肿瘤细胞中lncRNA表达谱与正常细胞相比有变化。最近，一些检测与疾病状态相关的单核苷酸多态性的相关研究也涉及lncRNA。例如，在鉴定心肌梗死的易患性位点的单核苷酸多态性时发现了一个lncRNA-MIAT。

在整个基因组转录产物中，lncRNA所占的比例远远超过编码RNA所占的比例。通过与DNA、RNA、蛋白质的相作用，在生命活动调控网络中扮演着十分重要的角色。除了在基因表达调控方面发挥十分重要的作用，lncRNA与物种进化、胚胎发育、物质代谢以及肿瘤发生等均有着紧密的联系。

目前关于lncRNA与包括肿瘤在内的疾病相关联的证据可为疾病诊断和治疗提供依据和靶点。对于恶性肿瘤来说，早期发现、早期诊断、早期治疗可以明显提高肿瘤患者的生存率。以胃癌为例，早期胃癌患者术后5年生存率可达90%以上，而进展期胃癌5年生存率在国外尚不足50%，而在我国还要更低。因此，早期诊断肿瘤至关重要。

第三节　非编码RNA的研究方法

一、miRNA的研究方法

（一）miRNA的鉴定

采用顺向遗传学和逆向遗传学分析方法鉴定miRNA。顺向遗传学分析（forward genetic analysis）是指把突变的基因从产生非正常表型的生物体或者组织当中分离出来，进行研究鉴定。即通过表型的改变来研究基因的突变型，尤其适用于一些在发育和生理上有重要调控作用的miRNA基因上，如*lin-4*、*let-7*、*bantam*、*mir14*、*lsy6*等。逆向遗传学分析（reverse genetics）通常是在体外引入特定突变，如定位诱变，然后把已突变的基因通过同型基因化或者换位（transplacement）置回原来的宿主中，观察表型的改变。与生物信息学分析相结合，通过逆向遗传学方法分析发现的miRNA有mir273等。miRNA的鉴定目前主要采用小分子RNA建库克隆测序结合生物信息学预测的方法。预测潜在的miRNA，然后通过改良定向克隆方法，筛选符合miRNA分子特征的RNA分子，连接到3′和5′的适配子（adapters）上，逆转录并通过PCR扩增，亚克隆并测序。miRNA前体在基因组上的定位和聚类是通过相关基因组数据库查询进行。

（二）miRNA表达水平的检测

目前检测miRNA表达水平的方法主要包括Northern印迹、斑点印迹、RNA酶保护分析、引物延伸分析、定量PCR、磁珠流式检测（Bead-based flow cytometric assay）、原位杂交（in situ hybridization）等，但是可以同时检测多种miRNA的技术相对有限，大范围的cDNA克隆可以提供不同样本中miRNA的相对表达水平。miRNA表达谱微阵列技术因其高通量、高灵敏度而被广泛应用于同时检测某一样本中多个miRNA表达水平的变化。每种生物体至少编码上百种miRNA分子，而每种miRNA分子可以同时调控多个mRNA的表达，同一mRNA也可以同时受多个miRNA

的调控。因此应用 miRNA 微阵列检测技术来同时检测多个 miRNA 的表达水平显示了极大的优势，它不仅可以同时体现某一正常或疾病状态的多个 miRNA 的表达水平，而且可以高通量的分析不同状态下同一 miRNA 的表达水平，有助于真实挖掘 miRNA 的生物学功能。已用于检测造血干细胞中与发育相关的 miRNA，某些参与脑分化的 miRNA，某些肿瘤中 miRNA 的表达水平，通过统计学分析从中寻找出有一定统计学意义的表型，已达到从组织和分子信号水平将肿瘤和正常组织区分开来的目的（相关研究见表 19-2）。

表 19-2　不同肿瘤相关 miRNA 在肿瘤中的表达和检测方法

肿瘤类型	miRNA	表达水平变化	实验方法	预后意义
脑瘤、多形性胶质母细胞瘤	miR-21	上升	N	
	miR-221、miR10-b	上升	M、N	
	miR-128、miR-181a、miR-181b	下降	M、N	
乳腺癌	miR-21	上升	M、N	miR-21 和 miR-145 与肿瘤增殖相关
	miR-125b、miR-145	下降	M、N	
结肠癌	miR-143、miR-145、miR-133b	下降	N	miR-31 表达与肿瘤分期相关
	miR-31、miR-135b、miR-96、miR-183	上升	RT	
肝癌	miR-18、miR-224	上升	M、N	miR-18 高表达与肿瘤分化负相关
	miR-199a、miR-195、miR-200a、miR-125a、miR-122	下降	M、N	
肺癌、非小细胞肺癌	let-7	下降	M、N、RT	let-7 低表达和 miR-155 高表达与腺癌低生存率相关
	miR-126*	下降	M、RT	
	miR-21、miR-205、miR-155	上升	M、RT	
肺癌、小细胞肺癌	miR-17-92 簇	上升	N、S	
淋巴瘤/白血病、弥漫性大 B 细胞淋巴瘤	miR-155	上升	N、I	miR-155 表达在 ABC 型中表达高于 GC 型，用于分类
淋巴瘤/白血病、慢性淋巴细胞白血病	miR-15a/miR-16-1	下降	N	
	miR-21、miR-150、miR-155	上升	克隆、RT	
	miR-92、miR-222	下降	克隆、RT	
淋巴瘤/白血病、其他	miR-155	上升	N	
	miR-17-92簇	上升	RT	
胰腺内分泌和腺泡型肿瘤	miR-103、miR-107、miR-21、miR-204	上升	M、N	miR-21 过表达与肿瘤增殖和肝转移相关
	miR-155	下降	M、N	
睾丸、生殖细胞癌	miR-372、miR-373	上升	RPA、In situ	
乳头状甲状腺癌	miR-221、miR-222、miR-146b	上升	M、N、RT	
甲状腺滤泡型癌	miR-197、miR-346	上升	M、RT	

I，Invader 分析（Invader assay）；In situ，原位杂交（in situ hybridization）；M，miRNA 芯片（miRNA microarray）；N，Northern 印迹（Northern blot）；RT，实时定量 PCR（real-time quantitative PCR）；RPA，核酶保护实验（RNase protection assay）；S，Southern 印迹（Southern blot）

（三）miRNA 靶标基因的鉴定

如何精确的鉴定 miRNA 所调节的靶基因颇具挑战性。由于 miRNA 和其结合位点并不是完全互补的，可以存在短的错配和 G–U 配对，因此，很难简单预测确定其靶基因。目前主要根据 miRNA 与靶标基因 3'UTR 结合的结构、热力学等特点，借助生物信息学方法首先对 miRNA 的靶标基因进行预测。常见的靶标基因预测软件有 TargetScan、PicTar、miRanda、RNAhybrid、RNA22、DIANA-microT 等。对于生物信息学方法预测的 miRNA 的靶标基因，再借助荧光报告基因系统、过表达或敲除 miRNA 等实验进一步确认。

二、lncRNA 的研究方法

人们已经发现 lncRNA 与肿瘤的发生、发展关系密切，且在肿瘤患者病灶组织和癌前病变组织中有明显的异常表达。作为一种理想的肿瘤标志物，不但要具备高度特异性和敏感性，又要易于测定，且可重复测定。随着肿瘤患者体液中肿瘤相关 lncRNA 的检出，lncRNA 成为新型肿瘤标志物将指日可待。

临床常规物理诊断手段（如 CT、B 超、核磁共振和内腔镜检查等）很难发现小于 1cm 的肿瘤，而传统肿瘤标志物的灵敏度和特异性也不够高。因此，采用现代分子生物学技术，寻找理想的肿瘤标记物对于提高恶性肿瘤诊治水平意义重大。

由于 lncRNA 可通过多种机制发挥其生物学功能，因此，在研究 lncRNA 功能的过程中，相关的分子生物学研究方法的建立和应用将起着非常重要的作用。

（一）检测方法

目前，对 lncRNA 的定性和定量分析运用比较成熟的检测方法主要有微阵列，RNA-seq，Northern 印迹、实时荧光定量逆转录聚合酶链反应、荧光原位杂交等。Qrom 等用微阵列在对多种人类细胞系 lncRNA 表达谱分析中检测到 3019 种 lncRNA。Lin 等通过 RNA-Seq 检测了来源于诱导多能干细胞的人类神经元，发现很多 lncRNA 参与神经及神经系统疾病的发生。Northen 印迹和 qRT-PCR 方法不仅广泛应用于分析 lncRNA 的表达水平，而且常用于验证微阵列实验结果的真实性。而在 lncRNA 功能研究中，使用较多的技术有 RNA 干扰和 RNA 结合蛋白免疫沉淀。其中，在沉默特定的 lncRNA 方面，RNAi 已经得到广泛的应用，而 RIP 主要用于筛选与 lncRNA 结合并发挥作用的相关蛋白质。随着分子生物学技术的不断突破，研究者将 RIP 与微阵列相结合，发展成为了 RIP-Chip；而 RIP 与 RNA-seq 相结合，则发展成为了 RIP-seq。

1. 实时荧光定量 PCR 技术 此技术可定量检测目的基因的表达及筛选生物学功能相关的 ncRNA，常用于蛋白编码基因表达检测，它是一种高通量、灵敏的基因表达检测技术，也被广泛应用于 ncRNA 检测，该技术可迅速发现疾病组织或组织特异的 ncRNA 生物标志物。

2. SAGE（serial analysis of gene expression）**技术** SAGE 和基因芯片技术一样同属于高通量的研究技术。2009 年 Ren 等比用 SAGE 文库法检测了家猪中 lncRNA-TncRNA 在其胚胎发育不同时期的表达变化，此方法首先通过反转录得到 cDNA，获得 SAGE 双标签，然后连接、扩增双标签片段并进行克隆、测序，统计此标签在某组织中的出现频率，此频率即可反映出该标签基因的表达丰度。

3. 微阵列芯片检测技术 首先需在微阵列上固定大量探针分子，然后将标记样本与探针分子进行杂交，通过杂交信号强度检测，反映不同样本中测定基因的表达丰度，现在 lncRNA 研究面临的一个主要挑战是设计带有不同 lncRNA 检测探针的芯片，Arraystar 公司自 2009 年就开始设计 lncRNA 芯片，近日发布了可同时检测 miRNA 和 lncRNA 的第三代 lncRNA 芯片，此芯片设计将公共数据库与重要 lncRNA 论文中的信息结合起来，建立了一个可靠的综合性 lncRNA 数据库表达谱。此探针能够靶标外显子和剪接点，检测到单个基因的不同转录本。因为 lncRNA 的调节方式是一种大量聚集，协同作用的形式，单个 lncRNA 的影响很可能不会产生明显的表型变化。目前 lncRNA

的研究主要是通过传统的原位杂交技术、过表达技术、siRNA 介导的基因沉默技术等，这些传统研究法效率低，新近发展起来的高通量测序技术——芯片杂交结合生物信息学，能快速高效地发现其他具有重要调控功能的 lncRNA，这也是未来 lncRNA 检测的发展趋势。

4. lncRNA 筛选方法　　Tilling 芯片和新一代的测序技术为整个人类基因组的转录本建立了丰富的档案。基于这些技术使得 lncRNA 的研究迅速发展。目前的各类生物芯片已经覆盖当前各个 lncRNA 数据库，包括用于检测已知 lncRNA 在不同样本之间的表达差异或检测疾病样本中表达异常的 lncRNA 的芯片；发现 lncRNA 上游调控功能的 SNP、CNV 和甲基化芯片；以及覆盖面广泛的 Tiling 芯片等都是 lncRNA 筛选的有效工具，芯片技术的规模化和成熟化已经带领研究者向系统生物学的领域拓展。与此同时，新一代测序技术更为一些新的转录本的发现提供方法并且弥补了芯片的不足。

此外，大量相关的最新研究方法也在各种刊物上陆续被报道，如主要用于预测 RNA 与蛋白质相互作用的快速预测 RNA 与蛋白质相互作用及结构域技术，它的预测功能可为寻找 lncRNA 靶标提供积极的指导作用；用于发现与 RNA 相互作用的 DNA 和蛋白质的 ChIRP 技术，它可与测序技术结合起来用于研究 lncRNA 的功能。以及用于对 lncRNA 进行功能缺失研究和细胞定位的非编码 RNA 沉默与定位分析技术。这些新技术的开发及其在 lncRNA 功能领域方面的运用，有助于揭示 lncRNA 的生物学功能及其分子调控机制，以及它们在肿瘤发生发展中的病理机制。

（二）lncRNA 的检测

体液标本如外周血、尿液和唾液等易获得，且可多次取样，因此体液中疾病相关 lncRNA 的研究备受人们关注。最早是由 Hessels 等研究者在前列腺癌患者的尿液沉渣中发现了前列腺癌相关的 PCA3。之后的许多研究证实，尿液中 PCA3 的测定对于前列腺癌的诊断，其特异性和敏感性均优于传统的血浆前列腺癌特异性标志物-前列腺特异抗原（PSA），可应用于临床作为前列腺癌诊断的标志物，从而可使患者免受前列腺穿刺、抽血等有创检查。

Panzitt 等不但在肝细胞肝癌组织中发现了高表达 HULC，他们还在患者外周血中检测到 HULC。

CCAT1 在结肠癌中表达明显升高，可达正常结肠组织的 300 余倍；同时，研究者在结肠癌患者的外周血中也发现了高水平的 CCAT1，他们在大约 40% 的结肠癌患者血的有核细胞中检测到了高表达的 CCAT1。这说明，lncRNA 也是一类循环肿瘤细胞的新型标志物。

前列腺癌抗原 3（PCA3）仅在前列腺组织中表达，具有较好的组织特异性，早在 1999 年就发现该 lncRNA 在前列腺癌组织中出现表达水平的升高。PCA3 可能通过调节雄激素受体信号转导通路而参与促进前列腺癌细胞的增殖。目前研究者已在尿液中检测到 PCA3，并证实它对于前列腺癌的诊断有较高的敏感性和特异性。这为前列腺癌的无创性诊断提供了新方法。

近期，Tangy 等在口腔鳞状细胞癌患者的唾液中检测出多种肿瘤相关的 lncRNA，这些 lncRNA 有可能成为口腔鳞状细胞癌的潜在标志物。这说明，检测唾液中的 lncRNA 可能成为一种诊断口腔癌的非侵袭性、快速检测的方法。

（三）lncRNA 与肿瘤诊断

恶性肿瘤是受多种因素影响的复杂的疾病，虽然其发生、发展的分子机制目前尚不明确，但 lncRNA 通过调节相关基因表达影响细胞凋亡、信号通路等过程从而在肿瘤的发生、浸润、转移中起重要作用，它有望成为肿瘤诊断与预后判定的分子标志物。由于 lncRNA 本身也是效应分子，它的表达水平可能更能反映肿瘤的本质特性，故 lncRNA 作为标志物在肿瘤诊断层面上可能优于 mRNA。这些 lncRNA 为相关肿瘤的分子诊断提供了基础。

PCA3 是长度为 3.7 kb 的 lncRNA，以前被称作 DD3，是被用于前列腺癌诊断的著名标志物，目前已应用于临床。它在前列腺组织中的表达具有高度特异性，并且在前列腺癌中显著高表达。随

后的研究表明 *PCA3* 是一种特殊的前列腺癌基因，同时也可以作为膀胱癌的诊断标志物。lncRNA HULC 在原发性肝癌和结直肠癌肝转移中高表达，但在原发性结直肠癌和非转移肝癌中没有发现 HULC。应用 qRT-PCR 技术能很容易的在肝癌患者血液中检测到 HULC 并用其作为诊断标志。与周围其他正常组织相比，MALAT-1 在乳腺癌、胰腺癌、结肠癌和肺癌中表达增加，因此 MALAT-1 也可能成为这些癌症的诊断标志。lncRNA SUMOIP3 在胃癌组织中显著上调，SUMOIP3 的表达水平与肿瘤大小、分化、淋巴结转移都有显著关系，因而 SUMOIP3 可能成为胃癌诊断的潜在生物标志。此外，Lin 等发现，和邻近的正常组织相比，lncRNA ABHD11-AS1 在 75 例胃癌患者的病灶组织出现高表达，通过 ROC 曲线分析，曲线下面积值达到 0.613，说明该基因可能成为未来胃癌诊断标志物。在今后的临床肿瘤诊断上，可以通过对多种 lncRNA 相结合的方法进行肿瘤诊断上的判定。

（四）以 lncRNA 为靶点的新药研发

近年来以 RNA 为靶点的药物研究新方向已得到越来越多的重视，通过设计小分子药物、反义寡核苷酸、核糖酶等方法作用于 RNA，这应当是未来药物研发的新方向。以 lncRNA 为靶点设计新型抗肿瘤药物可以在转录初始阶段调控相关基因表达，缩减能量和资源，更加有效地发挥药效。lncRNA 虽不编码蛋白质，但却对蛋白表达具有决定性的调控作用。目前，小分子抑制剂、核酸药物及 lncRNA 的相关调节剂已有所发现。随着 lncRNA 结构信息及其功能基序的不断发现，设计或发现相关靶点的小分子抑制剂已成为现实。如甲基化抑制剂 5-硫唑嘌呤-2′-脱氧胞苷能够抑制 *H19* 基因 ICR 区的甲基化，下调 *H19* 基因表达。

lncRNA 的间接调节剂也是一个药物研发的新方向，如雌二醇可以通过调节雌激素受体诱导 HOTAIR 的反义转录本 lncRNA 表达升高，而 HOTAIR 的过表达会促使乳腺癌的进一步发展，因此运用雌激素受体抑制剂或雌二醇拮抗剂可以间接调节 lncRNA HOTAIR 的表达，从而达到抗癌作用。这些研究表明，基于表观遗传学的调节剂有望成为新型药物，通过调控 lncRNA 表达及其相关通路发挥抗肿瘤疗效。因此，深入研究 lncRNA 将使目前对细胞的结构网络和调控网络的认识带来革命性的变化，具有不可估量的科学和临床价值。

（王晓霞　高　涵　郭红艳）

第二十章 肿瘤生物治疗

第一节 基 础 知 识

对于肿瘤的治疗，目前常采用的方案为化学治疗、放射治疗及手术治疗。但上述方式对人体正常细胞及免疫系统都会造成很大的损伤。随着免疫学、病理生理学、生物化学和细胞生物学等学科基础理论的不断进步，单克隆抗体工程、基因工程和蛋白质工程等实验技术的不断更新，肿瘤生物治疗的基础研究和临床应用都获得了巨大进展。肿瘤生物治疗对传统的手术治疗、化学药物治疗和放射性治疗等形成了有益的补充。肿瘤生物治疗方式包括免疫细胞治疗、单克隆抗体治疗、抗血管生成治疗、细胞因子治疗和基因治疗等方式。

一、肿瘤生物治疗相关靶点

酪氨酸激酶家族的表皮生长因子受体与肿瘤的发生、浸润和增殖关系十分密切。表皮生长因子受体由细胞外的配体结合结构域、跨膜结构域和细胞内的激酶结构域三部分组成。表皮生长因子受体基因包括 *EGFR/HER1* 基因、*HER2/NEU* 基因、*HER3/ERB3* 基因和 *HER4/ERB4* 基因。当配体与表皮生长因子受体结合后，表皮生长因子受体会同二聚化或异二聚化，从而激活受体的酪氨酸激酶活性，将特定的酪氨酸（Tyr）磷酸化；进一步激活 PI3K/AKT 等信号通路，最终调控细胞的增殖和分化。表皮生长因子受体的配体有转化生长因子和表皮生长因子等（图 20-1）。

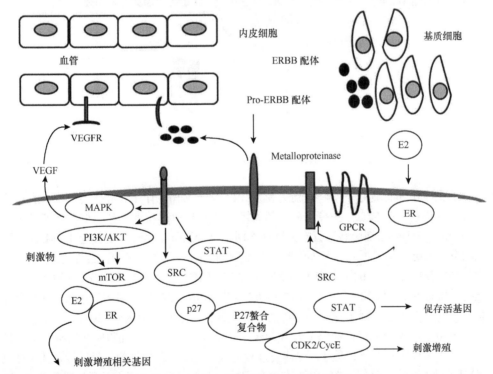

图 20-1 表皮生长因子受体及信号通路

表皮生长因子受体在人肿瘤中会出现基因表达量上升、受体和配体都过量表达及负调控功能丧失等情况。在乳腺癌、前列腺癌、卵巢癌、胰腺癌、肾癌、肺癌和结肠癌等均发现有 *HER2/NEU*

基因的表达升高。特别是在乳腺癌中 *HER2/NEU* 基因大量表达，25%～30%的乳腺癌发现有基因过量表达现象。在非小细胞肺癌中表皮生长因子受体 EGFR 的酪氨酸激酶结构域发生突变，导致其持续性的活化；在头颈部肿瘤如甲状腺肿瘤和喉癌中 *EGFR* 基因过量表达。

肿瘤坏死因子 TNF 家族成员中，最为研究人员注意的是肿瘤坏死因子相关凋亡诱导配体（tumor necrosis factor-related apoptosis-inducing ligand，TRAIL）。TRAIL 能够选择性地诱导多种肿瘤细胞凋亡，TRAIL 受体家族共包括死亡受体 DR4，DRS 和两种诱骗受体 DcRl，DcR2；另外一种为可溶性受体。死亡受体 4（death receptor 4，DR4）在乳腺癌细胞株 MCF-7、Bcap-3、MD-MBA-453 和白血病细胞株 K562、HL-60 等肿瘤细胞中均为高表达。死亡受体 5（death receptor 5，DR5）在肝癌 BEL-7402、乳腺癌 MD-MBA-453、卵巢癌 HO-8910、肺癌 A549、直肠癌 Lovo、前列腺癌 PC-3、胰腺癌 SW1990 等肿瘤细胞中均为高含量表达。DR5 由 411 个氨基酸组成，死亡结构域由 67 个氨基酸组成。DR5 的配体是 TRAIL 和 APO2L。APO2L 由 281 个氨基酸组成，而 TRAIL 以三聚体形式发挥作用，与 DR5 结合后可诱导细胞程序性凋亡。APO2L 或 TRAIL 与 DR5 结合后，DR5 可以促使 Fas 相关死亡结构域（Fas-associated death domain protein，FADD）诱导肿瘤细胞产生凋亡（图 20-2）。

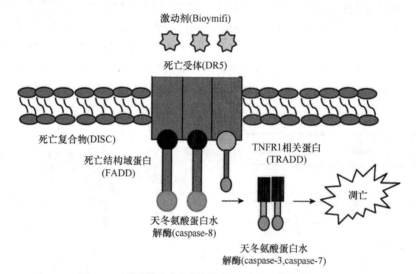

图 20-2　肿瘤坏死因子相关凋亡诱导配体及抑制剂

黏附分子受体在肿瘤细胞的细胞-细胞外基质（ECM）的相互作用和肿瘤转移中具有重要的意义。黏附分子受体包括整合素、免疫球蛋白超家族、选凝素和钙黏素。其中整合素与细胞外基质 ECM 的相互作用对于肿瘤细胞转移具有关键性作用。整合素等黏附分子受体与 ECM 的相互作用触发了黏附分子介导的信号通路，从而影响肿瘤细胞的黏附、侵袭、扩散、转移行为。

多亮氨酸重复区免疫球蛋白样蛋白（LRIG）包括 LRIG1，LRIG2，LRIG3 三种类型，可诱导人脑胶质瘤细胞株 SHG-44 和 U251 的凋亡。*LRIG1* 基因表达被抑制后，对表皮生长因子受体 EGFR 的抑制信号减弱，表皮生长因子受体 EGFR 活化，导致正常细胞癌变为癌细胞。

抗氧化蛋白超家族的过氧化物酶（Peroxidase，Prdx）主要分布于细胞质和细胞核中，具有维持细胞内过氧化氢稳定的功能；通过调控体内过氧化氢的变化，介导细胞信号转导通路。过氧化物酶 Prdx 包括 Prdx1-6 六个亚型。过氧化物酶 Prdx 具有很强的抗氧化能力，可通过降低 ROS 和 ROS 相关的细信号通路来影响细胞凋亡。

成纤维细胞生长因子受体 2（FGFR2）与肿瘤血管中主要的促血管生成因子的碱性成纤维细胞生长因子（bFGF）结合。肿瘤组织通过高度表达 FGFR2 作用于各种细胞而引起细胞增殖和分化失控而形成肿瘤。在肝癌和胃癌中 FGFR2 的表达量为高表达。

促肾上腺皮质素释放因子受体 1 和促肾上腺皮质素释放因子受体 2（CRF 受体 1 和 CRF 受体 2）与促肾上腺皮质素释放因子（CRF）家族的 UCN1、UCN2 和 UCN3 可以结合，在垂体腺瘤、子宫内膜癌和前列腺癌的发病中都有重要作用。

肿瘤细胞过表达蛋白聚糖，从而延长肿瘤细胞的半衰期，促进肿瘤生长。蛋白聚糖由一个单独的核心蛋白和几条糖胺聚糖链通过共价键的方式连接组成。蛋白聚糖和 P 选择蛋白和 L 选择蛋白、层粘连蛋白、纤维连接素等蛋白配体相互作用，参与细胞-细胞和细胞-基质相互作用。糖胺聚糖还可以减少蛋白降解。磷脂酰肌醇蛋白聚糖-1（glypican-1））在胰腺癌 SW1990、结肠癌 PKO、胃癌 SGC7901 细胞株中高表达。肿瘤细胞通过调节 glypican-1 的硫酸化程度，改变 glypican-1 和表皮生长因子结合能力，促进膜酪氨酸受体的激活。基底膜蛋白多糖（Perlecan）是一种可以修饰正常基底膜的分泌型蛋白聚糖。基底膜蛋白多糖在黑色素瘤 S180、乳腺癌 MD-MBA-231 和结肠癌 HT-29 细胞株中都高表达。

透明质烷是大分子量的蛋白聚糖，在肿瘤基质中大量存在。CD44 受体及 CD 168 受体和透明质烷相互作用后，促进合成细胞支架和肿瘤细胞的增殖。O-G1cNAc 可以同时修饰原癌基因蛋白和抑癌蛋白的丝氨酸残基；透明质烷通过修饰 P53 蛋白，封闭基因组 DNA 与 P53 蛋白相互作用位点，促进肿瘤细胞的增殖。透明质烷受体是黏附因子家族中的 CD44 抗原，可以调节肿瘤细胞与基底膜的相互作用。透明质烷和肿瘤细胞标志物 CD44 相互作用，促进细胞骨架的生成和细胞生长因子活化。CD44 上的糖基化修饰包括硫酸软骨素修饰和硫酸肝素修饰，糖基化修饰可以促进细胞和纤维连接蛋白的相互作用，从而对肿瘤基质的结构产生影响。

细胞表面 1，6 分支的 N-连接糖基含量较高，这与 N-乙酰葡糖氨基转移酶 V（GnTV）和唾液酸在肿瘤细胞表面高表达密切相关。N-乙酰葡糖氨基转移酶 V 可以促进肿瘤细胞的解离和浸润。通过相互作用调节细胞的解离。ST6GalNAc-I 在恶性乳腺癌 MCF-7、胃癌 SGC-7901 和结肠癌 PKO 中都发现有高表达。细胞表面的 O-连接糖基的末端也会被大量唾液酸修饰。比如高表达的唾液酸化 Tn 抗原（CSTn）也能促进肿瘤细胞浸润。

糖基转移酶（GnTV）是许多肿瘤细胞的分子标志物之一，可以促进 $\alpha_5\beta_1$ 整黏蛋白 β1，6 糖基化分支的形成。干扰整黏蛋白的聚集，降低肿瘤和基底膜之间的相互作用，增强肿瘤细胞穿过基底膜的能力，增强肿瘤细胞的转移和浸润能力。

硫酸肝素蛋白聚糖介导细胞与基底膜相互作用，常见的为多配体蛋白聚糖（Syndecans）。多配体蛋白聚糖可以和层粘连蛋白或者是纤维连接蛋白相结合，促进肿瘤细胞迁移。多配体蛋白聚糖和 $\alpha_v\beta_3$ 整黏蛋白协同促进肿瘤扩散和浸润，在胃癌、乳腺癌和胰腺癌等肿瘤中高表达。

染色体重塑中的关键酶有组蛋白乙酰转移酶（HATs）和组蛋白去乙酰化酶（HDACs），组蛋白的异常乙酰化或去乙酰化在肿瘤的发生中起到重要的调控作用。组蛋白 N 端赖氨酸残基被组蛋白乙酰转移酶（HATs）乙酰化可以降低 DNA 与组蛋白之间的静电引力，染色质重塑为转录活性结构，基因组 DNA 迅速产生解聚，有利于转录因子、调节因子复合物和 RNA 合成酶与 DNA 模板相结合，激活基因转录。组蛋白去乙酰化酶（HDACs）的作用则相反，两者协同作用，对基因进行转录调控。基因的表达状态取决于 HATS 和 HDACs 介导的动态平衡。

二、肿瘤细胞中糖基化修饰的异常

肿瘤细胞糖基化的异常会改变细胞的黏附能力，促进肿瘤的侵袭和转移。肿瘤细胞糖基化修饰的异常会导致细胞周期混乱；减少细胞之间的接触，增强肿瘤细胞穿过胞外基质和基底膜的能力；增强肿瘤细胞和血管内皮细胞及血液系统产生的血小板、白细胞相互作用，逃逸 NK 免疫细胞的杀伤。糖基化修饰的异常还经常伴随癌胚抗原的表达。

糖修饰在蛋白正确折叠、细胞黏附和信号转导通路中都有重要作用。N-糖基化修饰和 O-糖基化修饰都具有重要的生物学意义。胰岛素样生长因子 1 受体（IGF1R）的 N-连接糖修饰对胰岛素样生长因子 1 受体的蛋白磷酸化和细胞膜定位具有重要意义。肿瘤细胞的细胞膜表达具有 O-糖基化修饰的黏蛋白，比如乳腺癌细胞 MDF-7 高表达 MUC4。黏蛋白 MUC4 中存在和表皮生长因子相类似的氨基酸序列，通过和 ERBB2 相互作用进行蛋白磷酸化，刺激细胞增殖。肿瘤细胞还高表达神经节苷脂（gangliosides）等糖脂。神经节苷脂作为酪氨酸激酶受体（EFG 和胰岛素受体）调节它们的磷酸化。肺癌 A549、神经胶质瘤 SH-SY5Y 和黑色素瘤 S180 中高表达的神经节苷脂 G_{M3} 或 G_{D3} 通过与细胞膜表面的酪氨酸激酶受体相互作用来调控细胞增殖和凋亡。乳腺癌细胞 MD-MBA-231 中高表达的神经节苷脂能够调控细胞膜脂筏中酪氨酸激酶受体复合物的形成。

三、免疫细胞治疗的基本原理

树突状细胞（DC）在免疫细胞治疗中已经取得了较大进展，人们对 DC 的选择、DC 的特异性抗原鉴定、负载方法和免疫途径等都有了较深的认识。以小鼠为体内实验模型，以脂质体介导肿瘤抗原肽转染 DC，可以诱导出免疫反应。DC 疫苗还可以活化 NK 细胞受体的表达，提高 NK 细胞的活性和生存期，增强 NK 细胞的肿瘤杀伤活性。

四、单克隆抗体治疗的基本原理

单克隆抗体药物的研发是目前药物研发的热点之一，进入临床试验阶段和临床治疗阶段的单克隆抗体日益增多。针对表皮生长因子受体（EGFR）和血管内皮生长因子（VEGF）靶点单克隆抗体报道较多，且已在基础研究和临床使用中证明具有较好的疗效。整合素 $\alpha_v\beta_3$ 在血管的生成过程中具有重要作用，因此抗整合素 $\alpha_v\beta_3$ 的单克隆抗体具有显著抗肿瘤效应。

五、抗血管生成治疗的基本原理

肿瘤的生长和侵袭中，病理性的新血管不断生成；肿瘤细胞与血管内皮细胞通过血管生血管生成刺激因子和抑制因子相互作用调控肿瘤的生长。血管生成刺激因子有血管内皮生成因子，转化生长因子和碱性或纤维细胞生长因子等；血管生成抑制因子有内皮抑素、组织金属蛋白酶抑制剂和血管生成抑素等。

第二节　肿瘤生物治疗策略

为了提高生物治疗的效果，人们采取了以下发展战略：①改进药物的筛选方法，提高药物筛选效率和准确率；②重视从大然产物（食药两用菌、海洋生物、动植物等）中寻找新型的化合物和蛋白；③针对关键靶点如表皮生长因子受体，死亡受体 4 等进行药物的合理化设计，提高药物的选择性；④根据肿瘤耐药性机制，采用时辰治疗等测量来克服耐药性。

一、非特异性免疫刺激剂

非特异性免疫刺激剂可以通过诱发人体非特异性免疫反应，对肿瘤起到抑制作用。目前已经报道的非特异性免疫刺激剂有卡介苗（BCG）、西咪替丁（cimetidine）、OK432 制剂和左旋咪唑（levamisole）等。

在 1990 年卡介苗已经通过美国国家食品药品监督管理局（FDA）批准用于膀胱癌的治疗。卡介苗瘤内注射完全缓解率达到 70%，5 年无进展生存期为 37%。而多柔比星的完全缓解率为 34%，5 年无进展生存期为 17%。

左旋咪唑于 1990 年获得美国国家食品药品监督管理局批准用于治疗结肠癌。左旋咪唑联合 5-氟尿嘧啶 5-FU 治疗结肠癌，可以降低结肠癌的复发率和死亡率。左旋咪唑与放射治疗疗联合用于治疗乳腺癌和肺癌，可以显著延长患者的生命。

二、细 胞 因 子

细胞因子（cytokine）可激发机体对肿瘤的免疫反应，将肿瘤因子联合化学治疗和放射治疗可以提高治疗效果，延长患者寿命。用于肿瘤治疗的细胞因子有干扰素、白细胞介素类和集落刺激因子等种类。

干扰素（interferon，IFN）分为Ⅰ型干扰素和Ⅱ型干扰素。Ⅰ型干扰素由理化特性和生物学活性相近的 IFN 和 IFN 构成。IFNγ 被称为Ⅱ型干扰素。IFNα 和 IFNβ 可以由白细胞和在病毒刺激诱导下产生。IFNα 和 IFNβ 都由 166 个氨基酸组成，分子量约 19kDa。IFNβ 分子量约为 23kDa。IFNγ 由 143 个氨基酸组成，分子量约 40kDa，主要是由活化的 T 细胞和 NK 细胞产生的。1986 年IFNα 就已经被批准用于治疗 Kaposi 肉瘤、黑色素瘤、慢性粒细胞白血病、毛细胞白血病、肾癌等恶性肿瘤。

1992 年白细胞介素-2（IL-2）被批准用于治疗黑色素瘤和肾癌。IL-2 促进免疫系统的 T 细胞增殖，诱导生成 LAK 细胞，增强 NK 细胞的杀伤能力。

粒细胞-巨噬细胞集落刺激因子（GM-CSF）由 127 个氨基酸组成，分子量为 15kDa。具有免疫调节作用，临床中作为肿瘤疫苗免疫佐剂被广泛应用。黑色素瘤术后联合应用 GM-CSF，患者 5 年生存率达到 60%。

三、单克隆抗体

随着现代生物技术的迅速发展，通过细胞工程或基因工程技术制备的单克隆抗体已在生物医学领域得到广泛应用。单克隆抗体可以通过补体依赖性细胞毒作用（CDC）和抗体依赖性细胞毒性效应（ADCC）等杀伤肿瘤细胞，另外还发现单抗与受体结合，通过干预细胞信号传导限制肿瘤生长。单克隆抗体因具有靶向性高，疗效好的特点，因此在临床治疗应用广泛。利妥昔单抗于 1997年被美国食品药品监督管理局首先批准应用于淋巴瘤的治疗。开创了单抗应用于临床治疗的先河。截至目前，已经有数十种单抗应用于临床肿瘤治疗或者处于临床试验阶段。

利妥昔单抗（Rituximab）是人-鼠嵌合型抗 CD20 单克隆抗体，用于淋巴瘤的临床治疗。利妥昔单抗联合化疗治疗淋巴瘤，可以显著延长患者的生命，提高患者生活质量。目前已经成为淋巴瘤质量的一线方案。

阿仑珠单抗（Alemtuzumab）可以特异性识别癌变淋巴细胞的 CD52 抗原。阿仑珠单抗于 2001年被 FDA 批准用于治疗 B 细胞恶性肿瘤和慢性淋巴细胞白血病。

曲妥珠单抗（Trastuzumab）是一种针对人表皮生长因子受体-2（Her-2）的重组免疫球蛋白 IgG单克隆抗体，对乳腺癌细胞具有良好的杀伤效果。曲妥珠单抗分别于 1998 和 2002 年在美国和中国批准投入临床应用。曲妥珠单抗对乳腺癌具有良好的治疗效果。

贝伐单抗（Bevacizumab）是抗 VEGF 的人源化单抗，主要通过中和 VEGF 阻断其与内皮细胞上的受体结合，抑制肿瘤血管生成发挥抗肿瘤效应。贝伐单抗于 2004 年被 FDA 批准治疗胶质母细胞瘤、结肠癌、转移性肺癌、乳腺癌和肾癌等。

西妥昔单抗（Cetuximab）是 2004 年被 FDA 批准用于治疗结直肠癌的抗 EGFR 的嵌合型单克隆抗体。西妥昔单抗可与表皮生长因子受体（EGFR）特异性结合。西妥昔单抗诱导表皮生长因子受体 EGFR 的二聚化和内化并下调受体的表达，阻断配体对受体酪氨酸激酶的活化。西妥昔单抗联合伊立替康对表皮生长因子受体过表达的结肠癌，肺癌和甲状腺癌患者进行治疗，有效率提高11%。

易普利姆玛单抗（Ipilumumab）是针对细胞毒性 T 淋巴细胞相关抗原 4（CTLA-4）的单克隆抗体。易普利姆玛单抗于 2011 年被 FDA 批准用于治疗晚期黑色素瘤，易普利姆玛单抗联合肽疫苗或化学治疗能延长黑色素瘤患者的生存期。

四、免 疫 毒 素

免疫毒素（Immunotoxins，ITs）的设计策略是基于肿瘤细胞表面的特殊标志物或受体，利用抗原-抗体特异性结合或者是细胞因子-受体的特异性结合的生物学原理，将具有导向能力的分子（载体）和具有细胞毒性的蛋白（毒素）偶联而成的嵌合蛋白。免疫毒素通过与细胞表面受体的特异性结合，通过内吞作用而进入细胞，抑制基因复制和蛋白质合成，也可通过穿孔作用使胞质外泄等作用，最终使肿瘤细胞凋亡。免疫毒素具有两个优点：首先是免疫毒素不依赖人体的免疫系统，对细胞的杀伤作用是直接杀伤；其次是免疫毒素可与肿瘤细胞特异性结合，因此对人体正常细胞杀伤活性低，降低了本身的毒性。目前人们已从 DNA 水平上实现了导向分子与毒素分子的偶联，在此基础上开发了多种重组免疫毒素，部分已进入临床试验阶段。

与肿瘤细胞特异性结合的导向载体通常选用抗体或抗体片段，毒素多采用植物毒素、化学合成毒素或者细菌毒素。作为载体分子，完整的单克隆抗体分子量大，细胞穿透力弱，这对实体瘤的治疗效果欠佳；因此人们对单克隆抗体进行改造。改造首先是降低分子量，其次是进行人源化改造；降低免疫原性，提高亲和力。载体还可以选择与细胞表面特异性受体结合的细胞因子或其他靶细胞表面标志物的分子。为了降低细胞毒性，增加细胞选择性，毒素分子也通常进行分子设计和改造。植物毒素包括皂草毒素（saporin），蓖麻毒素（ricin）和相思豆毒素（abrin）等；细菌毒素包括白喉毒素（DT）和绿脓杆菌外毒素（PE）等。

毒素和载体的偶联可采取化学偶联的方式，缺点在于需要纯度较高的载体及毒素，且偶联产率也比较低，偶联后还需要二次纯化以获得纯度高的免疫毒素。使用基因工程及蛋白质工程技术成为工业化生产重组免疫毒素的必然趋势。在基因水平将载体与毒素分子的基因进行连接，然后采用发酵工程和蛋白质纯化技术制备免疫毒素。目前多数处于临床试验阶段的免疫毒素都是由基因工程技术制备得到的（表 20-1）。

表 20-1　处于临床试验阶段的重组免疫毒素

靶点	相关肿瘤	重组免疫毒素
IL-2 受体	白血病	Anti-Tac（dsFv）-PE38
IL-6 受体	骨髓瘤	DAB389-IL6
IL-4 受体	胶质瘤	IL4（38-37）-PE38KDE
lewisY 抗原	肺癌、乳腺癌、结肠癌	B3（dsFv）-PE38（LMB-9）
erbB-2	乳腺癌、卵巢癌	e23（Fv）PE38K
CD22	白血病	RFB4（dsFv）-PE38
CD30	淋巴瘤	Ki4（scFv）ETA
CD33	髓样白血病	HuM195-rGel
CA242	结肠癌、胰腺癌	C242-F（ab）-PE38QQR

目前关于免疫毒素治疗癌症的研究主要集中于以下五个方面：①提高免疫毒素对肿瘤的特异性；②增加对肿瘤细胞的活性；③降低免疫原性；④提高免疫毒素的药物代谢动力学性质；⑤提高免疫毒素基因工程表达的表达量，优化下游处理技术，提高免疫毒素的产量。

五、血管生成抑制剂

血管生成抑制剂对肿瘤的治疗具有良好的效果。血管生成抑制剂最大的问题是不直接杀伤肿瘤细胞，仅仅是阻止肿瘤生长和转移。因此需要联合化学治疗和放射治疗来获得更好的疗效。抗血管生成药物与化学治疗联合可能通过时辰治疗来获得更佳治疗疗效。

六、过继性细胞治疗

过继性细胞治疗是抽取患者的血液，利用磁珠分离等手段分离出患者的免疫细胞，通过抗原活化和筛选后回输给患者，然后可以激发抗肿瘤免疫反应从而杀伤肿瘤细胞。

国际性细胞治疗首先报道的是淋巴细胞因子活化的杀伤细胞(LAK)。外周血单核细胞(PBMC)中加入 IL-2 体外培养，PBMC 被诱导成为非特异性杀伤细胞，这类细胞可以杀伤多种肿瘤细胞。将白细胞介素（IL）-2 与 LAK 协同治疗肿瘤患者取得良好的效果。

杀伤细胞 CIK 是采用细胞因子刺激外周血单核细胞获得，CIK 细胞兼有 NK 细胞和 T 细胞的抗肿瘤活性。CIK 细胞单独应用于临床疗效欠佳，因此常与手术或放射治疗、化学治疗联合应用。

天然免疫的主要承担者是 NK 细胞，NK 细胞对靶细胞的识别无主要组织相容性复合体限制性，可直接杀伤肿瘤细胞，也可分泌细胞因子调节其他免疫细胞杀伤肿瘤。

由肿瘤抗原特异性 T 细胞及其前体细胞组成的 TIL 细胞经 IL-2 活化后具有良好的抗肿瘤活性，TIL 细胞抗肿瘤活性比起 LAK 细胞要高 50～100 倍，同时靶细胞特异性显著。TIL 细胞和 IL-2 对黑色素瘤和癌症胸腹水具有较好的治疗效果。

DC 细胞诱导抗原特异性 T 细胞活化，启动机体抗肿瘤免疫反应。DC 细胞无论是单独应用还是联合运用均可有效地激发特异性抗肿瘤免疫反应。树突状细胞治疗非小细胞肺癌具有良好的效果。

七、动 物 毒 素

动物毒素多为多肽和蛋白组成，动物毒素的结构多样性使其成为蛋白和多肽药物合理设计的重要来源。蛋白可以分为金属蛋白酶、丝氨酸蛋白酶、去整合素和磷脂酶 A2 和 L-氨基酸氧化酶等种类。

去整合素是有抗黏附作用富含半胱氨酸的低分子量蛋白。去整合素分为含有 KTS 基序的去整合素，含 MLD 基序的去整合素和含 RGD 基序的去整合素。含有 RGD 序列的去整合素有 Rhodostomin，Salmosin，Contortrostatin 和 Accutin。含 KTS 或 RTS 序列的去整合素有 Jerdostatin，Viperistatin，Lebestatin 和 Obtustatin。

蝎毒素分为长链和短链两类。短链的蝎毒素由含有 30～40 个氨基酸残基组成，由 3 对二硫桥交联而成。主要作用于氯离子或者钾离子通道。60～70 个氨基酸残基，由 4 对二硫桥交联而成，主要激活钠离子通道；另外有少数不含二硫键的蝎毒素，作用于其他靶点。

蝎毒素（Chlorotoxin, Cltx）由 36 个氨基酸组成，通过抑制氯离子通道，特异性抑制神经胶质瘤细胞如 SH-SY5Y 等的迁移与浸润，而对正常细胞毒性很低。细胞生物学研究表明 Cltx 毒素的受体是基质金属蛋白酶 MMP-2。Cltx 已经经过美国食品与药品监督管理局的批准，开展了 I 期和 II 期临床试验。在脑瘤术后患者靶向放疗和神经胶质瘤的诊断方面都取得了重要进展。

蜂毒素（Melittin）是从蜜蜂 *Apis mellifera* 毒素中发现的抗肿瘤多肽，由 26 个氨基酸组成。蜂毒素对黑色素瘤 M2R、肺癌 A549、肝癌 BEL-7402、前列腺癌 PC-3、乳腺癌 MD-MBA-231 等多种肿瘤细胞株均具有良好的杀伤活性。蜂毒素可以与钙调蛋白结合，是钙调蛋白最强有力的抑制剂之一。蜂毒素能抑制黑色素瘤 M2R 细胞株的促黑素受体，通过活化天冬氨酸蛋白水解酶 caspase 诱导细胞凋亡，或通过抑制基质金属蛋白酶 MMP 而杀死肿瘤细胞。另外，Melittin 能使磷脂酶 PLA2 活化，激活 CaMKII-TAK1-JNK/p38 途径的同时还可以抑制 IKK-NF-κB 途径，促使人肝癌细胞 HepG2 等产生凋亡。

Didemnin B 是第一个进入临床试验阶段的抗肿瘤海洋天然产物。分子生物学研究证明 Didemnin B 能够抑制核酸和蛋白质的合成，通过 caspase 途径诱导细胞凋亡，非竞争性结合棕榈酰蛋白硫酯酶。对乳腺癌 MCF-7、卵巢癌 SK-OV-3、宫颈癌 Hela、胶质细胞瘤 U251、肺癌 NCI-H1299等细胞株表现出很好的抗肿瘤活性。

Dolastatin 10 和 Dolastatin 15 是从海兔 *Dolabella auricularia* 中分离获得的一条五肽。Dolastatins 衍生物能够干扰肿瘤细胞的有丝分裂，降低肿瘤血管的血流量，抑制微管聚合，从而促进微管解聚。属于微管靶点的药物之一。

八、抗肿瘤抗生素

蒽环类抗生素只有少数获得批准用于临床，包括米托蒽醌（Mitoxantrone），阿柔比星（Aclarubicin），吡柔比星（Pirarubicin）和戊柔比星（Valrubicin）。蒽环类药物属于拓扑异构酶抑制剂，诱导自由基生成，与肿瘤细胞细胞膜结合，干扰肿瘤细胞的转录；对淋巴瘤、乳腺癌、白血病、卵巢癌等多种类型肿瘤具有缓解作用。

糖肽类抗生素有博莱霉素、博安霉素、平阳霉素、博宁霉素和培洛霉素等。糖肽类抗生素对可以引起 DNA 降解和断链，阻止 DNA 的复制，影响肿瘤细胞 DNA 的合成。鳞状细胞癌、肺癌和淋巴癌等具有良好的疗效。博莱霉素由 10 余种组分组成，分别被称为博莱霉素 A1～A6 和 B1～B6等。现在应用于临床的博莱霉素对宫颈癌、小细胞肺癌、淋巴癌及头颈部鳞癌等具有很好的疗效。

由放线菌产生烯二炔类抗生素杀伤肿瘤细胞的活性高，还可以独特的方式切割 DNA 序列。由 *Streptomyces globisporus* C-1027 菌株发酵表达的力达霉素属于烯二炔类抗生素。力达霉素由辅基蛋白（含 110 个氨基酸）和烯二炔结构的发色团两部分组成。力达霉素的发色团切割 DNA 分子，具有较高的抗肿瘤活性。

大环内酯类中，西罗莫司含有一个环内共扼三烯的 35 元环，它可以与 FK506 蛋白（FKBP-12）结合形成复合物，使 T 淋巴细胞停滞在 G₁ 期，对前列腺癌、白血病、卵巢癌、神经胶质瘤、乳腺癌和肾癌等都有疗效。布雷菲德菌素 A 为十三环的大环内酯类抗生素，反竞争性抑制蛋白质从内质网转运至高尔基体中。另外，红霉素、克拉霉素和罗红霉素等逆转或延缓化疗药物的耐药性，抑制肿瘤血管的生成，也具有潜在的抗肿瘤抑制活性。

丝裂霉素 C 是从头状链霉菌 *Streptomyces caespitosus* 中分离提取的一种广谱抗肿瘤抗生素，可以阻碍 DNA 的复制，同时使细胞的 DNA 解聚，从而抑制肿瘤细胞分裂。临床适用于消化系统肿瘤，对胃癌、肠癌、肝癌及胰腺癌等都具有良好的治疗效果。

九、组蛋白去乙酰化酶抑制剂

组蛋白去乙酰化酶抑制剂按结构可分为四类：①氧肟酸类，如曲古抑菌素（TSA）、SAHA 等；②短链脂肪酸，如丙戊酸和丁酸钠；③亲电子酮类，如三氟甲酮；④环形四肽和苯酸胺类，如组蛋白去乙酰化酶抑制剂 HDAC1 等。

第三节 生物治疗研究的实验方法

一、肿瘤生物治疗的细胞生物学研究

人们首次采用结构生物学和生化药理学对凝集素 AAL（agrocybe aegerita lectin）晶体结构和抗肿瘤活性进行了研究。为了搞清凝集素 AAL 的糖基和抗肿瘤活性的关系，人们采用糖芯片技术对 AAL 的糖结合活性和糖基进行分析，得到了结合活性最高的 sulfo-TF 二糖。分子免疫学研究表明 AAL 的配体是 sufo-TF 抗原，从而为肿瘤的靶向治疗提供了基础。

木糖苷可以和 I 型胶原蛋白相互作用，抑制硫酸软骨素与 I 型胶原蛋白的结合，破坏硫酸软骨素蛋白聚糖的形成，从而阻止黑色素瘤细胞的转移和浸润。

对肺癌细胞株作用研究方面，免疫毒素 SC-C/CEA（scdsFv）的靶点为肿瘤细胞表面存在的癌胚抗原（CEA）。抗 CEA 的单抗体去掉 Fc 段，将 VH 和 VL 段的部分氨基酸突变为半胱氨酸，以二硫键连接两个片段作为靶向载体；靶向载体与葡萄球菌肠毒素（SEA）的基因序列融合后，用原核表达方式进行表达。将纯化后的免疫毒素 SC-C/CEA（scdsFv）进行细胞实验。流式细胞术和免疫荧光技术均表明，SC-C/CEA（scdsFv）可与人肺腺癌细胞 A549 特异性结合，促使细胞凋亡。动物实验结果表明，SC-C/CEA（scdsFv）可抑制肺癌的增殖，延长生存时间。绿脓杆菌毒素 PE40 和促黄体激素释放激素 LHRH 组成的 LHBH-PE40 可以诱导非小细胞肺癌细胞 A549 发生凋亡。

对肝癌细胞株作用研究方面，免疫毒素 pTIH-hdsFv-hEDN 的载体为人源化抗肝癌单链抗体（hdsFv），毒素部分为人嗜酸细胞神经毒素（hEDN）。将两者的基因片段拼接后采用原核表达。细胞实验表明，pTIH-hdsFv-hEDN 对肝癌细胞 BEL-7402 具有杀伤作用，而对正常肝细胞毒性较低。免疫毒素 hdsFv-RC-Rnas 的载体部分为抗肝癌抗体 hdsFv，活性部分为牛蛙核糖核酶（RC-RNase）。细胞实验证明，免疫毒素 hdsFv-RC-Rnas 能与人肝癌细胞特异性结合，动物实验结果表明其对荷人肝癌裸鼠移植瘤有良好的治疗效果。体外实验中，免疫毒素 EGF-TCS 可特异性杀伤肿瘤细胞 BEL-7402，促进细胞的凋亡。绿脓杆菌外毒素 PE38 融合人源化鼠抗肝癌单链抗体（hscFv）偶联后生成的免疫毒素可以杀伤人肝癌细胞系 SMMC 7721。免疫毒素 A54-PE40KDEL 与肝癌细胞 HepG2 具有一定结合特异性及杀伤活性。

对淋巴瘤细胞株作用方面，将人白细胞介素-2（hIL-2）作为载体，丝瓜素（luffin P1）作为毒素分子，hIL-2-Luffin P1 可以与淋巴瘤细胞表面的 IL-2 受体特异性结合而达到特异杀伤淋巴瘤细胞。

单克隆抗体 ZME-018 可特异性结合黑色素瘤表面的 gp240 受体，它与白树毒素偶联后可以对黑色素瘤产生特异性的杀伤作用。单克隆抗体 Ep2 特异性结果黑色素瘤表面高表达的糖蛋白，Ep2 与皂草素偶联的免疫毒素在体外细胞试验中显示具有抗黑色素瘤细胞活性。

酸性成纤维生长因子（αFCF）的受体在结肠癌、乳腺癌、肝癌、恶性黑色素瘤等细胞表面高表达。αFCF 与绿脓杆菌毒素（PE）的衍生物 PE4EKDEL 偶联后，在皮肤鳞癌细胞 A431 及口腔细胞 KB 表皮样癌荷瘤小鼠体内显示出了抗肿瘤活性。用单克隆抗体 1083-17-1A 的片段作为载体，用 DT 毒素分子的 A 链为活性部位，可靶向治疗结肠癌。单克隆抗 791T/36 可与骨肉瘤细胞及结肠癌细胞表面抗原特异性结合，因此与 RTA 毒素结合制备的免疫毒素具有抗结肠癌活性。转化生长因子 α-PE40 为活性部分，融合表达的 LHRH-PE40 对过度表达 LHRH 受体的胃癌细胞和膀胱癌细胞 T24 具有靶向性。将人源抗体单链片段及 PE38KDEL 表达的融合免疫毒素蛋白，对大肠癌细胞株 Colo205 及 SW480 具有杀伤活性，促进其凋亡。将狂犬病病毒中和性单链抗体基因与绿脓杆菌毒素 PE40 基因融合，该免疫毒素对于狂犬病感染后的细胞具有杀伤活性。大鼠干扰素诱导蛋白 10（IP-10）基因作为载体，与绿脓杆菌毒素 PE 的活性片段 PE38KDEL 后，其对自身免疫性疾病的 Thl 细胞具有靶向活性。免疫毒素 IL-6（T23）-PE38KDEL 能明显延长荷瘤鼠的生存期。

二、肿瘤生物治疗的临床研究

以细胞外基质 ECM-整合素相互作用作为抗肿瘤靶点的药物可以分为以下几类：①抗黏附分子，常见的有抗整合素肽或单克隆抗体。其中去整合素及其类似物的报道较多；单克隆抗体系列有 Volociximab，Vitaxin，CNTO-95 等。多肽有 Cilengitide（EMD-121974）和 E-7820，多肽模拟物有 S247。②基质金属蛋白酶（MMP）抑制剂，进入临床应用的有 DX-2400。③酪氨酸激酶抑制剂和离子泵抑制剂；④抗纤维化药物，如 pirfenidione。

嵌合型人源化抗体 Rituximab（商品名：美罗华）于 1997 年被 FDA 批准用于治疗淋巴瘤并取得显著的临床疗效，完全人源化的单克隆抗体 Panitumumab 于 2009 年被 FDA 批准用于结直肠癌的治疗。在单抗药物的研发过程中，双功能抗体和三功能抗体的研究日益受到重视，如针对 Her2 和 CD3 的双功能抗体已经进入 I 期临床研究。

在黑色素瘤患者的细胞治疗中，肿瘤浸润淋巴细胞（TIL）治疗获得了 70% 的缓解率。嵌合抗原受体（CAR）修饰的 T 细胞的活性具有不受 MHC 限制，特异高的特点。同样证明针对慢性淋巴样白血病的治疗中取得了良好的效果。细胞疫苗 Melacine 对恶性黑色素瘤具有良好的效果，2000 年获得加拿大药监局许可，成为第一个获批临床应用的肿瘤疫苗。同样针对黑色素瘤的疫苗 M-Vax 在澳大利亚获批进入临床治疗。具有标志性的是 2010 年 4 月美国 FDA 批准第一个前列腺癌疫苗 Provenge（商品名：Sipuleucel-T）的上市，Provenge 是以前列腺癌的肿瘤标志前列腺酸性磷酸酶 PAP 作为抗原，通过与 GM-CSF 制备成融合疫苗，该疫苗能够延长晚期前列腺癌患者生命半年左右。

免疫毒素的临床试验和应用方面，目前研究最多的是对血液病的治疗。抗 CD22 的 Fv 抗体与铜绿假单胞菌外毒素片段组成的免疫毒素用于治疗毛细胞白血病，表现出良好的作用。用人白细胞介素-2 和白喉毒素片段制备的免疫毒素被批准用于淋巴瘤的治疗。单克隆抗体 XMMME-001 与 RAT 偶联后对黑色素瘤有良好的治疗效果，目前该免疫毒素正进行临床试验。免疫毒素对实体瘤治疗研究的主要靶向点包括表皮生长因子受体 EGFR 和 LewisY 抗原。针对表达 LewisY 抗原的免疫毒素 BR96sFv-PE40 已进入临床试验。针对 EGFR 受体 的免疫毒素 ScFvPE38KDEL 也已开始临床期试验。

贝伐单抗是第一个被批准进入临床治疗的血管生成抑制剂，于 2004 年被 FDA 批准。已有西妥昔单抗（商品名：爱必妥）、尼妥珠单抗（商品名：泰欣生）、内皮抑素（商品名：恩度）及沙利度胺等多种抗肿瘤血管生成的药物上市，另外索拉菲尼（商品名：多吉美）、舒尼替尼（商品名：索坦）等也具有抑制抗血管生成的活性。

针对糖胺聚糖的靶向治疗也日益受到研究者的重视。通过黏蛋白抗体或基于黏蛋白肽段的疫苗对靶标分子 MUC4 的治疗，已经进入临床试验阶段。针对 MUC16 的单克隆抗体治疗已经进入 II 期临床试验。针对 MUC 1 的肿瘤疫苗已经进入 III 期临床。糖类药物的研发中，人们通过设计单糖或者二糖类似物，与黏蛋白上修饰的单糖或二糖进行竞争，也很好地抑制了肿瘤的转移和侵袭。

糖基转移酶 GnTV 抑制剂的设计、合成和药理研究是目前肿瘤治疗策略的研究热点之一。中药苦马豆中分离得到的苦马豆碱（Swainsonine）可以抑制糖基转移酶 GnTV 的活性。药理学研究表明苦马豆碱能减少肿瘤细胞的浸润，目前正在进行苦马豆碱的 II 期临床试验。

（李文娟　衣同辉）

参 考 文 献

安威，李凌松，2003. 医学细胞生物学. 北京：北京大学医学出版社：157-173

曹大龙，刘黎明，2015. RNA 干扰技术在肿瘤基因治疗中的研究进展. 医学综述，21（14）：2566-2569

查锡良，2013. 生物化学. 8 版. 北京：人民卫生出版社：192-194，452-462

查锡良，药立波，2013. 生物化学与分子生物学. 8 版. 北京：人民卫生出版社：111-269

陈龙邦，2009. 肿瘤微环境：抗血管治疗的重要靶点. 癌症进展杂志，7（5）：479-480

陈瑗，周玫，2011. 自由基与衰老. 2 版. 北京：人民卫生出版社：25-44

成广存，孙雪青，周晓明，等，2011. 肿瘤微环境在乳腺癌发展和治疗方面的作用. 外科理论与实践，16（1）：85-88

成军，2014. 现代基因治疗分子生物学. 2 版. 北京：科学出版社：2-12，110-121

成军，2016. 现代细胞自噬分子生物学. 2 版. 北京：科学出版社：32-156

程贵，敬庭，吴昌平，2011. TGF-β 与 PD-L1 在肿瘤微环境中的相互调节作用. 医学综述，17（1）：60-62

党委，马健，2015. CSF1 与肿瘤微环境. 生命的化学，35（3）：405-412

邓洪新，魏于全，2015. 肿瘤基因治疗的研究现状和展望. 中国肿瘤生物治疗杂志，22（2）：170-176

丁燕，南娟，刘谦，2009. 慢性炎症、肿瘤微环境与癌变. 中国肺癌杂志，12（9）：1022-1031

董超，张天禹，谭宁，2010. 肿瘤的微环境疗法. 医学综述，16（12）：1804-1806

董育玮，陆伦根，2013. 氧化应激在肝细胞癌中的研究进展. 胃肠病学，18（5）：304-306

窦莉伶，2012. "炎症与肿瘤"的研究进展及对肿瘤防治的启示. 国际检验医学杂志，33（10）：1234-1236

杜方兵，梅小冬，2008. 多药耐药相关蛋白2 及其在肿瘤耐药中的研究进展. 现代肿瘤医学，16（3）：478-480

方伟刚，2011. 肿瘤细胞与微环境的相互作用决定肿瘤转移的最终归宿. 前沿科学，5（3）：4-15

方允中，郑荣梁，2002. 自由基生物学的理论与应用. 北京：科学出版社：22-39

付春云，戴盛明，2012. 炎症介导肿瘤发生、发展的作用机制及对肿瘤防治的启示. 分子诊断与治疗杂志，4（2）：73-78

高瀛岱，2001. 宿主微环境与肿瘤多药耐药和血管新生的关系. 国外医学药学分册，28（1）：13-17

郜明，吴家明，2008. 肿瘤微环境与肿瘤的恶变. 癌变畸变突变，20（5）：412-414

关大刚，郑旭，2011. 重组人 p53 腺病毒注射液（今又生）临床研究进展. 现代肿瘤医学，19（12）：2560-2563

郭靓，钱露，郭宁，2013. 炎症-肿瘤恶性演进的推手. 中国肿瘤生物治疗杂志，20（3）：259-265

韩璐，张红，狄翠霞，等，2014. 离子通道与肿瘤关系研究现状. 生理科学进展，45（3）：225-229

何世斌，柴连琴，谭珺隽，等，2014. 荧光原位杂交技术的研究进展. 植物科学学报，32（2）：199-204

贺前勇，金风，李媛媛，2016. 生物钟基因 Bmal1 与时辰治疗在恶性肿瘤中的研究进展. 中国肿瘤，25（4）：290-296

侯嘉杰，孙倍成，2014. STAT3：慢性炎症介导肿瘤发生和进展的关键节点. 生物化学与生物物理进展，41（1）：69-78

胡继鹰，2007. 医学细胞生物学导论. 2 版. 北京：科学出版社：185-192

贾弘禔，2005. 生物化学. 3 版. 北京：北京大学医学出版社：456-471

蒋斐，李兆申，2009. 肿瘤微环境在胰腺癌研究中的进展. 国际消化病杂志，29（6）：377-378

寇晓霞，黄耀，袁振刚，等，2015. 自体 DC-CIK 细胞联合微波热凝治疗肝癌的疗效观察. 中国肿瘤生物治疗杂志，22（4）：509-513

李静，欧周罗，邵志敏，2008. 微环境间质细胞通过趋化因子对乳腺癌生长和转移的影响. 中国肿瘤生物治疗杂志，15（5）：494-496

李明，刘耀文，罗庆良，2009. 微环境在肿瘤生长及耐受抗血管生成疗法中的作用. 国际药学研究杂志，36（2）：140-147

李启松，崔玉宝，2015. 炎症促进肿瘤发生发展的研究进展. 医学综述，21（16）：2918-2920

李振，孙立，苏楠，等，2014. 肿瘤微环境中脂肪细胞分泌因子对肿瘤细胞的作用. 现代生物医学进展，14（11）：2190-2192

梁炜, 潘磊, 付敏, 等, 2016. LncRNA 在肿瘤及微环境中的作用研究进展. 临床检验杂志, 34 (5): 329-331

林明哲, 李欣, 2014. 氧化应激状态评价对消化系肿瘤诊断的临床指导意义. 世界华人消化杂志, 22 (24): 3718-3721

刘秋燕, 2015. 肿瘤微环境中的免疫细胞亚群代谢: 促癌还是抑癌. 肿瘤代谢与营养电子杂志, 2 (3): 5-9

刘新春, 2002. 实用抗肿瘤药物治疗学. 北京: 人民卫生出版社: 171-182

刘燕青, 宋立新, 王刚, 等, 2008. 肿瘤局部组织微环境变化在恶性肿瘤演进中的作用. 武警医学院学报, 17 (10): 912-914

刘英, 宋惠云, 周红梅, 2008. 肿瘤—宿主界面微环境研究进展. 中国肿瘤, 17 (6): 475-478

陆萌, 吴苏稼, 施鑫, 2009. 实体瘤微环境的特点及治疗策略. 医学研究生学报, 22 (1): 104-107

罗荣城, 韩焕兴, 2006. 医学细胞生物学. 北京: 人民卫生出版社: 456-462

罗深秋, 2004. 医用细胞生物学. 上海: 第二军医大学出版社: 181-196

马永成, 苏楠, 赵宁民, 等, 2015. Jaridonin 耗竭 GSH 诱导 DNA 损伤致食管癌细胞凋亡. 中华肿瘤杂志, 37 (1): 11-17

潘慧艳, 黄秉仁, 2011. 电压门控钠离子通道与恶性肿瘤的转移. 生理科学进展, 42 (3): 217-220

潘霞, 王智慧, 雷小勇, 2015. microRNAs 与 ABC 转运蛋白介导的肿瘤多药耐药研究进展. 中华肿瘤防治杂志, 22 (8): 644-648

潘宇, 邵荣光, 2008. 靶向细胞周期检验点的肿瘤治疗. 解放军医学杂志, 33 (11): 1387-1388

秦玉琪, 钟耀华, 2015. 基因调控机制. 北京: 化学工业出版: 27-119

秦正红, 2015. 自噬生物学与疾病. 2 版. 北京: 科学出版社: 58-263

秦正红, 乐卫东, 2011. 自噬——生物学与疾病. 北京: 科学出版社: 90-219

石亮, 刘云波, 2016. 腺相关病毒的特性及应用进展. 医学综述, 22 (11): 2088-2092

史成军, 符立梧, 2007. P-糖蛋白的表达和功能活性调控研究进展. 药学学报, 42 (9): 911-916

侍文婷, 孙立, 袁胜涛, 2011. 肿瘤相关成纤维细胞与肿瘤微环境. 现代生物医学进展, 11 (18): 3573-3576

司海龙, 王惠玲, 徐振晔, 2015. 恶性肿瘤微环境因素的研究进展. 华南国防医学杂志, 29 (4): 326-329

宋向明, 赵瑜, 田长富, 2014. 肿瘤基因治疗的病毒载体研究进展. 医学综述, 20 (6): 1006-1009

孙凯, 卫立辛, 吴孟超, 2008. 组织微环境对肿瘤发生发展的影响. 第二军医大学学报, 29 (10): 1239-1243

孙晓杰, 李珅, 2009. 肿瘤分子诊断与靶向治疗. 上海: 第二军医大学出版社

孙晓冉, 孙剑经, 张林西, 2017. 肿瘤多药耐药机制的研究进展. 现代肿瘤医学, 25 (1): 164-166

孙友松, 2015. 美国和欧盟新批准药物概述. 药学进展, 39 (10): 794 -800

唐亚尼, 孙洋, 叶茂, 2015. 炎症反应促进肿瘤的侵袭和转移的研究进展. 生命科学研究, 19 (2): 160-164

汪雨潇, 2010. 关于肿瘤微环境的几个问题. 硅谷, (10): 168-169

王镜岩, 朱圣庚, 徐长法, 2002. 生物化学下册. 3 版. 北京: 高等教育出版社: 63-376

王萍, 鲍健, 余龙章, 等, 2007. 癌症病人糖尿病发生率及其血清 TNF-α 和 IL-6 的表达. 实用糖尿病杂志, 3 (2): 18-19

王倩荣, 刘文超, 2011. 肿瘤微环境与肿瘤转移. 中国肿瘤生物治疗杂志, 18 (5): 569-573

王一, 黎燕, 沈倍奋, 等, 2014. 炎症: 肿瘤的推进器. 国际药学研究杂志, 41 (1): 63-74

魏柏, 熊枝繁, 陈景三, 2013. Bmal1 在胃癌组织中的表达及其临床意义. 胃肠病学和肝病学杂志, 22 (9): 855-857

魏静, 张厚德, 杜冀晖, 2013. 过氧化物酶体氧化应激与肿瘤关系的研究进展. 医学综述, 19 (24): 4453-4455

吴克复, 2009. 肿瘤微环境与细胞生态学导论. 北京: 科学出版社: 111-269

吴相钰, 陈守良, 葛明德, 2014. 普通生物学. 4 版. 北京: 高等教育出版社: 12-28

吴新刚, 彭姝彬, 阎四平, 等, 2012. p53 对乳腺癌耐药蛋白基因的转录调控. 中国生物化学与分子生物学报, 28 (2): 152-157

夏娟, 李冬, 郑伟萍, 等, 2013. 炎症与肿瘤的关系研究进展. 国际检验医学杂志, 34 (1): 63-65

肖文琴, 殷国建, 王兴鹏, 等, 2014. 生物钟与消化系统疾病. 胃肠病学和肝病学杂志, 23 (12): 1492-1495

谢启超, 王玲俐, 陈正堂, 2008. 肿瘤微环境内免疫耐受机制研究进展. 现代肿瘤医学, 16 (5): 850-853

谢琴, 高召兵, 2014. 离子通道与肿瘤相关性的研究进展. 生命科学, 26 (10): 1073-1083

胥彬, 2004. 肿瘤药理学新论. 北京: 人民卫生出版社: 553-570

许成云, 倪庆桂, 张陆勇, 2009. 肿瘤微环境与肿瘤血管新生. 中国医疗前沿, 4 (5): 21-23

阳美玲，唐玉成，樊涛，2013. 吉西他滨联合 5-FU 与奈达铂方案时辰化疗晚期食管癌临床观察. 中国实用医药杂志，8（3）：8-9

杨建一，2012. 医学细胞生物学. 北京：科学出版社：231-243

杨捷琳，赵东强，2015. 消化系统恶性肿瘤与氧化应激关系的研究进展. 胃肠病学，20（2）：113-115

杨良，李航宇，刘金钢，2015. microRNA 调控肿瘤微环境的研究进展. 中国普外基础与临床杂志，22（2）：251-255

叶棋浓，2015. 现代分子生物学技术及实验技巧. 北京：化学工业出版：57-226

曾瑞，2013. 肿瘤与微环境、炎症的研究进展及临床意义. 泸州医学院学报，36（4）：413-415

詹启敏，2005. 分子肿瘤学. 北京：人民卫生出版社

张慈安，魏品康，李勇进，2010. 肿瘤酸性微环境的研究进展. 肿瘤，30（6）：550-553

张带荣，余早勤，张程亮，等，2015. 药物体内过程的昼夜节律在临床疾病治疗中的应用. 中国临床药理学杂志，（15）：1558-1560

张峰，岑娟，2013. 肿瘤多药耐药模型的建立与评价方法. 药物评价研究，36（5）：377-381

张慧，符立梧，2011. 多药耐药相关蛋白及其在肿瘤耐药中的作用. 药学学报，46（5）：479-486

张磊，王效民，2009. 基质细胞与肿瘤发生发展之间的关系. 中国癌症杂志，19（10）：788-792

张硕，徐冰聪，陈立畅，等，2014. 丝氨酸缺乏及 p53 调控肿瘤氧化应激的研究进展. 上海交通大学学报（医学版），34（12）：1839-1844

张焱，马双余，孙晓力，2013. 胃肠道肿瘤患者机体氧化应激状态的研究. 西安交通大学学报（医学版），34（6）：793-796

张忠献，王鹏举，王尧河，2016. 肿瘤基因治疗病毒载体相关研究生物安全问题浅析. 肿瘤基础与临床，29（5）：456-458

章应慧，屈伸，2005. 失巢凋亡. 医学分子生物学杂志，2（1）：1-4

赵宝路，2002. 氧自由基和天然抗氧化剂. 北京：科学出版社：50-54

赵苏苏，余泽前，王露，等，2013. microRNA 与肿瘤发生的关系及在临床诊治中应用. 临床与实验病理学杂志，29（7）：779-782

甄永苏，2004. 抗肿瘤药物研究与开发. 北京：化学工业出版社：118-125

周国亮，宋翼飞，辛艳飞，等，2014. 灵芝多糖抗氧化和抗肿瘤活性的研究进展. 中华中医药学刊，32（5）：1002-1004

周际昌，2006. 实用肿瘤内科学. 北京：人民卫生出版社：85-90

朱昶宇，李宗河，王昉彤，2011. 乙二醛酶 I 抑制剂抗肿瘤研究进展. 药学与临床研究，19（4）：337-342

朱元民，刘玉兰，2013. 感染、炎症与肿瘤的发生. 胃肠病学和肝病学杂志，22（2）：105-108

朱仲玲，阎昭，2015. 靶向谷胱甘肽抗氧化系统逆转肿瘤耐药的研究进展. 中国肿瘤临床，42（23）：1143-1147

Abad JD, Wrzensinski C, Overwijk W, et al, 2008. T-cell receptor gene therapy of established tumors in a murine melanoma model. J Immunother, 31（1）：1-6

Abel JH, Meeker K, Granados-Fuentes D, et al, 2016. Functional network inference of the suprachiasmatic nucleus. Proc Natl Acad Sci U S A, 113（16）：4512-4517

Abrahamsen JF, Bakken AM, et al, 2002. Flow cytometric measurement of apoptosis and necrosis in cryopreserved PBPC concentrates from patients with malignant diseases. Bone Marrow Transplant, 29（2）：165-171

Ackerman D, Simon MC, 2014. Hypoxia, lipids, and cancer: surviving the harsh tumor microenvironment. Trends Cell Biol, 24（8）：472-478

Acquaviva C, Pines J, 2006. The anaphasep romoting complex/cyclosome: APC/C. J Cell Sci, 119（12）：2401-2404

Adachi M, Sampath J, Lan LB, et al, 2002. Expression of MRP4 confers resistance to ganciclovir and compromises bystander cell killing. J Biol Chem, 277（41）：38998-39004

Adams DL, Adams DK, Alpaugh RK, et al, 2016. Circulating cancer-associated macrophage-like cells differentiate malignant breast cancer and benign breast conditions. Cancer Epidemiol Biomarkers Prev, 25（7）：1037-1042

Adams DL, Martin SS, Alpaugh RK, et al, 2014. Circulating giant macrophages as a potential biomarker of solid tumors. Proc Natl Acad Sci U S A, 111（9）：3514-3519

Adjei AA, 2008. K-ras as a target for lung cancer therapy. J Thoral Oncol, 3（6 Suppl 2）：S 160 -163

Aggarwal BB, Kunnumakkara AB, Harikumar KB, et al, 2009. Signal transducer and activator of transcription-3, inflammation，and cancer：how intimate is the relationship? Ann N Y Acad　Sci，1171（1）：59-76

Ahlin C，Gruhne B，Holmqvist M，et al，2008. Aberrant expression of cyclin E in low-risk node negative breast cancer. Acta Oncol，47（8）：1539-1545

Ahmed KM，Li JJ，2007. ATM-NF-kappaB connection as a target for tumor radiosensitization. Curr Cancer Drug Targets，7（4）：335-342

Ahn KS，Bae E，Jeon SS，et al，2007. Microenvironment effects on promoting upregulation of matrix metalloproteinases in Bcl-2-overexpressing renal cell carcinoma as a response to doxorubicin treatment inducing the production of metastasis. Tumour Biol，28（3）：181-188

Alberto M Martelli，Francesca Buontempo，Camilla Evangelisti. 2014. Gsk-3β：A key regulater of breast cancer drug resistance. Cell Cycle，13（5）：697-698

Albini A，Mirisola V，Pfeffer U，2008. Metastasis signatures：genes regulating tumor-microenvironment interactions predict metastatic behavior. Cancer Metastasis Rev，27（1）：75-83

Albini A，Sporn MB，2007. The tumour microenvironment as a target for chemoprevention. Nat Rev Cancer，7（2）：139-147

Allen M，Jones JJ，2011. Jekyll and Hyde：the role of the microenvironment on the progression of cancer. J Pathol，223（2）：162-176

Alloy LB，Ng TH，Titone MK，et al，2017. Circadian rhythm dysregulation in bipolar spectrum disorders. Curr Psychiatry Rep，19（4）：21

Amarilla AA，Setoh YX，Periasamy P，et al，2017. Chimeric viruses between Rocio and West Nile：the role for Rocio prM-E proteins in virulence and inhibition of interferon-α/β signaling. Sci Rep，7：44642

Amrein L，Loignon M，Goulet A C，et al. 2007. Chlorambucil cytotoxicity in malignant B lymphocytes is synergistically increased by 2-（morpholin-4-yl）-benzo[h]chomen-4-one（NU7026）-mediated inhibition of DNA double-strand break repair via inhibition of DNA-dependent protein kinase. J Pharmacol Exp Ther，321（3）：848-855

Ancrile BB，O'Hayer KM，Counter CM，2008. Oncogenic ras-induced expression of cytokines：a new target of anti-cancer therapeutics. Mol Interv，8（1）：22-27

Andersen MH，Svane IM，Becker JC，et al，2007. The universal character of the tumor-associated antigen surviving. Survivin，13（20）：5991-5994

Anderson JD，Hansen TP，Lenkowski PW，et al，2003. Voltage-gated sodium channel blockers as cytostatic inhibitors of the androgen-independent prostate cancer cell line PC-3. Mol Cancer Ther，2（11）：1149-1154

Arimoto K，Fukuda H，Imajoh-Ohmi S，et al，2008. Formation of stress granules inhibits apoptosis by suppressing stress-responsive MAPK pathways. Nat Cell Biol，10（11）：1324-1332

Aristizabal-Pachon AF，Carvalho TI，Carrara HH，et al，2015. AXIN2 polymorphisms，the β-Catenin destruction complex expression profile and breast cancer susceptibility. Asian Pac J Cancer Prev，16（16）：7277-7284

Ariztia EV，Lee CJ，Gogoi R，et al，2006. The tumor microenvironment：key to early detection. Crit Rev Clin Lab Sci，43（5-6）：393-425

Arumuggam N，Bhowmick NA，Rupasinghe HP，2015. A review：phytochemicals targeting JAK/STAT signaling and IDO expression in cancer. Phytother Res，29（6）：805-817

Arunasree KM，Roy KR，Anilkumar K，et al，2008. Imatinib-resistant K562 cells are more sensitive to celecoxib，a selective COX2-inhibitor：role of COX-2 and MDR-1. Leuk Res，32（6）：855-864

Asahi K，Honma Y，Hazeki K，et al，1997. Cotylenin A. a plant-growth regulator，induces the differentiation in murine and human myeloid leukemia cells. Biochem. Biophys. Res Commun，238（3）：758-763

Asher V，Sowter H，Shaw R，et al. 2010. Eag and HERG potassium channels as novel therapeutic targets in cancer. World J Surg Oncol，8（1）：113

Assaraf YG，2007. Molecular basis of antifolate resistance. Cancer Metastasis Rev，26（1）：153-181

Atwal M，Lishman EL，Austin CA，et al，2017. Myeloperoxidase enhances etoposide and mitoxantrone-mediated DNA damage：a target for myeloprotection in cancer chemotherapy. Mol Pharmacol，91（1）：49-57

Aung KM，New SY，Hong S，et al，2014. Studying forkhead box protein A1-DNA interaction and ligand inhibition using gold nanoparticles，electrophoretic mobility shift assay and fluorescence anisotropy. Anal Biochem，448（3）：

95-104

Baguley BC, 2010. Multidrug resistance in cancer. Methods Mol Biol, 596: 1-14

Baguley BC, 2010. Multiple drug resistance mechanisms in cancer. Mol Biotechnol, 46 (3): 308-316

Bainier C, Mateo M, Felder-Schmittbuhl MP, et al, 2017. Circadian rhythms of hedonic drinking behavior in mice. Neuroscience, 349: 229-238

Basolo F, Fiore L, Fuscc A, et al, 1999. Potentiation of the malignant phenotype of the undifferentiated ARO thyroid cell line by insertion of the bcl-2 gene. Int J Cancer, 81 (6): 956-962

Bass J, Takahashi JS, 2010. Circadian integration of metabolism and energetics. Science, 330 (6009): 1349-1354

Baxevanis CN, Sotiriadou NN, Gritzapis AD, et al, 2006. Immunogenic HER-2/neu peptides as tumor vaccines. Cancer Immunol Immunother, 55 (1): 85-95

Beachler DC, Kreimer AR, Schiffman M, et al, 2015. Multisite HPV16/18 vaccine efficacy against cervical, anal, and oral HPV infection. J Natl Caner Inst, 108 (1): 458-462

Bell-Pedersen D, Cassone VM, Earnest DJ, et al, 2005. Circadian rhythms from multiple oscillators: lessons from diverse organisms. Nat Rev Genet, 6 (7): 544-556

Bernabò N, Barboni B, Maccarrone M, et al, 2014. The biological networks in studying cell signal transduction complexity: the examples of sperm capacitation and of endocannabinoid system. Comput Struct Biotechnol J, 11 (18): 11-21

Bhattacharya D, Mehle A, Kamp TJ, et al, 2015. Intramolecular ex vivo Fluorescence Resonance Energy Transfer (FRET) of Dihydropyridine Receptor (DHPR) β1a Subunit Reveals Conformational Change Induced by RYR1 in Mouse Skeletal Myotubes. PLoS One, 10 (6): e0131399

Bidard FC, Pierga JY, Vincent-Salomon A, et al, 2008. A "class action" against the microenvironment: do cancer cells cooperate in metastasis? Cancer Metastasis Rev, 27 (1): 5-10

Birsoy K, Sabatini DM, Possemato R, 2012. Untuning the tumor metabolic machine: targeting cancer metabolism: a bedside lesson. Nat Med, 18 (7): 1022-1023

Blackiston DJ, McLaughlin KA, Levin M, 2009. Bioelectric controls of cell proliferation: ion channels, membrane voltage and the cell cycle. Cell Cycle, 8 (21): 3519-3528

Bonni A, Brunet A, West A E, et al, 1999. Cell survival promoted by the Ras-MAPK signaling pathway by transcription-dependent and -independent mechanisms. Science, 286 (5443): 1358-1362

Borst P, Jonkers J, Rottenberg S, 2007. What makes tumors multidrug resistant? Cell Cycle, 6 (22): 2782-2787

Bortner CD, Cidlowski JA, 2007. Cell shrinkage and monovalent cation fluxes: role in apoptosis. Arch Biochem Biophys, 462 (2): 176-188

Boultwood J, 2001. Ataxia telangiectasia gene mutations in leukemia and lymphoma. J Clin Pathol, 54(7): 512-516

Boutros R, Dozier C, Ducommun B, et al, 2006. The when and wheres of CDC25 phosphatases. Curr Opin Cell Biol, 18 (2): 185-191

Bozdoğan O, Atasoy P, Batislam E, et al, 2008. Significance of p57 (Kip2) down-regulation in oncogenesis of bladder carcinoma: an immunohistochemical study. Tumori, 94 (4): 556-562

Bratton SB, Cohen GM, 2001. Apoptotic death sensor: an organelle's alter ego. Trends Pharmacol Sci, 22 (6): 306-315

Bromberg J, Wang TC, 2009. Inflammation and cancer: IL-6 and STAT3 complete the link. Cancer Cell, 15 (2): 79-80

Brooks C, Dong Z, 2007. Regulation of mitochondrial morphological dynamics during apoptosis by Bcl-2 family proteins: a key in Bak. Cell Cycle, 6 (24): 3043-3047

Broxterman HJ, Gotink KJ, Verheul HM, 2009. Understanding the causes of multidrug resistance in cancer: a comparison of doxorubicin and sunitinib. Drug Resist Updat, 12 (4-5): 114-126

Brunner AL, Beck AH, Edris B, et al, 2012. Transcriptional profiling of lncRNAs and novel transcribed regions across a diverse panel of archived human cancers. Genome Biol, 13 (8): 75-83

Burg ED, Remillard CV, Yuan JX, 2006. K+ channels in apoptosis. J Membr Biol, 209 (1): 3-20

Burg ED, Remillard CV, Yuan JX, 2008. Potassium channels in the regulation of pulmonary artery smooth muscle cell proliferation and apoptosis: pharmacotherapeutic implications. Br J Pharmacol, 153: S99-S111

Burotto M, Chiou V L, Lee J M, et al, 2014. The MAPK pathway across different malignancies: a new perspective. Cancer, 120 (22): 3446-3456

Byrne KT, Vonderheide RH, Jaffee EM, et al, 2015. Special conference on tumor immunology and immunotherapy: a new chapter. Cancer Immunol Res, 3 (6): 1-8

Cagampang FR, Bruce KD, 2012. The role of the circadian clock system in nutrition and metabolism. Br J Nutr, 108 (3): 381-392

Cain SW, Chang AM, Vlasac I, et al, 2017. Circadian rhythms in plasma brain-derived neurotrophic factor differ in men and women. J Biol Rhythms, 32 (1): 75-82

Campbell I, Qiu W, Haviv I, 2011. Genetic changes in tumour microenvironments. J Pathol, 223 (4): 450-458

Cantor S, Drapkin R, Zhang F, et al, 2004. The BRCA1-associated protein BACH1 is a DNA helicase targeted by clinically relevant inactivating mutations. Prol Natl Acad Sci USA, 101 (8): 2357-2362

Cao B, Chen H, Gao Y, et al, 2015. CIP-36, a novel topoisomerase II-targeting agent, induces the apoptosis of multidrug resistant cancer cells in vitro. Int J Mol Med, 35 (3): 771-776

Cao WJ, Wu HL, He B S, et al, 2013. Analysis of long non-coding RNA expression profiles in gastric cancer. World J Gastroenterol, 19 (23): 3658-3664

Carreira S, Goodall J, A ksan I, et al, 2005. Mitf cooperates with Rb1 and activates p21 Cip1 expression to regulate cell cycle progression. Nature, 433 (7027): 764-769

Carruthers KH, Metzger G, During MJ, et al, 2014. Gene-directed enzymeprodrug therapy for localized chemotherapeutics in allograft and xenograft tumor models. Cancer Gene Ther, 21 (10): 434-440

Caswell JL, Camarda R, Zhou AY, et al, 2015. Multiple breast cancer risk variants are associated with differential transcript isoform expression in tumors. Hum Mol Genet, 24 (25): 7421-7431

Cavazzoni A, Petronini PG, Geletti M, et al, 2004. Dose-dependent effect of FHIT - inducible expression in Calu-1 lung cancer cell line. Oncogene, 23 (52): 8439-8446

Celeste A, Petersen S, Romanienko P J, et al, 2002. Genomic instability in mice lacking histone H2AX. Science, 296 (5569): 922-927

Cerne JZ, Pohar-Perme M, Cerkovnik P, et al, 2015. Functional variants in CYP1B1, KRAS and MTHFR genes are associated with shorter telomere length in postmenopausal women. Mech Ageing Dev, 147: 1-7

Chantome A, Girault A, Potier M, et al, 2009. KCa2. 3 channel-dependent hyperpolarization increases melanoma cell motility. Exp Cell Res, 315 (20): 3620-3630

Chen J, Xu ZY, Wang F, 2015. Association between DNA methylation and multidrug resistance in human glioma SHG-44 cells. Mol Med Rep, 11 (1): 43-52

Chen JP, Luan Y, You CX, et al, 2010. TRPM7 regulates the migration of human nasopharyngeal carcinoma cell by mediating Ca (2+) influx. Cell Calcium, 47 (5): 425-432

Chen L, Gu H, Peng J, 2014. Non-coding RNA and pancreatic cancer. J Cent South Univ, 39 (5): 532 -541

Chen L, Jian W, Lu L, et al, 2015. Elevated expression of F-cadherin in primary breast cancer and its corresponding metastatic lymph node. Int J Clin Exp Med, 8 (7): 11752-11758

Chen Q, Ross AC, 2004. Retinoic acid regulates cell cycle progression and ell differentiation in human monocytic THP-1 cells. Exp Cell Res, 297 (1): 68-81

Chen S, Ding R, Zhou Y, et al, 2014. Immunomodulatory effects of polysaccharide from marine fungus phoma herbarum YS4108 on T cells and dendritic cell. Mediators Inflamn, 2014: 738631

Chen T, Deng C, 2008. Inhibitory effect of siRNA targeting survivin in gastric cancer MGC-803 cells. Int Immunophar macol, 8 (7): 1006-1011

Chen W, Zheng R, Baade PD, et al, 2016. Cancer statistics in China, 2015. Cancer J Clinicians, 66 (2): 115-132

Chen Y, Li J, Hu J, et al, 2014. Emodin enhances ATRA-induced differentiation and induces apoptosis in acute myeloid leukemia cells. Int J Oncol, 45 (5): 2076-2084

Chen ZS, Tiwari AK, 2011. Multidrug resistance proteins (MRPs/ABCCs) in cancer chemotherapy and genetic diseases. FEBS J, 278 (18): 3226-3245

Chene P, 2004. Inhibition of the p53-hdm2 interaction with low molecular weight compounds. Cell Cycle, 3 (4): 460- 461

Chenevix-Trench G, Spurdle AB, Gatei M, et al, 2002. Dominant negative ATM mutations in breast cancer families. J Natl Cancer Inst, 94（3）: 205-215

Cheng CH, Chen YC, Shiu JH, et al, 2012. Dynamics and functional differences between dendroaspin and rhodostomin: insights into protein scaffolds in integrin recognition. Protein Sci, 21（12）: 1872-1884

Cheng H, Zhang B, Yao Y, et al, 2012. NADPH oxidse derived reactive oxygen species are involved in the HL- 60 cell monocytic differentiation induced by isoliquiritigenin. Molecules, 17（11）: 13424-13438

Cheng J, Hada T, 2005. The significance of COX-2 and COX-2 inhibitors in liver fibrosis and liver cancer. Curr Med Chem-Anti-Inflamm Anti-Allergy Agents, 4（2）: 199-206

Cheong SJ, Jang D, Jeong HJ, et al, 2011. Reduction of stimulated sodium iodide symporter expression cy estrogen receptor ligrands in breast cancer cells. Nucl Med Biol, 38（2）: 287-294

Cheung HH, Lee TL, Rennert OM, et al, 2009. DNA methylation of cancer genome. Birth Defects Res C Embryo Today, 87（4）: 335-350

Chien L, Chen WK, Liu ST, et al, 2015. Low-dose ionizing radiation induces mitochondrial fusion and increases expression of mitochondrial complexes I and III in hippocampal neurons. Oncotarget, 6（31）: 30628-30639

Cho JW, Chung J, Baek WK, et al, 2003. RB-resistant Abl kinase induces delayed cell cycle progression and increases susceptibility to apoptosis upon cellular stresses through interaction with p53. Int J Oncol, 22（6）: 1193-1199

Choe JY, Kim SK, 2017. Melittin inhibits osteoclast formation through the downregulation of the RANKL-RANK signaling pathway and the inhibition of interleukin-1β in murine macrophages. Int J Mol Med, 39（3）: 539-548

Choi BH, Kim CG, Lim Y, et al, 2008. Curcumin down-regulates the multidrug-resistance mdr1b gene by inhibiting the PI3K/Akt/NF kappa B pathway. Cancer Lett, 259（1）: 111-118

Chou J, Shahi P, Werb Z, 2013. micro R NA-mediated regulation of the tumor microenvironment. Cell Cycle, 12（20）: 3262-3271

Chou JJ, Matsuo H, Duan H, et al, 1998. Solution structure of the RAIDD CARD and model for CARD/CARD interaction in caspase-2 and caspase-9 recruitment. Cell, 94（2）: 171-180

Christmann M, Tomicic MT, Aasland D, 2007. A role for UV-light-induced c-Fos: stimulation of nucleotide excision repair and protection against sustained JNK activation and apoptosis. Carcinogenesis, 28（1）: 183-190

Chu EC, Tarnawski AS, 2004. PTEN regulatory functions in tumor suppression and cell biology. Med Sci Monit, 10（10）: 235-241

Cohen GM, 1997. Caspases: the executioners of apoptosis. Biochemical journal, 326（Pt 1）: 1-16

Cojoc M, Peitzsch C, Kurth I, et al, 2015. Aldehyde dehydrogenase is regulated by β-Catenin/TCF and promotes radioresistance in prostate cancer progenitor cells. Cancer Res, 75（7）: 1482-1494

Colla S, Tagliaferri S, Morandi F, et al, 2007. The new tumor-suppressor gene inhibitor of growth family member 4（ING4）regulates the production of proangiogenic molecules by myeloma cells and suppresses hypoxia-inducible factor-1 alpha（HIF-1alpha）activity: involvement in myeloma-induced angiogenesis. Blood, 110（13）: 4464-4475

Collin M, McGovern N, Haniffa M, 2013. Human dendritic cell ubsets. Immunology, 140（1）: 22-30

Comoglio PM, Giordano S, Trusolino L, 2008. Drug development of MET inhibitors: targetin goncogene addiction and expedience. Nat Rev Drug Discov, 7（6）: 504-515

Coosemans A, BaertT, VergoteI, 2015. A view on dendritic cell immunotherapy in ovarian cancer: how far have we come. Facts Views Vis Obgyn, 7（1）: 73-78

Cowling VH, Cole MD, 2007. Turning the tables: myc activates wnt in breast cancer. Cell Cycle, 6（21）: 2625-2627

Creagh EM, Murphy BM, Duriez PJ, et al, 2004. Smac/Diablo antagonizes ubiquitin ligase activity of inhibitor of apoptosis proteins. J Biol Chem, 279（26）: 26906-26914

Crnković-Mertens I, Semzow J, Hoppe-Seyler F, et al, 2006. Isoform-specific silencing of the Livin gene by RNA interference defines Livin beta as key mediator of apoptosis inhibition in HeLa cells. J Mol Med, 84（3）: 232-240

Crnković-Mertens I, Wagener N, Semzow J, et al, 2007. Targeted inhibition of Livin resensitizes renal cancer cells towards apoptosis. Cell Mol Life Sci, 64（9）: 1137-1144

Croce CM, 2008. Oncogenes and cancer. N Engl J Med, 358（5）: 502-511

Cully M, 2016. Blood diseases: immunotoxins till the soil for stem cell transplantation. Nat Rev Drug Discov,

15（7）：454-455

Currie E，Schulze A，Zechner R，et al，2013. Cellular fatty acid metabolism and cancer. Cell Metab, 18(2): 153-161

Cusdin FS， Clare JJ， Jackson AP， 2008. Trafficking and cellular distribution of voltage-gated sodium channels. Traffic，9（1）：17-26

Cvek B，2011. Targeting malignancies with disulfiram（Antabuse）：multidrug resistance，angiogenesis，and proteasome. Curr Cancer Drug Targets，11（3）：332-337

Dai S，Wang X，Li X，et al，2015. MicroRNA-139-5p acts as a tumor suppressor by targeting ELTD1 and regulating cell cycle in glioblastoma multiforme. Biochem Biophys Res Commun，467（2）：204 -210

Dang J，Kuo ML，Eichen CM，et al，2002. The RING domain of Mdm2 can inhibit cell proliferation. Cancer Res，62（4）：1222-1230

Datta SR，Dudek H，Tao X，et al，1997. Akt phosphorylation of BAD couples survival signals to the cell-intrinsic death machinery. Cell，91（2）：231-241

Degenhardt K，Mathew R，Beaudoin B，et al，2006. Autophagy promotes tumor cell survival and restricts necrosis，inflammation，and tumorigenesis. Cancer cell，10（1）：51-64

Deng C X，2006. BRCA1：cell cycle checkpoint，genetic instability，DNA damage response and cancer evolution. Nucleic Acids Res，34（5）：1416-1426

Dickerson EB，ThomasR，Fosmire SP，et al，2005. Mutations of phosphatase and tensin homolog deleted from chromosome 10 in canine hemangiosarcoma. Vet Pathol，42（5）：618 -632

Ding L，Tian C，Feng S，et al，2015. Small sized EGFR1 and HER2 specific bifunctional antibody for targeted cancer therapy. Theranostics，5（4）：378-398

Dinger M E，2014. Long non-coding RNAs in disease and development. Pathology，46：26 -29

Docampo MJ，Cabrera J，Bassols A，2017. Hyaluronan mediates the adhesion of porcine peripheral blood mononuclear cells to poly（I：C）-treated intestinal cells and modulates their cytokine production. Vet Immunol Immunopathol，184：8-17

Dombrauckas JD，Santarsiero BD，Mesecar AD，2005. Structural basis for tumor pyruvate kinase M2 allosteric regulation and catalysis. Biochemistry，44（27）：9417-9429

Dong GZ，Shim AR，Hyeon JS，et al，2015. Inhibition of Wnt/β-Catenin pathway by dehydrocostus lactone and costunolide in colon cancer cells. Phytother Res，29（5）：680-686

Dong LM，Potter JD，White E，et al，2008. Genetic susceptibility to cancer：the role of polymorphisms in candidate genes. JAMA，299（20）：2423-2436

Du C，Fang M，Li Y，et al，2000. Smac，a mitochondrial protein that promotes cytochrome c-dependent caspase activation by eliminating IAP inhibition. Cell，102（1）：33-42

Duffy MJ，O'donovan N，Brennan DJ，et al，2007. Survivin：a promising tumor biomarker. Cancer Lett, 249（1）：49-60

Dvorak HF，Weaver VM，Tlsty TD，2011. Tumor microenvironment and progression. J Surg Oncol, 103(6):468-474

Ehata S，Johansson E，Katayama R，et al，2011. Transforming growth factor-β decreases the cancer-initiating cell population within diffuse-type gastric carcinoma cells. Oncogene，30（14）：1693-1705

El-Omar EM，Ng MT，Hold GL，2008. Polymorphisms in Toll-like receptor genes and risk of cancer. Oncogene，27（2）：244-252

Eriksson M，Taskinen M，LeppäS，2007. Mitogen activated protein kinase-dependent activation of c-Jun and c-Fos is required for neuronal differentiation but not for growth and stress response in PC12 cells. J Cell physicl，210（2）：538-548

Ernst OP，Sakmar TP，2012. Structural biology：ion channel in the spotlight. Nature，482（7385）：318-319

Fandy TE，Shankar S，Srivastava R K，et al，2008. Smac/DIABLO enhances the therapeutic potential of chemotherapeutic drugs and irradiation，and sensitizes TRAIL-resistant breast cancer cells. Mol Cancer，7（1）：60

Fantin VR，ST-Pierre J，Leder P，2006. Attenuation of LDH-A expression uncovers a link between glycolysis，mitochondrial physiology，and tumor maintenance. Cancer Cell，9（6）：425-434

Farmer H，McCabe N，Lord CJ，et al，2005. Targeting the DNA repair defect in BRCA mutant cells as a therapeutic strategy. Nature, 434（7035）: 917-921

Fei P, Wang W, Kim SH, et al, 2004. Bnip3L is induced by p53 under hypoxia, and its knock-down promotes tumor growth. Cancer Cell, 6（6）: 597-609

Ferlay J, Soerjomataram I, Dikshit R, et al, 2015. Cancer incidence and mortality worldwide: sources, methods and major patterns in GLOBOCAN 2012. Int J Cancer, 136（5）: 359-386

Festjens N, van Gurp M, Van Loo G, et al, 2004. Bcl-2 family members as sentinels of cellular integrity and role of mitochondrial intermembrane space proteins in apoptotic cell death. Acta Haematol, 111（1-2）: 7-27

Fiorio P A, Munaron L, 2014. Functional properties of ionchannels and transporters in tumour vascularization. Philos Trans R Soc Lond B: Biol Sci, 369（1638）: 20130103

Fisher JP, Heuijerjans J, Yan M, et al, 2014. γδTcells for cancer immunotherapy: a systematic review of clinical trials. Oncoimmunology, 3（1）: e27572.

Flahavan EM, Bennett K, Sharp L, et al, 2014. A cohort study investigating aspirin use and survival in men with prostate cancer. Ann Oncol, 25（1）: 154-159

Fornari F, Gramantieri L, Ferracin M, et al, 2008. MiR-221 controls CDKN1C/p57 and CDKN1B/p27 expression in human hepatocellular carcinoma. Oncogene, 27（43）: 5651-5661

Fu W, Zhuo J, Hu L, 2017. Differential effects of recombinant human endostatin treatment on differentiated and undifferentiated blood vessels in Lewis lung cancer. Oncol Lett, 13（1）: 196-200

Fu ZJ, Ma ZY, Wang Q R, et al, 2008. Overexpression of CyclinD1 and underexpression of p16 correlate with lymph node metastases in laryngeal squamous cell carcinoma in Chinese patients. Clin Exp Metastasis, 25（8）: 887-892

Fulda S, Debatin KM, 2006. Extrinsic versus intrinsic apoptosis pathways in anticancer chemotherapy. Oncogene, 25（34）: 4798-4811

Fuster MM, Esko JD, 2005. The sweet and sour of cancer: glycans as novel therapeutic targets. Nat Rev Cancer, 5（7）: 526-542

Garcia-Cao I, Song MS, Hobbs RM, et al, 2012. Systemic elevation of PTEN induces a tumor-suppressive metabolic state. Cell, 149（1）: 49-62

Gee MS, Upadhyay R, Bergquist H, et al, 2008. Human breast cancer tumor models: molecular imaging of drug susceptibility and dosing during HER2/neu-targeted therapy, Radiology 248（3）: 925-935

Gfuentes M, Garcia MA, Arrabal PM, et al, 2011. Insulin regulates GLUT1 mediated glucose transport in MG-63 human osteosarcoma cells. J Cell Physiol, 226（6）: 1425-1432

Ghiabi P, Jiang J, Pasquier J, et al, 2014. Endothelial cells provide a notch-dependent pro-tumoral niche for enhancing breast cancer survival stemness and pro-metastatic properties. PLoS One, 9（11）: e112424

Gibson SL, Dai CY, Lee HW, et al, 2003. Inhibition of colon tumor progression and angiogenesis by the Ink4a/Arf locus. Cancer Res, 63（4）: 742-746

Gilabert-Oriol R, Weng A, Mallinckrodt B, et al, 2014. Immunotoxins constructed with ribosome-inactivating proteins and their enhancers: a lethal cocktail with tumor specific efficacy. Curr Pharm Des, 20（42）: 6584-6643

Goberdhan DC, Wilson C, 2003. PTEN: tumour suppressor, multifunctional growth regulator and more. Hum Mol Genet, 12（2）: 239-248

Goda K, Bacsó Z, Szabó G, 2009. Multidrug resistance through the spectacle of P-glycoprotein. Curr Cancer Drug Targets, 9（3）: 281-297

Golshayan AR, Brick AJ, Choueiri TK, 2008. Predicting outcome to VEGF-targeted therapy in metastatic clear-cell renal cell carcinoma: data from recent studies. Future Oncol, 4（1）: 85-92

Gonçalves JM, Cordeiro MM, Rivero ER, 2017. The role of the complex USP1/WDR48 in differentiation and proliferation processes in cancer stem cells. Curr Stem Cell Res Ther, 12（5）: 416-422

Gonda TA, Tu S, Wang TC, 2009. Chronic inflammation, the tumor microenvironment and carcinogenesis. Cell Cycle, 8（13）: 2005-2013

Gordon GJ, Dong L, Yeap BY, et al, 2009. Four-gene expression ratio test for survival in patients undergoing surgery for mesothelioma. J Natl Cancer Inst, 101（9）: 678-686

Gorre ME, Mohammed M, Ellwood K, et al, 2001. Clinical resistance to STI-571 cancer therapy caused by BCR-ABL gene mutation or amplification. Science, 293（5531）: 876-880

Gorrini C，Harris IS，Mak TW，2013. Modulation of oxidative stress as an anticancer strategy. Nat R ev Drug Dis，12（12）: 931-947

Gossan NC，Zhang F，Guo B，et al，2014. The E3 ubiquitin ligase UBE3A is an integral component of the molecular circadian clock through regulating the BMAL1 transcription factor. Nucleic Acids Res，42（9）: 5765-5775

Green DR. 2000. Apoptotic pathways: paper wraps stone blunts scissors. Cell，102（1）: 1-4

Greenlee RT，Hill-Harmon MB，Murray T，et al，2001. Cancer statistics. CA Cancer J Clin，51（2）: 15-36

Gregorovic G，Boulden EA，Bosshard R，et al，2015. Epstein-Barr Viruses（EBVs）deficient in EBV-dncoded RNAs have higher levels of Latent membrane protein 2 RNA expression in lymphoblastoid cell lines and efficiently establish persistent infections in humanized mice. J Virol，89（22）: 11711-11714

Grossi V，Peserico A，Tezil T，et al，2014. p38αMAPK pathway: a key factor in colorectal cancer therapy and chemoresistance. World J Gastroenterol，20（29）: 9744-9758

Guillermo-Lagae R，Deep G，Ting H，et al，2015. Silibinin enhances the repair of ultraviolet B-induced DNA damage by activating p53-dependent nucleotide excision repair mechanism in human dermal fibroblasts. Oncotarget，6（37）: 39594-39606

Gulbins E，Dreschers S，Bock J，et al，2003. Role of mitochondria in apoptosis. Exp Physiol，88（1）: 85-90

Guo D，Yang H，Guo Y，et al，2015. LRIG3 modulates proliferation，apoptosis and invasion of glioblastoma cells as a potent tumor suppressor. J Neurol Sci，350（1-2）: 61-68

Guo G，Kang Q，Zhu X，et al，2015. A long noncoding RNA critically regulates Bcr-Abl-mediated cellular transformation by acting as a competitive endogenous RNA. Oncogene，34（14）: 1768-1779

Guo R，Guo W，Cao L，et al，2016. Fusion of an albumin-binding domain extends the half-life of immunotoxins. Int J Pharm，511（1）: 538-549

Guo RW，Huang L，2008. New insights into the activation mechanism of store-operated calcium channels: roles of STIM and Orai. J Zhejiang Univ Sci B，9（8）: 591-601

Gupta S，2003. Molecular signaling in death receptor and mitochondrial pathways of apoptosis. Int J Oncol，22（1）: 15-20

Gutschalk CM，Yanamandra AK，Linde N，et al，2013. GM-CSF enhances tumor invasion by elevated MMP-2，-9，and -26 expression. Cancer Med，2（2）: 117-129

Haenisch S，Werk AN，Cascorbi I，2014. MicroRNAs and their relevance to ABC transporters. Br J Clin Pharmacol，77（4）: 587-596

Hagenbeek TJ，Naspetti M，Malergue F，et al，2004. The Loss of PTEN allows TCR alphabeta lineage thymocytes to bypass IL-7 and Pre-TCR-mediated Signaling. J Exp Med，200（7）: 883-894

Hajnoczky G，Csordas G，Das S，et al，2006. Mitochondrial calcium signalling and cell death: approaches for assessing the role of mitochondrial Ca^{2+} uptake in apoptosis. Cell Calcium，40（5-6）: 553-560

Hanahan D，Coussens LM，2012. Accessories to the crime: functions of cells recruited to the tumor microenvironment. Cancer Cell，21（3）: 309-322

Hanahan D，Weinberg RA，2011. Hallmarks of cancer: the next generation. Cell，144（5）: 646-674

Hanna E，Quick J，Libutti SK，2009. The tumour microenvironment: a novel target for cancer therapy. Oral Dis，15（1）: 8-17

Hao Z，Li X，Qiao T，et al，2006. CIAPIN1 confers multidrug resistance by upregulating the expression of MDR-1 and MRP-1 in gastric cancer cells. Cancer Biol Ther，5（3）: 261-266

Hartz AM，Madole EK，Miller DS，et al，2010. Estrogen receptor beta signaling through phosphatase and tensin homolog /phosphoinositide 3-kinase /Akt / glycogen synthase kinase 3 downregulates blood-brain barrier breast cancer resistance protein. J Pharmacol Exp Ther，334（2）: 467-476

Haviv I，Polyak K，Qiu W，et al，2009. Origin of carcinoma associated fibroblasts. Cell Cycle，8（4）: 589-595

Hayashi K，Tabata S，Piras V，et al，2015. Systems biology strategy reveals PKCδ is key for sensitizing TRAIL-resistant human fibrosarcoma. Front Immunol，5: 659

He SM，Li R，Kanwar JR，et al，2011. structural and functional properties of human multidrug resistance protein 1 （MRP1/ABCC1）. Curr Med Chem，18（3）: 439-481

Heldin CH，Rubin K，Pietras K，et al，2004. High interstitial fluid pressure-an obstacle in cancer therapy. Nat Rev

Cancer, 4 (10): 806-813

Hempel N, Carrico PM, Melendez JA, 2011. Manganese superoxide dismutase(Sod2)and redox-control of signaling events that drive metastasis. Anticancer Agents Med Chem, 11 (2): 191-201

Henry CJ, Buss MS, Hellström I, et al, 2005. Clinical evaluation of BR96 sFv-PE40 immunotoxin therapy in canine models of spontaneously occurring invasive carcinoma. Clin Cancer Res, 11 (2): 751-755

Herbst RS, Soria JC, Kowanetz M, et al, 2014. Predictive correlates of response to the anti-PD-L1 antibody MPD-L3280A in cancer patients. Nature, 515 (7528): 563-567

Hering S, Berjukow S, Sokolov S, et al, 2000. Molecular determinants of inactivation in voltage-gated Ca^{2+} channels. J Physiol, 528 (2): 237-249

Hirai H, Kawanishi N, Iwasawa Y, et al, 2005. Recent advanog in the development of selective small molecule inhibitors for cyclin-dependent kinases. Curr Top Med Chem, 5 (2): 167-179

Hirano A, Yumimoto K, Tsunematsu R, et al, 2013. FBXL21 regulates oscillation of the circadian clock through ubiquitination and stabilization of cryptochromes. Cell, 152 (5): 1106-1118

Hitosugi T, Zhou L, Elf S, et al, 2012. Phosphoglycerate mutase 1 coordinates glycolysis and biosynthesis to promote tumor growth. Cancer cell, 22 (5): 585-600

Hoffmann EK, Lambert IH, 2014. Ion channels and transporters in the development of drug resistance in cancer cells. Philos Trans R Soc Lond B: Biol Sci, 369 (1638): 20130109

Hofseth LJ, Hussain SP, Harris CC, 2004. p53: 25 years after its discovery. Trends Pharmacol Sci, 25(4): 177-181

Hold GL, El-Omar ME, 2008. Genetic aspects of inflammation and cancer. Biochem J, 410 (2): 225-235

Holland AJ, Taylor SS, 2006. Cyclin-B1-mediated inhibition of excess separase is required for timely chromosome disjunction. J Cell Sci, 119 (16): 3325 -3336

Hsu PD, Lander ES, Zhang F, 2014. Development and applications of CRISPR-Cas9 for genome engineering. Cell, 157 (6): 1262-1278

Hu D, Wang Y, Chen Z, et al, 2014. Artemisinin protects against dextran sulfate-sodium-induced inflammatory bowel disease, which is associated with activation of the pregnane X receptor. Eur J Pharmacol, 738: 273-284

Hu L, Xia L, Zhou H, et al, 2013. TF/FVIIa/PAR2 promotes cell proliferation and migration via PKCα and ERK dependent c-Jun/AP-1 pathway in colon cancer cell line SW620. Tumour Biol, 34 (5): 2573-2581

Hu M L, Yeh K T, Lin P M, et al, 2014. Deregulated expression of circadian clock genes in gastric cancer. BMC Gastroenterology, 14: 67

Hu M, Polyak K, 2008. Microenvironmental regulation of cancer development. Curr Opin Genet Dev, 18(1): 27-34

Hu WG, Lu QP, 2014. Impact of oxidative stress on the cytoskeleton of pancreatic epithelial cells. Exp Ther Med, 8 (5): 1438-1442

Hu YL, DeLay M, Jahangiri A, et al, 2012. Hypoxia-induced autophagy promotes tumor cell survival and adaptation to antiangiogenic treatment in glioblastoma. Cancer Res, 72 (7): 1773-1783

Hu ZY, Zhu XF, Zhong ZD, et al, 2008. ApoG2, a novel inhibitor of antiapoptotic Bcl-2 family proteins, induces apoptosis and suppresses tumor growth in nasopharyngeal carcinoma xenografts. Int J Cancer, 123 (10): 2418-2429

Huang HM, Liu JC, 2009. C-Jun blocks cell differentiation but not growth inhibition or apoptosis of chronic myelogenous leukemia cells induced by STI571 and by histone deacetylase inhibitors. J cell physiol, 218 (3): 568-574

Huang SL, Wu Y, Yu H, et al, 2006. Inhibition of Bcl-2 expression by a novel tumor-specific RNA interference system increases chemosensitivity to 5-fluorouracil in Hela cells. Acta Pharmacol Sin, 27 (2): 242-248

Huber SM, 2013. Oncochannels. Cell Calcium, 53 (4): 241-255

Hudson GM, Watson PJ, Fairall L, et al, 2015. Insights into the recruitment of class IIa histone deacetylases (HDACs) to the SMRT/NCoR transcriptional repression complex. J Biol Chem, 290 (29): 18237-18244

Hussain SP, Harris CC, 2007. Inflammation and cancer: an ancient link with novel potentials. Int J Cancer, 121 (11): 2373-2380

Hwang A, Maity A, Mackenna W G, et al, 1995. Cell cycle-dependent regulation of the cyclin B1 promoter. J Biol Chem, 270 (47): 28419-28424

Hwang JW, Sundar IK, Yao H, et al, 2014. Circadian clock function is disrupted by environmental tobacco/cigarette smoke, leading to lung inflammation and injury via a SIRT1-BMAL1 pathway. FASEB J, 28（1）: 176-194

Hynes NE, Lane HA, 2005. ERBB receptors and cancer: the complexity of targeted inhibitors. Nat Rev Cancer, 5 （5）: 341-354

Iacoangeli A, Lin Y, Morley EJ, et al, 2004. BC200 RNA in invasive and preinvasive breast cancer. Carcinogenesis, 25（11）: 2125-2133

Igyártó BZ, Kaplan DH, 2013. Antigen presentation by Langerhans cells. Curr Opin Immunol, 25（1）: 115-119

Ilamathi M, Sivaramakrishnan V, 2017. Artesunate acts as fuel to fire in sensitizing HepG2 cells towards TRAIL mediated apoptosis via STAT3 inhibition and DR4 augmentation. Biomed Pharmacother, 88: 515-520

Iliopoulos D, Guler G, Han SY, et al. 2005. Fragile genes as biomarkers: epigenetic control of WWOX and FHIT in lung, breast and bladder cancer. Oncogene, 24（9）: 1625-1633

Imai Y, Ohmori K, Yasuda S, et al, 2009. Breast cancer resistance protein /ABCG2 is differentially regulated downstream of extracellular signal-regulated kinase. Cancer Sci, 100（6）: 1118-1127

Inglis DJ, Lavranos TC, Beaumont DM, et al, 2014. The vascular disrupting agent BNC105 potentiates the efficacy of VEGF and mTOR inhibitors in renal and breast cancer. Cancer Biol Ther, 15（11）: 1552-1560

Innominato PF, Roche VP, Palesh OG, et al. 2014. The circadian timing system in clinical oncology. Ann Med, 46（4）: 191-207

Irie K, Yanagita R C, 2014. Synthesis and biological activities of simplified analogs of the natural PKC ligands, bryostatin-1 and aplysiatoxin. Chem Rec, 14（2）: 251-267

Isaac M, Siu A, Jongstra J, 2011. The oncogenic PIM kinase family regulates drug resistance through multiple mechanisms. Drug Resist Updat, 14（4-5）: 203-211

Ishii H, Mimori K, Inageta T, et al, 2005. Conponnents of DNA damage chekpoint pathway regulate UV wxposure-dependent alterations of gene expression of FHIT and WWOX at chromosome fragile sites. Md Cancer Res, 3（3）: 130-138

Ishii H, Zanesi N, Vecchione A, et al, 2003. Regression of upper gastric cancer in mice by FHIT gene delivery. FASEBJ, 17（12）: 1768-1770

Iwasa T, Okamoto I, Suzuki M, et al, 2008. Radiosensitizing effect of YM155, a novel small-molecule survivin suppressant, in non-small cell lung cancer cell lines. Clin cancer Res, 14（20）: 6496-6504

Janaki Ramaiah M, Lavanya A, Honarpisheh M, et al, 2014. MiR-15/16 complen targets P Tosb kinase I and Controls cell Proliferation in MDA-MB-231 breast cancer cell. Gene, 552（2）: 255-264

Jehle J, Schweizer PA, Katus HA, et al. 2011. Novel roles for hERG K(+)channels in cell proliferation and apoptosis. Cell Death Dis, 2: e193

Jentsch TJ, Stein V, Weinreich F, et al. 2002. Molecular structure and physiological function of chloride channels. Physiol Rev, 82（2）: 503-568

Jeon JY, Nam JY, Kim HA, et al, 2014. Liver X receptors alpha gene（NR1H3）promoter polymorphisms are associated with systemic lupus erythematosus in Koreans. Arthritis Res Ther, 16（3）: R112

Jeong H, Kim YR, Kim KN, et al, 2006. Effect of all-trans retinoic acid on sodium /iodide symporter expression, radioiodine uptake and gene expression profiles in a human anaplastic thyroid carcinoma cell line. Nucl Med Biol, 33（7）: 875-882

Jewell E, Secord AA, Brotherton T, et al, 2006. Use of trastuzumab in the treatment of metastatic endometrial cancer. Int J Gynecol Cancer, 16（3）: 1370-1373

Jiang L, Gonda TA, Gamble MV, et al, 2008. Global hypo-methylation of genomic DNA in cancer-associated myofibroblasts. Cancer Res, 68: 9900-9908

Jiang YJ, Bikle DD, 2014. LncRNA: a new player in 1-α, 25(OH)2 vitamim D3 /VRD protection against skin cancer formation. Exp Dermatol, 23（3）: 147-150

Jin H, Varner J, 2004. Integrins: roles in cancer development and as treatment5 Br J Cancer, 90（3）: 561-565

Jonasson JM, Ljung R, Talbäck M, et al, 2009. Insulin glargine use and short-term incidence of malignanciesa population-based follow-up study in Sweden. Diabetologia, 52（9）: 1745-1754

Jose C, Bellance N, Rossignol R, 2011. Choosing between glycolysis and oxidative phosphorylation: a tumor's dilemma. Biochimi Biophys Acta, 1807（6）: 552-561

Joshi AD, Parsons DW, Velculescu VE, et al, 2011. Sodium ion channel mutations in glioblastoma patients correlate with shorter survival. Mol Cancer, 10: 17

Joukov V, Groen AC, Prokhorova T, et al, 2006. The BRCA1/BARD1 heterodimer modulates ran-dependent mitotic. spindle assembly cell, 127（3）: 539-552

Joyce JA, 2005. Therapeutic targeting of the tumor microenvironment. Cancer Cell, 7（6）: 513-520

Joyce JA, Pollard JW, 2009. Microenvironmental regulation of metastasis. Nat Rev Cancer, 9（4）: 239-252

Jun KY, Park SE, Liang JL, et al, 2015. Benzo[b]tryptanthrin inhibits MD R 1, topoisomerase activity, and reverses adriamycin resistance in breast cancer cells. Chem Med Chem, 10（5）: 827-835

Junttila MR, de Sauvage FJ, 2013. Influence of tumor micro-environment heterogeneity on therapeutic response. Nature, 501（7467）: 346-354

Kaelin WG Jr, Ratcliffe PJ, 2008. Oxygen sensing by metazoans: the central role of the HIF hydroxylase pathway. Mol Cell, 30（4）: 393-402

Kanai Y, 2008. Alterations of DNA methylation and clinicopathological diversity of human cancers. Pathol Int, 58（9）: 544-558

Kang IC, Kim DS, Jang Y, et al, 2000. Suppressive mechanism of salmosin, a novel disintegrin in B16 melanoma cell metastasis. Biochem Biophy Res Commun, 275（1）: 169-173

Karin M, 2006. Nuclear factor-κB in cancer development and progression. Nature, 441（7092）: 431-436

Karnoub AE, Dash AB, Vo AP, et al, 2007. Mesenchymal stem cells within turnout stroma promote breast cancer metastasis. Nature, 449（7162）: 557-563

Kasashima K, Nakamura Y, Kozu T, 2004. Altered expression profiles of microRNAs during TPA-induced differentiation of HL-60 cells. Biochem Biophys Res Commun, 322（2）: 403-410

Kato J, Kuwabara Y, Mirtani M, et al, 2001. Expression of survivin in esophageal cancer: correlation with the prognosis and response to chemotherapy. Int J Cancer, 95（2）: 92-95

Kenny PA, Lee GY, Bissell MJ, 2007. Targeting the tumor microenvironment. Front Biosci, 12: 3468-3474

Khouja MH, Baekelandt M, NesLond JM, et al, 2007. The clinical importance of Ki-67, p16, p14, and p57 expression in patients with advanced ovarian carcinoma. Int J Gynecol Pathol, 26（4）: 418-425

Kiehn JT, Tsang AH, Heyde I, et al, 2017. Circadian rhythms in adipose tissue physiology. Compr Physiol, 7（2）: 383-427

Kim JY, Han W, Moon HG, et al, 2013. Prognostic effect of preoperative serum estradiol level in postmenopausal breast cancer. BMC Cancer, 13（1）: 503

Kim SH, Kuh HJ, Dass CR, 2011. The reciprocal interaction: chemotherapy and tumor microenvironment. Curr Drug Disc Technol, 8（2）: 102-106

Kim SH, Yoo JC, Kim TS, 2009. Nargenicin enhances 1, 25-dihydroxyvitamin D（3）- and all-trans retinoic acid-induced leukemia cell differentiation via PKCbetaI/MAPK pathways. Biochem Pharmacol, 77: 1694-1701

Kim SJ, Kim JH, Yang B, et al, 2017. Specific and efficient regression of cancers harboring KRAS mutation by targeted RNA replacement. Mol Ther, 25（2）: 356-367

Kim Y, Stolarska MA, Othmer HG, 2011. The role of the microenvironment in tumor growth and invasion. Prog Biophys Mol Biol, 106（2）: 353-379

Kim YJ, Ahn JY, Liang P, et al, 2007. Human prx1 gene is a target of Nrf2 and is up-regulated by hypoxia reoxygenation: implication to tumor biology. Cancer Res, 67（2）: 546-554

Kimura K, Sawada T, Komatsu M, et al, 2006. Antitumor effect of trastuzumab for pancreatic cancer with high HER-2 expression and enhancement of effect by combined therapy with gemcitabine, Clin Cancer Res, 12（16）: 4925-4932

King MC, Marks JH, Mandell JB, et al, 2003. Breast and ovarian cancer risks due to inherited mutations in BRCA1 and BRCA2. Science, 302（5645）: 643-646

Kinkade R, Dasgupta P, Carie A, et al, 2008. A small molecule disruptor of Rb/Raf-1 interaction inhibits cell proliferation, angiogenesis, and growth of human tumor xenografts in nude mice. Cancer Res, 68（10）: 3810-3818

Kleeff J, Beckhove P, Esposito I, et al, 2007. Pancreatic cancer microenvironment. Int J Cancer, 121（4）: 699-705

Klionsky DJ, Abdelmohsen K, Abe A, et al, 2012. Guidelines for the use and interpretation of assays for monitoring autophagy. Autophagy, 8（4）: 445-544

Knez L, Sodja E, Kern I, et al, 2011. Predictive value of multidrug resistance proteins, topoisomerases II and ERCC1 in small cell lung cancer: a systematic review. Lung Cancer, 72（3）: 271-279

Koff JL, Ramachandiran S, Bernal-Mizrachi L, 2015. A time to kill: targeting apoptosis in cancer. Int J Mol Sci, 16（2）: 2942-2955

Kolb R, Liu GH, Janowski AM, et al, 2014. Inflammasomes in cancer: a double-edged sword. Protein Cell, 5（1）: 12-20

Koldehoff M, Steckel NK, Beelen DW, et al, 2007. Therapeutic application of small interfering RNA directed against bcr-abl transcripts to a patient with imatinib-resistant chronic myeloid leukaemia. Clin Exp Med, 7（2）: 47-55

Konieczny P, Sułkowski M, Badyra B, et al, 2017. Suicide gene therapy of rhabdomyosarcoma. Int J Oncol, 50（2）: 597-605

Koppenol WH, Bounds PL, Dang CV, 2011. Otto Warburg's contributions to current concepts of cancer metabolism. Nat Revi Cancer, 11（5）: 325-337

Kouraklis G, Katsoulis IE, Theocharis S, et al, 2008. Does the expression of cyclin E, pRb, and p21 correlate with prognosis in gastric adenocarcinoma. Dig Dis Sci, 54（5）: 1015-1020

Kruhlak M, Crouch E, Orlov M, et al, 2007. The ATM repair pathway inhibits RNA polymerase I transcription in response to chromosome breaks. Nature, 447（7145）: 730-734

Kubo N, Morita M, Nakashima Y, et al, 2014. Oxidative DNA damage in human esophageal cancer. Clinic pathological analysis of 8-hydroxydeoxyguanosine and its repair enzyme. Dis Esophagus, 27（3）: 285-293

Kubokura N, Takahashi-Yanga F, Arioka M, et al, 2015. Differentiation-inducing factor-3 inhibits intestinal tumor growth in vitro and in vivo. J Pharmacol Sci, 127（4）: 446-455

Kuhajda FP, 2006. Fatty acid synthase and cancer: new application of an old pathway. Cancer Res, 66（12）: 5977-5980

Kulbe H, Thompson R, Wilson JL, et al, 2007. The inflammatory cytokine tumor necrosis factor-alpha generates an autocrine tumor-promoting network in epithelial ovarian cancer cells. Cancer Res, 67（2）: 585-592

Kumar P, Ning Y, Polverini PJ, 2008. Endothelial cells expressing Bcl-2 promotes tumor metastasis by enhancing tumor angiogenesis, blood vessel leakiness and tumor invasion. Lab Invest, 88（7）: 740-749

Kummer C, Winkeler A, Dittmar C, et al, 2007. Multitracer positron emission tomographic imaging of exogenous gene expression mediated by a universal herpes simplex virus 1 amplicon vector. Mol Imaging, 6（3）: 181-192

Kuroki T, Trapasso F, Yendamuri S, et al, 2003. Allele loss and promoter hypermethylation of VHL, RAR-beta, RASSF1A, and FHIT tumor suppressor genes on chromosome 3p in esophageal squamous cell carcinoma. Cancer Res, 63（13）: 3724-3728

Lacerda L, Pusztai L, Woodward WA, 2010. The role of tumor initiating cells in drug resistance of breast cancer: implications for future therapeutic approaches. Drug Resist Updat, 13（4-5）: 99-108

Laconi E, 2007. The evolving concept of tumor microenvironments. Bioessays, 29（8）: 738-744

Laconi E, Doratiotto S, Vineis P, 2008. The microenvironments of multistage carcinogenesis. Semin Cancer Biol, 18（5）: 322-329

Lallet-Daher H, Roudbaraki M, Bavencoffe A, et al, 2009. Intermediate-conductance Ca^{2+}-activated K^+ channels（IKCa1）regulate human prostate cancer cell proliferation through a close control of calcium entry. Oncogene, 28（15）: 1792-1806

Lam LT, Wright G, Davis RE, et al, 2008. Cooperative signaling through the signal transducer and activator of transcription 3 and nuclear factor KB pathways in subtypes of diffuse large B-cell lymphoma. Blood, 111（7）: 3701-3713

Laoui D, Van Overmeire E, De Baetselier P, et al, 2014. Functional relationship between tumor-associated macrophages and macrophage colony-stimulating factor as contributors to cancer progression. Front Immunol, 5: 489

Lapeire L, Hendrix A, Lambein K, et al, 2014. Cancer-associated adipose tissue promotes breast cancer progression by paracrine oncostatin M and Jak/STAT3 signaling. Cancer Res, 74（23）: 6806-6819

Latha TS, Panati K, Gowd DS, et al, 2014. Ovarian cancer biology and immunotherapy. Int Rev Immunol, 33（5）: 428-440

Lechler P, Wu X, Bernhardt W, et al, 2007. The tumor gene survivin is highly expressed in adult renal tubular cells: implications for a pathophysiological role in the kidney. Am J Pathol, 171（5）: 1483-1498

Lee H, Herrmann A, Deng JH, et al, 2009. Persistently activated Stat3 maintains constitutive NF-kappaB activity in tumors. Cancer Cell, 15（4）: 283-293

Lee HS, Park SB, Kim SA, et al, 2017. A novel HDAC inhibitor, CG200745, inhibits pancreatic cancer cell growth and overcomes gemcitabine resistance. Sci Rep, 7: 41615

Lee JO, Yang H, Georgeseu MM, et al, 1999. Gryatal structure of the PTEN tumor suppressor: implication for its phosphoinositide phosphratase activity and membrane association. Cell, 99（3）: 323-334

Lee JY, Myung SK, Song YS, 2013. Prognostic role of cyclooxygenase-2 in epithelial ovarian cancer: a meta-analysis of observational studies. Gynecol Oncol, 129（3）: 613-619

Lee SB, Kang HS, Kim T, 2013. Nrg1 functions as a global transcriptional repressor of glucose-repressed genes through its direct binding to the specific promoter regions. Biochem Biophys Res Commun, 439（4）: 501-505

Lemaire M, Deleu S, De Bruyne E, et al, 2011. The microenvironment and molecular biology of the multiple myeloma tumor. Adv Cancer Res, 110: 19-42

Lents N H, 2008. Any way you splice it: Mdm2 at the cros s roads of tumor surveillance. Ai Zheng, 27（9）: 993-997

Leslie NR, Bennett D, Lindsay YE, et al, 2003. Redox regulation of PI3-kinase signalling via inactivation of PTEN. EMBOJ, 22（20）: 5501-5510

Levine AJ, Puzio-Kuter AM, 2010. The control of the metabolic switch in cancers by oncogenes and tumor suppressor genes. Science Signalling, 330: 1340

Li C, Naren AP, 2010. CFTR chloride channel in the apical compartments: spatiotemporal coupling to its interacting partners. Integr Biol, 2（4）: 161-177

Li J, Gao B, Huang Z, et al, 2015. Prognostic significance of microRNA-203 in cholangiocarcinoma. Int J Clin Exp Pathol, 8（8）: 9512-9516

Li J, Martinka M, 2008. Role of ING4 in human melanoma cell migration, invasion and patient survival. Carcinogenesis, 29（7）: 1373-1379

Li M, Wang B, Lin W, 2008. Cl- channel blockers inhibit cell proliferation and arrest the cell cycle of human ovarian cancer cells. Eur J Gynaecol Oncol, 29（3）: 267-271

Li MD, Ruan HB, Hughes ME, et al, 2013. O-G1cNAc signaling entrains the circadian clock by inhibiting BMAL1/CLOCK ubiquitination. Cell Metabolism, 17（2）: 303-310

Li P, Shan JX, Chen XH, et al, 2015. Epigenetic silencing of micro RNA-149 in cancer-associated fibroblasts mediates prostaglandin E2 /interleukin-6 signaling in the tumor microenvironment. Cell Res, 25（5）: 588-603

Li W, Zhang X, Oulmi AF, Olumi AF, 2007. MG-132 sensitizes TRAIL-resistant prostate cancer cells by activating c-Fos/c-Jun heterodimers and repressing c-FLIP（L）. Cancer Res, 67（5）: 2247-2255

Li X, Fan R, Zou X, et al, 2008. Reversal of multidrug resistance of gastric cancer cells by down-regulation of CIAPIN1 with CIAPIN1 siRNA. Mol Biol, 42（1）: 102-109

Li Z, Zhan W, Wang Z, et al, 2006. Inhibition of PRL-3 gene expression in gastric cancer cell line SGC7901 via microRNA suppressed reduces peritoneal metastasis. Biochem Biophys Res Commun, 348（1）: 229-237

Li ZW, Dalton WS, 2006. Tumor microenvironment and drug resistance in hematologic malignancies. Blood Revi, 20（6）: 333-342

Liang XH, Jackson S, Seaman M, et al, 1999. Induction of autophagy and inhibition of tumorigenesis by beclin 1. Nature, 402: 672-676

Liang Z, Brooks J, Willard M, et al. 2007. CXCR4/CXCL12 axis promotes VEGF-mediated tumor angiogenesis through Akt signaling pathway. Biochem Biophys Res Commun, 359（3）: 716-722

Lim C, Allada R, 2013. Emerging roles for post-transcriptional regulation in circadian clocks. Nature Neuroscience, 16（11）: 1544-1550

Lim DS, Kim ST, Xu B, et al, 2000. ATM phmphorylates p95/nbsl in an S-phase checkpoint pathway, 404（6778）: 613-617

Lin J J，Su J H，Tsai CC，et al，2014. et al. 2014. 11-epi-Sinulariolide acetate reduces cell migration and invasion of human hepatocellular carcinoma by reducing the activation of ERK1/2，p38MAPK and FAK/PI3K/AKT/mTOR signaling pathways. Mar Drugs，12（9）：4783-4798

Lindberg D，Akerström G，Westin G，et al，2007. Mutational analysis of p27（CDKN1B）and p18（CDKN2C）in sporadic pancreatic endocrine tumors argues against tumor-suppressor function. Neoplasia，9（7）：533-535

Lindquist D，Näsman A，Tarján M，et al，2014. Expression of LRIG1 is associated with good prognosis and human papillomavirus status in oropharyngeal cancer. Br J Cancer，110（7）：1793-1800

Liotta LA，1992. Cancer cell invision and metastasis. Sci AM，266（2）：54-59

Liu CJ，Yu KL，Liu GL，et al. 2015. miR-214promotes osteosarcoma tumor growth and metastasis by decreasing the expression of PTEN. Mol Med Report，12（4）：6261- 6266

Liu F，Luo LM，Wei YG，et al. 2015. Polymorphisms of the CYP1B1 gene and hepatocellular carcinoma risk in a Chinese population. Gene，564（1）：14-20

Liu FS，2009. Mechanisms of chemotherapeutic drug resistance in cancer therapy--a quick review. Taiwan J Obstet Gynecol，48（3）：239-244

Liu G，Liu Y，Yang Z，et al，2015. Tumor suppressor microRNA-18a regulates tumor proliferation and invasion by targeting TBPL1 in colorectal cancer cells. Mol Med Rep，12（5）：7643-7648

Liu L，Zuo LF，Guo JW，2014. ABCG2 gene amplification and expression in esophageal cancer cells with acquired adriamycin resistance. Mol Med Rep，9（4）：1299-1304

Liu S，Feng P，2015. MiR-203 Determines poor outcome and suppresses tumor growth by targeting TBK1 in Osteosarcoma. Cell Physion Biochem，37（5）：1956-1966

Liu WS，Yan HJ，Qin RY，et al. 2009. siRNA directed against survivin enhances pancreatic cancer cell gemcitabine chemosensitivity. Dig Dis Sci，54（1）：89-96

Liu X，Jing XY，Jin S，et al，2011. Insulin suppresses the expressionand function of breast cancer resistance protein in primary cultures of rat brain microvessel endothelial cells. Pharmacol Rep，63（2）：487-493

Liu XL，Li FQ，Liu LX，et al，2013. TNF-alpha，HGF and macrophage in peritumoural liver tissue relate to major risk factors of HCC recurrence. Hepatogastroenterology，60（125）：1121-1126

Liu Y，Ding Y，Huang J，et al，2014. MiR-141 suppresses the migration and invasion of HCC cells by targeting Tiam1. PLOSONE，9（2）：e883-893

Liu Y，Wei H，Wu Z，et al，1999. Gene therapy for rat renal anemia with implantation of erythropoietin-transgenic myoblasts. Sci China C Life Sci，42（1）：109-112

Lou Z，Chini CC，Minter-Dykhouse K，et al，2003. Mediator of DNA damage checkpoint protein 1regulates BRCA1 localization and phosphorylation in DNA damage checkpoint control，278（16）：13599-13602

Lu H，Clauser KR，Tam WL，et al，2014. A breast cancer stem cell niche supported by juxtacrine signalling from monocytes and macrophages. Nat Cell Biol，16（11）：1105-1117

Lu JJ，Lay JD，2007. Tumor formation in nude mice inoculated with cultured human epithelial cells co-expressing Epstein-Barr virus latent membrane protein 1 and Bcl-2. Inter virology，50（6）：454-460

Lujambio A，Lowe SW，2012. The microcosmos of cancer. Nature，482（7385）：347-355

Luo X，Budihardjo I，Zou H，et al，1998. Bid，a Bcl2 interacting protein，mediates cytochrome c release from mitochondria in response to activation of cell surface death receptors. Cell，94（4）：481-490

Lutzen U，Zhao Y，Lucht K，et al，2017. Activation of the cell membrane angiotensin AT2 receptors in human leiomyosarcoma cells induces differentiation and apoptosis by a PPARγ - dependent mechanism. Neoplasma，64（3）：395-405

Ma S，Zhang X，Zheng L，et al，2016. Peroxiredoxin 6 is a crucial factor in the initial step of mitochondrial clearance and is upstream of the PINK1-Parkin Pathway. Antioxid Redox Signal，24（9）：486-501

Ma YC，Su N，Zhao NM，et al，2015. Jaridonin induces apoptosis in human esophageal cancer cells by depleting GSH and inducing DNA damage. Chin J Oncol，37（1）：11-17

Madan RA，Gulley JL，Kantoff PW，2013. Demystifying immunotherapy in prostate cancer：understanding current and future treatment strategies. Cancer J，19（1）：50-58

Madeja Z，Sroka J，2002. Contact guidance of Walker carcinosarcoma cells by the underlying normal fibroblasts is inhibited by RGD-containing synthetic peptides. Folia Histochem Cytobiol，40（3）：251-260

Maderna A，Doroski M，Subramanyam C，et al，2014. Discovery of cytotoxic dolastatin 10 analogues with N-terminal modifications. J Med Chem，57（24）：10527-10543

Magliano P，Flipphi M，Arpat BA，et al，2011. Contributions of the peroxisome and β-oxidation cycle to biotin synthesis in fungi. J Biol Chem，286（49）：42133-42140

Maier P，Spier I，Laufs S，et al，2010. Chemoprotection of human hematopoietic stem cells by simultaneous lentiviral everexpression of multidrug resistance I and D（t）-methylquantine-DNA methyltransferase（P140k）. Gene Ther，17（3）：389-399

Majmundar AJ，Wong WJ，Simon MC，et al，2010. Hypoxia inducible factors and the response to hypoxic stress. Mole cell，40（2）：294-309

Malekshah OM，Chen X，Nomani A，et al，2016. Enzyme/prodrug systems for cancer gene therapy. Curr Pharmacol Rep，2（6）：299-308

Manfredini R，Trevisan F，Grande A，et al，1999. Induction of a functional vitamin D receptor in all-trans-retinoic acid-induced monocytic differentiation of M2-type leukemic blast cells. Cancer Res，59（15）：3803-3811

Mantovani A，Allavena P，Sica A，et al，2008. Cancer-related inflammation. Nature，454（7203）：436-444

Markt SC，Valdimarsdottir UA，Shui I M，et al，2015. Circadian clock genes and risk of fatal prostate cancer. Cancer Causes Control，26（1）：25-33

Marsit CJ，Zheng S，Aldape K，et al，2005. PTEN expression in non-small-cell lung cancer：evaluating its relation to tumor characteristics，allelic loss，and epigenetic alteration. Hum Dothol，36（7）：768-776

Martelli AM，Buontempo F，Evanglistic C，2014. GSK-3βa key regulator of breast cancer drug resistance. Cell Cycle. 13（5）：697-698

Martin SA，Ouchi T，2005. BRCA1 phosphorylation regulates caspase-3 activation in UV-induced apoptosis. Cancer Res，65（23）：10657-10662

Maruyama R，Suzuki H，2012. Long noncoding RNA involvement in cancer. BMB Rep，45（11）：604-611

Masumoto K，Tsukimoto M，Kojima S，2013. Role of TRPM2 and TRPV1 cation channels in cellular responses to radiation-induced DNA damage. Biochim Biophys Acta，1830（6）：3382-3390

Mathai JP，Germain M，Shore GC，et al，2005. BH3-only BIK regulates BAX，BAK-dependent release of Ca^{2+} from endoplasmic reticulum stores and mitochondrial apoptosis during stress-induced cell death. J Biol Chem，280（25）：23829-23836

Mathew R ，karantza-wadsworth V，White E，2007. Role of autophagy in cancer. Nat Rev Cancer，7（2）：961-967

Mathew R，Karp CM，Beaudoin B，et al，2009. Autophagy suppresses tumorigenesis through elimination of p62. Cell，137：1062-1075

Matsui A，Kamada Y，Matsuura A，2013. The role of autophagy in genome stability through suppression of abnormal mitosis under starvation. PLoS Genet，9（1）：e1003245

Maverakis E，Cornelius LA，Bowen GM，et al. 2015. Metastatic melanoma - a review of current and future treatment options，Acta Derm Venereol，95（5）：516-524

Maya R，Balass M，Kim ST，et al，2001. ATM-dependent phosphorylation of Mdm2 on serine 395：role in p53 activation by DNA damage. Genes Dev，15（9）：1067-1077

Mazor R，Onda M，Park D，et al，2016. Dual B- and T-cell de-immunization of recombinant immunotoxin targeting mesothelin with high cytotoxic activity. Oncotarget，7（21）：29916-29926

Mazurek S，2011. Pyruvate kinase type M2：a key regulator of the metabolic budget system in tumor cells. Int J Biochem Cell Biol，43（7）：969-980

Mazurek S，Boschek CB，Hugo F，et al，2005. Pyruvate kinase type M2 and its role in tumor growth and spreading. Semin Cancer Biol，15（4）：300-308

Mazzoccoli G，Vinciguerra M，Papa G，et al，2014. Circadian clock circuitry in colorectal cancer. World J Gastroenterol，20（15）：4197-4207

McCarthy EE，Celebi JT，Baer R，et al，2003. Loss of Bard1，the heterodimeric partner of the Brca1 tumor suppressor，results in early embryonic lethality and chromosomal instability. Mol Cell Biol，23（14）：5056-5063

McClelland SE，Burrell RA，Swanton C，2009. Chromosomal instability a composite phenotype that influences sensitivity to chemotherapy. Cell Cycle, 8（20）: 3262-3266

McNutt M, 2013. Cancer immunotherapy. Science, 342（6165）: 1417

Meisel Sharon S, Pozniak Y, Geiger T, et al, 2016. TMPRSS2-ERG fusion protein regulates insulin-like growth factor-1 receptor（IGF1R）gene expression in prostate cancer: involvement of transcription factor Sp1. Oncotarget, 7（32）: 51375-51392

Melguizo C, Prados J, Rama AR, et al, 2011. Multidrug resistance and rhabdomyosarcoma（Review）. Oncol Rep, 26（4）: 755-761

Mendrzyk F, Radlwimmer B, Joos S, et al, 2005. Grnomic and protein expression profiling identifies CDK6 as novel independent prognostic marker in medulloblastoma. J Clin Oncol, 23（34）: 8853-8862

Meng J, Cao Y, Meng Y, et al, 2014. Maturation of mouse bone marrow dendritic cells（BMDCs）induced by Laminaria japonica polysaccharides（LJP）. Int J Biol Macromol, 69（8）: 388-392

Métrailler-Ruchonnet I, Pagano A, Carnesecchi S, et al, 2007. Bcl-2 protects against hyperoxia-induced apoptosis through inhibition of them itochondria-dependent pathway. Free Radic Biol Med, 42（7）: 1062-1074

Micheau O, Tschopp J, 2003. Induction of TNF receptor I-mediated apoptosis via two sequential signaling complexes. Cell, 114（2）: 181-190

Micheloud JF, Marin R, Colque-Caro LA, et al, 2017. Swainsonine-induced lysosomal storage disease in goats caused by the ingestion of Sida rodrigoi Monteiro in North-western Argentina. Toxicon, 128: 1-4

Mieda M, Hasegawa E, Kessaris N, et al, 2017. Fine-Tuning Circadian rhythms: the importance of bmal1 expression in the ventral forebrain. Front Neurosci, 11: 55

Milara J, Cortijo J, 2012. Tobacco, inflammation, and respiratory tract cancer. Curr Pharm Des, 18（26）: 3901-3938

Milde-Langosch K, Hagen M, Bamberger A M, et al, 2003. Expression and prognostic value of the cell-cycle regulatory proteins, Rb, P16MTS1, P21WAF1, P27KIP1, cyclin E, and cyclin D2, in ovarian cancer. Int J Gynecol Pathol, 22（2）: 168-174

Min KO, Seo EJ, Kwon HJ, et al, 2006. Methylation of p16（INK4A）and p57（KIP2）are involved in the development and progression of gastric MALT lymphomas. Mod Pathol, 19（1）: 141-148

Minko T, 2010. HPMA copolymers for modulating cellular signaling and overcoming multidrug resistance. Adv Drug Deliv Rev, 62（2）: 192-202

Minor DL Jr, Findeisen F, 2010. Progress in the structural understanding of voltage-gated calcium channel（CaV）function and modulation. Channels（Austin）, 4（6）: 459-474

Mittal S, Sharma A, Balaji S A, et al, 2014. Coordinate hyperactivation of Notch1 and Ras/MAPK pathways correlates with poor patient survival: novel therapeutic strategy for aggressive breast cancers. Mol Cancer Ther, 13（12）: 3198-3209

Mittendorf EA, Holmes JP, Ponniah S, et al, 2008. The E75 HER2/neu peptide vaccine. Cancer Immunol Immunother, 57（10）: 1511-1521

Miyawaki K, Noji S, Kamiya N, 2015. Transglutaminase-Mediated In Situ Hybridization（TransISH）for mRNA Detection in Mammalian Tissues. In Situ Hybridization Methods. New York: Springer, 99: 549-558

Mo W, Zhang JT, 2012. Human ABCG2: structure, function, and its role in multidrug resistance. Int J Biochem Mol Biol, 3（1）: 1-27

Morgia G, Falsaperla M, Malaponte G, et al, 2005. Matrix metalloproteinases as diagnostic（MMP-13）and prognostic（MMP-2, MMP-9）markers of prostate cancer. Urol Res, 33（1）: 44-50

Mosaffa F, Lage H, Afshari JT, et al, 2009. Interleukin-1β and tumor necrosis factor-α increase ABCG2 expression in MCF-7 breast carcinoma cell line and its mitoxantrone-resistant derivative, MCF-7 /MX. Inflamm Res, 58（10）: 669-676

Motiani RK, Abdullaev IF, Trebak M, 2010. A novel native store-operated calcium channel encoded by Orai3: selective requirement of Orai3 versus Orai1 in estrogen receptor-positive versus estrogen receptor-negative breast cancer cells. J Biol Chem, 285（25）: 19173-19183

Muller WA, 2015. The regulation of transendothelial migration: new knowledge and new questions. Cardiovasc Res, 107（3）: 310-320

Murao S, Diala I, Fujii M, 2008. Suppression of bcr-abl mRNA by chemically modified siRNA. Nucleic Acids

Sympser （oxf），52（52）：499-500

Nachmias B，Ashhab Y，Ben-Yehuda D，et al，2004. The inhibitor of apoptosis protein family（IAPs）：an emerging therapeutic target in cancer. Semin Cancer Biol，14（4）：231-243

Nagamatsu K，Tsuchiya F，Oguma K，et al，2008. The effect of small interfering RNA（siRNA）against the Bcl-2 gene on apoptosis and chemosensitivity in a canine mammary gland tumor cell line. Res Vet Sci，84（1）：49-55

Nagasawa H，2011. Pathophysiological response to hypoxia-from the molecular mechanisms of malady to drug discovery：drug discovery for targeting the tumor microenvironment. J Pharmacol Sci，115（4）：446-452

Nagy P，Hegedűs K，Pircs K，et al，2014. Different effects of Atg2 and Atg18 mutations on Atg8a and Atg9 trafficking during starvation in Drosophila. FEBS Lett，588（3）：408-413

Nakahara T，Kita A，Yamanaka K，et al，2007. YM155，a novel small-molecule survivin suppressant，induces regression of established human hormone-refractory prostate tumor xenografts. Cancer Res，67（17）：8014-8021

Nakahata S，Ichikawa T，Maneesaay P，et al，2014. Loss of NDRG2 expression activates PI3K-AKT signalling via PTEN phosphorylation in ATLL and other cancers. Nat Commun，5：3393

Nakata Y，Shet Z line S，Sakashita C，et al，2007. c-Myb contributes to G2/M cell cycle transition in human hematopoietic cells by direct regulation of cyclin B1 expression. Molecular and Cell Biology，27（6）：2048-2058

Narod S A，Foulkes W D，2004. BRCA1 and BRCA2：1994 and beyond. Nat Rev Cancer，4（9）：665-676

Nigg EA，2001. Mitotic kinases as regulators of cell division and its checkpoints. Nat Rev Mol. Cell Biol，2（1）：21-32

Nishizaki M，Sasaki J，Fang B，et al，2004. Synergistic tumor suppression by coexpression of FHIT and p53 coincides with FHIT-mediated MDM2 inactivation and p53 stabilization in human non-small cell lung cancer cells. Cancer Res，64（16）：5745-5752

Noguchi T，Takeno S，Kimura Y，et al，2003. FHIT expression and hypermethylation in esophageal squamous cell carcinoma. Int J MoL Med，11（4）：441- 447

Noh KH，Kim SH，Kim JH，et al，2014. API5 confers tumoral immune escape through FGF2-dependent cell survival pathway. Cancer Res，74（13）：3556-3566

Noy R，Pollard JW，2014. Tumor-associated macrophages：from mechanisms to therapy. Immunity，41（1）：49-61

Nyberg P，Salo T，Kalluri R，2008. Tumor microenvironment and angiogenesis. Front Biosci，13（17）：6537-6553

O'Connor R，2009. A review of mechanisms of circumvention and modulation of chemotherapeutic drug resistance. Current Cancer Drug Targets，9（3）：273-280

Ogihara K，Naya Y，Okamoto Y，et al，2014 . Differentiation –inducing and anti-proliferative activities of lupeol on canine melanoma cells. Springerplus，3：632

Ogura A，Watanabe Y，Iizuka D，et al，2008. Radiation-induced apoptosis of tumor cells is facilitated by inhibition of the interaction between Survivin and Smac/DIABLO. Cancer Lett，259（1）：71-81

Ohdate T，Inoue Y，2012. Involvement of glutathione peroxidase 1 in growth and peroxisome formation in Saccharomyces cerevisiae in oleic acid medium. Biochim Biophys Acta，1812（9）：1295-1305

Ohshio Y，Teramoto K，Hanaoka J，et al，2015. Cancer-associated fibroblast-targeted strategy enhances antitumor immune responses in dendritic cell-based vaccine. Cancer sci，106（2）：134-142

Ohta M，Inoue H，Cotticelli MG，et al，1996. The FHIT gene spanning the chromosome 3p14. 2 fragile site and renal carcinma associated t（3；8）breakpoint，is abnormal in digestive tract cancer. Cell，84（4）：587-597

Ohta T，Iijima K，Miyamoto M，et al，2008. Loss of Keap1 function activates Nrf2 and provides advantages for lung cancer cell growth. Cancer Res，68（5）：1303-1309

Okuda K，Weisberg E，Gilliland D G，et al，2001. ARG tyrosine kinase activity is inhibited by STI-571. Blood，97（8）：2440-2448

Oliveira C，Teixeira JA，Domingues L，2014. Recombinant production of plant lectins in microbial systems for biomedical application - the frutalin case study. Front Plant Sci，5：390

Ottey M，Han SY，Druck T，et al，2004. Fhit-deficient normal and cancer cells are mitomycin C and UVC resistant. Br J Cancer，91（9）：1669-1677

Page D B，Bourla A B，Daniyan A，et al，2015. Tumor immunology and cancer mmunotherapy：summary of the 2014 SITC primer. J Immunother Cancer，3（1）：25

Palme D，Misovic M，Schmid E，et al，2013. Kv3. 4 potassium channel-mediated electrosignaling controls cell cycle and survival of irradiated leukemia cells. Pflugers Arch-Eur J Physiol，465（8）：1209 -1221

Papinski D，Schuschnig M，Reiter W，et al，2014. Early steps in autophagy depend on direct phosphorylation of Atg9 by the Atg1 kinase. Mol Cell，53（3）：471-483

Pappu R，Schwab SR，Cornelissen I，et al，2007. Promotion of lymphocyte egress into blood and lymph by distinct sources of sphingosine-1-phosphate. Science，316（5822）：295-298

Pardo LA，2004. Voltage-gated potassium channels in cell proliferation. Physiology（Bethesda），19（5）：285-292

Parekh AB，Putney JW Jr，2005. Store-operated calcium channels. Physiol Rev，85（2）：757-810

Park DI，Kang MS，Oh SJ，et al，2007. HER2-neu overexpression is an independent prognostic factor in colorectal cancer. Int J Colorectal Dis，22（5）：491-497

Park JM，Choi JY，Yi JM，et al，2015. NDR1 modulates the UV-induced DNA-damage checkpoint and nucleotide excision repair Biochem Biophys Res Commun，461（3）：543-548

Park S L，Hwang B，Lee S Y，et al. 2015. p21WAF1 is required for interleukin-16-induced migration and invasion of vascular smooth muscle cells via the p38MAPK/Sp-1/MMP-9 Pathway. PLOS ONE，10（11）：e0142153

Pateras IS，Apostolopoulou K，Koursami M，et al，2006. Downregulation of the KIP family members p27（KIP1） and p57（KIP2）by SKP2 and the role of methylation in p57（KIP2）inactivation in nonsmall cell lung cancer. Int J Cancer，119（11）：2546-2556

Payne SJ，Jones L，2011. Influence of the tumor microenvironment on angiogenesis. Future Oncol，7（3）：395-408

Peckruhn M，Elsner P，2015. Occupational skin cancer caused by natural UV light- essential causation by occupational versus nonoccupational exposure. J Stsch Dermatol Ges，13（12）：1285 -1286

Pendino F，Dudognon C，Delhommeau F，et al，2003. Retinoic acid receptor alpha and retinoid-X receptor-specific agonists synergistically target telomerase expression and induce tumor cell death. Oncogene，22（57）：9142-9150

Peng XC，Gong FM，Chen Y，et al，2015. Proteomics identification of PGAM1 as a potential therapeutic target for urothelial bladder cancer. J Proteomics，132：85-92

Perry M，Sanguinetti M，Mitcheson J，2010. Revealing the structural basis of action of hERG potassium channel activators and blockers. J Physiol，588（Pt 17）：3157-3167

Pines J，2006. Mitosis：a matter of getting rid of the right protein at the right time. T Cell Biol，16（1）：55-63

Pllymerization inhibiror that selectively clisrupts tumor vasculature and display sssingle-agent arititumor efficaly. Md Cancer Ther，9（6）：1562-1573

Porro A，Iraci N，Soverini S，et al，2011. c-MYC oncoprotein dictates transcriptional profiles of ATP-binding cassette transporter genes in chronic myelogenous leukemia CD34+ hematopoietic progenitor cells. Mol Cancer Res，9（8）：1054-1066

Potts MB，McMillan EA，Rosales TI，et al，2015. Mode of action and pharmacogenomic biomarkers for exceptional responders to didemnin B. Nat Chem Biol，11（6）：401-408

Powers TW，Neely BA，Shao Y，et al，2014. MALDI imaging mass spectromctry profiling of N-Glycans in formalin-fixed paraffin embedded clinical tissue blocks and tissue microarrays. PLOS ONE，9（9）：e106255

Prevarskaya N，Skryma R，Shuba Y，2011. Calcium in tumour metastasis：new roles for known actors. Nat Rev Cancer，11（8）：609-618

Puissant A，Robert G，Fenouille N，et al，2010. Resveratrol promotes autophagic cell death in chronic myelogenous leukemia cells via JNK-mediated p62/SQSTM1 expression and AMPK activation. Cancer Res，70（3）：1042-1052

Putoczki T L，Thiem S，Loving A，et al，2013. Interleukin-11 is the dominant IL-6 family cytokine during gastrointestinal tumorigenesis and can be targeted therapeutically. Cancer Cell，24（2）：257-271

Puzio-Kuter AM，2011. The role of p53 in metabolic regulation. Genes & Cancer，2（4）：385-391

Quail DF，Joyce JA，2013. Microenvironmental regulation of tumor progression and metastasis. Nat Med，19（11）：1423-1437

Rahimi H，Ahmadzadeh A，Yousef-amoli，et al，2015. The expression pattern of APC2 and APC7 in various cancer cell lines and AML patients. Advances in Medical Sciences，60（2）：259-263

Ravagnan L，Roumier T，et al，2002. Mitochondria the killer organelles and their weapons. J Cell Physiol，192（2）：131-137.

Rebbaa A. 2005. Targeting senescence pathways to reverse drug resistance in cancer. Cancer Lett, 219 (1): 1-13

Reggiori F, Shintani T, Nair U, et al, 2005. Atg9 cycles between mitochondria and the pre-autophagosomal structure in yeasts. Autophagy, 1 (2): 101-109

Remillard CV, Yuan JX, 2004. Activation of K+ channels: an essential pathway in programmed cell death. Am J Physiol Lung Cell Mol Physiol, 286 (1): L49-67

Retzer-Lidl M, Schmid RM, Schneider G, et al, 2007. Inhibition of CDK4 impairs proliferation of pancreatic cancer cells and sensitizes towards TRAIL-induced apoptosis via downregulation of survivin . Int J Cancer, 121 (1): 66-75

Richards EJ, Zhang G, Li ZP, et al, 2015. Long non-coding RNAs (LncRNA) regulated by transforming growth factor (TGF) β: LncRNAhit-mediated TGFβ-induced epithelial to mesenchymal transition in mammary epithelia. J Biol Chem, 290 (11): 6857-6867

Richardson C, Stark JM, Ommundsen M, et al, 2004. Rad51 overexpression promotes alternative double-strand brek repair pathways and genom instability. Oncogene, 23 (2): 546-553

Riemer A B, Klinger M, Wagner S, et al, 2004. Generation of peptide mimics of the epitope recognized by trastuzumab on the oncogenic protein HER-2/neu. J Immunol, 173 (1): 394-401

Rius J, Guma M, Schachtrup C, et al, 2008. NFkappaB links innate immunity to the hypoxic response through transcriptional regulation of HIF-1alpha. Nature, 453 (7196): 807-811

Robinson EE, Zazzali KM, Corbett SA, et al, 2003. Alpha5beta1 integrin mediates strong tissue cohesion. J Cell Sci, 116 (2): 377-386

Rocha GDG, Oliveira R R, Kaplan MAC, et al, 2014. 3β-Acetyl tormentic acid reverts M R P1 /ABCC1 mediated cancer resistance through modulation of intracellular levels of GSH and inhibition of GST activity. Eur J of Pharmacol, 741 (1): 140-149

Romanov J, Walczak M, Ibiricu I, et al, 2012. Mechanism and functions of membrane binding by the Atg5-Atg12/Atg16 complex during autophagosome formation. EMBO J, 31 (22): 4304-4317

Ruoslahti E, Pierschbacher MD, 1986. Arg-Gly-Asp: a versatile cell recognition signal. Cell, 44 (4): 517-518

Russell RC, Tian Y, Yuan H, et al, 2013. ULK1 induces autophagy by phosphorylating Beclin-1 and activating VPS34 lipid kinase. Nat Cell Biol, 15 (7): 741-750

Saad K, Theis S, Otto A, et al, 2017. Detailed expression profile of the six Glypicans and their modifying enzyme, Notum during chick limb and feather development. Gene, 610: 71-79

Sahani DV, Bajwa MA, Andrabi Y, et al, 2014. Current status of imaging and emerging techniques to evaluate liver metastases from colorectal carcinoma. Ann Surgery, 259 (5): 861-872

Saharabuddbe VV, Gunja MZ, Graubard BI, et al, 2012. Nonsteroidalanti-inflammatory drug use, chronic liver disease, and hepatocellular carcinoma. J Natl Cancer Inst, 104 (23): 1808-1814

Saiki I, Murata J, Matsuno K, et al, 1990. Anti-metastatic and anti-invasive effects of polymeric Arg-Gly-Asp(RGD) peptide, poly (RGD), and its analogues. Jap J Cancer Res, 81 (6): 660-667

Saito S, Goodarzi AA, Higashimoto Y, et al, 2002. ATM mediates phosphorylation at multiple p53 sites, including Ser (46), in response to ionizing radiation. J Biol Chem, 277 (15): 12491-12494

Sakr SA, Mahran HA, Fahmy AM, et al, 2015. Expression of c-erb-B2 gene in bladder cancer of Egyptian patients and its correlation with p53 and bcl-2. Bilmed Pharmacother, 76: 73-81

Sancar A, Lindsey-Boltz LA, Unsal-Kacmaz K, et al, 2004. Molecular mechanisms of mammalian DNA repair and the DNA damage checkpoints. Annu Rev Bilchem, 73: 39-85

Sanguinetti MC, 2010. HERG1 channelopathies. Pflugers Arch, 460 (2): 265-276

Sansone P, Bromberg J, 2011. Environment, inflammation, and cancer. Curr Opin Genet Dev, 21 (1): 80-85

Santoro F, Mayer D, Klement RM, et al, 2013. Imprinted Igl2r silencing depends on continuous airn LncRNA expression and is not restricted to a developmental window. Development, 140 (6): 1184-1195

Santoro F, Pauler FM, 2013. Silencing by the imprinted Airn macro LncRNA: transcription is the answer. Cell Cycle, 12 (5): 711-712

Santos CR, Schulze A, 2012. Lipid metabolism in cancer. FEBS J, 279 (15): 2610-2623

Sassone-Corsi P. 1998. Molecular clocks: mastering time by gene regulation. Nature, 392 (6679): 871-874

Sato TK, Yamada RG, Ukai H, et al. 2006. Feedback repressionis required for mammalian circadian clock function, Nat Genet, 38（3）: 312-319

Satoh T, Xu RH, Chung HC, et al, 2014. Lapatinib plus paclitaxel versus paclitaxel alone in the second-line treatment of HER2-amplified advanced gastric cancer in Asian populations: TyTAN-a randomized, phase III study. J Clin Oncol, 32（19）: 2039-2049

Satyanarayana A, Hilton MB, Kaldis P, 2008. p21 Inhibits Cdk1 in the absence of Cdk2 to maintain the G1/S phase DNA damage checkpoint. Mol Biol Cell, 19（1）: 65-77

Schang LM, 2005. Advances on cyclin-dependent kinases（CDKs）as novel targets for antiviral drugs. Curr Drug Targets Infect Disord, 5（1）: 29-37

Schmieder M, Wolf S, Danner B, et al, 2008. p16 expression differentiates high-risk gastrointestinal stromal tumor and predicts poor outcome. Neoplasia, 10（10）: 1154-1162

Schmitz M, Diestelkoetter P, Weigle B, et al, 2000. Generation of survivin-specific CD8+ T effector cells by dendritic cells pulsed with protein or selected peptides. Cancer Res, 60（17）: 4845-4849

Schulz S, Häussler S, 2014. Chromatin immunoprecipitation for ChIP-chip and ChIP-seq. Methods Mol Biol, 1149: 591-605

Scrace SF, Kierstan P, Borgognoni J, et al, 2008. Transient treatment with CDK inhibitors eliminates proliferative potential even when their abilities to evoke apoptosis and DNA damage are blocked. Cell Cycle, 7(24): 3898-3907

Senju M, Sueokn N, Sato A, et al, 2006. Hsp90 inhibitors cause G2/ M arrest associated with the reduction of Cdc25C and Cdc2 in lung cancer cell lines. J Cancer Res Cl in Oncol, 132（3）: 150-158

Shaye A, Sahin A, Hao Q, et al, 2008. Cyclin E deregulation is an early event in the development of breast cancer. Breast Cancer Res Treat, 115（3）: 1051-659

Shekhar MP Shekhar MP, 2011. Drug resistance: challenges to effective therapy. Current Cancer Drug Targets, 11（5）: 613-623

Shen JC, Unoki M, Ythier D, et al, 2007. Inhibitor of growth 4 suppresses cell spreading and cell migration by interacting with a novel binding partner, liprin alpha1. Cancer Res, 67（6）: 2552-2558

Shen YY, Hou W, Yang ZQ, et al, 2015. Hepatitis B virus infection and genotype in asymptomatic people from 10 ethnic groups in Yunnan, China. World J Gastroenterol, 21（44）: 12586-12592

Sheppard DN, Welsh MJ, 1999. Structure and function of the CFTR chloride channel. Physiol Rev, 79（1）: S23-45

Shi X, Hong T, Walter K L, et al, 2006. ING2 PHD domain links histone H3 lysine 4 methylation to active gene repression. Nature, 442（7098）: 96-99

Shi Y, Zou M, Farid NR, et al, 2000. Association of FHIT(fragile histidine triad), a candidadte tumour suppressor gene, with the ubiquitin-conjugating enzyme hUBC9. Biochem J, 352（2）: 443-448

Shiloh Y. 2003. ATM and related protein kinases: safeguarding genome integrity. Nat Rev Cancer, 3（3）: 155-168

Shinozaki A, Misawa K, Ikeda Y, et al, 2017. Potent effects of flavonoid nobiletin on amplitude, period, and Phase of the Circadian Clock Rhythm in PER2: LUCIFERASE Mouse Embryonic Fibroblasts. PLOS ONE. 12（2）: e0170904

Shojaei F, Ferrara N, 2008. Role of the microenvironment in tumor growth and in refractoriness/resistance to anti-angiogenic therapies. Drug Resist Updat, 11（6）: 219-230

Siegel RL, Miller KD, Jemal A. 2016. Cancer statistics, 2016. CA Cancer J Clin, 66（1）: 7-30

Simmons DL, 2005. Anti-adhesion therapies. Curr Opin Pharmacol, 5（4）: 398-404

Simon D, Köhrle J, Schmutzler C, et al, 1996. Redifferentiation therapy of differentiated thyroid carcinoma with retinoic acid: basics and first clinical results. Exp Clin Endocrinol Diabetes, 104 Suppl: 4: 13-15

Singh A, Patel VK, Jain DK, et al, 2016. Panobinostat as pan-deacetylase inhibitor for the treatment of pancreatic cancer: recent progress and future prospects. Oncol Ther, 4（1）: 73-89

Slattery ML, Lundgreen A, Kadlubar SA, et al, 2013. JAK/STAT/SOCS-signaling pathway and colon and recral Cancer. MoL Carcinog, 52（2）: 155-166

Slobodkin MR, Elazar Z, 2013. The Atg8 family: Multifunctional ubiquitin-like key regulators of autophagy. Essays Biochem, 55（1）: 51-64

Smalley KS, Brafford PA, HerlynM, 2005. Selectiee evolutionary pressure form the tissue microenvironment drives tumor progression. Semin Cancer Biol, 15（6）: 451-459

Sneddon JB, Zhen HH, Montgomery K, et al, 2006. Bone morphogenetic protein antagonist gremlin1is widely expressed by cancer-associatedstromal cells and can promote tumor cell proliferation. ProcNatl AcadSci USA, 103 (40): 14842-14847

Snook AE, Waldman SA, 2013. Advances in cancer immunotherapy. Discov Med, 15 (81): 120-125

Sobhian B, Shao G, Lilli DR, et al, 2007. RAP80 targets BRCA1 to specific ubiquitin structures at DNA damage sites. Science, 316 (5828): 1198-1202

Soini Y, Satta J, Määttä M, et al, 2001. Expression of MMP2, MMP9, MT1-MMP, TIMP1, and TIMP2 mRNA in valvular lesions of the heart. J Pathol, 194 (2): 225-231

Solinas G, Marchesi F, Garlanda C, et al, 2010. Inflammation-mediated promotion of invasion and metastasis. Cancer Metastasis Rev, 29 (2): 243-248

Solomon DA, Kim JS, Jenkins S, et al, 2008. Identification of p18 INK4c as a tumor suppressor gene in glioblastoma multiforme. Cancer Res, 68 (8): 2564-2569

Song Y, Zhao C, Dong L, et al, 2008. Overexpression of cyclin B1 in human esophageal squamous cell carcinoma cells induces tumor cell invasive growth and metastasis. Carcinogenesis, 29 (2): 307-315

Stashi E, Lanz RB, Mao J, et al, 2014. SRC-2 is an essential coactivator for orchestrating metabolism and circadian rhythm. Cell Rep, 6 (4): 633-645

Steeg PS, Bevilacqua G, Kopper L, et al, 1988. Evidence for a novel gene associated with low tumor metastatic potential. J Natl Cancer Inst, 80 (3): 200-204

Stiles B, Groszer M, Wang S, et al, 2004. PTENless mease more. Dev Biol, 273 (2): 175-184

Stoka V, Turk B, Schendel SL, et al, 2001. Lysosomal protease pathways to apoptosis. Cleavage of bid, not pro-caspases, is the most likely route. J Biol Chem, 276 (5): 3149-3157

Stratmann M, Suter DM, Molina N, et al, 2012. Circadian Dbp transcription relies on highly dynamic BMAL1-CLOCK interaction with E boxes and requires the proteasome. Mole Cell, 48 (2): 277-287

Su J, Zhang L, Zhang W, et al, 2014. Targeting the biophysical properties of the myeloma initiating cell niches: a pharmaceutical synergism analysis using multi-scale agent-based modeling. PLoS One, 9 (1): e85059

Su ZZ, Lee SG, Emdad L, 2008. Cloning and characterization of SARI (suppressor of AP-1, regulated by IFN). Proe Natl Acad Sci USA, 105 (52): 20906-20911

Sulis ML, Parsons R, 2003. PTEN: from pathology to biology. Trends Cell Biol, 13 (9): 478-483

Sumitomo M, Iwase A, Zheng R, et al, 2004. Synergy in tumor suppression by direct interaction of neutral endopeptidase with PTEN. Cancer Cell, 5 (1): 67-78

Sun W, Yang X, Qiu H, et al, 2015. Relationship between three novel SNPs of BRCA1 and canine mammary tumors. J Vet Med Sci, 77 (11): 1541-1543

Sun Y, Wicha M, Leopold WR, 1999. Regulation of metastasis-related gene expression by p53: a potential clinical implication. Mol Carcinog, 24 (1): 25-28

Suzuki A, Kaisho T, Qhishi M, et al, 2003. Critical roles of Pten in B cell homeostasis and immunoglobulin class switch recombination. J Exp Med, 197 (5): 657-667

Suzuki S, Okada M, Shibuya K, et al, 2015. JNK suppression of chemotherapeutic agents-induced ROS confers chemoresistance on pancreatic cancer stem cells. Oncotarget, 6 (1): 458-470

Tada Y, Wada M, Kuroiwa K, et al, 2000. MDR1 gene overexpression and altered degree of methylation at the promoter region in bladder cancer during chemotherapeutic treatment. Clin Cancer Res, 6 (12): 4618-4627

Takai H, Naka K, Okada Y, et al, 2002. Chk2-deficient mice exhibit radioresistance and defective p53-mediated transcription. EMBO J, 21 (19): 5195-5205

Tan KP, Wang B, Yang M, et al, 2010. Aryl hydrocarbon receptor is a transcriptional activator of the human breast cancer resistance protein (BCRP/ABCG2). Mol Pharmacol, 78 (2): 175-185

Tan Y, Raychaudhuri P, Costa R H, et al, 2007. Chk2 mediates stabilization of the FoxM1 transcription factor to stimulate expression of DNA repair genes. Mol Cell Biol, 27 (3): 1007-1016

Tanaka C, Asakawa A, Ushikai M, et al, 2009. Comparison of the anorexigenic activity of CRF family peptides. Biochem Biophys Res Commun, 390 (3): 887-891

Tang J, Erikson RL, Liu X, et al, 2006. Checkpoint kinase 1 (Chk1) is required for mitotic progression through negative regulation of polo-like kinase 1（Plk1）. Proc Natl Acad Sci U S A， 103（32）: 11964-11969

Tang T， Zhang DL， 2015. Study on extracellular matrix metalloproteinase inducer and human epidermal growth factor receptor-2 protein expression in papillary thyroid carcinoma using a quantum dot-based immunofluorescence technique. Exp Ther Med， 9（4）: 1331-1335

Terry G， Ho L， Londesborough P， et al， 2007. The expression of FHIT， PCNA and EGFR in benign and malignant breast lesions. Br J Cancer， 96（1）: 110-117

Tetsu O，Hangauer MJ， Phuchareon J，et al，2016. Drug resistance to EGFR inhibitors in lung cancer. Chemotherapy， 61（5）: 223-235

Thaker A， Navadeh S， Gonzales H， et al， 2015. Effectiveness of policies on reducing exposure to ionizing radiation from medical imagingca systematic review. J Am Coll Radiol， 12（12PtB）: 1434-1445

Thompson C B， 1995. Apoptosis in the pathogenesis and treatment of disease. Science， 267（5203）: 1456-1462

Thornalley PJ， Rabbani N， 2011. Glyoxalase in tumourigenesis and multidrug resistance. Semin Cell Dev Biol， 22（3）: 318-325

Thys RG， Lehman CE， Pierce LC， et al， 2015. DNA secondary structure at chromosomal fragile sites in human disease. Curr Genomics， 16（1）: 60-70

Tian M， Zhao B， Zhang J， et al， 2016. Association of environmental benzo[a]pyrene exposure and DNA methylation alterations in hepatocellular carcinoma: a Chinese case-control study. Sci Toral Environ， 541: 1243-1252

Tian Y， Li Z， Hu W， et al， 2010. C. elegans screen identifies autophagy genes specific to multicellular orga-nisms. Cell， 141（6）: 1042-1055

Timmerman JM， Singh G， Hermanson G， et al， 2002. Immunogenicity of a plasmid DNA vaccine encoding chimeric idiotype in patients with B-cell lymphoma. Cancer Res， 62（20）: 5845-5852

Tirkey B， Bhushan B， Uday Kumar S， et al， 2017. Prodrug encapsulated albumin nanoparticles as an alternative approach to manifest anti-proliferative effects of suicide gene therapy. Mater Sci Eng C Mater Biol Appl， 73: 507-515

Tisdale MJ， 2009. Mechanisms of cancer cachexia. Physiol Rev， 89（2）: 381-410

Toth S， Nagy K， Plafia Z， et al， 2001. Changes in cellular autophagic capacity during azaserine-initiated pancreatic carcinogenesis. Acta Biol Hung， 52: 393-401

Touma SE， Goldberg JS， Moench P， et al， 2005. Retinoic acid and the histone deacetylase inhibitor trichostatin a inhibit the proliferation of human renal cell carcinoma in a xenograft tumor model. Clin Cancer Res， 11（9）: 3558-3566

Trillsch F， Kuerti S， Eulenburg C， et al， 2016. E-Cadherin fragments as potential mediators for peritoneal metastasis in advanced epithelial ovarian cancer. Bri J Cancer， 114（2）: 207-212

Trumpp A， 2006. c-Myc and activated Ras during skin tumorigenesis cooperation at the cancer stemcell level? ErnstSchering Found Symnp Proc，（5）: 13-26

Tsai WC， Chu CH， Yu CP， et al， 2008. Matriptase and survivin expression associated with tumor progression and malignant potential in breast cancer of Chinese women: tissue microarray analysis of immunostaining scores with clinicopathological parameters. Dis Markers， 24（2）: 89-99

Tseng R， Goularte NF， Chavan A， et al， 2017. Structural basis of the day-night transition in a bacterial circadian clock. Science， 355（6330）: 1174-1180

Tsujimoto Y， Cossman J， Jaffe E， et al， 1985. Involvement of the bcl-2 gene in human follicular lymphoma. Science， 228（4706）: 1440-1443

Turbin DA， CheangMC， Bajdik CD， et al， 2006. MDM2 protein expression is a negative prognostic marker in breast carcinoma. Mod Pathol， 19（1）: 69-74

Turner BC， Eves T， Refaeli Y， 2008. Small-molecule inhibitors of Bcl-2 family proteins are able to induce tumor regression in a mouse model of pre-B-cell acute lymphocytic lymphoma. DNA Cell Biol， 27（3）: 133-142

Tutt A， Connor F， Bertwhistle D， et al， 2003. Cell cycle genetic background dependence of the effect of loss of BRCA2 on ionizing radiation sensitivity. Oncogene， 22（19）: 2926-3931

Tvegård T， Soltani H， Skjolberg H C， et al， 2007. A novel checkpoint mechanism regulating the G1/S transition. Genes Dev， 21（6）: 649-654

Twiddy D， Brown DG， Adrain C， et al， 2004. Pro-apoptotic proteins released from the mitochondria regulate the protein composition and caspase-processing activity of the native Apaf-1/caspase-9 apoptosome complex. J Biol

Chem，279（19）：19665-19682

Tzeng SY，Wilson DR，Hansen SK，et al，2016. Polymeric nanoparticle-based delivery of TRAIL DNA for cancer-specific killing. Bioeng Transl Med，1（2）：149-159

Ulloa-Montoya F，Louahed J，Dizier B，et al，2013. Predictive gene signature in MAGE-A3 antigen-specific cancer immunotherapy. J Clin Oncol，31（19）：2388-2395

Unterholzner S，Willhauck MJ，Cengic N，et al，2006. Dexamethasone stimulation of retinoic Acid-induced sodium iodide symporter expression and cytotoxicity of 131-I in breast cancer cells. J Clin Endocrinol Metab，91（1）：69-78

Vaĭshlia NA，Zinov'eva MV，Sass AV，et al，2008. Increase of BIRC5 gene expression in non-small cell lung cancer and esophageal squamous cell carcinoma does not correlate with expression and genes SMAC/DIABLO and PML encoding its inhebitors. Mol Biol（Mosk），42（4）：652-661

van Noort M，Meeldijk J，van der Zee R，et al，2002. Wnt signaling controls the phosphorylation status of beta-catenin. J Biol chem，277（20）：17901-17905

VaupelP，Mayer A，2007. Hypoxia in cancer：significance and impact on clinical out come. Cancer Metastasis Rev，26（2）：225-239

Viadiu H，2008. Molecular architecture of tumor suppressor p53. Curr Top Med Chem，8（15）：1327-1334

Vidal JR，Kikkert JR，Donzelli BD，et al，2006. Biolistic transformation of grapevine using minimal gene cassette technology. Plant Cell Rep，25（8）：807-814

Vita M，Henriksson M，2006. The Myc oncoprotein as a therapeutic target for human cancer. Semin Cancer Biol，16（4）：318-330

Vogel CL，Cobleigh MA，Tripathy D et al，2002. Efficacy and safety of trastuzumab as a single agent in first-line treatment of HER-2 overexpressing metastatic breast cancer. Am J Hum Genet，20（3）：719-726

Vollmar F，Hacker C，Zahedi RP，et al，2009. Assembly of nuclear pore complexes mediated by major vault protein. J Cell Sci，122（6）：780-786

Vonlaufen A，Joshi S，Qu C，et al，2008. Pancreatic stellate cells：partners in crime with pancreatic cancer cells. Cancer Res，68：2085-2093

Wagener N，Crnković-Mertens I，et al，2007. Expression of inhibitor of apoptosis protein Livin in renal cell carcinoma and non-tumorous adult kidney. Br J Cancer，97（9）：1271-1276

Waite KA，Eng C，2002. Protean PTEN：form and function. Am J Hum Genet，70（4）：829-844

Walenta S，Mueller-Klieser WF，2004. Lactate：mirror and motor of tumor malignancy. Semin Radiat Oncol，14（3）：267-274

Wallace JA，Li F，Leone G，et al，2011. Pten in the breast tumor microenvironment：modeling tumor-stroma co-evolution. Cancer Res，71（4）：1203-1207

Walser TC，Fulton AM，2004. The role of chemokines in the biology and therapy of breast cancer. Breast Dis，20（8）：137-143

Wang B，Elledge SJ，2007. Ubc13/Rnf8 ubiquitin ligases control foci formation of the Rap80/Abraxas/Brca1/Brcc36 complex in response to DNA damage. Proc Natl Acad Sci USA，104（52）：20759-20763

Wang G，Wang X，Yu H，et al，2013. Small-molecule activation of the TRAIL receptor DR5 in human cancer cells. Nat Chem Biol，9（2）：84-89

Wang J，Shiozawa Y，Wang J，et al，2008. The role of CXCR7/RDCl as a chemokine receptor for CXCL12/SDF-1 in prostate cancer. J Biol Chem，283（7）：4283-4294

Wang J，Wang T，Yin GY，et al，2015. Glutathione S-transferas polymorphisms influence chemotherapy response and treatment outcome in breast cancer. Genet Mol Res，14（3）：11126-11132

Wang S，Jiao BH，2009. The inhibition of tamoxifen on sodium channel in SHG-44 glioma cell-line. Zhongguo Ying Yong Sheng Li Xue Za Zhi，25（2）：207-210

Wang X，Huang ZH. 2015. Predictive potential role of glutathione S-transferase polymorphisms in the prognosis of breast cancer. Genet Mol Res，14（3）：10236-10241

Wang X，Wu X，Wang C，et al，2010. Transcriptional suppression of breast cancer resistance protein（BCRP）by wild-type p53 through the NF-κB pathway in MCF-7 cells. FEBS Lett，84（15）：3392-3397

Wang Z，Liang S，Lian X，et al，2015. Identification of proteins responsible for adriamycin resistance in breast cancer cells using proteomics analysis . Sci Rep, 5: 9301

Webber JL, Tooze SA, 2010. New insights into the function of Atg9. FEBS Lett, 584 (7): 1319-1326

Wei S, Kozono S, Kats L, et al, 2015. Active Pinl is a key target of all-trans retinoic acid in acute promyelocytic leukemia and breast cancer. Nat Med, 21 (5): 457-466

Weinhouse S, 1956. On respiratory impairment in cancer cells. Science, 124 (3215): 267-269

Werk AN, Bruckmueller H, Haenisch S, et al, 2014. Genetic variants may play an important role in mRNA-miRNA interaction: evidence for haplotype-dependent downregulation of ABCC2(MRP2)by miRNA-379. Pharmacogenet Genomics, 24 (6): 283-291

White JS, Choi S, Bakkenisr CT, et al, 2008. Irreversible chromosome damage accumulates rapidly in the absence of ATM kinase activity. Cell Cycle, 7 (9): 1277-1284

Whiteside TL, 2008. The tumor microenvironment and its role in promoting tumor growth. Oncogene, 27: 5904-5912

Wiedenmann N, Koto M, Raju U, et al, 2007. Modulation of tumor radiation response with G3139, a bcl-2 antisense oligonucleotide. Invest New Drugs, 25 (5): 411-416

Williamson EA, Dadmanesh F, Koeffler HP, 2002. BRCA1 transactivates the cyclin-dependent kinase inhibitor p27 (Kip1). Oncogene, 21 (20): 3199-3206

Wind S, Schnell D, Ebner T, et al, 2017. Clinical pharmacokinetics and pharmacodynamics of afatinib. Clin Pharmacokinet, 56 (3): 235-250

Wolf F, Wandke C, et al, 2006. Dose-dependent effects of stable cyclin B1 on progression through mitosis in human cells. EMBO J, 25 (12): 2802-2813

Wong PM, Puente C, Isenberg N, Ganley IG, et al, 2013. The ULK1 complex: sensing nutrient signals for autophagy activation. Autophagy, 9 (2): 124-137

Wright EP, Day HA, Ibrahim AM, et al, 2016. Mitoxantrone and analogues bind and stabilize i-motif forming DNA sequences. Sci Rep, 6: 39456

Wu G, Chai J. Suber TL, et al, 2000. Structural basis of IAP recognition by Smac/DIABLO. Nature, 408 (6815): 1008-1012

Wu H, Goel V, Haluska FG, 2003. PTEN signaling pathways in melanoma. Oncogenne, 22 (20): 3113-3122

Wu J, Li H, Li M, 2015. Effects of artemether on the proliferation, apoptosis, and differentiation of keratinocytes: potential application for psoriasis treatment. Int J Clin Exp Med, 8 (5): 7067-7078

Wu L, Wang Y, Tian D, 2007. Knockdown of survivin expression by siRNA induces apoptosis of hepatocellular carcinoma cells. J Huazhong Univ Sci Teohnolog Med Sci, 27 (4): 403-406

Xiang J, Bian C, Wang H, et al, 2015. MiR-203 down-regulates Rap1A and suppresses cell proliferation, adhesion and invasion in prostate cancer. J Exp Clin Cancer Res, 34: 8

Xiao B, Guo J, Miao Y, et al, 2009. Detection of miR-106a in gastric carcinoma and its clinical significance. Clin Chim Acta, 400 (1-2): 97-102

Xie H, Xing C, Wei B, et al, 2015. Polymorphisms of FGFR1 in HBV-related hepatocellular carcinoma, 36 (11): 8881-8886

Xie Y, Zhang H, Sheng W, et al, 2008. Adenovirus-mediated ING4 expression suppresses lung carcinoma cell growth via induction of cell cycle alteration and apoptosis and inhibition of tumor invasion and angiogenesis. Cancer Lett, 271 (1): 105-116

Xiong L, Kou F, Yang Y, et al, 2007. A novel role for IGF-1R in p53-mediated apoptosis through translational modulation of the p53-Mdm2 feedback loop. J Cell Biol, 178 (6): 995-1007

Xu L, Fukumura D, Jain RK, 2002. Acidic extracellular pH induces vascular endothelial growthfactor (VEGF) in human glioblastoma cells via ERK1/2MAPK signaling pathway: mechanism of low pH-induced VEGF. J Biol Chem, 277 (13): 11368-11374

Xu L, Qi Y, Xu Y, et al, 2016. Co-inhibition of EGFR and IGF1R synergistically impacts therapeutically on adrenocortical carcinoma, Oncotarget, 7 (24): 36235-36246

Xu T, Fan Z, Li W, et al, 2016. Corrigendum: identification of two novel Chlorotoxin derivatives CA4 and CTX-23 with chemotherapeutic and anti-angiogenic potential. Sci Rep, 6: 26630

Xue Y, Toh SY, He P, et al, 2015. HPV16-E2 induces prophase arrest and activates the cellular DNA damage response in vitro and in precursor lesions of cervical carcinoma. Oncotarget，6（33）：34979-34991

Yagita H，2014. Tumor immunology：principles and translations. Juntendo Medical Journal，60（4）：358-361

Yamamoto Y，Yamada K，Ishii Y，et al，2010. Induction of the monocytic differentiation of myeloid leukaemia cells by cotylenin A，a plant growth regulator. Br. J. Haematol，112（3）：697-705

Yan LH，Wei WY，Cao WL，et al，2014. Overexpression of E2F1 in human gastric carcinoma is involved in anti - cancer drug resistance. BMC Cancer，14（1）：904-914

Yan LH，Wei WY，Cao WL，et al，2015. Overexpression of CDX2 in gastric cancer cells promotes the development of multidrug resistance. Am J Cancer Res，5（1）：321-332

Yancopoulos GD，Davis S，Gale NW，et al，2000. Vascular-specific growth factors and blood vessel formation. Nature，407（6801）：242-248

Yang H，Fu JH，Hu Y，et al，2008. Influence of SiRNA targeting survivin on chemosensitivity of H460/cDDP lung cancer cells. J Int Med Res，36（4）：734-747

Yang J，Song K，Krebs TL，et al，2008. Rb/E2F4 and Smad2/3 link survivin to TGF-beta-induced apoptosis and tumor progression. Oncogene，27（40）：5326-5338

Yang Q，Wang LX，2016. Mammalian α-1，6-Fucosyltransferase（FUT8）Is the Sole Enzyme Responsible for the N-Acetylglucosaminyltransferase I-independent Core Fucosylation of High-mannose N-Glycans. J Biol Chem，291（21）：11064-11071

Yang R，Cai L，2012. Research development of microRNAs and inflammation in cancer. Chin J Dis Control Prev，16（9）：804-808

Yang S，Zhang JJ，Huang XY，2009. Orai1 and STIM1 are critical for breast tumor cell migration and metastasis. Cancer Cell，15（2）：124-134

Yang WW，Wang ZH，Zhu Y，et al，2007. E2F6 negatively regulates ultraviolet-induced apoptosis via modulation of BRCA1. Cell Death Differ，14（4）：807-817

Yang Y，Li Z，Mo W，et al，2012. Human ABCC1 interacts and colocalizes with ATP synthase α，revealed by interactive proteomics analysis. J Proteome Res，11（2）：1364-1372

Yang Z，Klionsky D J，2010. Eaten alive：a history of macroautophagy. Nat Cell Biol，12（9）：814-822

Yang Z，Klionsky DJ，2010. Mammalian autophagy：core molecular machinery and signaling regulation. Curr Opin Cell Biol，22（2）：124-131

Yasmin R，Siraj S，Hassan A，et al，2015. Epigenetic regulation of inflammatory cytokines and associated genes in human malignancies. Mediators Inflamn，2015：201703，201703

Yassine HN，Jackson AM，Borges CR，et al，2014. The application of multiple reaction monitoring and multi-analyte profiling to HDL proteins. Lipids Health Dis，13：8

Yin T，Shi P，Gou S，et al，2014. Dendritic cells loaded with pancreatic Cancer Stem Cells（CSCs）lysates induce antitumor immune killing effect in vitro. PLOS ONE，9（12）：e114581

Yin T，Zhang Z，Cao B，et al，2016. Bmi1 inhibition enhances the sensitivity of pancreatic cancer cells to gemcitabine. Oncotarget，7（24）：37192-37204

Yokoyama H，Ikehara Y，Kodera Y. et al，2006. Molecular basis for sensitivity and acquired resistance to gefitinib in HER-2 overexpressing human gastric cancer cell lines derived from liver metastasis，95（11）：1504-1513

Yoo SH，Mohawk JA，Siepka SM，et al，2013. Competing E3 ubiquitin ligases govern circadian periodicity by degradation of CRY in nucleus and cytoplasm，Cell，152（5）：1091-1105

You L，Wang Z，Li H，et al，2015. The role of STAT3 in autophagy. Autophagy，11（5）：729-739

Yu H，2002. Regulation of APC-Cdc20 by the spindle checkpoint. Curr Opin Cell Biol，14（6）：706-714

Yu Q，Ciemerych MA，Sicinski P，et al，2005. Ras and Myc can drive oncogenic cell proliferation through individual D-Cyclins. Oncogene，24（47）：7114-7119

Yuge T，Nibu K，Kondo K，et al，2005. Loss of FHIT expression in squamous cell carcinoma and premalignant lesions of the larynx. Ann otol Rhimol Laryngol，114（2）：127-131

Zaffaroni N，Pennati M，Folini M，2007. Validation of telomerase and survivin as anticancer therapeutic targets using ribozymes and small-interfering RNAs. Methods Mol Biol，361：239-263

Zamponi GW，Lory P，Perez-Reyes E，2010. Role of voltage-gated calcium channels in epilepsy. Pflugers Arch，

460（2）：395-403

Zha J，Weiler S，Oh H J，et al，2000. Posttranslational N-myristoylation of BID as a molecular switch for targeting mitochondria and apoptosis. Science，290（5497）：1761-1765

Zhang B，Chen N，Cheng H M，et al，2012. The critical role of redox homeostasis in shikonin induced HL-60 cell differentiation via unique modulation of the Nrf2 /A R E pathway. Oxid Med Cell Longev，2012：781516

Zhang J，Gray J，Wu L，et al，2004. Rb regulates proliferation and rod photoreceptor development in the mouse retina. Nat Genet，36（4）：351-360

Zhang J，Kale V，Chen M，2015. Gene-directed enzyme prodrug therapy. AAPS J，17（1）：102-110

Zhang JT，2007. Use of arrays to investigate the contribution of ATP-binding cassette transporters to drug resistance in cancer chemotherapy and prediction of chemosensitivity. Cell Res，17（4）：311-323

Zhang JY，Zhang F，Hong CQ，et al，2015. Critical protein GAPDH and its regulatory mechanisms in cancer cells. Cancer Biol Med，12（1）：10-22

Zhang LP，Jiang JK，Tam J W，et al，2001. Effects of matrine on proliferation and differentiation in K562 cells. Leuk Res，25（9）：793-800

Zhang M，Guo R，Xu H，et al，2011. Retinoic acid and tributyrin induce in-vitro radioiodine uptake and inhibition of cell proliferation in a poorly differentiated follicular thyroid carcinoma. Nucl Med Commun，32（7）：605-610

Zhang T，Zhang L，Li J C，et al，2008. Long-term stable expression of antisense cDNA of cyclin B1 profoundly inhibits the proliferation of tumor cells and suppresses tumorigenicity in implanted mice. Chin Med J（Engl），121（15）：1433-1438

Zhang XH，Wang Q，Gerald W，et al，2009. Latent bone metastasis in breast cancer tied to Src-dependent survival signals. Cancer Cell，16（1）：67-78

Zhang XY，Hong B F，Chen G F，et al，2005. Signficance of MMP2 and MMP9 expression in Prostate cancer. Zhonghua Nan Ke Xue，11（5）：359-361

Zhang XY，Zhang G，Jiang Y，et al，2015. The prognostic value of serum C-reactive protein-bound serum amyloid A in early-stage lung cancer. Chin J Cancer，34（8）：335-349

Zhang Z，Meng Y，Guo Y，et al，2013. Rehmannia glutinosa polysaccharide induces maturation of murine bone marrow derived Dendritic cells（BMDCs）. Int J Biol Macromol，54：136-143

Zhao D，Zhai B，He C，et al，2014. Upregulation of HIF-2α induced by sorafenib contributes to the resistance by activating the TGF -α/ EGFR pathway in hepatocellular carcinoma cells. Cell Signal，26（5）：1030-1039

Zhao H，Zeng ZL，Jin Y，2014. Prognostic relevance of Periodl（Perl）and Period2（Per2）expression in human gastric cancer. Int J Clin Pathol，7（2）：619-630

Zhao Y，Yang Y，Trovik J，et al，2014. A novel wnt regulatory axis in endometrioid endometrial cancer. Cancer Res，74（18）：5103-5317

Zhou L，Jiang Y，Tan A，et al，2008. Silencing of N-Ras gene expression using shRNA decreases transformation efficiency and tumor growth in transformed cells induced by anti-BPDE. Toxical Sci，105（2）：286-294

Zhu H，Chen X，Chen B，et al，2014. Activating transcription factor 4 mediates a multidrug resistance phenotype of esophageal squamous cell carcinoma cells through transactivation of STAT3 expression. Cancer Lett，354（1）：142-152

Zhu L，Xu P C，2013. Downregulated LncRNA–ANCR promotes osteoblast differentiation by targeting EZH2 and regulating runx2 expression. Bio Chem Biophys Res Commun，432（4）：612-617

Zhu XF，Wang JS，Cai LL，et al，2006. SUCI02 inhibits the erbB-2 tyrosine kinase receptor signaling pathway and arrests the cell cycle in G1 phase in breast cancer cells. Cancer Sci，97（1）：84-89

Zhu Y，Knolhoff BL，Meyer MA，et al，2014. CSF1/CSF1R blockade reprograms tumor-infiltrating macrophages and improves response to T-cell checkpoint immunotherapy in pancreatic cancer models. Cancer Res，74：5057-5069

Zielińska K，Kozłowska K，Cichored M，et al，2008. Fas and FasL expression on cells of two transplantable melanoma lines according to their different biological properties. Folia Histochem Cytobiol，46（3）：337-343

Zucchini C，Concu M，Martini F，et al，2007. FHIT oncosuppressor gene expression profile in human anal cancers. Int J Biol Markers，22（1）：39-42